临床骨科疾病诊疗学

雷晓宇等 编 著

云南出版集团公司
云南科技出版社
·昆明·

图书在版编目（CIP）数据

临床骨科疾病诊疗学 / 雷晓宇等编著.-- 昆明 ：云南
科技出版社, 2017.11
　　ISBN 978-7-5587-0954-8

　Ⅰ．①临… Ⅱ．①雷… Ⅲ．①骨疾病－诊疗 Ⅳ．①
R68

　中国版本图书馆 CIP 数据核字(2017)第 284760 号

临床骨科疾病诊疗学

雷晓宇等　编著

责任编辑：王建明　蒋朋美
责任校对：张舒园
责任印制：蒋丽芬
封面设计：张明亮

书　　号：978-7-5587-0954-8
印　　刷：长春市墨尊文化传媒有限公司
开　　本：787mm×1092mm　　1 / 16
印　　张：42.5
字　　数：1350千字
版　　次：2020年9月第1版　　2020年9月第1次印刷
定　　价：122.00元

出版发行：云南出版集团公司云南科技出版社
地址：昆明市环城西路609号
网址：http://www.ynkjph.com/
电话：0871-64190889

前　　言

骨科疾病是近几年来大家所重视的疾病之一。临床检查及诊治的不断提高并逐步完善是骨科疾病发展的重要标志。通用疾病的临床检查及诊治可为制定合理的治疗计划提供依据，有利于不同医疗机构，也是循证医学和学术交流的基础。为了便于广大临床医师尤其是基层医疗单位的医务工作者在较短时间内，系统、全面地了解并掌握骨科疾病的临床检查与诊治，我们特组织编写了这本《临床骨科疾病诊疗学》。

全书不仅对骨科的基本理论、基本技术进行了简要论述，还着重分层次、分细节的阐述了创伤骨科、脊柱疾病以及关节疾病的诊疗方法。内容丰富、结构严谨，是一本极具参考价值的骨科专业书籍。本书在编撰过程中，将科学的临床思维、渊博的医学知识及丰富的临床经验融汇合一，深入浅出、力求实用，尽可能的满足广大基层骨科医务人员的临床需要。

参与本书编写的是长期从事骨科专业的临床医师，对处理骨科常见疾病具有丰富的临床经验。但由于编写经验不足，加之编写时间有限，书中若存在遗漏之处，敬请广大读者提出宝贵的修改建议，以期再版时修正完善！

目　　录

第一章　骨的基本结构

骨是骨骼系统的主要器官,由骨组织、骨髓和骨膜构成。骨骼构成了人体的支架,并赋予人体基本形态,起着保护、支持和运动的作用。在运动中,骨起着杠杆作用,关节是运动的枢纽,骨骼肌则是运动的动力器官。骨骼作为钙、磷、镁等无机矿物质的贮存库和缓冲库,在骨代谢调节激素的作用下,维持矿物质的内环境稳定。骨髓是主要的造血系统和机体免疫系统的组成部分,也是成骨性谱系细胞和破骨性谱系细胞的来源。在活体,骨能不断地进行新陈代谢,并有修复和改建的能力。

一、骨组织细胞的功能

骨组织是一种特殊的结缔组织,是骨的结构主体,由数种细胞和大量钙化的细胞间质组成,钙化的细胞间质称为骨基质。骨组织的特点是细胞间质有大量骨盐沉积,即细胞间质矿化,使骨组织成为人体最坚硬的组织之一。

在活跃生长的骨中,有 4 种类型细胞:骨祖细胞、成骨细胞、骨细胞和破骨细胞。其中骨细胞最多,位于骨组织内部,其余 3 种均分布在骨质边缘。

(一)骨祖细胞

骨祖细胞或称骨原细胞,是骨组织的干细胞,位于骨膜内。胞体小,呈不规则棱形,突起很细小。核椭圆形或细长形,染色质颗粒细而分散,故核染色浅。胞质少,呈嗜酸性或弱嗜碱性,含细胞器很少,仅有少量核糖体和线粒体。骨祖细胞着色浅淡,不易鉴别。骨祖细胞具有多分化潜能,可分化为成骨细胞、破骨细胞、成软骨细胞或成纤维细胞,分化取向取决于所处部位和所受刺激性质。骨祖细胞存在于骨外膜及骨内膜贴近骨质处,当骨组织生长或重建时,它能分裂分化成为骨细胞。骨祖细胞有两种类型:决定性骨祖细胞(DOPC)和诱导性骨祖细胞(IOPC)。DOPC 位于或靠近骨的游离面上,如骨内膜和骨外膜内层、生长骨骺板的钙化软骨小梁上和骨髓基质内。在骨的生长期和骨内部改建或骨折修复以及其他形式损伤修复时,DOPC 很活跃,细胞分裂并分化为成骨细胞,具有蛋白质分泌细胞特征的细胞逐渐增多。IOPC 存在于骨骼系统以外,几乎普遍存在于结缔组织中。IOPC 不能自发地形成骨组织,但经适宜刺激,如骨形态发生蛋白(BMP)或泌尿道移行上皮细胞诱导物的作用,可形成骨组织。

(二)成骨细胞

成骨细胞又称骨母细胞,是指能促进骨形成的细胞,主要来源于骨祖细胞。成骨细胞不但能分泌大量的骨胶原和其他骨基质,还能分泌一些重要的细胞因子和酶类,如基质金属蛋白酶、碱性磷酸酶、骨钙素、护骨素等,从而启动骨的形成过程,同时也通过这些因子将破骨细胞耦联起来,控制破骨细胞的生成、成熟及活化。常见于生长期的骨组织中,大都聚集在新形成的骨质表面。

【成骨细胞的形态与结构】

骨形成期间,成骨细胞被覆骨组织表面,当成骨细胞生成基质时,被认为是活跃的。活跃的成骨细胞胞体呈圆形、锥形、立方形或矮柱状,通常单层排列。细胞侧面和底部出现突起,与相邻的成骨细胞及邻近的骨细胞以突起相连,连接处有缝隙连接。胞质强嗜碱性,与粗面内质网的核糖体有关。在粗面内质网上,镶嵌着圆形或细长形的线粒体,成骨细胞的线粒体具有清除胞质内钙离子的作用,同时也是能量的加工厂。某些线粒体含有一些小的矿化颗粒,沉积并附着在嵴外面,微探针分析表明这些颗粒有较高的钙、磷和镁的踪痕。骨的细胞常有大量的线粒体颗粒,可能是激素作用于细胞膜的结果。例如甲状旁腺激素能引起进入细胞的钙增加,并随之有线粒体颗粒数目的增加。成骨细胞核大而圆,位于远离骨表面的细胞一端,核仁清晰。在核仁附近有一浅染区,高尔基复合体位于此区内。成骨细胞胞质呈碱性磷酸酶强阳性,可见许多 PAS 阳性颗粒,一般认为它是骨基质的蛋白多糖前身。当新骨形成停止时,这些颗粒消失,胞质碱性磷酸酶反应减弱,成骨细胞转变为扁平状,被覆于骨组织表面,其超微结构类似成纤维细胞。

【成骨细胞的功能】

在骨形成非常活跃处,如骨折、骨痂及肿瘤或感染引起的新骨中,成骨细胞可形成复层堆积在骨组织表面。成骨细胞有活跃的分泌功能,能合成和分泌骨基质中的多种有机成分,包括Ⅰ型胶原蛋白、蛋白多糖、骨钙蛋白、骨粘连蛋白、骨桥蛋白、骨唾液酸蛋白等。因此认为其在细胞内合成过程与成纤维细胞或软骨细胞相似。成骨细胞还分泌胰岛素样生长因子Ⅰ、胰岛素样生长因子Ⅱ、成纤维细胞生长因子、白细胞介素-1 和前列腺素等,它们对骨生长均有重要作用。此外还分泌破骨细胞刺激因子、前胶原酶和胞质素原激活剂,它们有促进骨吸收的作用。

因此,成骨细胞的主要功能概括起来有:①产生胶原纤维和无定形基质,即形成类骨质。②分泌骨钙蛋白、骨粘连蛋白和骨唾液酸蛋白等非胶原蛋白,促进骨组织的矿化。③分泌一些细胞因子,调节骨组织形成和吸收。成骨细胞不断产生新的细胞间质,并经过钙化形成骨质,成骨细胞逐渐被包埋在其中。此时,细胞内的合成活动停止,胞质减少,胞体变形,即成为骨细胞。总之,成骨细胞是参与骨生成、生长、吸收及代谢的关键细胞。

1.成骨细胞分泌的酶类

(1)碱性磷酸酶(ALP):成熟的成骨细胞能产生大量的 ALP。由成骨细胞产生的 ALP 称为骨特异性碱性磷酸酶(BALP),它以焦磷酸盐为底物,催化无机磷酸盐的水解,从而降低焦磷酸盐浓度,有利于骨的矿化。在血清中可以检测到四种不同的 ALP 同分异构体,这些异构体都能作为代谢性骨病的诊断标志,但各种异构体是否与不同类型的骨质疏松症(绝经后骨质疏松症、老年性骨质疏松症以及半乳糖血症、乳糜泻、肾性骨营养不良等引起的继发性骨质疏松症)相关,尚有待于进一步研究。

(2)组织型谷氨酰胺转移酶(tTGs):谷氨酰胺转移酶是在组织和体液中广泛存在的一组多功能酶类,具有钙离子依赖性。虽然其并非由成骨细胞专一产生,但在骨的矿化中有非常重要的作用。成骨细胞主要分泌组织型谷氨酰胺转移酶,处于不同阶段或不同类型的成骨细胞,其胞质内的谷氨酰胺转移酶含量是不一样的。tTGs 能促进细胞的粘附、细胞播散、细胞外基质的修饰,同时也在细胞凋亡、损伤修复、骨矿化进程中起着重要作用。成骨细胞分泌的 tTGs,以许多细胞外基质为底物,促进各种基质的交联,其最主要的底物为纤连蛋白和骨桥素。tTGs 的活化依赖钙离子,即在细胞外钙离子浓度升高的情况下,才能催化纤连蛋白与骨桥素的自身交联。由于钙离子和细胞外基质成分是参与骨矿化最主要的物质,在继发性骨质疏松症和乳糜泻患者的血液中,也可检测到以 tTGs 为自身抗原的自身抗体,因而 tTGs 在骨的矿化中肯定发挥着极其重要的作用。

(3)基质金属蛋白酶(MMP):MMP 是一类锌离子依赖性的蛋白水解酶类,主要功能是降解细胞外基质,同时也参与成骨细胞功能与分化的信号转导。

2.成骨细胞分泌的细胞外基质   成熟的成骨细胞分泌大量的细胞外基质,也称为类骨质,包括各种胶原和非胶原蛋白。

（1）骨胶原：成骨细胞分泌的细胞外基质中大部分为胶原，其中主要为Ⅰ型胶原，占 ECM 的 90% 以上。约 10% 为少量Ⅲ型、Ⅴ型和Ⅹ型胶原蛋白及多种非胶原蛋白。Ⅰ型胶原蛋白主要构成矿物质沉积和结晶的支架，羟磷灰石在支架的网状结构中沉积。Ⅲ型胶原和Ⅴ型胶原能调控胶原纤维丝的直径，使胶原纤维丝不致过分粗大，而Ⅹ型胶原纤维主要是作为Ⅰ型胶原的结构模型。

（2）非胶原蛋白：成骨细胞分泌的各种非胶原成分如骨桥素、骨涎蛋白、纤连蛋白和骨钙素等在骨的矿化、骨细胞的分化中起重要的作用。

3.成骨细胞的凋亡　成骨细胞经历增殖、分化、成熟、矿化等各个阶段后，被矿化骨基质包围或附着于骨基质表面，逐步趋向凋亡或变为骨细胞、骨衬细胞。成骨细胞的这一凋亡过程是维持骨的生理平衡所必需的。和其他细胞凋亡途径一样，成骨细胞的凋亡途径也包括线粒体激活的凋亡途径和死亡受体激活的凋亡途径，最终导致成骨细胞核的碎裂、DNA 的有控降解、细胞皱缩、膜的气泡样变等。由于成骨细胞上存在肿瘤坏死因子受体，且在成骨细胞的功能发挥中起着重要作用，因此推测成骨细胞主要可能通过死亡受体激活的凋亡途径而凋亡。细胞因子、细胞外基质和各种激素都能诱导或组织成骨细胞的凋亡。骨形态生成蛋白（BMP）被确定为四肢骨指间细胞凋亡的关键作用分子。此外，甲状旁腺激素、糖皮质激素、性激素等对成骨细胞的凋亡均有调节作用。

（三）骨细胞

骨细胞是骨组织中的主要细胞，埋于骨基质内，细胞体位于的腔隙称骨陷窝，每个骨陷窝内仅有一个骨细胞胞体。骨细胞的胞体呈扁卵圆形，有许多细长的突起，这些细长的突起伸进骨陷窝周围的小管内，此小管即骨小管。

1.骨细胞的形态　骨细胞的结构和功能与其成熟度有关。刚转变的骨细胞位于类骨质中，它们的形态结构与成骨细胞非常近似。胞体为扁椭圆形，位于比胞体大许多的圆形骨陷窝内。突起多而细，通常各自位于一个骨小管中，有的突起还有少许分支。核呈卵圆形，位于胞体的一端，核内有一个核仁，染色质贴附核膜分布。HE 染色时胞质嗜碱性，近核处有一浅染区。胞质呈碱性磷酸酶阳性，还有 PAS 阳性颗粒，一般认为这些颗粒是有机基质的前身物。较成熟的骨细胞位于矿化的骨质浅部，其胞体也呈双凸扁椭圆形，但体积小于年幼的骨细胞。核较大，旱椭圆形，居胞体中央，在 HE 染色时着色较深，仍可见有核仁。胞质相对较少，HE 染色呈弱嗜碱性，甲苯胺蓝着色甚浅。

电镜下其粗面内质网较少，高尔基复合体较小，少量线粒体分散存在，游离核糖体也较少。

成熟的骨细胞位于骨质深部，胞体比原来的成骨细胞缩小约 70%，核质比例增大，胞质易被甲苯胺蓝染色。电镜下可见一定量的粗面内质网和高尔基复合体，线粒体较多，此外尚可见溶酶体。线粒体中常有电子致密颗粒，与破骨细胞的线粒体颗粒相似，现已证实，这些颗粒是细胞内的无机物，主要是磷酸钙。成熟骨细胞最大的变化是形成较长突起，其直径 85～100nm，为骨小管直径的 1/2～1/4。相邻骨细胞的突起端对端地相互连接，或以其末端侧对侧地相互贴附，其间有缝隙连接。成熟的骨细胞位于骨陷窝和骨小管的网状通道内。骨细胞最大的特征是细胞突起在骨小管内伸展，与相邻的骨细胞连接，深部的骨细胞由此与邻近骨表面的骨细胞突起和骨小管相互连接和连通，构成庞大的网样结构。骨陷窝-骨小管-骨陷窝组成细胞外物质运输通道，是骨组织通向外界的唯一途径，深埋于骨基质内的骨细胞正是通过该通道运输营养物质和代谢产物。而骨细胞-缝隙连接-骨细胞形成细胞间信息传递系统，是骨细胞间直接通讯的结构基础。据测算，成熟骨细胞的胞体及其突起的总表面积占成熟骨基质总表面积的 90% 以上，这对骨组织液与血液之间经细胞介导的无机物交换起着重要作用。骨细胞的平均寿命为 25 年。

2.骨细胞的功能

(1)骨细胞性溶骨和骨细胞性成骨:大量研究表明,骨细胞可能主动参加溶骨过程,并受甲状旁腺激素、降钙素和维生素 D_3 的调节以及机械性应力的影响。Belanger 发现骨细胞具有释放枸橼酸、乳酸、胶原酶和溶解酶的作用。溶解酶会引起骨细胞周围的骨吸收,他把这种现象称之为骨细胞性骨溶解。骨细胞性溶骨表现为骨陷窝扩大,陷窝壁粗糙不平。骨细胞性溶骨也可类似破骨细胞性骨吸收,使骨溶解持续地发生在骨陷窝的某一端,从而使多个骨陷窝融合。当骨细胞性溶骨活动结束后,成熟骨细胞又可在较高水平的降钙素作用下进行继发性骨形成,使骨陷窝壁增添新的骨基质。生理情况下,骨细胞性溶骨和骨细胞性成骨是反复交替的,即平时维持骨基质的成骨作用,在机体需提高血钙量时,又可通过骨细胞性溶骨活动从骨基质中释放钙离子。

(2)参与调节钙、磷平衡:现已证实,骨细胞除了通过溶骨作用参与维持血钙、磷平衡外,骨细胞还具有转运矿物质的能力。成骨细胞膜上有钙泵存在,骨细胞可能通过摄入和释放 Ca^{2+} 和 P^{3+},并可通过骨细胞相互间的网样连接结构进行离子交换,参与调节 Ca^{2+} 和 P^{3+} 的平衡。

(3)感受力学信号:骨细胞遍布骨基质内并构成庞大的网样结构,成为感受和传递应力信号的结构基础。

(4)合成细胞外基质:成骨细胞被基质包围后,逐渐转变为骨细胞,其合成细胞外基质的细胞器逐渐减少,合成能力也逐渐减弱。但是,骨细胞还能合成极少部分行使功能和生存所必需的基质,骨桥蛋白、骨连蛋白以及 I 型胶原在骨的粘附过程中起着重要作用。

(四)破骨细胞

1.破骨细胞的形态

(1)光镜特征:破骨细胞是多核巨细胞,细胞直径可达 $50\mu m$ 以上,胞核的大小和数目有很大的差异,$15\sim20$ 个不等,直径为 $10\sim100\mu m$。核的形态与成骨细胞、骨细胞的核类似,呈卵圆形,染色质颗粒细小,着色较浅,有 $1\sim2$ 个核仁。在常规组织切片中,胞质通常为嗜酸性;但在一定 pH 下,用碱性染料染色,胞质呈弱嗜碱性,即破骨细胞具嗜双色性。胞质内有许多小空泡。破骨细胞的数量较少,约为成骨细胞的 1%,细胞无分裂能力。破骨细胞具有特殊的吸收功能,从事骨的吸收活动。破骨细胞常位于骨组织吸收处的表面,在吸收骨基质的有机物和矿物质的过程中,造成基质表面不规则,形成近似细胞形状的凹陷称吸收陷窝。

(2)电镜特征:功能活跃的破骨细胞具有明显的极性,电镜下分为 4 个区域,紧贴骨组织侧的细胞膜和胞质分化成皱褶缘区和亮区。①皱褶缘区:此区位于吸收腔深处,是破骨细胞表面高度起伏不平的部分,光镜下似纹状缘,电镜观察是由内陷很深的质膜内褶组成,呈现大量的叶状突起或指状突起,粗细不均,远侧端可膨大,并常分支互相吻合,故名皱褶缘。ATP 酶和酸性磷酸酶沿皱褶缘细胞膜分布。皱褶缘细胞膜的胞质面有非常细小的髻毛状附属物,长 $15\sim20nm$,间隔约 $20nm$,致使该处细胞膜比其余部位细胞膜厚。突起之间有狭窄的细胞外裂隙,其内含有组织液及溶解中的羟基磷灰石、胶原蛋白和蛋白多糖分解形成的颗粒。②亮区或封闭区:环绕于皱褶缘区周围,微微隆起,平整的细胞膜紧贴骨组织,好像一堵环行围堤,包围皱褶缘区,使皱褶缘区密封与细胞外间隙隔绝,造成一个特殊的微环境。因此将这种环行特化的细胞膜和细胞质称为封闭区。切面上可见两块封闭区位于皱褶缘区两侧。封闭区有丰富的肌动蛋白微丝,但缺乏其他细胞器。电镜下观察封闭区电子密度低故又称亮区。破骨细胞若离开骨组织表面,皱褶缘区和亮区均消失。③小泡区:此区位于皱褶缘的深面,内含许多大小不一、电子密度不等的膜被小泡和大泡。小泡数量多,为致密球形,小泡是初级溶酶体或内吞泡或次级溶酶体,直径 $0.2\sim0.5\mu m$。大泡数目少,直径 $0.5\sim3\mu m$,其中有些大泡对酸性磷酸酶呈阳性反应。小泡区还有许多大小不一的线粒体。④基底区:位于亮区和小泡区的深面,是破骨细胞远离骨组织侧的部分。细胞核聚集在该处,胞核之间有一些粗面内质网、发达的高尔基复合体和线粒体,还有与核数目相对应的中心粒,很多双中心粒聚集在一个大的中心粒区。破骨细胞膜表面有丰富的降钙素受体和亲玻粘连蛋白或称细胞外粘连蛋白受体等,参与调节破骨细胞的活动。破骨细胞表型的标志是皱褶缘区和亮区以及溶酶体内的抗酒石酸酸性磷酸酶(TRAP),细胞膜上的 ATP 酶和降钙素受体,以及降钙素反应性腺苷酸环化酶活性。近年研究发现,破骨细胞含有固有型一氧化氮合酶(cNOS)和诱导型一氧化氮合酶(iNOS),用 NADPH-黄递酶组化染色,破骨细胞呈强阳性,这种酶是 NOS 活性的表现。

2.破骨细胞的功能　破骨细胞在吸收骨质时具有将基质中的钙离子持续转移至细胞外液的特殊功能。骨吸收的最初阶段是羟磷灰石的溶解,破骨细胞移动活跃,细胞能分泌有机酸,使骨矿物质溶解和羟基磷灰石分解。在骨的矿物质被溶解吸收后,接下来就是骨的有机物质的吸收和降解。破骨细胞可分泌多种蛋白分解酶,主要包括半胱氨酸蛋白酶(CP)和基质金属蛋白酶(MMP)两类。有机质经蛋白水解酶水解后,在骨的表面形成 Howships 陷窝。在整个有机质和无机矿物质的降解过程中,破骨细胞与骨的表面是始终紧密结合的。此外,破骨细胞能产生一氧化氮(NO),NO 对骨吸收具有抑制作用,与此同时破骨细胞数量也减少。

二、骨的基质

骨的基质简称骨质,即钙化的骨组织的细胞外基质。骨基质含水较少,仅占湿骨重量的 8%～9%。骨基质由有机质和无机质两种成分构成。

(一)无机质

无机质即骨矿物质,又称骨盐,占干骨重量的 65%～75%,其中 95% 是固体钙和磷,无定形的钙-磷固体在嫩的、新形成的骨组织中较多(40%～50%),在老的、成熟的骨组织中少(25%～30%)。骨矿物质大部分以无定形的磷酸钙和结晶的羟基磷灰石[$Ca_{10}(PO_4)_6(OH)_5$]的形式分布于有机质中。无定形磷酸钙是最初沉积的无机盐,以非晶体形式存在,占成人骨无机质总量的 20%～30%。无定形磷酸钙继而组建成结晶的羟基磷灰石。电镜下观察,羟基磷灰石结晶呈柱状或针状,长 20～40nm,宽 2～3nm。经 X 线衍射法研究表明,羟基磷灰石结晶体大小很不相同,体积约为(2.5～5)nm×40nm×(20～35)nm。结晶体体积虽小,但密度极大,每克骨盐含 10^{16} 个结晶体,故其表面积甚大,可达 100m²。它们位于胶原纤维表面和胶原原纤维之间,沿纤维长轴以 60～70nm 的间隔规律地排列。在液体中的结晶体被一层水包围形成一层水化壳,离子只有通过这层物质才能达到结晶体表面,有利于细胞外液与结晶体进行离子交换。羟基磷灰石主要由钙、磷酸根和羟基结合而成。结晶体还吸附许多其他矿物质,如镁、钠、钾和一些微量元素,包括锌、铜、锰、氟、铅、锶、铁、铝、镭等。因此,骨是钙、磷和其他离子的储存库。骨是钙、磷和镁的储存库。这些离子可能位于羟基磷灰石结晶的表面,或能置换晶体中的主要离子,或者两者同时存在。

骨骼中的矿物质晶体与骨基质的胶原纤维之间存在十分密切的物理-化学和生物化学-高分子化学结构功能关系。正常的羟磷灰石形如长针状,大小较一致,有严格的空间定向,如果羟磷灰石在骨矿化前沿的定点与排列紊乱,骨的矿化即可发生异常,同时也使基质的生成与代谢异常。

(二)有机质

有机质包括胶原纤维和无定形基质(蛋白多糖、脂质,特别是磷脂类)。

【胶原纤维】

胶原纤维是一种结晶纤维蛋白原,被包埋在含有钙盐的基质中。在有机质中胶原纤维占 90%,人体的胶原纤维大约50%存在于骨组织。构成骨胶原原纤维的化学成分主要是Ⅰ型胶原,占骨总重量的30%,还有少量Ⅴ型胶原,占骨总重量的1.5%。在病理情况下,可出现 m 型胶原。骨的胶原纤维与结缔组织胶原纤维的形态结构基本相同,分子结构为3条多肽链,每条含有1000多个氨基酸,交织呈绳状,故又称三联螺旋结构。胶原原纤维的直径为50~70nm,具有64nm周期性横纹。Ⅰ型胶原由20多种氨基酸组成,其中甘氨酸约占33%,脯氨酸和羟脯氨酸约占25%。骨的胶原原纤维和其他胶原蛋白的最大不同在于它在稀酸液中不膨胀,也不溶解于可溶解其他胶原的溶剂中,如中性盐和稀酸溶液等。骨的胶原原纤维具有这些特殊的物理性能,是由于骨Ⅰ型胶原蛋白分子之间有较多的分子间交联。骨胶原与羟磷灰石结晶结合,形成了抗挤压和抗拉扭很强的骨组织。随着骨代谢不断进行,胶原蛋白也不断降解和合成。胶原的功能是使各种组织和器官具有强度完整性1mm 直径的胶原可承受10~40kg 的力。骨质含的胶原细纤维普遍呈平行排列,扫描电镜下胶原细纤维分支,形成连接错综的网状结构。

【无定形基质】

无定形基质仅占有机质的10%左右,是一种没有固定形态的胶状物,主要成分是蛋白多糖和蛋白多糖复合物,后者由蛋白多糖和糖蛋白组成。

蛋白多糖类占骨有机物的4%~5%,由一条复杂的多肽链组成,还有几个硫酸多糖侧链与其共价连接。多糖部分为氨基葡聚糖,故 PAS 反应阳性,某些区域呈弱的异染性。尽管骨有机质中存在氨基葡聚糖,但由于含有丰富的胶原蛋白,骨组织切片染色呈嗜酸性。还有很少脂质,占干骨重0.1%,主要为磷脂类、游离脂肪酸和胆固醇等。

无定形基质含有许多非胶原蛋白,占有机物的0.5%,近年来已被分离出来的主要有以下几种。

1.骨钙蛋白或称骨钙素 骨钙蛋白是骨基质中含量最多的非胶原蛋白,在成人骨中约占非胶原蛋白总量的20%,占骨基质蛋白质的1%~2%。它一是种依赖维生素 K 的蛋白质,由47~351个氨基酸残基组成的多肽,其中的2~3个氨基酸残基中含有 γ-羧基谷氨酸残基(GIA)链,相对分子质量为5900。一般认为骨钙蛋白对羟基磷灰石有很高亲和力,在骨组织矿化过程中,能特异地与骨羟基磷灰石结晶结合,主要通过侧链 GIA 与晶体表面的 Ca^{2+} 结合,每克分子骨钙蛋白能结合2~3mol 的 Ca^{2+},从而促进骨矿化过程。骨钙蛋白对成骨细胞和破骨细胞前体有趋化作用,并可能在破骨细胞的成熟及活动中起作用。骨钙蛋白还可能控制骨 Ca^{2+} 的进出,影响肾小管对 Ca^{2+} 的重吸收,提示它参与调节体内钙的平衡。当成骨细胞受 $1,25-(OH)_2D_3$ 刺激,可产生骨钙蛋白。此外,肾、肺、脾、胰和胎盘的一些细胞也能合成骨钙蛋白。

骨钙素的表达受许多激素、生长因子和细胞因子的调节。上调骨钙素表达的因子主要是 $1,25-(OH)_2D_3$,而下调其表达的因子有糖皮质激素、TGF-B、PGE_2、IL-2、TNF-A、IL-10、铅元素和机械应力等。

2.骨桥蛋白 又称骨唾液酸蛋白Ⅰ(BSPⅠ),分泌性磷蛋白。是一种非胶原蛋白,主要由成骨性谱系细胞和活化型 T 淋巴细胞表达,存在于骨组织、外周血液和某些肿瘤中。OPN 分子大约由300个氨基酸残基组成,分子量44~375ku,其突出的结构特点是含有精氨酸-甘氨酸-天冬氨酸(RGD)基序。骨桥蛋白具有9个天冬氨酸的区域,该处是同羟基磷灰石相互作用的部位,故对羟基磷灰石有很高的亲和力。骨桥蛋白浓集在骨形成的部位、软骨成骨的部位和破骨细胞同骨组织相贴的部位,它是成骨细胞和破骨细胞粘附的重要物质,是连接细胞与基质的桥梁。骨桥蛋白不仅由成骨细胞产生,破骨细胞也表达骨桥蛋白mRNA,表明破骨细胞也能合成骨桥蛋白。此外,成牙质细胞、软骨细胞、肾远曲小管上皮细胞以及胎盘、神经组织及骨髓瘤的细胞也分泌骨桥蛋白。

OPN 能与骨组织的其他组分结合,形成骨代谢的调节网络。破骨细胞中的 OPN 与 $CD44/\alpha_V\beta_3$ 受体形成复合物,可促进破骨细胞的移行。

3.骨唾液酸蛋白又称骨唾液酸蛋白Ⅱ(BSPⅡ) 是酸性磷蛋白,相对分子质量为7000,40%~50%由碳水化合物构成,13％～14％为唾液酸,有30％的丝氨酸残基磷酸化。BSPⅡ在骨中占非胶原蛋白总量的15％左右。BSPⅡ的功能是支持细胞粘附,对羟基磷灰石有很高的亲和力,具有介导基质矿化作用。它由成骨细胞分泌。

4.骨酸性糖蛋白-75(BAG-75)　它含有30％的强酸残基,8％的磷酸,是酸性磷蛋白,相对分子质量为75000。它存在于骨骺板中,其功能与骨桥蛋白和BSPⅡ一样,对羟基磷灰石有很强的亲和力,甚至比它们还大。

5.骨粘连蛋白或称骨连接素　它是一种磷酸化糖蛋白,由303个氨基酸残基组成,相对分子质量为32000,其氨基酸末端具有强酸性,有12个低亲和力的钙结合位点和一个以上高亲和力的钙结合位点。骨粘连蛋白能同钙和磷酸盐结合,促进矿化过程。能使Ⅰ型胶原与羟基磷灰石牢固地结合,它与钙结合后引起本身分子构型变化。如果有钙螯合剂,骨粘连蛋白即丧失其选择性结合羟基磷灰石能力。骨粘连蛋白在骨组织中含量很高,由成骨细胞产生。但一些非骨组织也存在骨粘连蛋白,如软骨细胞、皮肤的成纤维细胞、肌腱的腱细胞、消化道上皮细胞及成牙质细胞也可产生。骨连蛋白还与Ⅰ型、Ⅲ型和Ⅴ型胶原以及与血小板反应素-1结合,并增加纤溶酶原活化抑制因子-1的合成。骨连蛋白可促进牙周组织MMP-2的表达,同时还通过OPG调节破骨细胞的形成。

6.钙结合蛋白　是一种维生素D依赖蛋白,在在于成骨细胞、骨细胞和软骨细胞胞质的核糖体和线粒体上,成骨细胞和骨细胞突起内以及细胞外基质小泡内也有钙结合蛋白,表明钙结合蛋白沿突起传递,直至细胞外基质小泡。所以,钙结合蛋白是一种钙传递蛋白,基质小泡内的钙结合蛋白在矿化过程中起积极作用。此外,钙结合蛋白还存在于肠、子宫、肾和肺等,体内分布较广。

7.纤连蛋白　主要由发育早期的成骨细胞表达,以二聚体形式存在,分子量约400ku,两个亚基中含有与纤维蛋白、肝素等的结合位点,亦可与明胶、胶原、DNA、细胞表面物质等结合。纤连蛋白主要由成骨细胞合成,主要功能是调节细胞粘附。成骨细胞的发育和功能有赖于细胞外基质的作用,基质中的粘附受体将细胞外基质与成骨细胞的细胞骨架连接起来,二氢睾酮可影响细胞外基质中纤连蛋白及其受体的作用,刺激纤连蛋白及其受体ALP、OPG的表达。

三、骨的种类

(一)解剖分类

成人有206块骨,可分为颅骨、躯干骨和四肢骨三部分。前两者也称为中轴骨。按形态骨可分为四类:

1.长骨　呈长管状,分布于四肢。长骨分一体两端,体又称骨干,内有空腔称髓腔,容纳骨髓。体表面有1～2个主要血管出入的孔,称滋养孔。两端膨大称为骺,具有光滑的关节面,活体时被关节软骨覆盖。骨干与骺相邻的部分称为干骺端,幼年时保留一片软骨,称为骺软骨。通过骺软骨的软骨细胞分裂繁殖和骨化,长骨不断加长。成年后,骺软骨骨化,骨干与骺融合为一体,原来骺软骨部位形成骺线。

2.短骨　形似立方体,往往成群地联结在一起,分布于承受压力较大而运动较复杂的部位,如腕骨。

3.扁骨　呈板状,主要构成颅腔、胸腔和盆腔的壁,以保护腔内器官,如颅盖骨和肋骨。

4.不规则骨　形状不规则,如椎骨。有些不规则骨内具有含气的腔,称含气骨。

(二)组织学类型

骨组织根据其发生的早晚、骨细胞和细胞间质的特征及其组合形式,可分为未成熟的骨组织和成熟的骨组织。前者为非板层骨,后者为板层骨。胚胎时期最初形成的骨组织和骨折修复形成的骨痂,都属于非板层骨,除少数几处外,它们或早或迟被以后形成的板层骨所取代。

1.非板层骨 又称为初级骨组织。可分两种,一种是编织骨,另一种是束状骨。编织骨比较常见,其胶原纤维束呈编织状排列,因而得名。胶原纤维束的直径差异很大,但粗大者居多,最粗直径达 $13\mu m$,因此又有粗纤维骨之称。编织骨中的骨细胞分布和排列方向均无规律,体积较大,形状不规则,按骨的单位容积计算,其细胞数量约为板层骨的4倍。编织骨中的骨细胞代谢比板层骨的细胞活跃,但前者的溶骨活动往往是区域性的。在出现骨细胞溶骨的一些区域内,相邻的骨陷窝同时扩大,然后合并,形成较大的无血管性吸收腔,使骨组织出现较大的不规则囊状间隙,这种吸收过程是清除编织骨以被板层骨取代的正常生理过程。编织骨中的蛋白多糖等非胶原蛋白含量较多,故基质染色呈嗜碱性。若骨盐含量较少,则 X 线更易透过。编织骨是未成熟骨或原始骨,一般出现在胚胎、新生儿、骨痂和生长期的干骺区,以后逐渐被板层骨取代,但到青春期才取代完全。在牙床、近颅缝处、骨迷路、腱或韧带附着处,仍终身保存少量编织骨,这些编织骨往往与板层骨掺杂存在。某些骨骼疾病,如畸形性骨炎、氟中毒、原发性甲状旁腺功能亢进引起的囊状纤维性骨炎、肾病性骨营养不良和骨肿瘤等,都会出现编织骨,并且最终可能在患者骨中占绝对优势。束状骨比较少见,也属粗纤维骨。它与编织骨的最大差异是胶原纤维束平行排列,骨细胞分布于相互平行的纤维束之间。

2.板层骨 又称次级骨组织,它以胶原纤维束高度有规律地成层排列为特征。胶原纤维束一般较细,因此又有细纤维骨之称。细纤维束直径通常为 $2\sim4\mu m$,它们排列成层,与骨盐和有机质结合紧密,共同构成骨板。同一层骨板内的纤维大多是相互平行的,相邻两层骨板的纤维层则呈交叉方向。骨板的厚薄不一,一般为 $3\sim7\mu m$。骨板之间的矿化基质中很少存在胶原纤维束,仅有少量散在的胶原纤维。骨细胞一般比编织骨中的细胞小,胞体大多位于相邻骨板之间的矿化基质中,但也有少数散在于骨板的胶原纤维层内。骨细胞的长轴基本与胶原纤维的长轴平行,显示了有规律的排列方向。

在板层骨中,相邻骨陷窝的骨小管彼此通连,构成骨陷窝-骨小管-骨陷窝通道网。由于骨浅部骨陷窝的部分骨小管开口于骨的表面,而骨细胞的胞体和突起又未充满骨陷窝和骨小管,因此该通道内有来自骨表面的组织液。通过骨陷窝-骨小管-骨陷窝通道内的组织液循环,既保证了骨细胞的营养,又保证了骨组织与体液之间的物质交换。若骨板层数过多,骨细胞所在位置与血管的距离超过 $300\mu m$,则不利于组织液循环,其结果往往导致深层骨细胞死亡。一般认为,板层骨中任何一个骨细胞所在的位置与血管的距离均在 $300\mu m$ 以内。

板层骨中的蛋白多糖复合物含量比编织骨少,骨基质染色呈嗜酸性,与编织骨的染色形成明显的对照。板层骨中的骨盐与有机质的关系十分密切,这也是与编织骨的差别之一。板层骨的组成成分和结构的特点,赋予板层骨抗张力强度高、硬度强的特点;而编织骨的韧性较大,弹性较好。编织骨和板层骨都参与松质骨和密质骨的构成。

四、骨的组织结构

人体的206块骨,分为多种类型,其中以长骨的结构最为复杂。长骨由骨干和骨骺两部分构成,表面覆有骨膜和关节软骨。典型的长骨,如股骨和肱骨,其骨干为一厚壁而中空的圆柱体,中央是充满骨髓的大骨髓腔。长骨由密质骨、松质骨和骨膜等构成。密质骨为松质骨质量的4倍,但松质骨代谢却为密质骨的8倍,这是因为松质骨具有大量表面积,为细胞活动提供了条件。松质骨一般存在于骨干端、骨骺和如椎骨的立方形骨中,松质骨内部的板层或杆状结构形成了沿着机械压力方向排列的三维网状构架。松质骨承受着压力和应变张力的合作用,但压力负荷仍是松质骨承受的主要负载形式。密质骨组成长骨的骨干,承受弯曲、扭转和压力载荷。长骨骨干除骨髓腔面有少量松质骨,其余均为密质骨。骨干中部的密质骨最厚,越向两端越薄。

(一)密质骨

骨干主要由密质骨构成,内侧有少量松质骨形成的骨小梁。密质骨在骨干的内外表层形成环骨板,在中层形成哈弗斯系统和间骨板。骨干中有与骨干长轴几乎垂直走行的穿通管,内含血管、神经和少量疏松结缔组织,结缔组织中有较多骨祖细胞;穿通管在骨外表面的开口即为滋养孔。

1.环骨板　是指环绕骨干外、内表面排列的骨板,分别称为外环骨板和内环骨板。

(1)外环骨板:外环骨板厚,居骨干的浅部,由数层到十多层骨板组成,比较整齐地环绕骨干平行排列,其表面覆盖骨外膜。骨外膜中的小血管横穿外环骨板深入骨质中。贯穿外环骨板的血管通道称穿通管或福尔克曼管,其长轴几乎与骨干的长轴垂直。通过穿通管,营养血管进入骨内,和纵向走行的中央管内的血管相通。

(2)内环骨板:内环骨板居骨干的骨髓腔面,仅由少数几层骨板组成,不如外环骨板平整。内环骨板表面衬以骨内膜,后者与被覆于松质骨表面的骨内膜相连续。内环骨板中也有穿通管穿行,管中的小血管与骨髓血管通连。从内、外环骨板最表层骨陷窝发出的骨小管,一部分伸向深层,与深层骨陷窝的骨小管通连;一部分伸向表面,终止于骨和骨膜交界处,其末端是开放的。

2.哈弗斯骨板　哈弗斯骨板介于内、外环骨板之间,是骨干密质骨的主要部分,它们以哈弗斯管为中心呈同心圆排列,并与哈弗斯管共同组成哈弗斯系统。哈弗斯管也称中央管,内有血管、神经及少量结缔组织。长骨骨干主要由大量哈弗斯系统组成,所有哈弗斯系统的结构基本相同,故哈弗斯系统又有骨单位之称。

骨单位为厚壁的圆筒状结构,其长轴基本上与骨干的长轴平行,中央有一条细管称中央管,围绕中央管有5～20层骨板呈同心圆排列,宛如层层套入的管鞘。改建的骨单位不总是呈单纯的圆柱形,可有许多分支互相吻合,具有复杂的立体构型。因此,可以见到由同心圆排列的骨板围绕斜行的中央管。中央管之间还有斜行或横行的穿通管互相连接,但穿通管周围没有同心圆排列的骨板环绕,据此特征可区别穿通管与中央管。哈弗斯骨板一般为5～20层,故不同骨单位的横断面积大小不一。每层骨板的平均厚度为3μm。

骨板中的胶原纤维绕中央管呈螺旋形行走,相邻骨板中胶原纤维互成直角关系。有人认为,骨板中的胶原纤维的排列是多样性的,并根据胶原纤维的螺旋方向,将骨单位分为3种类型:Ⅰ型,所有骨板中的胶原纤维均以螺旋方向为主;Ⅱ型,相邻骨板的胶原纤维分别呈纵行和环行;Ⅲ型,所有骨板的胶原纤维以纵行为主,其中掺以极少量散在的环行纤维。不同类型骨单位的机械性能有所不同,其压强和弹性系数以横行纤维束为主的骨单位最大,以纵行纤维束为主的骨单位最小。每个骨单位最内层骨板表面均覆以骨内膜。

中央管度为3～5mm,中央管的直径因各骨单位而异,差异很大,平均300μm,内壁衬附一层结缔组织,其中的细胞成分随着每一骨单位的活动状态而各有不同。在新生的骨质内多为骨祖细胞,被破坏的骨单位则有破骨细胞。骨沉积在骨外膜或骨内膜沟表面形成的骨单位,或在松质骨骨骼内形成的骨单位,称为初级骨单位。中央管被同心圆骨板柱围绕,仅有几层骨板。初级骨单位常见于未成熟骨,如幼骨,特别是胚胎骨和婴儿骨,随着年龄增长,初级骨单位也相应减少。次级骨单位与初级骨单位相似,是初级骨单位经改建后形成的。次级骨单位或称继发性哈弗斯系统,有一粘合线,容易辨认,并使其与邻近的矿化组织分开来。

中央管中通行的血管不一致。有的中央管中只有一条毛细血管,其内皮有孔,胞质中可见吞饮小泡,包绕内皮的基膜内有周细胞。有的中央管中有两条血管,一条是小动脉,或称毛细血管前微动脉,另一条是小静脉。骨单位的血管彼此通连,并与穿通管中的血管交通。在中央管内还可见到细的神经纤维,与血管伴行,大多为无髓神经纤维,偶可见有髓神经纤维,这些神经主要由分布在骨外膜的神经纤维构成。

3.间骨板　位于骨单位之间或骨单位与环骨板之间,大小不等,呈三角形或不规则形,也由平行排列骨板构成,大都缺乏中央管。间骨板与骨单位之间有明显的粘合线分界。间骨板是骨生长和改建过程中哈弗斯骨板被溶解吸收后的残留部分。

在以上三种结构之间,以及所有骨单位表面都有一层粘合质,呈强嗜碱性,为骨盐较多而胶原纤维较少的骨质,在长骨横断面上呈折光较强的轮廓线,称粘合线。伸向骨单位表面的骨小管,都在粘合线处折返,不与相邻骨单位的骨小管连通。因此,同一骨单位内的骨细胞都接受来自其中央管的营养供应。

(二)松质骨

长骨两端的骨骺主要由松质骨构成,仅表面覆以薄层密质骨。松质骨的骨小梁粗细不一,相互连接而成拱桥样结构,骨小梁的排列配布方向完全符合机械力学规律。骨小梁也由骨板构成,但层次较薄,一般不显骨单位,在较厚的骨小梁中,也能看到小而不完整的骨单位。例如股骨上端、股骨头和股骨颈处的骨小梁排列方向,与其承受的压力和张力曲线大体一致;而股骨下端和胫骨上、下端,由于压力方向与它们的长轴一致,故骨小梁以垂直排列为主。骨所承受的压力均等传递,变成分力,从而减轻骨的负荷,但骨骺的抗压抗张强度小于骨干的抗压抗张强度。松质骨骨小梁之间的间隙相互连通,并与骨干的骨髓腔直接相通。

(三)骨膜

骨膜是由致密结缔组织组成的纤维膜。包在骨表面的较厚层结缔组织称骨外膜,被衬于骨髓腔面的薄层结缔组织称骨内膜。除骨的关节面、股骨颈、距骨的囊下区和某些籽骨表面外,骨的表面都有骨外膜。肌腱和韧带的骨附着处均与骨外膜连续。

1.骨外膜　成人长骨的骨外膜一般可分为内、外两层,但两者并无截然分界。

纤维层是最外的一层薄的、致密的、排列不规则的结缔组织,其中含有一些成纤维细胞。结缔组织中含有粗大的胶原纤维束,彼此交织成网状,有血管和神经在纤维束中穿行,沿途有些分支经深层穿入穿通管。有些粗大的胶原纤维束向内穿进骨质的外环层骨板,亦称穿通纤维,起固定骨膜和韧带的作用。骨外膜内层直接与骨相贴,为薄层疏松结缔组织,其纤维成分少,排列疏松,血管及细胞丰富,细胞贴骨分布,排列成层,一般认为它们是骨祖细胞。

骨外膜内层组织成分随年龄和功能活动而变化,在胚胎期和出生后的生长期,骨骼迅速生成,内层的细胞数量较多,骨祖细胞层较厚,其中许多已转变为成骨细胞。成年后骨处于改建缓慢的相对静止阶段,骨祖细胞相对较少,不再排列成层,而是分散附着于骨的表面,变为梭形,与结缔组织中的成纤维细胞很难区别。当骨受损后,这些细胞又恢复造骨的能力,变为典型的成骨细胞,参与新的骨质形成。由于骨外膜内层有成骨能力,故又称生发层或成骨层。

2.骨内膜　骨内膜是一薄层含细胞的结缔组织,衬附于骨干和骨骺的骨髓腔面以及所有骨单位中央管的内表面,并且相互连续。骨内膜非常薄,不分层,由一层扁平的骨祖细胞和少量的结缔组织构成,并和穿通管内的结缔组织相连续。非改建期骨的骨内膜表面覆有一层细胞称为骨衬细胞,细胞表型不同于成骨细胞。一般认为它是静止的成骨细胞,在适当刺激下,骨衬细胞可再激活成为有活力的成骨细胞。

骨膜的主要功能是营养骨组织,为骨的修复或生长不断提供新的成骨细胞。骨膜具有成骨和成软骨的双重潜能,临床上利用骨膜移植,已成功地治疗骨折延迟愈合或不愈合、骨和软骨缺损、先天性腭裂和股骨头缺血性坏死等疾病。骨膜内有丰富的游离神经末梢,能感受痛觉。

（四）骨髓

骨松质的腔隙彼此通连,其中充满小血管和造血组织,称为骨髓。在胎儿和幼儿期,全部骨髓呈红色,称红骨髓。红骨髓有造血功能,内含发育阶段不同的红骨髓和某些白细胞。约在 5 岁以后,长骨骨髓腔内的红骨髓逐渐被脂肪组织代替,呈黄色,称黄骨髓,失去造血活力,但在慢性失血过多或重度贫血时,黄骨髓可逐渐转化为红骨髓,恢复造血功能。在椎骨、髂骨、肋骨、胸骨及肱骨和股骨等长骨的骺内终生都是红骨髓,因此临床常选髂前上棘或髂后上棘等处进行骨髓穿刺,检查骨髓象。

五、骨的血管、淋巴管和神经

1.血管　长骨的血供来自三个方面:骨端、骨骺和干骺端的血管;进入骨干的滋养动脉;骨膜动脉。

滋养动脉是长骨的主要动脉,一般有 1～2 支,经骨干的滋养孔进入骨髓腔后,分为升支和降支,每一支都有许多细小的分支,大部分直接进入皮质骨,另一些分支进入髓内血窦。升支和降支的终末血管供给长骨两端的血液,在成年人可与于骺端动脉及骺动脉的分支吻合。干骺端动脉和骺动脉均发自邻近动脉,分别从骺软骨的近侧和远侧穿入骨质。上述各动脉均有静脉伴行,汇入该骨附近的静脉。不规则骨、扁骨和短骨的动脉来自骨膜动脉或滋养动脉。

2.淋巴管　骨膜的淋巴管很丰富,但骨的淋巴管是否存在尚有争议。

3.神经　骨的神经伴滋养血管进入骨内,分布到哈弗管的血管周隙中,以内脏传出纤维较多,分布到血管壁;躯体传入纤维则分布于骨膜、骨内膜、骨小梁及关节软骨深面。骨膜的神经最丰富,并对张力或撕扯的刺激较为敏感,故骨脓肿和骨折常引起剧痛。

（周　勇）

第二章　骨和骨组织的生物力学

一、骨骼力学的几个基本概念

生物力学是研究人体活动的力和运动的一门科学,涉及工程学、医学、仿生学、体育等多种学科。在骨科领域中,应用生物力学的概念和原理解释人体正常和异常的解剖与生理现象,有助于骨科医生更好地理解和治疗肌肉骨骼系统的疾病。因此,骨骼力学已成为现代骨科医生必须具备的科学基础。

(一)基本概念

人体运动器官的功能包括支撑与运动两个方面。人体骨骼是身体的坚强支柱,分为躯干骨、四肢骨和颅骨三大部分。成人的骨共有 206 块,就像一台机器共有 206 个构件,每个构件在人的日常生活、劳动和运动中都承受着足够的承载能力,它由三方面来衡量。

1.要求骨骼有足够的强度　抵抗破坏骨折的能力,如四肢骨在剧烈运动和强劳动时不应该发生骨折。

2.要求骨骼有刚度　抵抗变形的能力,如脊柱在弯曲时不应该发生损伤或是侧凸。

3.要求骨骼有足够的稳定性　保持平衡的能力,如长骨在压力作用下有被压弯的可能性,但在日常生活中始终保持原有直线平衡形状不变。

(二)外力与内力

所谓力就是一个物体对另一个物体的作用,它可分为外力和内力。人体在日常生活与运动中都会对机体的每块骨产生复杂的力,如人体在长跑时受到的外力为体重、迎面风力及地面反作用力等。当外力使物体发生变形时,物体内部分子之间伴随着一种抵抗力即为内力,例如,我们用手拉弹簧,就一定感到弹簧也在拉我们的手,拉力越大,抵抗拉力也越大。因此,外力越大,内力也越大。

(三)应力与应变

任何物体只要在外力作用下,就一定要发生变形,同时又在物体内部引起内力,内力是随着外力的加大而增大,它总是与外力维持平衡,从而才能使物体不发生破坏。

任何物体在受力时都会引起物体的变形,变形点称为应变,内力强度点称为应力。应力即为单位面积上的内力,是结构对外力的反应。写成公式为:应力:内力/截面面积或应力＝外力/截面面积

即 $\sigma = F/S$[单位常用 mPa(mN/m^2)]

应力是指局部力的强度,是单位面积上的力。应变是局部的变形,是形变量与原尺度之比。应力包括两种类型,其一为线性形变,即长度变化;其二为剪切应变,即在物体内引起成角关系的变化。如果某骨承受了很重的力,超出了其耐受应力与应变的极限,即可造成骨骼损伤甚至发生骨折。

(四)五种基本变形

骨骼在受到外力作用时都有不同程度的变形,一般骨骼受力时的变形形式分为拉伸、压缩、剪切、弯曲和扭转等五种基本变形。例如,运动员在进行吊环运动时上肢骨就受到拉伸作用;举重运动员挺举时四肢

均受到压缩作用;弯腰时脊柱受到弯曲作用;体操运动员做转身动作时下肢骨受到扭转作用;车床剪切断肢体即为剪切作用等。但人体在受伤骨折时,往往是几种作用力的复合。例如,跌倒后桡骨远端骨折,既有剪切力又有压缩力等。

(五)骨组织的力学特性

1.各向异性　由于骨的结构为中间多孔介质的夹层结构材料,因而这种材料是各向异性体(不同方向的力学性质不同)。

2.弹性和坚固性　骨组织大约有 25％～30％ 是水,其余 70％～75％ 是无机物和有机物,其中无机物(磷酸钙与碳酸钙)占 60％～70％,有机物(骨胶原)占 20％～40％。骨的有机成分组成网状结构,使骨具有弹性,骨的无机物填充在有机物的网状结构中,使骨具有坚固性,能承受各种形式的应力。研究表明,无机物使骨具有抗压能力,而有机物使骨具有抗张能力。

3.抗压力强,抗张力差　骨对纵向压缩的抵抗最强,即在压力情况下不易损坏,在张力情况下易损坏,这和骨小梁的排列有关。

4.耐冲击力和持续力差　载荷作用时,在骨中所引起的张力分布虽然一样,但效果不一样。两者相等时,冲击力在骨中所引起的变化较大,即骨对冲击力的抵抗比较小。另外,同其他材料相比,其持续性能、耐疲劳性能较差。

二、关节软骨生物力学

关节是人体中骨与骨可动连接的环节,是人体各部位活动杠杆的支点。关节的作用有:①保证人体的运动。②力的传递。③润滑作用。而关节软骨有其独特的力学性能,一般说来,它是一种各向异性的、非均匀的、具有黏弹性的、充满液体的可渗透物质。

1.软骨的负荷变形　关节软骨在承受压力(负荷)时会发生变形,并随时间变化变形加快,1 小时后达到平衡。当压力消除后,原有的软骨厚度很快恢复。

2.渗透性　组织间液在流经软骨基质时,其输送机制主要有两种。第一种是组织间液体借助于组织两边液体的正压力梯度经过多孔的可渗透基质输送,液体的输送与压力梯度成正比。第二种是靠软骨基质的变形来输送液体。Mow 通过实验证明,在增加压力发生变形时,健康软骨的渗透性大大降低。这样,关节软骨就阻止了所有的组织间液流出,这个生物力学调节系统与正常组织的营养需要、关节的润滑和承载能力、软骨组织的磨损程度有密切关系。

3.张力特性　软骨承受的张力负荷与关节软骨面相平行时,其硬度和强度与胶原纤维平行于张力方向排列的范围有密切关系,因为胶原纤维是抗张力的主要成分。随着关节表面距离的增加,正常成人关节软骨的拉伸强度均降低,这使胶原蛋白密集的软骨表浅层对软骨组织起到一种坚韧耐磨、保护皮肤的作用。

4.润滑作用　在工程学中有两种基本润滑类型,界面润滑和液膜润滑。在某些负荷条件下,关节内的滑液可作为关节软骨的界面润滑剂,而这种润滑能力与滑液的黏滞度无关。如果承力不重,且接触面的相对运动速度较高,关节可能采用第二种润滑机制——液膜润滑。

5.磨损　磨损分两个部分,即承载面之间相互作用引起的界面磨损和接受体变形引起的疲劳性磨损。如果两承载面接触,可因粘连或磨损而产生界面磨损。即使承载面润滑作用好,由于反复变形,承载面可发生疲劳性磨损。疲劳性.磨损之所以发生,是由于材料反复受压而产生微小的损伤累积所致。

6.关节软骨退变生物力学　关节软骨的修复和再生能力有限,如果承受应力太大,很快会出现全面破坏。可能与下列因素有关：

（1）承受应力的幅度。

（2）承受应力峰值的总数。

（3）胶原蛋白多糖基质的内部分子和细微结构。

应力的过度集中可导致软骨的衰竭，如先天性髋臼发育不良、关节内骨折、半月板切除后等都可增加总负荷和应力集中。

三、关节力学

人体的各个关节是各种活动中杠杆的支点。根据其发育过程，可将关节分为不动关节（颅骨骨缝）、微动关节（耻骨联合）和可动关节；按其形状，可分为平面关节（腕骨间关节）、屈戌关节（肘关节）、滑车关节（寰枢关节）、椭圆关节（腕掌关节）、球窝关节（拇腕掌关节）等。对人体运动来讲，可动关节极为重要。

（一）关节内的应力分布

通过关节的负荷是向量的总和，一般包括两个方面：

1.体重加上该段肢体的加速和减速力。

2.稳定关节和移动关节的肌力，肌力占通过关节合力的大部分。关节软骨是负重面，把承受的压力传递给下面的骨床。软骨下骨松质有两个作用：①负重面大时由于骨骼变形，关节获得最大的接触面，负重面积也增大。②骨松质的排列呈放射状，把大部分的应力又传递给骨干，因此软骨下骨对关节适应负重有重要作用。软骨下骨若失去顺应性，关节应力就增加，导致关节软骨的应力局部高度集中。

（二）关节的稳定性

多数关节的稳定性依靠三种因素来维持，即骨骼、韧带和肌肉。关节在运动状态始终是不平衡、不稳定的，但人体总是在不平衡、不稳定中求得相对的平衡和相对的稳定。骨骼的因素对于这种稳定是明显的，而关节内与关节周围韧带使关节活动在一定方向上受到制约，保持关节活动在正常的生理范围以内。肌肉既是运动关节的动力，又是在运动中维持关节稳定的重要因素，其主要作用是通过抵抗、协同与抗重来完成的。

（三）关节的力和力矩

关节的作用有两个：节段活动和力的传导。力可来自多方面，如髋关节借助吸力支持下肢重量，最基本的则是压力。正常站立时，体重施力于下肢各关节，而上肢的力却是负的。身体各种位置都不能借关节面自身组合来取得平衡，而需要韧带、肌肉或两者的力量。关节部肌肉仅具有小的杠杆臂，而有时却需要大的平衡力矩，故肌肉施加于关节的力可以是很大的。例如，髋关节在双足站立时，假如重心偏移，体重为46.27kg 的人在力矩平衡下，关节力约为 122.47kgf（1kgf＝9.8N），约为体重的 3 倍。

四、骨折力学

骨组织有两个区别于其他材料的显著特征，即随着关节失用或功能逐渐增加会发生骨密度的变化。骨组织还有自身愈合能力，其修复过程不是形成瘢痕，而是损伤组织的重建，这是复杂的生物学和力学过程互相作用的结果。

1.骨折的力学原理　从生物学观点来看，骨折是由应力和功能分布不均匀所引起的。当骨骼遭受严重创伤时，骨受到很大应力，当应力超过骨的承受极限时，就会发生骨折。

2.长骨内的张应力　骨折多发生在长骨,张应力是较压应力具有更大破坏性的应力。人体所有的活动(如站立、走路、携带、投掷以及撞击等)均会在长骨的凸侧产生显著的张应力。在平常的步态中,胫骨的后侧和股骨的外侧承受着最大的张应力。

3.断裂力学和骨的断裂　人体在剧烈活动中常常会发生骨折,而断裂力学使损伤条件下发生的骨折得到合理解释。成骨密度断裂韧性的测试是目前骨的断裂力学研究的主要方面。骨密质在高应变速度时类似于脆性材料,而在低应变速度时却是一种坚韧材料,它的断裂率比许多普通材料高,但大大低于一些金属。断裂力学的理论和实践表明,材料的细小缺陷和空隙是微观裂纹的发源地,它们引起应力集中,在应变应力作用下形成骨折。

4.疲劳骨折　骨承受反复负荷(如长时间的行军、锻炼)可发生微损伤,如果这种损伤不断积聚,超过机体的修复能力,就会产生疲劳骨折或应力性骨折。这种骨折常见于新兵长途行军,故又称为行军骨折。

五、内固定的生物力学

所有骨科手术都必须符合生物学和力学原则:①保存骨的血液供应。②维持骨的生理和力学环境。骨的力学环境是骨塑形的重要因素之一。现代弹性材料的固定符合生物力学原则,允许骨端存在一定量的力学刺激,有利于骨痂的形成,促进骨愈合。

1.内固定器　钢丝与张力带:骨在承受负荷时,在紧靠负荷侧为压力,另一侧为张力。而用骨折固定器的目的是保持骨折原有序列和对抗张应力。一切固定器均可考虑为对抗张力的带子,因而都把它置于张力侧。例如髌骨骨折,将髌骨骨折接触点的前方皮质的对应点用钢丝紧紧地捆在一起,可使骨折这一段保持扭矩平衡。拉力与髌骨面要有一小的弯曲角度,肌腱力矩为对侧骨块的反作用力所抵消,这个反作用力是压力,即由于钢丝固定才使肌腱拉力旋转,远侧骨块与近侧骨块接触。腱的拉力越大,骨折面通过的压力就越大。只要支点(前皮质)的接触由钢丝张力维持,这一切都可办到。常用张力带这个词的原因是肌力和反作用力各自都有方向相同的明显分力,能为钢丝内张力所抵消。

2.内固定器　钢板:有实验表明,在骨愈合的早期阶段,牢固的内固定有利于骨折愈合过程;而晚期,这种坚硬的内固定板不利于正常的骨塑形,使骨塑形过程减慢。置于长骨张力侧最外层的多孔钢板,其作用与上述钢丝固定相似,钢板适应弯曲造成的压力通向骨折线,实质上钢板所受应力属于张力性质,而螺钉的作用是将骨和钢板固定成为一个整体,以便在钢板承受张力的同时螺钉受弯力作用。

3.螺钉　张力带结构包括螺钉,螺钉可使骨折块压紧。平衡力与钢丝、钢板固定一样是固定器内的张力。螺钉本身产生这样的张力通常是利用小的扭矩转化为大的轴向力。螺钉一般被用在需要固定力大的部位,对于固定小的骨折片也特别有用。为了加大固定力,螺钉必须"加套",使螺纹不致分离骨折段。

(贺文涛)

第三章　骨折概述

第一节　骨折定义与分类

一、定义

骨折即骨的完整性或连续性的中断,它也包括骨骺分离和骺板折断。骨折常合并周围的软组织损伤,如皮肤、肌肉、肌腱、血管、神经、韧带以及关节囊损伤等。这些损伤与骨折的治疗、修复以及功能恢复均有密切关系。骨折的成因主要包括:

1.直接暴力　骨折发生在暴力直接作用的部位。例如,车轮撞击小腿,胫腓骨骨干在被直接撞击的部位发生骨折。

2.间接暴力　暴力通过传导、杠杆或旋转作用使远处发生骨折。例如,走路滑倒时,以手掌着地,根据跌倒时上肢与地面所成之不同角度,可发生桡骨远端骨折、肱骨髁上骨折或锁骨骨折。

3.肌拉力　肌肉突然猛烈收缩,可拉断肌肉附着处的骨质。例如,在骤然跪倒时,股四头肌猛烈收缩,可发生髌骨骨折。

4.积累性劳损　长期、反复、轻微的直接或间接伤力(例如,远距离行军时)可集中在骨骼的某一点上发生骨折,如第二、三跖骨及腓骨干下 1/3 的疲劳骨折。骨折无移位,但愈合慢。

5.骨骼疾病　以上 4 种均系健康骨骼受各种不同暴力作用而断裂,称为外伤性骨折。病变骨骼(例如,骨髓炎、骨肿瘤等)遭受轻微外力即断裂时,称为病理性骨折。

二、分类(AO 分类)

(一)前言

所有临床活动,包括检查及治疗、研究及评价、教与学等必须以可靠的、经适当处理的、清晰表达的且容易提取的数据为基础。随着收集到的信息量的增加,越来越清楚地显示,需要找到某种方法将这些信息条理化,使数据易于储存及提取。这意味着需要发展一种实用的骨折分类系统。骨折分类并不是新概念,与此相反,几乎每一种骨折都有其自身的分类,这在实际操作中具有非常大的价值。例如,可根据骨折处是否与外界相通分为闭合性骨折和开放性骨折;根据骨折的形态和程度分为不完全骨折和完全骨折;根据复位后是否容易发生再移位分为稳定骨折和不稳定骨折;按骨折的部位分为骨干骨折、关节内骨折、干骺端骨折;按骨折发生时间可分为新鲜骨折和陈旧骨折等。但是,这些分类通常都自立基准,缺乏互相协调,而且被证明无法用来比较不同治疗方案之间的效果。

M. E. Muller 曾经说过,一个分类方法是否有用,在于其是否能反映骨损伤的严重程度,且能否作为指导治疗及判断结果的基础。因此,Muller 及其同事建立了 AO 小组进行骨折分类系统研究。AO 分类不仅用来记录所有的骨折,而且有助于从生物力学及生物学的角度来理解这些骨折。Muller 系统的优点在于它提供了一个使医师可以对骨损伤进行判断、鉴别及描述的框架。此系统真正遵循了 Muller 所提出的要求。系统所采用的字母、数字符号表达方式可方便医师按需要对骨折进行评价、记录及储存其临床所见。

随着我们对骨折的进一步理解,以及新的治疗方法的不断出现,骨折的分类应该既能够保持其连贯性,又具有可修改性。特别是在新的治疗手段可能对结果的预测及评价造成影响时更为重要。因此,以下仅介绍 AO 骨折分类。

(二)骨折分类的原则

在完全应用这一系统时,首先必须按照 Muller 的描述清楚地了解及判读骨折的本质,因为这将决定骨折的特性并成为其分类的基础。第二步便是将骨折的根本特征以文字的方式记录下来,接下来的挑战便是如何处置该骨折及对可能的疗效作出预测。解读这一分类的关键在于对骨折的准确描述。按照创伤骨科学会(OTA)系统,每一块骨及每一区域的骨均被编号,每一长骨被分成 3 个节段(图 3-1)。

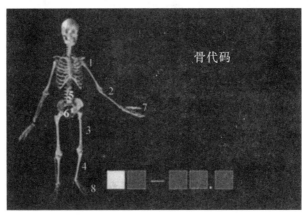

图 3-1　按照 OTA 系统根据骨折的解剖部位进行编号

1.分类计划　首先将每一骨骼的骨折分为 3 型,再进一步分为 3 组及其亚组。形成一个 3-3-3 的递进式等级结构。而将骨折由组进一步分为亚组的工作,通常只有在手术中对骨折的细节进行充分了解后才能建立。根据骨折形态的复杂性、治疗的难易度及预后将这些组及其亚组按照从易到难的顺序进行排列。在此分类中,任何骨折均可通过对以下问题的解答得出其所属类型:

(1)哪一块骨?

(2)骨的哪一节段?

(3)哪一型骨折?属于哪一组?

(4)属于哪一亚组?

2.骨、节段、分型及分组　亚组代表了同一组内 3 种不同的特征。每一组骨折可以再细分为 3 个亚组,分别以编号 1、2、3 表示。这样每一骨节段共有 27 个亚组,而每一块骨可分为 81 个亚组(图 3-2)。

在其二元式概念里,依然保存现在的三阶段式结构,但在每一层次都必须在 2 个答案中作出 1 个选择。例如,当一个长骨骨折被确认为骨干骨折后,首先要回答关于其严重程度的双选题:"这是一个单纯骨折,还是多碎片式骨折?"如果骨折被确认为单纯骨折,即 A 型,下一个问题是有关损伤机制的:"骨折由螺旋引起,还是由弯曲引起?"如果由螺旋引起,该骨折被分类为 A1。双选题的另外一个好处在于如果无法对此 2 个答案作出选择,则提示影像学资料可能不够完善,需要提供更多信息(图 3-3)。

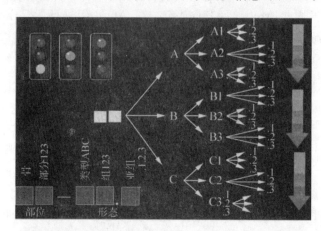

图 3-2 依据骨折的形态学特征,将其分为 A,B,C 3 型,
每一型再细分为 3 组:A1,A2,A3;B1,B2,B3;C1,C2,C3

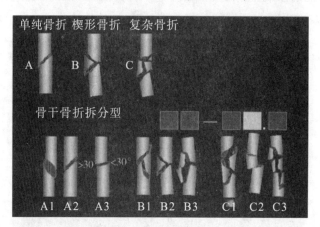

图 3-3 骨干骨折分型

在图解中,骨折的严重程度依绿色、橙色及红色而递增。例如,A1 表示骨折的预后最好,而 C3 代表预后最差。这样,在确定骨折分类所需的信息时,已经可以对其损伤机制、严重程度及预后作出某种程度的判断。

3.骨折诊断编码 在此系统中,按照解剖部位及形态学特征对骨折作出诊断。通过回答以上提出的问题,使用一种五元字母数字编码描述骨折:■■—□□.□。此五元编码由代表解剖部位的首 2 位数字(骨及骨节段)、其后代表骨折类型的字母及最后代表骨折形态学特征的 2 位数字组成。使用此系统时,首先应清楚了解各个字母及数字所代表的意义。各个骨的数字代号已被制定并可在图中查到。需要特别注意的是桡骨和尺骨、胫骨和腓骨分别被作为一个长骨处理。

(1)骨的节段:一个长骨通常可被分为 1 个骨干部,2 个骨骺部和 2 个干骺部。长骨中段与端段的分界由以下方法决定:以骨骺部最宽的部分为边长画一个正方形,其范围内为端段,范围外为中段。

在此分类中,干骺部与骨骺部被作为一个节段,因为干骺部骨折的形态学特征会影响关节骨折的治疗和预后。

在此,需要特别提出骨折中心这一重要概念。按照这一概念,即使当一个无移位的骨裂贯穿关节时,也有可能根据其中心所在将其分类为中段(骨干部)骨折。在决定骨折的解剖部位前,必须先确定其骨折中心(图 3-4、图 3-5)。

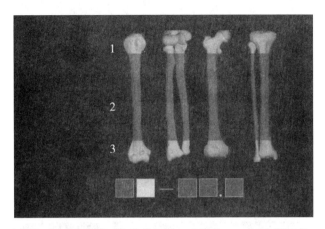

图 3-4　骨节段,每一长骨由 3 个节段组成:1＝近段;2＝中段(骨干段);3＝远段

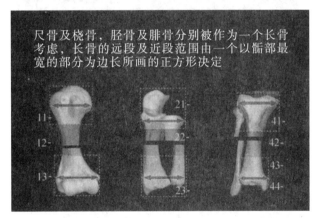

图 3-5　解剖部位由 2 个数字表示:1 个代表骨,1 个代表骨的节段(尺骨及桡骨、胫骨及腓骨分别被当作一个长骨考虑)。踝段(44-)是一个例外。长骨的远段及近段范围由一个以骺部最宽的部分为边长所画的正方形决定(31-及 44-例外)

(2)骨折中心:单纯骨折的中心很容易确定。楔形骨折的中心是指楔形最宽处。而一个复杂骨折的中心通常只有在复位后才可判断。

当列出所有骨折后,便可以对其进行编码。虽然骨折的类型及分组均很易确定,但是对亚组的判定则多在复位后才可作出。

(3)长骨:骨折的解剖部位由 2 个数字代表,1 个代表骨,另 1 个代表骨节段。

1)骨:尺桡骨与胫腓骨一样被看作一个骨干,因此全身共有 4 处长管状骨。1＝肱骨;2＝桡尺骨;3＝股骨;4＝胫腓骨(图 3-6)。

2)骨折类型:在骨近段(－1)或远段(－3),所有骨折都可分为 A、B 及 C3 型(图 3-7)。

3)组、亚组、限定及修改:不管哪一个骨的节段发生骨折,当它被确定为 A、B 及 C 后,均可通过回答双选题来将其分组(1,2,3)。需要时,这些组又可细分为亚组(.1,.2,.3)。在特别复杂的情况下,这些亚组还可细分下去,称为限定(图 3-8～图 3-11)。

(4)软组织损伤的分类:在对开放性或闭合性骨折进行分类时,有许多不同的变数,包括皮肤损伤(IC、IO)、肌肉及韧带损伤(MT)及神经血管损伤(NV)。

(5)脊柱损伤的分类:与 AO.Muller 对长骨的分类相同,脊柱损伤也依其严重性及解剖位置按等级划分。

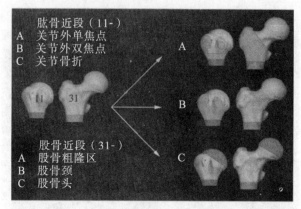

图 3-6　肱骨近段(11-),股骨近段(31-)

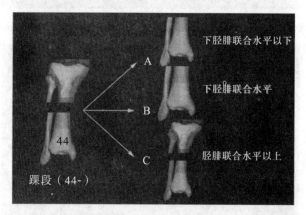

图 3-7　踝段(44-)经下胫腓联合水平之骨折将会损伤下胫腓联合

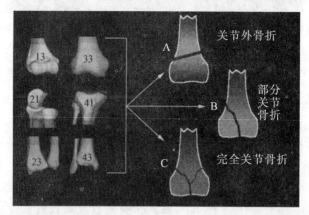

图 3-8　A 型-关节外骨折;B 型-部分关节骨折;C 型-完全关节骨折

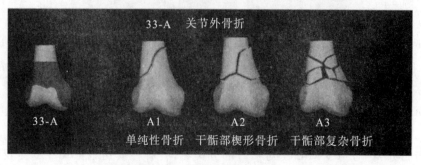

图 3-9　33-A1 单纯性骨折;33-A2 干骺部楔形骨折;33-A3 干骺部复杂骨折

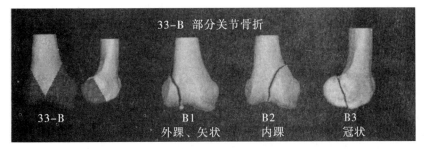

图 3-10 33-B1 **外踝、矢状**;33-B2 **内踝**;33-B3 **冠状**

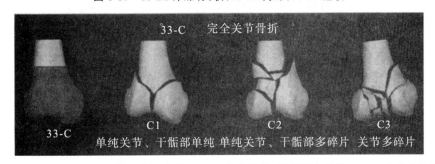

图 3-11 33-C1 **单纯关节、干骺部单纯**;33-C2 **单纯关节、干骺部多碎片**;33-C3 **关节多碎片**

骨折的严重程度由 A 型到 C 型渐增,同样的方式也适用于组及组以下亚组分类中。脊柱损伤的分级首先由其稳定性决定,同时尽可能地考虑其预后。

对脊柱骨折进行分类应充分照顾到不同的脊柱水平所具有解剖特性的差异。脊柱(编号 5)主要分为 4 个节段,除骶骨作为一个整体外,其他的锥体各自构成 1 个亚节段。通常依照放射学所见的典型损伤特征将之进行分型。对不同分型的主要损伤机制可大致叙述如下:

1)A 型:压力负荷,引起压缩性或爆裂性骨折。

2)B 型:张力负荷,引起横向牵拉性损伤。

3)C 型:轴向扭力,引起旋转性损伤。

因为在下部颈椎(51.03 到 51.05),由张力负荷引起损伤远较轴向扭力严重,所以张力负荷引起的损伤被归为 C 型,而轴向扭力则被归类为 B 型。

(6)骨盆环损伤的分类:骨盆损伤的分类是在 M. E. Mtlller 等人所提议的通用 AO 分类命名法,及 M.Tile 等人提议的分类命名法的基础上作出适当调整而制定的。此分类同样分为骨(6),节段(1,2),分型(A,B,C)及分组(1,2,3)。此分类还可依照专科医师或临床研究的特殊需要,进一步分为 3 个亚组(.1,.2,.3)及其限定。

骨盆环损伤可按解剖部位分为前部损伤、后部损伤及前后部联合损伤。

骨盆前部或前支损伤可表现为:

1)耻骨联合分离。

2)单侧或双侧耻骨支骨折,可能伴有耻骨联合分离。

3)腹直肌起点撕脱。

4)复合损伤。

骨盆后部或后支损伤可以为单侧或双侧,它可能包括:

1)髂骨:髂骨骨折通常由坐骨大切迹延伸至髂嵴,但也可延伸至髋臼的后柱部分。

2)骶髂关节:骶髂关节损伤可以是单纯关节脱位,但更常见的是伴有部分骶骨或髂骨骨折。

3)骶骨:骶骨骨折可以是垂直骨折,或骶臀线以下的横向骨折。垂直骨折在骨盆环骨折时常见,横向骨折则为真正的脊柱损伤。

判断骨盆环损伤稳定性的最重要因素是后部结构有无移位。所有骨盆环损伤,可根据其后部骨或韧带损伤的程度分为稳定、旋转不稳定,但垂直稳定或旋转及垂直均不稳定。任何使骶臀线连续性中断的损伤均表示骨盆后部有复合移位。

(7)髋臼损伤的分类:我们对髋臼骨折及其分类的了解主要来自于 Judet 及 Letournel 的工作。在日常处理髋臼骨折时,Letournel 所提倡的分类得到了广泛的应用。

解剖上,髋臼损伤一方面可被分为部分关节或全关节骨折,另一方面又可分为单柱或双柱(前柱及后柱)骨折及横向骨折。

(8)足部骨折的分类:AO 足及踝部专业组建立足部骨折的分类的工作已接近完成。

(马红林)

第二节　骨折的愈合

骨与其他组织不同,具有自身修复的能力,而且在修复过程中产生新骨将骨折处连接,恢复骨原有的大体形态及显微结构,同时也恢复骨的功能,这一现象被称为骨折的愈合。骨折的愈合需要有全身大环境及局部微环境的支持,受到应力、血供、细胞因子等的调控作用,同时不同部位的骨折或同一部位骨折的不同治疗方式,均可以导致不同方式的骨折愈合,或导致骨折不愈合,延迟愈合或畸形愈合。

一、正常愈合

骨折的愈合是骨折断端间的组织修复。在骨折愈合中,存在着坏死组织(死骨)的清除与新骨(骨痂)的生成 2 个同时进行的过程。骨折断端也逐渐由不稳定、暂时的纤维连接而逐渐变为牢固的骨性连接。

(一)正常愈合的分期

如果对于一个长管状骨,在断端血肿未清除,稳定且未行内固定的情况下,一般经历以下 3 个相互连续的阶段:

1.肉芽组织修复期　此期是骨折后机体的炎症反应阶段。骨折后,局部骨、骨膜、肌肉内的血管因遭受暴力而断裂出血,局部形成血肿。白细胞、巨噬细胞等聚集以清除坏死组织和细胞。血肿内血液在 8h 内即凝集成含有纤维蛋白的血凝块,随后血肿逐步机化,有新鲜血管长入,间充质细胞增生分化活跃。骨断端、血小板及坏死细胞等释放出细胞因子,如血小板衍生生长因子、转化因子、类胰岛素生长因子、血管内皮生长因子等。破骨细胞也进入,对死骨进行吸收。骨膜细胞分化生长活跃,逐渐分化为成骨细胞,为下一步骨折的愈合奠定了物质基础。此期在伤后 2~3 周完成。

2.原始骨痂形成期　外骨膜深层的细胞快速增殖生长,从远离骨折断端的部位开始,形成一层很厚的成骨细胞增殖层,成骨细胞在合适的条件下分化为骨细胞,牢固贴附于骨折断端的骨质上。由于相对的血供不足,骨母细胞转变为软骨母细胞或软骨细胞,局部的血肿机化后的纤维组织一大部分转变为暂时存在的软骨,随后在血供、应力、细胞因子、生长因子等的作用下,软骨经过变性、骨化与成骨,将两骨折断端连接,此时骨折区的损伤组织形成一团在结构上和来源上都是复合性的组织,即骨痂。此过程由骨外膜、骨内膜细胞共同参与而形成外骨痂与内骨痂。内、外骨痂相互融合后,即意味着原始骨痂形成。由于钙化,在 X 线片上形成团块状的骨样组织。这一过程需要 6～12 周。此期过后,骨折断端被骨痂连接,断端已较稳定,达到"临床愈合"。

3.塑形期 原始骨痂形成后,骨内骨小梁的排列尚不规则,哈弗系统没有完全形成,其强度尚未达到正常骨组织的水平,故需要在显微结构及外形上进行改建,即塑形。此期板状骨与幼稚网状骨小梁结合,骨小梁增粗,使最初的松质骨变为结实的密质骨,骨折处被牢固连接,骨小梁按生物力学应力方向沿骨纵轴排列,骨髓腔再通。此过程是在破骨细胞和成骨细胞同时作用下完成的,过程较长,需 2～4 年。有学者提出患者重建的时间会更长,甚至终身都在逐步地塑形。

(二)松质骨愈合

松质骨的愈合有其独特的特点:①松质骨骨小梁相对较细,血运丰富,骨细胞的血供一般不受影响,故不会形成软骨母细胞或软骨细胞,其愈合过程中一般没有形成软骨这一过程。②骨折后,血肿形成较小,血肿块一般很快由邻近骨组织扩散发生机化与钙化,完成骨折的连接,故不像管状骨形成大量的骨痂,其骨痂形成少或缺少骨痂形成。③松质骨骨折的愈合依靠所含的大量骨髓,骨髓细胞可以分化为成骨细胞而直接成骨。④松质骨愈合后由于是骨小梁的直接愈合,故早期强度不够坚强,在愈合后早期可以发生压缩而导致骨折畸形愈合。在骨端松质骨愈合后,应采取一定的保护措施,防止早期负重。

(三)影响骨折愈合的因素

影响骨折愈合的因素可分为患者因素与医源性因素等,患者因素又分为全身因素与局部因素。

1.患者因素 患者的全身因素及局部因素可以直接或间接影响骨折的愈合。

(1)全身因素:年龄对骨折的影响显而易见。老年人骨折愈合时间较长,尤其老年人合并有肾、肝脏疾患和内分泌系统疾病,以及严重的骨质疏松时,都将影响骨折愈合。婴幼儿骨折愈合最快,很少出现骨不连。

某些维生素的缺乏,如维生素 C、维生素 D、维生素 A 等的缺乏,以及某些微量元素,如钙、磷、镁等缺乏,均将影响骨折的愈合,如维生素 D 和钙的缺乏将影响骨痂的形成。

患者是否配合也是很重要的因素,如患者患有智障、严重帕金森病、偏瘫等,由于无法配合骨折治疗中的功能锻炼而影响骨折愈合。患者过度的功能锻炼也可能直接导致治疗的失败。故在治疗前对患者全身状况的评估非常重要。

(2)局部因素:

1)局部血液供应障碍:血液供应是组织成活和修复的基本条件,血液供应障碍将导致局部骨折不愈合或延迟愈合。某些骨的血供较为特殊,如股骨颈、距骨、腕舟骨、胫骨中下 1/3 等,其血液供应易因骨折而中断,造成骨折的不愈合或延误愈合。

2)损伤程度:较小暴力所引起的骨折,由于断端移位小,局部软组织保存较好,骨膜剥离少,有利于骨折的愈合;而较大暴力所引起的或严重开放性骨折,其骨膜损伤重,局部血供也受到打击而丧失,将影响骨折的愈合。

3)骨缺损:骨质缺损将导致骨折的延迟愈合或不愈合。开放性骨折骨质丢失后将造成骨缺损,骨折端不能接触而缺乏骨痂形成的条件,同时软组织的嵌入也妨碍骨痂的连接,造成骨折不愈合。故对开放性或粉碎性骨折,应植骨补充骨量,避免骨缺损形成。

4)感染:骨感染后将造成骨细胞、骨膜细胞及周围组织细胞的坏死,局部血管的阻塞,软组织瘢痕形成等,直接影响骨折的愈合。应尽可能避免感染的发生。感染重在预防,如彻底清创、微创手术、术后大量液体的冲洗、合理应用抗生素以及保持引流通畅。应避免早期不重视,待感染形成后再进行处理的做法,以免给患者造成灾难性后果。

2.医源性因素　医源性因素是指由于治疗不当或治疗上的条件限制而影响骨折愈合的因素。

(1)骨折固定不确实:骨折的愈合早期为骨痂生成,此期需要在局部有一个相对稳定的条件,以利于血管的长入。如骨折端存在移位或剪切,则新生血管将受损而导致骨折愈合不良。尤其在骨端的剪切应力和旋转应力,对局部血管、纤维连接的破坏尤为严重。常见的固定不确定有石膏或夹板过松、内固定失效、外固定架松动等。

(2)手术操作:在行内固定手术操作中,应遵循微创、少剥离骨膜、不损害血供、固定确实可靠、良好植骨等原则。在牵引中避免过度牵引,对外固定要按期复查等。

(3)药物的影响:有些药物可以加速骨折的愈合,如生长激素,甲状腺素,维生素 D、A,苯妥英钠,以及某些中药制剂等,而有些药物如水杨酸制剂、吲哚美辛、激素、肝素等,会延缓骨折的愈合,在治疗中应避免使用。

3.其他影响骨折愈合的因素　骨折愈合是一个复杂、多因素参与的过程,尚有其他因素可以影响骨折愈合,如电刺激、氧张力、细胞因子、生长因子、应力、微动、局部血肿等。下面仅就应力、血肿在骨折愈合中的作用进行简述。

(1)应力与骨折愈合的关系:骨组织的作用即抵抗应力,使人体在力的作用下产生各种功能。著名的 Woff 定律也阐明了应力与骨量的关系。随着生物力学研究的深入,应力对骨折愈合的影响逐渐为人们所重视。在骨折愈合的各个时期,轴向的压力能够使成骨细胞及成纤维细胞向骨细胞分化,同时由于应力作用使骨痂的排列适应人体的需要,在骨塑形期则是按照骨所承受的应力方向排列骨小梁。剪力、旋转力在早期将损伤骨痂及局部形成的毛细血管与纤维连接,不利于骨折愈合。在骨塑形期,旋转力及剪切力使骨在各个方面上均有一定的强度,有利于骨的重建。

应力的大小也应有一定的范围。内固定加压过紧,将导致骨质的坏死与吸收。在骨折愈合早期,由于局部仅为暂时的纤维连接,故应减少不良应力刺激。在晚期,应加大应力,使骨痂生长良好,尤其在骨重建时,应有足够的应力,使骨重建后可以适应人体的需要。适时拆除内固定,使内固定的应力遮挡降到最小,有利于骨的塑形。应力刺激对骨折愈合的机制尚不清楚。

(2)局部血肿与骨折愈合的关系:骨折后局部将形成血肿。血肿的形成、血凝块的出现以及血肿的机化,是骨痂形成的基础和重要一环。在骨痂形成早期,只有通过血肿的机化,才有毛细血管的长入,成骨细胞向骨折线靠近,从而形成连接内外骨痂的桥梁骨痂。故血肿在骨折愈合中起到桥梁作用。其次,血肿内包含了大量的细胞因子,如在骨折中骨组织、骨髓细胞、血小板凝集后释放的各种因子,如成纤维生长因子、类胰岛素生长因子、血小板衍生生长因子等。有研究表明,血小板本身就是一个巨大的骨生长因子库,其中的生长因子具有比例适当、含量丰富以及自体的优点,已有学者将富血小板血浆应用于促进骨折的愈合,而骨折部位的血肿无疑是天然的血小板聚集区。故血肿在骨折愈合中有重要作用。在临床上,不破坏局部血肿将有益于骨折的愈合。

(四)骨折愈合的时限与标准

常见骨折部位骨折愈合大致时间见表3-1。

表 3-1　常见骨折部位骨折愈合大致时间

骨折部位	愈合时间(周)
指(掌)骨	4～8
趾骨	6～8
腕舟骨	＞10

骨折部位	愈合时间（周）
尺桡骨干	8～12
桡骨远端	4～6
肱骨髁上	4～6（小儿）；8～12（成人）
肱骨干	8～12
股骨干	8～14
股骨颈	12～24
脊柱	10～12
锁骨	5～7

以上时间为一般情况下的骨折愈合时间，依据不同类型的骨折以及影响骨折的因素，如长斜形骨折较横形骨折易愈合、小儿骨折较老年人骨折易愈合等，应进行具体分析，切不可生搬硬套。

骨折愈合后，如何判断已经愈合，有一个公认的骨折愈合标准：

1.临床愈合标准　　判断骨折是否达到临床愈合，应符合以下条件：

（1）骨折部位无压痛、叩击痛。

（2）自行抬高患肢无不适。

（3）骨折处无反常活动。

（4）X线片显示骨折线模糊，有连续骨痂通过。

（5）外固定解除后，上肢平举1kg物体1min，下肢连续步行3min，不少于30步。

（6）连续2周骨折处无形变。

应注意保护患肢，不应强行评定而造成再次骨折。

2.骨折愈合标准

（1）具备临床愈合标准。

（2）X线片显示骨折线消失或近似消失。

上述为采用外固定及内固定拆除后的评定标准。骨折处有内固定时，显然不适合用此标准进行评判，而应主要依据X线片、骨折线模糊消失、骨痂生长较多、密度与周围皮质骨基本一致、骨小梁已通过骨折端等来判断骨折的临床愈合。

二、骨折延迟愈合

骨折后，经过一定的处理及一定的时间后，骨折端通过骨的修复发生连接，并逐步恢复骨的功能即可认为骨折愈合。若骨折经过治疗后，时间已超过同类型骨折愈合所需要的最长时限，骨痂生成较少或无明显骨痂生成，骨折端仍未连接者，即可认为是骨折延迟愈合。可见，骨折延迟愈合是一个相对的时间概念。由于骨折部位、骨折类型及骨折患者的全身、局部等条件的不同，骨折愈合所需时间也有较大差别，故并没有一个准确的时间概念定义骨折延迟愈合。一般来说，骨折后4个月仍未愈合者，可以称之为骨折延迟愈合，但应根据具体情况具体分析。

骨折延迟愈合时，X线片常表现为断端边缘不整齐，模糊，甚至囊性变，骨质吸收，骨痂生长少，骨折间隙清晰，甚至增宽。但骨折端不应有硬化，骨髓腔应仍相通而无闭塞。这是与骨折不愈合的区别所在。

骨折延迟愈合常发生于皮质骨,通常在胫骨中下 1/3、尺骨中上 1/3、股骨颈等处多见。其成因主要有:①原始骨折的损伤程度大,软组织损伤重;②保守治疗时过度牵引或反复粗暴复位;③内固定时局部剥离过多,导致局部血供障碍;④内固定选择不当或固定不牢,使骨折端有松动、吸收;⑤局部轻度感染,软组织覆盖不良或血运较差;⑥全身状况不佳或应用某些影响骨折愈合药物等。

骨折延迟愈合,经过恰当的保守治疗后,均有可能愈合。其治疗方法主要有:①去除导致骨折延误愈合的因素;②延长观察随访时间;③对内、外固定不可靠者加用其他外固定方法,使固定可靠;④局部注射治疗,如在骨折端注射骨髓、骨胶原、富血小板血浆、金葡液等;⑤其他生物物理治疗手段,如超声波治疗、在骨折端叩击等均有一定的效果。对骨折延迟愈合的患者应加强随访,一旦发现向骨折不愈合方向发展,应积极采取措施,按骨折不愈合处理。

三、骨折不愈合

骨折不愈合又称骨不连,其发生率占骨折患者的 5%～10%。骨不连将导致患者心理、生理及生活的痛苦,应尽力避免发生。

(一)骨不连的定义

骨折在未完全连接的条件下,骨折正常修复过程终止,叫做骨不连。一般来说,骨折后经过正规治疗,9 个月仍未愈合,且观察 3 个月没有进展迹象,就可定义为骨不连。对时间的定义有不同的看法,有人提出 6 个月未愈合即可诊断为骨不连,而有学者认为 8 个月仍没愈合的骨折为骨不连。骨不连与骨折延迟愈合一样,在时间上应根据不同的部位、骨折的类型以及损伤程度来分,而不应过分强调骨折的愈合时间。骨不连与骨折延迟愈合的区别在于,骨不连不经过干预即无法愈合,而骨折延迟愈合仅仅是愈合缓慢,给予足够的时间后仍可以愈合。

(二)骨不连的临床表现与诊断

骨不连常发生于骨干部,骨骺部极少发生,干骺端少见。这可能与皮质骨断裂后血供易遭受破坏有关。

骨不连时,骨折处持续有压痛、纵向叩击痛,未行内固定者可有异常活动。骨折肢体不能负重或部分负重后骨折处肿胀、疼痛。行内固定者常可导致内固定断裂。此时,骨不连即为内固定物断裂的原因之一。

骨不连常有其典型的 X 线片表现,一般显示骨痂极少或完全无骨痂生成,骨折端光滑或硬化,髓腔封闭,并见骨折线清晰。部分肥大型骨不连者,骨折处骨痂生长较多,但不规则,没有形成骨桥,呈肥大的"象腿"样,骨折线清晰可见。

依据骨折后长时间不愈合、局部仍有肿痛、异常活动及典型的 X 线片表现,诊断骨折不连接较为容易。

(三)骨不连的原因

骨不连的成因比较复杂,一般来说有患者本身因素及医源性因素两大类。

1.患者本身因素　　患者本身因素是造成骨折不连接的重要因素,其中骨折的局部病因是关键。

(1)血运因素:骨折后,必然影响骨折端周围的血运,同时对骨折块本身的血运有重要的影响。严重创伤,骨折的过度移位及开放性骨折等均可导致局部血运的破坏,骨膜的剥离,骨块供应血管的断裂等。而骨痂生成的最基本条件就是骨膜和周围软组织的血运。骨不连也常常发生于一些骨的特定部位,与骨骼本身滋养血管的走行、分布有很大的关系,如腕舟骨、距骨等。

(2)骨折端的接触:骨折后,骨折断端的非紧密接触以及接触面积的过小均可导致骨不连。骨折断端间的软组织填塞将影响骨痂的生成与连接,而骨质缺失过大或接触面积过小时,骨痂生成后不足以连接,均导致骨不连的发生。长斜形或螺旋形骨折,由于骨折断端间接触面积大,相对承受应力小,则有利于骨痂生长及愈合。

(3)骨感染:感染可以导致局部肿胀、渗出,血管栓塞而使骨和软组织坏死,血管再生和血运重建的过程延长,局部产生过量的瘢痕组织阻碍骨痂的生长与连接,造成骨折不连接。同时,感染后局部微环境的变化可以促进骨折端的吸收,进而形成骨折端的缺损,进一步加大发生骨不连的可能。

(4)全身因素:患者的全身因素也是一个主要原因,如患者的年龄、营养状况,有无骨质疏松,有无代谢性疾病,有无放射治疗等。同时服用影响骨折愈合的药物如激素、抗凝药、抗肿瘤药等,也将影响骨折的愈合而发生骨不连。某些不良嗜好如吸烟等,也是某些骨不连的原因之一。

2.医源性因素　医源性因素是造成骨折不连接的主要原因,骨折初期经过恰当的治疗,可避免大部分骨不连的发生。

(1)固定不当:包括内固定选择不合理,固定不可靠及技术失误,外固定不确实。固定不当直接造成骨折端产生不利于骨折愈合的应力,如骨折断端间的剪切力及旋转力等;在患者的康复过程中,不同来源的血管不能很好地吻合,断端不稳定使骨痂不能连接等,骨折修复不能正常进行。

(2)手术操作不当:在手术中不注意保护骨折端及骨折碎块的血液供应而刻意追求解剖复位,使原本就有损伤的局部血运"雪上加霜",造成骨缺血而成为大段死骨,不能启动骨折修复过程,造成骨折不连接。同时内固定放置位置不正确,螺钉位置不佳等直接影响骨痂通过骨折线而造成骨不连。

(3)不恰当的康复锻炼:在内固定后不注意辅以必要的外固定,同时强求功能的早期恢复,使骨折端产生不利于骨折愈合的扭转、剪切、折弯等应力,影响骨折的愈合,甚至因康复训练强度过大,导致内固定物断裂和骨折不连接。

(四)骨不连的分类

根据骨不连产生的原因,临床表现及治疗不同,可以分为以下5类:

1.肥大性骨不连　骨折断端血运良好,但由于缺乏足够牢固的固定而产生,X线片表现为骨折端间骨痂量充足,但不形成骨桥。此型为最易治疗的骨不连,经过牢固固定后即可痊愈。

2.营养不良性骨不连　骨折断端间的血运充足,但由于存在有骨缺损或固定位置不良等,骨折端接触过少,没有或仅有少量骨痂生长。此型即应植骨,纠正不良复位及加用内、外固定等一般也较有效。

3.萎缩性骨不连　由于骨折断端无足够的血液供应,无骨折修复活动而产生。X线片提示骨折断端无骨痂生长,髓腔封闭,骨质吸收、疏松,严重者骨折端呈"鼠尾样"改变。此类骨不连治疗较难,需重建血运及激活成骨过程。

4.感染性骨不连　由于局部感染形成骨髓炎,造成骨折不连接。因涉及感染和骨不连两大类难题,处理最为棘手,应首先控制并治愈感染,然后再考虑骨折愈合,治疗过程长且难以控制。

5.假关节性骨不连　骨折断端处髓腔及断端被滑膜样组织封闭,在骨折端处形成滑囊,内有滑液而形成"假关节"。治疗时应切除滑膜及滑囊,打通髓腔,应用适当的内外固定加压治疗。

(五)骨不连的治疗

骨不连一旦发生,即应积极进行手术治疗。

1.术前准备　骨不连患者均经历了较长时间的肢体制动及废用,故存在有关节僵硬、肌肉萎缩、骨质废用性疏松等,应积极进行肢体及邻近关节的功能锻炼,以减轻骨质吸收的程度,增加肌肉血运。对影响骨折愈合的全身性因素,如代谢性疾病的治疗等应积极有效,同时应用不影响骨折愈合的药物替代原有药物,鼓励患者戒烟,改善患者营养状况等。局部软组织条件不佳者应局部理疗松解瘢痕,或设计皮瓣转移的方法。同时仔细研究产生骨不连的原因，力求在治疗中加以纠正。总之，应对患者具体问题进行具体分析，不可能用千篇一律的方法治愈所有的骨不连。术前充分、详细地拟定治疗计划是治疗成功的关键。

2.手术治疗

(1)骨折端的处理：骨不连即是各种因素造成的骨折断端的不连接，故骨折端的处理异常关键。对肥大型骨不连，由于局部血运丰富，骨痂生长多，可给予消除异常应力，改行加压内、外固定即可。对营养不良性骨不连，应清除断端的瘢痕组织，造成新鲜创面后，植骨或重新固定增大接触面积，使骨折愈合。对断端硬化、髓腔闭塞者，虽然有保留原有硬化骨治愈的病例，但一般认为其血运较差，且内多为不成熟、混有软组织成分的骨痂，宜清除后，打通骨髓腔植骨，这样有利于局部血运的建立和骨折的愈合。

(2)植骨：植骨是治疗骨不连的必要手段。在清理骨折端后应选择恰当的植骨方式进行植骨。植骨的原则是：①尽量用自体骨移植，对结构性缺损(如皮质大块缺损)，应取自体大块骨或骨管进行重建，在缝隙处填塞足量的自体松质骨。一般对于年轻患者，双侧髂前上棘处是大块骨的来源，而在髂后三角则可取大量的松质骨；②结构性重建后应进行固定。大块骨移植后，应用适当的固定使其与植入区骨固定，有利于植骨的愈合；③植骨区应新鲜。在植骨区应将硬化骨等去除，直至有新鲜渗血为止，皮质骨可以用骨凿做出骨创面以利愈合；④特殊部位应带血管蒂骨移植。对长节段的结构性缺损，或某些血运不佳部位的骨折如股骨颈骨折、距骨颈骨折等，可以采用带蒂骨块移植，既有植骨作用，又可改善局部血运；⑤自体骨量不足时可加用人工骨、异体骨或异种骨，但宜与自体骨混合使用。某些带有骨形态生成蛋白(BMP)活性的成骨材料应用效果较好；⑥植骨量要充足、大量并压实；⑦植骨后必须有良好的组织覆盖，可采用肌皮瓣、皮瓣或肌瓣的方法，以增加血运，防止感染的发生；⑧植骨后应有良好的固定。良好的固定条件下可能使骨折愈合。

植骨术的方式依据不同的来源及手术形式可有不同，如骨折端周围植骨、嵌入式植骨、开槽植骨、滑移植骨、带血管蒂的游离植骨、骨膜瓣移植等，应根据患者不同的情况加以应用。

3.更换内(外)固定　骨不连患者均有内(外)固定，在治疗时应予以更换。由于内固定对控制骨折端的位移及消除不良应力的效果较好，除感染性骨不连外一般应用内固定治疗骨不连。原有内固定不宜继续使用，因为原有骨折未愈合，内固定物上必然承受较大的应力，长时间的应力作用下，其抗疲劳能力及强度将大大降低，在重新治疗后若仍使用原内固定，发生内固定的松动与断裂的可能性增加，易造成治疗失败。

更换何种固定应根据骨不连的种类、骨折块的大小及位置、骨缺损的大小、畸形矫正程度、骨折端的血供情况、选定的植骨方式等以及技术水平情况综合加以考虑。更换后的固定应当具有较一般情况下更充足的稳定性。交锁髓内钉是一种常用来治疗骨不连的内固定方式，但其使用也有一定的限制，如曾有感染发生或干骺端骨不连等，同时由于占据了髓腔内的位置，使大量植骨的难度有所增加。动力加压钢板内固定也常用于骨不连的治疗，常用于外固定更换为内固时的固定，可以避免外固定钉道引起的感染。近年来有学者应用一侧骨板加一侧钢板固定，加大了植骨量，取得了较好疗效。外固定架适用于伴有骨感染的骨不连治疗，可以在断端加压且有创伤小、不干扰断端周围血运的优点。

4.其他手术方法　骨不连发生后，除将骨不连处加以处理使其连接外，尚有其他治疗方法可供选择。

(1)人工关节置换术：通过人工关节置换可以即刻获得一个活动、无痛的有功能的关节，对某些年龄较大的股骨颈骨折、肱骨外科颈骨折骨不连的患者，可以切除骨不连部位及近端骨折块，行人工关节置换，术后效果较好。

(2)关节融合术：对某些关节部位骨的骨不连，如股骨颈骨折、腕舟骨骨折、距骨颈骨折等，可以行关节融合术，使患者消除痛苦，而某些关节融合后的功能较保留一个疼痛的活动性关节要好得多。

（3）截肢：是治疗骨不连的最后选择。截肢术不应看成是一个破坏性手术,随着近年来假肢技术的提高,配带假肢的患者患肢功能有时远较经数次手术而挽救下的肢体的功能要好得多。

当然,对截肢手术宜严格控制。下列情况下应建议截肢:

1）重建手术失败。

2）计划的重建手术结果可能不如假肢功能令人满意。

3）对老年人做大手术的危险性大于手术所得益处。

4）对保留损伤肢体影响其他主要肢体功能者。

5）不可能重建时。

截肢时应由外科医师与假肢装配人员共同完成术前计划,以取得满意效果。

5.生物物理方法　　生物物理方法治疗骨不连,应看作是上述治疗的辅助手段。一般来说不宜单纯应用生物物理方法治疗骨不连。在行手术治疗后,生物物理方法的应用可以提高骨不连的治愈率。

（1）电刺激：分为植入电极的直流电、外置线圈的电磁场、耦合电容 3 种方式。研究证实,电荷在长骨的延迟愈合和不愈合治疗中起到了一定的作用,电磁的应用每日不应少于 3h。其促进骨折愈合的机制尚未被阐明。

（2）超声波体外震波法：此方法源于泌尿系统体外碎石技术,在体外对骨不连处施以超声波震波后,成骨能力明显增强,有效地促进骨折的修复愈合。这可能与局部超声波创伤后重新启动了成骨程序有关。

（3）叩击式应力打击：基于轴向应力及微动促进骨折愈合的原理,应用周期式可控力的打击器对患肢进行打击,以促进骨折的愈合。该方法避免了患者负重大小难以掌控的弊端,在促进骨折愈合的同时,防止内固定断裂。临床应用于下肢胫骨、股骨骨不连患者,取得了令人满意的效果。

（马红林）

第三节　骨折的并发症

一、感染

（一）概述

感染是骨折的严重并发症,可导致骨折的延迟愈合,甚至不愈合。感染多发生在开放性骨折,如闭合性骨折的皮肤深层有损伤,也有较高的感染危险。由于感染,使骨折的治疗更加困难。预防骨折的感染,是骨折治疗的一个重要环节。

（二）病因及发病机制

骨折的感染与患者的局部组织损伤程度和范围、伤口污染的严重程度、就诊的时间及早期处理是否恰当有着密切的关系。引起骨折感染的常见因素如下:

1.清创时间过晚　　在骨折的急救转运过程中,如延误时间而失去早期清创的最佳时机,可使污染的开放性骨折转化为感染。

2.清创及引流不彻底　　清创未能早期彻底,引流不充分或不畅,创伤区坏死组织及血肿的存留,为细菌的繁殖提供了条件。

3.皮肤的损伤　　覆盖骨折部位的皮肤有严重的挫伤,此时为潜在性开放性骨折,应按开放性骨折处理,不然则易引起骨折的感染。

4.骨折的固定不良　骨折未能有效地得到固定,其周围软组织不能良好地覆盖骨折区,使局部血液循环不良,抗感染能力差,易导致骨折的感染;如再使用较长的钢板内固定,使血液循环更加不良,更易导致感染。

（三）病理

骨折感染的病理相似于骨髓炎的病理表现,其特点如下:

1.有死骨和骨死腔存在,骨死腔内充满着坏死肉芽组织和脓液,死骨浸泡在其中,成为经久不愈的感染源。

2.由于炎症经常反复急性发作,使髓腔滋养血管被破坏,加上软组织内纤维瘢痕化,所以局部血液循环不良,修复功能差,骨折常延迟愈合,甚至不愈合。

3.骨膜反复向周围生长形成骨包壳,形成骨折的炎性愈合,但包壳内有多出开口,向内与死腔相通,向外与窦道相通。

4.窦道壁有大量的炎性纤维瘢痕,脓液经窦道口排除后,炎症可暂时趋向缓解,窦道口可暂时闭合,当骨死腔内脓液积聚后可再次穿破,由此反复发作。

（四）临床表现

有外伤骨折及手术的病史。一般全身症状不明显,急性发作时可有全身中毒症状。早期感染可在骨折发生或手术治疗后1周左右,患肢常局部红肿、疼痛,创口可见脓性分泌物。感染的晚期,患肢可有窦道口并流脓,偶可流出小死骨,可反复破溃长期不愈合,患肢组织厚硬并有色素沉着。急性发作时全身中毒症状重,患者高热伴寒战,精神不振。局部疼痛且皮温升高,患肢呈半屈曲状态不敢活动。当脓肿穿进皮下时,局部红肿、痛、热明显。病情严重者可合并感染综合征,如中毒性休克,类似急性血源性化脓性骨髓炎的表现。

X线表现:可见骨折段骨膜增厚,骨密度增加。骨干内可见密度增高的死骨,其边缘不规则的透光带为死腔。骨折段呈现延迟愈合或不愈合的表现,无明显连续性骨痂的形成。骨折段即使炎性愈合,但骨干形态不规则,密度不均,髓腔狭小甚至消失,骨干内可见死骨,骨小梁紊乱,失去正常排列,病变远侧骨有不同程度的萎缩脱钙。骨折使用内固定者(如髓内钉、钢板、螺钉等)可见内植物周围有骨吸收带。

（五）诊断

1.在骨折的发生或治疗后,局部红肿、疼痛,创口可见脓性分泌物或有窦道口流脓。个别急性发作时有全身中毒症状重,局部红肿、痛、热明显,实验室检查可见白细胞总数升高,中性粒细胞比值增大。以上表现应考虑为骨折后的感染。

2.对创口及窦道口的分泌物,涂片检查有脓细胞或细菌则可明确诊断,并应同时进行细菌培养和药敏试验。

3.局部穿刺:对早期诊断有重要价值。在肿胀及压痛最明显的骨折段处,用粗针头先穿入软组织内,抽吸如无脓液再穿入骨折段骨膜下,如抽出脓液,涂片检查有脓细胞或细菌则可明确诊断,并应同时进行细菌培养和药敏试验。

4.X线检查:早期无骨膜反应不能否定诊断。但仔细观察,可见骨折段处的松质骨内有模糊阴影,骨纹理不清,松质骨有虫蛀样散在骨破坏。若病变再发展,可见游离致密的死骨、围绕骨干形成的骨包壳,骨折段可有延迟愈合及不愈合表现,内植物周围可有骨吸收带。

5.MRI检查:早期骨内病灶检查显示 T_1 信号加强,对早期诊断有价值。

（六）鉴别诊断

1.急性蜂窝织炎　　全身中毒症状轻,病灶局限于肢体一侧,局部红、肿、痛、热及压痛等急性炎症表现均较骨感染明显,并有波动感。一般无外伤骨折及手术病史。

2.化脓性关节炎　　一般无外伤骨折及手术病史。起病和临床症状与急性骨感染相似,关节部位红、肿、痛、热、压痛明显。抽液检查有大量脓细胞,涂片可发现细菌。急性骨感染的炎症表现主要在骨折段,关节也可有反应性积液,但抽液检查脓细胞极少,涂片无细菌存在。

（七）治疗

对骨折的感染应重在预防。对开放性骨折应早期彻底清创,清除污染,摘除异物,切除坏死组织,复位和固定骨折,使污染的开放性骨折转变成为清洁的闭合性骨折,促进骨折的愈合,再使用抗菌药物治疗,以控制和预防感染。如骨折断面暴露,无软组织覆盖,应早期采用邻近肌肉覆盖或邻接皮瓣覆盖,或采用一期游离组织移植修复创面,如仅为皮肤剥脱伤或缺失,可采用植皮术修复创面。抗生素的应用不能代替开放性骨折的早期清创处理,仅可作为预防感染的辅助疗法,但合理使用抗生素对预防感染也是较为有效的。

对已发生骨折感染的治疗:

1.充分引流　　彻底、充分地引流是控制感染最重要的措施。引流口要宽大,通道尽量为直线,深达骨折端。应保持引流的持续通畅。

2.病灶清除　　切除窦道及其周围的炎性组织,清除骨折端感染区内的存留异物(包括缝线、内固定物等),取出游离死骨,消灭骨死腔。如取出内固定物后骨折端不稳定,可改为外固定支架固定。

3.抗生素局部灌注　　如感染脓腔在骨折端周围,应及时进行局部抗生素灌注,以免发展成为骨髓炎而导致骨不连和骨折畸形愈合。

4.全身使用抗生素　　在细菌培养和药敏实验未明确之前,先应用广谱抗菌药物,后依据细菌培养及药敏实验,选择敏感抗生素,给予的药量应足够。

5.全身支持治疗　　必要时可少量多次输血及输入高价蛋白,增强机体的抵抗力。

二、神经及血管损伤

（一）神经的损伤

1.概述　　骨折伴神经损伤是骨折常见的并发症之一,尤其是与神经走行相邻近部位的骨折,更易发生神经损伤,故在骨折的临床诊断及治疗时应引起高度的重视,因神经的损伤比单纯骨折带来的后果更为严重,在治疗上也较单纯骨折的治疗更为困难。

2.病因及发病机制　　对由骨折创伤导致的神经损伤,应了解其损伤的原因、类型及特点,对确定诊断、治疗方案及预后的判断均有重要价值。

（1）切割性损伤:由锐利骨折块切割所致,可为完全性断裂或不完全性断裂,但均为神经干的断裂伤,应行早期修复治疗。

（2）牵拉性损伤:牵拉造成的神经干损伤,轻者为神经传导功能障碍或轴索中断,重者则可造成神经干断裂。前者多可自行恢复,后者损伤广泛而严重,修复也困难。

（3）压迫性损伤:骨折端的压迫可致神经干损伤。轻微压迫者可有麻痛、肌无力等症状,严重压迫者可致轴索中断。如能及时解除压迫,神经功能多可自行恢复。

（4）缺血性损伤:周围神经较肌肉耐受缺血,单纯神经缺血性损伤少见,多是因周围肌肉组织的缺血而导致神经继发性损伤。如早期恢复供血,神经功能多自行恢复,如缺血严重可发生神经干的纤维瘢痕索条,治疗上较为困难,预后多不理想。

3.病理　由骨折创伤引起神经损伤的病理改变可分为如下类型:

(1)神经干断裂:神经干的连续性中断,或连续性虽未中断,神经干内可有瘢痕组织,神经纤维的再生受到阻挡,均视为神经干的断裂。常由切割伤、牵拉伤、压迫及缺血等因素造成。需手术修复才可恢复功能。

(2)神经轴索中断:损伤处神经干的轴索及髓鞘的连续性中断,其远段的神经纤维发生退行性改变,由于施万鞘及各层神经膜未断,轴索可沿原路再生而长入末梢,一般功能恢复较好,多无须手术治疗。常由闭合性骨折造成。

(3)神经传导功能障碍:神经暂时失去传导功能,可持续数小时、数天或数月,表现为运动及感觉功能不完全性障碍,可逐渐自行恢复。常由轻度的局部压迫导致。

4.临床表现及诊断　神经损伤后,其所支配的肌肉即发生麻痹,数周后肌肉便萎缩。临床常可见到各种特异性畸形,如桡神经损伤后的垂腕、指,尺神经损伤后的爪状指,正中、尺神经损伤后的扁平手,腓总神经损伤后的足下垂等。

(1)运动功能障碍的检查:检查肌肉是否麻痹,不可简单地以关节活动功能为依据,如肱二头肌(肌皮神经支配)麻痹时,患者可利用肱桡肌(桡神经支配)和旋前圆肌(正中神经支配)来屈肘。要确切地了解肌肉的麻痹情况,应仔细检查每个肌肉肌腱的收缩情况。

(2)感觉功能障碍的检查:每个感觉神经在皮肤上的分布区域都有相对固定的范围,而且互相重叠,没有重叠的部位,称为单一神经分布区。如桡神经损伤时,只有拇指蹼背侧一小块皮肤感觉完全丧失。当神经损伤后,其早期感觉丧失的范围较大,以后可逐渐地缩小,直到单一神经分布区,最后待神经修复后逐渐恢复。

1)痛觉的检查:检查所用的针,其尖锐度应适宜,过于尖锐或过于圆钝,都会影响检查的结果。检查时应从感觉消失区向周围逐点检查,才比较准确。

2)触觉的检查:可使用棉毛来进行检查,不可用较粗重的物品,以免使检查的结果与深部感觉相混合。

3)两点辨别觉的检查:手部正常的两点辨别觉在成年人为 $4\sim6mm$。在手指的远端,其两点辨别觉能力最强,而靠近近端则减弱。

4)Tinel 征的检查:沿神经干向其远端叩击,其远端的支配区出现传导痛为阳性,可用来判断神经再生的情况,因感觉纤维的新生支可有传导痛。如沿神经干向其远端叩击的行程中,Tinel 征阳性终止,说明神经纤维再生受阻。Tinel 征只能判断感觉神经的再生情况,间接地用来了解神经干损伤的恢复。

(3)自主神经功能障碍:沿神经干分布的自主神经在损伤后,可反映在与感觉神经纤维分布到皮肤上的相同区域。主要表现为皮肤出汗停止、干燥、脱屑、皮纹变平、皮薄发亮、指甲弯屈及出现裂痕。

自主神经功能障碍的检查:用手触摸,可感觉到皮肤区域无汗时的光滑感,检查时应与健侧皮肤区域对比。将检查的皮肤区域涂上含碘液体,待其干燥后再涂上含淀粉物,有出汗的区域则变紫色,无出汗的区域则无明显变化。

(4)神经损伤的肌电图检查:肌电图检查对神经损伤的临床诊断、治疗及预后判断都有着很重要的价值。当神经轴索中断时,其传导速度减慢或传导中断。当神经部分损伤时,其传导速度减慢,如为完全性损伤,则传导中断。同时,肌电图也可以较为准确地判断神经干损伤的部位和程度。

5.治疗　应依据神经损伤的不同情况,采取不同的治疗原则和方式。

(1)治疗原则

1)闭合性神经损伤的治疗原则:骨折创伤引起的闭合性神经损伤,多为牵拉或压迫伤,可造成神经轴索的中断或神经干断裂。在早期,应密切观察有无神经功能恢复的征象,一般不做常规性手术探查。当高度怀疑神经被嵌入骨折端或脱位于关节内时,应进行手术探查。当骨折或脱位本身需行手术治疗时,应同时探查损伤的神经。

2)开放性神经损伤的治疗原则:开放性骨折伴随的神经损伤,一般多为神经的切割伤、撕裂伤或挤压伤,通常在早期清创手术时,同时修复损伤的神经,如果不能较为彻底地清创或患者就诊较晚,则可暂时先标记好损伤的神经,待二期处理。

(2)治疗方式

1)损伤神经的松解:神经干受到牵拉性损伤或较长时间的压迫性损伤,可导致神经轴索的断裂,可形成神经干内、外的瘢痕组织压迫,阻碍神经纤维的再生,影响功能的恢复。需要进行神经干的松解手术,首先松解神经干周围的瘢痕组织,并游离出神经干。如神经干外观良好并质地柔软,可不做神经干内松解。如神经干内有较硬的瘢痕,应在手术显微镜下做神经干内松解术,切除瘢痕组织。神经干松解术后,应将神经干放置在血液循环良好的软组织床上,以利于恢复血液循环,防止受压,促进恢复。

2)损伤神经的吻合:对神经干的部分或完全性断裂,应做神经吻合。吻合可分神经外膜吻合和神经束膜吻合,两者均被提倡在手术显微镜下进行,以提高吻合的质量,达到更理想的恢复。无论是神经外膜吻合或神经束膜吻合,吻合后的神经干,均应无张力下放置在血液循环良好的软组织床上。随着显微技术的成熟,神经干外膜吻合有逐渐被神经束膜吻合所取代的趋势。损伤神经干如有缺损,难以直接吻合时,可有如下几种方法解决:游离神经干的两断端、屈曲相邻的关节、神经移位(如将尺神经从肘后移至肘前)及神经移植等。

3)损伤神经修复后的处理:神经损伤后,可产生一系列的并发症,如肌肉萎缩、关节脱位、关节畸形、关节僵硬、压疮、营养性溃疡等。这些并发症会影响肢体的功能康复。所以,在神经损伤的治疗同时,对并发症也应给予恰当的处理。如被动活动麻痹肢体的关节,预防关节僵硬。将麻痹的肢体应用支托放置在关节的功能位上,防止关节在非功能位上僵硬。电刺激预防肌肉萎缩,同时对神经本身的恢复也有促进作用。早期主动锻炼已恢复的肌肉,以更好地发挥肢体的运动功能。

(二)血管的损伤

1.概述　由骨折引起的相邻部位伴行血管损伤,是骨折的严重并发症,轻者可导致肢体的缺血性肌挛缩,重者可发生肢体的坏死。所以,对血管损伤进行早期诊断,及时、恰当地进行处理是极其重要的。

2.病因及发病机制

(1)压迫性损伤:骨折的断端可压迫邻近伴行的血管,导致肢体的缺血。如移位的肱骨髁上骨折,可压迫肱动脉,导致前臂的缺血性肌挛缩。

(2)切割性损伤:骨折端尖锐的骨折块可刺破相邻的血管壁或切断相邻的血管,导致局部的出血、血肿及肢体的缺血。如股骨髁上骨折,远端尖锐的骨折块可刺破或切断腘动脉。

(3)撕裂性损伤:由骨折断端间产生的分离及剪切力,可造成局部贴附较紧密的血管撕裂性的损伤,导致局部的血肿、出血,甚至休克、死亡。如骨盆骨折的骶髂关节分离性损伤,可撕裂骨盆内静脉丛和附于盆壁的中小动脉,导致可危及生命的大出血。

(4)创伤性血管栓塞性损伤:创伤性血管栓塞主要是指深静脉系统血栓的形成和肺栓塞,多发生在骨盆和下肢骨折损伤,上肢损伤极少见。深静脉血栓形成预示的后果是肺栓塞,发生率为 4%～11%,其中

$1\%\sim3\%$是致命性的。创伤性血管栓塞形成的原因是多方面的,其中最主要的因素是创伤后的血液高凝状态、静脉淤滞、过度扩张及血管内膜损伤等,而肺栓塞是由下肢静脉血栓脱落,被转运到肺所致,其病死率极高。

3.临床表现及诊断　由骨折并发的四肢大血管损伤可出现肢端的缺血表现:如上肢的肱动脉受压,可在前臂及手部出现皮肤苍白、发凉、麻木感、桡动脉搏动减弱或缺失。腘动脉的刺伤或压迫损伤,如发生在膝上内、外侧及膝中动脉以远,由于侧支循环的作用,足背动脉搏动并不减弱或轻微减弱,皮肤温度仅比健侧略低,此时需要高度警惕,切不可观察时间过久。如考虑腘动脉有损伤的可能,应立即进行血管介入选择性造影检查,如发现腘动脉影像有中断,说明有动脉损伤。骨盆骨折的血管损伤,常常伴有创伤性休克的表现,较容易诊断。创伤性血管栓塞损伤,以下肢深静脉血栓形成多见,大部分出现在创伤或手术后的$3\sim7d$,骤然发生,多无自觉症状,特征的表现是肢体肿胀、皮肤苍白、凹陷性水肿,栓塞的静脉呈索条状并有压痛,静脉多普勒及B型超声多可明确诊断。静脉造影是最可靠的诊断方法,但属于有损害的检查,通常不列为常规检查手段。

4.治疗

(1)上肢血管损伤的治疗:常见于伸直型移位的肱骨髁上骨折,骨折端可压迫肱动脉,而刺破该血管的较少见。严重者可导致前臂的缺血性肌挛缩,可使手的功能全部丧失。治疗上应及时复位骨折并给予固定,解除对动脉的压迫,同时应对前臂掌侧的深筋膜减压,预防筋膜间区综合征。

(2)下肢血管损伤的治疗:多见于屈曲型股骨髁上骨折。由于骨折线是由前下斜向后上方,远折段因受腓肠肌牵拉易向后移位,常可刺破或压迫腘动脉,而刺破血管的较为多见。考虑为腘动脉有损伤的病例,应立即进行手术探查,修补或吻合动脉。如有动脉缺损者,可取大隐静脉桥接移植,恢复动脉供血。修复血管后,应同时对小腿的深筋膜进行切开减压,预防筋膜间区综合征,对骨折本身应进行固定治疗。

(3)骨盆血管损伤的治疗:骨盆骨折出血多是休克的主要原因。出血多的原因主要是损伤了骨盆内静脉丛和附于盆壁的中小动脉;其次是骨盆松质骨骨折端的出血,常可造成休克和腹膜后血肿,如同时合并内脏器官的损伤,问题可更加严重而且病死率高。骨盆骨折的大血管损伤极少见,如髂外、内动脉及伴行静脉,其出血极其猛烈,多来不及抢救而死亡。

治疗首先是补充血容量和制止或减少局部出血,恢复有效循环血量,纠正休克。①应紧急快速静脉补充大量血液和平衡液,提升动脉灌注压,促进血流动力学的恢复,以维持生命重要器官及组织的正常灌注(如脑组织、心脏、肾脏等)。②减少搬动患者,以免加重出血和休克。③早期应用骨盆夹、骨盆钳或骨盆固定支架固定不稳定型骨盆骨折,防止腹膜后血肿凝块移动,有利于控制再出血。④血管介入造影选择性栓塞止血:严重休克,经输血$1000\sim2000ml$,血压不稳定者,在排除内脏损伤后,此时可采用股动脉插入导管,先注入76%复方泛影葡胺,显示髂动脉及其分支,如有造影剂外溢,表示有动脉分支损伤出血,定位后再注入血管栓塞材料止血,如凝血海绵碎块等,一般能达到有效的止血目的。由于骨盆侧支循环丰富,单纯手术结扎髂内动脉,常常达不到止血的目的,甚至手术探查会招致更广泛的出血。

(4)创伤性血管栓塞的治疗:深静脉血栓的关键是在预防,主要是促进静脉血液回流、改善血液高凝状态、减轻静脉淤滞、过度扩张及血管内膜损伤等,尤其是防止下肢静脉血栓的脱落而发生肺栓塞。创伤或手术后抬高患肢、主动活动下肢关节及收缩肌肉、持续被动运动下肢关节(CPM)或安置下肢气性持续压力装置,以上均可以促进静脉血液回流、减轻静脉淤滞及过度扩张。药物预防包括华法林药物预防法、二氢麦角毒和肝素联合药物预防法,可促进静脉血液回流、减轻静脉淤滞及过度扩张、减轻血管内膜损伤,同时能改善机体的血液高凝状态。对下肢深静脉血栓一般不必手术取栓,血栓多数可溶解机化,使栓塞的静脉再血管化和再内膜化,在一定程度上恢复通畅。个别下肢深静脉血栓可伴发动脉痉挛而导致皮肤发绀的肢体静脉型坏疽（股青肿），常需要手术取栓。对于有高度肺栓塞危险的患者，可考虑手术取出栓子或放置下腔静脉滤器，有预防肺栓塞发生的作用。

三、筋膜间区综合征

（一）概述

筋膜间区综合征是指肢体在发生创伤或骨折后，在四肢的骨骼和筋膜相对封闭的筋膜间室内，因组织的内压升高导致间室内的主要容物（如肌肉与神经干）发生变性和缺血性坏死的临床综合病征。

在四肢的肌肉之间（如屈肌与伸肌之间），有坚强的筋膜进入肌群或肌肉之间，并附着于骨上并和骨膜相结合，称之为肌间隔。筋膜间室实际上是由固有筋膜、肌间隔和骨3部分组成的骨纤维鞘管腔，内含肌肉、血管和神经等组织，筋膜间区综合征就是发生在这样腔室中的综合征。在四肢的筋膜间区中，前臂与小腿都是双骨，中间有坚强的骨间膜，由双骨、骨间膜、肌间隔与筋膜构成的间隔区较为坚韧，无扩张余地，当间隔区的内压增高时，易于发生筋膜间区综合征。在解剖结构上，属于这类的筋膜间区在前臂有2个，为前臂掌侧和背侧筋膜间区。在小腿有4个，为小腿前侧、外侧、后深及后浅筋膜间区。手骨内在肌及足底内在肌在两掌骨之间，亦属于此种筋膜间区。上臂及大腿均为单骨，无骨间膜，其筋膜间区由单骨、肌间隔和筋膜组成，富有弹性及扩张余地，筋膜间区综合征发生较少。

（二）病因及发病机制

凡可以使筋膜间区的内容物体积增加，其内压增高或使筋膜间区的容积减小，使其内容物体积相对增加者，均可发生筋膜间区综合征。

1.筋膜间区内容物体积增加　骨折后的出血，血液流入筋膜间区内，因筋膜间区的结构完整，积血使其内容物体积增加、内压力增高。严重的软组织挤压、挫伤后，造成毛细血管通透性增加，发生持续的渗血，在筋膜间区中引起内容物体积剧烈扩张、内压增高。以上均使筋膜间区内容物增加、内压力增高，而发生筋膜间区综合征。

2.筋膜间区容量减少　开放性损伤后关闭创口，筋膜可因创伤和清创产生部分缺损，清创后强行缝合筋膜层，不但减少了筋膜间区的容积，又使损伤组织的水肿无缓冲的余地，很容易引起筋膜间区内的压力急骤上升。敷料包扎过紧，使筋膜间区容积压缩，而损伤组织肿胀和渗出使筋膜间区内容物增加、内压增高。肢体受重物挤压较长时间，在压力去除后，受伤的骨骼肌组织出血，反应性肿胀，使筋膜间区内容物增加、内压力增高。以上均可发生筋膜间区综合征。

当肢体发生骨折或创伤挤压后，筋膜间区的骨折端、肌肉出血及肿胀，使筋膜间区内容物的体积增加，因骨筋膜管室腔的容积相对不变，不能向周围扩张，而使筋膜间区的内压力增高。当压力增高使间区静脉压增高而回流受阻时，毛细血管内压力也增高，从而渗出增加，致使筋膜间区内容物的体积增加，使内压进一步升高，当组织间压超过组织毛细血管灌注压时，形成恶性循环；即内容物增加、内压升高，使静脉压升高，再使毛细血管压升高渗出增加，进而内容物增加。在一般情况下，内压增高但不大于该间区的动脉主干收缩压，虽然动脉血流减少，但不至于中断，但肢体远端仍有血运而不至于坏死。但当筋膜间区内压增高使区内毛细血管压闭时，微循环中断，筋膜间区内组织可因缺血、缺氧而发生坏死，毛细血管在缺氧状态下通透性增加，又加重了渗出，形成了进一步的恶性循环。

（三）病理

不论是什么原因引起的筋膜间区综合征，间区内肌肉和神经组织的病变结局是缺血后变性坏死，功能丧失。当切开筋膜后肌肉立刻膨出，颜色变暗，部分肌肉失去收缩活性。镜下可见肌纤维肿胀、断裂、正常结构不清、广泛的变性,大量的中性粒细胞和红细胞浸润于肌纤维间并严重水肿、渗出,小血管阻塞。骨骼肌缺血超过8h则为不可逆损害,神经干对缺血的耐受性虽较肌肉长,但比较敏感,缺血30min,可出现神经功能障碍,缺血12～24h,可致永久性功能丧失。皮肤对缺血耐受性最强,皮肤虽部分缺血,但一般无坏死。伤后1个月多,坏死的肌肉因纤维化而开始挛缩,使筋膜间区内容物减少,因压力降低,静脉及淋巴回流改善,肿胀开始消退。伤后1～2个月间区肿胀可完全消退,但由于肌肉挛缩已经形成,于3～4个月呈现挛缩畸形。如前臂的Volkman挛缩、小腿的马蹄内翻畸形等。

(四)临床表现

1.早期表现

(1)疼痛:伤后肢体可持续性剧痛,进行性加剧,为本病最早的症状。这是筋膜室内神经受压和缺血的重要表现。神经对缺血最敏感,感觉纤维出现的症状最早,故早期必须给予足够重视,及时进行诊断和处理。至晚期,当缺血严重时,神经功能丧失后,感觉消失。

(2)感觉异常:在筋膜间区的神经支配区,感觉异常是随疼痛出现的最早症状之一。由于疼痛症状的遮盖,患者很少主诉感觉异常,因此特别应引起重视。

(3)皮肤外观变化:早期肢体末端苍白、发绀、发凉。若不及时治疗,进一步发展呈暗紫色。

(4)肿胀和压痛:肢体肿胀是本征最早体征,在前臂、小腿处,由于有较坚韧的筋膜包绕,肿胀不显著,但皮肤肿胀明显,常起水疱。肌腹处压痛明显是筋膜间区内肌肉缺血的重要体征。

(5)被动牵拉痛:被动牵拉受累筋膜间区肢体远端的指(趾)时,可产生广泛而剧烈的肌肉痛,此为发病早期的表现,而且是临床表现最典型的体征。

2.晚期表现　晚期表现主要有肢体挛缩畸形及神经干损伤2个方面。在前臂,屈肌挛缩较伸肌为重,故呈屈腕、屈指畸形。在小腿,其后侧肌群肌肉丰富,挛缩程度远较胫前肌群为重,呈现马蹄内翻畸形。

(五)诊断

早期诊断对筋膜间区综合征的有效治疗是一个决定性的因素。早期诊断的依据:①患肢的外伤史,肿胀,剧痛。②筋膜间区张力增高,压痛明显。③肌肉活动障碍,在前臂表现为手指屈伸障碍,小腿表现为足趾背屈及跖屈障碍。④筋膜间区的肌肉被动牵拉痛。⑤感觉障碍。具备上述②、③、④项即可确诊。

(六)治疗

筋膜间区综合征本身是一种具有恶性循环、进行性坏死的疾病,伤后24h即可形成。故应及时治疗,不可拖延。一般认为在发病24h内得到治疗者,可以完全恢复。36h内得到切开治疗者,术后功能仍可恢复。3～8d得到切开治疗者,深层肌肉大部分坏死,但浅层尚好,术后留有轻度缺血挛缩畸形。18d到3个月得到切开治疗者,肌肉缺血性挛缩已无法改善。

1.非手术治疗　对早期临床表现较轻的筋膜间区综合征,即受伤到开始治疗时间最早为6h,最迟为12h的,可先以20%甘露醇250ml静脉快速输入,2h后再同样输入。经2次甘露醇输入后症状明显改善,肿胀迅速消退,疼痛减轻,仍可维持观察。但由于本病发展快,后果严重,对其治疗还应以早期切开减压为宜。

2.手术治疗　手术切开筋膜减压是最可靠的治疗方法。

(1)手术指征:

1)肢体明显肿胀与疼痛。

2)筋膜间区张力大、压痛。

3)被动牵拉痛。

4)神经功能障碍体征。

5)经 2 次甘露醇静脉快速输入无明显改善的。

（2）手术方法：筋膜间区综合征在上肢常见为前臂掌侧，下肢为小腿。手术切口可采用间断小切口，也可采用全长直切口，再纵行切开筋膜减压，减压要充分彻底。

（3）术后处理：用网眼纱布覆盖创面，后用大量无菌敷料包扎，待肢体充分消肿和创面肉芽生长良好后，行延期缝合或游离植皮。

四、脂肪栓塞综合征

（一）概述

脂肪栓塞综合征是长骨干骨折、骨盆骨折、髓内钉内固定的严重并发症，尤其是在多发性长骨干骨折，其肺部脂肪栓塞发生率高达约 90%，但几乎都是无症状的亚临床型，仅有少数发展到有症状的临床型，病死率在 2.5%~20%。如发展成为呼吸窘迫综合征，病死率在 50%~80%。

（二）病因及发病机制

其发病机制目前仅停留在学说上，较为认可的是毛细血管机械性栓塞和局部急性化学性炎症学说。骨折后由骨髓腔中释放出的脂肪滴，经局部的静脉破裂口进入血液循环，再转运到肺部毛细血管床发生栓塞。脂肪滴的直径为 20~40μm，直径<20μm 的肺部毛细血管能被脂肪滴栓塞，血液中的血小板、纤维素、红细胞、白细胞也可黏附在脂肪滴上，增大体积扩大栓塞范围，同时可导致局部产生急性化学性炎症反应。直径较小的脂肪滴可通过肺部毛细血管进入体循环，再转运到身体其他部位发生栓塞（如脑栓塞等）。

（三）病理

肺组织有大块梗死和出血。肺泡的毛细血管被脂肪填塞充满，肺泡间质充血、水肿和大块出血。肺间质有中性粒细胞、淋巴细胞和巨噬细胞浸润，肺泡毛细血管内膜肿胀增厚。

（四）临床表现

脂肪栓塞综合征发展迅速，潜伏期短，创伤后 24h 发病者占 40%~60%。90% 在创伤的 3d 后发病，病情变化急剧，以肺、脑病变为主。

1.主要临床表现

（1）体温升高：一般在 38℃ 左右，少数为高热在 39℃ 以上。

（2）呼吸系统症状：呼吸急促困难，发绀，胸痛，咳嗽咳痰，痰中带血，肺部有啰音。

（3）循环系统症状：首先出现心动过速及心律不齐，心脏扩大，静脉压升高，浅表静脉怒张，甚至发生心力衰竭。如肺循环阻力骤然升高，可发生猝死。

（4）中枢神经系统症状：脑部缺氧或脂肪栓塞，可迅速出现功能紊乱，如头痛、烦躁不安、嗜睡、昏迷、抽搐等，如呼吸中枢受累可出现呼吸不规则、呼吸骤停。

（5）皮下出血点：在腋、肩、胸、腹、股前方及眼结合膜等处，可见出血点，但常于发病后几小时至几天内消失。

2.实验室检查　血红蛋白迅速下降是特征之一，如无明显临床出血的情况下，对血红蛋白下降要格外警惕。血小板可减少及红细胞沉降率增快。血清脂酶检测，一般伤后 3~4d 开始升高，7~8d 达高峰。尿及痰中可查到脂肪滴。

3.X 线检查　伤后 48h 可出现肺阴影，典型者呈"暴风雪花"样阴影。

4.眼底检查　眼底可见脂肪滴和出血。

5.血气分析　主要表现为难以纠正的动脉血氧分压降低,$PaO_2 < 8kPa(60mmHg)$,出现得越早病情就越重。

(五)诊断

诊断主要依靠临床症状和动脉血气分析,目前尚无统一的诊断标准,参考 Gurd(1970)的诊断标准如下。

1.诊断标准

(1)主要标准:①皮下及眼结合膜出血点;②非胸部创伤的呼吸系统症状,肺 X 线片的表现;③非颅脑外伤的中枢神经系统症状。

(2)次要标准:①动脉血氧分压降低,$PaO_2 < 8kPa(60mmHg)$;②血红蛋白下降至100g/L 以下。

(3)参考标准:①血小板减少;②心率超过 110 次/min;③红细胞沉降率快,可达 70mm/h;④体温在38℃以上;⑤尿中有脂肪滴;⑥血清脂肪酶升高;⑦血清游离脂肪酸增高。

如主要标准占 2 项以上,或主要标准只有 1 项另加次要标准或参考标准 4 项以上者,可以确诊。若无主要标准项目,只有次要标准 1 项和参考标准 4 项以上者,为隐性脂肪栓塞综合征。虽然这些诊断标准已被广泛应用,但对脂肪栓塞综合征的早期诊断都没有充足的敏感性。脂肪栓塞综合征在亚临床期,如能应用迅速而敏感的方法早期发现,在治疗上有重大意义。

2.临床分型

(1)暴发型:病后经短时间清醒后,很快发生谵妄、昏睡、昏迷、痉挛等,1~3d 死亡。因病情发展极快,肺部 X 线片无典型的表现,临床诊断较难,但尸检可证明。

(2)完全型:即该征的典型重症。潜伏期 12~24h,突然发热、脉快、肺和脑系症状、皮肤点状出血,病情发展迅速。此型临床最多见。

(3)不完全型:即非典型的表现,亦称亚临床型。潜伏期 1~6d,只有部分症状,缺乏典型表现,易被忽略。如此时做骨折的手术治疗,尤其是髓内钉固定,会很快发展成暴发型。

(六)鉴别诊断

应与脑外伤、肺挫伤、肺部感染、败血症、血栓性肺栓塞鉴别。若脂肪栓塞综合征与上述病变并存,诊断时应特别注意。

(七)治疗

关键是在预防,应强调早期防治休克和及时可靠地稳定骨折。目前临床主要使用的是支持和预防对症的综合治疗措施。

1.纠正休克　在休克期及低血容量时,本病的发生率增高,故应及时、有效地补充有效循环血容量。

2.稳定骨折端　可防止骨髓腔内的脂肪滴进一步进入骨髓腔内的静脉血流。

3.呼吸系统支持　对于轻症,可用面罩吸氧。重症患者,应用呼吸机辅助呼吸。

4.保护中枢神经系统功能　脑细胞对缺氧的耐受最差。脑缺氧昏迷者,应进行头部降温(冰袋或冰帽),对高热患者进行颈动脉降温,可以降低脑细胞的代谢,减轻脑细胞的缺氧损害,必要时可采用高压氧仓治疗。

5.使用抗菌药物,预防肺部继发感染。

6.抗脂肪栓的药物治疗

(1)肾上腺皮质激素:效果较好,已被广泛应用。有稳定细胞膜、抑制脂肪酸的毒性、抑制血小板聚集、降低毛细血管通透性、减少肺间质水肿和脑水肿及稳定肺泡表面活性物质的作用。对肾上腺皮质激素,应早期、大剂量应用,可获得较为满意的效果。

（2）小分子右旋糖酐：有降低血液黏稠度、疏通毛细血管、改善微循环的作用，可预防或减轻本病的弥散性血管内凝血。

（3）抑肽酶：有抑制脂酶分解中性脂肪的作用，可降低骨折后的高脂血症，降低脂肪酸对毛细血管内膜的损害作用。

（4）清蛋白：在血液中能与脂肪酸结合，可减少脂肪酸的毒性作用。

（5）乙醇：用 5％葡萄糖液配成 5％的乙醇溶液 1000ml 缓慢滴注，可在 12h 内滴完。有扩张毛细血管的功能，并能降低脂肪酸的毒性作用。

五、挤压综合征

挤压综合征通常系指四肢或躯干肌肉丰富的部位，受外部重物、重力的长时间压榨，或长期固定体位的自压，而造成的肌肉组织的缺血性坏死，出现以肢体肿胀、肌红蛋白尿及高血钾为特点的急性肾功能衰竭。常见于因地震建筑物倒塌、工地塌方、车祸等肢体受压，神志不清、瘫痪患者等被动体位造成自压，高位断肢再植后，甚至见于解脱止血带后的患者。

以往该综合征的病死率极高，可达 50％以上。近年来，由于对急性肾功能衰竭不断的深入研究，以及人工肾等透析方法的有效应用，其病死率已明显下降。

（一）发病原因及其机制

挤压综合征的主要病因是受压部位的肌肉缺血、坏死，肌组织崩解，大量的分解产物，如肌红蛋白、钾、磷等进入体循环，引起低血容量性休克、高血钾、筋膜间室综合征和急性肾功能衰竭。其演变过程如下。

1.当肢体遭受较长时间挤压后，受压部位的肌肉，只要其外来压力＞6.67kPa(50mmHg)时，就可使肌肉内营养血管受压，血运停止，而发生肌肉缺血。当肌肉缺血 2h，可使肌肉重量增加 20％～30％；缺血 3h，则达 30％～50％；若缺血 12h，就会发生肌肉坏死。

Fitts 等对同一挤压伤伤员，将受挤压伤和未受挤压肢体的肌肉进行对比分析，结果发现受压的肌肉色素丧失 75％，钾丧失 66％。由于受损肌肉释放出大量的肌红蛋白，是一个螺旋式多肽组成的低分子蛋白，其分子量(17500)比血红蛋白分子量(68000)小，约为 1/4，故在正常情况下很容易通过肾小球而随尿排出。但在肾血流低灌注条件下，加之代谢性酸中毒时，肌红蛋白在酸性尿液中以及同时伴有高盐时，就变成易于沉淀的酸性血红蛋白，从而在远曲小管内形成机械性阻塞，因此 Fitts 认为肌红蛋白是导致挤压伤后急性肾功能衰竭的重要原因。他用橡皮管较长时间紧勒兔的肢体，此时虽可发生与人体相类似的筋膜间隔综合征症状，但由于兔肌肉内不含肌红蛋白，故不出现肌红蛋白尿，也不发生急性肾功能衰竭。此时若将人体肌红蛋白注入兔体内，并使尿液酸化，则立即发生急性肾功能衰竭。可见肌红蛋白是发生急性肾功能衰竭的重要因素。

Ncaeb、Hardaway、Kurtz 等研究发现，由于创伤后机体的应激反应，以及挤压伤后坏死组织释放出大量凝血活酶进入血液，从而使血浆纤维蛋白原、血小板显著升高，试管内凝血时间于伤后 24h 明显缩短，所以使挤压综合征早期血液就处于高凝状态。因此肾小球毛细血管内随时都有可能发生凝血，导致和加重肾微循环障碍。

2.肢体受压一旦解除挤压因素，由于伤肢的动脉干受损不重，因此会发生减压后的再灌注损伤，在再灌注损伤中，组织内氧自由基的生成起重要作用。自由基是外层有一个或多于未配对电子的分子、原子或原子团，因而它具有很强的氧化能力。氧自由基的活性比分子氧强，具有细胞毒性，可破坏蛋白、脂类及糖类，改变核苷的生化性质，作用于细胞膜的磷脂双层的游离脂肪酸不饱和链，发生脂质的过氧化反应，导致溶酶体、线粒体和细胞膜破坏。氧自由基形成后,又产生继发的羟基自由基和过氧化氢(H_2O_2),这两种物质对细胞也有很大的毒性,分解胶原及透明质酸,造成细胞肿胀,上皮组织基膜被破坏,血管通透性增加。甚至有些血管破裂,致使大量血浆样液体或血液渗至血管外间隙。据 Oden 报道 1 例 75kg 成人发生严重挤压综合征时,在 48h 内竟有≥12L 的液体被隔离在肌肉内。由于脱水和大量血浆外渗,回心血量减少,使有效循环血量急剧下降,因而发生低血容量性休克。后者可引起肾血管反射性痉挛,从而导致肾缺血。因此挤压伤后发生急性肾功能衰竭,是肾缺血和肾毒素所致。

由于血容量减少,血压降低,当<7.98kPa(60mmHg)时,可发生肾血管痉挛而致肾缺血;另外某些亲血管活性物质对肾脏微循环的影响:如肾上腺素、去甲肾上腺素、5-羟色胺、组胺、血管紧张素、肾素、乳酸等物质在严重创伤后通过体液因素,使肾脏微血管发生强而持久的反射性痉挛收缩而致肾缺血,如肾缺血在3h 以上,肾脏即发生器质性病变。在挤压综合征中直接影响肾小管上皮细胞的毒性物质是受损肌肉释放出的肌红蛋白,在肾血流低灌注情况下,加上代谢性酸中毒,使其在肾小管内沉淀,阻塞肾小管,而发生肾功能障碍。

在肾小球附近有一个"近球装置",由 3 种细胞构成,即入球小动脉壁的近球细胞、致密斑细胞和位于致密斑与肾小球之间的极细胞。其中致密斑是远曲小管的一种特殊细胞,尿液在此于醛固酮控制下,完成 90% 的钠离子回收。如某种原因使尿中钠离子浓度增高,就给致密斑细胞以刺激,并将信息传递给近球细胞,近球细胞就把线粒体形成的肾素释放到血中,肾素可使血管紧张素增多,从而导致肾功能衰竭。

(二)病理变化

1.肌肉的病理变化　受挤压的肌肉挫伤、淤血,加之筋膜间隔内压力升高,使肌肉缺血,甚至坏死,以致肌肉苍白,质脆易碎,弹性消失,类似鱼肉样,镜下观察肌纤维变性、肿胀,横纹排列紊乱或模糊不清,甚至消失,严重者肌纤维断裂、破碎,甚至溶解坏死,呈固缩烛状。

2.神经的病理变化　神经因受压缺血,早期出现肿胀,充血,严重受压时,神经苍白变扁,呈带状。镜下观察可见神经髓鞘断裂,部分纤维变性,束间瘢痕形成,严重者轴索断裂,营养血管中断。

3.肾脏的病理变化　由于血容量不足,心输出量下降,使肾血供重新分配,肾皮质血流从 80% 下降至10%,所以肾皮质苍白,髓质血流从 14% 升到 80%,使其充血呈暗红色。镜下观察整个肾单位及间质充血、水肿。部分肾小球萎缩,内皮细胞轮廓不清,仅见固缩的杆状细胞核,毛细血管腔内有凝集的红细胞、色素颗粒和血栓形成,导致管腔狭窄,甚至闭塞。肾小管的病变表现在近曲小管细胞质内出现空泡,核溶解、固缩;远曲小管、亨利襻和集合管的上皮脱落,细胞浊肿、解离、坏死。色素管型堵塞肾小管。急性肾功能衰竭的病理变化主要是肾小球、入球小动脉、出球小动脉内均有充血。严重者在肾小球内有血红蛋白、肌红蛋白充填,有纤维蛋白沉着。肾小球细胞有许多细胞小体形成,细胞内有空泡。这是病理学上的一个特点,看到这个变化就可以认为有急性肾功能衰竭。

(三)临床表现

临床表现可分为局部表现与周身反应 2 方面。

1.局部表现　主要表现为创伤后四肢肿胀。一般在外部压力解除后,即出现受压部位肿胀,并逐渐加重。此外可见高位皮肤有压痕,皮肤变硬,张力增强,皮下淤血,并可于受压皮肤周围有水疱形成。有的伤肢外观可无明显改变,甚至还能自如活动,常被忽视而漏诊,并因未限制活动而使伤情发展。因此,在临床检查时,要严密观察伤肢的变化,注意肿胀情况、皮肤张力大小、水疱数目。要仔细检查伤肢血液循环状态。值得注意的是,尽管有时肢体远端脉搏不弱甚至增强,但由于伤肢肿胀致使小血管阻塞,则肌肉组织仍有发生缺血坏死的危险。故此,一定要注意检查肢体的肌肉和神经功能,以判断骨筋膜室肌群的受累情况。

2.周身反应　在未出现急性肾功能不全时,周身症状可不明显。出现肾衰竭后,其症状及经过与一般急性肾功能衰竭相似。

(1)休克与血压:部分患者早期可不出现休克,或休克期短暂而未被发现。部分患者则因大量血液成分进入组织间隙,或有开放伤口失血较多,在解除外部压力后数小时内,即出现低血压甚至休克。若随着病情的进展,出现明显高血压,预示肾脏病变严重。

(2)肌红蛋白尿:发现肌红蛋白尿是诊断挤压综合征的一个重要依据,也是与单纯创伤后急性肾衰的重要区别点。患者在伤肢解除压力后 24h 内,出现棕红色或褐色尿,或自述"血尿",就应考虑为肌红蛋白尿。有人证实,肌红蛋白在血中和尿中的浓度于肌体解除压力后 12h 达到高峰,其后逐渐下降。经过 1～2d 后,尿色可自行转清,此时尿肌红蛋白试验可呈阴性反应,但应考虑到肌红蛋白血症,它可因循环因素而呈"潮式"现象,也可因肌红蛋白阻塞肾小管而在尿中不能检出。因此,尿的肌红蛋白测定在不同时间,所得的检查结果可以不同。测定尿肌红蛋白,可用"滤纸盐析法",当条件不允许时,可先进行尿的镜检及尿潜血试验(联苯胺试验)。若尿中的红细胞少,而潜血试验阳性时,则应高度怀疑肌红蛋白尿。此时可取患者血 1～2ml,沉淀后,如血清色泽正常,提示没有溶血,则说明尿潜血系由肌红蛋白所致。

(3)高血钾症及心脏问题:挤压综合征因有大量肌肉坏死而血中释出大量的钾,加上肾功能衰竭排钾困难,在少尿期,血钾可以每日 2mmol/L 的速度上升,甚至 24h 升到致命水平。患者常可因高血钾所致严重心律紊乱和心肌中毒死亡。

高血钾同时伴有高血磷、高血镁及低血钙症,可以加重对心肌抑制和毒性作用。因此,有时测定血钾浓度并不甚高(5mmol/L),也会造成严重的心脏功能紊乱。此外,挤压综合征可引起心肌充血、弥散性小出血灶、间质水肿,以及心肌实质出现大小不等的坏死灶等心肌损害。笔者观察到某些患者,在电解质紊乱完全被纠正后,心电图可长期存在广泛心肌损害的改变。所以,在治疗过程中,应经常进行血钾、钠、氯、钙、磷等的测定,以判定电解质紊乱程度及透析等治疗效果。进行心电图检查,重点检查高血钾对心肌的损害。

(4)酸中毒及氮质血症:肌肉缺血坏死以后,有大量磷酸根、硫酸根等酸性物质释出,使体液 pH 值降低,致发生代谢性酸中毒。严重创伤后组织分解代谢旺盛,大量中间代谢产物积聚体内,非蛋白氮、尿素氮迅速增高,出现急性肾功能不全。因此,临床上可有神志不清、呼吸深大、烦躁烦渴、恶心等酸中毒、尿毒症的一系列表现,此时应注意了解血中二氧化碳结合力、非蛋白氮与尿素氮的变化情况,详细记录每日入量和尿量,经常测尿相对密度,若尿相对密度低于 1.018 时,是诊断的重要指标。

(5)其他临床检验:如测定天冬氨酸氨基转移酶(ALT)、肌酸磷酸激酶(CPK)等肌肉缺血坏死所释出的酶,以了解肌肉坏死程度及其消长规律。检查血红蛋白、红细胞计数、血细胞比容,以估计失血、血浆成分的丢失、贫血和少尿期尿潴留的程度。测定血小板、出凝血时间,可提示机体凝血、纤溶机制的异常。白细胞计数用以提示有无感染存在。再如血气分析、血镁测定等,均有助于进一步的临床研究。

(四)临床分型

伤后伴有肌肉缺血坏死,并不一定发生挤压综合征,只有在肌肉缺血性坏死的容量达到一定的程度时,才发生典型的临床经过。因此有人按伤情转复、骨筋膜室肌群受累的容量和相应的化验检查结果的不同,将挤压综合征分为 3 级:

Ⅰ级:肌红蛋白尿试验阳性,肌酸磷酸激酶(CPK)增高,而无肾功能衰竭等周身反应者。若伤时早期未做筋膜切开减张,则可能发生周身反应。

Ⅱ级:肌红蛋白尿试验阳性,明显增高,血肌酐和尿素氮增高;少尿,有明显血浆渗入组织间,有效血容量丢失，出现低血压者。

Ⅲ级：肌红蛋白尿试验阳性，明显增高，少尿或尿闭，休克，代谢性酸中毒以及高血钾者。

Ⅰ～Ⅲ级的共同点，即均有肌红蛋白尿，这对早期发现和诊断挤压综合征十分重要。Ⅰ级没有肾功能衰竭，严格说，不能称此为挤压综合征。因此，有人把Ⅰ级称为骨筋膜室综合征，并将其和挤压综合征视为一个系列的疾病。

（五）诊断

要降低挤压综合征的病死率，很重要的一点在于早期发现，早期诊断。从受伤现场直到医院的全过程都要严密注意。医疗救护人员对有肢体受压史的患者，应考虑到有挤压综合征的可能性，应进行初步检查，对可疑者做标记，按重伤患者对待，收住院详细检查。应注意：①详细采集病史：记载致伤原因和方式，肢体受压和肿胀时间、伤后有无红棕色"、"深褐色"或"茶色"尿的历史，伤后尿量情况，相应的全身症状等；②体检和伤肢检查：测定血压、脉搏，对判断有无失血、体液丢失以及休克最为重要，应对伤肢做好仔细检查；③尿液检查：包括常规、相对密度及尿潜血的检验。凡①、②、③项检查是阳性结果，可以诊断为挤压综合征，并应及时处理，如有条件，应做肌红蛋白测验，凡结果阳性者即可确定诊断。凡①、②两项阳性而尿检阴性者，可以列为可疑诊断，或诊断为骨筋膜室综合征，继续严密观察。挤压综合征患者多有合并伤，而有时合并伤需紧急处理，且要注意合并伤能掩盖挤压综合征。因此，既不应只注意需要急救处理的伤情，也不能忽视了严重的挤压综合征。

（六）预防和治疗

1.现场急救处理

(1)抢救人员应迅速进入现场，抓紧一切时间、积极抢救患者，力争早期解除重物的外部压力，减少本综合征发生的机会。

(2)伤肢应制动：尤其对尚能行动的患者，要说明活动的危险性，尽量减少伤肢活动。

(3)伤肢应暴露在凉爽的空气中(冬季要防冻伤)，或用凉水降低伤肢温度。

(4)伤肢不应抬高、按摩或热敷。

(5)如挤压的伤肢有开放伤及活动出血者，应止血，但避免应用"加压绷带"，更不应该用止血带(有大血管断裂时例外)。

2.早期预防的几项措施

(1)在转运途中对受压超过45min的患者，或不论时间长短受压史者，可一律用碱性饮料，用8g碳酸氢钠溶于1000～2000ml水中，再加适量糖及食盐饮用，既可利尿，又可碱化尿液，防止肌红蛋白在肾小管中沉淀，对不能进食者，可用5%碳酸氢钠150ml，静脉滴注。

(2)纠正血容量丢失，防止休克：由于受压肢体在解除压力后迅速肿胀，造成"第三间隙"异常，致使有效血容量减少，要及时补充液体、纠正血容量不足状态，以防止休克，增加肾血流量，预防肾血管痉挛，减少肾缺血、缺氧的机会，保障肾脏功能。所用液体有低分子右旋糖酐和等渗盐水，有条件时也可输血浆或全血。

(3)伤肢早期切开减张：该措施对防止和减轻挤压综合征的发生及促进伤肢功能的恢复，有很大的帮助，根据发病机制与临床实践，早期骨筋膜室切开减张可达到下列目的：①可避免肌肉发生缺血性坏死，或缓解其缺血受压的过程；②肌肉虽然已经发生缺血性坏死，但可通过减张引流，防止和减轻坏死肌肉释出的有害物质侵入血流，减轻机体中毒症状和有利于伤肢功能的恢复。因此，在有条件的医疗单位而又有适应证的情况下，均应及时切开减张。

3.伤肢处理

(1)由于截肢并不能降低挤压综合征发病率和病死率,因而不应作为伤肢早期处理的常规措施。通常仅适用于:①肢体受严重的长时间的挤压伤后,患肢无血运或有严重血运障碍,估计即使能保留肢体也确无功能者;②由于患肢的毒素吸收所致的全身中毒症状,经过减张等处置并不能缓解,且有逐渐加重的趋势,将截肢作为一个挽救生命的措施;③伤肢合并有特异性感染(如气性坏疽)。

(2)早期切开减张术:

1)适应证:有明确致伤原因、尿潜血或肌红蛋白试验阳性,不论受伤时间长短,不论伤肢远端有无脉搏,凡有1个以上肌肉间隔区受累,局部有明显肿胀,张力高或局部有水疱发生,有相应运动感觉障碍者。

2)应当切开每一个受累的骨筋膜室,从上到下充分暴露肌肉,因此皮肤切口也应与筋膜一致,通常沿肢体纵轴方向切开减压。上臂,由筋膜形成前侧肌群筋膜间隙及后侧肌群筋膜间隙。前侧切口应在肱二头肌上,后侧切口应在肱三头肌上。前臂由骨间膜、桡骨、尺骨构成伸侧和屈侧2个筋膜间隙,伸侧切口应在肱桡肌与桡侧伸腕肌之间,屈侧切口应在屈肌群上。手部分大鱼际肌和掌中筋膜间隙,可分别在其间隙上切开减张。大腿由前、内、后3个筋膜间隙组成。切开前侧伸肌筋膜间隙时,切口应在股四头肌上。切开后侧屈肌筋膜间隙时,切口应在股二头肌的内侧。切开内侧内收肌筋膜间隙时,切口应在内收肌上、小腿由内、外侧肌间隔、骨间膜及胫腓骨分为4个筋膜间隙,即前侧筋膜间隙、外侧筋膜间隙、浅层后侧筋膜间隙、深层后侧筋膜间隙。可做4个切口,前侧筋膜间隙的切口应在胫前肌群上;外侧筋膜间隙的切口应在腓骨肌上;浅层后侧筋膜间隙的切口应在腓肠肌上;深层后侧筋膜间隙的切口应从胫骨内侧,循后缘进入。小腿减张在必要时可将腓骨上2/3切除或截断,可以一次切开上述4个筋膜间隙。

3)切开后处理:发现有坏死肌肉组织,必须彻底切除,不可姑息。否则将容易造成继发感染,往往需再次手术治疗,不利于伤肢的愈合。对肌肉组织是否坏死难以判断时,可每1~2d在换敷料时观察,一般在剪除肌肉时不出血,或夹之无收缩反应者,均表明肌肉已坏死。如果判断困难,可做病理检查以确定是否切除。若坏死肌肉范围广,一次切除对机体损伤过大,可分期切除。切开术后用敷料包扎,不可加压。若切口不大,伤肢肿胀消退后,多能自行痊愈;若伤口过大,而局部又无感染者,可以缝合伤口,内置引流条。不能自行愈合时,应植皮。手术操作、换药和护理,必需严格无菌技术。伤口渗液量过多,极易造成低蛋白血症,应适当输血及补充血浆,以利于伤口早日愈合。密切观察伤口变化、分泌物性质和颜色,每日测体温4次,做白细胞计数、伤口分泌物培养,及时选用适当抗生素。警惕继发脓毒症。在肢体切开后,伤肢可稍行抬高。

4.急性肾功能衰竭的治疗 急性肾功能衰竭的诊断一旦成立,就应严格按照下列原则处理:

(1)水和电解质紊乱的处理:

1)水中毒的防治:严重创伤者应每日称体重,进行中心静脉压监测,防止液体输入过多。每日补水量=不显性失水量+可见失水量-内生水量。不显性失水量成人常温每日600~800ml。发热、气管切开、出汗、高温时,应酌情增加。如体温38℃以上者,每增加1℃,应增加200~250ml。内生水量每日300~400ml,严重感染时为500~600ml。

2)高血钾症的防治:彻底清除坏组织和血肿、纠正酸中毒、预防和控制感染、供给足够的热量、减少体内蛋白分解。也可缓慢静脉滴注10%葡萄糖酸钙30~50ml或5%氯化钙50ml,但在使用洋地黄时禁用。但实际中不应拘泥于指标。

3)酸中毒的处理:二氧化碳结合力>17mmol/L(即38%容积)时,可不处理。如<15mmol/L时,应使用碱性药物,常用5%碳酸氢钠。但大量输入钠离子有水、钠过量并引起肺水肿及心力衰竭的可能。此外血液pH值升高,可使血钙降低引起抽搐,故如酸中毒不十分严重时,可不处理。碳酸氢钠用量为5%溶液

5ml/kg,先输入 1/2 量,观察 4~6h 后,根据症状及化验结果,再决定可否继续使用。

4)低钠血症、高镁血症加低钙血症的处理:低钠血症多为稀释性低钠,一般不需特殊处理。高镁血症和低钙血症可对症处理,必要时使用透析治疗。

5)营养和饮食管理:对肾功能衰竭患者,过去往往限制蛋白质摄入以减轻氮质血症。但近年来多主张对症状轻者适当补充蛋白质,以减少内源性蛋白分解的增加而产生的营养不良,避免对创伤的愈合、免疫功能及体力康复产生不利影响。一般每日至少补充 20g。全静脉营养的应用提高了急性肾功能衰竭的疗效。使用的营养液内含人体 8 种必需氨基酸、35% 葡萄糖、多种维生素等,被称为肾衰注射液。透析治疗时必须补充蛋白质。

(2)抗生素的使用:在急性肾功能衰竭患者,感染是致死的主要原因之一。常用的抗生素中,有些是由肾脏排泄的,也有的对肾脏有毒性。因此,使用时要选择既有效,对肾脏毒性又小的品种。

(3)肾包膜剥脱术治疗肾功能衰竭:此法早有报道,国内也有少数临床应用。对此尚待进行更多的实践与总结。

(4)透析疗法:有腹膜透析和血透析。

六、损伤性骨化

损伤性骨化系指由于外伤、创伤及手术后,局部骨骼肌及软组织内出现钙化、骨化病灶,导致肿胀、疼痛或关节功能障碍等症状的一类疾患。

(一)损伤性骨化的病因

损伤性骨化作为一种运动损伤,多发生于男性青少年,发生部位以髋部及肘部多见,也常常发生在一些创伤后忽略肌肉软组织损伤的患者。损伤性骨化的病因尚不清楚,但均与关节等部位创伤后反复多次推拿、复位或粗暴的活动关节导致局部出血等有关。临床上关于损伤性骨化的发生率,还没有很好的文献报道。Michelsson 通过动物试验证明损伤性骨化与伤后反复手法造成软组织多次损伤、出血有关。现代研究表明损伤性骨化与各型血友病有一定关系。部分凝血因子的缺乏以及损伤后的继发出血可以被当作决定因素。然而典型的血友病患者发生损伤性骨化的并不多。有症状的损伤性骨化多发生于肘关节及其周围。损伤后骨化的原因据推测与以下因素有关:一为关节、骨等损伤后,局部骨膜剥离,且在局部形成血肿,由于启动了骨折愈合程序,血肿逐渐机化,并在骨膜内细胞因子、骨膜细胞等共同作用下发生骨化;二是关节囊、韧带等胶原性支撑组织,由于损伤及伤后反复受损,出现反复出血,激活了局部的生长因子及酶等因素,使间叶组织生成软骨和骨所致。

另一类继发于关节置换术后,与置换过程中骨屑的遗留、血肿形成及软组织的损伤等有关,其形成不在本节讨论范围之内。

(二)损伤性骨化的临床表现及诊断

损伤性骨化有 2 种表现形式:一种位于关节周围软组织内;另一种位于周围骨骼肌肉。其表现主要是:一般在创伤后半个月至 1 个月时,原发伤已愈合,但关节出现伸屈活动障碍,骨骼肌及周围软组织肿胀、疼痛,在关节活动度训练时疼痛加重且逐渐加重,关节活动度逐渐减小。关节或软组织局部压痛,组织僵硬,出现硬性肿块等。

X 线摄片可以明确诊断,异常表现可在损伤后 18~21d 出现,但是还是落后于临床症状。明确的放射学证据常在损伤后 1~2 个月出现。早期在局部出现白色云雾状阴影,随着病情的逐渐加重,云雾状阴影逐渐加深,可有部分缩小,边缘光滑,与周围组织分界清楚。钙化时无骨小梁,而骨化时则可见骨小梁影。应注意,X线摄片的表现与临床表现不相一致,有时X线片表现并不严重,但临床表现可非常严重;而X线表现严重者,关节功能有时影响并不大。这可能与骨化钙化病灶的位置以及周围韧带组织挛缩有关。临床各种实验室检查可作为损伤性骨化的诊断指标,但没有特异性指标。如血清碱性磷酸酶及红细胞沉降率可升高,MRI及CT检查是非常有效的,但其在损伤性骨化临床诊断中的作用,文献还未有报道。

损伤性骨化病理表现有3型:

1.邻近骨干部位的扁平状新骨形成。

2.覃状新骨形成,但仍与骨干相连。以上2项骨膜释放的成骨细胞起到关键作用。

3.明显的肌肉软组织内脱离骨干的新骨形成。

损伤性骨化病理可总结为以下几方面:纤维组织血肿转化为软骨及骨,血肿机化,依附于骨膜的肌肉内骨形成,骨膜破裂并释放成骨因子到邻近骨膜的肌肉组织。肌肉内结缔组织转化为骨与软骨组织。文献多有报道肌肉组织内成骨前体细胞在各型损伤性骨化病理表现中都有表现,其中BMP可能起到重要作用。

(三)损伤性骨化的治疗与预后

损伤性骨化的治疗较为棘手。早期切除骨化病灶,虽可以较早恢复关节的活动度,但有可能遗留骨化病灶,以及再次出血、手术损伤等而引起损伤性骨化的复发;如过晚手术,则关节长时间处于固定位置。由于缺乏活动刺激,可导致关节周围韧带、肌腱等的挛缩,关节软骨的退变等,也可导致关节运动范围的下降。

损伤性骨化的治疗主要是RICE(休息,降温,加压,抬高)。虽然吲哚美辛已广泛应用于手术后异位骨化的治疗,但还没有研究表明其有用性,其作用可能是二磷酸盐阻止了骨形成,而且无禁忌。没有大量证据证明手术介入治疗为一绝对有效的方法,手术切除的指征是骨化增大致加剧局部损伤以及影响邻近关节活动度,从而导致功能障碍。一般来说,异位骨化严重影响关节功能时,须在损伤后3~6个月,待骨化充分稳定后,做骨化块的切除及关节松解术,术后重新开始活动度训练。在无大量骨形成之前不宜采取手术切除,未成熟骨组织的切除往往导致广泛复发。医师应向患者说明,损伤性骨化治疗需很长时间,甚至持续数月。

某学者等利用早期手术及中药治疗损伤性骨化,通过手术观察,病程在6个月以内者,术后关节活动度增加范围明显高于病程在6个月以上者,并认为创伤性骨化性肌炎应以早期手术为主,并提出早期手术的指征:肘部活动受限,无自发性疼痛,软组织无肿胀,皮肤无红热、弹性好,X线检查有异生骨块。术后应用中药薰洗肘关节,可以获得较好效果。李成等也应用中药薰洗治疗骨化性肌炎2例取得良好效果。

损伤性骨化由于病因不明及病情的复杂,其治疗效果不佳,应在治疗中积极地加以预防。

(四)创伤性骨化性肌炎的预防

创伤性骨化性肌炎重在预防,已成为广大骨科医师的共识。首先,应避免对关节部位,尤其是肘关节损伤进行粗暴的反复"治疗",不准对肘部骨折、脱位等进行暴力推拿、复位等,因为在反复刺激下,可形成广泛的骨膜下血肿,以及血肿扩散,而引起损伤性骨化。其次,对关节损伤后的关节运动功能障碍,应采用轻柔的手法进行关节功能的恢复,而避免过度推拿、牵拉。早在20世纪初,Thomas及Waston John等已指出,强力的被动牵伸和引起明显疼痛的粗暴手法反而增加肘关节僵硬的危险,而应避免使用。进行肘关节活动的被动训练时,医护人员必须认识到有发生骨化性肌炎的危险,而不能用大力的扳拗。第三,一旦有骨化性肌炎发生,应立即暂停肘关节活动度训练,采用前臂吊带或石膏托等进行肘关节制动,使关节固定于功能位,在不引起肘部疼痛的前提下做上肢各关节的主动活动。待疼痛、肿胀及压痛等症状消失后,X线表现骨化已静止后,方可进行肘部屈曲、前臂旋转等功能训练,并以无痛训练及主动运动为原则,切忌过度活动。最后,口服消炎镇痛药有助于预防骨化性肌炎的发生,在手术前及当天开始口服双氢芬酸钠(扶他林)25mg,3 次/日,可有效防止骨化性肌炎,如果上消化道不能耐受,可用消炎痛栓纳肛。

总之,骨化性肌炎发生后,就可能会对患者造成终身残疾,故在初诊肘部骨折、脱位等损伤时,应谨慎预防,合理治疗,同时治疗后应采取因人而异、因病而异的措施,谨防发生骨化性肌炎。

七、关节功能障碍

骨折后的关节功能障碍较为常见,尤其是邻近关节部位骨折、关节内骨折及老年人骨折等最为多见。

(一)关节功能障碍的原因

骨折后关节功能障碍的原因主要有两大方面,即骨性因素及软组织因素。

1.骨性因素 骨性因素是指由于关节内或邻近关节的骨折,未得到良好的复位,使关节的对合关系受到破坏而产生的关节运动范围过小或过大。例如,股骨髁上、髁间骨折,由于髌骨及股中间肌在膝关节屈伸过程中需在股骨髁表面滑动,当骨折不能良好复位时,髌骨等的滑移将受阻,而引起膝关节功能障碍,此亦为伸膝装置损伤的一种。对下肢负重关节而言,恢复关节面的平整与咬合关系尤为重要。

2.软组织因素

(1)关节内软组织因素:骨折后关节功能障碍的软组织因素较多,又可以分为关节内因素及关节外因素。关节内因素是指骨折后由于关节内的结构异常改变而导致的关节功能受限,最常见为膝关节。当膝关节周围骨折时,膝关节内的交叉韧带、半月板等易同时受到损伤,在治疗中如未能及时修复,则在骨折愈合后韧带断裂则表现为膝关节不稳,不能行走,半月板损伤可表现为疼痛、交锁等。同时,膝关节周围骨折后,常出现膝关节积血。主要是由于膝关节滑膜受到损伤的刺激导致创伤性滑膜炎或滑膜出血。当骨折治疗后,膝内血肿未消除而出现血肿机化,导致股骨、胫骨、髌骨关节面间的广泛纤维索带形成,从而引起关节功能障碍。

关节本身的感染,也是引起关节功能障碍的原因之一。关节部位骨折后,由于关节本身的抗感染能力较弱,容易发生关节感染。关节感染后,滑膜产生大量的富含纤维蛋白原的渗出液,以及巨噬细胞的吞噬、白细胞的聚集、关节软骨的退变等,均可导致关节结构的进一步破坏而引起关节功能障碍。

(2)关节外软组织因素:关节外软组织的影响主要表现为:①关节囊的挛缩;②肌腱、韧带的变性、挛缩;③关节周围骨化及骨化性肌炎;④关节周围滑动装置的粘连。骨折,尤其是关节周围骨折后,由于害怕过早的关节活动将引起骨折的移位,而长时间将关节固定于一个位置,关节囊缺乏日常的牵拉刺激而逐渐发生挛缩,使关节限制于固定的位置,从而引起关节功能障碍。如膝关节长时间固定于屈膝位后,后关节囊挛缩并与周围组织发生粘连,导致日后伸膝时发生困难。同时,关节长时间处于某一体位时,跨越关节的肌腱、韧带等也将发生挛缩,肌肉发生萎缩,甚至变性,而丧失伸缩能力。当需要运动关节时,即可因为肌腱、韧带的相对"短缩"而产生障碍。如手部骨折后,将掌指关节固定,其关节囊及侧腱束、蚓状肌肌腱等均易发生挛缩、变性,使手的关键关节丧失运动功能。肘关节骨折脱位等容易产生肘关节周围损伤后骨化,由于周围有骨性组织的阻挡而产生关节功能障碍。关节正常功能的发挥,也依赖于周围软组织间以及软组织与骨组织间的正常滑动,当正常的滑动装置(如腱膜、深部滑囊、滑膜等)发生损伤,变性等疾患后,关节周围的软组织即发生粘连,从而导致关节功能障碍,最常发生的是伸膝装置粘连以及肩关节周围炎。

（二）关节功能障碍的治疗

不是所有的关节功能障碍均需要治疗。当患者为老年人，或要求不高，不严重影响关节功能的运动丧失，可以不行治疗，或仅进行相对保守的治疗。但当患者为年轻人，或对关节功能要求较高时，则需要行相应的保守或手术治疗。

1.保守治疗　对关节功能障碍由于软组织原因所引起且时间较短者，保守治疗常常可取得一定疗效。保守治疗包括理疗、热敷、被动运动等。有学者利用"被动运动＋关节松动＋牵引"的综合运动疗法改善膝关节功能障碍，取得了良好的疗效，且强调在运动前进行蜡疗，改善结缔组织的黏弹性，改善关节活动范围。同时应注意，保守治疗需持之以恒，贵在坚持，否则达不到应有的效果。

2.手术治疗　对强直性关节功能障碍，保守治疗无效者及因骨折未能良好复位而引起的关节功能障碍，常需手术治疗。依据不同的病因选择合适的手术方式，在术中充分暴露，术后加强功能锻炼，防止再次功能障碍。术中未能良好松解而依赖术后的功能康复是达不到效果的做法。其他辅助方法，如术后关节内应用玻璃酸钠治疗膝关节僵硬、应用带蒂筋膜复合瓣移植入关节内治疗膝关节功能障碍及关节清理术等均可取得良好的疗效，在条件具备时宜加以应用。

（雷晓宇）

第四章　脱位

一、概论

脱位古称"脱骱",又名"脱臼"。凡构成关节的骨关节面脱离了正常位置,发生关节功能障碍者称为脱位。脱位多发生于活动范围较大、活动较频繁的关节,如肩关节、肘关节、髋关节及颞颌关节等。临床上以肩、肘、髋及颞颌关节脱位较为常见。

历代有"脱臼"、"出臼"、"脱骱"、"脱髎"、"骨错"等多种称谓。晋·葛洪《肘后救卒方》记载了颞颌关节脱位口内整复方法,是世界上最早的颞颌关节脱位整复手法。唐·蔺道人《仙授理伤续断秘方》首次描述了髋关节脱位,将其分为"从裆内出"(前脱位)和"从臀上出"(后脱位)两种类型,利用手牵足蹬法进行复位,并介绍了"肩胛骨出"(肩关节脱位)的椅背复位法。元·危亦林《世医得效方》提出:"凡脚手各有六出臼",还详细描述"整顿"(整复)手法。这些记述对后世医家产生了深远影响。

(一)病因病机

1.外因　损伤性脱位多由直接或间接暴力作用所致。其中间接暴力(传达、杠杆、扭转暴力等)引起者较多见。如患者在肩关节外展、外旋和后伸位跌倒时,不论是手掌或肘部着地,地面的反作用力都可向上传导,引起肩关节前脱位。当髋关节屈曲90°时,如果过度内收、内旋股骨干并遭受前方暴力作用时,则可造成后脱位。不论跌仆、挤压、扭转、冲撞、坠落等损伤,只要外力达到一定程度,超过关节所能承受的应力,就能破坏关节的正常结构,使组成关节的骨端运动超过正常范围而引起脱位。

2.内因

(1)生理特点:主要与年龄、性别、体质、局部解剖结构特点等有关。如儿童因体重轻,关节软骨富有弹性,缓冲作用大,关节周围韧带和关节囊柔软而不易撕裂,虽遭受暴力机会多,但不易脱位(小儿桡骨头半脱位除外)。

(2)病理因素:先天性关节发育不良,体质虚弱,关节囊和关节周围韧带松弛,较易发生脱位,如先天性髋关节脱位。过度膝外翻及股骨外髁发育不良等,是髌骨习惯性脱位的病理基础。关节内病变,或近关节的病变,可引起骨端或关节面损坏,引起病理性关节脱位。如化脓性关节炎、骨髓炎、骨关节结核等疾病的中、后期,可并发关节脱位。习惯性脱位因关节囊和关节周围其他装置的损坏未得到修复,而变得薄弱,受轻微外力,即可发生关节脱位。

(二)分类

按脱位的性质和特点主要有下列分类方法。

1.按产生脱位的病因分类

(1)外伤性脱位:正常关节因遭受暴力而引起脱位者。临床上最常见。

(2)病理性脱位:关节结构被病变破坏而产生脱位者。

(3)习惯性脱位:反复多次脱位者称为习惯性脱位。大多数第一次脱位时皆有明显外伤史,但以后的每次脱位,其外力甚为轻微,或不是因外伤所致,而是在关节活动时,由于肌肉收缩使原来已不稳定的关节突然发生脱位,这种脱位最常见于肩关节和髌骨。

(4)先天性脱位:因胚胎发育异常,导致先天性骨关节发育不良而发生脱位者。如先天性髋关节脱位、先天性髌骨脱位及先天性膝关节脱位。

2.按脱位的方向分类　分为前脱位、后脱位、上脱位、下脱位及中心性脱位。

3.按脱位的时间分类　分为新鲜脱位和陈旧性脱位。一般来说,脱位在 2～3 周以内者为新鲜脱位,发生在 2～3 周以上者,称为陈旧性脱位。

4.按脱位程度分类

(1)完全脱位:组成关节的各骨端关节面完全脱出,互不接触。

(2)不完全脱位:又称半脱位,即组成关节的各骨端关节部分脱出,部分仍互相接触。

(3)单纯性脱位:指无合并症的脱位。

(4)复杂性脱位:脱位合并骨折,或血管、神经、内脏损伤者。

5.按脱位是否有创口与外界相通分类　分为开放性脱位和闭合性脱位。

(三)临床表现

1.一般症状

(1)疼痛和压痛:关节局部出现不同程度的疼痛,活动时疼痛加剧。单纯关节脱位的压痛一般较广泛,不像骨折的压痛点明显。

(2)肿胀:单纯性关节脱位,肿胀多不严重,且较局部。合并骨折时,多有严重肿胀,伴有皮下瘀斑,甚至出现张力性水疱。

(3)功能障碍:任何已脱位的关节,都将完全丧失或大部分丧失其运动功能,包括主动运动和被动运动,有时可影响到协同关节的运动,如踝关节脱位后,会影响距下关节的运动。

2.特殊体征

(1)关节畸形:关节脱位后,骨关节面脱离了正常位置出现畸形。如肩关节的方肩畸形,肘关节的靴样畸形。

(2)关节盂空虚:构成关节的一侧骨端部分,完全脱离了关节盂,造成关节盂空虚,表浅关节比较容易触摸辨别。如肩关节脱位后,肱骨头完全离开关节盂,肩峰下出现凹陷,触摸时有空虚感。

(3)弹性固定:由于关节周围肌肉痉挛、收缩,可使脱位后的关节保持在特殊位置上,被动活动脱位关节时,存在弹性阻力,去除外力后,脱位的关节又回复到原来的特殊位置。

(4)脱出骨端:关节脱位后往往可以触扪到脱位的骨端,如肩关节前脱位,在喙突或锁骨下可扪及肱骨头;髋关节后脱位,在臀部可触到股骨头。

3.辅助检查　对于关节脱位,复位前后都应拍 X 线片以观察脱位的程度和方向,指导正确的手法复位,同时可以观察有无合并骨折,并可以判断关节复位和骨折复位的情况。

(四)脱位的并发症

组成关节的骨端移位可引起的其他组织损伤,有早期并发症和晚期并发症两种。

1.早期并发症

(1)骨折:脱位并发骨折可由以下因素引起:骨端的相互撞击,如髋关节后脱位并发髋臼后上缘骨折;肌肉强力收缩产生的撕裂性骨折,如肩关节脱位并发肱骨大结节撕脱性骨折。大多数骨折块不大,脱位整复成功后,骨折亦可随之复位。

(2)神经损伤:多因暴力引起,系由脱位的骨端牵拉或压迫神经干而造成。如肩关节脱位时腋神经损伤;髋关节后脱位时,坐骨神经被股骨头压迫或牵拉等。脱位并发神经干损伤多为挫伤,极少数造成神经断裂。通常观察3个月左右,如神经功能无恢复迹象,应施行神经探查术。

(3)血管损伤:系由脱位的骨端压迫、牵拉关节周围的重要血管引起。多为血管挫伤,亦可发生血管撕裂伤。如肩关节前脱位合并腋动脉损伤;肘关节后脱位,肱动脉受压的损伤;膝关节脱位,腘动脉遭到挤压而致的血运受阻等。这类血管损伤,多能随着关节的复位而逐渐恢复。复位成功后,肢体血运仍无改善,或发生大血管破裂者,应作急症处理,施行手术修补、端端吻合或结扎血管。

(4)感染:多见于开放性关节脱位未及时清创或清创不彻底所致。在清创以前,应做创口细菌培养和抗生素敏感试验。为了保护关节软骨,要严密缝合关节囊,关节腔内不放引流。

2.晚期并发症

(1)关节僵硬:关节内、外的血肿机化后,形成关节内滑膜反折等处粘连,以及关节囊及其周围的韧带、肌腱、肌肉等组织的挛缩,而发生关节僵硬。

(2)骨化性肌炎:脱位时损伤了关节附近的骨膜并与周围血肿相沟通,随着血肿机化和骨样组织形成,可引起骨化性肌炎。好发于肘、膝、肩等处。

(3)骨的缺血性坏死:因暴力致关节囊和关节内、外的韧带损伤,并且使这些组织内的血管遭到损伤,致骨的血液循环受到破坏,发生骨缺血性坏死。其好发部位有股骨头、腕舟骨、月骨、距骨等。

(4)创伤性关节炎:由于关节软骨面被损伤,造成关节面不平整,或整复操作不当,关节之间关系未完全复原,日久导致部分关节面磨损,活动时引起疼痛。后期可发生关节退行性变和骨端边缘骨质增生,尤以膝关节多见。

(五)治疗

脱位治疗的目的,是恢复脱位关节的正常解剖关系及功能。早期、正确、无损伤的手法复位可最大可能地恢复关节的活动功能,若是延误了时机或手法不得当,往往治疗效果较差。手法复位时,应根据脱位的方向和位置,逆损伤机制将脱位的骨端轻巧地回纳原位,并结合理筋手法,理顺筋络。手法复位不能成功时,应找出阻碍复位的原因,如撕脱或游离的骨折块、关节囊或肌腱被夹在关节之间阻碍复位,此时勿用暴力强行复位,以免加重关节囊、肌腱或韧带的损伤,甚至发生骨折、血管神经损伤,必要时采用麻醉配合复位,如仍不成功则需考虑手术切开复位。

1.整复方法　根据脱位的方向选用适当手法整复。手法操作时术者与助手应熟悉脱位的机制和手法操作步骤,密切配合,动作宜缓慢、轻柔、持续,可酌情选择欲合先离、原路返回、杠杆作用等机制整复关节,避免粗暴、反复的手法整复。

2.固定方法　脱位整复后必须将肢体固定在功能位或关节稳定的位置上,有利于损伤组织的修复,预防脱位复发和骨化性肌炎。常用的固定脱位的器材有牵引带、胶布、绷带、托板、三角巾、石膏等。关节脱位一般应固定2～3周,不宜过长,否则易发生组织粘连、关节僵硬,影响疗效。

3.手术疗法　对于多次手法复位失败者或合并严重神经、血管损伤者,须行切开复位。

4.药物治疗　早期:脱位后2周内,筋脉受损、气滞血瘀、经络闭阻,治以活血化瘀、行气止痛为主。内服活血止痛散、七厘散、云南白药等,外用伤科灵、奇正消痛贴、活血散等。

中期:脱位后2～3周,局部疼痛、肿胀消失,瘀血渐散、筋骨尚未复原,治以和营生新、续筋接骨为主。内服养血荣筋丸、跌打养营汤,外用正骨水、舒筋活络药膏等。

后期:脱位3周后,筋骨愈合尚未坚固,肢体失用、失养,治以补肝肾、强筋骨为主。内服补肾壮筋汤,外用具有舒筋活络之中药熏洗患处,如海桐皮汤、五加皮汤等。

5.功能锻炼　练功可促进血液循环,加快损伤组织的修复,预防肌肉萎缩、骨质疏松及关节僵硬等并发症的发生。关节复位后其他未固定的关节应即刻开始做主动活动锻炼,受伤关节附近的肌肉也应做主动的舒缩活动。解除固定之后,可逐步锻炼受伤关节的活动。练功活动既要不失时机,活动范围由小到大,循序渐进,持之以恒,但又要防止活动过猛,尤其要避免粗暴的被动活动,并可配合适当按摩,使关节周围损伤的软组织愈合与关节功能活动恢复同时并进。

二、颞颌关节脱位

颞颌关节脱位,又称下颌关节脱位。多发于老年人及体质虚弱者。根据发病的时间、部位及不同的原因分为:新鲜性、陈旧性和习惯性脱位;单侧脱位和双侧脱位;前脱位和后脱位等。临床上多见前脱位,后脱位很少见。

(一)病因病机

当颞颌关节大幅度运动或受外力作用,使髁状突过度移动,超出了关节的正常运动范围,而脱离下颌窝,滑至关节结节前方。此时可发生嚼肌的反射性痉挛和颞下颌韧带紧张,使髁状突上移而嵌顿在关节的前方,关节盘被夹在髁状突与关节之间以致不能自行复位,此即为颞颌关节前脱位。脱位后关节囊常被拉长,偶尔也可被撕裂(图4-1)。

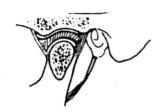 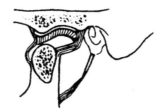 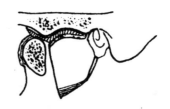

A.正常闭口状态（髁状突位于下颌窝内）　　B.大开口状态（髁状突与关节盘滑至关节结节之下）　　C.髁状突脱至关节结节前方,关节盘被夹在髁状突和关节结节之间

图 4-1　颞颌关节前脱位的机制和病理

1.过度张口　过度张口时,如大笑、打呵欠、拔牙等时,髁状突向前滑到关节结节的前方,交锁于关节结节前颧弓的凹内,即可引起该关节一侧或双侧前脱位。

2.暴力打击　下颌部遭受到侧方暴力打击,外力向前下方作用于下颌角或颊部,关节囊的侧壁韧带不能抗御外来暴力,则可形成单侧或双侧颞颌关节前脱位。

3.杠杆作用　在单侧上下臼齿之间咬食较大硬物时,硬物为支点,肌力拉动下颌体向前下滑动,多形成单侧前脱位。

4.肝肾亏虚　老年人和久病体质虚弱者,因其气血不足,肝肾亏损,血不荣筋,韧带松弛,容易发生脱位。

(二)临床表现

脱位后出现下颌关节区疼痛,口呈半开合状,不能主动闭合或张开,语言不清,咬食不便,吞咽困难,流涎等症状。双侧前脱位者,下颌骨下垂,向前方突出下颏部,上下齿列不能咬合,下齿列突于上齿列之前,双侧咬肌痉挛,呈块状隆起,面颊变成扁平状,双侧颧弓下方可触及下颌骨髁状突,骨屏前方(下关穴处)可触及一明显凹陷,且有空虚感。单侧前脱位者,患者有明显口角歪斜,下颌骨向前突出,并向健侧倾斜,患侧低于健侧。患侧颧弓下方可触及下颌骨髁状突,在患侧耳屏前方(下关穴处)可触及一凹陷。后脱位比较少见,关节凹区有空虚感,在乳突前方可触到关节突,表现前牙闭颌后牙开颌的典型特殊体征。

（三）诊断要点

1.病史　有过度张口、暴力打击等外伤史,或有习惯性颞颌关节脱位史。

2.症状　脱位关节区疼痛,呈半开合状,不能主动闭合或张开,语言不清,咬食不便,流涎等表现。

3.体征　不同脱位呈现出的特有体征。摸诊时在双侧耳屏前方可触及下颌关节凹陷,颧弓下方可触及下颌髁状突。

4.辅助检查　X线可协助诊断。

（四）治疗

1.整复方法

(1)口腔内复位法:①双侧脱位口腔内复位法:术者将双手拇指伸入到患者口腔内,指尖尽量置于两侧最后一个下臼齿的嚼面上,其余手指放于两侧下颌骨下缘,两拇指将臼齿向下按压,待下颌骨移动时再向后推,余指协调地将下颌骨向上端送,听到滑入的响声,说明脱位已复入。与此同时,术者拇指迅速向两旁颊侧滑开,随即从口腔内退出。②单侧脱位口腔内复位法:患者坐位,术者位于患者旁侧,一手掌部按住健侧耳屏前方。将头部抱住固定,另一手拇指用纱布包缠好插入口内,安置于患侧下臼齿,其余2~4指托住下颌。操作时,2~4指斜行上提,同时拇指用力向下推按,感觉有滑动响声即已复位(图4-2)。

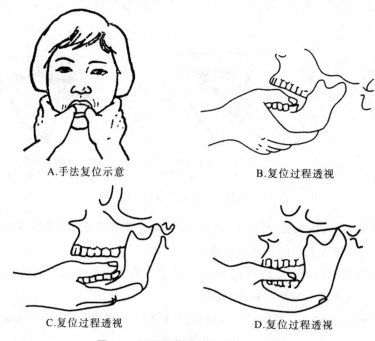

A.手法复位示意　　　　　B.复位过程透视

C.复位过程透视　　　　　D.复位过程透视

图 4-2　颞颌关节前脱位口腔内复位法

(2)口腔外复位法:术者站在患者前方,双手拇指分别置于患者两侧下颌体与下颌支前缘交界处,其余四指托住下颌体,然后双手拇指由轻而重向下按压,余指同时用力将下颌向后方推送,听到滑入关节之响声,说明脱位已整复。此法适于年老齿落的习惯性脱位患者。

(3)软木复位法:如脱位3周后仍未整复者,为陈旧性脱位。因其周围的软组织已有程度不同的纤维性变,用上述方法整复比较困难者,可用此法。在局部麻醉下将高 2cm×2cm 的软木块置于两侧下臼齿咬面上,然后上抬颏部,由于杠杆作用,可将髁状突向下方牵拉而滑入下颌窝内。

2.固定方法　复位成功后,托住颏部,维持闭口位,用四头带的一端兜住患者下颌部,其余四头分别在头顶和枕部打结即可。固定时,绷带不宜过紧,只要防止张口不超过 1cm 即可,绷带的力量应向上方,不能将下颌骨推向后下方,固定时间为1~2周。习惯性颞颌关节脱位固定时间为2~3周。其目的是维持复位后的位置,使被拉松、拉长的关节囊和韧带得到良好修复,防止再脱位。

3.手术疗法

(1)适应证:对于陈旧性脱位手法复位较为困难,若关节周围粘连严重,手法复位失败后,可考虑手术治疗。

(2)手术选择:常行切开复位或髁状突切除术。

4.药物治疗　按脱位三期辨证论治。初期选用舒筋活血理气方剂,以促进气血运行,筋脉通畅,如复元活血汤等。中后期选用补气血、养肝肾、壮筋骨的方剂,如舒筋活血汤等。

5.功能锻炼　固定期间嘱患者作咬合动作,解除固定后每天进行数次叩齿动作,使嚼肌得到运动,增强肌肉张力,以维持增强下颌关节的稳定。

(五)预后与调护

每天进行数次叩齿动作,使嚼肌得到运动,增强肌肉张力,以维持增强下颌关节的稳定。在固定期间,患者不应用力张口、大声讲话,宜吃软食,避免咬嚼硬食,四头带或绷带不宜捆扎过紧,应允许张口超过 1cm。

三、上肢脱位

(一)肩关节脱位

肩关节脱位,亦称盂肱关节脱位,是指肱骨头与肩胛盂发生分离移位者,古称"肩胛骨出"、"肩膊骨出臼"或"肩骨脱臼"。肩关节是全身脱位关节中常见的部位,好发于 20～50 岁的男性。根据脱位的时间长短和脱位次数的多少,可分为新鲜性、陈旧性和习惯性脱位 3 种。根据脱位后肱骨头所在的部位,又可分为前脱位和后脱位两种,而前脱位又可分为喙突下、盂下、锁骨下脱位,其中喙突下脱位最多见(图 4-3)。

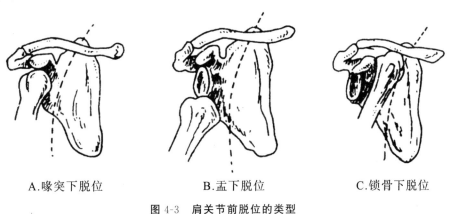

A.喙突下脱位　　　　　　B.盂下脱位　　　　　　C.锁骨下脱位

图 4-3　肩关节前脱位的类型

【病因病机】

1.直接暴力　多因打击或冲撞等外力直接作用于肩关节而引起,但极少见。临床常见的是向后跌倒时,以肩部着地,或因来自后方的冲击力,使肱骨头向前脱位。

2.间接暴力　可分为传达暴力与杠杆作用力两种,临床最多见。

(1)传达暴力:患者侧向跌倒,上肢外展外旋,手掌向下撑地,暴力由掌面沿肱骨纵轴向上传达到肱骨头。肱骨头可能冲破较薄弱的肩关节囊前壁,向前滑出至喙突下间隙,形成喙突下脱位,较为多见。若暴力继续向上传达,肱骨头可能被推至锁骨下部成为锁骨下前脱位,较为少见。

(2)杠杆作用力:当上肢过度高举、外旋、外展向下跌倒,肱骨颈受到肩峰冲击,成为杠杆支点,使肱骨头向前下部滑脱,先呈盂下脱位,后可滑至肩前呈喙突下脱位。

肩关节脱位的主要病理变化为关节囊撕裂及肱骨头移位,肩关节周围的软组织可发生不同程度的损伤,或合并肩胛盂边缘骨折、肱骨头骨折与肱骨大结节骨折等,其中以肱骨大结节骨折最为常见,有 30%～40% 的患者合并有大结节撕脱骨折。偶见腋神经损伤,故复位前后应注意检查神经有无损伤。

【临床表现】

患肩疼痛、肿胀、畸形,关节活动障碍。若伴有骨折,则疼痛、肿胀更甚。①前脱位:患者常以健手扶持患肢前臂,头倾向患侧以减轻肩部疼痛,上臂处轻度外展、前屈位,"方肩"畸形。肩关节弹性固定于外展约 20°～30°位。肩峰突出,肩峰下空虚,常可在喙突下、腋窝处或锁骨下触到脱位的肱骨头。搭肩试验阳性,直尺试验阳性。②后脱位:"方肩"畸形及肩关节弹性交锁现象不明显。主要表现为喙突突出明显,肩前部塌陷扁平,可在肩胛冈下触到突出的肱骨头,上臂呈轻度外展及明显的内旋畸形。

【诊断要点】

1.病史　多有摔伤、肩关节撞击伤病史。

2.症状　肩关节肿胀、疼痛及功能障碍。若伴有骨折,则疼痛、肿胀更甚。

3.体征　前脱位者,患肩呈"方肩"畸形,搭肩试验阳性,局部肿胀、压痛,肩峰突出,肩峰下空虚,肱骨头移位,直尺试验阳性。后脱位者,喙突突出明显,肩前部塌陷扁平,可在肩胛冈下触及突出的肱骨头,上臂呈轻度外展内旋畸形。

4.辅助检查　肩部正位和穿胸侧位 X 线摄片,可明确诊断及其类型,并可以明确是否合并有骨折等情况。

【治疗】

新鲜肩关节脱位应争取早期行手法复位,一般局部症状轻微不需麻醉,可给予止痛剂后施加手法,易于复位。陈旧性脱位在 1 个月左右,关节内外若无钙化影,可先予麻醉后配合按摩手法以松解痉挛的肌肉,后施加复位手法。若手法复位失败及习惯性肩关节脱位者,应考虑手术治疗。

1.整复方法

(1)牵引推拿法:患者仰卧,用布带绕过胸部,第一助手向健侧牵拉,第二助手用布带绕过腋下,向上向外牵引,第三助手紧握患肢腕部向下牵引,向外旋转,并内收患肢。三位助手同时徐缓、持续不断地牵引,可使肱骨头自动复位。若不能复位,术者可用一手拇指或手掌根部由前上向外下,将肱骨头推入关节盂内。第三助手在牵引时,应多作旋转活动,一般均可复位(图 4-4)。

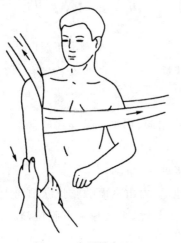

图 4-4　牵引推拿法

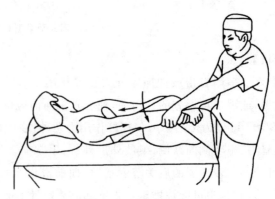

图 4-5　手牵足蹬法

（2）手牵足蹬法：患者取仰卧位，以右肩为例，术者立于患侧，双手握住患肢腕部，右膝伸直用足蹬于患者腋下，顺势用力牵拉伤肢，持续1～3分钟，先外展、外旋，后内收、内旋，伤处有滑动感，即表明复位成功（图4-5）。

（3）悬吊复位法：患者俯卧床上，患肢悬垂于床边，根据患者肌肉发达的程度，在患肢腕部系布带并悬挂2～5kg重物（不要以手提重物），依其自然位持续牵引15分钟左右，多可自动复位。有时术者需内收患肩或以双手自腋窝向外上方轻推肱骨头，或轻旋转上臂，肱骨头即可复位。此方法安全有效，对于老年患者尤为适宜（图4-6）。

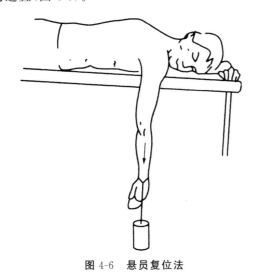

图4-6 悬吊复位法　　　　　　图4-7 肩关节脱位整复后固定法

2.固定方法　可用胸壁绷带固定法。将患侧上臂保持在内收内旋位，肘关节屈曲60°～90°，前臂依附胸前，用纱布棉垫放置于腋下和肘内侧，防止胸壁与上臂内侧皮肤长期接触发生糜烂。将上臂用绷带包扎固定于胸壁，前壁用颈腕带或三角巾悬托于胸前，固定时间2～3周（图4-7）。

3.手术疗法

（1）适应证：合并肱二头肌长头腱向后滑脱、肱骨外科颈骨折、关节盂大块骨折、肱骨大结节骨折等，手法复位不能成功者；或脱位合并血管、神经损伤，临床症状明显者；陈旧性脱位6个月以内的青壮年患者，或陈旧性脱位时间虽短，但合并有肱骨大结节骨折、肱骨颈骨折、腋部神经损伤以及闭合复位不成功的患者；对部分肌肉软组织挛缩严重，关节软骨已变性剥脱者，应考虑手术治疗。

（2）手术选择：可采用切开复位、肩关节融合等法。

4.药物治疗　按脱位三期辨证论治。习惯性脱位，应内服补肝肾、壮筋骨的药物，如补肾壮筋汤、健步虎潜丸等。对于各种合并症，有骨折者，按骨折三期辨证用药；有合并神经损伤者，应加强祛风通络，用地龙、僵蚕、全蝎等；有合并血管损伤者，应加强活血祛瘀通络，可合用当归四逆汤加减。

5.功能锻炼　固定期间鼓励患者练习手腕和手指活动。1周后去除将上臂固定于胸壁的绷带，仅留悬托前臂的三角巾，此时可开始练习肩关节屈伸活动。解除固定后，应逐步作肩关节各方向主动活动锻炼，如左右开弓、双手托天、手拉滑车、手指爬墙等，并配合按摩推拿、针灸、理疗，以防肩关节软组织粘连与挛缩。禁止作强力的被动牵伸活动，以免软组织损伤及并发损伤性骨化。

【预后与调护】

新鲜肩关节脱位整复效果佳，预后好。固定期间注意腋窝、前臂与胸壁相互接触部位皮肤的清洁护理。制动期间可行肘、腕、手的功能锻炼以及上肢肌肉的舒缩活动。去除固定后，开始练习肩关节功能锻炼。6周内禁止做强力外旋动作。对青少年患者，当脱位复位后，应接受严格制动3～4周，并按一定康复要求进行功能锻炼,不要过早参加剧烈活动。

(二)肘关节脱位

肘关节脱位系指肱骨与桡尺骨近端发生的分离移位,是常见的脱位,多发生于青壮年,儿童与老年人少见。根据桡尺近侧关节与肱骨远端所处的位置可分为后脱位、前脱位、侧方脱位及骨折脱位等。按发病时间至整复时间,可分为新鲜及陈旧脱位。

【病因病机】

肘关节后脱位多由间接暴力(传达暴力或杠杆作用)造成。患者跌倒时肘关节伸直位,手掌着地,外力沿前臂传导到肘部,由于肱骨滑车关节面是向外侧倾斜,且在手掌撑地时前臂多处于旋后位,传导外力使肘关节过伸,以致鹰嘴尖端急骤撞击肱骨下端的鹰嘴窝,在肱尺关节处形成杠杆作用,滑车切迹自肱骨下端滑车部脱出,使止于尺骨粗隆上的肱肌及肘关节囊的前壁被撕裂,在肘关节前方无任何软组织阻挡的情况下,肱骨下端向前移位,使尺骨鹰嘴向后上移位,尺骨冠突和桡骨头同时滑向后方,而形成肘关节后脱位。由于环状韧带和骨间膜将尺、桡骨比较牢固地束缚在一起,所以后脱位时尺、桡骨多同时向背侧移位。

在引起肘关节后脱位的同时,由于暴力作用不同,可沿尺侧或桡侧向上传达,出现肘内翻或肘外翻,引起肘关节的尺、桡侧副韧带撕脱或断裂,但环状韧带仍保持完整,所以尺骨鹰嘴和桡骨头除向后移位外,还同时向尺侧或桡侧移位,形成后内侧或后外侧脱位,骨端向桡侧严重移位者,可引起尺神经牵拉伤。肘关节前脱位极少见,通常与尺骨鹰嘴骨折同时发生。

【临床表现】

1.肘关节后脱位 伤后肘关节肿胀、疼痛、压痛,特有畸形,呈弹性固定。肘关节功能活动障碍。尺骨鹰嘴向后突出,肘后三点关系失常,鹰嘴上方凹陷或有空虚感。肘窝可能触及扁圆形光滑的肱骨下端,肘关节后外侧可触及脱出的桡骨小头。肘关节呈半屈曲弹性固定,靴状畸形姿势不能改变。

2.肘关节侧后方脱位 肘关节内侧或外侧副韧带、关节囊和软组织损伤严重,肘部内外径增宽,内侧脱位时肱骨外髁明显突出,尺骨鹰嘴和桡骨小头向内侧移位;外侧脱位时,前臂呈旋前位,肱骨内髁明显突出,鹰嘴位于外髁外方,桡骨头突出。肘部呈严重的内翻或外翻畸形。

3.肘关节前脱位 肘后部空虚,肘后三点关系失常,前臂较健侧变长,肘前可触到尺骨鹰嘴,前臂可有不同程度的旋前或旋后畸形。

【诊断要点】

1.病史 有明显的外伤史。

2.症状 肘部疼痛、肿胀、功能障碍。

3.体征 靴状畸形,弹性固定,肘后三角关系发生改变,前臂长度改变,在肘部可触及突出的骨端。

4.辅助检查 肘关节正侧位 X 线片,可明确诊断及其类型。

【治疗】

新鲜性肘关节脱位应以手法整复为主,宜早期复位及固定。并发骨折者,应先整复脱位,然后处理骨折。麻醉的选择,原则上应使复位手法在肌肉高度松弛及无疼痛感觉下进行。陈旧性脱位,应力争手法复位,若复位失败,可根据实际情况考虑用手术治疗。

1.整复方法 新鲜肘关节脱位应及时手法复位。合并骨折者,应先整复脱位,然后处理骨折。陈旧性脱位,力争手法复位,若复位失败,可考虑手术治疗。

(1)拔屈伸肘法:患者取坐位,助手立于患者背侧,以双手握其上臂,术者站在患者前面,以双手握住腕部,置前臂于旋后位,与助手相对牵引,3～5 分钟后,术者以一手握腕部保持牵引,另一手的拇指抵住肱骨下端向后推按,其余四指置于鹰嘴处,向前端提,并缓慢地将肘关节屈曲,若闻及入臼声,则说明脱位已整复(图 4-8 A～B)。或卧位,患肢上臂靠床边,术者一手按其下段,另一手握住患肢前臂顺势拔伸,有入臼声后,屈曲肘关节(图 4-8 C～D)。

(2)膝顶复位法:患者取坐位,术者立于患侧前面,一手握其前臂,另一手握住腕部,同时一足踏在凳面上,以膝顶在患侧肘窝内,先顺势拔伸,然后逐渐屈肘,有入臼声音,患侧手指可摸到同侧肩部,即为复位成功。

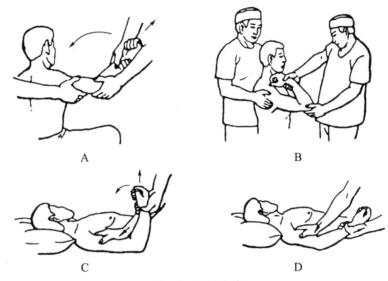

图 4-8　拔屈伸肘法

2.固定方法　复位后,一般用绷带作肘关节"8"字固定;1 周后采用肘屈曲 90°前臂中立位,三角巾悬吊或直角夹板固定,将前臂横放胸前,2 周后去固定。合并骨折,可加用夹板固定。亦可采用长臂石膏后托在功能位制动 3 周。

3.手术疗法

(1)适应证:适用于闭合复位不成功者或伤后已数月且无骨化肌炎和明显骨萎缩者;对于脱位时间长、关节僵在非功能位、有明显功能障碍,而患者又要求有活动的肘关节,应考虑手术治疗。

(2)手术选择:治疗根据不同的病理变化可采用不同疗法,如手术切开复位,关节切除或成型术,后外侧关节囊及侧副韧带紧缩术等。

4.药物治疗　复位后,可按损伤三期辨证施治进行治疗。

5.功能锻炼　固定期间可作肩、腕及掌指等关节活动,去除固定后,逐渐开始肘关节主动活动,以屈肘为主。必须避免肘关节的粗暴被动活动,以防发生骨化性肌炎。

(五)预后与调护

新鲜的肘关节脱位复位效果佳,预后好。合并关节内骨折者,如果骨折对合良好,其预后也好。若治疗不当,后期容易产生骨化性肌炎、创伤性关节炎、肘关节僵硬等。固定期间,可作肩、腕及掌指关节的活动;去除外固定后,作肘关节自动伸屈活动,如屈肘挎篮、旋肘拗腕,防止关节僵硬和功能活动范围受限。

（张天理）

第五章　上肢损伤

第一节　手部骨折与脱位

一、拇指腕掌关节脱位

（一）应用解剖及发病机制

拇指腕掌关节位于第 1 掌骨基底和大多角骨之间，由两个相互对应的鞍状关节面所组成。冠状面观，第 1 掌骨基底关节面隆凸；矢状面观凹陷。大多角骨远侧关节面的形状则与之相反，但曲率稍有减少。拇指腕掌关节的关节囊和韧带厚而松弛，关节面并不贴合，故关节的活动范围较大，除屈-伸、内收-外展、回旋外，还有轴向旋转运动，即第 1 掌骨随着关节屈-伸而呈现旋前-旋后运动。

关节周围的韧带共有 4 条：外侧韧带较宽，起、止于大多角骨和第 1 掌骨基底的外侧部。掌侧韧带起自大多角骨结节，然后向远侧斜行止于第 1 掌骨基底的掌尺侧结节。桡背侧韧带也为斜行韧带，起自大多角骨背侧部，止在第 1 掌骨基底掌尺侧结节。第 1 掌骨间韧带很短，起自第 2 掌骨基底桡背侧部，呈扇面状，有纤维与掌、背侧韧带汇合，止在第 1 掌骨基底掌尺侧结节，此韧带有制约第 1 掌骨基底向桡侧脱位的作用。但也有人认为，掌侧韧带对第 1 腕掌关节的稳定更重要。根据 Strauch、Behrman 和 Rosenwasser 的尸体研究结果，桡背侧韧带和掌侧韧带是防止脱位的最重要韧带。

单纯的腕掌关节脱位较少见，临床上见到的多为半脱位。当第 1 掌骨处于轻度屈曲位时，作用其上的纵向暴力可使掌骨基底向桡背侧脱位。有时，可并发掌侧基底撕脱骨折。但是由于有掌侧韧带和第 1 掌骨间韧带的附着和牵拉，基底掌侧部相对稳定，这一纵向暴力更易导致掌侧基底骨折，即 Bennett 骨折-脱位。

（二）临床表现及诊断

由于导致腕掌关节脱位的暴力常较强大，容易合并掌骨骨折，因此容易漏诊腕掌关节脱位，应予以注意。其诊断依据如下：

1.腕部有受伤史，拇指背侧肿胀明显，活动受限。

2.拇指背侧有明显的压痛点。

3.X 线检查需要进行后前位、侧位及斜位摄片。摄片常可发现脱位、半脱位、骨折等表现。

拇指腕掌关节由于退行性改变，可发生半脱位。检查可发现腕掌关节异常活动，X 线摄片可发现骨关节炎表现。

（三）治疗

急性单纯性脱位，予以纵向牵引和掌向推挤掌骨基底，可以很容易地复位，然后经皮穿针将关节固定于充分旋前位,再用拇"人"字管形石膏作制动。6 周后,去石膏、拔针,开始主动活动。但拔针后仍有个别患者会再次发生脱位或半脱位。因此,拔针后还应佩戴保护性石膏 4~6 周,活动锻炼也应循序渐进,不可操之过急。

陈旧性半脱位,应做切开复位和韧带重建。在第 1 掌骨近端 1/2 沿大鱼际肌桡侧缘作纵形切口,在腕远侧横纹处弯向尺侧,然后再沿桡侧腕屈肌腱向前臂延伸,止于腕上 2~3cm 处。从骨膜下显露第 1 掌骨基底侧面、骨膜外显露大多角骨掌侧部,显露和游离桡侧腕屈肌腱,在前臂远端将肌腱的桡侧半切断并向远侧劈裂,使其成为远端附着在第 2 掌骨基底、近侧端游离、长约 6cm 的腱条。将脱位的掌骨复位,然后用细克氏针将拇指固定于功能位,但要注意针的位置对后面所要进行的钻孔不要有妨碍。用直径 2.5mm 的钻头由第 1 掌骨基底背侧(拇短伸肌腱止点尺侧)向掌侧钻孔,将预制好的腱条由背侧口引出,经拇长展肌腱的深面绕到腕关节掌侧并抽紧,然后将腱条与出口处的骨膜、拇短伸肌健止点缝合在一起。在接近止点处将腱条绕经桡侧腕屈肌腱的尺侧半,抽紧后折回,与第 1 掌骨基底骨膜、韧带缝合在一起。术后,予以石膏托外固定。4 周后,去除固定物,开始进行主动活动。并发创伤性或退行性关节炎的脱位,可做关节成形或融合术。

二、拇指掌骨骨折

(一)应用解剖及发病机制

第 1 掌骨是掌骨中最短、最粗的掌骨,分头、颈、干和基底四部分。但与其他掌骨比,头的曲率小,关节面宽阔,横径大于前后径。掌骨干短而粗,内、外侧面分别有第 1 背侧骨间肌、拇对掌肌附着。基底粗糙宽大,与大多角骨构成第 1 腕掌关节。其桡侧有拇长展肌腱附着,尺侧有拇短屈肌腱和第 1 背侧骨间肌附着。四面还有韧带加强。

第 1 掌骨的次级骨化中心位于掌骨近端,而其他掌骨则是位于远端。它与初级骨化中心愈合的时间也较其他掌骨晚 1 年左右。

第 1 掌骨骨折多发生于掌骨的近端,分关节内与关节外 2 种。前者包括有 Bennett 骨折和 Rolando 骨折。

1.Bennett 骨折　又称 Bennett 骨折-脱位,因为同时合并有腕掌关节脱位。Bennett 于 1882 年最先描述。当第 1 掌骨处于轻度屈位时,作用其上的纵向暴力可使基底向近、背侧移动并与大多角骨撞击,由此可导致基底骨折。骨折线偏于掌侧,断面近乎与掌骨纵轴附着,留在原位不动或有轻微的旋转。而背侧骨折块,即第 1 掌骨,则在拇长展肌腱和拇收肌的协同作用下向桡背移位,第 1 腕掌关节呈现背侧脱位。掌侧骨折块通常小于基底关节面 1/3。

2.Rolando 骨折　有别于 Bennett 骨折-脱位,较少见,为 Rolando 在 1910 年最先描述。骨折线呈"T"或"Y"形,基底碎成 3 块或多块,预后较差。从形态上看,Rolando 骨折更像是粉碎型的 Bennett 骨折,除了掌侧基底与骨干分离之外,背侧基底也与掌骨干分离。

3.关节外骨折　关节外骨折较常见,治疗也相对简单。骨折线有横形和斜形之分,但均不与关节相通。后者需注意与 Bennett 骨折相区别。远侧骨折段在拇长屈肌腱和拇收肌的牵拉下向掌尺侧倾斜,近侧段由拇长展肌腱牵向桡骨侧,致使骨折呈现向桡骨成角移位。

(二)临床表现及诊断

临床上常表现拇指活动受限、疼痛以及手的捏、抓无力。检查可见局部肿胀、疼痛和压痛,拇指内收-外展和对掌运动受限。通过 X 线平片检查可明确骨折类型。

（三）治疗

1.Bennett 骨折　治疗 Bennett 骨折-脱位的方法有 20 余种,绝大多数为非手术疗法。

牵引和外展第 1 掌骨,同时向掌侧按压掌骨基底背侧,骨折及脱位极易复位,但放松牵引后也极易再脱位。因此,应先在掌骨基底背侧置放一个软垫,然后做短臂拇"人"字管形石膏,在石膏硬化前予以闭合复位,同时塑形石膏使其与肢体均匀贴合,将第 1 掌骨固定在外展位,利用突出的软垫抵住脱位趋势、维持复位到愈合。也有些学者设计了各种各样的支具,通过皮牵引或骨牵引来防止掌骨基底背向滑脱,同时维持第 1 掌骨于外展位。还有些学者认为,将第 1 掌骨固定在内收位不是外展位,会有利于骨折复位的维持。

闭合复位虽然容易,但要使关节面对合平整无台阶并靠外固定物维持这一位置到骨折愈合却非易事。因此,在闭合复位成功之后穿针做内固定,不失为一种值得推荐的治疗方法。具体步骤是牵引、外展掌骨做闭合复位,如果关节面光滑平整、无明显的台阶,可在影像增强器监视下经皮穿 1 根或 2 根针将两骨折块固定在一起。若掌侧骨块较小,可穿针至大多角骨,维持复位到愈合。术后,用短臂拇"人"字管形石膏做外固定,4～6 周后拔针、开始功能锻炼。如果闭合复位后关节面仍有明显的台阶,则需行切开复位内固定:在第 1 掌骨桡背侧面沿大鱼际肌桡侧和近侧边缘做"L"形切口,从骨膜外显露骨折及第 1 腕掌关节,切开桡侧关节囊,在直视下复位直至关节面光滑平整无台阶,并用布巾钳做暂时固定,然后钻入加压镙丝钉。如果掌侧骨折块较小,可使用克氏针做固定,并将其中 1 根穿至大多角骨或小多角骨,以增加固定的稳定度。关闭切口前,应仔细修复关节囊。使用加压螺丝钉做内固定,次日即可开始进行适量的主动活动,但应佩戴保护性的外固定物至骨折愈合。用克氏针固定,还需用拇"人"字管形石膏-做加强。4～6 周后拔针、开始主动活动。

有文献报道,Bennett 骨折-脱位即使复位不良,畸形愈合后拇指功能障碍也并不十分严重。但解剖位愈合可减少创伤性关节炎发生的机会,有利于关节运动功能的恢复,因此在条件允许的情况下还应以此为治疗标准。

2.Rolando 骨折　治疗主要是依据骨折块的粉碎程度和移位幅度而定。骨折块较多,无法使用内固定,可行闭合复位外固定。单纯的拇"人"字管形石膏固定或皮牵引治疗,难以获得满意效果,尽可能不用,而用骨牵引或外固定架来维持复位。如果骨折块小而多,可在牵引一段时间之后待局部肿、痛消退,早期开始主动活动,以便能利用关节囊、大多角骨关节面引导及模板作用,使破损的基底关节面重新塑形。如果骨折块较大,可行切开复位,用螺丝钉、钢板或克氏针做固定,入路同 Bennett 骨折。

3.关节外骨折　外展和背伸远侧骨折段通常可使横形骨折闭合复位,然后用短臂拇"人"字管形石膏固定 4 周。固定时应避免掌指关节过伸,不然会导致远侧骨折段屈曲。如果骨折相互嵌插,成角移位难于矫正,或解剖复位后难于维持,不要急于手术治疗。因为第 1 掌骨即便有 20°～30°成角畸形,除外观局部隆起外,多无明显的运动功能障碍。

斜形骨折的稳定性较差,闭合复位之后如果用短臂拇"人"字管形石膏不能维持位置,可经皮穿针做内固定。

三、拇指掌指关节脱位及韧带损伤

（一）应用解剖及发病机制

拇指掌指关节是由近节指骨基底、掌骨头、掌板、桡尺侧籽骨、侧副韧带、副侧副韧带和关节囊所组成的多轴关节,具有屈-伸、内收-外展、回旋和旋转运动。但由于掌骨头横径大、关节面宽阔,侧方偏斜运动的幅度明显小于手指的掌指关节。

掌骨头略呈四边形,曲率小,横径大于前后径,掌侧关节面内有2个与籽骨成关节的小面。这2个小面有时突出,在关节背侧脱位后可影响掌板恢复原位。籽骨一般为2个,分别位于掌板的桡、尺侧并接受拇短屈肌和拇收肌的抵止。侧副韧带起自掌骨头的侧方,止在近节指骨基底侧方。关节屈曲时,韧带紧张,伸直时松弛,是维持关节侧方稳定的重要结构。副侧副韧带薄而平,由掌骨头止于掌板和籽骨。在关节尺侧,拇收肌腱止于尺侧籽骨和近节指骨基底的尺侧,并有部分纤维加入指背腱膜的尺侧扩展部。在桡侧,拇短展肌腱和拇短屈肌腱除了止于桡侧籽骨和近节指骨基底桡侧之外,也有部分纤维并入指背腱膜的桡侧扩展部。这些结构对关节的稳定也有一定的作用。

拇指掌指关节损伤有尺侧侧副韧带损伤、桡侧侧副韧带损伤和关节脱位3种类型。

1.尺侧侧副韧带损伤 拇指掌指关节过度桡偏和背伸的暴力,常会导致尺侧侧副韧带及掌板的不全性断裂或完全性断裂。断裂多发生于指骨基底附着部,有时会并发基底撕脱骨折。侧副韧带断裂后,指背腱膜的尺侧扩张部往往会置于断端间,妨碍韧带愈合。

过去英国狩猎场的看护人,常有拇指掌指关节尺侧侧副韧带慢性损伤,与他们经常徒手宰杀小猎物的职业习惯有着密切的关联。因此,Campbell将此种损伤称之为狩猎场看护者拇指。以后,这一名称的含义扩大,泛指尺侧侧副韧带的各种损伤,其中也包括韧带的急性损伤。有些学者认为使用滑雪者拇指来表示尺侧侧副韧带的急性损伤似乎更贴切,因为滑雪杖与拇指的撞击是其常见的原因。

2.桡侧侧副韧带损伤 较少见。多为门挤压或竞技暴力所致。

3.掌指关节脱位 远比手指关节脱位多见。背侧脱位多于掌侧脱位。

背侧脱位,常为关节过伸暴力所致。掌板多从膜部撕裂,并随指骨一起向掌骨头背侧移位。当其置于指骨基底和掌骨头之间时,闭合复位极难成功。桡、尺侧侧副韧带常不断裂,而是随着指骨基底滑向背侧。但是如果损伤时暴力偏向一边,也可导致一侧韧带断裂。往往并发侧副韧带损伤。掌侧脱位极罕见。

(二)临床表现及诊断

1.尺侧侧副韧带损伤 伤后,关节尺侧肿胀、疼痛及压痛显著,关节运动受限。将掌指关节被动桡偏,运动幅度如果明显增加(大于健侧10°),提示韧带完全断裂。否则,可能是不全性断裂。这项应力检查应在局部浸润麻醉后进行,以免因疼痛、肌肉痉挛限制关节偏斜而使结果呈现假阴性。此外,还应做双侧对比,以减少个体差异的影响。除了在掌指关节伸直时做侧方偏斜应力检查之外,还要在屈曲时做,因为侧副韧带在关节处于伸直位时是松弛的,关节的侧方稳定还有周围其他结构的支持,不易确定侧副韧带是否断裂。尺侧侧副韧带断裂后,拍拇指应力位平片可见掌指关节尺侧间隙增宽,关节面不平行。在实施应力位平片检查之前,应做常规平片检查,以免不知道有骨折存在而使之移位。与韧带损伤并发的骨折,多为近节指骨基底部的撕脱骨折、骨折块大小不等。利用掌指关节造影和关节镜来诊断侧副韧带损伤,虽有报道,但似乎无明显的临床意义。

2.桡侧侧副韧带损伤 损伤局部有肿胀、疼痛和压痛。予以关节尺向外力可见关节尺偏运动幅度增加。

3.掌指关节脱位 简单性脱位,又称半脱位,掌指关节常常呈现过伸畸形(40°～90°不等),即不能主动屈曲,也不能被动屈曲。X线侧位平片可见近节指骨基底坐落在掌骨头背侧,与掌骨头关节面仍有接触,掌侧间隙稍有增宽。复杂性脱位,近节指骨长轴差不多与掌骨平行,只有轻度过伸,而且可在大鱼际远端掌侧皮肤见一凹陷,系关节向背侧牵拉掌腱膜及皮肤所致。主动和被动屈曲均受限。平片上可见掌指关节间隙明显增宽,其内有籽骨影。

完全脱位,局部可扪及压痛,常规正位、侧位X线摄片可发现脱位。必要时可做关节造影。

(三)治疗

1.尺侧侧副韧带损伤 急性不全性断裂:不需手术治疗,仅短臂拇"人"字管形石膏将掌指关节固定在稍屈位 4～6 周即可。固定期的长短,与损伤的严重程度成正比。

急性完全性断裂:应及时进行手术修复。如合并有撕脱骨折,无论骨折有无移位,都应做手术探查和修复。在关节尺背侧做纵向弧形切口,切断拇收肌与指背腱膜的连接,显露损伤的韧带。如果断裂发生于韧带的实质,可用丝线做褥式缝合进行修复,并使关节处于轻度屈曲位。若损伤为指骨基底附着部的撕脱,可做钢丝抽出缝合重建韧带止点。小的撕脱骨折块可以切除,使韧带断端与骨缺损直接对合。撕脱骨折块较大时,可用克氏针做固定,恢复韧带的原有张力。有时,骨折块很大,约占基底关节面的 1/3,同时也有韧带断裂,这种骨折不属撕脱骨折,而是为剪式应力所致的骨折。手术时,除了缝合修复断裂的韧带之外,也还要用克氏针或钢丝固定骨折。关闭切口前,吻合指背腱膜尺侧扩展部的断端。术后予以短臂拇"人"字管形石膏固定 5～6 周。

陈旧不全性断裂:单纯的不全性断裂常常被忽略,直到疼痛症状加重时才来就诊。被动活动如果没有关节不稳现象,可先石膏制动 4 周,以后再予以理疗。数月后症状可能逐渐消退。

陈旧完全性断裂:如果无创伤性关节炎,关节运动良好,可行韧带重建,入路同上。充分暴露掌骨头和指骨基底后,在尺侧面距关节面 0.5cm 处,各打一个横行穿透掌骨和指骨的孔洞,然后将游离的掌长肌腱穿行于内,两断端在尺侧抽出和稍拉紧后做重叠缝合。短臂拇人字管形石膏固定 5～6 周后,开始功能锻炼。术后关节屈曲活动可能会有所减少。有创伤性关节炎的陈旧断裂宜做关节融合术。

2.桡侧侧副韧带损伤　急性损伤的治疗与尺侧韧带损伤相同。正常时,由于桡侧受力较尺侧小,因而疗效也较好。陈旧损伤,可将拇展短肌止点前移 1cm,使其止于拇指基底的桡侧,用以维持关节桡侧的稳定。

3.掌指关节脱位　简单性背侧脱位,闭合复位多可获得成功:被动屈曲腕关节和拇指指间关节,放松拇长屈肌腱,然后背伸掌指关节并由背侧向远侧推挤近节指骨基底,同时屈曲掌指关节直到复位。复位开始即施以纵向牵引。复位后用石膏托将掌指关节固定于屈曲位 3 周。过早的锻炼可干扰掌板的愈合,使掌指关节出现过伸不稳。在实施固定之前,应仔细检查有无侧副韧带损伤,如有断裂,应同时予以处理。掌骨头掌侧与籽骨相对的小关节面有时凸起,可阻挡撕裂的掌板回复原位,导致闭合复位失败,此时,手术治疗不可避免。

复杂性背侧脱位,闭合复位极难成功,但还是应在手术室臂丛麻醉完全后先试行两次闭合复位,失败后再行切开复位。切开复位多采用拇指桡侧纵行切口,在掌板与侧副韧带结合部做纵行切开,当把掌板撬拨原位,脱位会随之复位。术后固定同上。急性脱位因诊治延误而变为陈旧脱位的情形并非少见。此时,如果患者要求改善功能,切开复位是唯一可供选择的治疗方法。

掌侧脱位,治疗以切开复位为主。

四、腕掌关节脱位

(一)应用解剖及发病机制

腕掌关节由第 1～5 掌骨基底与远侧列腕骨构成。由于掌骨是 5 个,远侧列腕骨是 4 块,因此腕掌关节的构成不像掌指关节那样是一对一的结构。第 1 掌骨底为前后凹面的关节面,在桡侧方向是一个凸面。与其相对应的大多角骨关节面为前后凸的关节面,而桡侧方向为凹面,形成鞍状关节。第二腕掌关节由第 2 掌骨底与相对应的大、小多角骨构成,第 2 掌骨底尺侧还与第 3 掌骨桡侧相关节。第三腕掌关节由第 3 掌骨底与相对应的头状骨构成。第四腕掌关节由第 4 掌骨底与相对应的头状骨尺侧及钩骨桡侧构成。第五腕掌关节由第 5 掌骨底与钩骨桡侧构成,亦为鞍状关节。

第一腕掌关节囊肥厚,较松弛,包绕关节骨结构周围。关节周围有韧带附着,以增加关节的稳定性。位于关节前、后方有掌、背侧韧带;位于桡侧方有桡侧腕掌韧带;位于第1、第2掌骨间有骨间前、后韧带。有松弛的关节囊及坚强的韧带保证了第一腕掌关节的灵活性及稳定性。

第二至第四腕掌关节关节囊较紧张,第五腕掌关节囊较松弛。各腕掌关节均有腕掌侧及背侧韧带增强。掌骨间有骨间韧带连接,使各腕掌关节稳定。

第一腕掌关节为鞍状关节,可做屈、伸、收、展及旋转运动。第二至第四腕掌关节为微动关节。第五腕掌关节为鞍状关节,关节囊较为松弛,可有 $25°\sim30°$ 的屈伸活动范围。

由于腕掌关节较为稳定,所以只有较强大的暴力才能使其发生脱位及韧带损伤。腕掌关节处的直接暴力损伤常导致关节外的骨折,较少出现关节囊破裂,且关节稳定。间接暴力可引起关节内骨折脱位,且关节不稳定。沿第五掌骨纵轴的纵向暴力,可导致第五腕掌关节的不稳定骨折脱位,可发生第二至第五单个腕掌关节脱位,也可发生4个关节同时脱位,还可同时发生多处骨折及手部软组织损伤。

(二)临床表现及诊断

由于导致腕掌关节脱位的暴力常较强大,经常合并多处骨折,从而容易遗漏腕掌关节脱位的诊断,应引起广大骨科医生的注意。

临床上常有外伤病史,表现为腕部肿胀明显,而手的畸形不明显。腕背有明确的局限性的压痛点。X线检查有助诊断,后前位片上腕掌关节面平行排列关系的丧失提示存在这种损伤。必要时行CT检查。

腕掌关节脱位可合并指伸肌腱损伤、正中神经损伤,第五腕掌关节脱位可合并尺神经损伤,并有可能出现血循环障碍,在进行诊断时应特别注意。

(三)治疗

腕掌关节脱位如能早期发现,手法复位比较容易;为防止出现再脱位,常需要克氏针固定。对闭合复位失败者,Lawlis与Gunther提倡的切开复位与克氏针固定十分有用,他们报道了15例切开复位内固定的病人,平均随访6.5年,13例疗效佳;他们认为这种方法优于闭合复位和经皮穿针固定,因为它既可以获得较好的复位,又避免了钉住肌腱。如脱位发现较晚,则需要切开复位,有时必须切除掌骨近端,融合腕掌关节。

五、掌骨骨折

(一)应用解剖及发病机制

掌骨为小管状骨,有5块,每块分底、体、头3部分。

1.底 为近侧端的膨大,其近侧面与远侧列腕骨相关节,构成腕掌关节,但关节面不相一致,第1、第3、第5掌骨仅与一个腕骨相接,第2掌骨与大、小多角骨和头状骨相接,第4掌骨与头状骨和钩骨相接,因此,头状骨有与2~4掌骨相接的关节面。第1掌骨底呈鞍状,与大多角骨形成拇指腕掌关节。掌骨底两侧则与相邻掌骨底相接,形成掌骨间关节,但第1掌骨除外。

2.体 横断面呈三角形,前缘分前内侧面和前外侧面,第2、第4、第5掌骨前缘有骨间掌侧肌附着,第3掌骨前缘有拇收肌横头附着,5个掌骨体的毗邻缘有骨间背侧肌附着。掌骨体较细,受到剧烈冲击后有时可引起骨折,由于屈肌力量强大,骨折片常向背侧成角。

3.头 圆形,其球形关节面与近节指骨底相接,成掌指关节。关节面大部分位于掌侧,小部分位于背侧,关节面前后方向的凸度较横向方向凸度为大。当掌指关节屈曲时,近节指骨底滑向前方,掌骨头则露于外方,于体表可触及。

5个掌骨形状大小稍有差异。第1掌骨最短最粗,掌面凹陷,由一嵴分内外两面。外侧面较大,有拇指对掌肌附着;内侧面较小,可见滋养孔。背面宽广平滑。底为鞍状关节,外侧有小结节,有拇长展肌附着,内侧粗糙,有拇短屈肌附着。头的曲度较其他掌骨小,但横径最大,头掌面两侧,各有一隆起的关节面,与拇指的2个籽骨相接。

第2掌骨最长,底有3个关节面,分别与大、小多角骨和头状骨相接。底背侧面粗糙,有桡侧腕长、短伸肌附着;掌侧面有结节或嵴,有桡侧腕屈肌附着。体呈三棱柱状,稍弯向背侧。第3掌骨稍短于第2掌骨,底与头状骨相接,掌侧面粗糙,有拇收肌斜头和桡侧腕屈肌附着,背侧面有桡侧腕短伸肌附着。第4掌骨较短而细,底较窄,有二关节面与头状骨和钩骨相接。体较细,有3个骨间肌附着,外侧面有滋养孔。第5掌骨细而短,底关节面呈鞍状,与钩骨相接,掌面粗糙,有豆掌韧带附着,底的内面有一结节,有尺侧腕伸肌附着。

手的活动,作用力多集中在第1~3掌骨,第2掌骨的力量可经大多角骨、舟骨传递至桡骨,第3掌骨的力量可经头状骨、月骨传递至桡骨,而第4、第5掌骨的力量仅借头状骨经月骨间接传递至桡骨。掌骨的发育与上述功能有关。

掌骨骨折,可分掌骨头骨折、掌骨颈骨折、掌骨干骨折和基底骨折。其中,掌骨颈、掌骨干骨折最多见。

1.掌骨头骨折　多为直接暴力所致,如握掌时掌骨头与物体的直接撞击等。但也有一部分骨折源于挤压伤、切割伤和扭转暴力。第2、第5掌骨头骨折发生率远远高于第3、第4掌骨,原因可能是它们位于手的边缘更容易遭受暴力作用。

2.掌骨颈骨折　多发生在第5掌骨,其次是第2掌骨。多为作用于掌骨头的纵向暴力所致。掌骨头通常有近节指骨遮掩和保护,很少承受纵向暴力,但在手指屈曲呈握拳状后掌骨头凸出成为手的最远端,则易于遭受纵向暴力,导致颈部骨折。掌骨颈骨折很少出现侧方移位,但多有背向成角移位—掌侧皮质嵌插,远侧骨折段向掌侧弯曲。背向成角移位,若未矫正,凸向掌侧的掌骨头日后会在手握物时产生明显的不适感,握拳时手背侧掌骨头的隆凸也会因此而减小或消失。成角移位越大,不适症状越突出。

3.掌骨干骨折　多发生于第3、第4掌骨,有横形、斜形、螺旋和粉碎骨折之分,可呈现短缩、背向成角和旋转移位。严重的短缩畸形可使手指屈、伸肌和骨间肌张力失调,影响手指伸直。背向成角畸形虽然对手功能影响不大,但有碍手背外观,有时也可引发肌腱自发性断裂,往往需要二次手术修整。旋转畸形可变更手指运动方向,妨碍手指屈曲握拳。

横形骨折:多为直接暴力所致。因骨间肌作用,骨折通常呈现背向成角移位;斜形、螺旋形骨折:多为扭转暴力所致。短缩、旋转与成角移位并存,但前二种移位更显著。第3、第4掌骨干的斜形骨折,由于掌骨头深横韧带的牵制,短缩移位相对较轻。而第2、第5掌骨的短缩则相对较重,并常有明显的旋转移位。粉碎性骨折:常发生于挤压伤或贯通伤之后,多并发严重的软组织损伤。

4.掌骨基底骨折　多由挤压等直接暴力所致。很少有侧方和短缩移位,但可有旋转移位发生。

(二)临床表现及诊断

局部可有肿胀、疼痛、压痛或畸形,关节运动受限。正、侧、斜位平片摄影检查通常可显示骨折线的走行,但对于隐匿性骨折还需行体层摄影或CT检查。

(三)治疗

第4、第5掌骨与头状骨、钩骨的连接较松弛,腕掌关节屈-伸运动幅度可达15°~30°,对颈部背向成角畸形所造成的手握物功能障碍有缓解作用。所以,小于40°的第5、第4掌骨颈背向成角对手握物功能常无明显妨碍。骨折如果稳定,可无需复位,仅予以无名指、小指及腕掌侧石膏托固定:取腕关节功能位、掌指关节50°~60°屈曲位、指间关节功能位即可。4周后,去除外固定物开始功能锻炼。第2、第3掌骨颈的背向成角移位应及时矫正,因为它们与远排腕骨连接紧密、彼此间无运动存在,无法缓解由成角畸形所引发的不适症状。

掌骨干骨折通常最好采用闭合方法治疗,如有多个掌骨骨折且伴有开放性软组织创伤时,则有内固定指征。复位时,矫正旋转移位最为重要。在骨折处穿入克氏针,从掌骨底的皮肤钻出;钻孔时将克氏针压成凸向掌侧的弓形,保持腕关节屈曲位,以便克氏针从腕背侧穿出。然后,将骨折复位,克氏针逆向钻入骨折远侧段,针尖在掌指关节近端停止。在皮下剪断克氏针近端。用夹板将腕关节固定于伸直位。掌骨颈骨折如果需要切开复位,也可采用类似的治疗方法。

适用于少数掌骨干骨折的另一个方法是经皮穿针。将掌指关节极度屈曲,用一根1.5mm克氏针穿入掌骨头,达到骨折处。在C型臂机的协助下,通过手压和手法调整克氏针,将骨折复位,如刚才所述将克氏针从腕背侧穿出。回抽克氏针,使其远端恰好位于掌指关节近侧。

掌骨干斜行骨折,如果骨折长度相对于掌骨干直径的2倍,可采用骨折块间螺钉固定。其优点包括剥离骨膜少和内固定凸起减少。建议保护骨折处6周。由于骨折达到解剖复位,X线片上通常看不到骨折愈合的征象。

许多掌骨头关节内骨折需要切开复位与内固定,特别是在关节面移位、产生关节不匹配时。这些情况应该采用克氏针固定。有时,这些骨折可导致移位骨折块的缺血性坏死。在急性掌骨骨折中,钢板与螺丝钉的使用虽然有限,为了对每个具体病人的治疗作出合理的判断,医生应熟悉该项技术,并有相应的器械。然而,据报道这种治疗方法的并发症发生率高达42%。

1.切开复位与钢板固定　　根据Hastings的观点,掌骨钢板固定的指征为:①多发性骨折,可见到明显移位或伴有软组织损伤;②移位的横形、短斜形或短螺旋形骨折;③关节内和关节周围粉碎性骨折;④粉碎性骨折伴有缩短和(或)旋转畸形;⑤伴有骨质丢失或节段性骨缺损的骨折。

钢板固定需要复位,用克氏针或复位钳临时固定后,再使用钢板。暴露骨折面,以便解剖复位。与较易显露边缘的第2、第5掌骨相比,在第3、第4掌骨用复位钳临时固定则比较困难。在大多数情况下,现有的复位钳不适合将钢板夹持至骨折近端与远端进行临时固定。可由一位助手维持复位,选好的钢板根据掌骨背侧塑型。通过靠近骨折部的一个螺丝孔固定钢板,维持复位,再在骨折对侧第一个螺丝孔固定。

对横形骨折来说,当掌侧皮质支撑恢复后,将钢板用作背侧张力带钢板较为理想。采用2.7mm的动力性加压钢板(DCP)可达到良好的跨骨折线的加压效果;在稳定性骨折中,常用不太大的1/4管状钢板,也可通过偏心放置螺丝钉获得一定的加压。用3个手指的力量转动螺丝刀,最终拧紧这2个螺丝钉。拧入剩余的螺丝钉。

若要发挥张力带的作用,钢板必须准确地与掌骨背侧弓相匹配,或者稍超过,以便恢复前皮质支撑。如果没有前部皮质的支撑,钢板将会变弯和疲劳。有效地恢复前皮质支撑后,可保护钢板避免承受弯应力,而主要承受拉应力。短斜形和螺旋形骨折可使用骨折断端间的螺丝钉予以稳定,然后使用一个背侧钢板中和旋转应力。在使用"T"形或斜"L"形钢板时,应先固定钢板的侧臂或双臂,因为在侧臂(或双臂)中的螺丝钉将其下的骨折片向上牵拉至钢板时,可出现旋转畸形。对于关节内骨折,用1枚与钢板分开且垂直于骨折面的螺丝钉把2个关节骨折块拉到一起。可替代的方法是,在钢板的"T"形或"L"形部分的2枚螺钉可远离骨折部偏心置入,通过最终拧紧螺丝钉令两个骨折端加压。对于掌骨远端干骺端骨折,背侧钢板可能影响伸肌装置,使用2mm髁钢板,放置于桡背侧或尺背侧,穿过副韧带起点的背侧结节,可有效地避免这种影响。

使用钢板固定掌骨骨折时,在骨折的远侧和近侧,螺丝钉都应至少穿过4层骨皮质。钢板的选择必须根据具体情况而定。需要使用中和钢板固定的短斜形或螺旋形骨折,可用1个1/4管状钢板和2.7mm动力性加压钢板或 1 个 1/3 管状钢板固定,后者需要使用 3.5mm 螺丝钉,这种支撑钢板需要避免载荷并进行早期骨移植。

2.切开复位与螺丝钉固定　　在长斜形或螺旋形骨折以及移位的关节内骨折累及 25％以上关节面者,可行单纯螺丝钉固定。

在局部血肿和软组织清创后,进行骨折复位。局限性骨膜剥离 1mm 或 2mm,足以保证解剖复位。用复位钳或克氏针临时固定,根据骨折的解剖特点决定螺丝钉放置的位置。只有当螺丝钉与骨长轴成 90°时才能最好地对抗使掌骨变形和缩短的轴向压力。与骨折面成 90°置放的螺丝钉可良好地对抗扭应力。抵抗轴向及扭转载荷的最佳折中方法是将螺丝钉置于一个角的平分线上,该角的一条边与骨折面成 90°,另一条边与骨长轴成 90°。骨折尖端附近的螺丝钉放置必须准确,以确保螺纹固定于皮质并避免皮质裂开。

2mm 螺丝钉适用于掌骨干骨折,而 2.7mm 螺丝钉对干骺端骨折更好。将螺丝钉头沉入骨质不仅能更好地分布载荷,还可消除螺丝钉头的突起。利用螺纹合适地抓持住远侧骨皮质,并可在近侧骨皮质的扩大钻孔内滑动,螺丝钉的扭转载荷可转化成轴向载荷,从而将 2 个骨折面加压在一起。掌骨头骨折通常可用 1 枚螺丝钉固定,而干骺端和骨干的骨折至少需要 2 枚螺丝钉固定。当骨折线长度是骨干直径的 2 倍时,单纯使用 2 枚或多枚螺丝钉即可达到稳固的固定。由于单纯螺丝钉固定不能提供足够的跨过短骨折线的旋转稳定性,所以应加用中和钢板或外固定。

3.微型髁钢板固定　　Buchler 与 Fischer 建议采用微型髁钢板治疗掌骨和指骨的关节周围损伤。手术指征有 5 个:①急性骨折伴有部分或完全性屈肌腱断裂,需要一期肌腱缝合和术后早期活动者;伴有部分或完全性伸肌腱损伤,这些肌腱的功能尚好或需要修复,以承受早期张力性载荷者;伴有关节周围的损伤,由于其伴随软组织损伤的严重性和损伤部位,很可能发生关节僵硬者;②断指再植;③指骨或掌骨的干骺端截骨,特别是伴有关节囊切开或肌腱松解术时;④手指重建(骨成形、带蒂移植、游离复合组织转移)需要稳定的骨骼固定时;⑤关节融合术。禁忌证有 3 个:①未闭合的骺板附近;②关节骨折块窄于 6mm 时禁用 2mm 钢板,窄于 5mm 时禁用 1.5mm 钢板;③髁刃及螺丝钉将进入关节内,但进入掌骨头的背侧隐窝除外。

六、掌指关节脱位及韧带损伤

(一)应用解剖及发病机制

掌指关节由近节指骨基底、掌骨头、掌板、侧副韧带和副侧副韧带所组成,为双轴关节,具有屈-伸、内收-外展和一定量的回旋运动。其中,屈-伸运动度最大。

掌骨头近似球形体,为凸状关节面,与之相对的近节指骨基底则为凹状,曲率稍小于掌骨头关节面。侧副韧带及副韧带均位于掌骨头侧方,一同起自掌骨头背侧方的小凹内,然后斜行,分别止于近节指骨基底掌侧方和掌板侧方边缘。前者位于后者背侧,较强韧,呈索条状;后者较薄弱,呈片状,关节屈曲时可以皱起。掌板位于关节掌侧,远侧部较厚,为纤维软骨样组织所构成,附着在近节指骨基底侧缘;近侧部为疏松、柔软和有弹性的膜,止于掌骨颈的掌侧。掌板的膜部在关节过伸时伸长,屈曲时皱褶,以保证关节屈伸运动不受限制。手指关节的掌板藉掌骨深横韧带相互连接在一起。侧副韧带、副侧副韧带和掌板相互支持形成一个与掌骨头密切接触的"U"形结构体。它扩大了关节的运动范围,同时也为关节稳定提供了有力的支持。

横截面观,掌骨头背侧部的两侧凹陷,有侧副韧带和副侧副韧带附着,关节面较掌侧部窄。侧面观,掌骨头远侧关节面的曲率明显大于掌侧,掌骨头呈一偏心的轮廓,即远侧扁掌侧凸,这样,当关节屈-伸运动时侧副韧带就会承受一种凸轮效应:关节伸直时,韧带松弛,关节可有侧方偏斜及回旋运动;屈曲时韧带起、止点间距增大,韧带变长并紧张,上述运动几近消失。长期处在松弛状态,韧带会逐渐挛缩并限制关节屈曲运动。因此,掌指关节固定应取屈曲位,避免取伸直位。

掌指关节的稳定源于骨间肌、侧副韧带、副侧副韧带和掌板的支持。骨间肌为动态稳定结构,后三者为静态稳定结构。

掌指关节屈-伸运动幅度通常是 $90°\sim0°$,可过伸 $15°\sim25°$。但屈曲运动度,各指并不相同,其中小指最大,食指最小。

损伤可分为侧副韧带损伤和掌指关节背侧脱位。侧副韧带损伤:由迫使掌指关节过度偏斜的暴力所致,多发生于桡侧韧带。掌指关节背侧脱位:常由过伸暴力所致。掌板近端从掌骨颈部撕裂,近节指骨基底脱向掌骨头背侧。

(二)临床表现及诊断

侧副韧带损伤:受伤局部有疼痛、肿胀和压痛,关节运动受限。屈曲掌指关节或侧方偏斜牵拉受伤韧带,可使疼痛加重。侧副韧带断裂后,掌指关节稳定性虽然会有减弱,但在骨间肌及屈、伸肌腱保持完整的情况下,无不稳定表现。平片上有时可见掌骨头或近节指骨基底有撕脱骨折,多无其他异常发现。关节造影可提示韧带损伤所在。

掌指关节脱位:脱位的关节通常只呈轻度的过伸畸形,伤指偏向一侧并较其他手指稍微突向背侧,近侧指间关节轻度屈曲。掌指关节掌侧皮肤与其下的掌腱膜有纤维束相连,脱位后可因掌腱膜紧张,牵拉手掌皮肤而呈现小的凹陷。正位平片可见掌指关节间隙消失,斜位片关节间隙明显加宽,籽骨位于间隙内。

(三)治疗

1.侧副韧带损伤　急性单纯损伤,可用石膏托将掌指关节固定在伸直位 3 周。若并发有较大的撕脱骨折块或骨折有 $2\sim3mm$ 移位,应予以切开复位,修复损伤的韧带——用克氏针或钢丝固定骨折,重建韧带止点,恢复其原有的张力。

急性韧带损伤,由于关节无明显不稳定,常被误诊为扭挫伤而延误治疗。晚期除了疼痛外,还有无力感。在正规的非手术治疗 6 个月之后症状还无缓解,可行手术治疗。若发现侧副韧带从一端止点撕脱,且无明显短缩时,可用不锈钢丝做可抽出式缝合,将韧带缝合回原位。若韧带未断,但已被拉长变薄弱,可切除部分韧带,然后做端端缝合。若损伤韧带已严重瘢痕化,可彻底切除瘢痕以减轻疼痛。

2.掌指关节背侧脱位　简单背侧脱位,检查时可见掌指关节 $60°\sim90°$ 过伸位畸形。此时,屈曲腕关节和近侧指间关节,放松指屈肌腱,然后由背侧向远侧,掌侧推挤近节指骨基底,通常可使之复位。操作过程中,禁忌暴力和背向牵拉手指,以免关节面分离,掌板滑到掌骨头背侧,变简单脱位为复杂性脱位。在阻滞麻醉下,肌张力降低,可提高闭合复位的成功率。复位后,用背侧石膏托将掌指关节固定在 $50°\sim70°$ 屈曲位,2 周后开始活动锻炼。

对复杂性脱位很难做到闭合复位,因掌板随指骨一起背移嵌压在掌骨头背侧,阻碍近节指骨基底回到原位。尽管如此,复杂脱位还是应先试行闭合复位,只有当闭合复位失败之后才考虑切开复位。闭合复位的方法同上所述。切开复位多采用侧弧形切口,即沿脱位关节的远侧掌横纹做横行切开。但如果并发掌骨头骨折,还是行背侧弧形切口,以便在矫正脱位的同时能很方便地处理骨折。掌侧皮肤切开时,注意不要损伤手指神经-血管束,因为它们在脱位后可由掌骨头的侧方移至掌侧,与皮肤接近,稍有疏忽即会损伤。切开皮肤后,再切断掌浅横韧带(掌腱膜横纤维)做进一步的显露。如果脱位发生在食指,可见蚓状肌位于掌骨头的桡侧,指深、浅屈肌腱在尺侧。若为小指,掌骨头的桡侧则为指深、浅屈肌腱和蚓状肌,尺侧为小指展肌腱。牵开上述即可见到从近侧端撕裂的掌板移位嵌压在掌骨头背侧,其两侧与掌深横韧带(掌板间韧带)相连处也常呈现不全性撕裂。掌板的张力通常较大,很难直接将其撬拨回位。因此,当掌板两侧无撕裂或裂隙较小时,可纵行切断它与掌骨深横韧带的连接以减小张力,然后再用小拉钩将其牵拉到掌骨头的掌侧,此时脱位也会随之复位。术后用背侧石膏托或支具控制掌指关节,防止过伸即可,不需绝对制动。

晚期复杂脱位,处理较困难,常需通过 2 个背侧切口,切除关节侧副韧带。复位后,运动功能恢复也多不够满意。

七、掌指关节交锁

(一)应用解剖及发病机制

掌指关节侧副韧带和副侧副韧带,起自掌骨头两侧的背侧结节,止于近节指骨基底两侧的结节以及掌板两侧的边缘部,由此形成一个包绕掌骨头关节面的"U"形结构体。这是一个骨-纤维性结构,底由掌板和近节指骨基底关节面组成,两侧壁则由侧副韧带和副侧副韧带构成。"U"形结构体在掌骨头关节面上的滑动构成了掌指关节屈-伸运动的基础,任何可阻碍"U"形结体构滑动的病变,如关节内骨赘、关节囊箝闭在关节腔内等都可引起关节运动的突发障碍,即关节交锁。由此可知,掌指关节交锁源于"U"形结构体在掌骨头关节面滑动的受阻,原因既可是骨性的也可是软组织病变。

掌骨头是一个掌侧宽、背侧窄的双凸关节面,侧副韧带在关节屈曲时与掌骨头髁突接触密切,并由此向外膨突,使其紧张度进一步加大,导致"U"形结构体与掌骨头关节面两侧的接触更加紧密。因此,当掌指关节处于屈曲位时,"U"形结构体的运动极易受到关节内病变的干扰,诱发交锁的发生。这也就掌指关节交锁多发生在关节屈曲位,呈现伸直受限的主要原因。

(二)临床表现及诊断

根据病因,可将交锁分为原发、退行性变和创伤性 3 类。

1.原发性掌指关节交锁　多因关节先天畸形所致。

(1)掌骨头掌面的桡侧纵行骨软骨嵴:与掌板内表浅的桡籽骨相互摩擦,导致"U"形结构体向前滑动受限。

(2)掌骨头远侧和掌侧关节面交界区横行软骨嵴:可使近节指骨基底关节面在掌骨头关节面上的滑动受阻。

(3)关节内纤维束带:桥接在掌板籽骨和侧副韧带之间,关节伸直时紧张,使籽骨嵌压在掌骨头掌侧的凹陷内不能前移。

(4)关节游离体:为中节短指骨畸形的伴发畸形。中心为骨组织,周围为软骨。可嵌塞在关节间隙内,阻碍关节的屈曲运动。

(5)掌板内面反折体、横行裂隙、膜状物:与掌骨头突出的髁部钩绊在一起,阻碍关节充分伸直。

(6)掌板内血管瘤:瘤体向关节内突出,嵌压在掌骨头掌侧凹陷内,造成关节伸直受限。X 线平片可见掌骨头掌侧骨皮质有压迹。

(7)掌骨头桡侧髁突过大:桡侧副韧带可钩绊在其近侧,妨碍关节伸直。

(8)桡侧关节囊内面掌背侧走行的索条:钩绊在掌骨桡侧髁突的近侧,阻碍关节伸直。

此类交锁多见于 50 岁以下的成人,女性多于男性,主要累及食指。交锁多是突然发生,无明确诱因。患者就诊前多有反复发作史和自行牵引按摩解锁史。除短指畸形外,其他畸形所致的交锁均发生在屈曲位,表现为掌指关节主、被动伸直运动受限,差 90°～20°到 0°位,而掌指关节屈曲和两指间关节的屈-伸运动正常。有时关节桡侧可有局限性压痛。X 线平片检查可见第 2 掌骨头桡侧髁突较大,可有桡侧籽骨、关节内游离体和短指畸形存在。但不少病例的 X 线平片无异常发现。体层摄影有助于明辨软骨及骨性畸形所在。

原发性交锁多发生于食指而少见于其他手指,原因可能是:①食指掌指关节掌板的桡侧缺少掌深横韧带的牵拉,较其他关节更易向尺侧偏移。②第2、第3掌骨头桡侧髁,尤其是第2掌骨头桡侧髁,过大且高。这些均使食指"U"形结构体与第2掌头桡侧髁的接触远比其他手指密切,因此其运动也更易于受关节内微小变异或病变的影响,导致交锁的发生。

2.退行性掌指关节交锁 多为关节炎晚期的畸形所致。

(1)骨性关节炎和类风湿关节炎:骨赘以及粗糙变形的关节面常可阻碍"U"形结构体的滑动。

(2)痛风性关节炎:尿酸盐结晶体阻碍关节运动。

退行性关节交锁多发生于50岁以上,主要累及中指。交锁发生突然,绝少能自行手法解锁。掌指关节屈曲多正常,而主、被动伸直受限。个别病例表现为关节固定在某一位置,既不能伸,也不能屈。两指间关节屈-伸运动正常。X线平片检查可见关节面不光滑、变形中有骨赘生成。

据Kessler报告,中指掌指关节较其他手指易发生骨性关节炎。这也许是退行性关节交锁多累及中指的主要原因。

3.创伤性掌指关节交锁 常有明确的外伤史,如过度背伸、过度屈曲等。有时,也可发生于扭伤或震伤之后。此类交锁即可在伤后急性发作,也可潜伏多时才缓慢而至。

(1)关节囊侧方撕裂:近侧部分钩绊在掌骨头上或撕裂部分箝入关节内腔。

(2)掌板撕裂。

(3)关节内骨折:早期可见骨折及骨折线,晚期则只见关节内游离体和骨缺损。

(4)骨折畸形愈合:导致关节面不规整。

关节有明显的活动痛和压痛,有时可见肿胀。关节即可交锁在屈曲位,表现为伸直受限;也可交锁在伸直位,表现为屈曲受限。X线平片检查可见关节内骨折或骨折畸形愈合。关节造影及MRI对诊断关节周边软组织损伤极有帮助。

掌指关节交锁是因关节内病变所致的突发运动障碍,诊断时需与指屈肌腱狭窄性腱鞘炎、指伸肌腱滑脱、掌指关节脱位及半脱位相鉴别。

(三)治疗

1.自然解锁 此法成功率极低。交锁不能解除,应试行手法解锁或手术治疗。

2.闭合手法解锁 原发性交锁的病人既往多有手法解锁史,所以可予以按摩和牵引做闭合解锁。但操作要轻柔,否则会加重损伤程度或导致关节内骨折。在关节腔内注入麻醉剂,使关节囊膨胀,有助于提高手法解锁的成功率。对于退行性和创伤性交锁,则以手术治疗为宜。

3.手术治疗 病因不去除,即使此次解除交锁,但仍有复发的可能。因此,交锁应以手术治疗为佳。通常采用掌侧入路,在掌板与副侧副韧带结合处纵行切开,将阻碍"U"形结构体滑动的病变切除。病变清除要彻底,以免术后交锁复发。术后患指制动1～3周,然后便可开始功能锻炼。

八、近侧指间关节骨折脱位及韧带损伤

(一)应用解剖及发病机制

近侧指间关节是由指骨基底、指骨头、掌板、侧副韧带、副侧副韧带及关节囊组成。指骨头较扁,呈滑车状——关面中央为凹陷的纵沟,两侧为隆起的髁突。基底宽大,位于指骨的近端,有两个凹状关节面。指间关节接近合页式关节,只有掌、背向的屈-伸运动而无侧方偏斜运动,结构上比掌指关节稳定。

关节掌侧有掌板、背侧有薄的关节囊、侧方有侧副韧带和副侧副韧带包绕。侧副韧带呈索条状,起自

指骨头两侧的小凹内,止在远侧指骨基底的掌侧方,走行方向与指骨纵轴近乎平行。副侧副韧带位于侧副韧带的近侧,也起自指骨头小凹内,随后向掌侧辐射,止于掌板两侧的边缘部。掌板分软骨和膜两部分,软骨部位于远侧,起自远侧指骨基底关节面的掌侧边缘,然后向近侧延伸并转换为膜状体,止于掌骨颈的掌侧。由于指间关节凸轮作用不明显,侧副韧带的松紧变化并不显著。屈曲时,整个侧副韧带紧张,伸直时其掌侧部分仍保持紧张状态不变。

指间关节屈-伸运动幅度较大,远侧指间关节通常为 $0°\sim90°$、近侧指间关节 $0°\sim110°$。有些可过伸 $20°$ 或更多。

常见的有侧副韧带损伤、脱位及骨折脱位等。

1.侧副韧带损伤　又称侧方脱位。多由手指内收或外展的侧方暴力所致,受伤时手指多为伸直位。桡侧侧副韧带损伤更多见。侧副韧带损伤包括断裂和附着部的撕脱,后者常常并发有指骨头或基底的撕脱骨折。时间少于 3 周的为急性损伤,超过 3 周的为慢性损伤。侧副韧带损伤在早期易被忽略,混同于一般的扭伤,未能及时制动,直至变为慢性损伤。

2.近侧指间关节脱位　分背侧,掌侧和旋转性脱位 3 种。

(1)背侧脱位:又称掌板损伤,较常见。但就诊时脱位常常已为病人自己或旁人所复位,医生很少有机会亲眼见到脱位状况,只能根据病人的陈述以及关节掌侧肿胀压痛,背伸幅度大于健侧对应指的体征来再进行判断。有些掌板损伤也可无急性脱位的经历,背伸暴力史及过伸体征为诊断的主要依据。近侧指间关节背侧脱位多由背伸暴力所致,虽不一定有侧副韧带断裂,但肯定有掌板损伤。掌板损伤,即可以是膜与软骨部结合处的断裂,也可以是掌板在中节指骨掌侧基底附着点的撕脱,后者有时伴有小片撕脱骨折。掌板撕脱所带有的骨折块很小也很少移位,与中节指骨掌侧基底骨折有明显的不同,后者常常超过基底关节面的 1/3,关节在复位之后也不稳定。

(2)掌侧脱位:较少见。常并发有指伸肌腱中央腱损伤。有时,掌侧脱位在就诊前就已复位,若鉴定不清,很可能会按常见的背侧脱位进行治疗,将关节固定在屈曲位。这势必会导致中央腱愈合不良和钮孔畸形的发生,增加病人的痛苦。因此,当不能肯定原发脱位方向时,应仔细地询问病史和寻找有诊断意义的体征。体检最好是在指神经阻滞麻醉下进行,以免因病人惧痛而使检查结果不准确。

(3)旋转脱位:由旋转暴力所致,近节指骨头一侧髁突由指伸肌腱中央腱与侧腱之间的裂隙中凸出来。侧位平片可见中节与近节指骨的影像不一致,一个为侧位轮廓,一个为斜位。

3.近侧指间关节背侧骨折-脱位　多由挤压伤所致,表现为中节指骨掌侧基底骨折,骨折块大于基底关节面 1/3,中节指骨向背侧脱位。

(二)临床表现及诊断

伤后被动桡偏或尺偏关节时疼痛加剧。关节肿、痛及压痛最明显处常与损伤部位一致——背侧为指伸肌腱中央腱,掌侧为掌板,侧方为侧副韧带和副侧副韧带。中央腱完全断裂后,近侧指间关节被动伸直存在而主动的抗阻力背伸运动丧失。侧副韧带有损伤,桡偏或尺偏外力可使关节呈现明显的侧方偏斜。施加外力拍摄的平片可见损伤侧的关节间隙明显加宽。近侧指间关节被动过伸角度的增加常与掌板撕裂有关。上述检查有时会因患者惧痛不合作而难于做到,可给予指根麻醉后再实施。侧副韧带慢性损伤最突出的表现为关节不稳定和梭形肿胀。前者为韧带断裂或张力衰减所致,后者为韧带损伤与修复过程交替进行、结缔组织增生的结果。关节运动幅度正常或有不同程度的减少。长期的关节不稳定可导致关节软骨损伤和创伤性关节炎。

(三)治疗

1.侧副韧带损伤　急性不全性断裂,压痛局限,关节无侧方不稳和异常过伸,可予以非手术治疗:用弹力束带或尼龙搭扣将伤指与相邻的健指束缚一起,利用健指制动伤指。4～5 周后可开始主动屈伸活动,但不要承重和侧方扳弄手指,以免造成韧带松弛或再次断裂。只要制动时间够长,损伤可完全愈合,关节运动及稳定恢复如初,但关节肿胀,疼痛则要3~4个月的时间才能完全消退,有时关节会因结缔组织增生而遗留胖大的外观。这些应在治疗前向患者阐述清楚,以免日后有不必要的误解。

急性完全性断裂,关节肿痛,侧方偏斜或过伸运动显著者,宜施手术缝合和修复断裂的韧带。在日常生活中,食指,中指,无名指近侧指间关节的桡侧韧带常常是处于尺偏外力作用之弛和关节不稳定。术后处理与不完全性断裂相同。

陈旧的完全性断裂,由治疗不当或未经治疗的急性断裂迁延而来,断裂的韧带不愈合或愈合不良——长度增加、张力下降、关节不稳定,可手术治疗。切除韧带断端间瘢痕或一部分组织,然后做"8"字缝合,以便韧带愈合并恢复原有的张力。术后用石膏托固定4~5周,然后开始活动。有创伤性关节炎者,以行关节融合为妥。

2.近侧指间关节脱位　　大多数指间关节脱位为背侧脱位,常可由病人自己或旁观者即刻复位。副韧带通常不会断裂,这为闭合复位后早期保护下关节活动度锻炼提供了适当的稳定性。如果年轻病人的一侧或两侧副韧带完全断裂且关节不稳定,应给予修复,特别是韧带断裂发生在食指的桡侧者。如果关节不稳定并伴有持续性背侧半脱位,可将关节穿针固定在屈曲20°位2~3周;也可以仅仅将针作为背侧阻挡,允许关节早期屈曲活动。

近侧指间关节的掌侧脱位与背侧脱位不同,常不能通过闭合方法复位。近节指骨头周围侧束的嵌顿可妨碍复位,因此可能需要切开复位。闭合复位后出现的不同心运动,通常是由骨与软组织嵌入引起的,也需行切开复位。

由急性创伤或重建手术造成的关节不稳可采用多种小型动力性外固定器治疗。这些外固定器在维持关节复位的同时允许关节早期活动。

九、远侧指间关节脱位

(一)应用解剖及发病机制

远侧指间关节的解剖基本与近侧节指间关节的解剖相同,都属于轴性滑车关节。关节囊松弛而薄,囊周围借掌板韧带、副韧带和侧副韧带增强。

手指远侧指间关节及拇指指间关节单纯脱位并不多见,即使出现,也常是背侧脱位,并伴有开发性伤口。但关节骨折-脱位较常见,如并发远节指骨背侧基底撕脱骨折的掌侧脱位和并发掌侧基底撕脱骨折的背侧脱位。

(二)临床表现及诊断

受伤后即会出现患指局部疼痛,压痛明显,可有关节不稳。X线摄片可发现关节脱位。

(三)治疗

新鲜脱位可闭合复位——纵向牵引和向掌侧推挤远节指骨,然后用铝托固定3周即可。有时,从指骨颈撕下的掌板、拇长屈肌腱及骨折块可嵌塞在骨端之间阻碍复位,需行切开复位。如果是开放性脱位,应修复所有损伤的结构。

超过10天的脱位,由于周围软组织挛缩,闭合复位往往难以成功,切开复位为首选的治疗方法。关节脱位时间越久,软组织挛缩就越严重,手术的范围也越广泛,复位后关节易于出现不稳定,运动功能恢复远不如新鲜脱位。手术通常采用关节背侧入路,其视野大,操作也较容易。如果术中发现关节软骨面已有广泛破坏,就及时改做关节融合。

十、近节及中节指骨骨折

(一)应用解剖及发病机制

每节指骨分底、体、头三部。底宽阔,有卵圆形凹陷的关节面;体较细,掌面平坦凹陷,作成骨纤维性管的一部,背面凸隆,为指背腱膜所覆盖;头较窄,呈滑车状,关节面有两个小髁,中为凹沟。

近节指骨最长,底与掌骨头构成掌指关节,体横断面呈半月形,掌面平坦,其边缘有指浅屈肌腱附着,头与中节指骨底形成近侧指间关节。中节指骨较短而细,底有两个凹陷的关节而以小嵴相隔,与近节指骨头相接,体掌面两侧微凹,有指浅屈肌腱附着,头较近节指骨小,与远节指骨相接。指骨头两侧的小凹为侧副韧带、副侧副韧带的起点,骨干中部掌面为指浅屈肌腱附着处,基底的掌、背及侧面分别有掌板、指伸肌腱的中央腱和侧副韧带附着。直接、间接和旋转的暴力均可造成指骨骨折。指骨骨折,根据部位可分头、颈、干和基底骨折4类。

1.指骨头骨折　多为体育竞技中的暴力所致。

2.指骨颈骨折　为短斜形或横形骨折,常有短缩和成角移位。

3.指骨干骨折　多由直接暴力所致,如压砸伤和挤压伤,并有横形、斜形、螺旋和粉碎之分。

4.指骨基底骨折　较指骨头骨折少见。为背伸暴力或由指端传导的纵向暴力所致。

(二)临床表现及诊断

患指受伤后即出现疼痛、肿胀,有移位时出现畸形、功能障碍。检查有压痛,有时触及骨擦感。X线摄片可以明确。

(三)治疗

治疗指骨骨折应力求解剖复位,严禁有旋转、侧方成角大于10°的掌背向成角移位。前二种移位可变更手指正常屈伸运动轨迹,使其在屈曲时与相邻手指发生推挤或叠擦,妨碍其他手指屈曲功能的发挥;后一种则会破坏骨与肌腱间平滑的接触面,增大肌腱滑动摩擦阻力,诱发肌腱断裂。

正常手指在屈曲时,手指长轴的延长线指向腕骨。在复位固定时,可被动屈曲手指,观察其指向,以此来判断旋转或侧方成角移位是否得到矫正。有时,也可利用相邻的健指来固定患指,帮助矫正并防止上述移位的复发。

当骨折为多发或开放时,应采用纵向或斜向克氏针固定。治疗这些骨折时,可采用背外侧纵向切口;对于近节指骨骨折,采用指骨背侧切口。后者呈"S"形,从掌指关节延伸至近侧指间关节。显露伸肌腱,在其中央纵向切开;向两侧牵开,显露骨折部位。直视下,将一根克氏针钻入骨折远端,骨折复位后,逆行钻入骨折近端。应仔细矫正任何旋转畸形,但可以接受一些短缩畸形。修复伸肌腱。将手指固定于功能位,腕关节固定于伸直位。

有时,可通过闭合复位及克氏针经皮穿过骨折线治疗中节或近节指骨的斜形不稳定骨折。应将克氏针从外侧正中穿入,以免损伤伸肌腱腱帽和屈肌腱。用夹板固定手指2~3周;在保护下,允许早期运动练习。3~4周时拆除克氏针。

近节指骨的四周几乎均有肌腱存在,骨折之后更易出现肌腱粘连和运动障碍。手术治疗近节指骨骨折,应避免将内固定物穿经和留置在肌腱内,同时也尽可能不使用钢板做固定;前者可妨碍肌腱滑动,影响术后的功能锻炼,后者则会因广泛剥离而加重肌腱粘连。Belsky与Eaton介绍了一种治疗多发性近节指骨骨折的有效穿针技术。指骨骨折复位后,维持位置,掌指关节屈曲至90°,将一根克氏针从掌骨头背侧钻入,穿过掌指关节,沿髓腔越过骨折部位。克氏针勿穿过近侧指间关节,应将克氏针近端暴露于皮外,以便3~4周时拔除。某些近节指骨底的关节内骨折可能需要切开复位和内固定。如果关节面必须接近解剖复位并希望早期活动,可优先选择螺丝钉固定。有些近节指骨的开放性或严重粉碎性骨折,不适合采用传统方法进行内固定。在这些情况下,采用微型外固定器进行外固定,或采用 Milford 所建议的经皮横向穿入克氏针连接聚甲基丙烯酸甲酯进行外固定可能是适宜的方法。矫形器械安装完毕后,可对骨折部做最后的调整。

十一、远节指骨骨折

（一）应用解剖及发病机制

远节指骨是手与外界接触最频繁的部位,损伤几率远远高于手的其他部位。

远节指骨最小,底与中节指骨头相关节,底掌面微凹,有指深屈肌止点附着,头掌面有蹄铁形转子,称远节指骨转子。指骨基底掌侧有指深屈肌腱和掌板附着,背侧为伸指肌腱终腱止点,侧方有侧副韧带附着,骨折大多为撕脱性骨折。指骨干和甲转子背面为甲床和甲板覆盖,掌面藉致密的纤维束与皮肤相连,彼此连接紧密,互为依托,可减少骨折移位的发生。但这也常使远节手指软组织间隙因骨折出血而明显增加压力,伤后多有跳动性剧痛。远节指骨骨折可分为甲转子骨折、骨干骨折和基底骨折。

1.甲转子骨折　多由压砸伤所致,或横形或纵形,但以粉碎骨折居多。

2.骨干骨折　也多由压砸和挤压致伤,但常为开放性损伤,有横形、纵形和粉碎之分。由于缺少肌腱附着,又有甲板支托,骨干骨折一般无明显的移位。

3.基底骨折　有关节外和关节内之分,前者常因压砸和挤压等直接暴力所致,后者多源于间接暴力。

（二）临床表现及诊断

患指受伤后即出现疼痛、肿胀,有移位时出现畸形、功能障碍。还常伴有甲床裂伤和甲根翘出、甲下积血等。基底关节内背侧骨折时,由于伸肌腱止点撕脱骨折,常可呈现锤状指畸形。检查有压痛,有时触及骨擦感。X 线摄片可以明确。

（三）治疗

远节指骨骨折通常由挤压损伤引起,因此常呈粉碎性,仅需夹板固定。治疗主要是针对伴随的软组织损伤,如甲床撕裂。若存在环形损伤使指尖几乎完全离断时,在软组织愈合过程中,克氏针对维持骨架结构具有价值。骨折后指尖长时间触痛和感觉减退是由损伤软组织而非骨折引起的。

远节指骨骨折时常并发甲下血肿,可冷敷以减少出血和缓解疼痛。但如果指腹张力大、疼痛剧烈,则可用烧红的钝针(如缝衣针的尾端)在甲板上灼出 1 个或 2 个孔洞,引流积血,由此来降低张力,缓解疼痛。此术最好是在伤后 48h 以内进行,以免血液凝固影响疗效。

骨骺未闭的青少年与儿童,其关节外基底骨折常常表现为 Salter-Harris Ⅰ～Ⅱ型骺损伤,有时易误诊为指间关节脱位。它是一种间接暴力所致的损伤,并非像成人那样源于直接暴力。成人在间接暴力之后所呈现的损伤多为基底撕脱骨折或伸指肌腱断裂,而青少年及儿童则为骨骺损伤,原因是骺及骺板的抗张强度低于骨和肌腱。关节外骨骺损伤的治疗方法与成人相同,小于 $30°$ 的掌或背向成角移位也可接受,无需解剖复位。固定时间为 3～4 周。

关节内基底骨折有时呈粉碎性,多为压砸伤或作用于指端的纵向暴力所致。骨折块通常很小,无法使用内固定。如骨折移位不大,可先予以闭合复位外固定,然后在 3～4 周时开始活动锻炼,利用中节指骨头完好的关节面重塑基底关节面。对于关节损伤严重者、骨折移位明显,尤其是中节指骨头也有骨折时,可行指间关节融合术。

（王春宇）

第二节　肩部创伤

一、肩部解剖及生理

肩部为上肢与躯干的连接部位,又称肩胛带。包括肩胛骨、锁骨、肱骨近端及其所构成的肩关节,并有关节囊、周围的肌腱和韧带及肌肉与之相互连接,通过肌肉的舒缩来完成肩部的运动。这种结构特点使肩部具有较大的活动范围,并赋予上肢高度的灵活性。

(一)肩部骨骼

肩部骨骼包括锁骨、肩胛骨及肱骨近端。

1.锁骨　锁骨是一个"S"形长管状骨,内侧端与胸骨相连,外侧端与肩峰相连,全长均可在皮下摸到。外侧 1/3 上下扁平,内侧 1/3 较粗,呈三棱形,中 1/3 较细,中外侧 1/3 交界处较薄弱而易于骨折(图 5-1)。

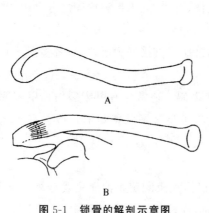

图 5-1　锁骨的解剖示意图

A.上面观;B.前面观

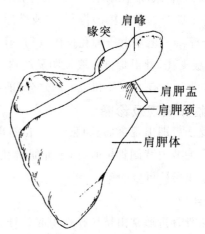

图 5-2　肩胛骨的解剖示意图

2.肩胛骨　肩胛骨形似底朝上的三角形扁平骨,盖于胸廓后外侧第 2 至第 7 肋骨之间。有上、内、外 3 个缘,上、下、外 3 个角和前后 2 个面。内侧缘薄长,与脊柱平行,又名脊柱缘。上缘的外侧有 1 个切迹,名肩胛切迹,其外侧有一向前弯曲的指状突起,名喙突。肩胛骨上、下角较薄,外侧角肥厚,末端有 1 个面向外的梨形关节面,称为肩胛盂,与肱骨形成盂肱关节。肩胛骨前面朝向肋骨,与胸壁形成可活动的假关节。肩胛骨后面的上 1/3 有一个横形的骨嵴,即肩胛冈。其将肩胛骨后面分为上部的冈上窝及下部的冈下窝,肩胛冈的外端为肩峰与锁骨连成的肩锁关节(图 5-2)。

3.肱骨近端　肱骨近端可分为头、颈、大结节及小结节 4 个部分。肱骨头呈半球形,与肩胛盂相关节。肱骨头以下略缩窄,为解剖颈。颈的外方及前方各有 1 个骨性隆起,分别为大结节和小结节,均为肌肉附着点。两者之间为结节间沟,有肱二头肌长头通过。肱骨头关节面边缘与大小结节间有 1 个较宽的沟,称为外科颈,是肱骨近端最薄弱处(图 5-3)。

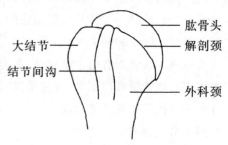

图 5-3　肱骨近端的解剖示意图

(二)肩部关节囊和韧带

肩部有盂肱关节、肩锁关节、胸锁关节及肩胛骨与胸壁形成的假关节,具有广泛的活动范围。

1.盂肱关节 盂肱关节由肱骨头与肩胛盂构成,呈球窝状,为多轴关节,可做各向运动。肱骨头大,肩胛盂小,仅以肱骨头部分关节面与肩胛盂保持接触,关节囊较松弛,因此容易发生脱位。肩胛盂周围有纤维软骨构成的盂唇围绕,连同喙肱韧带、盂肱韧带和周围肌肉共同增强其稳定性(图5-4)。

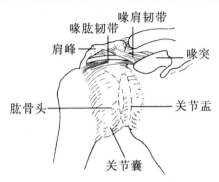

图 5-4 盂肱关节解剖示意图

2.肩锁关节 肩锁关节是由肩峰内侧缘和锁骨的肩峰端构成的1个凹面微动关节。关节囊薄弱,除有肩锁韧带加强外,喙肩及喙锁韧带以及周围肌群对肩锁关节的稳定具有一定作用(图5-5)。

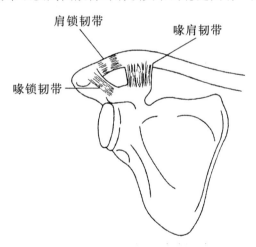

图 5-5 肩锁关节的解剖示意图

3.胸锁关节 胸锁关节由锁骨的胸骨端与胸骨的锁骨切迹构成,呈鞍状,是球窝状关节。胸锁关节内有1个纤维软骨盘,关节囊坚韧,并有胸锁前后韧带和肋锁韧带加强。整个锁骨可以其自身的长轴为轴做少许旋转运动。

4.肩胸"关节" 肩胸"关节"是由肩胛骨与胸廓后壁之间形成的无关节结构的假关节。仅有丰富的肌肉组织联系,使肩胛骨通过胸锁关节和肩锁关节在胸壁上做旋转活动。其活动范围相当于上述两关节之和。

5.肩袖 肩袖又称旋转袖,由冈上肌腱、冈下肌腱、小圆肌腱、肩胛下肌腱联合组成,其肌纤维组织与关节囊紧密交织在一起,难以分割,并共同包绕肱骨头的前方和上方,另一头则止于肱骨解剖颈的上半部。其作用是把持肱骨头,使其抵住肩盂,而成为肩关节活动的支点。若肩袖受损,将影响肩的外展运动(图5-6)。

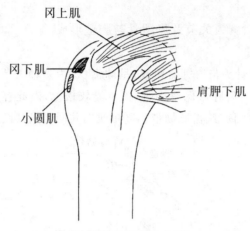

图 5-6　肩袖的解剖示意图

二、肩胛骨骨折

肩胛骨是一扁而宽的不规则骨,周围有较厚的肌肉包裹而不易骨折,肩胛骨骨折发病率约占全身骨折的 0.2%。若其一旦发生骨折,易同时伴发肋骨骨折,甚至血气胸等严重损伤,在诊治时需注意,并按病情的轻重缓急进行处理。25%的肩胛骨骨折合并同侧锁骨骨折或肩锁关节脱位,称为浮肩损伤。

按骨折部位不同,一般分为以下类型(图 5-7)。

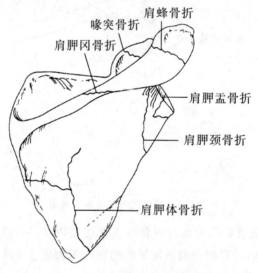

图 5-7　肩胛骨骨折分类示意图

(一)肩胛体骨折

【致伤机制】

肩胛体骨折多由仰位跌倒或来自侧后方的直接暴力所致。暴力多较强,以肩胛体下部多见,可合并有肋骨骨折,甚至伴有胸部并发症。

【临床表现】

1.疼痛　限于肩胛部,肩关节活动时尤为明显,其压痛部位与骨折线多相一致。

2.肿胀　需要双侧对比才能发现,程度根据骨折类型而定。粉碎性骨折者因出血多,肿胀明显易见,甚至皮下可有瘀斑出现。而一般的裂缝骨折则多无肿胀。

3.关节活动受限 患侧肩关节活动范围受限,并伴有剧痛而拒绝活动,尤其是外展时。

4.肌肉痉挛 包括冈上肌、冈下肌及肩胛下肌等因骨折及血肿刺激而出现持续性收缩样改变,甚至可出现假性肩袖损伤的症状。

【诊断】

1.外伤史 主要了解暴力的方向及强度。

2.X线片 一般拍摄前后位、侧位及切线位。拍片时将患肢外展,可获得更清晰的影像。

3.其他 诊断困难者可借助于 CT 扫描,并注意有无胸部损伤。

【治疗】

1.无移位 一般采用非手术疗法,包括患侧上肢吊带固定,早期冷敷或冰敷,后期热敷、理疗等。制动时间以 3 周为宜,可较早地开始肩部功能活动。

2.有移位 利用上肢的外展或内收来观察骨折端的对位情况,多采用外展架或卧床牵引将肢体置于理想对位状态固定。需要手术复位及固定者仅为个别病例。

【预后】

肩胛骨骨折一般预后良好,即使骨块有明显移位而畸形愈合的,也多无影响。除非错位骨压迫胸廓引起症状时才考虑手术治疗。

(二)肩胛颈骨折

【致伤机制】

肩胛颈骨折主要由作用于手掌、肘部的传导暴力所引起,但也见于外力撞击肩部的直接暴力所致。前者的远端骨片多呈一完整的块状,明显移位少见;后者多伴有肩胛盂骨折,且骨折块可呈粉碎状(图 5-8)。

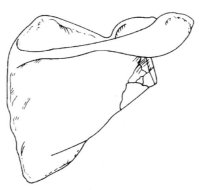

图 5-8 肩胛颈粉碎状骨折示意图

【临床表现】

1.疼痛 局限于肩部,肩关节活动时疼痛加重。压痛点多呈环状,并与骨折线相一致。

2.肿胀 见于有移位骨折,显示"方肩"样外形,锁骨下窝可完全消失,无移位骨折则变形不明显。

3.活动受限 一般均较明显,尤其是有移位骨折活动受限更严重。如将肩胛骨下角固定活动肩关节时除剧痛外,还可闻及骨擦音;对一般病例无需此种检查。

【诊断】

1.外伤史 一般均较明确。

2.临床症状特点 以肩部症状为主。

3.X线片 能够较容易地显示骨折线及其移位情况。伴有胸部伤,或 X 线片显示不清的,可行 CT 扫描检查。

【治疗】

1.无移位　上肢悬吊固定3～5周。X线片证明骨折已临床愈合时,可逐渐开始功能锻炼。

2.有移位　闭合复位后行外展架固定。年龄超过55岁者,可卧床牵引以维持骨折对位,一般无需手术治疗。对于移位超过1cm及旋转超过40°者,保守治疗效果较差,可通过后方Judet入路行切开复位重建钢板内固定术。术中可在冈下肌和小圆肌间进入,显露肩胛骨外侧缘、肩胛颈及肩关节后方。术中需防止肩胛上神经损伤。

【预后】

肩胛颈骨折患者预后一般均良好。

(三)肩胛盂骨折

【致伤机制及分型】

肩胛盂骨折多由来自肩部的直接传导暴力,通过肱骨头作用于肩胛盂引起。视暴力强度与方向的不同,骨折片的形态及移位程度可有显著性差异,可能伴有肩关节脱位(多为一过性)及肱骨颈骨折等。骨折形态以盂缘撕脱及压缩性骨折为多见,也可遇到粉碎性骨折(图5-9)。

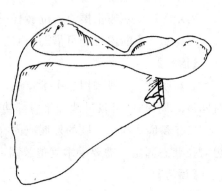

图5-9　肩胛盂粉碎性骨折示意图

常采用Ideberg-Gross分型(图5-10):

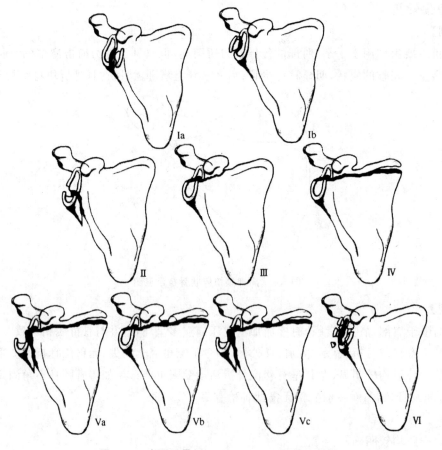

图5-10　肩胛盂骨折Ideberg-Gross分型示意图

1.Ⅰ型　关节盂缘骨折,又分为ⅠA型:前方关节盂缘骨折,ⅠB型:后方关节盂缘骨折。

2.Ⅱ型　关节盂横断骨折,骨折线分为横形或斜形,累及关节盂下方。

3.Ⅲ型　关节盂上方骨折,骨折线向内上达到喙突基底,常合并肩峰骨折、锁骨骨折及肩锁关节脱位等肩关节上方悬吊复合体(SSSC)的损伤。

4.Ⅳ型　关节盂横断骨折,骨折线向内到达肩胛骨内缘。

5.Ⅴ型　Ⅳ型伴Ⅱ、Ⅲ型或同时伴Ⅱ和Ⅲ型。

6.Ⅵ型　整个关节盂的粉碎性骨折,伴或不伴肱骨头半脱位。

【临床表现】

由于骨折的程度及类型不同,症状差别也较大,基本症状与肩胛颈骨折相似。

【诊断】

除外伤史及临床症状外,主要依据 X 线片进行诊断及鉴别诊断。X 线投照方向除常规的前后位及侧位外,应加拍腋窝位,以判定肩盂的前缘、后缘有无撕脱性骨折。CT 平扫或三维重建有助于判断骨折的移位程度。

【治疗】

肩胛盂骨折是肩胛骨骨折中在处理上最为复杂的一种。依据骨折类型的不同,治疗方法有明显的差异。

1.非手术治疗　适用于高龄患者,可行牵引疗法,并在牵引下进行关节活动。牵引持续时间一般为3～5 周,不宜超过 6 周。Ⅵ型骨折应采用非手术治疗。

2.手术治疗　手术治疗目的在于恢复关节面平整,避免创伤性关节炎,防止肩关节不稳定。对关节盂移位大于 2mm、肱骨头存在持续半脱位或不稳定者,合并 SSSC 损伤者可行手术切开复位内固定术(图 5-11)。根据不同的骨折类型,选择前方及后方入路,用拉力螺钉固定骨折。关节内不可遗留任何骨片,以防继发损伤性关节炎。关节囊撕裂者应进行修复。术后患肢以外展架固定。

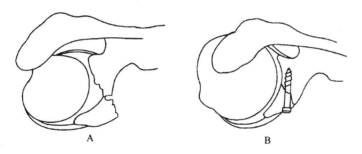

图 5-11　严重移位的肩胛盂骨折需行切开复位内固定术示意图

A.术前;B.拉力螺钉固定术后

3.畸形愈合　以功能锻炼疗法为主。畸形严重已影响关节功能及疼痛明显的,可行关节盂修整术或假体置换术。

【预后】

肩胛盂骨折患者一般预后较佳,只有关节面恢复不良而影响肩关节活动的,多需采取手术等补救性措施。

(四)肩峰骨折

因该骨块坚硬且骨突短而不易骨折,故肩峰骨折较少见。

【致伤机制】

主要有以下两种机制:

1.直接暴力　即来自肩峰上方垂直向下的外力,骨折线多位于肩锁关节外侧。

2.间接传导暴力　当肩外展或内收位时跌倒,因肱骨大结节的杠杆顶撬作用而引起骨折,骨折线多位于肩峰基底部。

【临床表现】

1.疼痛　局部疼痛明显。

2.肿胀　其解剖部位浅表,故局部肿胀显而易见,多伴有皮下淤血或血肿形成。

3.活动受限　外展及上举动作受限,无移位骨折者较轻,合并肩锁关节脱位或锁骨骨折者较明显。

4.其他　除注意有无伴发骨折外,应注意有无臂丛神经损伤。

【诊断依据】

1.外伤史　注意外力的方向。

2.临床表现　以肩峰局部为明显。

3.X线片　均应拍摄前后位、斜位及腋窝位,可较全面地了解骨折的类型及特点;在阅片时应注意与不闭合的肩峰骨骺相鉴别。

【治疗】

视骨折类型及并发伤的不同而酌情采取相应的措施。

1.无移位　将患肢用三角巾或一般吊带制动即可。

2.手法复位　指通过将患肢屈肘、贴胸后,由肘部向上加压可达复位目的的,可采用肩-肘-胸石膏固定;一般持续固定4～6周。

3.开放复位内固定术　手法复位失败的,可行开放复位张力带固定;一般情况下不宜采用单纯克氏针固定,以防其滑动移位至其他部位(图5-12)。

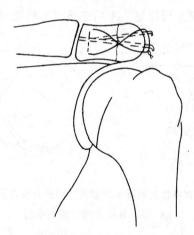

图5-12　肩峰骨折切开复位＋张力带内固定示意图

【预后】

肩峰骨折患者一般预后良好。如复位不良可引起肩关节外展受限及肩关节周围炎等后果。

(五)喙突骨折

喙突骨折相当少见,主因其位置深在,且易漏诊。

【致伤机制】

1.直接暴力　多因严重暴力所致,一般与其他损伤伴发。

2.间接暴力　当肩关节前脱位时,因肱骨头撞击及杠杆作用所致。

3.肌肉韧带撕脱暴力　肩锁关节脱位时,喙肱肌和肱二头肌短头猛烈收缩或喙锁韧带牵拉,可引起喙突撕脱性骨折,此时骨折片多伴有明显移位。

【临床表现】

因解剖部位深在,主要表现为局部疼痛和屈肘、肩内收及深呼吸时肌肉收缩的牵拉痛。个别病例可合并臂丛神经受压症状。

【诊断】

除外伤史及临床表现外,主要依据 X 线片检查,拍摄前后位、斜位及腋窝位。

【治疗】

无移位及可复位者,可行非手术疗法;移位明显或伴有臂丛神经症状者,宜行探查术、开放复位及内固定术;晚期病例有症状者,也可行喙突切除及联合肌腱固定术。

(六)肩胛冈骨折

肩胛冈骨折多与肩胛体部骨折同时发生,少有单发。诊断及治疗与体部骨折相似。

(七)浮肩

25%的肩胛骨骨折合并同侧锁骨骨折或肩锁关节脱位,称为浮肩损伤(FSI)。如治疗不当,可致肩关节功能障碍。

【致伤机制】

Gross 提出了肩关节上方悬吊复合体(SSSC)的概念,指出其是维持肩关节稳定的重要结构,并解释了其病理意义。SSSC 由锁骨外侧端、肩锁关节及其韧带、肩峰、肩胛盂、喙突及喙锁韧带所组成的环形结构。上方支柱为锁骨中段,下方支柱为肩胛体外侧部和肩胛冈。SSSC 一处骨折或韧带损伤时,对其稳定性影响较小,不发生明显的骨折移位或脱位;有 2 处或 2 处以上部位损伤时,才会造成不稳定,形成浮肩,并有手术指征。了解 SSSC 的构成有助于浮肩治疗方案的选择。浮肩中肩胛带由于失去锁骨的骨性支撑悬吊作用,使得肩胛颈骨折移位和不稳定,其移位程度主要取决于同侧锁骨骨折或肩锁关节脱位。当肩关节悬吊的稳定性受到严重破坏时,局部肌肉的拉力和患肢重量将使骨折远端向前、下、内侧旋转移位。这种三维方向的移位可使肩峰及盂肱关节周围肌群的起止关系和结构长度发生改变,造成肩胛带严重短缩,从而导致肩关节外展乏力、活动度下降等功能障碍。

【诊断】

通过 X 线片,诊断一般并不困难。为了判断损伤程度,除常规前后位外,还应通过肩胛骨外侧穿胸投照侧位。如怀疑肩锁关节损伤,有时还须加拍 45°斜位片。CT 扫描对准确判断损伤的程度很有价值。

【治疗】

为恢复肩关节的动力平衡,首先需恢复锁骨的完整性和稳定性。

1.非手术治疗　适用于肩胛颈骨折移位小于 5mm 者,非手术治疗疗效等于或优于手术治疗,且无并发症的风险。患肢制动,8 周后开始功能锻炼。

2.切开复位内固定术　适用于肩胛颈骨折移位大于 5mm 或非手术治疗中继发骨折移位者。通常对锁骨进行切开复位内固定术即可。通过完整的喙锁韧带和喙肩韧带的牵拉来达到肩胛颈骨折复位,也可同时进行肩胛颈和锁骨骨折钢板内固定术。肩胛颈部切开复位钢板内固定须防止伤及肩关节囊、旋肩胛肌,特别是小圆肌,以免削弱肩关节的活动范围,尤其是外旋功能。术后患者早期行功能锻炼,最大限度地避免创伤及手术后"冻结肩"的发生。

三、锁骨骨折

锁骨为长管状骨,呈"S"形架于胸骨柄与肩胛骨之间,成为连接上肢与躯干之间唯一的骨性支架。因其较细及其所处解剖地位特殊,易受外力作用而引起骨折,属于门急诊常见的损伤之一,约占全身骨折的5%;幼儿更为多见。通常将锁骨骨折分为远端(外侧端)、中段及内侧端骨折。因锁骨远端和内侧端骨折的治疗有其特殊性,以下将进行分述。

【致伤机制】

多见于平地跌倒手掌或肩肘部着地的间接传导暴力所致,直接撞击等暴力则较少见(图 5-13A)。骨折部位好发于锁骨的中外 1/3 处,斜形多见。直接暴力所致者,多属粉碎性骨折,其部位偏中段。幼儿骨折时,因暴力多较轻、小儿骨膜较厚,常以无移位或轻度成角畸形多见。产伤所致锁骨骨折也可遇到,多无明显移位。成人锁骨骨折的典型移位(图 5-13B)所示:内侧断端因受胸锁乳突肌作用向上后方移位,外侧端则因骨折断端本身的重力影响而向下移位。由于胸大肌的收缩,断端同时出现短缩重叠移位。个别病例骨折端可刺破皮肤形成开放性骨折,并有可能伴有血管神经损伤(图 5-13C),主要是下方的臂丛神经及锁骨下动、静脉,应注意检查,以防引起严重后果。直接暴力所致者还应注意有无肋骨骨折及其他胸部损伤。

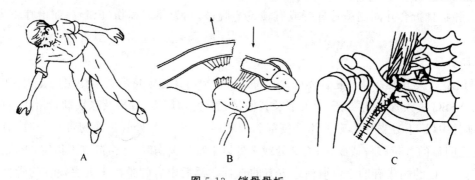

图 5-13　锁骨骨折
A.致伤机制;B.典型移位;C.易引起血管神经损务

【临床表现】

1.疼痛　多较明显,幼儿跌倒后啼哭不止,患肢拒动。切勿忘记脱衣检查肩部,否则易漏诊,年轻医师在冬夜值班时尤应注意。

2.肿胀与畸形　除不完全骨折外,畸形及肿胀多较明显。因其浅在,易于检查发现及判断。

3.压痛及传导叩痛　对小儿青枝骨折,可以通过对锁骨触诊压痛的部位来判断,并结合传导叩痛的部位加以对照。

4.功能受限　骨折后患侧上肢运动明显受限,特别是上举及外展时因骨折端的疼痛而中止。

5.其他　注意上肢神经功能及桡动脉搏动,异常者应与健侧对比观察,以判定有无神经血管损伤;对直接暴力所致者,应对胸部认真检查,以除外肋骨骨折及胸腔损伤。

【诊断】

1.外伤史　多较明确。

2.临床表现　如前所述,应注意明确有无伴发伤。

3.X 线片　不仅可明确诊断,还有利于对骨折类型及移位程度的判断;有伴发伤者,可酌情行 CT 或 MR 检查。

【治疗】

根据骨折类型、移位程度酌情选择相应疗法。

(一)青枝骨折

无移位者以"8"字绷带固定即可,有成角畸形的,复位后仍以"8"字绷带维持对位。有再移位倾向较大的儿童,则以"8"字石膏为宜。

(二)成年人无移位骨折

以"8"字石膏绷带固定 6～8 周,并注意对石膏塑形以防止发生移位。

(三)有移位骨折

均应在局麻下先行手法复位,之后再施以"8"字石膏固定,操作要领如下:患者端坐、双手插腰挺胸、仰首及双肩后伸。术者立于患者后方,双手持住患者双肩前外侧处(或双肘外侧)朝上后方用力,使其仰伸挺胸;同时用膝前部抵于患者下胸段后方形成支点(图 5-14),这样可使骨折获得较理想的复位。在此基础上再行"8"字石膏绷带固定(图 5-15)。为避免腋部血管及神经受压,在绕缠石膏绷带全过程中,助手应在蹲位状态下用双手中、食指呈交叉状置于患者双侧腋窝处。石膏绷带通过助手双手中、食指绕缠,并持续至石膏绷带成形为止。在一般情况下,锁骨骨折并不要求完全达到解剖对位,只要不是非常严重的移位,骨折愈合后均可获得良好的功能。

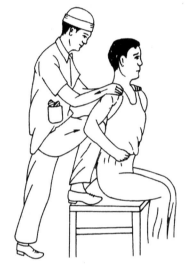

图 5-14　锁骨骨折手法复位示意图

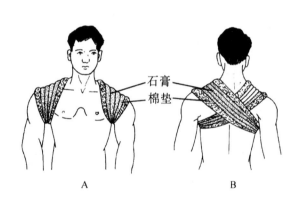

图 5-15　锁骨骨折复位后以 8 字石膏固定示意图
A.前方观;B.背侧观

(四)开放复位及内固定

【手术适应证】

主要用于以下几种病例:

1.有神经血管受压症状,经一般处理无明显改善或加重。

2.手法复位失败的严重畸形。

3.因职业关系,如演员、模特儿及其他舞台表演者,需双肩外形对称美观者,可放宽手术标准。

4.其他,包括合并胸部损伤、骨折端不愈合或晚期畸形影响功能或职业者等。

【手术病例选择】

1.**中段骨折钢板固定**　目前应用最广泛,适用于中段各类型骨折,可选用锁骨重建钢板或锁定钢板内固定(图 5-16),钢板置于锁骨上方或前方。钢板置于锁骨上方时钻孔及拧入螺钉时应小心,防止过深伤及锁骨下静脉及胸腔内容物。

2.**髓内固定**　适用于中段横断骨折,多用带螺纹钢针或尾端带加压螺纹帽的钛弹性髓内钉经皮固定骨折,以防术后钢针滑移,半数患者可闭合复位内固定。现已较少用克氏针固定锁骨中段骨折(图 5-17),因为其易滑移,向外侧移位可致骨折端松动、皮下滑囊形成。文献曾有克氏针术后移位刺伤脊髓神经、滑入胸腔的报道。

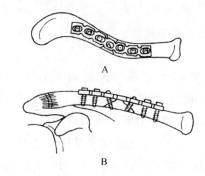

图 5-16　锁骨中段骨折钢板螺钉内固定示意图
A.上方观；B.前方观

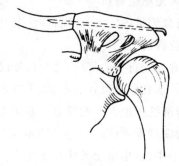

图 5-17　锁骨骨折克氏针内固定示意图

3.MIPO 技术　即经皮微创接骨术（MIPO），考虑肩颈部美观因素，通过小切口经皮下插入锁定钢板进行内固定。

【术后处理】

患肩以三角巾或外展架（用于固定时间长者）制动，并加强功能锻炼。

【预后】

除波及肩锁或胸锁关节及神经血管或胸腔受损外，绝大多数锁骨骨折患者预后均佳。一般畸形及新生的骨痂多可自行改造。

四、锁骨两端骨折

（一）锁骨远端骨折

锁骨远端骨折与锁骨中段骨折不同，由于涉及肩锁关节，治疗有其特殊性。

【分类及病理】

最常用为 Neer 分型：

1.Neer Ⅰ 型　附着于骨折近端的喙锁韧带保持完整。

2.Neer Ⅱ 型　附着于骨折远端的喙锁韧带与近折端断裂分离，又分为两个亚型：

（1）Ⅱ A 型：锥状韧带和斜方韧带都保持完整，且两者均位于远端骨折块，骨折常在锁骨中远 1/3 交界处产生一短斜形骨折线。

（2）Ⅱ B 型：锥状韧带断裂，斜方韧带附着于远端骨折块保持完整，骨折线常在锥状韧带断裂和斜方韧带附着之间，较Ⅱ A 型更垂直锁骨，也位于锁骨更远端。

3.Neer Ⅲ 型　骨折累及肩锁关节面。

由于喙锁韧带无损伤，Neer Ⅰ 型和Ⅲ型属稳定型骨折。Ⅱ型骨折由于失去喙锁韧带对骨折近端的牵拉，骨折不稳定，易移位，非手术治疗不愈合率为 30%，需二期切除锁骨远端以解除疼痛。

4.Ⅳ 型　Craig 在此基础上又增加了Ⅳ型——儿童远端骨折伴骨膜脱套伤，骨折内侧端从骨膜袖脱出并骑跨重叠，骨膜袖中会填充新骨，锁骨重塑形。

5.Ⅳ 型　锁骨远端粉碎性骨折，喙锁韧带与远、近骨折端均不相连，而与粉碎性骨折块相连，较Ⅱ型更不稳定、不愈合率更高。

【诊断】

除常规前后位及侧位 X 线片外，还需要判断有无合并韧带损伤。Neer 建议在摄前后位片时必须包括双侧肩关节,每侧腕关节悬吊5kg重物,如锁骨近端与喙突间距增大,提示有附着于骨折近端的韧带损伤。X线片不能确诊断时,可用CT扫描进一步明确诊断。

【治疗】

根据骨折类型选用相应的治疗方案:

1.非手术治疗　适用于稳定的NeerⅠ型和Ⅲ型骨折,包括手法复位、肩肘吊带或肩胸石膏固定6周。去除固定后行肩部理疗及功能锻炼。对于发生于儿童的Ⅳ型骨折,因儿童锁骨外侧端骨膜鞘大多完整,具有很强的愈合和塑形能力,非手术治疗效果满意,复位后用"8"字带固定3~4周。

2.手术治疗　主要用于不稳定的NeerⅡ型骨折和Ⅴ型骨折,非手术治疗后出现肩锁关节创伤性关节炎的Ⅲ型骨折。手术技术分为四大类:

(1)单纯骨折固定技术:采用克氏针张力带、小T钢板及锁骨钩钢板固定骨折。术中一般不修复或重建喙锁韧带,骨折愈合即可维持肩锁关节稳定。

(2)喙突锁骨间固定:将骨折近端与喙突坚固固定,从而起到骨折复位作用,可用螺钉、钢丝张力带、微型骨锚等固定,一般不修复或重建喙锁韧带。

(3)喙锁韧带动力性重建:行喙突尖移位重建喙锁韧带(Dewar手术),或术中发现锁骨远端骨折块较小且粉碎严重而无法保留时,可一期行Weaver-Dunn手术,即切除锁骨远端并将联合腱外侧1/2部分进行喙锁韧带重建。

(4)锁骨外端切除术:多用于骨不连或后期合并创伤性关节炎的Ⅲ型骨折。切除锁骨远端1.5cm以内对肩锁关节的稳定性无明显影响。

【预后】

手术和非手术效果均较好,但非手术治疗所致骨折畸形愈合及不愈合率较高。

(二)锁骨内侧端骨折

锁骨内侧骨折是由间接暴力作用于锁骨外侧而导致的内侧骨折。如肋锁韧带完整并与锁骨骨折外端相连,骨折移位程度轻或无移位。在常规X线前后位片上,锁骨内侧与肋骨、椎体及纵隔影重叠,常与胸锁关节相混淆。锁骨内侧端骨折易漏诊,尤其是儿童锁骨内侧骨骺损伤,CT扫描有助于诊断。多数患者进行上肢悬吊即可,若合并血管神经损伤行探查时,骨折处应行内固定,以解除血管神经压迫。对锁骨内侧端骨折多数不建议用金属针固定,因若针游走,可出现严重后果。

五、肱骨近端骨折

肱骨近端骨折多发于老年患者,骨质疏松是骨折多发的主要原因。年轻患者多因高能量创伤所致。

目前最为常用的为Neer分型,将肱骨近端骨折分为4个主要骨折块:关节部或解剖颈、大结节、小结节、骨干或外科颈。并据此将移位的骨折分为2部分、3部分及4部分骨折。此外,常用的还有AO分类,基于损伤和肱骨头缺血坏死的危险性,将骨折分为A(关节外1处骨折)、B(关节外2处骨折)及C(关节内骨折)三大类,每类各有3个亚型,分类较为复杂。以下仍结合传统分类进行分述。

(一)肱骨大结节骨折

根据骨折的移位情况,肱骨大结节骨折可分3种类型,少数为单独发生,大多系肩关节前脱位时并发,因此,对其诊断应从关节脱位角度加以注意。

【致伤机制】

1.直接暴力　指平地跌倒肩部着地、重物直接撞击,或肩关节前脱位时大结节碰击肩峰等。骨折以粉碎型居多,但少有移位者。

2.间接暴力 跌倒时由于上肢处于外展外旋位,致使冈上肌和冈下肌突然收缩,以致大结节被撕脱形成伴有移位,和暴力较小相比,骨折可无明显移位。

【临床表现】

如伴有肩关节脱位、还未复位的,则主要表现为肩关节脱位的症状与体征,可参见有关章节。已复位或未发生肩关节脱位的,则主要有以下几种表现。

1.疼痛 于肩峰下方有痛感及压痛,但无明显传导叩痛。

2.肿胀 由于骨折局部出血及创伤性反应,显示肩峰下方肿胀。

3.活动受限 肩关节活动受限,尤以外展外旋时最为明显。

【诊断】

主要依据:外伤史、临床表现和 X 线片检查(可显示骨折线及移位情况)。

【治疗】

根据损伤机制及骨折移位情况不同,其治疗方法可酌情掌握。

1.无移位 上肢悬吊制动 3～4 周,而后逐渐功能锻炼。

2.有移位 先施以手法复位,在局麻下将患肢外展,压迫骨折片还纳至原位,之后在外展位上用外展架固定。固定 4 周后,患肢在外展架上功能活动 7～10 天,再拆除外展架让肩关节充分活动。手法复位失败的年轻患者大结节移位大于 5mm,老年患者大于 10mm,可在臂丛麻醉下行开放复位及内固定术。

【预后】

肱骨近端骨折患者预后一般良好。

(二)肱骨小结节撕脱骨折

除与肩关节脱位及肱骨近端粉碎性骨折伴发外,单独发生肱骨小结节骨折者罕见。

【发生机制】

由肩胛下肌突然猛烈收缩牵拉所致,并向喙突下方移位。

【临床表现】

主要表现为局部疼痛、压痛、肿胀及上肢外旋活动受限等,移位明显的可于喙突下方触及骨折片。

【诊断】

除外伤史及临床症状外,主要依据 X 线片进行诊断。

【治疗】

1.无移位 上肢悬吊固定 3～4 周后即开始功能锻炼。

2.有移位 将上肢内收、内旋位制动多可自行复位,然后用三角巾及绷带固定 4 周左右,复位失败且移位严重者,可行开放复位及内固定术。

3.合并其他骨折及脱位 将原骨折或脱位复位后,多可随之自行复位。

(三)肱骨头骨折

临床上肱骨头骨折较为少见,但其治疗甚为复杂。

【致伤机制】

与直接暴力所致的肱骨大结节骨折发生机制相似,即来自侧方的暴力太猛,可同时引起大结节及肱骨头骨折;或是此暴力未造成大结节骨折,而是继续向内传导以致引起肱骨头骨折。前者骨折多属粉碎状,而后者则以嵌压型多见。

【临床表现】

因属于关节内骨折,临床症状与前两者略有不同。

1.肿胀　肩关节弥漫性肿胀,范围较大,主要由于局部创伤反应及骨折端出血积于肩关节腔内所致,嵌入型则出血少,因而局部肿胀也轻。

2.疼痛及传导叩痛　除局部疼痛及压痛外,叩击肘部可出现肩部的传导痛。

3.活动受限　活动范围明显受限,粉碎性骨折患者受限更严重,骨折嵌入较多、骨折端相对较为稳定的,受限则较轻。

【诊断】

依据外伤史、临床症状及 X 线片诊断多无困难,X 线片应包括正侧位,用来判定骨折端的移位情况。

【治疗】

根据骨折类型及年龄等因素不同,对其治疗要求也有所差异。

1.嵌入型　无移位的仅以三角巾悬吊固定 4 周左右。有成角移位的应先行复位,青壮年患者以固定于外展架上为宜。

2.粉碎型　手法复位后外展架固定 4～5 周。手法复位失败时可将患肢置于外展位牵引 3～4 周,并及早开始功能活动。也可行开放复位及内固定术,内固定物切勿突出到关节腔内,以防继发创伤性关节炎。开放复位后仍无法维持对位或关节面严重缺损(缺损面积超过 50%)的,可采取人工肱骨头置换术,更加适用于年龄 60 岁以上的老年患者。

3.游离骨片者　手法复位一般难以还纳,可行开放复位;对难以还纳者,可将其摘除。

4.晚期病例　对于晚期病例应以补救性手术为主,包括关节面修整术、肱二头肌腱的腱沟修整术、关节内游离体摘除术、肩关节成形术及人工肩关节置换术等。

(四)肱骨近端骨骺分离

肱骨近端骨骺分离在骨骺闭合前均可发生,但以 10～14 岁学龄儿童多见,易影响到肱骨的发育,应引起重视。

【致伤机制】

肱骨近端骨骺一般于 18 岁前后闭合,在闭合前该处解剖学结构较为薄弱,可因作用于肩部的直接暴力,或通过肘、手部向上传导的间接暴力而使骨骺分离。外力作用较小时,仅使骨骺线损伤,断端并无移位;作用力大时,则骨骺呈分离状,且常有 1 个三角形骨片撕下。根据骨骺端的错位情况可分为稳定型与不稳定型,前者则指骨骺端无移位或移位程度较轻者;后者指向前成角大于 30°,且前后移位超过横断面 1/4 者,此多见于年龄较大的青少年。

【临床表现】

肱骨近端骨骺分离与一般肱骨外科颈骨折相似,患者年龄多在 18 岁以下,为骨骺发育期,个别病例可达 20 岁。

【诊断】

主要根据外伤史、患者年龄、临床症状及 X 线片所见等进行诊断。无移位的则依据于骨骺线处的环状压痛、传导叩痛及软组织肿胀阴影等。

【治疗】

根据骨骺移位及复位睛况而酌情灵活掌握。

1.无移位　一般悬吊固定 3～4 周即可。

2.有移位　先行手法复位。多需在外展、外旋及前屈位状态下将骨骺远折端还纳原位,之后以外展架固定 4～6 周。手法复位失败而骨骺端移位明显(横向移位超过该处直径 1/4 时),且不稳定型者则需开放复位,之后用损伤较小的克氏针 2～3 根交叉固定,并辅助上肢外展架固定,术后 3 周拔除。

【预后】

肱骨近端骨骺分离患者一般预后良好。错位明显，或外伤时骨骺损伤严重的，则有可能出现骨骺发育性畸形，主要表现为上臂缩短（多在 3cm 以内）及肱骨内翻畸形，但在发育成人后大多被塑形改造而消失。

（五）肱骨外科颈骨折

肱骨外科颈骨折较为多见，占全身骨折的 1% 左右，多发于中老年患者。该年龄的患者此处骨质大多较为疏松、脆弱，易因轻微外力而引起骨折。

【致伤机制及分型】

因肱骨骨质较薄，较易发生骨折。根据外伤时机制不同，所造成的骨折类型各异；临床上多将其分为外展型及内收型两类，实际上还有其他类型，如粉碎型等。

1.外展型　跌倒时患肢呈外展状着地，由于应力作用于骨质较疏松的外科颈部而引起骨折。骨折远侧端全部、大部或部分骨质嵌插于骨折的近侧端内。多伴有骨折端向内成角畸形，临床上最为多见。

2.内收型　指跌倒时上肢在内收位着地时所发生的骨折，在日常生活中此种现象较少遇到。在发生机制上，患者多处于前进状态下跌倒，以致手掌或肘部由开始的外展变成内收状着地，且身体多向患侧倾斜，患侧肩部随之着地。因此，其在手掌及肘部着地，或肩部着地的任何一种外伤机制中发生骨折。此时骨折远端呈内收状，而肱骨近端则呈外展外旋状，以致形成向前、向外的成角畸形。了解这一特点，将有助于骨折的复位。

3.粉碎型　更为少见，由外来暴力直接打击所致，移位方向主要取决于暴力方向及肌肉的牵拉力。此型在治疗上多较复杂，且预后不如前两者为佳。

【临床表现】

肱骨外科颈骨折与其他肩部骨折的临床表现大致相似，但其症状多较严重。

1.肿胀　因骨折位于关节外，局部肿胀较为明显，内收型及粉碎性骨折患者更为严重。可有皮下淤血等。

2.疼痛　外展型者较轻，其余二型多较明显，活动上肢时更为严重，同时伴有环状压痛及传导叩痛。

3.活动受限　内收型和粉碎型患者最为严重。

4.其他　应注意有无神经血管受压或受刺激症状；错位明显者患肢可出现短缩及成角畸形。

【诊断】

1.外伤史　多较明确，且好发于老年患者。

2.临床表现均较明显，易于检查。

3.X 线片检查　需拍摄正位及侧位片，并以此决定分型及治疗方法的选择。

【治疗】

1.外展型　多属稳定型，成角畸形可在固定的同时予以矫正，一般多不用另行复位。

(1)中老年患者：指 60～65 岁以上的年迈者，可用三角巾悬吊固定 4 周左右，等到骨折端临床愈合后，早期功能活动。

(2)青壮年：指全身情况较好的青壮年患者，应予以外展架固定，并在石膏塑形时注意纠正其成角畸形。

2.内收型　在治疗上多较困难，移位明显的高龄者更为明显，常成为临床治疗中的难题。

(1)年迈、体弱及全身情况欠佳者：局麻下手法复位，之后以三角巾制动，或对肩部宽胶布及绷带固定。这类病例以预防肺部并发症及早期功能活动为主。

(2)骨折端轻度移位者：局麻后将患肢外展、外旋位置于外展架上（外展 60°～90°，前屈 45°），在给上肢石膏塑形时或塑形前施以手法复位,主要纠正向外及向前的成角畸形。操作时可让助手稍许牵引患肢,术者一手在骨折端的前上方向后下方加压,另一手掌置于肘后部向前加压,这样多可获得较理想的复位。X线片或透视证实对位满意后,将患肢再固定于外展架上。

(3)骨折端明显移位者:需将患肢置于上肢螺旋牵引架上,一般多采取尺骨鹰嘴骨牵引,或牵引带牵引,在臂丛麻醉或全麻下先行手法复位,即将上肢外展、外旋。并用上肢过肩石膏固定,方法与前述相似。X线片证明对位满意后再以外展架固定,并注意石膏塑形。

(4)手法复位失败者

1)牵引疗法:即尺骨鹰嘴克氏针牵引,患肢置于外展 60°~90°,前屈 30°~45°位持续牵引 3~5 天。拍片显示已复位者,按 2 法处理。复位欠佳者,应按 3 法再次手法复位及外展架固定。此时因局部肿胀已消退,复位一般较为容易。对位仍不佳者,则行开放复位和内固定术。

2)开放复位和内固定术:用于复位不佳的青壮年及对上肢功能要求较高者,可行切开复位及内固定术,目前多选用肱骨近端锁定钢板或支撑钢板内固定,以往多选用多根克氏针交叉内固定、骑缝钉及螺纹钉内固定术等。操作时不能让内固定物进入关节,内固定不确实者应加用外展架外固定。

3)肱骨颈粉碎性骨折:由于复位及内固定均较困难,非手术治疗时宜行牵引疗法。在尺骨鹰嘴克氏针牵引下,肩外展及上臂中立位持续牵引 3~4 周,而后更换三角巾或外展架固定,并逐渐开始功能活动。牵引重量以 2~3kg 为宜,切勿过重。在牵引过程中可拍片观察。对于老年患者,若能耐受手术,首选切开复位肱骨近端锁定钢板内固定术,也可一期行人工肩关节置换术。

4)合并大结节撕脱者:在按前述诸法治疗过程中多可自行复位,一般无需特殊处理。不能复位者可行钢丝及螺丝钉内固定术。采用肱骨近端锁定钢板内固定时,复位后用钢板的近端压住大结节维持复位,并用螺钉固定。

【预后】

肱骨外科颈骨折一般预后良好,肩关节大部功能可获恢复。老年粉碎型、有肱骨头缺血坏死及严重移位而又复位不佳的骨折,预后欠佳。

(六)肱骨近端骨折的手术治疗

1.开放复位内固定术

【手术适应证】

适用于手法复位失败及移位严重,以及对上肢要求较高者。实际上,近年由于内固定设计及手术技术的进步,加上内固定后肩关节可以早期功能锻炼,开放复位内固定术的手术适应证已大为拓宽,这是目前骨折治疗的趋势。对于具体病例可参照 AO 手术指征,即切开复位内固定患者主要包括年轻患者,或者活动量较大的老年患者,合并下列至少一种骨折情况:结节移位超过 5mm;骨干骨折块移位超过 20mm;肱骨头骨折成角大于 45°。

决定是否手术时,患者的功能期望是非常重要的考虑因素。年轻患者希望重新达到受伤前的水平,活动量较大的老年患者希望能继续进行伤前的体育活动,其他患者则希望能恢复正常的日常生活。

【手术方法】

(1)胸大肌三角肌入路:切口起自喙突,向肱骨的三角肌方向延伸,在三角肌和胸大肌间隙进入,保护头静脉。将三角肌拉向外侧,切开喙肱筋膜,即可显露骨折端,手术中需注意结节间沟和肱二头肌长头腱的位置,是辨认各骨折块和复位情况的参考标志。

(2)经三角肌外侧入路:用于单独的大、小结节骨折及肩袖损伤。切口起自肩峰前外侧角的远端,向下不超过 5cm(为防止腋神经损伤),沿三角肌前束和中间束分离达到三角肌下滑囊。

【内固定方法及种类】

(1)肱骨近端锁定钢板内固定:是目前最新的内固定器材,锁定钢板为解剖型设计,有独特的成角稳定性,并有缝合肩袖的小孔设计,尤其适用于骨骺粉碎严重及肱骨近端骨质疏松患者。

(2)MIPO技术:即经皮微创接骨术(MIPO)。通过肩外侧横形小切口经三角肌插入锁定钢板,通过间接复位方法完成骨折内固定。可降低出血量,减少软组织剥离,保护肱骨头血运,有利于肩关节功能恢复,降低骨不连及肱骨头坏死等并发症。

(3)髓内钉:主要用于外科颈及干骺端多段骨折,而大小结节完整者,也可用于病理性骨折固定。

(4)其他:常用的还有支撑钢板及螺钉,以三叶草钢板首选。较陈旧的内固定,如多根克氏针交叉内固定、骑缝钉现已基本不用。

2.肱骨近端粉碎性骨折的手术治疗　主要指 Neer 分类中的三部分和四部分骨折,或 AO 分型中 $C_1 \sim C_3$ 骨折,应首选切开复位内固定术进行肱骨近端重建。考虑到术中肱骨头不能重建、术后有复位丢失及肱骨头缺血坏死等因素,老年患者也可一期行半肩关节置换术。

六、肩锁关节与胸锁关节脱位

(一)肩锁关节脱位

肩锁关节脱位并非少见,在肩部损伤中占 4%～6%,手法复位后制动较为困难,故手术率较高。

【致伤机制及分型】

多由直接暴力所致,少数为间接传导暴力。前者常见于平地跌倒肩部着地(上臂多在内收位),外力沿肩及锁骨向内传导,迫使锁骨向内下方位移,并与第一肋骨相撞击。此时有可能引起锁骨或第一肋骨骨折。如果锁骨未骨折,而肩锁、喙锁韧带断裂,则肩锁关节脱位。通过上肢传导间接暴力所致者,仅占 10% 左右,其机制与前者大致相似。临床上习惯用 Allman 及 Rockwood 分类法:

【Allman 分类】

1.Ⅰ型　肩锁韧带不完全断裂,喙锁韧带完整,X 线片显示锁骨有轻度移位。

2.Ⅱ型　肩锁韧带完全断裂,喙锁韧带牵拉伤,在应力 X 线片上,锁骨外端直径一半上翘突出超过肩峰。

3.Ⅲ型　肩锁韧带及喙锁韧带完全断裂,可出现琴键征,X 线片显示锁骨远端完全移位。

【Rockwood 分类】

共有 6 型,倾向于病理解剖,更详细准确。

1.Ⅰ型　肩锁韧带损伤,喙锁韧带完整,肩锁关节保持稳定。

2.Ⅱ型　肩锁韧带断裂,喙锁韧带损伤,常引起半脱位。

3.Ⅲ型　肩锁关节囊及喙锁韧带均完全断裂,喙锁间隙较正常增加 25%～100%。

4.Ⅳ型　指Ⅲ型伴喙锁韧带从锁骨撕脱,同时伴有锁骨远端向后移位进入或穿出斜方肌。

5.Ⅴ型　指Ⅲ型伴锁骨自肩胛骨喙锁间隙垂直方向移位较正常增加 100%～300%,锁骨位于皮下。

6.Ⅵ型　为Ⅲ型伴锁骨外侧端向下脱位,位于喙突下,此类型较为少见。

【临床表现】

1.疼痛　多局限于肩锁关节局部,肩关节外展及上举时更为明显,且伴有压痛。

2.肿胀及畸形　第Ⅰ型者仅有轻度肿胀,Ⅱ、Ⅲ型者则多显示肩锁关节处错位外观,可呈梯形状;锁骨外端高于肩峰端,于肩关节外展位时压迫锁骨则有浮动感,此时局部肿胀也较明显。

3.活动受限　因疼痛而影响肩关节活动,患者喜采取以健侧手将患肢肘部上托的保护性姿势,以减少肩部活动。

【诊断】

1.外伤史　均较明显。

2.临床症状　多局限于肩锁关节局部。

3.X线片　Ⅱ、Ⅲ型可于双肩对比片上显示肩锁关节脱位征。双上肢持重牵引拍片如见喙锁间隙明显增宽者,则属Ⅲ型。Ⅱ型患者一般不增宽。Ⅰ型患者主要显示软组织肿胀阴影,而肩锁关节间隙多无明显改变。

【治疗】

以往对 Allman Ⅰ、Ⅱ、Ⅲ型采用非手术治疗,目前对Ⅲ型首选手术治疗。Ⅱ型根据具体情况可行手术治疗,Rockwood Ⅳ～Ⅵ型必须手术治疗。

【非手术疗法】

1.Ⅰ型　可将患侧上肢悬吊制动 7～14 天,症状消退后开始功能锻炼。

2.Ⅱ、Ⅲ型　则应先予以局麻下手法复位,之后采用肩-肱-胸石膏固定。

在对石膏塑形时,应尽量通过对肘部向上抬举及使锁骨向下加压的合力,达到维持肩锁关节对位的目的。由于此型损伤复位后难以维持原位,在固定期间如发现松动,应及早更换,以免脱位复发。此外,根据患者具体情况、年龄及各医院传统习惯不同,还可酌情选择垫圈加压包扎、"8"字绷带、肩肘吊带、胶布固定及肩胸石膏等方式。

【手术疗法】

对手法复位失败者,复位后无法持续维持对位者及陈旧性损伤已失去闭合复位时机者,则需行开放复位及修复性手术。

1.手术治疗目的

(1)清除脱位处瘢痕组织及血凝块,达到解剖复位。

(2)重建锁骨外侧端肩关节的垂直与水平稳定。

(3)施行可靠的固定直至修复的韧带牢固愈合。

手术中先清除关节间隙内的软组织及软骨碎片后,再复位锁骨外端,并完成内固定,最后完成关节囊、肩锁韧带及喙锁韧带缝合修复或重建。术中见关节面破损欠完整者或已引起创伤性关节炎者,可用肩锁关节成形术,将受损的关节面软骨切除,修平骨面。

2.常用手术方法　可分为以下 4 类。

(1)开放复位＋内固定术:开放复位后必须辅加内固定术,常用的内固定物及技术如下。

1)锁骨钩钢板固定技术:目前最为常用的固定技术,将钩部插入肩峰下,钢板跨越肩锁关节,复位肩锁关节同时将钢板下压协助复位,复位满意后通过螺钉将钢板固定于锁骨外端,从而到达有效维持复位及固定目的。该方法固定牢靠。少见的并发症为后期钩部断裂及肩峰碎裂导致脱位复发。术中可修复或重建喙锁韧带。

2)克氏针张力带法:在锁骨钩钢板出现之前多用,在操作时切勿进针太深,以 3cm 为宜,并注意避免损伤锁骨下血管神经,针尾部必须折弯成钩状。最大问题是克氏针易滑移,导致复位丢失或复发,单用克氏针不用张力带固定时更易出现问题。

3)喙突锁骨间固定技术:复位后将锁骨远端与喙突坚固固定,从而起到维持复位作用,可用螺钉、钢丝张力带、微型骨锚等固定。固定效果确实,但手术技术相对较高,内固定穿透喙突下过深有损伤血管神经可能;同时肩锁关节为一微动关节,必须在术后 2~3 个月取出内固定物,否则有内固定物疲劳断裂可能。

(2)肌肉移位性手术:典型的为 Dewar 手术,切取喙突的尖端及所附着的肱二头肌短头腱、喙肱肌和一部分胸小肌,转移至锁骨外端下表面,并用螺丝钉固定,通过肌肉动力维持锁骨位置,此手术更适用于陈旧性患者,初发者一般无需选用。此外,若术中发现锁骨远端骨折块较小且粉碎严重而无法保留时,可一期行 Weaver-Dunn 手术,即切除锁骨远端并将联合腱外侧 1/2 部分进行喙锁韧带重建。

(3)锁骨外侧端切除术:指单纯将锁骨外侧端切除的术式。用于陈旧性病例,或伴有严重损伤性关节炎者,切除范围不宜超过 2cm。但此手术属非生理性术式,术后易引起锁骨外侧端上翘变位,并影响局部功能。因此,非不得已一般不宜选用。手术时应修复肩锁韧带及喙锁韧带,并将三角肌及斜方肌重叠缝合。

(4)喙锁韧带修复重建问题:新鲜肩锁关节脱位复位内固定术中可不修复或重建喙锁韧带,因断裂韧带有瘢痕愈合机会。当然术中若能加以修复或重建,手术疗效更为确切。重建可选用阔筋膜、喙肩韧带转移或其他部位自体肌腱,也有用人工韧带者。陈旧性脱位复位术中必须重建喙锁韧带,否则一旦去除内固定,脱位必将复发。

【预后】

根据类型、就诊时间早晚及治疗方法选择等不同,疗效差别较大。Ⅰ、Ⅱ型患者大多较佳,Ⅲ型者 10%~15% 病例,留有局部后遗症,以疼痛及活动受限为多见。

(二)胸锁关节脱位

临床上较为少见,因受较强的直接暴力所致,易合并前纵隔症状。该病在诊治上属胸外科范围。

七、肩关节脱位

肩关节脱位在全身大关节脱位中占 38%~40%,略次于肘关节脱位。多发生在青壮年,男多于女。根据脱位后肱骨头所处的部位不同而分为前脱位、后脱位、上脱位及下脱位,其中 95% 以上为前脱位,其次为后脱位,而上脱位及下脱位则十分罕见。此外还有常见的习惯性脱位,由于初次脱位处理不当所引起。发育性、先天性肩关节脱位则十分罕见。

(一)创伤性肩关节前脱位

【致伤机制】

创伤性肩关节前脱位主要由于以下 3 种暴力作用:

1.间接暴力　患者跌倒时手掌或肘部着地,上肢明显外展及外旋,肩关节囊的前下方处于紧张状态。如暴力继续下去,则该处囊壁破裂,而使肱骨头在关节囊的前下方脱出到喙突下。此外,当肩关节极度外展外旋位,并突然出现后伸外力作用时,由于肌肉附着点处的牵拉,形成杠杆作用以致出现肩关节盂下型脱位。脱位后如上肢仍处于外展位,并继续有外力作用,则可使肱骨头抵达锁骨下部,甚至穿至胸腔,该现象多见于恶性交通事故中。

2.直接暴力　指外力直接从肩关节后方撞击肱骨头处,或肩部外后方着地跌倒等,均可引起肩关节前脱位,但较少见。

3.肌肉拉力　偶可见于破伤风或癫痫发作等情况下。

【病理解剖特点及分型】

1.病理改变　主要为关节囊前壁破裂,在此基础上还可同时出现以下病理变化。

（1）骨质损伤：包括关节盂前缘骨折、盂唇软骨撕脱、肱骨大结节撕脱骨折、肱骨头后外侧骨折及喙突骨折等，多是由脱位时双侧骨端撞击所致，其发病率约为10%。

（2）肌腱挫伤：因脱位时肱骨头的撞击损伤关节囊相邻的肩胛下肌，并有可能使肱二头肌长头移位，滑向肱骨头的后外侧，而成为复位困难的原因之一。个别病例也可伴有肩袖损伤。

（3）神经血管伤：主要对邻近的臂丛、腋神经干及局部血管造成压迫，而真正断裂者罕见。

2.分型　主要依据肱骨头所处的解剖位置不同而分为：盂下型、喙突下型、锁骨下型。实际上在复位时，一经牵引，基本上都成为盂下型，合并大结节撕脱者也常见。

3.临床表现　凡已形成脱位者，均具有以下特点。

（1）一般症状：包括肢体的被迫体位、关节功能障碍、弹性固定及关节内空虚感等，均易于发现。

（2）方肩：与健侧对比可发现患侧肩部呈方肩畸形，此有助于与肱骨外科颈骨折鉴别。

（3）直尺试验：即用直尺测量肩峰、三角肌顶点及肱骨外上髁三点，如三者在一条直线上，则为直尺试验阳性，是肩关节脱位所特有的体征。

（4）对肩试验（Dugas征）：即患者手掌无法触摸到健侧的肩部者为阳性，也是肩关节脱位的特点。

（5）触及肱骨头：大多数病例均可在肩关节前方、腋下或锁骨下处触及脱位的肱骨头。

【诊断】

创伤性肩关节前脱位的诊断一般多无困难，除依据外伤史、临床症状与体征外，常规拍摄正侧位X线片，既可明确诊断，又可证明是否伴发骨折或其他损伤。此外还应注意检查有无血管、神经（大多为腋神经）损伤。

【治疗】

按脱位的治疗原则，在无痛前提下及早予以复位。根据病例的不同情况分述如下。

1.一般单纯性急诊病例的复位手法　多选用以下几种手法之一。

（1）Hippocratic法（又名足蹬法）：由1人操作。患者麻醉后，术者先用双手持住患者手腕部，顺着上肢弹陧固定的方向，利用身体后仰的重量逐渐向远侧端牵引；此时肱骨头滑至腋下处。与此同时，术者将足跟置于腋下，并抵住肱骨头内下方处，在牵引同时让上肢缓慢内收情况下，使足跟将肱骨头托入盂内。在还纳过程中，术者可通过手感发现肱骨头滑入关节内的"振动感"。

该方法法适用于青壮年单纯性脱位。合并有大结节撕脱及年迈者不宜选用，以免引起肱骨颈骨折。操作时必须小心，不可用力过猛，足跟一定要蹬在肱骨头内下方，如误将蹬力集中于肱骨颈处，则很容易导致骨折，此情况在临床上并非少见，可能引起医疗纠纷，必须注意。

（2）Kocher法：该方法也适用于青壮年。操作手法貌似轻柔，实际上由于杠杆力学原理使传递至肱骨头颈部的作用力集中，易使有潜在骨折因素的病例引起肱骨颈骨折，因此对有骨质疏松、大结节撕脱等患者不宜选用。操作要领如下。

1）屈肘牵引：患者仰卧于手术台上，术者一手持住肘部，并将其置于90°屈曲位状态下持续向上臂远端牵引（另手固定腕部），约数分钟后肱骨头即被牵至盂下部。

2）外展外旋：在持续牵引的同时，术者缓慢地将患肢外旋，并同时外展，以使脱出的肱骨头向关节囊裂口处靠近。

3）内收：逐渐使上肢在牵引下内收（仍处于外旋位），此时肱骨头的位置同前。

4）内旋还纳：在前者内收位及牵引状态下，术者通过握持手腕部的手，使患肢逐渐内旋，并使患者的手指达对侧肩部。在此过程中术者可有肱骨头滑入落空感，表明其已复位。同时Dugas征及直尺试验变为阴性。

该法的优点是简便易行,仅需 1 人操作。但切忌用力过猛、速度过快的粗暴手法,以免引起肱骨颈骨折。

(3)双手托升法:该方法简便易行,且十分安全,适合于老年及有骨折倾向的病例。但操作需 2 人合作进行,步骤如下:

1)牵引:助手将患肢轻轻向下方牵引,一般勿需用力,如患者全身情况不佳,也可不用麻醉。

2)复位:术者立于健侧,双手放到患侧.腋下,分别用左右手中指置于肱骨头内下方,并将其轻轻向上方托起;此时助手将患肢稍许内收内旋(仍在牵引下),肱骨头则立即还纳原位。

笔者多年应用该方法,发现其十分安全、有效,最适用于年迈及全身情况不佳的患者。

2.其他复位法　除上述 3 种方法外,还有其他多种方法,如宽兜带复位法、梯子复位法、桌缘下垂复位法等,大多相类似。

复位后患肩均需制动,以有利于关节囊的愈合,预防骨化性肌炎及习惯性肩关节脱位的发生。制动方式可根据患者具体情况而定,老年及体弱者,可选用对肩位绷带或胶布固定法;青壮年,尤其是活动量较大者,则以外展架为佳,石膏塑形时应在关节囊前方加压。有胸肺并发症或心肺疾病者用一般吊带(三角巾)将患肢悬吊也可。制动时间一般为 3 周。

3.合并大结节撕脱的脱位复位法　此种病例更易引起肱骨外科颈骨折,或已经伴有不全性外科颈骨折,在进行复位时不宜选用剪切力较大的足蹬法及 Kocher 法,而以双手托升法最为安全、有效。复位完成后,患肩以外展架制动较为有利,但应注意对关节囊前方的加压塑形,以防肱骨头再滑出。

4.合并肱骨外科颈骨折的处理　除非有手术禁忌证,一般多需开放复位和内固定术。术中除将脱出之肱骨头还纳及对关节囊壁修复缝合外,可根据患者具体情况选用钢板螺钉、骨搭钉、克氏针或钢丝等内固定物。对年迈病例或伴有粉碎性骨折者,也可用人工肱骨头替代。

5.合并其他骨折的复位法　在肩关节脱位时,各邻近部位骨骼均可同时出现骨折,其中包括肱骨小结节撕脱骨折、锁骨骨折、肱骨干骨折、喙突骨折、肩峰骨折、肩盂骨折、肱骨头骨折及肋骨骨折等。遇有此种情况,除开放性骨折患者外,仍应按脱位的一般治疗原则,采取闭合手法复位。在肩关节复位的同时力求兼顾骨折一并复位,至少不应加重骨折的移位程度。在完成肩关节复位后,应再次拍片以判定骨折是否同时达到功能复位标准,如骨折已经复位,则在将肩关节固定时,应兼顾骨折的制动。例如合并肱骨头骨折的,则应选用外展架制动,并注意对上臂石膏的塑形。合并锁骨骨折者则加用"8"字石膏绷带固定。如脱位已还纳而骨折复位不满意时,应针对骨折再行手法复位 1~2 次;仍未达功能对位者,则需手术切开复位,并酌情选择相适应的内固定物。对于肱骨头骨折合并关节内骨块脱落形成嵌顿时,则勿需再施以手法复位,应及早手术摘除或复位后行螺丝钉内固定术,注意钉尾应埋在软骨下方。

6.陈旧性脱位的复位法　创伤性脱位超过 3 周的为陈旧性脱位。此时由于原关节盂内已被血肿机化的纤维组织充填,周围肌肉的渗出物继发粘连或瘢痕形成等,导致复位困难。对其复位也应采取相应的措施。具体原则及处理方法如下:

(1)不超过 6 周者:仍应先试以手法复位还纳,失败时才考虑施行开放复位。在操作时应按以下顺序:

1)松弛周围软组织:利用热敷、按摩,然后采用推拿手法等,将肩部周围软组织(主要是肌肉组织)放松。

2)松解肩关节粘连:在麻醉下,利用缓慢牵引,并从小范围开始,使患侧上肢逐渐前屈、后伸、外展、外旋、内收及内旋等向各个方向活动。如此则有利于将已粘连、但还未瘢痕化的细小束带松解。在不会引起骨折的情况下,循序渐进地增大活动范围,以求尽可能多地使肱骨头周围的粘连解脱,一般 20~30 分钟完成。

3)缓慢复位:在前者基础上,第一助手双手持住患者腕部缓慢、轻轻地向下牵引;第二助手用中单折叠成 10cm 宽的兜带,置于腋下肱骨头内下方、并轻轻向对侧牵引。然后第一助手轻轻摇动上肢,术者用双手拇指于肱骨头前方,将其朝关节盂方向推挤,与此同时第一助手将患肢稍许内收及内旋,此时多可发现肱骨头向盂内滑动的弹跳感,表示脱位的肱骨头已还纳。检查 Dugas 征阴性后,固定 3 周。如一次未获成功,可再重复一次,但切勿勉强,以防引起骨折或损伤周围血管神经而产生不良后果。

4)复位失败者:改用开放复位。

(2)6 周以上者:因局部多已广泛粘连及瘢痕化,应考虑切开复位。肩关节较浅者,按常用的 Kocher 切口,翻开三角肌锁骨附着部,即显露肱骨头及关节囊前壁。清除周围粘连及瘢痕组织后,较易找见裂口,并将肱骨头放至盂内,加强缝合关节囊前壁,以防再滑出。

7.合并神经血管损伤 对于合并神经血管损伤的患者,除非已明确有神经血管断裂或严重撕裂伤需立即行探查术外,一般均应先行闭合手法复位,然后观察症状变化,再对周围神经损伤和(或)重要血管损伤作进一步处理。

【预后】

一般预后均较好。复位后未固定或固定时间少于 2 周者,易出现复发性脱位。合并局部骨折及肩袖损伤者,部分病例可能残留疼痛及活动受限等症状。年迈及晚期病例也多影响疗效。

(二)创伤性肩关节后脱位

创伤性肩关节后脱位较少见,原因之一是肩关节后方有坚强的肌群保护,难以向后脱出;即便出现后脱位,也易因后方肌群的张应力而还纳,因而临床上极少见。

【致伤机制】

多因以下两种暴力所致。

1.直接暴力 指来自关节囊前方的外力直接作用于肱骨头而引起后脱位。以房屋倒塌时多见,且多合并肱骨颈骨折。作者在邢台地震所遇数例均为这种情况,可能与当地房屋多采取木梁平顶建筑形式有关。

2.间接暴力 当肩关节呈内旋位手部撑地跌倒时,肱骨头可突向后方、并穿破关节囊后壁而脱出。

【诊断】

全脱位者易于诊断,半脱位者诊断较为困难。

1.外伤史 注意致伤机制。

2.一般症状 局部疼痛、活动受限,以外旋障碍更为明显。

3.前方空虚征 从肩关节前方触不到肱骨头。但半脱位者不明显。

4.肩后部饱满 双肩对比显示患侧后部饱满,且可在肩峰后下方或肩胛冈下方触及肱骨头。

5.X 线片 可拍双肩正侧位对比片,显示肱骨头在肩盂后方,此时在正位片上显示肱骨头影像与肩关节盂影像相重叠;对半脱位者则需拍穿胸侧位片或采用 CT 扫描判定。

【治疗】

1.单纯后脱位 闭合复位即可。助手牵引患肢,并逐渐外旋。术者由后向前推挤肱骨头即获复位,之后将上肢以外展外旋位固定 3 周。

2.合并肱骨外科颈骨折 一般多需从后方入路行开放复位,并行关节囊修补＋内固定术。年迈者也可考虑人工肱骨头置换术。术后肩关节制动时间以骨折临床愈合时间为标准,一般为 6 周左右。

3.陈旧性后脱位 除了伤后时间较短的可施行手法复位外,均需开放复位及关节囊修补术。

【预后】

单纯性者预后良好,合并肱骨外科颈骨折的,需要根据骨折具体情况及全身状态而定,一般也多较满意,少有再发。

(三)复发性(习惯性)肩关节前脱位

首次脱位复位后再次发生的,称为复发性肩关节脱位。多次脱位后,甚至可在无明显外力下也引起脱位,称为习惯性肩关节脱位。

【致伤机制】

造成复发性脱位的主要因素有以下 4 个方面:

1.复位后未固定   肩关节脱位复位后如关节未被固定,或固定时间较短时,由于受损的囊壁,尤其是破裂处未能获得一期愈合而成为薄弱环节,容易因一般外伤或肩关节活动过度而再次被撕裂,并出现脱位。破裂处甚易变得松弛或愈合不良,从而构成习惯性脱位的病理解剖学基础。

2.盂唇损伤   又称为 Bankart 损伤,即肩关节在脱位时将关节盂唇边缘骨质撕脱,以致失去对肱骨头的阻挡作用。

3.肱骨头缺损   可因外伤当时或脱位后肱骨头的外后方与肩盂前方骨质嵌压受损所致。后者也可称为 Hill-Sachs 损伤。

4.重复暴力   因某些职业特点或患者有癫痫疾病等,以致每次复位后,可再次出现同样暴力,从而造成关节囊难以痊愈的病理因素。

【诊断】

1.病史   有再次或多次脱位病史,但其中至少有 1 次被 X 线片证实。

2.体征   肩关节前方可有轻度压痛,患者惧怕外展外旋动作。

3.X 线片   常规正位、侧位及外展内旋(60°)位拍片,如发现有骨质异常,则可提供相应的诊断依据。

【治疗】

再次脱位者可施以非手术疗法,并强调复位后制动 4 周以上。多次发作者,则应酌情考虑手术疗法。有切开手术和关节镜下手术两种方法。

1.切开手术适应证

(1)以肩关节稳定性为最优选择者。

(2)接触对抗性强的运动员。

(3)大的 Hill-Sachs 损伤。

(4)骨性 Bankart 损伤。

(5)广泛的韧带松弛。

2.术式   有关手术方法较多,其中以 Bankart 及 Nicola 两种术式较佳。根据作者多年经验,这两种术式术后少有再发。单纯的关节囊重叠缝合术仅适用于年龄较大及活动量不多的女性患者,现将有关术式介绍如下。

(1)Bankart 术式:该术式疗效佳,再发率低,但操作困难。实际上若能掌握要领,并不难完成。其手术操作步骤如下。

1)切口:以 Kocher 切口为佳。

2)暴露肩关节囊:将三角肌自锁骨附着处切断,并向外翻开;再切断喙肱肌及其下方的肩胛下肌,即达关节囊前壁。肱二头肌短头肌腱如妨碍操作也可将其切断(术毕再缝合)。

3)切开关节囊,暴露关节盂及肱骨头:在距盂唇 0.8cm 处纵形切开关节囊,即显露关节盂及肱骨头。若有纤维粘连物等可一并切断。

4)唇缘钻孔:可用手巾钳(用一种头尖、钩粗的小型号最为理想),在盂唇边缘 3~4mm 处钻 3~4 个小孔。操作时切勿急躁,钳头对挟时不宜用力过猛,应逐渐加压使钻孔顺利进行;之后可用小蚊式弯钳或短粗针贯穿,重复数次以扩大孔眼内径。

5)重叠缝合:用短粗针、10 号线,于内侧囊壁深部,将内侧关节壁切开后,缝合固定至盂唇缘的骨孔上(先不打结,待全部缝完后再一并结扎)。之后再将关节囊内侧缘切开重叠缝合至外侧关节囊囊壁上,使关节囊前壁获得双重加强。再将切开诸层肌组依序缝归原位,闭合切口。

6)术后:按常规处理,并辅以外固定制动 4～5 周。

(2)Nicola 术式:该术式较为简便,易于操作,如能熟练掌握,疗效较好,少有再发。但如果术者经验不足,则可能影响后果。其操作步骤及要点如下。

1)切口及显露关节囊:同前法。

2)定位及切断肱二头肌长头:先根据肱骨头外下方大小结节确定结节间沟,再确认肱二头肌肌腱长头,于间沟下缘 2～3cm 处切断,并用黑细线标记备用。

3)建立隧道:自关节囊下方切开沿肌腱走行的肩关节囊前壁显露肱骨头后,于肱骨头外前方至结节间沟下缘,钻 1 个直径 0.5cm 左右的骨性隧道,并使其周壁光滑。

4)导入二头肌腱缝合:将二头肌腱近侧端以粗丝线或钢丝引导器,使其潜行穿过隧道,而后与远侧断端重叠 0.5～0.8cm,以"8"字形缝合。

5)缝合关节囊:对切开的关节囊重叠 0.5～1.0cm 进行缝合,再依序缝合切开诸层。

6)术后:同前。

(3)肩胛下肌止点移位及关节囊重叠缝合固定术:又名 Putti-Platt 手术,原理是对关节囊做重叠紧缩的同时,利用肩胛下肌加强肩关节前壁,其要点如下。

1)切口及显露关节囊:同前。

2)游离并切断肩胛下肌:首先将肩胛下肌附着部进行游离,之后在其肩部止点 2.5cm 处横形切断,并同时显露关节囊破裂处。

3)加强前壁:将肩胛下肌外侧头重叠缝合、固定于肩胛颈前方的深部关节囊壁上,使其紧缩及加强,之后再将肩胛下肌内侧头重叠缝合至肱骨小结节处,以达双重加强前壁的目的。

4)闭合切口:依序缝合切开诸层。

5)术后:以将患肢置于内旋位制动为佳。

该手术简便易行,但术后肩关节外旋功能受限较明显,目前较少应用,仅对一般女性及活动量不大的患者较为合适。(4)其他术式:根据各医院医师习惯及患者病情不同,肩关节修补性手术还有多种,包括关节盂骨阻挡术、喙突延长术、Bristow 术及其他各种设计。但一般以前 3 种术式疗效稳定可靠。

(5)关节镜治疗:用关节镜技术修复肩关节复发性前脱位所致的 Bankart 损伤应用已较为成熟,适用于不愿意行切开手术和希望最大限度保留外旋功能的患者。关节镜技术最佳适应证为:从事非接触性运动并伴 Bankart 损伤,盂唇无变性,盂肱中、下韧带质量较好者。手术步骤为:

1)清理 Bankart 损伤区域。

2)松解前下方关节囊-盂肱韧带-盂唇复合体。

3)对肩胛颈盂唇附着区做新鲜化处理。

4)选择肩胛颈盂唇附着区固定点并钻孔。

5)上移及内移前下方关节囊-盂肱韧带-盂唇复合体。

6)缝合前下方关节囊-盂肱韧带-盂唇复合体。

7)固定:缝合锚技术是目前最为常用、理想的固定方法,缝合锚可为金属或可吸收材料制成,手术时完全深埋于肩胛盂软骨下骨,尾端带缝合线缝合关节囊。

(四)复发性肩关节后脱位

后脱位较少见,诊断标准与初发者基本一致,主要诊断依据是病史及 X 线片阳性。治疗多需手术,方法与前者恰巧相反,例如反 Bankart 手术、反 Putti-Platt 手术、肩关节后盂唇骨阻滞术等。

(五)其他类型肩关节脱位

1.肩关节下脱位 肩关节下脱位是一种罕见的脱位,即当患者将上肢过度外展上举时突然遭受暴力,肱骨颈与肩峰相顶撞,并促使后者成为支点,以致肱骨头自关节囊下方穿出,或是被锁于盂窝下。此时上臂被固定于上举位置。由于这一特殊体位,加上肩关节脱位的一般症状及 X 线片显示,易于诊断。复位时应在麻醉下术者先顺上肢被动固定方向缓慢牵引,并以双手中指在从腋窝向上推挤肱骨头的同时,将上臂逐渐内收,即可顺利复位。复位后予以对肩位固定。复位失败或合并腋部神经血管症状者,则应酌情行开放复位,预后一般均好。有合并伤者,根据具体伤情而定。

2.肩关节上方脱位 多在仰卧位时(上臂内收、略有前伸),在肘部突然遭受强烈暴力致使肱骨头向上脱位,此时多伴有肩锁关节、锁骨、喙突及周围软组织包括肩袖等损伤。临床上出现上臂呈内收位、变短、并可在肩部触及肱骨头,因此诊断一般多无困难。X 线片(上胸片为佳)可显示其损伤全貌。对其治疗与前者相似,只有手法施展方向相反,合并骨折者应一并处理,必要时酌情手术治疗,预后一般较好。

八、肩袖损伤

肩袖随着年龄的增长及肩部的劳损,逐渐发生退行性变化,因此肩袖损伤多见于 40 岁以上的中年人。青壮年发生肩袖损伤的多由严重外伤引起,如运动员等。完全性肩袖撕裂少见于 20 岁之前。

【致伤机制及分型】

肩袖损伤多为间接暴力所致。最常见的创伤机制是患者跌倒、臂伸直位着地或手臂外展抵挡下落的重物。此时由于肩袖肌的强烈突然地收缩而造成肩袖的撕裂。按损伤程度可分为部分和完全性断裂。部分断裂以冈上肌腱最多见,可表现为肩袖关节面的撕裂、滑囊面的撕裂、肩袖组织内部平裂或肩袖组织内部的纵形裂,但肩关节腔与肩峰下滑囊无直接沟通。完全断裂是整层肌腱袖的撕裂,肩关节腔与肩峰下滑囊直接沟通。断裂可呈横形、纵形或"L"形撕裂,同时伴有冈上肌腱的回缩和肩袖的广泛撕脱。

【临床表现】

伤后肩部疼痛、肿胀及肩外展活动受限。肩前部,特别是大结节及三角肌后缘及结节间沟处压痛,有时向三角肌附着点放射。个别患者于受伤时有撕裂声的感觉。陈旧性肩袖损伤者可伴有明显的肩周肌肉萎缩。无论部分或完全性肩袖断裂往往有明显的体征。当肩关节外展80°～110°时,外展动作突然停止,即肩外展试验阳性,此乃撕裂的肩袖挤压于肩峰下所致。完全断裂时肱骨头的前外方可触及空虚感,尤以消瘦、肌肉薄弱者较明显。局部压痛剧烈,肩主动外展明显受限,而被动活动不受限制。当检查者将伤者肩关节被动外展90°去除扶持,伤臂迅速垂落于体侧,即臂下垂试验阳性,见于肩袖广泛或完全撕裂者。X 线片检查显示肱骨头与肩峰距离变小;肩关节造影可显示造影剂经撕裂的肩袖溢出关节。MRI 检查对肩袖损伤的诊断也有帮助。有条件行关节镜检查不但可判定是否有破损,还可明确损伤范围及程度。

【诊断】

1.外伤史。

2.肩部疼痛伴主动外展受限,肩外展试验和臂下垂试验阳性。

3.肩关节造影显示造影剂溢出关节。

4.MRI 显示肩袖撕裂征象。

5.肩关节镜检查发现肩袖破裂。

【治疗】

1.非手术治疗　适用于肩袖部分断裂者。症状体征较轻的,可采用三角巾悬吊 3 周,并辅以理疗。症状体征明显者,可采用外展架将肩关节外展 90°,前屈 30°～45°,外旋 30°～40°固定,4～6 周去除固定,行肩关节功能锻炼,并辅以理疗和体疗。

2.手术治疗　肩袖部分完全撕裂的,一般无自愈机会,应及时手术治疗。手术越早,功能恢复越好。新鲜损伤,无论是纵裂、横裂或"L"形撕裂,均可直接缝合。陈旧性损伤,撕裂断端回缩、缺损大,直接缝合困难时,应行肩袖修补术。可采用阔筋膜编织修补冈上肌腱,或后侧用冈下肌腱的一部分,前侧用肩胛下肌的一部分联合修补冈上肌腱撕裂部分。术后外展架将肩关节固定于外展、前屈及外旋位 6～8 周。去除外固定后加强肩关节功能锻炼,并辅助进行理疗和体疗。

(冯大永)

第三节　腕部骨折与脱位

腕关节是一个结构复杂的关节,也是人体中易于损伤的关节之一。对于腕部损伤,应力争及早诊断,避免延误,以求其灵活性和稳定性能有最大程度的保留和恢复。

一、腕关节应用解剖

腕关节组成包括掌骨基底、腕骨、桡尺骨远端、三角纤维软骨复合体、韧带及关节囊。当人跌倒以手着地时,腕部是首先承受并向肢体近端传导外力的关节。因此,容易造成骨折、脱位,以及腕关节不稳。

(一)腕骨

腕骨通常有 8 块。横分远、近两排,纵分内、中、外三列。近排腕骨包括舟骨、月骨、三角骨和豌豆骨。远排腕骨包括大多角骨、小多角骨、头状骨和钩骨组成。外侧列腕骨为单一的舟骨构成,中央列腕骨由远排腕骨和月骨组成,内侧列腕骨包括三角骨和豌豆骨。

1.舟骨　位于腕关节外侧部。其形状不规则,远近端膨大,中间部相对狭窄。远端的掌侧凸出,称为舟骨结节,为屈肌支持带与拇短展肌的附着处。中间部因其窄而称腰部,是骨折的好发部位。远端与大、小多角骨相关节,为滑动型关节;尺侧巾远部与头状骨成关节,为臼状关节,舟骨跨越腕中关节,是远、近两排腕骨活动的连杆,对腕关节的稳定具有重要作用。腕中立位时,侧位 X 线可见舟骨呈掌屈位,与月骨纵轴线夹角 30°～60°,平均 47°。

腕舟骨的大部分为关节软骨覆盖,只有远极的舟状结节和腰部背外侧部有粗糙的皮质裸露,滋养血管由此进入骨内并向四周分支供血。腕舟骨近侧 2/3～3/4 的血液供应来自腰部入骨的血管,远侧 1/4～1/3 则是由舟骨结节部的血管滋养,当腰部骨折时,由腰部向近端逆行的血管常会因此而损伤或断裂,导致骨折近侧段发生缺血坏死。

2.月骨　侧面呈半月形。远端与头状骨、钩骨成关节。近端与桡骨远端尺侧半及三角纤维软骨复合体构成桡月关节。内侧与三角骨构成关节。外侧则与舟骨近极尺侧面相对。掌侧角比背侧角高大,在纵向负荷作用下有背伸趋势。

月骨掌、背侧均有滋养血管存在。但少数人一侧缺如,只由一侧滋养动脉供血。后者一旦有血管损伤,易出现缺血坏死。

3.三角骨 呈锥形,位于月骨、钩骨和三角纤维软骨复合体之间,并与之成关节。掌侧有椭圆形关节面与豌豆骨相接。三角钩骨间关节为鞍状关节面。腕关节尺偏时,三角骨沿钩骨关节面滑向远端,以减小腕关节尺侧高度,保证腕尺偏远动作的完成。与此同时,三角骨呈现背伸,带领近排腕骨一同背伸。

4.豌豆骨 尺侧腕屈肌腱止于其上,是唯一有肌腱止点的腕骨。背面光滑平坦,与三角骨组成豌豆骨关节。掌面粗糙,为屈肌支持带,豆钩韧带、尺侧腕屈肌腱、小指展肌和三角纤维软骨复合体附着部。

5.钩骨 构成远排腕骨的尺侧边缘。钩骨钩向掌侧突起,腕屈肌支持带、豆钩韧带、小指短屈肌和对掌肌附着其上。钩骨远端与第4、第5掌骨基底成关节,与第5掌骨相对的关节面类似鞍状关节,允许掌骨在其上有一定的活动度。钩骨近端偏尺侧,为螺旋状关节面,与三角骨成关节,使后者有掌背向的旋转运动,尖端与月骨或三角骨成关节。

6.头状骨 位于远排腕骨中心,为腕骨中最大者,是腕骨的枢石。整个远排腕骨的活动中心,位于头状骨的头部。

头状骨的头部为软骨覆盖,没有血管进入,其血液完全由头骨体掌、背侧入骨的血管逆行输送。1/3的头状骨头部仅掌侧滋养血管单独供血,颈部骨折后易发生缺血坏死或骨折不愈合。

7.小多角骨 紧密地系于大多角骨上,深埋于第2掌骨基底关节面中,很少有骨折发生。

8.大多角骨 远端为鞍状关节面,允许第1掌骨近端有较大范围活动。近端与舟骨成关节,为滑动关节,尺侧与小多角骨成关节。掌侧有一凸起,称大多角骨结节,有屈肌支持带,拇短展肌和拇对掌肌附着,大多角骨结节的尺侧有一沟,为桡侧腕屈肌腱经过处。大多角骨背侧、外侧和掌侧均有滋养血管,是腕关节中最富有血液供应的腕骨之一。

(二)桡、尺骨远端

指桡、尺在旋前方肌近侧缘以远的部分。

1.桡骨远端 远侧端为凹关节面,向掌侧倾斜9°~20°,尺侧偏斜20°~35°,与舟骨及月骨近端构成桡腕关节。手与前臂通过它进行负荷传递。任何引起桡骨远端形态变化的损伤,如Colles骨折等,都可引发腕关节纵向负荷传导障碍,关节压力不均衡,导致关节软骨退变成腕关节不稳,尤其是当掌倾角变小时,因此,桡骨远端骨折应力争解部复位,以减少及防止上述并发症的发生。

2.尺骨远端 尺骨头周缘的3/4为关节软骨,即环状关节面,与桡骨远端尺切迹组成桡尺远端关节,具有旋转运动。远端则于三角纤维软骨复合体相对成关节,尺骨茎突位于尺骨头内侧,由尺骨干内侧皮质延续而成,为三角纤维软骨复合体尺侧附着处之一。

(三)韧带及三角纤维复合体

腕关节韧带不但具有稳定关节、限制过度活动的作用,而且还具有传导应力,协调腕骨运动的功能。腕关节掌侧韧带厚而强韧,背侧韧带则相对薄弱,需要有腕背伸支持带来加强。腕关节韧带有外在韧带和内在韧带两类,前者起自桡骨、尺骨或掌骨,止于腕骨,后者起、止点均在腕骨上。腕关节掌侧韧带大多为关节囊内韧带,即位于关节囊纤维层和滑膜层之间,只有剖开纤维层或者进入关节腔透过滑膜才能见到。

1.外在韧带 分近侧、远侧外在韧带。

(1)近侧外在韧带:起自桡骨和尺骨远端,止于腕骨。

1)腕桡侧副韧带(RCL):系关节囊增厚形成的韧带。起自桡骨茎突尖端,行经腕关节屈伸活动轴的掌侧,止于舟骨结节和桡侧腕屈肌腱鞘。

2）桡腕掌侧韧带：由三条韧带所组成。它们依次起自桡骨远端的桡掌侧，分别止在舟骨、头状骨和月骨掌侧。

桡舟头韧带（RSCL）：是桡腕掌侧韧带中最靠桡侧韧带，起自桡骨茎突掌侧边缘，行经舟骨腰部，止于头状骨体部的掌面。桡舟头韧带在舟骨腰部和舟骨骨间韧带上也有薄弱的止点，所以此韧带对舟骨具有"悬带"样的支持作用，舟骨以此韧带为支点完成屈伸运动。

桡月韧带（RLL）：位于 RSCL 的内侧，起自桡骨茎突掌侧面，止于月骨掌侧面，并有少量纤维与舟骨间韧带相连。此韧带较为强壮，在强力背伸时紧张，是稳定月骨的重要韧带之一。

桡舟月韧带（RSLL）：起自桡骨远端腕关节面掌侧缘，恰巧是腕关节面内软骨嵴与掌侧缘交汇处，止在舟骨和月骨近极相对面的小凹内，以及舟月骨间韧带上。RSLL 在腕舟骨上的止点，纤维远比月骨强韧，在腕背伸和尺偏时紧张，对维持舟骨近极的稳定具有重要作用。在腕骨的掌侧，桡月三角韧带和桡舟月韧带之间有一个相对薄弱区，即 Poirer 间隙。

3）尺月韧带和尺三角韧带（ULL、UTL）：起自三角纤维软骨掌侧缘及尺骨茎突的根部，分别止在月骨和三角骨掌侧面。此外，还有纤维与月三角骨骨间韧带，桡腕掌侧韧带相联系。

4）三角纤维软骨复合体（TFCC）：位于关节尺侧部，由三角纤维软骨、尺侧半月板、腕尺侧副韧带（UCL）、桡尺远端关节掌、背侧韧带和尺侧腕伸肌腱鞘组成。

三角纤维软骨（TFC）：位于尺骨头和月骨、三角骨之间，呈三角形。基底附着在桡骨远端腕关节面尺侧缘，尖端除了在尺骨茎突尖端和根部附着点之外还与腕尺侧副韧带相连，并一起向远侧延伸同尺侧腕伸肌腱鞘相连，最后止于三角骨、钩骨和第 5 掌骨基底。三角纤维软骨的掌、背侧缘与桡尺关节远侧的掌、背侧韧带紧密相连，彼此互相加强。

TFC 边缘厚中央薄，远、近面均为凹面，与腕骨和尺骨头的凸状关节面相关节。其厚薄程度与尺骨变异呈负向相关，即尺骨呈正向变异时，三角纤维软骨较薄，负向变异的相对变厚。

TFC 具有传导纵向负荷和缓冲外加冲击的作用，同时也是维持腕关节尺侧稳定的主要结构。此外，它对桡尺远侧关节的稳定，也具有一定的作用。切除三角纤维软骨后，尺骨头所承受的纵向负荷比可由 18.4% 降至 6.2%，而桡骨负荷比却剧增，易诱发桡腕关节软骨的退行性变。

三角纤维软骨的血液供应主要来自尺动脉，其次为掌侧骨间动脉的掌、背侧支。三角纤维软骨内的血管只分布在周边部，而占三角纤维软骨总面积 8% 的中央部则无血管分布，因此，中央损伤很难愈合。

尺侧半月板：形状不规则，起自桡骨远端尺背侧角，向腕尺侧行走，其内缘同尺侧关节囊相连，外缘游离于关节腔内，终止于三角骨和豌豆骨掌侧。尺侧半月板的出现扩大了由桡骨远端腕关节面，三角纤维软骨所组成的桡腕关节近侧面的面积，使近排腕骨在其上的范围大为增加，更有利于人体和功能的充分发挥。此外，它对腕关节尺侧的稳定也具有一定作用。

腕尺间副韧带（UCL）：起自尺骨茎突和茎突尺侧，在尺骨茎突远侧与尺侧半月板相结合变厚，止于三角骨掌面和豌豆骨上。

尺侧腕伸肌腱鞘管：此鞘管位于尺骨头的背侧和远侧，由前臂筋膜深层形成，近侧端附着在桡骨远端尺背侧角，远端则止于三角骨上，深面与三角纤维软骨相连，是关节尺侧稳定的结构之一。

5）桡腕背侧韧带：系关节囊增厚所形成的韧带，起自桡骨远端邻关节面背侧缘，止于月骨和三角骨背侧。桡腕背侧韧带比腕掌侧韧带薄弱；在前臂旋前时紧张，将前臂旋前力传至腕骨，使之随前臂一起运动。桡腕背侧韧带对月骨的稳定具有重要作用，是防止月骨掌侧旋转脱位的主要结构。

（2）远侧外在韧带：是连接腕骨与掌骨基底的韧带，位于关节掌侧和并有桡侧腕屈肌腱、桡侧腕长、短伸肌腱、尺侧腕伸肌腱加强。第 1 腕掌为鞍状关节，连接较松弛，具有屈伸、内收、外展和回旋运动功能。

第 2～5 指腕骨关节的韧带强韧,连接紧密,只有第 4、第 5 掌骨有少量的屈、伸运动。

2.内在韧带　是腕骨间韧带,起止点均在腕骨上。掌侧内在韧带较背侧韧带厚而紧韧。根据其长度,允许腕骨间关节有不同活动度,韧带可分成三组:短、中、长内在韧带。

短内在韧带纤维坚韧,如远排腕骨间韧带,将远排 4 块腕骨连成一个功能单元。

中长内在韧带,重要的有三条:①月三角韧带及月三角间韧带。前者为关节长内在韧带,位于月骨与豌豆骨关节面基底之间;后者为关节内韧带,位于月三角骨掌、背及近侧相对关节部之间。②舟月骨间韧带同月三角骨间韧带一样也为关节内韧带,介于舟、月骨掌、背及近侧关节缘之间。从月骨斜向远侧止于舟骨,允许舟骨与月骨间有一定活动度。当舟月骨充分旋转时紧张,处于中立位时松弛。③舟大多角骨间韧带,位于舟大多角骨间关节的掌侧、桡侧和背侧。

长内在韧带分掌侧与背侧两部分:①掌侧长内在韧带称腕骨间掌侧韧带,它由头状骨体部呈扇形向近侧扩展,止在舟骨、月骨及三角骨,有稳定头状骨的作用;②背侧长内在韧带称腕骨间背例韧带,呈薄带状结构,起于三角骨背侧,止于舟骨和大多角骨上。

二、腕骨骨折

(一)舟骨骨折

腕舟骨骨折是腕部最常见的骨折,发生率仅低于桡骨远端骨折。诊断常常被延误,可导致不愈合或畸形愈合,并会遗留关节运动功能障碍。

【病因】

舟骨骨折可发生在 10～70 岁的任何人群中,但最常发生于年轻人。损伤机制为跌倒时手掌张开着地,导致腕关节过度伸展并轻度桡偏。在此情况下,腕舟骨极度背伸,近极为桡骨远端及桡舟头韧带钳制不能移动,远极为大、小多角骨及头状骨推挤向背侧移位,由此使舟骨掌侧承受张力,背侧承受压力。当负荷超出骨质强度时,舟骨会发生张力性骨折——掌侧最先断裂和分离,以后随外力的继续作用再向背侧扩展,直至舟骨完全断裂,17% 的患者合并有其他腕骨和前臂的骨折,包括经舟骨月骨周围脱位、大多角骨骨折、Bennett 骨折、月骨脱位和桡骨远端骨折。

【分类】

舟骨骨折,根据损伤时限,稳定程度,骨折线走行方向及部位,有如下 5 种分类:

1.新鲜与陈旧骨折　损伤时间不足 4 周的为新鲜骨折;超过 4 周但又短于 6 个月的陈旧骨折。

2.稳定与不稳定骨折　无移位或侧方移位幅度小于 1mm 的骨折为稳定骨折;侧方移动超过 1mm 的骨折,有背向成角移位的骨折、腕骨脱位的骨折为不稳定骨折。后者通常并发有严重的软组织损伤,诊治如有延误,容易出现不愈合和骨坏死,发生率高达 50%。

3.水平斜骨折、横形骨折、竖直斜形骨折、撕脱骨折和粉碎骨折　前 3 种骨折多发生于腰部,后 2 种骨折多见于结节部。水平斜形骨折时,骨折断面与关节纵轴垂直与舟骨纵轴交叉,承受的剪力小,因而较稳定,容易愈合。横形骨折的断面与关节纵轴交叉与舟骨纵轴垂直,存在剪力,愈合时间较长。竖直斜形骨折较少见,断面与关节纵轴近于平行,剪力甚大,稳定性差,易于出现移位、延迟愈合和不愈合。

4.舟骨结节骨折、远侧 1/3 骨折、腰部骨折和近侧 1/3 骨折　结节骨折为关节外骨折。较少见,少有血供障碍而且也相对稳定,用石膏外固定多可获得满意的愈合。远侧 1/3 骨折多为横形骨折,通常可如期愈合。腰部骨折最多见,占舟骨骨折的 40%～80%,有骨折不愈合、延迟愈合、近侧骨折段坏死、骨折畸形愈合等并发症。近侧 1/3 骨折,由于近侧断段缺少血液供应,不愈合和骨坏死率高于前几种骨折。

5.完全与不完全骨折　后者较少见,预后良好。

【临床表现】

患者通常为青壮年男性,多为腕关节强力伸的外伤。关节桡侧肿痛,解剖鼻烟窝变浅,运动幅度减小或正常,舟骨结节或解剖鼻烟窝有局限性压痛。纵向挤压拇指有时可诱发骨折部位疼痛。

【X线所见】

舟骨骨折最后诊断需靠X线影像学检查。其中,舟骨位、标准正、侧位和后前斜位X线平片摄影为常规检查。标准正、侧位片骨影重叠,单独用于诊断舟骨骨折有困难,但因体位较恒定,投影重复性好,对诊断舟骨结节骨折、桡尺骨远端骨折等合并损伤来说,是必不可少的。

临床症状明显,而X线片未见骨折者,可行CT、MRI等检查,或先按骨折处理,予以石膏固定,伤后第2、第4周复查平片、CT或MRI,由于断端骨质吸收,骨折线往往清晰可见。骨折一旦确诊,即将石膏换成管形,直到骨折愈合。第2周复查无异常,需继续制动,直至第4周复查无异常发现,方可拆除石膏行功能锻炼。

【治疗】

1.无移位的稳定性舟骨骨折　对于不伴有其他骨和韧带损伤的急性无移位的稳定性舟骨骨折或者是小儿舟骨骨折,非手术治疗通常能够成功。如能获得早期诊断,这种骨折预后较好。使用前臂管形石膏,从近侧的肘下至远侧的拇指指甲根部和手掌近侧横纹拇指"人"字形石膏固定;腕关节保持桡偏和中立屈曲位;拇指保持功能位,手指在掌指关节以远,允许自由活动。应用非手术的石膏管形技术,10～12周内骨折愈合率可达90％～95％。预期舟骨腰部及远侧骨折比近极骨折愈合快。在此期间,通过X线片观察骨折愈合情况。如果骨折段发生塌陷或成角,通常需要手术治疗。如果无移位的舟骨骨折的诊断被延误数周,治疗应以石膏管形固定开始。30周左右仍没有新的愈合征象或愈合不明显,应考虑手术治疗。

2.移位的不稳定性舟骨骨折　对于移位的不稳定性舟骨骨折,如果在前后位或斜位X线片上骨折块错位超过1mm,或者月头角超过15°,或在侧位上舟月角超过45°(范围为30°～60°),则需要选择另外的治疗方案。判断移位的其他标准包括侧位舟骨内角大于45°,前后位舟骨内角小于35°和高长比≥0.65。由于月头角和舟月角的角度范围可有变异,因此对侧腕关节的对照X线片会有帮助。开始可以尝试纵向牵引和轻微向桡侧压迫腕骨进行复位,如果复位成功,经皮空心螺钉或穿针固定用长臂拇指"人"字形石膏固定即可,否则,需要切开复位和内固定。

对于新鲜的舟骨移位或不稳定性骨折,最佳固定方法的选择取决于医生的经验和可以利用的设备。一些骨折使用克氏针即可获得满意的内固定。应用AO空心螺钉和Herbert空心螺钉各具优点。Herbert螺钉的优点包括:①缩短外固定时间;②提供相对有力的内固定;③在骨折处加压。另外,由于无头的螺钉要位于骨表面下,通常不用取出螺钉,这些螺钉可以和植骨块一同应用以矫形舟骨成角畸形。需要特殊的导向固定器和较高的手术技术。禁忌证包括:①舟骨近极出现缺血性碎裂;②广泛性创伤或骨关节炎波涉及邻近腕骨及桡骨关节面;③显著的腕骨塌陷。

急性有移位的舟骨骨折的切开复位内固定:通常采用Russe掌侧入路。在腕横纹近侧3～4cm处沿桡侧腕屈肌腱向远侧做纵行切口,至腕横纹时转向关节桡侧;保护好位于皮下的桡神经浅支,打开腱鞘将肌腱牵向尺侧、桡动脉牵向桡侧;背伸和尺偏腕关节,沿舟骨纵轴切开桡腕关节掌侧关节囊,显露骨折及远、近断端,检查骨折情况,决定是否需要植骨。如果骨折粉碎严重,尤其是位于掌侧者,且舟骨骨折处有成角,则取髂骨块植骨。复位骨折并用克氏针或螺钉(如空心螺钉)固定,注意避免旋转和成角畸形。如果使用空心器械,要确保导致位丁近极和远极的中心。此时使用C型臂机透视有所帮助。获得稳定的复位和固定后,通过透示图像或拍摄X线片检查了解对位和对线情况以及内固定的位置,放松气囊止血带并彻底止血。根据需要设置引流,用不吸收缝线或长时间吸收的缝线闭合腕关节囊。关闭皮肤切口,长臂管型石膏固定。术后处理:2 周后拆线,更换管型石膏。用长臂拇指"人"字石膏继续固定,共计 6～8 周。如果使用克氏针,6～8 周取出。由螺钉固定可永久保留在位,除非出现压痛或螺钉松动。6～8 周后换用短臂拇指"人"字石膏管形固定,此管形固定每月更换,直至 6～8 个月。X 线检查如发现愈合进展,改用短臂拇指"人"字支具固定,直到骨折确切愈合。如果难以确定骨折是否愈合,可进行 CT 检查。在整个康复期间,应鼓励患者运动手指、拇指和肩部,除去石膏管形后,逐渐增加腕和肘部的活动,继之进行力量训练。

3.舟骨骨折不愈合　舟骨骨折不愈合的影响因素包括诊断被延误,移动明显,合并其他腕骨损伤和血供受损。临床表现有:关节桡侧疼痛、运动受限、握力下降等症状。X 线检查可见骨折间隙加宽,断端边缘萎缩和硬化、附近骨质内有囊性变,骨折背向成角移位。

治疗舟骨骨折不愈合手术方法有:①桡骨茎突切除术;②近侧骨折块、远侧骨折块和罕见的整个舟骨切除术;③近侧列腕骨切除术;④传统的植骨术;⑤带血管的骨移植;⑥部分或全部腕关节融合术。

(1)植骨术:业已证明,松质骨植骨治疗舟骨骨折不愈合是一种可靠的方法,骨折愈合率 80%～97%。最适用没有短缩或成角的舟骨不愈合。手术方法:患者仰卧位,臂丛麻醉,准备伤肢和一侧髂骨以备需要时取骨。上止血带,在腕关节掌侧做长 3～4cm 的纵切口,切口靠近桡侧腕屈肌腱的桡侧缘,保护正中神经的掌侧皮支和桡神经浅支的终末支,将桡侧腕屈肌腱牵向尺侧。切开关节囊,将桡腕韧带翻向内侧和外侧,以待修复,找到舟骨,显露不愈合处,将腕关节尺偏和背伴可以使显露更清楚。用小圆骨刀凿除硬化骨端,显露出新鲜骨面,并在相邻两端骨块上形成骨腔,制造骨腔时可用高速磨钻,但是可能产生对骨的热损伤。从髂骨切取一块骨松质,修成与骨腔适合的菱形骨栓,骨栓固定两骨折端。术中 X 线片确定骨腔已完全被填满。虽然皮质骨松质移植可用于稳定骨折块,但由远而近地穿过骨折处插入克氏针能够加强固定。克氏针可留在皮下,也可以掌侧皮肤穿出。去除止血带,缝合关节囊,关闭皮肤切口。用拇指"人"字石膏管形固定。术后 8～10 天拆线,更换新的管型固定。如果使用 3 枚克氏针,则在 4～6 周后拔除。在总共12～16 周的时间内,每 1～2 个月复查 1 次,必要时更换管形石膏。

(2)桡骨茎突切除术:单纯的桡骨茎突切除术对于治疗舟骨不愈合没有丝毫意义。但是,若关节炎改变仅涉及桡腕关节的舟骨窝时,则有桡骨茎突切除术结合舟骨植骨术或舟骨尺侧块切除术指征。为避免腕骨向尺侧移位,行桡骨茎突切除术时保留掌侧桡腕韧带。

(3)近侧骨折块切除术:将骨折舟骨远近段全部切除作为唯一的治疗措施是不明智的;术后即刻的效果可能很好,但最终可能发生腕关节紊乱。在有适应证时切除舟骨近侧骨折块通常结果满意,丧失 1/4 或更少的舟骨通常引起极其轻微的腕部关节运动障碍。由于制动时间短,功能通常很快恢复。腕部力量常有一定轻度的减弱。适应证:①骨折块等于或小于舟骨 1/4,不管骨折块是否存活,因其太小,植骨常常会失败;②骨折块等于或小于舟骨 1/4 并且有硬化、粉碎或严重的移位,粉碎的部分通常应早期切除以预防关节炎的改变,切除后应用卷起或叠起的一段肌腱填充或者不填充缺损;③骨折块等于或小于舟骨 1/4 并且植骨失败,当近侧段的死骨超过舟骨 1/4 时,一般选择其他的治疗方法而不是单纯的骨折段切除;④桡骨茎突部位存在关节炎改变,行近侧骨折段切除的同时行桡骨茎突切除术。

(4)近侧列腕骨切除术:可缓解疼痛症状,保留关节部分运动,适应于关节炎范围较广泛以及不能耐受长期固定的患者。但是当桡远端腕关节面尺侧凹及头状骨关节软骨有缺损时,禁用此方法。

(5)带血管蒂的骨移植:应用带旋前方肌蒂的骨折移植方法。这种方法可能对较难的骨不愈合有效。

(6)部分或全腕关节融合:治疗伴有桡腕关节创伤性关节炎的舟骨陈旧性不愈合和畸形愈合时,关节融合术应被看作是挽救措施。

(二)月骨骨折

较舟骨骨折少见。即可以是源于单次的暴力,也可以是轻微外力长期和反复作用的结果。后者系疲劳性骨折,症状轻微,进展缓慢,平片影像不清晰,很难在早期被发现,常误诊为关节扭伤,直至发生月骨缺血坏死和关节运动功能障碍。月骨坏死常常并发关节塌陷和腕关节骨关节炎,预后较差。

【损伤机制】

急性骨折多为腕过度背伸暴力所致,月骨背侧角与桡骨远端关节面背侧缘相撞导致骨折。月骨掌、背侧角也可出现撕脱骨折,为关节过度伸屈,韧带紧张和牵拉所致。慢性骨折为疲劳性骨折,是轻微外力长期和反复作用的结果,月骨为腕关节负荷传导的主要通道,关节活动中头状骨与桡骨与之不断撞击,可引发月骨骨内血管网及骨小梁损伤。

【临床表现及 X 线片所见】

急性骨折,患者常有腕过度背伸史,月骨背侧肿痛和局部压痛,关节运动受限。疲劳性骨折多无明确外伤史,而且症状轻微。常规体位 X 线检查可诊断背侧骨折,体部骨折由于骨影遮掩多显示不清,还需做 CT 或 MRI 检查方能确诊。月骨密度增高,碎裂、塌陷或变形,提示已有坏死发生。

【治疗】

掌、背侧骨折可用石膏管形将腕关节分别固定在稍掌屈或背伸位。4～6 周后去石膏活动。无移位的月骨体骨折也可照此处理,有移位的骨折需做切开复位克氏针固定。无论骨折何种类型均在固定期间应定期 MRI 检查,以了解有无缺血坏死发生,及时更改治疗方案。月骨背侧骨折时可有不愈合发生,如有临床症状,可做骨折块切除。月骨 Ⅰ°～Ⅲ°坏死者,可行尺骨延长或桡骨短缩或与大小多角、舟骨间关节融合。Ⅲ°坏死,行月骨摘除和肌腱填塞术。

(三)其他腕骨损伤

腕部损伤中以舟骨及月骨最常见发生骨折或脱位,其他腕骨损伤的机会总共约占腕部损伤的 1/10。

1.三角骨骨折　　多发生于腕关节过度背伸和旋转暴力之后,为月骨周围进行性不稳的Ⅲ期表现。此外,由背侧韧带牵拉也可发生背侧撕脱骨折。横形骨折可为正位平片所显示。背侧骨折,除了侧位平片之外,还需拍腕关节和旋前的后前斜位片,后者可减少三角骨和月骨的影像重叠,能清楚地显示三角骨背侧部,对诊断有很好的帮助。无明显移位的横形骨折,以短拇"人"字管形石膏固定即可。4～6 周后去除固定,开始功能锻炼。撕脱骨折虽常有不愈合发生,但少有不适症状,更无缺血坏死发生,一般不需处理,有不适症状者,可做撕脱骨片切除术。并发移位或脱位的骨折,可予以闭合复位用管形石膏外固定。闭合复位失败者行切开复位内固定。

2.豌豆骨骨折、脱位　　跌倒时腕关节背伴小鱼际部最先着地,作用在豌豆骨上的地面反作用力可导致豌豆骨脱位,骨软骨压缩骨折或尺侧腕屈肌腱附着处的撕脱骨折。腕关节旋后 20°～45°的前后斜位或腕管位平片,可清楚地显示豌豆骨。有下列情况诊断为豌豆骨半脱位:①豌豆骨关节间隙大于 4mm;②豌豆骨、三角骨关节面不平行,成角大于 20°;③豌豆骨远侧部或近侧部,与三角骨重叠区超过关节面的 15%,摄片腕关中立位。治疗:用石膏托将腕关节固定于稍屈曲位,以减少尺侧腕屈肌对骨折的牵拉,直至骨折愈合。极少数可发生不愈,遗留局部疼痛和压痛,尤其是在强力握物时,对此,可做豌豆骨切除。

3.大多角骨骨折　　暴力沿第 1 掌骨纵向近侧传导,可致大多角骨关节面骨折。作用在腕骨上的直接外力,可发生腕掌横韧带在大多角骨止点处的撕脱骨折。治疗:体部骨折,如有移位,可行切开复位和内固定,恢复关节面的光滑和平整;如无移位,可用短拇"人"字管形石膏固定 4～6 周。无明显移位的结节骨折可用石膏固定;移位明显者应作骨折块切除,以免诱发腕管综合征;结节骨折不愈合常并发不适应症状,可行骨折块切除术。

4.小多角骨骨折、脱位　　小多角骨骨折、脱位多由沿第 2 掌骨传导的纵向暴力所致。小多角骨骨折、脱位极少见,骨折较脱位更少见。

5.头状骨骨折　头状骨位于诸腕骨中央,很少单独发生骨折脱位,多与掌骨或其他腕骨合并损伤,如舟头骨综合征——舟骨与头状骨同时骨折,经舟骨、头状骨、月骨周围骨折、脱位等。当腕关节受到过度背伸暴力作用时,头状骨可与桡骨远端关节面背侧缘相撞击,发生头状骨颈部骨折,近侧骨折段可旋转 90°或180°。腕过度掌屈也可导致头状骨骨折。临床高度怀疑骨折而平片无异常发现者,可进行 CT 或者 MRI检查,以减少漏诊。治疗:单纯无移位骨折,可用石膏托固定,6 周后开始功能锻炼。有移位骨折需行切开复位,克氏内固定。陈旧骨折则在切开复位的同时做桡骨取骨植骨,骨折近侧段如发生坏死或有创伤性关节炎,可将头部切除,然后做腕中关节融合。

6.钩骨骨折　跌倒时小鱼际着地所遇到的地面的反作用力,或经第 5 掌骨纵向传导的间接外力,都可致成钩骨体或钩的骨折,有时可导致脱位。无移位的钩骨骨折通常很稳定,即使不愈合也较少引发症状,因此,用石膏托固定 4～6 周即可。体部骨折如有移位或并发腕部关节脱位,早期行切开复位克氏针内固定术。晚期则在复位之后做腕掌关节融合,以消除持续存在的疼痛症状。

三、腕骨脱位及骨折脱位

在外力作用下任一腕骨均可出现脱位,但以月骨周围背侧脱位以及月骨掌侧脱位最多见。

(一)月骨周围背侧脱位

系月骨周围的腕骨呈现相对于桡骨远端的背向移位,与月骨及桡骨远端的正常关系丧失,而月骨与桡骨的解剖关系正常。月骨周围脱位常并发有腕骨或桡、尺骨远端骨折。并发舟骨骨折的月骨周围脱位通常称经舟骨月骨周围骨折脱位,如同时并发舟骨和头状骨骨折的月骨周围脱位可称之为经舟骨经头骨月骨周围骨折脱位。

1.损伤机制　在腕背伸、尺偏暴力作用下桡舟头韧带、头月骨间韧带、头三角韧带、月三角韧带和月三角骨间韧带逐一断裂或导致头状骨、钩骨和三角骨骨折,头状骨、钩骨和三角骨与月骨分离并与舟骨一起向背侧脱位。经舟骨月骨周围骨折——背侧脱位,虽然也为月骨周围进行性不稳定Ⅲ期表现,但损伤机制与上述略有不同,它发生于舟骨骨折之后,为背伸、桡偏暴力作用的延续,骨折近侧段与月骨、桡骨远端的解剖关系不变,而远侧段则与其他腕骨一起向背侧脱位。

2.临床表现和诊断　腕关节常有明确的背伸外伤史,如行走滑倒时以手掌部最先着地。关节疼痛、肿胀及压痛的范围较单独的骨折广泛,但是晚期也可局限于一个较小的区域,运动幅度及握力明显下降。X线正位片可见腕骨弧线中断,头状骨与月骨、桡骨与舟骨影像重叠区域加大,腕中关节间隙消失,舟骨骨间关节间隙变宽,脱位复位后尤为明显,月骨周围的腕骨及桡、尺骨远端可有骨折线存在。侧位片可见舟骨掌屈度加大,与其他腕骨一起向背侧脱位,其中头状骨最显著。月骨周围腕骨如有骨折,远侧段常脱向背侧,而近侧段仍滞留在原位。

3.治疗　首先要矫正脱位及恢复桡骨远端、月骨与周围腕骨间的正常解剖关系,然后矫正骨折移位、舟月骨或月三角骨分离。

(1)闭合复位外固定:月骨周围脱位常并发广泛的韧带损伤,骨骼间失去紧密连接,闭合复位在关节明显肿胀之前很容易获得成功,在臂丛麻醉肌肉松弛之后。复位后的头月骨间关节在中立位和掌屈位稳定,背伸位不稳定,因此,复位之后如无舟月骨、月三角分离存在,可用长臂石膏托将腕关节固定于 30°屈曲位,前臂和手旋前位。4～6 周后拆除石膏,开始功能锻炼。闭合复位应达到解剖复位,否则需做切开复位。

(2)闭合复位经皮穿针内固定:由于外固定不能彻底清除舟月骨分离及骨折移位复发的可能性,因此,在闭合复位成功后可先经皮穿针固定舟头骨、舟月骨以及远近侧骨折段,然后再用石膏托做外固定,以阻止分离及移位的复发。舟月骨之间通常穿 2 枚克氏针,因为单针不能防止月骨发生旋转。经皮穿针应在影像增强器监视下进行,以免穿针方向有误。穿针固定之后,还需要长臂石膏托将腕关节固定于屈曲位,以利韧带愈合。6～8 周后拔针开始功能锻炼。

(3)切开复位克氏针内固定:适用于闭合复位失败者或陈旧性的脱位、移位骨折和舟月骨分离。月骨周围脱位,通常采用背侧"S"形或纵向弧形切口,如果复位困难或修韧带还需做掌侧切口。在牵引下矫正脱位、舟月骨分离和骨折移位,然后穿针于舟月骨、舟头骨及月三角骨做固定,修复切开和撕裂的掌侧关节囊及韧带。术后,用长臂石膏托将腕关节固定于屈曲位或中定位,2 周后拆线,6～8 周后拔针开始功能锻炼。

(4)腕中关节融合:陈旧脱位中,经切开即可复位的为数不多,相当一部分因韧带趋于或者已经愈合,周围软组织挛缩而无法复位。另一部分软骨损伤严重,或为原始损伤或源于粗暴手法复位,复位后关节功能也难有满意的恢复。对于这些脱位,可做腕中关节融合手术。术后关节运动幅度虽有减少,但疼痛消失,腕关节仍可保持原有的高度。

(二)月骨掌侧脱位

1.损伤机制　有着与月骨周围背侧脱位相同的损伤机制——在背伸及尺偏暴力的作用下,月骨周围韧带相继断裂,周围腕骨在背侧脱位之后与桡骨远端一起挤压月骨,使其脱离背侧桡腕韧带束缚,出现掌侧脱位。

2.临床表现和诊断　关节疼痛、肿胀及压痛范围大,运动明显受限,握力下降。手指呈半屈曲状,系脱位的月骨顶压指屈肌腱,使其张力增大之故。被动伸展或主动屈曲手指均可引发剧烈疼痛。腕关节掌侧饱满,触诊可感觉到皮下有物体隆起。腕管内的压力也可因月骨脱位而增高,导致正中神经嵌压,桡侧 3 个手指出现感觉异常。陈旧性脱位有时可使指屈肌腱因磨损而出现断裂。正位片可见月骨轮廓由梯形变为三角形,周围的关节间隙不平行或宽窄不等。侧位见月骨掌侧脱位——或是仍位于桡骨远端的凹面内,但掌屈度加大,桡月关节背侧间隙明显变宽,头状骨脱离月骨远侧的凹面,与其背侧极相对;或是掌屈度大于 90°,进入腕管内,完全失去与桡骨远端、头状骨的正常关联。

3.治疗　闭合复位的原则及方法与月骨周围脱位相同,即使其完成复位,恢复月骨与桡骨及周围腕骨的对应关系,然后再矫正腕骨分离和骨折移位。闭合复位失败、陈旧性脱位、有正中神经嵌塞、肌腱断裂者,需切开复位。正中神经充血严重者,需做外膜松解。复位后用克氏针做内固定,并修复关节囊及韧带。术后再用石膏托做固定,固定体位及时限与月骨周围脱位相同。月骨脱位严重和无韧带附着,可行月骨切除肌腱充填术。关节若有不稳,应加做舟骨、大小多角骨间的关节融合,以矫正舟骨旋转脱位,恢复正常的负荷传导及运动功能。术中应认真修复关节囊及韧带。术后用石膏托将腕关节固定于中定位或掌屈位,6～8 周后开始主动活动。

四、创伤性腕关节不稳

腕关节是一个链状关节,稳定源于韧带的制约和腕骨间的相互作用,无论是骨折脱位还是韧带断裂均可导致腕关节不稳。为遵从以往骨折、脱位诊断分类,这里所述的不稳仅指在腕关节损伤早期或晚期所出现的腕关节骨性成分正常而对应关系及运动的改变。它们是一组损伤程度轻于骨折、脱位的腕关节损伤,X 线表现不如后者显著,常被诊断为关节扭伤,得不到积极的治疗,创伤性腕关节不稳一般分 4 种类型。

1.腕掌屈不稳　腕关节中立位时月骨掌屈超过 20°。

月三角骨分离是腕掌屈不稳定最常见的原因。位于内侧腕骨列的三角骨在纵向负荷作用下呈现背伸,与月骨一道抗衡舟骨掌屈力,以保持近排腕骨的稳定。月三角韧带和月三角间韧带断裂是三角骨分离的基础。月骨因此脱离三角骨背伸力的控制,与舟骨一道过度掌屈,腕关节也出现 Z 形塌陷。

正位 X 线片可见舟骨变短,远有投影呈环状。月骨与头状骨近端重叠,月三角骨间关节间隙加宽,腕骨弧形出现波折。侧位见舟骨掌屈加大,月骨掌屈,桡月角大于 20°,头月角加大。此型不稳少见,诊断较困难。

治疗:月三角骨间关节融合。

2.腕背伸不稳定　正常关节处在中立位时,月骨无论掌屈还是背伸,它与桡骨的中轴线夹角(桡月角)都不应大于 15°,若月骨背伸超过 20°,表明有腕背伸不稳定。

有移位的舟骨骨折、舟月骨分离是腕背伸不稳定最常见的原因。构成外侧列腕骨的舟骨在承受纵向负荷时呈现掌屈,可与月骨和三角骨的背伸相拮抗,以保持近排腕骨的稳定。当舟骨骨折或舟月骨分离时,舟骨的掌屈力无法传至月骨,失去舟骨掌屈力的束缚,背伸加大超过 20°,侧面观中央列腕骨呈现"Z"形塌陷。

舟月骨分离,即桡舟头韧带、舟骨骨间韧带和桡舟月韧带断裂,多由腕背伴尺偏和旋后暴力所致。正位 X 线片上舟骨变短,远、近侧极投影下界的间距小于 7mm,舟月骨间关节分离,间隙大于 2mm。侧位片上舟骨掌屈度加大,长轴与桡骨干中线近于笔直,舟月角加大。正常舟月角为 30°～60°,平均为 47°,<30°或>60°都表明舟月关系有改变。月骨和三角骨呈背伸和掌侧移位,桡月角大于 20°。舟月骨分离也常见于月骨周围或月骨脱位复位后。

治疗:舟骨骨折所致腕背伸不稳定,在骨折移位复位后即可消失,为防止复发还需要予以内固定。单纯的舟月骨分离,可背伸关节做闭合复位,然后经皮穿针将舟月头骨固定在一起,再掌屈关节,以保证韧带愈合。月骨周围脱位或月骨脱位复位后出现的舟月分离,由于韧带损伤重,多需做切开复位和韧带修复。术后,腕关节用石膏管形制动 8 周。陈旧性分离,需切开复位和韧带重建。

3.腕骨尺侧移位　正常桡骨远端腕关节面向尺侧和掌侧倾斜,腕骨无桡腕掌侧韧带、桡腕背侧韧带,三角纤维软骨复合体及尺骨远端制约便可沿此关节面向尺侧和掌侧。腕背伸、尺偏和旋后暴力可导致桡腕掌、背侧韧带松弛和断裂,导致腕骨发生尺侧移位。

正常 X 线片,可见腕骨尺侧移位,桡骨茎突与舟骨之间的间隙增大,月骨移向尺骨远端。侧位片上近排腕骨有轻度的掌侧移位和掌屈。

治疗:首选方法是桡月关节融合。伴有桡腕关节炎的尺侧移位,可行桡舟月关节融合。

4.腕骨背侧半脱位　多在 Colles 骨折畸形愈合和 Barton 背缘骨折畸形愈合之间多发。Colles 骨折之后,远侧骨折段可分别向背侧、桡侧和近侧移位,同时也可向桡背侧倾斜,使桡骨远端腕关节掌、尺侧倾斜消失并转变为背倾。此畸形若不及时矫正,韧带长期受非生理负荷作用就会逐渐松弛,张力逐渐减弱,腕骨沿关节面向背侧半脱位。Barton 背缘骨折可致腕骨与骨折块一起向背侧移位,表现为急性半脱位。

正位片示近排腕骨与桡骨远端相重叠。侧位片上示桡骨远端骨折或骨折畸形愈合,关节面掌倾角消失或呈背倾,整个腕骨向桡骨背侧脱位。

治疗:急性半脱位通常可随桡骨远端骨折复位而得到矫正,无需特殊处理。慢性脱位多为桡骨远端骨折畸形愈合而韧带功能丧失代偿的结果,需行桡骨远端截骨恢复其正常的掌倾和尺偏。Barton 骨折是一种关节内骨折,早期可在骨折愈合前重新复位,晚期创伤性关节炎,以桡腕关节融合为宜。

(田　广)

第四节　上臂损伤

一、概述

（一）肱骨干骨折的概述

【解剖特点】

肱骨干上方为圆柱状,中段以下则近似三角形;近髁上部又呈扁形。于肱骨中上 1/3、三角肌附着点以下,为桡神经沟部位,有桡神经和肱深动脉绕过该沟向下走行(图 5-18)。

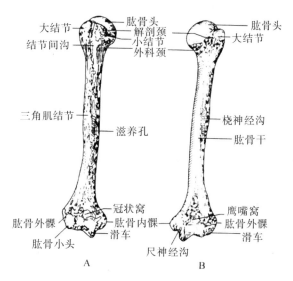

图 5-18　肱骨解剖示意图

A.前面观;B.后面观

肱骨干骨折时与骨折端移位有关的肌群主要有胸大肌、三角肌、肱二头肌、肱三头肌、背阔肌、大圆肌和喙肱肌等。因此,在主要肌群附着点的上或下的骨折,其移位方向可以截然不同,对手法复位的成败至关重要。

【发病率】

肱骨干骨折多见于青壮年患者,发病率占全身骨折的 1%～1.5%。除交通、工矿事故外,以运动训练伤多见。

【骨折范围】

肱骨干的解剖范围指肱骨外科颈远端 1cm 以下,相当于胸大肌起点上方,下端至肱骨髁部上方 2cm 以上的骨干。

（二）致伤机制

主要由以下 3 种暴力所致。

1.直接暴力　常发生于交通、工矿或工伤事故。由外来暴力直接作用于肱骨干局部,包括重物撞击、压砸等,以致在受力处常有 1 个三角形骨块(底部在受力侧,尖部在对应处)(图 5-19)。在战争情况下则以火器伤所致的开放性骨折多见,骨折多呈粉碎状。

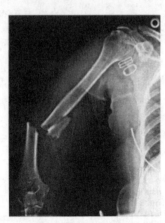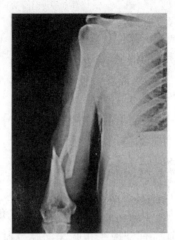

图 5-19　直接暴力致肱骨骨折 X 线正位观　　图 5-20　间接暴力致肱骨骨折 X 线正位观

2.间接暴力　跌倒时因手掌或肘部着地导致。由于身体多伴有旋转或因附着肌肉的不对称收缩,骨折线多呈螺旋形或斜形(图 5-20)。多是生活伤,家庭、学校多发场所。

3.旋转暴力　主要因为肌肉收缩所致,又称为肌肉收缩暴力,以军事或体育训练的投掷骨折及掰手腕所引起的骨折最为典型。发于肱骨干的中下 1/3 处,其主要由于肌肉突然收缩,引起肱骨轴向受力,骨折线多呈螺旋形,并伴有不同程度的移位。

(三)骨折断端的移位

除取决于暴力的方向及骨骼本身的重力外,肌肉的收缩更具有直接关系。因此,在骨折复位前必须全面了解,并注意有无桡神经的损伤。

1.骨折线位于三角肌附着点以上　近侧端受胸大肌、背阔肌及大圆肌作用而向内移位,呈内收状;远端则因三角肌收缩而向外上方移位,并同时受纵向肌群的作用而出现短缩。

2.骨折线位于三角肌肱骨附着点以下　骨折近端受三角肌及喙肱肌的作用而向前、向外移位,远侧端因纵向肌群作用而产生向上的移位。

3.骨折线位于肱骨干下 1/3　两端肌肉拉力基本平衡,其移位方向及程度主要取决于外力方向、强度、肢体所处位置及骨骼的重力等。此处骨折易合并桡神经损伤,尤其是投掷骨折,桡神经有可能被嵌挟于骨折断端的间,加上受伤时的肢体向远端牵拉,从而加重桡神经损伤的程度;但完全断裂者十分少见。

以上是典型移位情况,但大型机器损伤所引起的碾轧伤,由于肌肉组织的毁灭、断裂,其骨折端移位多不典型,甚至可无移位。

(四)骨折的分类及分型

根据分类要求不同,可有多种分类及分型。

1.按骨折部位分类　一般分为肱骨干上 1/3 骨折、中上 1/3 骨折、中 1/3 骨折、中下 1/3 骨折及下 1/3 骨折 5 种。

2.按骨折部位是否与外界交通　可分为开放性骨折及闭合性骨折两大类。

3.按骨折线状态　一般分为横形、斜形、螺旋形及粉碎形 4 种。

4.Muller 分类　属 AO 治疗方法选择的分类标准,一般将其分为 A、B、C 三种类型(图 5-21)。

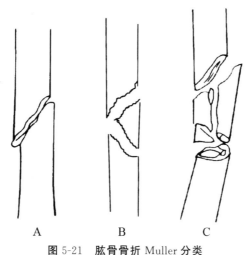

图 5-21　肱骨骨折 Muller 分类
A.简单骨折；B.楔形骨折；C.复杂骨折

A.简单骨折：包括螺旋形、斜形和横形 3 种亚型。

B.楔形骨折：包括螺旋楔形骨折、斜形楔形骨折和横形/碎裂楔形骨折 3 种亚型。

C.复杂骨折：有螺旋粉碎性骨折、多段骨折及不规则骨折 3 种。

这种分类便于 AO 钢板内固定的选择。但作者认为，对肱骨干骨折髓内钉更为适用。因此，此种分型仅有相对意义。

二、肱骨干骨折的诊断与治疗

【骨折的诊断】

肱骨干骨折的诊断一般均无困难，主要依据：

（一）外伤史

均较明确。

（二）临床表现

1.疼痛　表现为局部疼痛、环状压痛及传导叩痛等，一般均较明显。

2.肿胀　完全骨折、尤以粉碎型者局部出血可多达 200ml 以上，并因创伤性反应，局部肿胀明显。

3.畸形　在创伤后，患者多先发现上臂出现成角及短缩畸形，除不完全骨折外，一般多较明显。

4.异常活动　在伤后立即出现，患者可听到骨摩擦音，就诊检查时无需重复检查，以免增加患者痛苦。

5.功能受限　较明显，且患者多采取用健手扶托患肢的被迫体位。

6.并发症　骨折线多波及桡神经沟，桡神经干紧贴骨面走行，甚易被挤压或刺伤；周围血管也有可能被损伤。因此在临床检查及诊断时务必对肢体远端的感觉、运动及桡动脉搏动等加以检查，并与对侧对比观察；凡有此合并症时，应在诊断时注明。

（三）影像学检查

正侧位 X 线片可明确显示骨折的确切部位及骨折特点。

【骨折的治疗】

根据骨折部位、类型及患者全身具体情况等不同，可酌情灵活掌握。

（一）青枝骨折及不完全骨折

仅用上肢石膏托、中医夹板＋三角巾或充气性夹板固定均可。

（二）一般移位的骨折

指小于30°成角移位，不超过横断面1/3的侧向移位，以及斜形或螺旋形骨折、短缩移位在2cm以内者，可按以下程序处理。

1.复位　局麻或臂丛麻醉下，采取徒手操作即可，无需特殊设备或骨牵引。

2.固定　上肢悬垂石膏固定方便、易行。固定5天左右、当石膏松动时，可更换石膏，而后持续4～6周后酌情拆除。

3.功能锻炼　在石膏固定期间即开始做肩及手部的功能活动，拆除石膏后应加强肘部的功能锻炼，以防僵硬。

（三）明显移位的骨折

指骨折端移位程度超过前者，骨折大多发生在肱骨中上1/3者，可酌情选择以下疗法。

1.尺骨鹰嘴牵引＋外固定　对移位明显的年迈者，可通过尺骨鹰嘴克氏针，患肢0°外展位持续骨牵引，使骨折端达到复位。持续2～3周，局部较为稳定后再更换上肢悬吊石膏固定，并开始肩、手部早期功能活动。

2.手技复位＋外展架固定　对青壮年，尤其是骨折线位于三角肌附着点以下的，可利用上肢螺旋牵引架及尺骨鹰嘴骨牵引施以手法复位，并以上肢石膏加压塑形，经X线片检查对位满意后行上肢外展架固定。4～5周后酌情拆除上肢石膏，先在外展架上活动，1～2周后再拆除外展架。复位失败者，可行开放复位＋内固定术，术后也可在外展架上持续牵引。

3.骨外固定架复位及固定　多用于开放性骨折伴有明显移位者，可于清创术后采用Hoffmann架或其他形式的外固定架进行复位及固定。在穿针时应避开神经及血管，一般多在上臂的前外侧处进针，以免误伤。

4.开放复位＋内固定　对闭合复位失败的，原则上均应考虑开放复位及内固定术，尤其是年龄较小及伴有桡神经受压症状需做神经探查术者。复位后可根据骨折端的形态、部位及术者的习惯等来选用相应的内固定物。目前以交锁髓内钉最为常用（图5-22），"V"形钉及Ender钉等髓内固定方式已较少使用（术式见后）；也可用钢板固定，但有骨折愈合不良，术中有时需显露桡神经，二次手术取出内固定时易损伤桡神经。

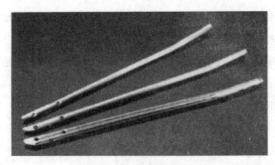

图5-22　肱骨髓内钉元件

（1）手术适应证

1）绝对适应证：包括开放性骨折、漂浮肩或漂浮肘、血管损伤、双侧肱骨骨折及继发性桡神经损伤。

2）相对适应证：包括节段骨折、保守治疗失败、横形骨折、肥胖、病理性骨折、骨折不愈合、神经系统功能障碍（帕金森病）、臂丛损伤及原发性桡神经损伤。

（2）内固定选择

1）髓内钉：肱骨干骨折一般首选髓内钉固定，包括交锁髓内钉和普通髓内钉。交锁髓内钉（图 5-23）目前应用最为广泛，有助于避免术后继发骨折端旋转移位；普通髓内钉临床应用逐渐减少，如"V"形钉、Ender钉和膨胀钉。

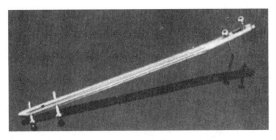

图 5-23　肱骨交锁髓内钉元件

①术前准备：除常规准备外，主要是根据肱骨髓腔的粗细，选择及准备相应规格的髓内钉或其他内固定物。根据患者健侧肱骨正侧位摄片，选择相应直径和长度的髓内钉。

②麻醉：臂丛较为多见，也可选用全麻。

③体位：仰卧位，将患肢置于胸前即可。

④肩部切口：将上臂内收内旋、在肩峰下缘肱骨大结节部的皮肤上做一个纵形小切口，分开三角肌，显露大结节，并在大结节部凿 1 个小骨孔。

⑤复位：复位技术包括闭合复位和切开复位，闭合复位优势在于保护骨折端血运，应优先予以考虑。但当骨折复位不充分，尤其对于斜形或螺旋形骨折，髓内钉固定可能导致骨折端接触减少或骨缺损，增加骨不连风险。一般以骨折部位为中心做上臂前外侧切口，长度 6～8cm。沿肱二头肌与肱三头肌间隙纵形分开即显露骨折断端，保护桡神经干，清除局部凝血块及嵌压坏死的软组织，将骨折复位（或试复位）。

⑥顺行髓内钉内固定术：酌情选用相应的内固定物。

a.一般髓内钉：多选用"V"形钉或 Ender 钉，其操作步骤如下。ⓐ肩部切口，将上臂内收内旋、在肩峰下缘肱骨大结节部的皮肤上做一个纵形小切口，分开三角肌，显露大结节，并在大结节部凿一个小骨孔。ⓑ打入髓内钉，将选好的髓内钉沿肱骨干的纵轴方向，从骨孔打入近侧骨折端，使露出骨折端外的钉尖不超过 0.5cm，以利于复位。ⓒ将髓内钉穿过骨折端、固定，在前者基础上，用手法或用持骨器使骨折端准确对位，继续将髓内钉逐渐打入远侧骨折端内，直到仅有钉眼部分露在骨孔外为止。髓内钉固定后必须使骨折端紧密接触，以利于愈合。

b.交锁髓内钉：可按前法相似操作。但闭合操作要求在 C 形臂 X 线机透视下，直接从肩峰切口，通过大结节插入。目前所用为 RT 型肱骨髓内钉，其直径分为 7mm、8mm 和 9mm，近端直径为 9mm；其中 7mm 直径的为实心髓内钉，另两种为空心髓内钉。髓内钉的近端和远端均使用 4mm 全螺纹自攻型螺钉交锁；要求螺钉穿透对侧皮质，以防止髓内钉旋转。此外，RT 肱骨交锁髓内钉配有一独特的近端交锁螺钉导向器（近端瞄准器及引导器），使得近端交锁螺钉能够准确锁定髓内钉。由于具备以上设计特点，RT 肱骨髓内钉可适用于肱骨干横形或粉碎形骨折、骨不连及病理性骨折。操作步骤包括：ⓐ插入髓内钉，以大结节顶部内侧为髓内钉插入口，将曲柄锥准确插入至肱骨外科颈内，并经透视根据定位证实。ⓑ导针的插入，拔出曲柄锥，插入直径 2.0mm 球型髓腔锉导针，使导针通过骨折近、远端髓腔直至鹰嘴窝上 1～2cm，经透视证实导针位于肱骨髓腔内。ⓒ扩髓，沿导针插入球型髓腔锉，其直径为 6～11mm。首先采用直径 6.0mm 球型髓腔锉开始扩髓，每次递增直径 0.5mm，扩髓至理想直径，即大于所选髓内钉直径 0.5～

1.0mm,切忌将大于髓腔锉直径的髓内钉插入髓腔内。ⓓ髓内钉插入,将近端瞄准器及引导器连接于髓内钉近端,在引导器近端套入髓内钉敲打器。沿导针缓慢插入直径 8mm 或 9mm 髓内钉(直径 7mm 髓内钉系实心髓内钉,需拔出导针后方可插入)。术中应注意保持髓内钉近端弧朝向外侧,髓内钉远端位于鹰嘴窝上方 1.5~2cm,髓内钉近端置于大结节皮质下 0.5mm。ⓔ近端交锁,髓内钉近端椭圆形槽孔呈内外方向,通常使用直径 4.0mm 自攻型交锁螺钉,2.7mm 钻头,8.0mm 钻头套筒,钻头经近端瞄准器及椭圆形槽孔穿透至对侧皮质,可在 20°范围内调整钻头方向,沿钻孔攻入交锁螺钉。ⓕ远端交锁,髓内钉远端椭圆形槽孔呈前后方向,需在透视下寻找髓内钉远端椭圆形槽孔,使用 2.7mm 钻头经远端椭圆形槽孔穿透至对侧皮质,沿钻孔攻入交锁螺钉(图 5-24)。

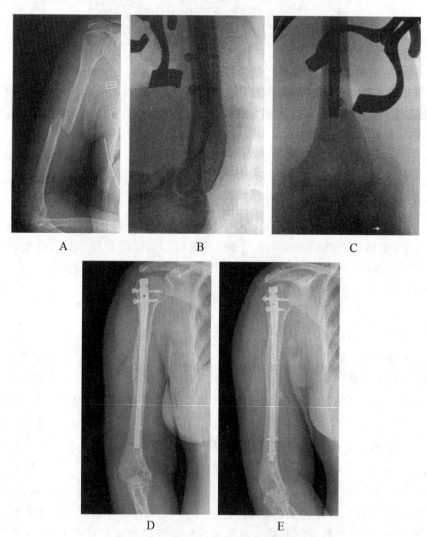

图 5-24　使用交锁髓内钉治疗肱骨中段骨折

A.X 线正位片示肱骨中段骨折;B、C.交锁髓内钉固定术中透视肱骨正侧位,证实远端锁钉到位;

D、E 术后 X 线片示骨折复位满意,内固定稳妥

　　ⓖ逆行交锁髓内钉固定术:采用逆行交锁髓内钉固定时,患者取俯卧位,在肱骨远端背侧自鹰嘴尖起向上做 1 个长约 8cm 的切口,肱骨髁上区域的背侧皮质可以通过劈肱三头肌入路显露。进针点位于鹰嘴窝附近,并依次使用 3.2cm 与 4.5cm 的钻头进行开孔,然后用逐渐加粗的扩髓钻进行扩髓,避免发生髁上骨折。应轻柔插入髓内钉,并保证钉头少许插入肱骨头(图 5-25)。

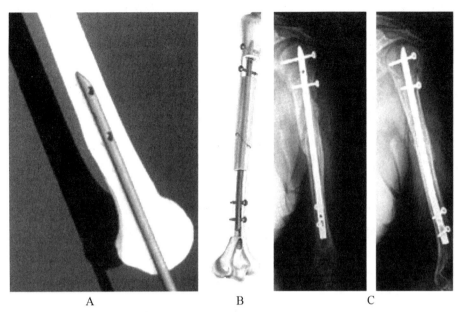

图 5-25　逆行交锁髓内钉固定术后 X 线片观

A、B.模型图；C.术后正斜位 X 线片

2）钛板：应用钢板对医师的技术及经验要求较高。使用钢板可以降低肩、肘关节僵硬的发病率。钢板仍是肱骨骨折畸形矫正及骨折不愈合治疗的理想方法。

①钢板种类：目前多应用各型 AO 钢板。限制接触型动力加压钢板多用于中段骨折。重建钢板可以塑形，应用于肱骨远侧 1/3 骨折。锁定加压钢板因有独特锁钉设计和良好的稳定性，适用于粉碎性骨折及骨质疏松骨折（图 5-26）。

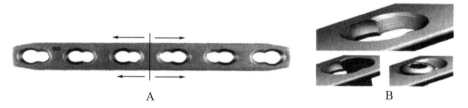

图 5-26　动力加压锁定钛板（LC-DCP）

②手术入路：a.前外侧入路，可显露肱骨全长，显露中 1/3 骨折时劈开肱肌以保护桡神经，延伸到下段时必须于肱肌和肱桡肌间显露桡神经，钢板置于前方或外侧。b.后侧入路，多用于肱骨远端 1/3 骨折显露，切口起自鹰嘴，沿后正中线向近端延伸，在肱三头肌外侧头和长头分离显露骨折和桡神经，钢板置于肱骨背侧面。

③手术需注意问题：骨折两端必须各用 3～4 枚螺钉固定，确实加压固定骨折端，尽量不剥离骨膜；最重要的是保护桡神经，做到不损伤或被压于钢板下。

④微创经皮内固定技术（MIPO）：锁定加压钛板经肱骨前侧入路 MIPO 技术，经皮肌肉隧道插入锁定加压钢板，通过间接复位并对骨折端进行桥接固定，适用于粉碎性、多段或骨质较差的骨折，可保护骨折端血运，骨折断端稳定性好，可提高骨折愈合率。但应注意肱骨中下段处桡神经卡压风险。

（四）并发症及其治疗

1.桡神经损伤　约占肱骨干骨折的 8%，以肱骨中下 1/3 为多发，处理原则如下。

（1）仅有一般桡神经刺激症状：依据骨折移位情况按前述的原则进行处理，对桡神经症状进行观察，大多可自行恢复。

（2）有桡神经损伤症状：应及早行手术探查。术中显示断裂者，予以吻合，包括鞘内断裂的病例；有神经干挫伤的，可酌情切开外膜及束膜进行减压。

（3）疑有桡神经嵌于骨折端：在手技复位时必须小心，应尽量利用牵引使骨折复位，桡神经也随之回归原位；因骨折端十分锐利，易加重桡神经损伤，因此切忌粗暴手法。

（4）陈旧性桡神经损伤：对完全性损伤应行探查＋松解吻合术。失败者可行腕部肌肉转移术来改善手腕部功能，效果也多满意。不完全性损伤者，可行探查＋松解性手术；术中显示部分断裂者，也应行吻合术。

2.血管损伤　骨折合并血管损伤是创伤外科的一种紧急情况，必须进行急救，以便迅速恢复血液供应，在止血的同时应准备手术。对开放骨折应行内固定后对血管损伤予以修复。

血管造影对于判断肱骨骨折损伤血管的部位及程度是一种有价值的辅助诊断手段。动脉损伤修复的方法可根据损伤的部位和类型而异。动脉壁裂伤、洁净而裂口较小者可行侧壁缝合术，完全断裂者则需吻合或行血管移植。

3.延迟愈合或不愈合　肱骨干骨折的正常修复过程因各种因素受到影响时，骨折正常的愈合时间则被延长，甚至完全停止，从而引起骨折延迟愈合或不愈合。时间上二者难以绝对界定，一般认为超过4个月为延迟愈合，超过8个月为不愈合。导致骨不连的有以下因素。

（1）局部因素

1）骨折节段的血供：肱骨干骨折以中段最多，又以中下1/3骨折不愈合率为最高。主要是由于肱骨中下1/3交界处骨折时易导致骨营养动脉的损伤。该动脉大多数只有一支，直接由肱动脉分出，通常在肱骨中下1/3交界处或中点附近的前内侧进入骨内，并在骨皮质内下行，至髓腔内分出上行支和下行支；一旦损伤易导致延迟愈合或不愈合。

2）骨折类型：粉碎性骨折易于发生迟延愈合和不愈合，也因碎骨块缺乏血供所致。

3）开放骨折：除骨折断端由内刺出者外，开放骨折多为直接暴力致伤，软组织损伤严重，骨折类型也多为粉碎型，易发生感染而影响骨折的正常愈合。

4）骨缺损及感染：也是造成骨不连的重要原因。

（2）医源性因素

1）反复多次或粗暴的手法复位：不仅可以加重软组织损伤及血管损伤，还会加重骨折端血供障碍，影响骨折正常愈合。

2）外固定不确实：包括外固定时间不足、范围不够、不能维持骨折端稳定，过度牵引造成断端分离等。

3）手术治疗的干扰：骨折本身有损伤骨营养动脉的可能性，而手术切开复位又进一步增加了可能损伤的机会。术中骨膜剥离使本来已缺血的骨端又失去了由骨膜而来的血运。手术内固定使骨端达到良好的复位及稳定的作用，同时破坏了骨端的正常血液循环而影响愈合。未植骨修复内固定术中残留的骨缺损也是重要原因之一。

4）内固定不确实：包括内固定器材选用不当及固定技术不合理。内固定器材都必须确实稳定骨折断端，如内固定后骨折端不稳定，易发生骨不连。使用钢板螺丝钉内固定时，骨折两端各至少固定3枚螺钉，方能起到稳固固定。过细的髓内钉与髓腔接触面较少，内固定术后骨折端不稳定，易发生骨不连。

5）过度运动：过早恢复工作对于重体力劳动者，容易导致骨不连，可致内固定疲劳断裂，在残留骨缺损情况更易发生。

（3）肱骨骨不连：分为肥大性骨不连和萎缩性骨不连两大类。前者血供较好，为断端不稳定所致；后者血供差，往往有骨缺损。对骨不连及延迟愈合的病例，如非手术疗法无效，则应从病因角度酌情选择相应的术式治疗的。

1）手术基本原则：①稳定的内固定；②保证骨折端良好的血运；③清除骨不连处硬化骨及瘢痕组织；④有效植骨。

2）具体术式：①交锁髓内钉；②加压钛板＋植骨（图5-27）；③锁定加压钢板＋植骨。该钢板稳定性好，并可保护骨折端血运，应优先选择的。对于内固定术后的骨不连，需考虑更换内固定种类，使骨折端达到确实稳定，促进骨折愈合。

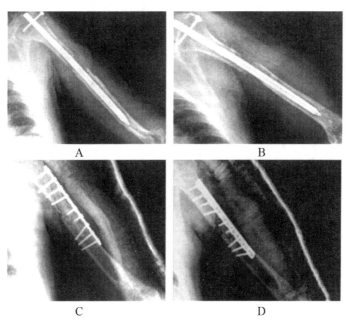

图 5-27　肱骨髓内钉固定后骨不连，二期加压钛板＋植骨手术治疗

A、B.肱骨髓内钉固定后骨不连 X 线片观；C、D.加压钛板、植骨固定术后 X 线片观

4.晚期并发症　主要包括肩、肘关节僵硬，活动受限，老年患者发病率更高。合并肘部损伤情况下可发生骨化肌炎。应在医师指导下进行早期的功能锻炼，改善肩、肘关节功能。

（郭永波）

第五节　肘部创伤及肱骨远端骨折

一、肘关节应用解剖

肘关节是连结前臂和上臂的复合关节，包括肱尺、肱桡关节和桡尺近侧关节。解剖上，肘关节是只有一个关节腔的关节，然而生理上它却有 2 种不同的功能：旋前、旋后运动发生在上尺桡关节；屈曲和伸直发生在肱桡和肱尺关节。

（一）肘部的表面解剖

肘关节有 3 个显著的标志，即尺骨鹰嘴突、肱骨内上髁和外上髁。伸肘时此三点标志处于同一条线上，屈肘时此三点标志构成一个等腰三角形。当肱骨髁上骨折时，虽然骨折发生移位，但三点标志关系不变；而肘关节脱位时，三点关系就会改变。这是区别肘关节脱位和肱骨髁上骨折重要体征。

鹰嘴突和肱骨内上髁之间有尺神经通过，较表浅，易于损伤。外上髁的下方可以触知肱桡关节间隙和桡骨头的旋转运动。

（二）肘部骨骼

1.肱骨远端　肱骨远端前后位扁平，其远端有两个关节面——滑车和肱骨小头。滑车关节面的紧上方有两个凹陷：前侧为冠状突窝，屈肘时容纳尺骨冠状突；后侧为鹰嘴突窝，伸肘时容纳尺骨鹰嘴突。有时两窝如此之深，以致间隔的薄骨板缺如，两窝相沟通。肱骨远端的坚实部分位于窝的两侧，形成叉状支柱。一个终止于内上髁，一个终止于外上髁，其间，肱骨小头——滑车关节复合体受到支持。肱骨远端侧面观时，向前凸出，与肱骨干成 30°～45°角，以致肱骨小头——滑车复合体处于骨干轴线的前方。

2.肱骨远端关节面

（1）滑车：位于内侧，线轴型，带有位于矢状位的中心沟和两个凸唇界限。

（2）肱骨小头：位于滑车的外侧方，为一半球形关节面。小头的正上方有一浅凹称桡骨头窝，肘屈时容纳桡骨头的边缘。

滑车和肱骨小头所形成的关节复合体就像一个球体和一个线轴穿在同一个轴上，这个轴大致是肘关节的屈伸轴。

（3）小头滑车沟：截锥形，其较宽的基底部位于滑车的外侧唇上，小头滑车沟在前臂旋前时与桡骨小头的半月形斜坡相关节。

3.肱尺关节　尺骨的滑车切迹与滑车相关节，称肱尺关节。滑车切迹上有一纵形的棋形嵴，起于上方的鹰嘴突，向下向前延伸，至于尺骨冠状突。此嵴的形态与滑车中央沟相一致，嵴的两侧凹面恰与滑车的凸缘相吻合，因而肱尺关节的剖面形态好像由一个嵴两个沟形成的波浪。由于肱骨的滑车尺侧低于桡侧约 5～6mm，滑车的关节面呈倾斜状肱尺关节也形成倾斜，故在肘关节伸展时，形成外翻角即提携角，男性 5°～10°，女性 10°～15°。

4.肱桡关节　桡骨头近侧关节面称杯形面，浅凹形，与肱骨小头关节面相关节，称肱桡关节。由于肱骨小头关节面位于骨轴线的前侧，且为半球形，所以当肘关节完全伸直时仅桡骨头杯形面的前侧与之接触，而后侧并无接触。

5.桡尺近侧关节　桡骨头的柱形唇与尺骨的桡骨头切迹藉环状韧带形成上尺桡关节，虽然解剖上为肘关节的一部分，但主司旋转功能。实际上可将尺骨滑车切迹和桡骨头的环形面看作为一个关节面。肘关节囊围成单一的解剖关节腔，包括了两种功能不同的关节：真正的肘关节（肱桡和肱尺关节）和上尺桡关节。

（三）肘部骨骺

儿童肘关节的骨化中心较为复杂，熟悉各骨化中心出现和闭合的年龄，在诊断和治疗上有重要意义。肘部骨化中心共有 6 个，分别是肱骨内髁（滑车）、肱骨外髁（小头）、内上髁、外上髁、桡骨头和尺骨鹰嘴。骨化中心出现最早为肱骨外髁，在出生后 1—2 岁出现，闭合时间为 15～16 岁；内上髁 7～8 岁出现，闭合时间为 16～17 岁；肱骨内髁为 10～12 岁出现，闭合时间为 16～18 岁；外上髁在出生后 11～12 岁出现骨化中心，闭合时间为 16～20 岁；桡骨头在出生后 5～6 岁出现，闭合时间为 18 岁左右；尺骨鹰嘴为 9～12 岁出现，闭合时间为 17～20 岁（图 5-28）。

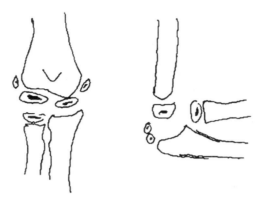

图 5-28　肘部骨化中心示意图

（四）肘关节囊及其周围韧带

肘关节的关节囊附着于前方的冠状突窝上缘和后部鹰嘴窝的上缘,关节囊两侧附着于肱骨内外上髁的下方及半月切迹的两侧,外侧部分与环状韧带相连。关节囊内的滑膜层紧贴关节囊的纤维层。在肱骨下端的冠状窝和鹰嘴窝内有脂肪组织填充。肘关节中肱尺关节属于窝状关节,主要是伸屈运动,故前后关节囊薄弱,分别由肱二头肌和肱三头肌肌腱加强。而关节囊的两侧强韧,分别形成侧副韧带。外侧副韧带呈扇形,起于外上髁的近侧,向下分散,越过关节轴,止于环状韧带周边部。外侧副韧带的作用是有助于阻止肘关节内收和稳定桡骨头。内侧副韧带也呈扇形,起于内上髁的近侧向远侧分散,越过关节轴,止于滑车切迹的内侧周缘部。起保持关节稳定并阻止肘关节外翻作用。环状韧带占整个周径的 3/4～4/5,环的上口大而下口小,容纳桡骨头,由于环状韧带具有弹性,即使桡骨小头在不同的旋转位置上都能有一定的张力保持桡骨小头的稳定。

（五）肘关节的运动

肘关节的主要功能是伸屈和旋转,运动范围除与骨性结构有关外,肌肉作用力的大小及前臂的位置甚为重要。

肘关节伸屈范围为 135°～140°,通常屈曲达 140°,伸展为 0°。肘关节伸屈运动轴位于肱骨干长轴与前臂尺骨长轴交角的平分线上,在运动过程中稍有变化。肘关节旋转运动在前臂损伤中讨论。但有一点必须明确:肘关节伸屈运动和旋转运动往往是联合进行的。

二、肘部创伤

（一）肘关节脱位

肘关节脱位很常见,多发生于青少年,成人和儿童也有时发生,约占全身四大关节脱位总数的一半。由于肘关节脱位类型较复杂,并以后脱位最常见,早期正确诊断及处理,后遗症少见,早期若未能及时处理或合并肘部及其他结构损伤时,常留有不同程度的肘关节功能障碍或畸形。

1.损伤机制及类型　　肘关节脱位主要系由于间接暴力所致。肘部系前臂和上臂的连接结构,暴力的传导和杠杆作用是引起肘关节脱位的基本外力形式。

（1）肘关节后脱位:是肘关节脱位中最多见的一种类型,以青少年为主要发生对象。如摔倒后,手掌着地,肘关节完全伸展,前臂旋后位,由于人体重力和地面反作用力引起肘关节过伸,尺骨鹰嘴的顶端猛烈冲击肱骨下端大鹰嘴窝,即形成力的支点。外力继续加强引起附着于喙突的肱前肌和肘关节囊的前侧部分撕裂,则造成尺骨鹰嘴向后移位,而肱骨下端向前移位的肘关节后脱位。

　　由于构成肘关节的肱骨下端内外髁部宽而厚,前后又扁薄,侧方有副韧带加强其稳定,但如发生侧后方脱位,很容易发生内外髁撕脱骨折。

　　(2)肘关节前脱位:单纯肘关节前脱位较少见,又常合并尺骨鹰嘴骨折。其损伤原因多系直接暴力,如肘后直接遭受外力打击或肘部在屈曲位撞击地面等,导致尺骨鹰嘴骨折和尺骨近端向前脱位。这种类型肘部软组织损伤较严重。

　　(3)肘关节侧方脱位:多见于青少年。分为内侧脱位和外侧脱位2种,通常是肘关节处于内翻或外翻应力所致,伴有肘关节的侧副韧带和关节囊撕裂,肱骨的下端可向桡侧或尺侧破裂的关节囊侧移位。因强烈内外翻作用下,由于前臂伸或屈肌群猛烈收缩引起肱骨内、外髁撕脱骨折,尤其是肱骨内上髁更容易发生骨折。有时骨折片可嵌在关节间隙内(见图5-29)。

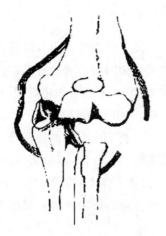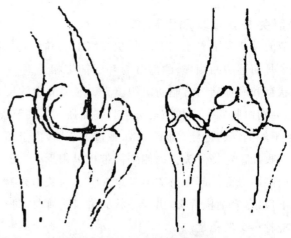

图 5-29 肘关节侧方脱位　　　　　　　　图 5-30　肘关节分裂脱位,左图为前后分裂,右图为内外分裂

　　(4)肘关节分裂脱位:这种类型脱位极少见。由于上下传导暴力集中于肘关节时,前臂呈过度旋前位,环状韧带和尺桡骨近侧骨间膜被劈裂,引起桡骨头向前方脱位,而尺骨近端向后脱位,肱骨下端便嵌插在二骨端之间(见图5-30)。

　　2.临床表现　外伤后,肘关节肿痛,关节置于半屈曲状,伸屈活动受限。如肘后脱位,则肘后方空虚,鹰嘴部向后明显突出;侧方脱位,肘部呈现肘内翻或外翻畸形。肘窝部充盈饱满,肱骨内、外髁及尺骨鹰嘴构成的倒等腰三角形关系改变。

　　X片检查可确定诊断,是判断关节脱位类型和合并骨折及移位状况的重要依据(图5-31)。

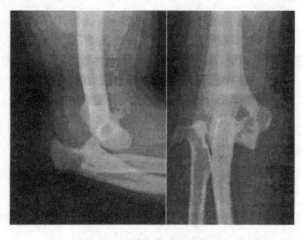

图 5-31　肘关节后外侧脱位

3.治疗

(1)手法复位:新鲜肘关节后脱位:手法复位,多用牵引复位法。局部或臂丛神经阻滞麻醉,如损伤在半小时内亦可不使用麻醉。术者一手握住伤肢前臂、旋后,使肱二头肌松弛后进行牵引,助手双手紧握患肢上臂作反牵引,先纠正侧方移位,再在继续牵引下屈曲肘关节,同时将肱骨稍向后推,复位时可感到响声,如已复位,关节活动和骨性标志即恢复正常,如果一人操作,可用膝肘复位法或椅背复位法。

注意事项:复位前应检查有无尺神经损伤,复位时应先纠正侧方移位,有时要先将肘稍过伸牵引,以便使嵌在肱骨鹰嘴窝内的尺骨冠状突脱出,再屈肘牵引复位。若合并肱骨内上髁骨折,复位方法基本同单纯肘关节脱位,肘关节复位之时,肱骨内上髁多可随之复位;但有时骨折片嵌入肱尺关节间隙,此时将肘关节外展或外翻,使肘关节内侧间隙增大,内上髁撕脱骨折借助于前臂屈肌的牵拉作用而脱出关节得以复位。若骨折片虽脱出关节,但仍有移位时,加用手法复位,及石膏固定时加压塑型。如果嵌顿无法复位者,需要考虑手术切开。

对于某些肘关节陈旧性脱位(早期)的手法复位,需在臂丛麻醉下,做肘部轻柔的伸屈活动,使其粘连逐渐松解。将肘部缓慢伸展,在牵引力作用下逐渐屈肘,术者用双手拇指按压鹰嘴,并将肱骨下端向后推按,即可使之复位。如不能复位时,切不可强力复位,应采取手术复位。如合并有尺神经损伤,手术时应先探查神经,在保护神经下进行手术复位,复位后宜将尺神经移至肘前,如关节软骨已破坏,应考虑作肘关节成形术或人工关节置换术。复位后的处理:复位后,用石膏或夹板将肘固定于屈曲90°位,3～4周后去除固定,逐渐练习关节自动活动,要防止被动牵拉,以免引起骨化肌炎。

(2)手术治疗

1)手术适应证:新鲜脱位闭合复位失败者;肘关节脱位合并肱骨内上髁撕脱骨折,骨碎片复位差;陈旧性肘关节脱位,不宜闭合复位者;一些习惯性肘关节脱位患者。

2)开放复位:需在臂丛麻醉下。取肘后纵形切口,肱骨内上髁后侧暴露并保护尺神经。肱三头肌肌腱做舌状切开。暴露肘关节后,将周围软组织和瘢痕组织剥离,清除关节腔内的血肿、肉芽及瘢痕。辨别关节骨端关系并加以复位。缝合关节周围组织。为防止脱位可采用一枚克氏针自鹰嘴至肱骨下端固定,1～2周后拔出。

4.并发症　僵直和创伤后关节炎是肘关节脱位后的常见并发症。早期解剖复位对防止关节炎改变是必要的,但可能会有一定程度的关节伸直受限。

异位骨化很常见,包括侧副韧带和关节囊的钙沉积,但它很少需要治疗。严重的异位骨化几乎可以造成肘关节的完全融合。异位骨化在脱位后很常见,最早可于伤后3～4周在X线摄片上看到,它的严重程度似乎与损伤的大小及固定时间的长短有关,也与肘关节早期被动牵拉有关。坚强的内固定、骨折修复后彻底冲洗软组织、早期活动也许可减少异位骨化。

(二)桡骨头脱位

1.解剖与分型　桡骨头参与2个关节的组成:其环状关节面与尺骨桡切迹环状韧带和方形韧带的束缚构成上桡尺关节;桡骨头凹与肱骨小头构成肘关节的肱桡部分。在临床上诊断桡骨头脱位一般都以肱桡关系的改变进行判断。正常情况下,在肘关节正位X线片上,桡骨干上段轴线向近侧的延长线应通过肱骨小头关节面的中点,向内侧或向外侧的偏移均视为桡骨头脱位。在侧位片上,肱骨小头与桡骨头凹在肘关节任何的屈伸位置上都是一个相应的杵臼关系。在肘关节屈曲90°的侧位X线片上,桡骨干轴线向近侧的延长线应通过肱骨小头中心,向前或向后的移位分别诊断为前脱位或后脱位。

桡骨头脱位一般分为前脱位和后脱位2种类型。

前脱位:桡骨头脱位于肱骨小头前方,为前臂旋前暴力所致。当前臂处于旋前位,桡侧突然遭受暴力冲击时,也可造成桡骨头前脱位。暴力大者,将桡骨头推向尺侧嵌入肱肌肌腱中,闭合复位难以成功。

后脱位:桡骨头脱位于肱骨小头后方,为前臂轴向暴力所致。其发生机制为当肘关节过度屈曲时,桡骨头与肱骨小头上位的桡骨窝相抵,前脱位已无空间。当前臂于旋前位,桡骨干即斜向交叉在尺骨干上,其纵轴方向为自内下斜向外上,桡骨头已具向外后脱位之势。此刻若前臂遭受轴向暴力,自腕部沿桡骨干向上传达,即迫使桡骨头冲破环状韧带向后外方脱出,由于与肱骨小头撞击,常合并桡骨头前侧边缘骨折。若暴力仍未中止,进而发生下桡尺关节分离,形成前臂两极性脱位或同时发生尺骨骨折。

根据桡骨头脱位的程度分为2度:

Ⅰ度:肱桡关节的杵臼关系移位,但未完全分离,即桡骨头半脱位。

Ⅱ度:肱桡关节的杵臼关系完全移位,桡骨头脱出在肱骨小头的前方或后方,即桡骨头完全脱位。

陈旧性孤立性桡骨头脱位在X线片上的特点是桡骨头凹发育呈凸状,桡骨干发育较长,这是由于桡骨头长期失去肱骨小头的生理挤压所造成的。陈旧性孟氏损伤应伴有尺骨弯曲畸形,必要时拍健侧前臂X线片对比。先天性桡骨头脱位是双侧性的,一般无临床症状。

2.鉴别诊断 桡骨头脱位的诊断一般不会发生困难,关键在于与陈旧性桡骨头脱位、陈旧性孟氏骨折和先天性桡骨头脱位相鉴别,以便选择正确的治疗方法,可从以下几个方面考虑:外伤史、临床体征、X线相片显示的桡骨头形状、尺骨是否异常弯曲、对侧前臂X线片对比,给予正确诊断,杜绝医源性伤害。

3.治疗 新鲜性桡骨头脱位的复位一般比较容易。复位后,前脱位肘关节屈曲90°,前臂旋后位固定;后脱位肘关节半伸位,前臂中立位固定,固定时间为3周,固定器材为长臂石膏托。前脱位复位后不稳定的病例,肘关节固定在过屈位,以不影响前臂血运为度。复位失败的病例,应及时切开复位,修补环状韧带,不稳定者用1根克氏针固定,肘关节屈90°位,针自肘后穿入桡骨头,3周后拔除。

小儿陈旧性桡骨头脱位可采用切开复位、环状韧带重建术。环状韧带取材于肱三头肌外缘。对桡骨头凹呈凸状改变,桡骨干超长的病例,可同时行桡骨头关节面成形术和桡骨干短缩术,小儿不应行桡骨头切除术。成人陈旧性桡骨头脱位有临床症状者可行桡骨头切除术。

先生性桡骨头脱位无症状者不予处理,有疼痛、功能障碍和外观明显畸形者,可用桡骨头切除术治疗。但对儿童桡骨头骨折不应做头切除术,术后容易发生桡尺骨交叉愈合或桡骨头再生,建议不用该术式。

(三)桡骨头半脱位

本病又叫牵拉肘,其名称形象地描述其受伤机制和特征。本病的其他诊断名称有:桡骨头半脱位、牵拉性桡骨头半脱位、上尺桡关节环状韧带半脱位和保姆肘等。

本病为幼儿常见损伤,4以下岁最常见,占90%,发病高峰期在1~3岁,男孩多,左侧较右侧多见。

1.解剖特点及其发病机制 牵拉肘是在幼儿肘部伸直和前臂旋前位突然牵拉手腕部所致,在其要跌倒的瞬间猛然用力向上拽其胳膊,或给幼儿穿衣服时用力猛拉其手所致,也可在摔倒后造成,比较少见。其好发于幼儿,与其肌肉、关节囊韧带薄弱、松弛和富于弹性的特点有关。Stone、Ryan、Salt以及Macra和Freeman等分别对不同年龄婴儿尸体标本的发病机制进行了探索,发现骨性桡骨头直径明显大于桡骨颈,两者比例与成人截然不同,并得出较为一致的结论,即牵拉肘是由环状韧带牵拉桡骨颈至桡骨头部所致。

2.临床表现与诊断 患儿牵拉伤后,常立即出现哭闹,患肢拒绝活动和持物。大多数患者家属能明确指出是由于胳膊被拽伤后引起。

检查可见患肢常处在旋前位,肘关节屈曲,或用对侧手扶着患肢。肘部一般无肿胀,桡骨头外侧拒按,肘部被动屈伸尚可,但旋前旋后活动受限,有交锁感。施力抗阻旋后引起患儿瞬间剧痛,可感关节内有一弹响。

X线影像表现骨关节无明显改变,诊断价值不大。

根据牵拉伤病史和局部检查无明显骨折征象便可初步诊断,手法复位后症状消失便能确诊。仅对个别伤因不明确或临床表现不典型或者须拍片排除骨折。

3.治疗及预后　　本病治疗比较简单,手法复位容易,操作前最好先哄得患儿合作。复位方法:术者一手握住患儿肱骨下段与和肘部,另一手握住前臂远端,使肘关节屈曲90°,并小心保持前臂旋前位置不变,在两手对抗牵引下迅速施力使前臂旋后,此时常可感觉关节内一声弹响,随后疼痛消失,患肢活动自如。复位后三角巾悬吊数日或1周,应告知患儿父母在5岁前牵拉手腕有再脱位的危险性。

个别患儿前臂旋后时无复位感觉,弹响可能在反复旋转前臂1~2次后出现。早期国外文献虽曾报道1例5岁患儿因环状韧带陷入关节太多而需手术切开韧带复位,这种情况十分罕见。

大多数患儿手法复位后症状马上消失,若患肢活动完全恢复正常则无需制动,但要避免再受牵拉。个别患儿复位后局部仍有疼痛不适,或患肢尚不敢随意活动,可能是就诊晚,复位距受伤时间长,或合并环状韧带撕裂,故症状还会持续3~5天,宜用颈腕带或长臂后托石膏固定1~2周,直至症状消失。

本损伤预后良好,2岁以下容易复发,约5%的患儿因牵拉手腕再发脱位,这些患者最好予以石膏托固定2~3周。随着年龄的长大,肌肉与关节囊韧带增强则对此病有自限能力,5岁后发病已很少见。

(四)尺骨鹰嘴骨折

尺骨鹰嘴骨折是肘部常见损伤,成人多见。除少数尺骨鹰嘴尖端撕脱骨折外,大多数病例骨折线波及半月状关节面的关节内骨折。由于肘关节伸、屈肌的收缩作用,骨折很容易发生分离移位。因此,在治疗时,恢复其关节面的正常解剖对位和牢固固定、早期活动关节是获得良好功能的重要措施。如果关节面对合不整齐,日后可能引起创伤性关节炎,导致关节疼痛和功能受限。

1.损伤机制　　尺骨鹰嘴骨折的损伤多由间接暴力引起。当跌倒、手撑着地时,肘关节呈半屈状。肱三头肌猛烈收缩,即可将尺骨鹰嘴造成撕脱骨折;或在肘部着地时,肱骨下端直接撞击尺骨半月切迹关节面和肱三头肌向相反方向的牵拉,致鹰嘴骨折。甚至可造成肘关节前脱位伴鹰嘴骨折。直接暴力打击所造成的骨折,可能是粉碎性骨折。只要在骨折发生的瞬间,肌肉收缩力量不是很强烈,骨折移位并不明显。

尺骨鹰嘴骨折后,其正常解剖关系遭受破坏,骨折近侧段和远侧段分别受到附着的伸、屈肌收缩牵拉作用,失去生物力学平衡。止于尺骨近端粗隆的肱肌和附丽着尺骨鹰嘴的肱三头肌,分别司肘关节屈、伸运动的动力。尺骨鹰嘴关节面侧为压力侧,鹰嘴背侧为张力侧,在二者之间是中性轴,既无压力也无张力。骨折后,通常以肱骨远端(滑车部)为支点,致骨折背侧张开或分离。这种骨折的应力特点是治疗中的注意点。

2.解剖特点　　尺骨鹰嘴骨折合并肘关节前脱位完全不同于单纯的肘关节脱位,尺骨鹰嘴是尺骨近端后侧大的隆起弯曲部分。它位于皮下尤其容易导致直接损伤。尺骨鹰嘴与尺骨近端前侧的冠状突之间形成一个大的半月形切迹,此半月切迹与肱骨滑车构成关节,它保持肘关节前后平面的活动并保持稳定性。关节软骨面与冠状突之间有一段软骨缺如区称为骨裸露区,因此在鹰嘴骨折复位时不要以为软骨面能够完全覆盖骨质。

尺骨鹰嘴的骨化中心10岁左右出现,16岁左右融合。但也有成人骨骺未闭的报道,多见于双侧有家族史。这种情况应与肘髌骨相鉴别,肘髌骨是在肱三头抵止于鹰嘴处出现的骨化。骨骺未闭,肘髌骨都应与尺骨鹰嘴骨折相鉴别,尤其肘部创伤后,必要时应拍健侧X线片进行对比以防漏诊或误诊。

3.临床表现　　尺骨鹰嘴骨折后局部肿胀明显。由于肘关节内积血,使肘关节两侧肿胀,隆起。压痛比较局限,有时可触及骨折线。肘关节呈半屈状,伸屈功能障碍。X线片可见明显骨折,并明确骨折类型和移位程度。

4.骨折分型　骨折分为4型:

Ⅰ型:A.撕脱骨折,关节内;B.撕脱骨折,关节外。

Ⅱ型:横形或斜形骨折。

Ⅲ型:粉碎性骨折。

Ⅳ型:靠近冠状突水平的骨折,常造成前脱位。

无移位骨折,必需满足3个条件:①骨折块分离小于2mm;②肘关节屈曲90°时,移位无增加;③可以主动抗重力伸肘。

5.治疗

(1)手法复位

1)无移位骨折:不完全骨折无需复位,一经确诊,即可用上肢托石膏固定于功能位置。3～4周后拆除石膏,进行功能锻炼。

2)轻度移位骨折:在无麻醉下将肘关节置于130°～140°位,使肱三头肌放松。术者握紧伤肢的上臂,一手用鱼际抵于鹰嘴尖部,用力推按,使骨折对合复位。复位后上肢伸130°,石膏托固定,3周后开始功能锻炼。

(2)手术开放复位和内固定:适应证:骨折移位明显,经手法复位失败或不宜手法复位者均应采用手术切开复位内固定治疗。

钢丝交叉固定:于骨折线两面侧约为1.5～2.0cm处,相当于鹰嘴厚度的1/2处横向各钻一孔,将22号钢丝一端穿过骨折的近端或远侧端的骨孔,再斜向绕过鹰嘴背侧贯穿另一骨孔,使绕过骨折线的钢丝在鹰嘴背侧紧贴骨面呈"8"字形交叉,抽紧钢丝打结并扭紧固定。张力带固定后,将肘关节轻轻伸屈活动,在直视下观察骨折对位是否足够稳定。上肢石膏固定,肘关节固定在90°或略＞90°,2～3周后拆除石膏,进行关节功能活动。

克氏针钢丝张力带固定:克氏针穿过骨折线的,自尺骨上1/3骨嵴两侧穿出,留3cm针尾并折弯,以防克氏针滑动后针尾刺激皮肤影响关节功能活动。将钢丝绕过鹰嘴尖及骨干的针尾在尺骨背面交叉,组成张力带钢丝固定。则术后可不用外固定,早练习肘关节活动,可使用肘关节功能早日恢复。

(五)桡骨近端骨折

桡骨近端骨折(桡骨头、颈骨折)是成人较为常见的肘部损伤,常常合并有其他的损伤。占近20%;随着对骨折类型及相关软组织损伤认识的增多,骨折内固定技术的提高,对于桡骨近端骨折(桡骨头骨折)要重新认识和评价。桡骨头是肘部第二个重要的稳定结构,很显然,在肘部最重要的稳定结构被损伤的前提下,再行桡骨头切除是不当的。

1.损伤机制　一般多是从高处跌落或摔伤,肘伸直,前臂旋前手着地位,暴力经桡骨下端向上传达,使桡骨头撞击肱骨小头。肩外展时,肘伸直支撑身体的同时伴有强大的外翻力,可使桡骨头外侧劈下,或合并内侧副韧带及肘关节脱位的联合损伤。

2.分型

Ⅰ型骨折(无移位骨折):桡骨头纵轴平行或斜行劈列骨折,或头颈之间嵌插、桡骨头外形正常。

Ⅱ型骨折(有移位骨折):可表现为桡骨头边缘劈裂,1/3、1/2纵形劈裂向外下移位。或桡骨头颈部横断骨折,桡骨头向外移位。

Ⅲ型骨折(粉碎性骨折):可表现为多种不同形式,如桡骨头外形正常、多发裂纹骨折,或无明显移位、桡骨头粉碎骨折,桡骨头大体外形正常或转变移位。

Ⅳ型骨折(合并联合损伤的粉碎骨折):本型较为少见,由于强大外翻力,使桡骨头造成粉碎性损伤,有时骨碎片可嵌入关节间隙内,或合并尺侧副韧带损伤、肘关节半脱位。

桡骨头骨折分类已经经历了相当大的进步,Scharplatz 和 Allgower 甚至将造成损伤的力量和方向不同把有关肘部损伤分为两大类;①纯粹轴向力造成的损伤;②继发于内翻和外翻力的移位。早期 Carstam、Bakalim、Mason 的分型多考虑骨折的 X 线片的表现,而忽视了其他损伤。改进的 Mason 的分类在其基础上补充了第四类:伴有肘关节脱位的骨折。这种分类方法被很多医者采纳(见图 5-32、图 5-33)。

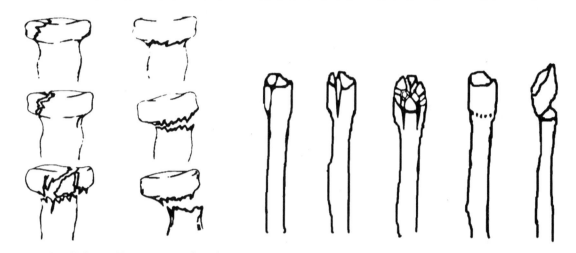

图 5-32 改进的桡骨头骨折 Mason 分类系统　　　　图 5-33　Reddirn 的桡骨头骨折分类系统

3.临床表现及诊断　肘关节外侧局限性肿胀、压痛、关节活动受限和前臂旋转障碍,Ⅱ型、Ⅲ型、Ⅳ型骨折可有关节活动痛及骨摩擦音,或肘外展过度活动(尺侧副韧带损伤),骨块在关节内嵌插的关节交锁症状。外伤史及相应临床表现体征。

X 线片及影像学检查对于明显骨折、移位的诊断无困难。Ⅰ型骨折早期看不清楚骨折线,但有肘外侧的明显肿胀、压痛,应做相应的治疗和观察,1～2 周复查 X 线片如出现骨折线即可确诊。CT 检查:可从横断面了解骨折粉碎、骨块移位,以及有无关节间隙内小碎骨块。二维和三维 CT 可立体的了解骨折移位方向,为手术和治疗提供帮助。

4.治疗

(1)非手术治疗

Ⅰ型骨折:用屈肘位石膏托 2～3 周固定后,功能锻炼。

Ⅱ型骨折:对移位的Ⅱ型骨折,波及关节面 1/3 或移位小或骨折块关节面向外下移位,倾斜 30。以下。可以在骨折间抽血肿(在局麻下),轻度牵引下推挤桡骨小头,同时做前臂轻度旋转活动,可使骨折得到较满意的复位,用屈肘石膏托固定 3～4 周开始功能锻炼。

Ⅲ型骨折:对一些桡骨头粉碎性骨折,但桡骨头轮廓大体正常,或移位不明显,一样用石膏托固定 3～4 周后开始功能锻炼。

(2)手术治疗

1)首先做切开复位内固定术:对于桡骨头骨折还多偏于内固定治疗,尽管很多报道说切除桡骨头后效果良好,但最近一些研究注意到了桡骨头切除后有桡骨向近侧移位和握力下降。

随着小型内植物的设计和应用技术的提高,使桡骨近断骨折的内固定变的更可靠。手术入路:为标准的外侧切口,辨认在肘肌和尺侧伸腕肌之间的间隙,纵形切开筋膜,清除骨折处血肿,显露骨折断端,最常见的是骨折波及桡骨头的前外侧部分,这使得容易接近复位和在可视下进行克氏针内固定(1 根或 2 根 2.0mm 或 2.7mm 螺丝钉),或手臂中立位时钢板直接应用于桡骨头和颈的外侧,不会碰及近侧桡尺关节。一旦应用固定,应该在闭合伤口之前检查前臂旋转范围。

2)桡骨头切除术:对粉碎、移位桡骨头骨折,关节活动受限碎性骨折合并肘关节半脱位,但尺侧韧带完整,或经过闭合复位不成功的病例均为桡骨头切除的指征。多数学者认为应在伤后早期(1 周内),效果最好。手术方法:肘外侧或后外侧切口,从肘后肌和伸肌之间间隙暴露肱桡关节囊,注意保护桡神经深支,清除血肿,切除桡骨头(1~1.5cm)不能低于肱二头肌腱抵止点的桡骨转子。将碎片清除干净,将骨断端修平,圆滑,关闭伤口。术后三角巾悬吊,数天后开始进行肘关节屈伸及前臂旋转活动功能锻炼。

3)桡骨头假体置换成形术:对于桡骨头关节面的 1/3 以上骨折碎片时,部分及完整切除桡骨头效果不好,所以选择桡骨头假体置换,假体置换的优点是提供较正常的关节关系、减轻疼痛。内在稳定性金属植入物较聚硅酮假体优点很多,其机械性能更稳定、更耐磨,而且不会在肘关节产生炎性反应。

(六)肘关节损伤后遗症

肘关节损伤后遗留后遗症较多,这和肘关节的解剖因素有关;另外和早期的治疗不当亦有关系。

1.骨不连 骨不连常见于肱骨外髁骨折,偶尔也见于内侧髁骨折。X 线片上肱骨外髁骨骺与肱骨下端明显分离,但临床上外观多不易发现。多数由于患儿外伤后没有得到及时的、正确的诊断及不合理的治疗,待伤后几个月肘部功能仍不佳时再进一步诊治,此时已失去了最好的治疗时机。另外虽然诊断正确,在治疗中因各种原因造成骨折块的移位,局部纤维性连接,而发生骨不愈合。对于损伤年限短者,应积极治疗。手术时将肘关节内瘢痕切除,将原骨折面重新凿出新鲜骨面,尽量达到解剖复位,内固定要坚强。也有人提出要植骨,促进骨愈和。固定时间较新鲜骨折长,一般为 8 周左右。对于损伤多年、骨折块硬化、肘外翻较重者,也不应对骨折片做手术切除,即使不愈合,对于肘关节的稳定仍有一定作用。若提携角过大影响功能,宜考虑行髁上截骨术。

2.畸形 肱骨远端骺软骨损伤后都将发生不同程度的肘关节畸形。骨折时骨骺板发生损伤,造成局部血液供应障碍,或是骺软骨内的营养血管损伤,影响软骨细胞生长,导致骺软骨发育障碍。

肘内翻畸形是肘部骨折后常见的晚期后遗症,特别是整复不良的肱骨髁上骨折、髁间骨折。部分肘内翻畸形是由于肱骨下骺损伤后,其内侧部分早期闭合,在生长发育过程中逐渐形成肘内翻畸形。肘内翻畸形临床表现为携物角消失成负角,行走中手臂自然摆动时肘部向体侧突出,极为显眼。肘关节活动多无障碍(如为髁间骨折后遗症则常有功能障碍)。必须拍摄肘关节 X 线片,以判明其成因,并通过 X 线片测量肘内翻的度数,制订截骨矫形方案。通常以肱骨髁上截骨术(角度截骨)矫正畸形,矫正的角度为肱内翻的度数加上正常携带角度数,由于携带角大小因人而异,故应拍该患者的健侧肘关节 X 线片以测量其携物角的准确度数。

手术采用肘外侧纵行切口,经外侧肌间隔,于肱骨髁上部位做前后方的剥离显露该部骨质,理想的截骨平面应选择髁上关节囊附丽部的上方,技术前预定计划做楔形截骨,充分纠正肘内翻畸形。为保持截骨端的稳定,截骨时应保持肱骨髁上部位内侧方骨膜的连续性,也可以使用内固定(如钢丝、记忆合金骑缝钉)。术后仍需长臂石膏前后托保护 4~6 周。

儿童期的肘内翻畸形,因其骨骺尚未闭合,不宜手术治疗,应待其骨骺闭合,生长发育停止时再行手术矫形。

肱骨外髁骨折有时可遗留肘外翻畸形。如合并尺神经炎的症状,可行楔形截骨和尺神经前置术。

肱骨内外髁骨折还可能遗留鱼尾样畸形,引起关节面不平整,是创伤性关节炎的主要原因。

3.迟发性尺神经炎 造成迟发性神经炎的原因有二,一是早年的肘部骨折遗留有肘外翻畸形(如畸形愈合的髁上骨折,不愈合的肱骨外髁骨折或儿童期的肱骨下骺损伤而致发育畸形),致使尺神经长期受到牵张、摩擦,而变性麻痹。另一原因则是早年肘部骨折造成肘后尺神经沟不平滑,致尺神经长期受到摩擦而变性麻痹(如畸形愈合的内上髁骨折)。常于肘关节创伤后 10 年左右出现尺神经麻痹的症状和体征。

临床表现:早期症状仅是肘内后方疼痛、环、小指麻木感,继之出现环小指伸直障碍,无力,严重时可累及尺侧屈腕肌、无名小指的指深屈肌、小鱼际肌、骨间肌、尺侧两条蚓状肌、拇内收肌,造成肌肉麻痹,有时可累及拇短肌深头。故临床检查可见到尺神经支配区的感觉障碍,无名小指的爪状畸形,小鱼际及骨间肌的萎缩(特别是第一骨间背侧肌),及受累肌肉肌力减弱。肘后内侧、尺神经沟处可触及增粗的尺神经,有触痛及放射感,沿尺神经沟处可触及异常骨突。

X 线片可判明肘外翻的原因和程度,如无肘外翻,应拍尺神经沟的切线位 X 线片以判明该部位的异常骨突或增生,必要时可做 CT 检查。

应行尺神经前置术,即小心切开尺神经沟的纤维鞘,游离尺神经至第一个肌支(关节囊支可切断),将其移至肘前肌床上。术后可使用神经营养药物,促进其恢复。如存在肘外翻畸形而欲截骨矫形,亦可同时进行。

4.创伤后肘关节功能障碍　肘关节创伤后造成肘关节伸屈活动受限者,约占 1/3,但对生活和工作构成显著影响而需手术治疗者并不多见。相对而言,屈肘功能较伸肘功能更重要,因此,屈肘受限更具手术治疗价值。

(1)原因:包括关节外因素和关节内因素。

1)关节外因素:畸形愈合的骨性阻挡物;创伤后异位骨化;关节周围软组织的粘连挛缩(肌腱、韧带)。

2)关节内因素:关节囊粘连挛缩;关节内粘连;关节内骨折后关节关系破坏。

(2)治疗:手术前应详细检查,明确功能受限的各种成因及哪些是主要的,哪些是次要的,然后做出手术计划,解决主要矛盾。针对不同情况,可以使用下列手术改善肘关节功能。

1)骨突或异位骨化切除:骨折畸形愈合所形成的骨性突起可以成为阻挡而影响肘关节的活动。如肱骨小头骨折上移并畸形位愈合的折块能阻碍肘关节的屈曲;畸形愈合的肱骨髁上骨折,其前突的近端也能阻碍屈曲;陈旧的孟氏骨折,脱位的桡骨头会妨碍屈肘。切除这些骨突即会明显改善肘关节的活动。

创伤后异位骨化(曾被称为骨化性肌炎)好发于肘部创伤后,特别是肘部手术创伤较重,术后血肿较重者,儿童中发生率较高。一旦发生将严重影响肘关节的活动。切除此种骨化,掌握时机极为重要,过早地施术将引发更严重的骨化,使手术失败。创伤后异位骨化其发生发展规律一如骨折的愈合过程,手术应在其成熟静止期进行(即当 X 线片上显示成骨均匀一致,边缘清晰而范围缩小时)。如按时间推算,以发生在创伤后半年以上手术为宜。

2)关节松解术:以粘连为主者,宜行关节松解。为使术后能早期进行功能锻炼,应使用内、外两侧的侧方切口(以内外上髁为中心的纵形切口),将前后关节囊与骨面之间的粘连彻底剥离,将关节间的粘连分开(肱桡及肱尺关节),将冠状突窝及鹰嘴突窝内的瘢痕组织刮除干净,必要时松解内外侧副韧带。直视下被动伸屈肘关节(用力适度),延伸紧张的肌肉及残留的粘连,以达到接近正常的活动范围。为避免拉伤尺神经(经常发生),应游离尺神经并前移至肘前,再做手法屈肘。术后使用 CPM 机连续活动关节,如无此设备,应令患者自行锻炼,每晚在所能取得的最大屈曲位以颈腕带固定,直至 3 周。

3)肘关节成形术:适用于关节解剖形态破坏殆尽,不可能通过松解改善者。成形术可恢复关节的活动,但关节稳定性差,肌力弱,目前使用日益减少,已被近年兴起的肘关节置换所取代。

三、肱骨远端骨折

(一)肱骨髁上骨折

在儿童全部肢体骨折中,肱骨髁上骨折的发生率排在前臂骨折之后,占儿童最常见骨折的第二位,髁上骨折不仅常见而且时有合并症发生,因此儿童髁上骨折治疗至今对临床医生仍是极富挑战性的课题。

肱骨髁上骨折的发生率中年龄是关键因素,几乎是骨生长发育中的儿童特有的骨折。此骨折主要发生在 10 岁内。据 Wilson 统计,75 例伸直型髁上骨折内仅有 2 例为成年人。Eliason 发现他的髁上骨折病例中 84% 均为 10 岁以下的儿童。

【损伤机制和骨折类型】

肱骨髁上骨折多系运动伤、生活伤,为间接暴力所致。各型损伤机制不尽相同。通常分为伸展型、伸展尺偏型、伸展桡偏型、屈曲型(图 5-34)。

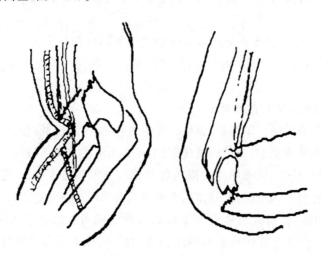

图 5-34　髁上骨折的伸展和屈曲型

1.伸展型　肱骨髁上骨折多为手掌着地、肘部伸直位摔倒所致。该型最多见,可为柳枝型或不全骨折型。后部骨皮质尚未完全断裂,骨折向前成角;也可以是完全型骨折.,常常产生移位,骨折线多为后高前低的斜形,骨折近端向前移位,而骨折远端向后移位。因为骨折近端向前移位,所以容易发生骨折端刺穿肱前肌,刺伤肱动脉和正中神经,甚至在复位前动脉和神经一直被骨折端向前推挤发生弯曲或重叠,所以对肱骨髁上骨折伸直型移位严重者,在复位前后要注意正中神经、桡神经和肱动脉的损伤。

2.伸展尺偏型　外力作用于肱骨髁部的前外侧,使骨折远端向后向尺侧移位,内侧骨质可能部分被压缩,此类骨折的内移和内翻的倾向大,骨折移位必须加以整复,以避免肘内翻畸形。

3.伸展桡偏型　外力作用于肱骨髁部的前内侧,骨折后,骨折远端向后向桡侧移位,此类骨折不易发生肘内翻畸形。

4.屈曲型　仅占 5% 左右。是在肘关节屈曲位,肘后部着地受伤。伤后骨折的病理改变恰与伸直型相反。柳枝型者肱骨远端前方骨皮质无损,而后方骨折分离,形成向后成角。若骨折是完全型,骨折线可能是后下前上的倾斜角,骨折近端向后移位,远端向前移位,偶可发生血管损伤,移位一般也不如伸直型那样严重。

【临床表现】

伤后患肘疼痛肿胀明显,完全骨折者可触之骨碎感和异常活动,移位明显者畸形亦明显。要注意检查有无合并神经、血管的损伤。约有 15% 的患者合并神经损伤,正中神经损伤较多见,表现为拇、食指末节指间关节屈曲力减弱。要特别注意有无前臂筋膜间室综合征,即 Volkmann 缺血挛缩的可能性。注意"4P"征较严重者早期出现手指过伸时疼痛很有诊断意义。

【诊断和鉴别诊断】

X 线片很重要,可显示骨折类型、移位方向与程度。对完全移位的伸直型骨折,肘关节侧位片还可显示骨折的旋转移位。

5～6 岁以下儿童 X 线片所见,应与肱骨远端骨骺分离相鉴别。

【治疗】

肱骨髁上骨折应及时准确地复位,防止肘部畸形以及纠正神经、血管严重合并症的发生,尽早恢复患肢的功能。

1.非手术治疗 不全骨折或青枝骨折者,一般将患肢在屈肘 90°,用石膏或小夹板功能位固定周即可。有时可发生肘内翻畸形,尤其是远端骨折有向内侧倾斜嵌入时,应以手法矫正。

伸直型移位者,助手经上臂及前臂保持伸肘位牵引。前臂旋后稍外翻,术者拇指将远骨折端后侧向前推起,其余手指将近骨折端向后压下,矫正前后错位后,再矫正侧方移位及旋转移位。最后将肘过屈使后方骨膜及三头肌绷紧,前臂充分旋前,以维持复位。屈肘角度视肢体肿胀程度而定,透视复位满意后用石膏托或小夹板固定 3 周。应注意观察血运及复位情况,以便及时处理。

屈曲型整复方法与上述方法相反。复位后固定于伸肘位。稳定者亦可固定于屈肘位。

严重移位及肿胀者可采用牵引术,待牵引数日局部消肿后,再行手法整复改外固定。

2.手术治疗 经手法复位失败者可以施行手术治疗。严重开放损伤,合并有肱动脉损伤者,为手术复位的适应证。

【并发症】

1.肘内翻 是肱骨髁上骨折中最多的并发症,虽然有许多学说,但都不能解释所有疑问,如旋转移位是肘内翻发生的原因,但在桡偏型骨折中即有旋转也多不产生肘内翻,在切开复位的病例旋转畸形已完全纠正,但仍有很大数量的肘内翻发生。又如骨骺损伤学说,骨骺损伤所致的畸形应该是进行性的,但肱骨髁上骨折遗留的肘内翻不是进行性的而是恒定的,骨折愈合时和数年后的肘内翻角度大致不变。目前一般认为,在损伤时尺侧骨质的压缩是肘内翻发生的基本原因,远侧骨折端向尺侧移位是肘内翻的另一个重要原因。由于肱骨髁上骨质扁平而薄,肱骨远侧骨折端向尺侧移位后很难维持在正常生理位置上,即使解剖对位,因骨折端接触面小和肢体的重力作用,很容易使远侧骨折端向尺侧倾斜发生内翻。

肘内翻超过 15°～25° 是肱骨远端外翻截骨术的适应证,手术时间宜在骨折牢固愈合和肘关节功能恢复到最大限度时进行,截骨术式很多,根据术者意愿和熟练程度选择。

2.筋膜间室综合征 是肱骨髁上骨折中多见的并发症。前臂筋膜间室综合征后果极为严重,给患儿造成终生残疾。这一并发症医源性者占 50%,因此必须引起医生的重视。

3.神经损伤 肱骨髁上骨折可以损伤其肘部神经,发生率为 3%～5%。尺神经、桡神经、正中神经损伤均可发生,以尺神经多见。

4.骨化性肌炎 这是非常少见的并发症,常常发生在闭合复位或切开复位后,解除石膏外固定后关节出现进行性僵直,应怀疑骨化性肌炎的可能性。^{99}锝扫描发现有浓积现象可早期诊断。3～4 周 X 线片可见肱肌钙化和骨化,该并发症更易在多次粗暴复位和按摩后发生,一旦发生应注意制动休息和适当自主活动,严禁强力按摩和伸屈锻炼,也不应手术切除,否则加重钙化和骨化。急性期可激素治疗,预后较好。2～3 年内关节僵直和钙化可能吸收和消失。许多作者不主张行切除术。

5.关节僵直 一般情况下肱骨髁上骨折治疗后可有关节活动减退,一般不超过 5°~10°。前倾角消失或减少而畸形愈合者,肘关节屈曲受限,多在 30°~40°。随着小儿生长发育,前倾角得以恢复,肘关节活动也恢复正常。切开复位尤其采用后暴露法,虽然 X 线表现复位满意,但肘关节活动却严重受限,甚至仅残留 20°~30°活动,且不易恢复。因此,多数作者主张尽量不采用切开复位,若有明确的适应证,也应从外侧或内侧切口进入,以避免不良后果。

(二)肱骨远端全骺分离

肱骨远端骨骺包括肱骨外髁、滑车、内上髁、外上髁骨骺。肱骨远端全骺分离为不常见的肘部损伤,其临床特点与肱骨髁上骨折相似(图 5-35),是髁上骨折发生在幼儿发育阶段的一种特殊损伤类型。

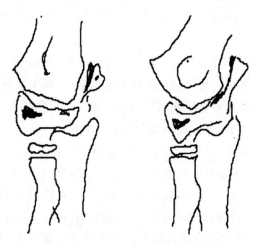

图 5-35 肱骨远端全骺分离

幼儿肘部骨骺大多未骨化,骨折线往往不能通过 X 线直接显影,加之与肘部某些损伤 X 线表现甚为相似,临床诊断极易混淆,其误诊率之高在骨折中堪居首位。

【损伤机制和临床分类】

肱骨远端全骺分离多因跌倒时,患臂伸展位撑地,肘过伸,身体重心落在患臂,自下而上的外力和身体重力传导至肘部所致。少见的损伤是屈肘位跌倒,暴力撞击鹰嘴再传向肱骨髁部造成的。此型的损伤多发生在较大幼儿,可能与骺板方向改变有关。婴儿期的骺板接近水平位,来自鹰嘴的暴力与骺板相互垂直,不易引起全骺分离;随着年龄的增长,骺板倾斜度增加,来自鹰嘴的暴力与骺板方向一致,故易发生屈曲型全骺分离。

根据以上损伤机制,将肱骨远端全骺分离分为伸展型和屈曲型。

根据 Salter 分型,少数为 I 型,多数为 Salter II 型,新生儿全骺分离皆为滑脱型损伤(即 Salter I 型),骨折线全部经过骺板而不涉及干骺端,其恢复期 X 线片可见干骺端呈花边状不规则骨化,提示损伤可能累及骺板生长区。

【临床表现】

伤肘疼痛肿胀明显,活动受限,患儿如能很好地合作检查,可以查出环绕肱骨远端的压痛,临床表现颇似肱骨髁上骨折。

【诊断要点与鉴别诊断】

临床表现是诊断肱骨远端全骺分离的重要依据,但患儿往往不能很好地合作检查,诊断主要依靠 X 线检查所见。其典型表现为分离的肱骨远端骨骺连同尺、桡骨一并向后、内侧移位,而外侧骨骺与桡骨近端始终保持良好的对线对位关系。临床阅片主要观察 4 点:①外髁骨骺与肱骨干的对位关系;②外髁骨骺与桡骨近端的对位关系;③外髁骨骺有无旋转移位;④肱骨干与尺桡骨长轴的对应关系。仔细分析上述改变,常可得出明确诊断。然而,对于不典型的病例,有时鉴别比较困难,临床常需警惕。以下列出几种损伤的鉴别要点:

1.肱骨外髁骨骺分离肿　痛局限于肘关节外侧,肘无不稳定感,有时可触到外髁异常活动。X线片示肱骨外髁往往有旋转移位,肱骨干和尺桡骨的关系正常,由于滑车外侧柱缺损,尺骨鹰嘴可轻度外移。全骺分离恰恰相反,外髁骨骺无旋转移位,尺桡骨往往随同外髁骨骺向内侧移,临床易把大龄幼儿全骺分离误诊为外髁骨折。

2.肘关节脱位　幼儿肘部骨突标志不易摸清楚,临床难以依靠肘后三点关系进行诊断。若肱骨外髁骨化中心未出现,其X线表现与全骺分离鉴别困难。唯一可参考者是发病年龄和移位方向,肘关节常为外侧脱位,全骺分离远段往往内移。根据整复过程中的"手感"进行鉴别较为可靠。肱骨外髁骨化后,便能以其影像作为诊断依据,二者不易混淆。

3.肱骨外髁骨折合并肘关节脱位　此损伤极少,偶见学龄后儿童。临床和X线表现兼有外髁骨折和肘脱位的特征。当外髁骨折已离开桡骨轴线,鉴别比较容易,若其保持与桡骨近端对位,多属于全骺分离。同样,整复中"手感"和复位后X线表现有助于鉴别。外髁合并肘脱位手法整复后外髁往往对位不良或残留旋转移位,而肱骨干与尺桡骨的对应关系比较稳定,全骺分离则相反。

【治疗与预后】

本病的治疗原则和整复方法与髁上骨折相同,常规闭合复位外固定。复位时特别注意整复向尺侧移位的全骺分离,使之完全矫正,以免继发肘内翻畸形。由于屈肘位固定不易控制肘关节提携角,故有主张早期改做伸肘位固定,以防肘内翻畸形。对于不稳定骨折,如技术和设备条件允许,可行闭合整复并通过皮肤钻入钢针固定。切开复位效果不满意。陈旧骨折不宜强施手法或切开整复,以免骺板早闭,日后截骨矫形较为可取。

(三)肱骨髁间骨折

肱骨髁间骨折是青壮年严重的肘部损伤之一,但50～60岁的伤者也时常可见。这种骨折常为粉碎性骨折,复位困难,固定后容易发生再移位和关节粘连,对肘关节功能将有严重影响。无论采用闭合手法复位,还是开放手术复位,其最终效果都不尽满意。

【损伤机制和骨折类型】

导致肱骨髁间骨折的外力是相当复杂的。当跌倒时,肘关节处于伸展位,手掌和人体重力向上、下传导并集中在肱骨髁部,暴力作用于尺骨,向上撞击使肱骨内、外髁分裂,向两侧分离即造成骨折。骨折近端向前移位,骨折远端分裂为二块或多块并向后方移位。肘关节屈曲位直接撞击地面时,暴力传导至该部时,尺骨鹰嘴犹如楔子撞击内外髁间的滑车沟,致两髁间分离移位,而肱骨下端向后移位。

根据受伤机制将肱骨髁间骨折分为屈曲型和伸展型;根据骨折线的形式则分为T型、Y型及粉碎型。Riseborough根据骨折移位程度为4型:I型,骨折无移位或轻度移位,关节面保持平整。Ⅱ型,骨折块有移位,但两髁无分离及旋转,关节面也基本平整。Ⅲ型,骨折块有分离并有旋转移位,关节面破坏。Ⅳ型,肱骨髁部粉碎成三块以上,关节面破坏严重。有时骨折移位严重并可穿破皮肤,成为开放性骨折。这种分类方法对治疗方式的选择提供了一定的依据。但其对错位型骨折的描述并不十分详尽。有作者根据外力的作用方向及骨折的移位情况及形态,将错位型肱骨髁间骨折分为伸直内翻型及屈曲内翻型两大类骨折。

【临床表现】

肘关节剧烈疼痛,压痛广泛,肿胀明显并可伴有畸形。肘关节呈半屈曲状,伸展、屈曲和旋转受限。前臂多处于旋前位。检查时可触及骨折块活动和骨摩擦感。肘后三角形骨性标志紊乱。血管和神经有时受到损伤,检查时务必予以注意。肘部正侧位 X 线摄片,不但可明确诊断,而且对于骨折类型和移位程度的判断也有重要意义,对合并肘部其他部位损伤亦可显示。

【治疗方法及适应证】

肱骨髁间骨折受伤暴力较大,骨折较复杂,是创伤骨科较难治疗的疾病之一。要得到优良的结果,其关键在于掌握好各种方法的适应证及正确的操作技术。

1.非手术治疗　闭合复位外固定是常采用的治疗方法之一。适用于内、外髁较为完整及轻度分离或无明显分离者。

伤后未能就诊或经闭合复位而未成功者,肘部肿胀严重,皮肤起水疱等,此种情况不易再次手法复位及应用外固定,可行床边尺骨鹰嘴牵引,待肱骨髁和骨折近端的重叠牵开后,再做两髁的手法闭合复位并外固定。

对于年老患者骨折呈严重的粉碎性而且骨质疏松者,及其他因素的限制而不易行骨折复位或不可能做复位、制动者,患肢悬吊在胸前和及早进行肘关节的屈伸活动,利用尺骨鹰嘴的模造作用而能形成一定范围的活动,最终能满足一般的日常生活需要,这就是所谓的功能疗法。

2.开放复位内固定　在医疗设备条件和技术条件都具备的情况下,对有移位的肱骨髁间骨折行开放复位内固定可得到满意的结果。俯卧位是值得推荐的体位,肘后侧切口,采用 Campbell 后侧入路或经鹰嘴入路,近年来有人提出经肱三头肌两侧入路显露肱骨远端,此入路保留了伸肘装置,能使患者术后尽早地开始功能锻炼。术中注意保护尺神经。特别小心地整复髁部,固定装置不能侵占鹰嘴窝或冠状窝,否则,肘关节将丧失部分伸屈功能。还必须注意横穿髁部的螺钉切不可穿透滑车关节软骨或潜入其下。

手术的目的是恢复关节面,牢固地内固定骨折,以便可以早期开始关节活动。

近年来,在内固定的方法上,"Y"形钢板固定、克氏针加钢丝张力带固定和双钢板固定均有较好的疗效。有作者对某些不可能完全重建的髁间骨折,使用能早期进行活动的铰链式牵引外固定架治疗,取得了较好的疗效。而对于不能重建并且活动量不大的患者,有作者建议行全肘关节置换术,但要严格掌握适应证。

【陈旧性损伤的治疗】

有旋转移位的肱骨髁间骨折早期未能得到及时治疗,晚期可导致肘关节面的完全紊乱及关节僵硬和肘内翻畸形。特别是前者,应该给予适当的治疗,以使其功能有所改善,常用方法如下:

1.开放复位内固定　青壮年患者,伤后时间在 2～3 个月以内,骨折块较大,肘关节僵直在非功能位(特别是伸直位),此时应行开放复位内固定,至少可使其肘由非功能位变为功能位,同时又可得到一个稳定的关节,如再能恢复关节的活动,基本上即可满足工作和生活的需要。

2.肘关节融合术　对无法开放复位者,且关节又僵直在伸肘位者应行关节融合术。

3.肘内翻矫正术　有些病例,虽然关节面的紊乱很严重,但仍可保留有相当范围的关节活动。但由于肢体姿势的影响以及内髁骨折块的移位,往往可引起肘内翻畸形,畸形过大时可行外翻截骨矫正之。

(四)肱骨内上髁骨折

儿童时期,肱骨内上髁骨骺尚未与肱骨下端融合,易于撕脱。因此肱骨内上髁(骨骺)骨折是一种常见的肘部损伤,占儿童肘关节骨折的 10% 左右,仅次于肱骨髁上骨折和肱骨外髁骨折,占肘关节骨折的第三位。

【损伤机制及骨折类型】

肱骨内上髁是肘内侧副韧带起点,同时又是前臂的屈肌包括桡侧腕屈肌、尺侧腕屈肌、指浅屈肌、掌长肌和部分旋前圆肌的止点。

当肘伸直位以手掌撑地摔倒时,上肢处于外展位,体重以及肘关节正常的提携角,造成了肘关节的外翻应力,在骨骺未闭合前,骺线本身就是潜在的弱点,再加上处于紧张状态的前臂屈肌群的骤然收缩,结果导致内上髁(骨骺)骨折,内上髁被牵拉向前、向下,并旋转移位。与此同时,内侧副韧带丧失正常的张力,维持关节稳定的重要因素遭到破坏,结果是肘关节内侧间隙暂时拉开,或者发生肘关节侧后方移位,撕脱的内上髁(骨骺)被夹在关节内侧或者完全嵌入关节内。

因角力掰腕所造成的肱骨内上髁(骨骺)骨折,一般见于骨骺将要闭合的男性,多见于 13～15 岁,见于角力过程中重心易改变时,一方保持胜利继续用力;而对方持续对抗过程中,由于屈肌总腱极度收缩,造成撕脱骨折。一般均不合并肘关节侧方不稳定现象。

尺神经走行于肱骨内上髁后方的尺神经沟内,骨折同时,尺神经可能被牵拉、碾挫,甚至连同骨折块一起嵌入关节间隙,造成尺神经损伤。

内上髁变位的程度,实际上标志着肘关节内侧结构(包括尺神经)损伤的程度,根据其严重程度分为 4 度:

Ⅰ度损伤:内上髁(骨骺)分离,轻度移位。

Ⅱ度损伤:撕脱的内上髁(骨骺)向下、向前旋转移位,可达关节水平。

Ⅲ度损伤:撕脱的内上髁(骨骺)嵌夹在内侧关节间隙,实际上肘关节处于半脱位状态。

Ⅳ度损伤:肘关节向后或向外后侧脱位,撕脱的内上髁(骨骺)嵌夹在关节内。

【临床表现】

由于肘关节内侧结构损伤,肘内侧疼痛明显,特别是外翻应力下尤甚。局部肿胀、压痛,内上髁的正常轮廓消失。肘关节活动受限,前臂旋前、屈腕、屈指无力,Ⅲ度、Ⅳ度损伤者,肘关节功能障碍更为明显。

【诊断及鉴别诊断】

根据病人体征,结合外伤史和 X 线所见,是比较容易诊断的。在局部,弥漫性肿胀不是十分明显的病例,往往可以摸到撕脱、移动的内上髁(骨骺)。

正常的肱骨内上髁骨化中心可以位置偏后,在前后位 X 线片上,骨骺部位可以出现一条透亮区,把骨骺分为两半,偶然也能见到多骨化中心,应注意勿与骨折(骺损伤)相混淆。对有疑问的病例,应摄健侧 X 线片对比。

移位很轻或者没有移位的Ⅰ度损伤,容易漏诊。如存在局部软组织肿胀,周围筋膜紧张,有明显压痛,同时 X 线显示骨骺与干骺端不平行,骨骺边缘不清楚,往往说明有骨折(骺分离)存在。

Ⅲ度儿童的内上髁(骨骺)骨折,肘关节脱位往往在就诊时已自行复位,要特别注意不要把嵌夹在关节间隙的内上髁(骨骺)与尺骨鹰嘴二次骨化中心相混淆。

<5 岁,内上髁二次骨化中心未出现前的肱骨内上髁骺分离,单纯靠 X 线片进行诊断易出现漏诊、误诊,容易将内髁骺分离与内上髁骺分离相混淆。

【治疗】

1.非手术治疗　肱骨内上髁骨折不管有无移位,非手术治疗是首选的早期治疗方法。无移位的肱骨内上髁骨折无须复位操作,仅用上肢石膏固定即可,为期 3～5 周。拆除石膏后进行功能锻炼。有移位骨折宜早期行手法复位。

合并肘关节脱位者,在肘关节复位过程中,移位的内上髁骨折片常可随之复位。如果肘关节已获复位,而内上髁尚未复位,也可再施手法复位内髁骨折片。

肱骨内上髁骨折片嵌夹于关节内的复位:助手将伤肢前臂伸展并使之外翻,使肘关节内侧张开,然后将前臂旋后并背伸腕部和手指,使屈肌迅速拉紧,借助肘内侧张开,屈肌牵拉的力量,使肱骨内上髁骨折片脱出关节间隙之外,再按上述操作方法将肱骨内上髁骨折片整复,加上肢石膏,将伤肢固定于功能位。

2.手术治疗适应症　①骨折明显移位,骨折块夹在关节内或旋转移位,估计手法复位很难成功;②闭合复位失败或复位后骨折间隙仍>5mm;③合并尺神经损伤。原始轻微的尺神经牵拉症状,不一定需要特殊处理,多可自行恢复,不是切开复位的绝对指征。

对年龄小的患儿,可以用粗丝线或选择2根细克氏针内固定,术后上肢石膏功能位固定4～6周。对于成年人骨折片较小无法固定的,为避免日后尺神经的刺激症状,可以早期切除骨折片,并将其止点缝合于近侧骨折端处;或用克氏针制成"门"形钉,压住复位的内上髁骨折片。

陈旧性肱骨内上髁骨折只要无尺神经症状及肘关节功能障碍者,不必处理。骨折片明显移位,黏附于关节囊前影响肘关节功能或伴有尺神经症状者可施行开放复位尺神经游离松解。陈旧性肱骨内上髁骨折片复位困难者,也可以切除。

内固定随诊可发现尺侧角切迹、内上髁(骨骺)肥大,双内上髁等现象。如何减少切开复位内固定的并发症,仍是有待研究尚未解决的课题。

(五)肱骨内髁骨折

肱骨内髁(骨骺)骨折是一种累及肱骨内髁包括肱骨滑车及内上髁的少见的肘关节损伤,仅占肘关节骨折的1%～2%,相对而言儿童多一些。儿童属于 Salter-HarrisⅣ型损伤,也可能涉及大部分滑车Ⅲ型骺损伤,比较少见。

临床上必须明确肱骨内上髁骨折与肱骨内髁骨折是2个不同解剖范围的损伤。前者属于关节外骨骺骨折,后者是关节内骨折。

【损伤机制和骨折类型】

肱骨内髁(骨骺)骨折多为间接外力致成,摔倒时肘关节处于伸展位,手掌撑地,应力经尺骨传导至滑车,撞击发生骨折。与此同时肘关节不论接受内翻或外翻应力,均更容易造成偏心的应力集中,或挤压撞击,或牵拉撕脱造成骨折。直接应力多发生于屈肘位损伤,尺骨鹰嘴着地,直接撞击发生骨折。骨折块受屈肌总腱及侧副韧带的牵拉,造成向尺侧、尺侧上方或旋转移位。

骨折一般始自滑车沟,向内上斜形走行,至相当于髁上骨折内侧缘处。如致骨折的楔形应力是由桡骨头内侧缘所致,骨折线可始自肱骨小头滑车切迹。滑车外柱对维持肘关节的骨性稳定是非常重要的,始自肱骨小头滑车切迹的骨折,将会严重影响肘关节的稳定性。

Ⅰ型损伤:骨折无移位,骨折自滑车关节面斜形向内上方,至内上髁上方。

Ⅱ型损伤:骨折块轻度向尺侧或内上方移位,无旋转。

Ⅲ型损伤:骨折块明显旋转移位,常为冠状面旋转,也可同时伴有矢状面旋转,结果骨折而向后,滑车关节而向前。尺骨可随骨折块向尺侧移位。

【临床表现】

肘关节处于部分屈曲位,活动明显受限,肘关节肿胀、疼痛,尤以内侧明显。局部明显压痛,可触及内髁有异常活动。Ⅲ型损伤时,由于尺桡骨近侧向尺侧移位,肱骨外髁会显得较为突出,此时应与肱骨外髁骨折相鉴别。伸肘时,由于屈肌总腱的牵拉,骨折块移位明显,有助于作出初步诊断。肱骨内髁(骨骺)骨折还可能同时并发桡骨颈、鹰嘴骨折,一般认为均由外翻应力所致。肱骨内髁(骨骺)骨折也有可能出现尺神经损伤症状,比较少见。

【诊断及鉴别诊断】

在滑车二次骨化中心已出现的大龄儿童,诊断一般并不困难,但<5岁的内髁(骨骺)骨折很容易与内

上髁(骨骺)骨折相混淆,有可能把干骺端内侧的小骨折片误诊为内上髁(骨骺)骨折,仔细观察干骺端骨折片的形状,结合肘关节肿胀的范围、压痛范围、肘关节活动受限程度,有助于判断。

遇有肱骨内髁(骨骺)骨折,尺骨向后上方移位时,要注意与肱骨远端全骺分离相鉴别。仔细观察X线片中肱骨外髁与肱骨干的关系,尺骨与肱骨干长轴的关系,肱骨外髁与桡骨近端的对位关系,有助于区分肱骨内髁(骨骺)骨折与肱骨远端全骺分离。Ⅰ、Ⅱ型肱骨内髁(骨骺)骨折,肱骨外髁与肱骨干及桡骨近端的关系、尺骨干与肱骨干长轴的关系均无改变。Ⅲ型损伤虽有改变,只是肘关节整体内移,肱骨外髁与肱骨干的关系并无改变,而全骺分离肱骨外髁与肱骨干的关系、尺骨与肱骨的轴线均有明显改变,而肱骨外髁与桡骨近端的对位关系则无改变。

某些损伤不明确时须拍对侧X线片对比,必要时1周后应再摄片验证,以免误诊、漏诊。

【治疗】

1.非手术治疗 Ⅰ度损伤只需长臂石膏托制动,固定于肘关节屈曲90°、前臂旋前、轻度屈腕位,放松屈肌总腱,减少牵拉移位,固定4~5周。伤后1周应摄X线片复查,如有移位,应及时处理。

Ⅱ度损伤或骨折块无旋转的Ⅲ度损伤在摸清肘内侧骨折块后,于屈肘、旋前、外翻应力下,将骨折块向外侧推挤,有可能复位,但往往难以维持复位,应注意摄X线片复查,如复位不理想则应切开复位。

2.手术治疗 肱骨内髁骨折是关节内骨折,应当严格按照关节内骨折的复位要求处理。有旋转的Ⅲ度骨折,某些手法复位有困难的Ⅱ度骨折,手法复位不理想的骨折,均应当切开复位内固定。Ⅱ度损伤直接切开复位内固定也为可取。小儿宜选用2根克氏针,亦可以粗丝线固定。术后仍须长臂石膏托外固定3~4周,去石膏托后开始关节活动练习,6~8周骨愈合后拔出克氏针。成人可以选择2枚细的松质骨螺钉固定,或1枚松质骨拉力螺钉贯穿髁固定。螺丝钉内固定者,术后1周开始练习关节活动。此外,应用可吸收自身增强内固定材料内固定也是一种选择,由于内固定材料强度比较差,骨愈合前应有石膏托外固定保护。

(六)肱骨外髁骨折

肱骨外髁骨折在儿童肘部骨折中较常见,发生率仅次于肱骨髁上骨折,以6~10岁较为常见。儿童肱骨外髁骨折的骨折块包括肱骨小头骨骺和肱骨滑车骨骺的桡侧壁,肱骨外上髁骨骺及肱骨下端桡侧干骺端骨折片。所以儿童肱骨外髁骨折又称肱骨外髁骨骺骨折或肱骨外髁骨骺分离。

儿童肱骨外髁骨折属于Salter-HarrisⅣ型损伤,是关节内骨折,处理不当易造成肘关节的功能障碍。

【损伤机制和骨折类型】

肱骨外髁骨折多系间接暴力所致。如跌倒手撑地时桡骨头与肱骨外髁(肱骨头)相互撞击及前臂伸展肌的猛烈收缩和牵拉,造成肱骨外髁骨折和移位。实际上撞击不仅是桡骨头,尺骨冠状突也参加撞击,故骨折块是肱骨外髁包含半个滑车。由于肘关节在致伤瞬间所处的位置不同,骨折块移位的方向和大小有明显不同。移位的严重程度与外力和肌肉牵拉作用的关系也十分密切。前臂指伸总肌腱起点及覆盖骨折端之上方的骨膜未全撕裂,骨折块仅向外侧移位而无旋转。当时关节处于内收位时,骨折块可能完全分离并向前下方移位,伸肌收缩可使骨折块进一步移位及旋转移位,可向外方翻90°向后方翻90°。

骨折类型:肱骨外髁骨骺骨折属于Salter HarrisⅣ型。根据骨折后骨折块移位程度,分为4度:

一度:外髁骨骺骨折后无移位。

二度:外髁骨骺骨折,骨折块向外后侧移位,但不旋转。

三度:外髁骨折块向外侧及向后下翻转移位,严重者可向后及向外各翻转90°甚至达180°。

四度:肱骨外髁骨骺骨折块侧方移位,旋转移位,同时伴尺桡骨近端向后、外侧脱位。

【临床表现】

肱骨外髁骨折后,肘关节肿胀,以肘外侧为最明显,肘部疼痛,肘关节呈半屈状。肘外侧有明显压痛。若为四度损伤肘内侧亦有明显压痛,甚至发生肱骨下端周围性压痛。有移位骨折可触及骨折块活动感或骨摩擦感,同时伴肘后三角关系改变。三度、四度损伤要注意检查桡动脉、桡神经、尺神经是否损伤。

X线征象:成年人骨折线或骨折块显示清楚,对移位的判断也比较容易。儿童期肘部的骨化中心出现和闭合时间相差颇大,在X线表现,仅是外髁的骨化中心移位,在诊断时必须加以注意。2岁以下的幼儿,因肱骨小头骨化核小,从X线片做出正确的诊断较困难,必要时摄对侧肘关节X线片作对比。

【诊断和鉴别诊断】

幼儿肱骨外髁骨折需要与肱骨远端全骺分离相鉴别:肱骨远端全骺分离是分离的肱骨远端骨骺连同尺、桡骨一并向后、内侧移位,临床表现为肘关节普遍肿胀及环绕肱骨远端的压痛,外形上似肘关节后脱位或肱骨髁上骨折。而肱骨外髁骨折肘后三角关系不正常,有时可触到外髁异常活动。肱骨外髁骨折X线片示肱骨外髁往往有旋转移位,肱骨干和尺、桡骨的关系正常,由于滑车外侧柱缺损,尺骨鹰嘴可轻度外移。

【治疗】

肱骨外髁骨折属于肘关节内骨折,在小儿,外髁是构成肱骨下端生长的重要解剖部位,因而获得解剖对位是治疗的基本要求。

1.手法复位 多数病例采用非手术治疗能获得良好效果。复位后,用上肢石膏固定。在石膏定形之前,于肱骨外髁部加压塑形,以增强骨折复位的稳定度。

2.手术治疗 关节内骨折复位要求较高,对于移位骨折,局部明显肿胀,影响手法复位或手法复位不理想者;严重旋转移位型骨折脱位型我们主张切开复位;另外某些陈旧性移位骨折亦需切开复位。

【陈旧性肱骨外髁骨折】

对于陈旧性肱骨外髁骨折的治疗,尽管目前对其治疗效果看法不一,但我们仍主张积极的手术治疗。陈旧性肱骨外髁骨折,伤后时间越长,治疗上越困难。髁部骨折块上有伸腕、伸指肌腱附着,它可牵拉骨折块造成移位、旋转,而使伸肌腱短缩。移位越明显,短缩就越多,损伤时间越长,伸肌挛缩越重,这种牵拉使复位和维持位置均较困难。手术时,要松解伸肌腱周围的瘢痕与腱膜,松解后试行复位。一般伤后2~3个月均可复位。伤后时间过久,伸肌挛缩严重,可将伸肌腱作"Z"形延长,骨折块处于完全游离状,再行复位。复位后再将伸肌腱延长缝合。即使完全游离状的骨折块,只要复位完善,固定牢靠,骨折可获得骨性愈合。

损伤后的肘关节部瘢痕较多,形成纤维性连接,甚至可骨化,原骨折线吸收、硬化,辨认不清,造成复位困难。损伤时间超过3个月,术前应仔细阅读X线片。先在X线片上分清肱骨小头骨骺及干骺端骨折片的位置。骨折块旋转移位时,干骺端骨折片向外,肱骨小头骨骺转向关节内的骨折面,手术切开时,在骨折块不动的情况下,将瘢痕松解开,在骺软骨做一标志,做标志后先切除肘关节骨折面瘢痕,并重新显露新的骨折面。处理骨折块周围瘢痕时,小心分离出骺软骨面,去除其上的瘢痕。切除骨折片上的瘢痕并重新显露新骨折面。若两骨折面均硬化,应凿出新骨折面,再行复位。术中要小心辨认骺软骨面,不要使骨折块异位固定。对伤后半年以上者应更加小心。

(七)肱骨小头骨折

肱骨小头骨折是最常发生在肘部的纯粹关节内骨折之一,1896年Kocher对这种骨折有详尽地描述,某些英文文献称之为Kocher骨折,也有人称之为肱骨小头前部分的剪切骨折,在小儿骨科,也有人称之为肱骨外髁骨骺冠状面骨折。

【损伤机制及骨折分型】

肱骨小头位于肱骨下端桡侧,向前方突出,成圆形光滑的骨性结构。肘关节屈曲时,桡骨小头顶端关节凹面与肱骨小头前关节面相互对应咬合;肘关节伸展时,则在肱骨小头下关节面咬合。通常由于跌倒时上肢处于伸直,或轻度屈曲状态,暴力自下而上经桡骨头撞击肱骨外髁的前部(肱骨小头),造成不同大小的剪切骨折。鉴别肱骨小头骨折与肱骨外髁骨折非常重要,后者常造成肱尺关节明显不稳定,而肱骨小头骨折仅影响关节面,产生一个关节内骨块,但仍能保持肘关节的稳定性。

根据关节骨块的大小及其粉碎程度,对肱骨小头骨折分类:Ⅰ型骨折由一个大骨块和关节软骨组成;Ⅱ型骨折的特点是一个小的骨块和关节软骨;Ⅲ型骨折的特点是粉碎性骨折。

按损伤程度及骨折波及的范围,也可分成 3 型:

Ⅰ型损伤(Hahn-steinthal 型):骨折发生在肱骨小头基底部,骨折线是在冠状面上,骨折块包括肱骨小头大部分骨质,也可以包括临近的部分滑车边缘关节面。

Ⅱ型损伤(Korcher-Lorenz 型):骨折块涉及冠状面的关节面,其附着的骨质较小。

Ⅲ型损伤:肱骨小头冠状面软骨挫伤。

【临床表现】

损伤后肘关节肿胀、疼痛常伴有肘关节的伸屈受限,有时病人可触及骨擦感。急诊病人有时症状不突出,容易漏诊。

【诊断和鉴别诊断】

肱骨小头骨折的诊断需要高质量的侧位 X 线片。一般在前后位 X 线片中不能明确发现骨折,尤其是Ⅱ型骨折和骨折块较小者。

位于关节上部的小骨折块可能与桡骨头的骨折相混淆,但由于某些原因,桡骨头骨折块很少移位到关节的这个部位。因此,如果小骨折块位于肱骨小头上方,更常来自前部的肱骨小头骨折,而很少来自桡骨头的骨折。

【治疗方法】

没有明显移位的肱骨小头骨折,长臂石膏后托制动 3~4 周,一般均可愈合并获得满意的功能结果。对于有移位的肱骨小头骨折,是切开复位内固定还是闭合复位,各家意见不一。一种意见强调切开复位内固定,认为这是一种关节内骨折,Ⅲ型或Ⅳ型骷损伤不切开复位难以达到解剖复位,特别是骨折块向后移位的病例,切开复位内固定是唯一的治疗选择。另一种意见从功能上考虑,强调有可能争取闭合复位的病例,还是应当首选闭合复位,切开复位内固定只适用于闭合复位失败,不能维持复位,或不可能闭合复合的病例。特别对Ⅰ型损伤(Hahnsteinthal 型)病例,如能闭合复位成功,可以预言会得到肘关节非常满意的功能结果。因为Ⅰ型损伤骨折块上多有关节囊软组织附丽,骨愈合没有问题,也极少继发缺血坏死。闭合复位的方法视肘关节肿胀程度、骨折块移位距离、是否有合并损伤等具体情况决定。可于肘关节伸展内翻牵引下,推挤骨折块复位。或于屈肘 30°,将肘关节内翻,推挤骨折块复位。复位后制动于 30°屈肘位。还有一种意见,主张对小的难以内固定的骨折块切除,然后及早开始肘关节伸屈活动练习。在修复过程中,骨折面可以重新塑一层纤维软骨,认为切除小的骨折块不会继发肱桡关节畸形,不会影响下尺桡关节。

切开复位并不一定都需要内固定,一些Ⅰ型损伤,骨折的粗糙面接触广泛,复位后自行扣锁,相当稳定,不需要内固定。若骨折块较大且复位后不稳定可给予解剖复位和内固定,尤其是对年轻患者。

随着现代技术的发展,肱骨小头假体置换、载体涂附培养自体软骨修复材料将为陈旧肱骨小头骨折修复技术提供新的前景。

(付　强)

第六节　前臂骨折

一、前臂的功能解剖和生物力学

前臂由桡、尺两骨组成,两者借助环状韧带、骨间膜、下尺桡韧带及三角纤维软骨相连,构成上尺桡关节、前臂骨间膜连接及下尺桡关节,这些结构与肌肉相结合对前臂的旋转及稳定起重要作用。

1.尺桡骨　它们之间的骨间膜系一坚韧的膜状纤维组织,附着于尺桡骨的骨间嵴,纤维的走向是自桡骨斜向内下,抵于尺骨,以供肌肉附着,稳定上下尺桡关节和维持前臂旋转功能作用。当前臂中立位时,两骨中部距离最宽,约为 1.5～2.0cm,此时骨间膜上下一致紧张,亦为最紧张,二骨的骨间嵴相互对峙,很稳定,旋后位次之,旋前位骨间隙最窄,骨间膜最松弛,骨间嵴亦不对峙,二骨间的稳定即消失,骨折后若产生旋转移位或骨间膜瘢痕挛缩会影响旋转功能。

2.骨间膜　骨间膜为一坚韧致密的纤维结缔组织,膜状,中部较厚,远近两端较薄。掌侧纤维起于尺骨骨间嵴,斜向近侧止于桡骨骨间嵴,背侧纤维则方向相反,走向近侧和尺侧。骨间膜近侧有一斜索,起于尺骨转子的外侧缘,向下外止于桡骨转子稍下方。骨间膜除为前臂肌肉提供附着外,也对维持前臂旋转功能、应力传导及稳定上、下尺桡关节起重要作用。

3.上尺桡关节　由桡骨头环状关节面与尺桡切迹构成。桡骨头被附着在尺骨桡切迹前后缘上的环状韧带包绕,环状韧带约占 3/4,尺桡骨的桡切迹占 1/4。可适应椭圆形桡骨头的转动。上尺桡骨关节下部方形韧带可维持桡骨头的旋转稳定。

4.下尺桡关节　由尺骨小头侧方关节面与桡骨的尺切迹构成。三角纤维软骨盘的尖端附着在尺骨茎突上,其底边侧附着在桡骨下端尺骨切迹边缘,前后与关节滑膜连贯。它横膈于桡腕关节与下尺桡关节之间而将此两滑膜腔完全分隔。

下尺桡关节的稳定,主要由坚强的三角纤维软骨与薄弱的掌、背侧下桡尺韧带维持。上下尺桡关节联合运动,构成了前臂独有的旋转功能,其旋转轴上自桡骨头中心,向下穿过尺骨茎突。活动时,桡骨头在尺骨切迹里旋转,而桡骨尺切迹则围绕尺骨小头旋转。

5.前臂　上 2/3 肌肉丰富,下 1/3 多是肌腱,因而上部粗下部细,外形椭圆,前臂有 4 组肌肉:①屈肌群起于肱骨内上髁;②伸肌群起于肱骨外上髁;③旋前肌群,即为旋前圆肌和旋前方肌;④旋后肌群,即为旋后肌,肱三头肌及肱桡肌等。此 4 组肌肉作用,可使前臂旋转,能够伸腕伸指和屈腕屈指,由于前臂肌肉多是跨关节或跨尺桡二骨的,故若前臂发生骨折,亦可导致骨折端的各种移位,如骨干骨折端的侧方重叠及成角移位,主要为前臂伸肌群的作用,而骨折端的旋转移位主要为旋前或旋后肌群的作用。由于骨折部位的不同,前臂骨折端产生的移位也有不同,手法复位外固定治疗时,均需注意肌肉的牵拉作用,使之易于整复。

前臂近端和远端关节在功能和结构上非常复杂而且都与邻近的肱尺、肱桡和桡腕关节有关。当骨折出现时,不但前臂骨本身和他们相连的关节发生变化,而且作用于前臂的肌肉群产生复杂的变形力。位于桡、尺骨间的三块肌肉:旋后肌、旋前肌和旋前方肌,除它们本身的功能之外,都有接拉近桡骨和尺骨并减少骨间隙的倾向。起于前臂尺骨,止于腕部或手桡侧面上的肌肉,如桡侧屈腕肌容易发挥旋前力。同样,起于尺骨和骨间膜背侧的外展拇长肌、伸拇短肌和伸拇长肌止于腕背桡侧面上,容易发挥旋后力。

除旋后肌外,肱二头肌也有很强的旋后桡骨的作用。在位于旋后肌附着点下方和旋前圆肌附着点上方的桡骨近端骨折中,肱二头肌和旋后肌可产生一非常大的使近端桡骨骨折块旋后的力。在位于旋前圆肌远侧的桡骨骨折中,肱二头肌和旋后肌的结合力是中和的。在这些骨折中,桡骨近端骨折块通常处于轻微旋后位和中立位,因此,在前臂骨折的闭合治疗中,桡骨的骨折位置有助于确定远端碎片需要校正旋转对线的旋后程度。

在前臂骨折治疗中要获得满意的功能结果,仅维持骨的长度是不够的。轴向和旋转对位一定要恢复,而且桡骨弓应被维持。由于骨关节的复杂性和许多不同肌肉变形力的存在,通过闭合治疗骨折获得充分解剖复位并确保良好的功能结果,可能是比较困难的。

6.前臂的旋转肌　按其功能,前臂的旋转肌可分为两组,即:旋前肌组——旋前方肌,旋前圆肌;旋后肌组——旋后肌及肱二头肌。

但就其结构特点而言,这4个肌肉应另行分为2组:一为短而扁的旋转肌——旋前方肌和旋后肌。它们的特点是:止点在桡骨的两端,均远离旋转弓,前臂旋转时,此两个肌肉一个收缩,一个放松,有如两个绞盘一紧一松,它们属于静力肌。另一组肌肉是旋前圆肌和肱二头肌,其止点均在旋转弓上。如将桡骨的形态比拟为曲柄,这两个肌肉就恰止于曲柄的两个突出点上,它们均为长肌,属于动力肌。旋前圆肌和肱二头肌的收缩,即牵拉着旋前弓和旋后弓沿着前臂的旋转轴旋转。旋转弓存在的重要意义在于提供了一个旋转力臂。

7.前臂的旋转运动　屈肘90°位时,前臂的旋转度平均为旋后90°,旋前85°(差别很大,因年龄、性别、职业等而异)。如肘在伸直位,则前臂的旋转活动将掺入肩关节活动。例如前臂垂于体侧时,旋转范围约360°。上肢外展90°位,旋转范围为360°。肩前屈90°位肘伸直时,前臂旋转范围为270°。

前臂的旋转运动是个相当复杂的运动,在尺骨保持固定的情况下,其旋转轴是由桡骨头中心点到达尺骨茎突基部,三角纤维软骨盘附着处,沿此轴心,桡骨头在上尺桡关节处做“自转”运动,而桡骨远端则在下尺桡关节处围绕尺骨头做“公转”运动。但是桡骨头系椭圆形,所以桡骨头在旋转中其轴心是变动的,变动范围约1.5mm(长轴、短轴之差的一半)。

此外,正常前臂旋转运动中,尺骨也在运动,即桡骨由旋后位至旋前位运动时,尺骨也同时向背侧及桡侧方向做短弧线运动。此种运动在肱尺关节处发生,即尺骨近端在前臂旋转运动中做着轻度伸展及向桡侧的摆动。

尺骨固定和不固定的情况下,前臂的旋转运动轴不同,其运动轨迹也不相同。尺骨不固定时,前臂的旋转幅度亦较尺骨固定时为大。

综上所述,不难看出:前臂旋转运动中,前臂的旋转轴是在一定的范围之内变动的。

除此而外,当前臂在旋转时,尚有以下的相关运动:①桡骨头杯状面与肱骨小头之间的旋转活动;②桡骨头的半月形倾斜面与肱骨小头滑车沟之间的滑动;③桡骨头近侧关节面在旋前运动期间向远侧及外侧的倾斜运动。这是因为:在旋后位时,桡骨长轴平行于尺骨,而旋前终结时桡骨的长轴与尺骨交叉,因而桡骨头势必发生向远侧及外侧倾斜而与关节水平线之间形成一个角度。

前臂在旋转运动中,尺桡骨骨间距离随着旋转角度的不同而时时变化着,因之骨间膜的张力也在随之而变化。由于旋转弓的存在,即使同一旋转角度,骨间膜各部的张力也不相同。

8.生物力学　尺骨相对直,但桡骨外侧比较复杂。尺骨可看作是一相对固定的支柱而桡骨在其周围做旋前和旋后运动。Sage在一项来自尸体的100个桡骨研究中,指出桡骨角度和弧度的复杂性、维持其高度和弧度的重要性,尤其是侧面的桡骨弓。对骨折后功能影响是重要的。假如桡骨弓恢复不佳,病人不能完成完全的旋前和旋后运动。

在尺、桡骨骨干之间,骨间膜纤维从桡骨近端起始,斜形走行并附着到尺骨远端。其中间部分复杂,测量宽度约 3.5cm。骨间膜中间区变厚为一恒定结构,假如桡骨头损伤需切除时可代偿桡骨的大部分纵向支撑。桡骨头切除可引起桡骨近端移位并造成下尺桡关节疼痛。在 Galeazzi 骨折中,骨间膜引起桡骨缩短移位。

二、前臂双骨折

(一)损伤机制

引起桡骨和尺骨骨折的机制很多。可分为以下几种类型:

1.直接暴力 打击、碰撞等直接暴力作用在前臂上,能引起尺桡骨双骨折,其骨折线常在同一水平,骨折多为横行、蝶形或粉碎形。见图 25-1。

2.间接暴力 暴力间接作用在前臂上,多系跌倒,手着地,暴力传导至桡骨,并经骨间膜传导至尺骨,造成尺桡骨骨折。骨折线常为斜形、短斜形,短缩重叠移位严重,骨间膜损伤较重。骨折水平常为桡骨高于尺骨。

3.机器绞伤 骨折为多段粉碎。常合并肘、腕、肱骨骨折及肋骨骨折,并有严重软组织损伤包括皮肤肌肉肌腱及神经血管损伤。

(二)临床症状

外伤后前臂肿胀,疼痛,活动受限,可出现成角畸形。前臂局部有压痛感,骨折有移位时,可触及骨折端,并可感知骨擦音和骨折处的异常活动。骨擦音和异常活动并无必要特意检查,因其有可能造成附加损伤。

尺桡骨骨折的诊断多可依靠以上的临床体征而确定。但骨折的详细特点必须依靠 X 线片来了解。所拍 X 线应包括腕关节及肘关节,并须拍摄正、侧 2 个位置的 X 线片。X 线片包括腕及肘关节,既可避免遗漏上下尺桡关节的合并损伤,又可判断桡骨近折段的旋转位置,以利整复。

临床检查中容易遗漏对上下尺桡关节的检查和对手部血运、神经功能的检查。成人无移位的前臂双骨干骨折少见。病人常有疼痛、畸形及前臂和手的功能丧失。在骨折处可局部肿胀,引出触痛。

体格检查应该包括详细的桡神经,正中神经及尺神经运动和感觉功能的神经学评价。在闭合骨折中神经损伤不常见。检查时除肿胀情况之外也应该检查前臂的血管状态。如前臂肿胀且张力较大时,筋膜间室综合征可能发生或正在发生。一旦诊断筋膜间室综合征,应立即行筋膜切开减压治疗。

前臂 X 线片应包括肘和腕以确定是否合并脱位或关节面骨折。造影对于确定是否存在关节脱位或半脱位可能是需要的。在前臂双骨折患者中对上述两关节的造影检查可发现共存的上、下尺桡关节损伤。任何肘部 X 线片上,经过桡骨干、颈、桡骨头画一直线应该通过肱骨小头中心。这对于合并桡尺关节损伤的诊断是重要的,因为它严重地影响预后和治疗。通常,在正位和侧位 X 线中确定前臂旋转的排列是困难的。肱二头肌桡骨止点影像可能对此有帮助。

下尺桡关节脱位或半脱位的程度最好由 CT 评估。进行下尺桡关节 CT 检查时,应包括双腕对比确定前臂位置。

(三)分类

前臂双骨折通常依照骨折水平、方式、移位程度、是否有粉碎或多节段骨缺损,以及是否开放或闭合进行分类。每一因素都可能产生一不同类型的骨折。明确是否有上或下尺桡关节损伤对治疗和预后有重要意义。确定骨折是否合并关节损伤是必要的,因为有效的治疗要求骨折和关节损伤是作为一个整体被治疗的。

（四）治疗

前臂主司旋转功能，其对手部功能的发挥至关重要。因此对前臂骨折的治疗不应该作为一般骨干骨折来处理，而应像对待关节内骨折一样来加以处理。这样才能最大限度地恢复前臂的功能。

1.闭合复位外固定　在内固定物出现之前，闭合复位外固定是治疗的主要方法。时至今日，一些移位不显著，或较为稳定的尺桡骨骨折，在有经验的医师手中也仍然可以采用闭合复位外固定（夹板或石膏）的方法治疗而获得较好的结果。但桡骨上 1/3 骨折、不稳定骨折以闭合复位外固定方法来治疗则常会遇到困难，失败率较高。

强求闭合复位，反复多次的整复，常会事与愿违，甚至创伤加重，肿胀严重，出现水疱。既未能达到闭合复位的目的，又失去了早期手术的时机。其结果反不如早期手术者。

正确的闭合复位应注意以下各点：

（1）良好的麻醉：使患者在无痛的情况下能与术者满意的配合，并使肌肉松弛，减少整复时的困难，以臂丛阻滞为最常用。

（2）纠正旋转畸形：由于前臂存在着旋前方肌、旋前圆肌、旋后肌等，故不同水平的骨折，两骨折端所处的旋转方位不同（受旋转肌牵拉之故），所以必须将前臂远折端置于与近骨折段相同的旋转位置上，再开始复位，为此必须首先判明桡骨近端处于何种旋转位置。Evans（1945 年）采用以肘关节正位片上，桡骨上端在不同旋转位置上的不同形态，来作为判断旋转位置的依据，曾在临床上广泛应用。更为准确的判断方法：根据肘关节的侧位片和腕关节的正侧位片上桡骨结节、尺骨茎突的形态，下尺桡关节的形态不同来判断尺桡骨所处的旋转方位。

（3）牵引纠正短缩、重叠、成角畸形：牵引应由 2 名助手进行（1 名牵引，1 名做反牵引）。远骨折段仍应保持在与近骨折段相同的旋转方位上。

（4）分骨并纠正侧方移位：分骨是在远、近骨折端，尺桡骨之间的掌背侧以手指捏压，其目的是使尺桡骨之间距离加大，使骨间膜紧张，利用骨间膜对尺桡骨骨间距离的限制作用，使远近骨折端的尺桡骨骨间距离相等，旋转方位一致。在此基础上，纠正侧方移位，方能达到满意的复位。

（5）外固定：在复位满意的基础上，应用石膏外固定，前臂中段以下的骨折可使用"U"形石膏夹，前臂中段以上的骨折，可使用长臂石膏前后托。在石膏凝固之前，尺桡骨骨间掌背侧以手指指腹塑形，使之呈双凹状，起到分骨的作用。复位后的前臂应尽量固定于中立位，以利旋转功能的恢复。特殊情况下，必须置于非功能位时，应待骨折端初步粘连后更换中立位石膏。应用小夹板固定时，应密切观察，随诊，及时调整松紧度。密切注意压力垫、分骨垫的位置及是否造成了压疮。

闭合复位、石膏固定治疗前臂双骨折，其愈合情况不理想。Knight 和 Purvis（1949 年）报告的 41 例保守治疗者，不满意率高达 74%，功能优良者仅 3 例；Bolton 及 Quinlou（1952 年）报告的 90 例中结果有功能障碍者 37 例（41%），不愈合为 4.4%，迟缓愈合为 4.4%。Bohler（1951 年）报告的 15 个前臂骨折中 6% 不愈合。DcBuren（1962 年）报告的 131 个前臂骨折中 6.3% 不愈合。

闭合复位外固定治疗前臂骨折，其后果不理想，除方法本身所固有弊病外，与对前臂功能的认识不深，可接受的整复标准过低也有密切关系（特别是对尺骨的成角畸形、旋转畸形的忽视）。

我们通过新鲜尸体实验，制定了更为严格的复位标准。这个标准是：桡骨近端的旋后畸形不得大于30°；尺骨远端的旋转畸形不得大于 10°；尺桡骨的成角畸形不得大于 10°；桡骨的旋转弓应予恢复。低于此标准，将会造成明显的功能障碍。

总之，保守疗法治疗成人前臂骨折，充满了困难，其结果并不理想。因此，多数人的观点是：对成人前臂骨折的治疗应持积极手术的态度。我们认为保守治疗应仅限于移位不著或稳定型的前臂双骨折,应该避免反复多次的闭合复位。

2.髓内固定　Rush(1937 年)和 Lambrinudi(1939 年)首先使用克氏针做前臂骨折的髓内固定以治疗 Monteggia 骨折。1940 年以后,骨折的髓内固定流行起来,各种尺桡骨髓内固定物相继出现。1957 年 Smith 和 Sage 收集了 555 例前臂骨折髓内固定病例,使用的内固定物包括克氏针、Rush 针、史氏针、"V"形针。其总的不愈合率为 20%(克氏针不愈合率高达 38%,而其他更坚固的髓内固定物的不愈合率为 14%)。

1959 年 Sage 基于尺桡骨解剖的认识,介绍了三角形剖面的 Sage 前臂髓内钉,尺骨者为直钉,桡骨者为弯钉以保持骨弓的存在。其不愈合率为 6.2%,迟缓愈合率 4.9%。唯其穿入技术较为复杂困难。

1961 年 Marek 使用方形髓内钉,但仍使用石膏外固定。所报告的 32 例虽全部愈合,但 4 例发生交叉愈合,功能结果差者达 16%。

3.钢板螺钉内固定　由于钢板质量问题,早年应用的钢板螺钉内固定治疗前臂骨折,其结果并不理想。后来钢板的质量和设计逐渐改进,治疗结果的满意率也逐渐提高。近 20 年期间,研究结果表明:内固定物越坚强,不愈合率越低。因而采用了坚强内固定,双钢板、加压钢板等。由于内固定物坚固可靠,术后不使用外固定物,获得了很好的功能结果。使用钢板固定,近年来在观点上有较大变化,强调了生物学固定的原则。

关于手术时机,Smith(1961 年)建议:成人前臂骨折应于伤后 1 周进行。他比较了两组病人,其愈合情况有明显的不同。伤后 7 日内手术者 78 例中 17 例不愈合,而伤后 7～14 日手术者,52 例全部愈合。

(五)预后

成人前臂双骨折的预后与许多因素有关:骨折是否开放性;损伤程度如何;骨折移位多少;是否为粉碎性;治疗是否及时,适当;是否发生合并症。

成人有移位的前臂骨折闭合复位方法治疗,通常结果并不理想,功能不满意率甚高;而切开复位,坚强内固定治疗者愈合率可达 90% 以上,功能结果的优良率亦达 90% 以上。开放骨折,合并严重软组织伤,情况更复杂,如果发生感染则预后不良。有时严重感染可导致截肢的恶果。

三、尺桡骨干骨折

(一)损伤机制

直接暴力,传导暴力均可引起桡骨干骨折,骨折多为横形、短斜形。因有尺骨的支撑,桡骨骨折的短缩、重叠移位甚少,但常有桡骨骨折端之间的旋转畸形存在。

由于桡骨各部附着的肌肉不同,因此,不同部位的桡骨骨折将出现不同的旋转畸形。成人桡骨干上 1/3 骨折时,骨折线于肱二头肌,旋后肌以远、旋前圆肌近端、附着于桡骨结节的肱二头肌及附着于桡骨上 1/3 的旋后肌,牵拉骨折近段向后旋转移位,使之位于旋后位;而附着于桡骨中部及下端的旋前圆肌和旋前方肌,牵拉骨折远段向前旋转移位,使之位于旋前位。桡骨干中段或中下 1/3 段骨折时,骨折线位于旋前圆肌抵止点以下,由于肱二头肌与旋后肌的旋后倾向被旋前圆肌的旋前力量相抵消,骨折近段处于中立位,而远段受附着于桡骨下端旋前方肌的影响,位于旋前位。

(二)临床症状

临床检查时,局部肿胀,骨折端压痛,旋转功能障碍。可闻及骨擦音。摄 X 线片时,应包括腕关节,注意有无下尺桡关节脱位。

（三）治疗

1.桡骨单骨折　　多可闭合复位,夹板或石膏固定。桡骨干中段或中下 1/3 段骨折,因其周围软组织相对较薄,多可通过闭合复位治疗。若移位较多,不能复位者可考虑切开整复内固定。而桡骨近 1/3 骨折,由于周围软组织丰富,闭合复位如有困难,应考虑行切开复位钢板固定。如钢板固定可靠,术后不用外固定,早期进行功能锻炼。

桡骨中下 1/3 处掌面较平坦,此部位的桡骨骨折行切开复位内固定术时,切口可选择掌侧或背侧切口。桡骨近侧骨折时掌侧切口对桡神经损伤的几率要小于背侧切口,所以选择掌侧切口可能更为妥当。

2.尺骨干骨折　　无桡骨头脱位的尺骨单骨折是常见损伤。它们通常是对前臂直接打击的结果并且时常是无移位的或仅有少量移位。

Dymond 将在任何平面成角超过 10°或者移位超过骨干直径 50％的尺骨骨干骨折称为移位骨折。这些移位骨折比无移位骨折更不可预知,而且应该注意下述情况:①移位的尺骨骨折可能伴有桡骨头不稳定。②移位的尺骨骨折有成角倾向,或许因为骨间膜支撑稳定性的损失所引起。③远端尺骨骨折可能出现短缩畸形并引起下尺桡关节的症状。

尺骨全长处于皮下,浅在,闭合复位多能成功。不稳定性骨折,经皮穿入克氏针是个简便有效的办法,但仍需应用石膏外固定。使用加压钢板可免去外固定,且有利于愈合和功能恢复。多节段骨折应用 1 个长钢板在尺骨表面固定或髓内钉固定。对所有开放移位的尺骨干骨折在伤口冲洗和清创之后使用钢板固定。尺骨下 1/4 移位骨折,因旋前方肌的牵拉,可造成远骨折段的旋后畸形,整复时将前臂旋前,放松旋前方肌,可以纠正远折段的旋后畸形,以利复位。

四、孟氏骨折

伴有桡骨头脱位的尺骨骨折在所有前臂骨折里是少见的,发生率小于 5％。1814 年,Monteggia 描述了这种尺骨近 1/3 骨折合并桡骨头前脱位的损伤(即孟氏骨折)。在 1967 年,Bado 建议称之为 Monteggia 损伤,指出 Monteggia 的最初描述是尺骨近 1/3 到鹰嘴之间骨折伴有桡骨头前脱位。

大多数类型的 Monteggia 骨折包括成人和儿童,根据文献报告对成人每个类型的发病率作出估定是困难的。Speed 和 Boyd 在 1940 年报道了当时最常见的桡骨头前脱位。Jupiter 等强调后方的损伤比原先的更常见,而且如果损伤机制和治疗的潜在并发症未引起足够重视,治疗将出现问题。

（一）损伤机制

Evans 认为 Ⅰ 型损伤的损伤机制是前臂被迫旋前造成。在他的 Ⅰ 型损伤病例中既没有显示在尺骨皮下的挫伤也没有显示任何在直接打击损伤中看到的骨折碎块,所以他假定了这一机制。Evans 更进一步用实验研究支持他的理论。他通过用钳固定尸体肱骨并且慢慢旋前臂产生了伴有桡骨头前脱位的尺骨骨折。尺骨骨折而外力继续存在前臂继续旋前,桡骨头被迫从稳定的肘关节囊里向前脱出。

Ⅱ 型损伤在 1951 年被 Penrose 所描述。在观察骨折这一变化后,他将一个带有弯曲肘的尸体肱骨固定,并且施加力量到远端桡骨,引起肘的后脱位。然后他通过在尺骨近侧钻孔使尺骨强度变弱,并再一次在远端桡骨上直接加力,随后引出了 Bado Ⅱ 型损伤。即产生前面带有粉碎块向后成角的尺骨骨折和带有桡骨近端关节面边缘骨折的桡骨头后脱位。他从这些结果得出结论,Ⅱ 型损伤是在肘内侧韧带破裂之前尺骨骨干变弱后肘脱位的一种变化。

Ⅲ 型损伤被 Mullick 描述,他假定作用在肘上的主要力量是外展力。假如前臂旋前,则桡骨头向后外侧脱位。

Bado 认为Ⅳ型损伤是Ⅰ型损伤伴有桡骨干骨折。

（二）影像学表现

移位的尺骨骨折及任何上肢损伤一定要包括肘部真实正位和侧位的 X 片。肘部真实正位只有肱骨和前臂平放在 X 线片夹上时才可获得；肱骨和前臂横置于 X 线片夹上屈曲近 90°，无论前臂是否旋前、旋后或中立位，都可获得真实肘的侧位 X 片。

桡骨头脱位和尺骨骨折在 X 线片上极易判断，但孟氏骨折的漏诊率却出乎意外的高。其原因首先是 X 线片未包括肘关节；其二是 X 线机球管未以肘关节为中心，以致于桡骨头脱位变得不明显；其三是体检时忽略了桡骨头脱位的发生，以致读片时亦未注意此种情况；其四是患者伤后曾做过牵拉制动，使脱位的桡骨头复了位，以致来院检查时未发现脱位，但固定中可复发脱位。

（三）分类

1967 年 Bado 将其归纳为 4 型：

Ⅰ型：约占 60%，为尺骨任何水平的骨折，向前侧成角，并合并桡骨头前脱位。

Ⅱ型：约占 15%，为尺骨干骨折，向后侧（背侧）成角，并合并桡骨头后脱位。

Ⅲ型：约占 20%，为尺骨近侧干骺端骨折，合并桡骨头的外侧或前侧脱位，仅见于儿童。

Ⅳ型：约占 5%，为桡骨头前脱位，桡骨近 1/3 骨折，尺骨任何水平的骨折。

（四）临床症状

症状和体位与骨折类型有关，第 1 型可于肘前窝触到桡骨头，前臂短缩，尺骨向前成角。第Ⅱ型可于肘后触及桡骨头，尺骨向后成角。第Ⅲ型可于肘外侧触及桡骨头和尺骨近端向外侧成角。第Ⅳ型桡骨头处于肘前，尺桡骨骨折处有畸形及异常活动。所有 4 型骨折，肘关节及前臂均有明显肿胀、疼痛、压痛。病人不能活动肘关节和旋转前臂。桡神经深支损伤为最常见的合并症，应检查相应的神经功能。

（五）治疗

儿童 Monteggia 骨折，闭合复位治疗是满意的，但如何治疗成人孟氏骨折，存在着争论。Speed（1940年）发现大多数人孟氏骨折经闭合复位治疗，其结果并不满意，因而主张切开复位并内固定尺骨，同时重建环状韧带（以筋膜条为主）。Evans（1949 年）则主张旋后位复位并维持 6～8 周。Bado（1967 年）同意 Evans 观点，认为保守治疗是新鲜的成人 Monteggia 骨折的最好治疗办法。Boyd 和 Boals（1969 年）建议以加压钢板或髓内针做尺骨的坚强内固定，但桡骨头应闭合复位，除非闭合复位失败，否则并无切开复位的指征。当桡骨头有明显骨折时他们建议切除桡骨头，他们治疗的病例优良率达 77%。经过多年的争论，趋于一致的意见是桡骨头脱位并无手术的必要。如尺骨内固定坚强，亦无必要重建环状韧带。

对Ⅰ型、Ⅱ型、Ⅲ型骨折过去习惯于采取闭合复位的治疗方法。近年来随着对前臂旋转功能认识的深化，对尺骨复位要求严格。凡闭合复位不能达到要求时应切开复位，坚强内固定，以期获得更好的治疗结果。对Ⅳ型骨折，无疑更应早期切开复位，尺桡骨骨折均行坚强内固定。

闭合复位需于臂丛阻滞下进行，牵引该患肢，并于脱位的桡骨头处加压（Ⅰ型向后，Ⅱ型向前）即可整复桡骨头脱位，此时尺骨骨折多已复位，如仍有成角及侧方移位应加以纠正。整复完成后以长臂前后石膏托固定。Ⅰ型固定于前臂旋后，屈肘 110°位；Ⅱ型固定于前臂旋后，屈肘 70°（半伸直位）。直至尺骨愈合后，去除石膏，进行功能锻炼。

早期未治疗，或治疗不当而致畸形愈合或不愈合者，应视情况分别加以处理。如果仅是轻度尺骨成角畸形愈合、桡骨头脱位，而仅切除桡骨头。如为中度的尺骨成角畸形、桡骨头脱位，行桡骨头切除，尺骨骨突切除及骨间膜松解术，当可改善前臂的旋转功能。如为严重的尺骨成角畸形愈合、桡骨头脱位，应做尺骨的截骨复位内固定术及桡骨头切除术，术中同时松解骨间膜。当尺骨不愈合，桡骨头脱位或半脱位，应行尺骨内固定植骨术,桡骨头同时切除。

　　桡骨头虽能复位,而尺骨骨折位置不良时应切开复位,钢板或髓内针内固定。有时破裂的环状韧带妨碍桡骨头的复位,或桡骨头的脱位是自近端穿过环状韧带,交锁于肱骨外上髁处,此时切开复位宜采用Boyd切口,可以兼顾两者。手术内固定治疗者,术后应用长臂石膏托制动4～6周。Ⅰ、Ⅲ、Ⅳ型骨折固定于前臂旋转中立位,屈肘110°位;Ⅱ型骨折固定于屈肘70°位。

　　合并桡神经深支损伤为一常见合并症,桡骨头复位后几乎都能自行恢复,不需要手术探查。

　　1.手法复位　应用手法治疗新鲜闭合性孟氏骨折是一种有效而简便的治疗措施。尤其小儿肌肉组织较纤弱,韧带和关节囊弹性较大,容易牵引分开,桡骨头也易还纳。尺骨近端无移位者,复位更加容易。

　　2.手术治疗

　　适应证:①某些经手法复位失败者,多系青壮年;②陈旧性损伤,肘关节伸屈功能受限及前臂旋转障碍。

　　手术治疗的目的在于矫正尺骨畸形及维持桡骨头稳定性并恢复功能。

　　开放复位和骨折内固定:手法复位失败者宜早施行开放复位,某些陈旧性损伤,但时间尚短,桡骨小头尚可复位者(3～6周内)。

　　尺骨畸形矫正,桡骨头复位及环状韧带重建术,适用于陈旧性损伤,尺骨骨折愈合畸形严重及桡骨头脱位者。以成人多见。

　　3.特殊治疗

　　(1)不能复位的桡骨头:假如对桡骨头闭合复位不成功,将行切开复位。可通过Boyd切口显露肘关节。复位常见的障碍物是桡骨头前方的关节囊或环状韧带。桡骨头复位后,可考虑修复关节囊或环状韧带。

　　(2)桡骨头骨折:如伴有桡骨头的严重骨折,可先行桡骨头切开复位内固定,假如骨折不能修复重建则行桡骨头切除术。假如桡骨头切除危害肘关节稳定性时,应考虑行人工桡骨头假体置换。

　　(3)术前桡神经损伤:对于损伤时伴有桡神经或骨间背侧神经瘫痪且桡骨头很容易复位的病人,不推荐这次手术时探查桡神经或骨间背神经。通常这只是神经失用,对于大多数患者来讲,其功能将在损伤后6～12周恢复。假如神经在3个月后仍无恢复,应进行诊断检查,根据结果决定是否行神经探查术。

　　(4)开放骨折:开放骨折作为急性损伤,假如伤口允许,应早期切开复位和钢板固定。一期可以不关闭皮肤,但应彻底清创。外固定仅用于严重污染不能钢板固定的骨折。

　　累及到鹰嘴的尺骨干广泛粉碎骨折可能存在恢复尺骨解剖长度的问题。假如桡骨头复位后稳定,将促进尺骨长度的复原以便它在正常解剖长度被钢板固定。假如桡骨头不稳定,则应打开肘关节,确保在直视下将桡骨头复位。尺骨长度是重要的,应以1或2个被塑形的3.5mm有限—接触动力加压钢板固定近端粉碎的尺骨骨折,使之与鹰嘴外形相符。假如需要,一条经过鹰嘴顶端的张力带金属丝经过钢板的一个孔,与之绑成一体,有助于进一步稳定骨折。

　　对于Bado Ⅳ型损害(桡骨和尺骨的双骨折),宜首先固定尺骨,在桡骨骨干骨折切开复位前复位桡骨头,如果桡骨头复位困难,既可通过桡骨进路也可通过尺骨进路打开肘关节。但两个骨干应分别应用两个切口进入。

　　4.治疗结果　Anderson等对前臂骨折的治疗评估标准如下:

　　优秀:骨愈合伴有肘和腕屈曲/伸展小于10°的损失。

　　良好:骨愈合伴有肘和腕屈曲/伸展小于20°的损失;和前臂旋转小于50%的损失。

　　不满意:骨愈合伴有肘和腕屈曲/伸展大于30°的损失;和前臂旋转大于50%的损失。

失败:畸形愈合,不愈合或无法解决的慢性骨髓炎。

应用这些标准,Anderson 等和 Chapman 等报告超过 90% 的被调查者获得满意结果。不满意的结果归因于冠状突畸形愈合、近端桡尺骨骨性连接、尺骨畸形愈合和疼痛性近侧桡尺关节病。对 Monteggia 损伤治疗的最具挑战性的问题是有关冠状突和桡骨头的处理。

5.手术后的处理　术后应用长臂石膏托固定 4～6 周,Ⅰ、Ⅲ、Ⅳ型骨折固定于前臂中立位,曲肘 110°位,Ⅱ型骨折固定于屈肘 70°位。石膏去除后行功能锻炼。Robin 认为包扎和石膏在 5～7 天去除并以长臂支具代替较好。根据在手术时稳定性的评估,如果病人合作且手术中骨折经完整范围的运动仍稳定,则7～10 天后可允许病人去除后侧支具,并在医师指导下做增加肘关节主动活动度训练。

如手术时骨折处稳定性或桡骨头稳定性有问题,当病人仍处于麻醉时,应确定稳定范围。术后应用长石膏,在 7～10 天后使用支具,在先前确定的稳定范围内允许运动。在最初 3 周内每周拍 X 线片,然后每月拍摄直到尺骨骨折愈合。

(六)预后

如果早期正确诊断,正确处理,其预后是良好的,近年来文献报道使用手术治疗坚固内固定者优良率甚高。如为严重开放损伤,或合并感染,则预后较差。

五、盖氏骨折

盖氏骨折指桡骨中下 1/3 骨折,合并下尺桡关节脱位或半脱位,并不常见,占前臂骨折 3%～6%。Galeazzi 在 1934 年描述了这一桡骨骨折合并下尺桡关节脱位或半脱位的损伤。

(一)损伤机制

Galeazzi 骨折可因直接打击桡骨远 1/3 段的桡背侧而成;亦可因跌倒,手掌着地的传递应力而造成;还可因机器绞扎而造成。受伤机制不同,其骨折也有不同特点。

(二)影像学表现

通常骨折部位在桡骨中下 1/3 交界处,为横形或短斜形,多无严重粉碎。如桡骨骨折移位显著,下尺桡关节将完全脱位。于前后位 X 线片上,桡骨表现为短缩,远侧尺桡骨间距减少,桡骨向尺骨靠拢。侧位 X 线片上,桡骨通常向掌侧成角,尺骨头向背侧突出。

(三)分类

1.桡骨远端青枝骨折合并尺骨小头骨骺分离,均为儿童,此型损伤轻,易于整复。

2.桡骨远 1/3 骨折:骨折可为横形、短斜形、斜形。短缩移位明显,下尺桡关节脱位明显。多为跌倒手撑地致伤。前臂旋前位致伤时桡骨远折段向背侧移位;前臂旋后位致伤时桡骨远折段向掌侧移位。临床上掌侧移位者多见。此型损伤较重,下尺桡关节掌背韧带、三角纤维软骨盘已断裂(三角纤维软骨盘无断裂时多有尺骨茎突骨折)。骨间膜亦有一定的损伤。

3.桡骨远 1/3 骨折,下尺桡关节脱位,合并尺骨干骨折或尺骨干外伤性弯曲。多为机器绞轧伤所致,损伤重,可能造成开放伤口,此时除下尺桡关节掌、背侧韧带,三角纤维软骨盘破裂外,骨间膜多有严重损伤。

(四)临床症状

对于无移位或相对无移位的骨折,唯一症状可能是肿胀和骨折附近的触痛。如果移位较大,将有桡骨短缩和后外侧成角。下尺桡关节脱位或半脱位可引起尺骨头突起和在关节上的明显压痛。桡骨头脱位很少出现在桡骨干骨折中。大部分骨折是闭合骨折,开放骨折通常由近端骨块末端刺破皮肤所致。神经和血管损伤比较少见。

发生于桡骨中下 1/3 交界处的骨折,通常有一横形或短斜形骨折线。大部分为非粉碎性骨折。假如骨折移位很大,则下尺桡关节将出现脱位或半脱位。在正位 X 线片上,由于下尺桡关节间隙增大,桡骨相对缩短。在侧位 X 线片中,骨折通常向背侧成角,而尺骨头向背侧突出。下尺桡关节损伤可能是单纯韧带损伤,或韧带保持完整但尺骨茎突可被撕脱。

(五)治疗

Hughston 指出,闭合复位和固定后骨折位置难于维持,4 个主要变形因素可能导致复位失败:①手的重量及地心引力作用,容易引起下尺桡关节半脱位和桡骨骨折向背侧成角;②在桡骨骨折远端掌侧面上旋前方肌嵌入,使它转向尺骨而且牵拉它向近端和掌侧移位;③肱桡肌容易使桡骨远端的碎片以下尺桡关节为轴产生旋转移位同时引起短缩;④拇外展肌和伸拇肌引起侧韧带短缩和松弛,使腕处尺偏位。

由于上述因素,即使最初骨折无移位,或通过闭合复位术获得良好位置,但在石膏管形内移位是常见的。应用手法整复、夹板固定能够克服上述部分因素,因此对于一型及部分二型横断骨折,可行夹板固定,对于不稳定二型及三型骨折,应行切开复位内固定以获得良好的旋前和旋后功能和避免下尺桡关节紊乱和关节炎变化。

为了获得良好的前臂旋转功能;避免下尺桡关节紊乱,桡骨骨折必须解剖复位。因此,切开复位内定术几乎是必选的方法。髓内针于此处宽大的髓腔内难于提供坚固的固定作用,较难防止骨折端间的旋转。

采用掌侧 Henry 进路。应用止血带,作一纵形切口,以骨折为中心在桡侧腕屈肌和肱桡肌之间进入。骨折几乎总是位于旋前方肌近侧缘上方,将嵌入的旋前方肌从桡骨分离显露远端骨块掌面以放置钢板。

治疗中下段和下 1/3 桡骨骨折应用加压钢板固定,钢板应置于桡骨掌面,术后中立位石膏固定 4~6 周。对于可复位但不稳定的下尺桡关节应用一尺桡针固定。尺桡针 3 周之后拔除。

钢板螺钉固定显然是最好的方法,但要获得好的结果,钢板要有足够的长度及强度,且螺丝钉在碎片近端和远端有良好的固定。术后用前臂石膏前后托,前臂旋转中立位制动 4~6 周,以使下尺桡关节周围被损伤的组织获得愈合。去除石膏后,积极进行功能锻炼。

(六)预后

闭合复位或内固定不当而失效者,预后不良。如内固定坚固,下尺桡关节及桡骨骨折解剖复位者预后良好。

六、前臂开放性骨折

前臂开放骨折发病率较高,处理困难,若处理不当,常引起不良后果。

随着内固定技术水平的提高及人们对开放骨折的进一步认识,对开放骨折通常不做内固定的观点逐渐改变,治疗方法应根据损伤机制,软组织及骨损伤的程度。

我们的临床实践经验是:在认清伤口特点的基础上彻底清创;使用坚强的内固定;无张力的闭合伤口;合理的使用抗生素。

由于受伤机制不同,前臂开放骨折的软组织损伤特点也不相同。前臂开放骨折以内源性开放骨折为多见,伤口较小。此种伤口污染较轻,清创后多能一期闭合伤口。外源性前臂开放骨折如系锐器砍伤,其伤口较清洁整齐,易于清创缝合;如系绞压致伤,多有严重的皮肤捻挫、撕脱,甚至脱套,骨折亦较为严重,常为粉碎性或多段骨折。此类损伤要慎重对待,清创不易充分。清创不足的结果是无生机组织坏死、液化,细菌繁殖而致感染。

伤口的闭合方法,视清创后的情况而定。直接缝合当然是最简便的方法,但必须没有张力。在张力很大情况下，勉强闭合伤口，等于没有闭合伤口，因为张力下缝合的皮肤边缘将发生坏死，继而绽开。前臂肌肉组织丰富，不能直接缝合的伤口多能二期以游离植皮敷盖。大面积皮肤脱套伤者，可利用脱套的皮肤将脂肪层切除后游离植皮。

开放性前臂骨折是否应用内固定，是有争论的。Cameron 等提出开放骨折时不应用内固定物；而内源性前臂开放骨折时先行清创闭合伤口，2～3 周伤口愈合后再行手术切开复位内固定。Farragos 等报告的 28 例患者 38 个前臂骨折（开放性）均采用此种延迟内固定方法，结果无 1 例感染。他对严重的前臂开放骨折，采取在清创的同时使用内固定于尺骨，他认为这样便于软组织损伤的修复，待伤口愈合后再处理桡骨。我们主张清创同时使用坚强内固定。实践证明，开放骨折时使用坚强内固定不是增加了感染率而是降低了感染率。开放骨折时使用内固定物有以下好处：①稳定骨折端，消除了骨折再移位对伤口的内源性压迫的可能性，利于伤口愈合；②减少或不用外固定，便于对伤肢的观察处理。特别是一旦感染发生，伤口引流、换药无法应用外固定时，有个坚固的内固定物维持骨折的良好位置，更属必要；③严重开放骨折时使用内固定物，利于软组织损伤的修复（进行植皮、皮瓣等处理）。

开放骨折使用抗生素原则上宜早，甚至在急诊室时即应使用抗生素。在伤口培养结果未报告之前，可使用广谱抗生素。待有培养结果后，应更换有针对性的抗生素。开放骨折时应常规使用 TAT。

前臂开放骨折，使用外固定架时，外露的固定针也有将感染带入骨质的危险。使用时应保持警惕，经常消毒检查。

七、创伤后前臂旋转功能障碍

前臂骨折后旋转功能障碍是常见后遗症，也是造成前臂骨折治疗不满意的主要原因。1972 年 Dodge 报告的 119 个前臂骨折中，旋转功能障碍在 20。以上者占 17%。

（一）发生原因

根据临床手术的观察和尸体试验所见，造成前臂旋转功能障碍的原因是复杂的。它们包括：①骨性阻挡；②骨间膜的紧张和挛缩；③上、下尺桡关节的紊乱；④关节囊及相关韧带的挛缩；⑤旋转肌的挛缩。

常易导致前臂旋转功能障碍的疾患是：①前臂骨折成角畸形愈合和旋转畸形愈合；②尺桡骨交叉愈合；③Volkmann 挛缩或前臂筋膜间室综合征；④长久的石膏固定或伤肢长期不运动造成的骨间膜、旋转肌、关节囊的粘连，挛缩。

引起前臂旋转功能障碍的原因是多方面的，治疗也非易事。因之，应重视前臂骨折的早期治疗，如行闭合复位外固定治疗应严格掌握复位标准，不应勉强接受一个不良的、可能造成前臂旋转功能障碍的位置。近年的趋势是，采用手术复位并应用坚强内固定，以期能获得良好的解剖复位和早期活动肢体，这是恢复前臂旋转功能的重要基础。

一旦发生前臂旋转功能障碍，应首先分析造成功能障碍的主要原因是什么，次要原因是什么，然后分别加以解决。因此前臂旋转功能障碍的手术治疗，绝非单一手术，常常是双重手术或多重手术。

（二）手术治疗

目前常采用的手术如下：

1.截骨复位内固定术　即在畸形部位截断，按照其解剖关系复位，并加以固定，截骨复位矫正畸形的同时，也必然对骨折局部的骨间膜进行了松解。因此，无论是因成角畸形造成的骨性阻挡，或是局部骨间膜的挛缩所造成的旋转障碍，都可以通过截骨复位获得部分改进。但多数骨折往往存在复合畸形，而且有些骨间膜挛缩较广泛，或兼有其他软组织挛缩因素，即使畸形纠正后仍然存在某些张力，影响前臂的旋转，此时必须采取其他补充手术,以获得满意效果。

2.截骨旋转对位内固定术 即在畸形部位截断,而将上下段置于某一度数的旋转关系上固定。由于尺桡骨长期的畸形,其相关的肌肉、关节囊等也可能发生挛缩。虽然旋转畸形得到了纠正,消除了骨间膜张力所造成的限制因素,仍有可能改善不了旋转功能。尤其是桡骨上段的旋转畸形,常继发旋后肌的挛缩或上尺桡关节的紊乱,致使畸形矫正后旋前仍然受限。因此当将骨折畸形部截断后应以持骨器夹住桡骨上段,检视其旋转活动范围,然后根据此一范围,以及患者在生活、劳动中对旋前旋后位置上的需用要求,将骨折下段放在特定的旋转位置上,与上段对合,在此旋转畸形位以钢板固定。如此所获得的旋转范围才是最有用的功能。

某些情况下,因骨间膜紧张影响前臂的旋前运动时,可做尺骨的截骨旋转对位(远段旋前)内固定术。此时会放松骨间膜而改善旋前功能。

3.骨端切除术 有时,骨折畸形不甚严重,而脱位或半脱位的上、下尺桡关节成为主要障碍时,单纯切除桡骨头或尺骨小头也可以达到改善旋转功能的目的;骨折处冗赘的骨痂形成的阻挡同时也可以适当清除。骨端切除后如旋转功能改进不大,则多系骨间膜挛缩紧张之故,应同时做较广泛的骨间膜松解术,将会得到良好的结果。

4.骨间膜松解术 上述手术在矫正骨折畸形的同时,局部挛缩的骨间膜也必然得到一定程度的松解。有些骨折按照形成旋转障碍的因素分析,如主要是骨间膜紧张,则可以只做较广泛的骨间膜松解。为避免松解后粘连,应早期活动肢体,或放置阔筋膜作间隔。

(陈述惠)

第六章　下肢损伤

第一节　髋部损伤

一、概论

工业、交通业的迅速发展和老年人口的增加,使髋部损伤的发生率也不断升高,成为患者肢残和劳动、生活能力丧失的重要原因之一,同时造成了国家医疗、社会和经济的沉重负担。但科技发展也促进了诊断、骨折内固定和人工关节置换技术的进步,使人们认识和处理髋部损伤、降低并发症发病率的能力大为提高。

【髋部应用解剖】

(一)骨骼

1.股骨近段　股骨近段由股骨头、股骨颈、大、小转子和转子间区组成。股骨头由关节软骨覆盖,构成了圆球的 2/3。股骨头凹处有股骨头圆韧带附着,没有软骨覆盖。从结构上看股骨颈是股骨干近端的延续,颈干之间有 110°～140°颈干角。与股骨内外髁后方相切的平面和颈的纵轴构成了股骨颈的前倾角,一般为 12°～150°股骨颈远端与大、小转子术、前侧的转子间线、后侧的转子间嵴融合在一起。股骨颈的近端截面为圆形,而中、远段截面呈椭圆形,矢径小于冠径。平均颈径约为头径的 65%。头径与颈径的差异和关节盂唇的存在,保证了髋关节的活动范围和稳定性。突出的大转子增加了附着于其上的髋外展肌杠杆臂长度,从而加强其外展作用。股骨颈前侧皮质较厚,外侧与大转子相连。后侧骨皮质较薄,有很多短的旋转肌附着,股骨颈骨折时会产生典型的侧向旋转畸形。

股骨头负重时,由于颈干角的存在,使股骨偏心受载。股骨近段内部的应力较大部位相应形成了较坚强的松质骨结构。骨小梁沿主应力方向排列,形成抗压和抗张两个小梁系统,二者在股骨颈部交叉,并留下一段薄弱的三角形区域,称为 Ward 三角。老年人 Ward 三角内的骨小梁只有骨髓充填。股骨上段骨折的内固定位置与上述内部结构特征密切相关(图 6-1)。

在股骨颈干连接部后内方的松质骨中,有多层致密纵形骨板构成的股骨距,股骨距所在的位置,是直立负重时压应力最大的部位。股骨距的存在减少了颈干连接部所受的

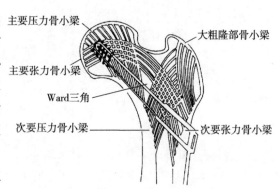

图 6-1　股骨近端的骨小梁分布及理想的内固定钉位置示意图

图中标注:主要压力骨小梁　大粗隆部骨小梁　主要张力骨小梁　Ward三角　次要压力骨小梁　次要张力骨小梁

弯矩,增强了该部对压应力和扭转应力的承受能力。此外,股骨颈内侧骨皮质,特别是近基底部,也有一增厚区,以加强股骨颈内侧压应力最大部位的承载能力,称为股骨颈内侧支柱。骨折时如股骨颈干部的内侧支柱和股骨距的完整性受到严重破坏,将明显影响复位后的稳定性,骨折部有明显内翻倾向,内固定器可因受到较大内翻弯矩而松动或折断。

2.髋臼　髋骨、耻骨、坐骨构成髋臼杯,杯呈倒置的圆臼形,面向外、下、前方。髋臼上、后方有显著的骨性隆起,以抵抗在髋屈曲和伸展时股骨头相对于髋臼的压力。髋臼被马蹄形软骨覆盖,在无软骨覆盖的髋臼底部,有脂肪垫和韧带附着,并被滑膜覆盖。髋臼边缘有关节盂唇,可加深髋臼而增加髋关节的稳定性,其下方则有横韧带加强。由于髋关节有很大的稳定性,引起髋关节脱位的暴力往往很大,且常伴有髋臼或股骨头骨折。从临床角度还将髋臼划分为前柱和后柱。前柱由髂骨翼前部,整个骨盆上口、髋臼的前壁和耻骨上支构成。后柱则由大、小坐骨切迹的坐骨部分、髋臼的后壁和坐骨结节构成(图6-2)。充

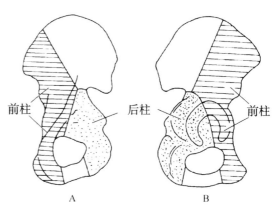

图6-2　髋臼前柱、后柱的内、外面观示意图

分了解前、后柱解剖对理解髋臼骨折的诊断和处理有重要意义。

(二)关节囊

髋关节囊由致密的纤维组织构成,并有髂股韧带、耻股韧带和坐股韧带加强。关节囊的后下方较薄弱,此处仅有闭孔外肌和滑膜覆盖其上,股骨头可从此处脱出。关节囊和韧带不但保障了血供和关节的稳定性,而且有神经末梢纤维分布,可以感受伤害性刺激并可调节肌肉活动。髋部的完全伸展可使关节囊和韧带紧张而迫使命名股骨头压向髋臼,并限制关节的伸展(图6-3)。在伸展时股骨头可出现在坐股和耻股韧带之间,此处关节腔和腰大肌下滑囊相连。在完全屈曲位,股骨头处于外侧盂唇的后下方。

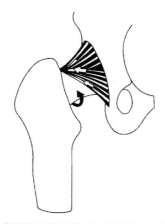

图6-3　髋关节后面观:伸髋时韧带被拧紧俏而紧张,可限制过度伸屈和增强股骨头稳定性示意图

内侧关节囊牢固附着于髋臼边缘,髂股韧带起源于髂前下棘。从侧面看,前方关节囊及其滑膜衬里止于股骨结节和转子间线。而股骨颈的后方上2/3被关节囊和滑膜覆盖。坐股韧带呈螺旋样经股骨颈下后方止于转子窝。关节囊滑膜皱襞在股骨颈关节囊远侧缘向上反折,形成上、后下、前3组支持带,内含血管,并与头下的血管环相连。

(三)肌肉

髋部肌肉从各个方向包绕髋关节。腰大肌是髋部的主要屈肌,股直肌和缝匠肌也有屈髋作用。伸肌

为绳肌和臀大肌,由坐骨神经分支支配。内收肌群由闭孔神经支配。主要的外展肌是臀中肌和臀小肌,由臀上神经支配,在屈曲位,这两块肌肉可变成有效的内旋肌(图6-4)。屈肌和伸肌,外展肌和内收肌对髋关节形成的力矩是相互平衡的,6块外旋肌与内旋肌的肌力比是3∶1,但髋外展肌可加强内旋的力量。

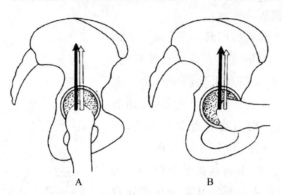

图6-4　臀中肌和臀小肌作用力(以箭头表示)示意图
A.在髋伸直位,二者都产生外展动作;B.在髋屈曲位,二者起内收作用

臀大肌对坐骨神经和关节后方形成保护。臀大肌掀起后可见较多脂肪组织和血管丛,推开或移去脂肪和血管丛后可显露自梨状肌的下缘穿出的坐骨神经,后者经大转子和坐骨结节连线中点处下行。髋部伸展时神经松弛,但在屈曲时紧张,易受到后方关节囊和股骨头的压迫。

(四)血液供应

股骨颈和头部的血液供应比较复杂。股骨头的血供主要来自支持带动脉、股骨滋养动脉和圆韧带动脉,其中以支持带动脉最为重要。支持带动脉由旋股内、外侧动脉等组成的股骨颈基底部血管环发出,分为前、后上、后下3组。股骨颈后部的支持带是一层较厚的滑膜皱襞,后上和后下支持带血管通过其内通向骨折头部。当股骨颈骨折时,骨骼内的血管断裂,支持带血管也受压扭曲和痉挛,因此股骨颈骨折后应尽早复位和固定,使未断裂的支持带血管解除压迫,以恢复对股骨头部的血液供应(图6-5)。

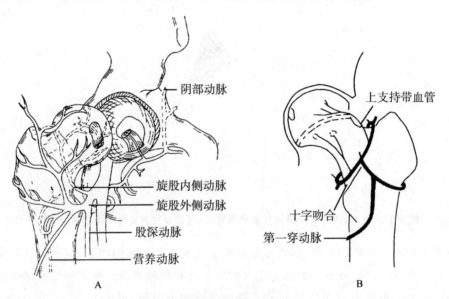

图6-5　股骨头血供示意图

【髋部损伤机制】

髋部损伤主要包括髋部骨折和脱位。老年人髋部骨折的外伤暴力常较轻,诱发及相关因素包括骨质疏松、神经肌肉反应和协调能力下降、居住条件、饮酒、长期服用镇静或抗焦虑药物等。髋关节脱位和年青

人的髋部骨折常由严重暴力引起,并常合并胸、腹、颅脑和四肢等其他部位的损伤。此外,股骨上段为转移性肿瘤的好发部位,易引发病理性骨折。股骨上段又是受力较大的部位,在日常生活、运动和工作中的重复受载和劳损,还可能导致各种疲劳性损伤和组织退变。

【检查与处理原则】

对髋部损伤的患者要进行详细的全身检查,以发现是否有复合伤。一般的骨折和脱位,常规 X 线片即可做出诊断,但 CT 扫描及图像三维重建有助于对骨折的全面了解,并特别适用于髋脱位伴发髋臼和股骨头骨折的诊断。部分老年人髋部无移位的骨折难以立即在 X 线片上发现,怀疑有骨折时应卧床和避免负重,1~2 周后再次摄片检查。

髋脱位和 50 岁以下患者的股骨颈骨折如全身情况良好,应按急诊处理,以降低股骨头坏死的发病率。单纯髋脱位如能在 6 小时内复位,股骨头缺血坏死率甚低,6~12 小时以上复位的,时间越长,坏死率越高。老年人股骨颈骨折在手术前应有足够时间以了解和处理全身伴发病,但仍应尽早手术以减少并发症。有多发损伤者应及时处理。老年人髋部骨折后的病死率较高,国外报道在伤后 1 年内可达 14%~36%,国内要低得多,但仍应加强卧床期间的护理和手术后的康复治疗。并应积极治疗伴发的心血管和其他全身性疾病,防止肺炎、压疮等并发症的发生。近年来的研究表明,改善患者的营养状况十分重要,如血浆白蛋白水平与病死率密切相关。术后应鼓励早期锻炼并尽早下床活动。

对病理性骨折的手术治疗需考虑两方面因素:一是预期生存时间,预测还有 3 个月以上生存时间的患者均可考虑手术;二是能否有助于改善患者的生活质量,包括减轻疼痛和保持功能。一般来说,肿瘤直径超过 2.5cm 或破坏范围超过整个皮质的 1/2 以上时,就有可能引发骨折,及时予以处理可收到比骨折后再做治疗更好的效果。术前后应同时检查和改善患者全身情况,注意观察血钙水平,因为常有发生高钙血症的可能。肿瘤切除遗留的缺损可用植骨块或骨水泥充填,如系转移性肿瘤以后者为好,因骨水泥可立即起有效的支持作用,而植骨片可因肿瘤组织残存、放疗或化疗而难以愈合,术后仍可能发生病理骨折。必要时应加用内固定或假体置换。

二、髋关节脱位

髋关节的结构相当稳定,只有强大的暴力才可引起脱位。髋关节脱位常合并髋臼、股骨头或股骨颈骨折,以及其他部位骨骼或重要器官损伤。

【损伤机制】

造成髋关节脱位的损伤暴力可作用于大转子部、屈曲的膝关节前方、膝关节伸直时的足部或骨盆后部,从而传导至髋关节。当髋关节处于屈曲内收位时,股骨头顶于髋臼后上缘,上述暴力使股骨头向后,或使骨盆由后向前,从而造成股骨头向后脱位,并可合并髋臼后缘或股骨头骨折。当髋关节处于过度外展位时,大转子顶端与髋臼上缘相撞形成支点,股骨头便冲破前方关节囊至闭孔或耻骨前方,形成前脱位。当下肢处于轻度外展位,膝部伸直足跟着地时,股骨头直接撞击髋臼底部,引起髋臼底部骨折,使股骨头内陷而向盆腔内移位,形成中央脱位。

【诊断】

有典型的外伤史,伤肢剧烈疼痛,活动严重受限。后脱位的患者患髋弹性固定在内收、内旋、屈曲位。前脱位的患者下肢处于外旋、外展、屈曲位。中心脱位的患者无特殊体位畸形,股骨头移位严重者下肢轻度短缩。

有时由于并发其他部位损伤如骨盆、脊柱、膝部损伤,可改变脱位后肢体的位置。因此需要详细观察 X

线片的表现,包括股骨头、髋臼的形状、Shenton 线、股骨干的位置、股骨头的大小等,以明确脱位类型和是否并发骨折。应注意检查排除坐骨神经损伤和同侧膝部损伤。复位后应再次摄片,以了解复位情况并再次明确是否合并骨折,必要时应加做 CT 检查。

【分类】

(一)髋关节后脱位(图 6-6)

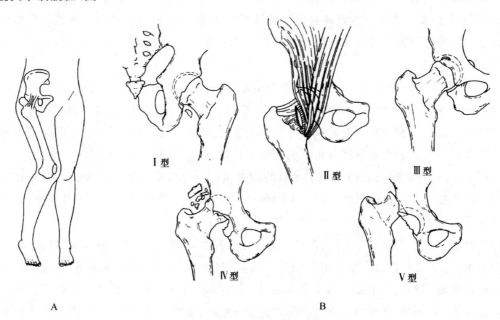

图 6-6 髋关节后脱位示意图
A.外观;B 分型(Thompson 法)

根据 Thompson 的分类法,可以分为 5 型:

1.Ⅰ型 单纯髋关节后脱位或伴有髋臼缘裂纹骨折。

2.Ⅱ型 后脱位伴有髋臼后唇单处骨折。

3.Ⅲ型 后脱位伴有髋臼后唇粉碎性骨折。

4.Ⅳ型 后脱位伴有髋臼后唇和髋臼底骨折。

5.Ⅴ型 后脱位伴股骨头骨折。

(二)髋关节前脱位(图 6-7)

髋关节前脱位较少见,包括:

1.Ⅰ型 耻骨部脱位,可分为:

(1)ⅠA:单纯脱位,不伴有骨折。

(2)ⅠB:伴有股骨头骨折。

(3)ⅠC:伴有髋臼骨折。

2.Ⅱ型 闭孔部脱位,可分为:

(1)ⅡA:单纯脱位,不伴有骨折。

(2)ⅡB:伴有股骨头骨折。

(3)ⅡC:伴有髋臼骨折。

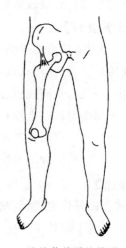

图 6-7 髋关节前脱位外观示意图

（三）髋关节中心脱位合并髋臼底部骨折（图 6-8）

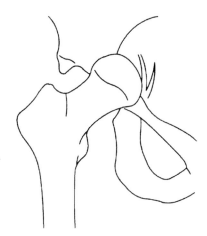

图 6-8　髋关节中心脱位伴臼底骨折示意图

Camesale 根据髋臼的分离和移位程度分为 3 型：

1.Ⅰ型　中央型脱位，但未影响髋臼的负重穹窿部。

2.Ⅱ型　中央型脱位伴骨折，影响负重的穹窿部。

3.Ⅲ型　髋臼有分离伴髋关节向后脱位。

【治疗】

（一）闭合复位

髋关节脱位后应争取在 6 小时内急诊复位。延迟复位将加重股骨头部血供障碍，增加股骨头缺血性坏死的可能。

闭合复位应在可使髋部肌肉有效松弛的麻醉下进行。常用 Allis 法，即屈髋 90°拔伸法。后脱位的患者，宜仰卧于地面或矮床上，助手双手固定骨盆，术者一手握住患者踝部，另一前臂屈肘套住腘窝，慢慢将患髋和膝屈曲至 90°，并顺股骨干纵轴向上方拔伸牵引，同时用握踝部的手下压患者小腿，以保持膝关节 90°屈曲位并有利于拔伸髋部。在牵引的同时，轻轻将股骨头旋转摇晃，听到弹响声后伸直患肢，即可复位。如在保持拔伸的同时，先使伤髋内收、内旋、极度屈曲，然后外展、外旋、伸直，也有利于复位，称为 Bigelow 法。赤松功也的背提法可能更为方便，主要用于常见的后脱位病例。

对于无多发伤的患者也可采用 Stimson 重力变位法。

前脱位的患者，也取仰卧位，助手固定骨盆，另一助手在屈髋屈膝 90°时做患肢外旋外展拔伸牵引，术者双手抱住大腿根部向外扳拉，同时在牵引下内收患肢，感到股骨头弹入髋臼时即已复位。

髋关节中心脱位的患者可做股骨髁上牵引，牵引重量 12kg 左右。另于大腿根部缚以帆布带，向外侧牵引，重量 2～4kg。

（1）固定牵引

（2）背提双下肢复位

（二）切开复位和骨折固定

1.后脱位　手法复位失败、合并髋臼骨折的Ⅱ、Ⅲ、Ⅳ型患者以及合并坐骨神经损伤的患者，可行切开复位。合并股骨头骨折的患者，参照本章第五节进行处理。

2.前脱位　髋关节前脱位通常可用手法整复，当有软组织或碎骨片嵌入时可行切开复位。合并骨折的患者也需切开复位和骨折内固定。

3.中心性脱位　用闭合方法常不能达到良好的复位。但切开整复创伤较大,且较困难,应由有经验的医师施行。伴有同侧股骨干骨折者也应做切开复位。合并髋臼骨折的手术方法见后节。

【并发症】

1.坐骨神经损伤　坐骨神经从坐骨大孔处出骨盆并经过髋关节后方下行,髋关节后脱位或大块的髋臼后唇骨折时,容易牵拉或压迫坐骨神经。坐骨神经损伤多影响其腓侧部分,可出现足下垂、趾背伸无力和足背外侧感觉障碍等征象。脱位和骨折整复后,即解除对坐骨神经的牵拉或压迫,神经功能有可能逐渐恢复。伴有坐骨神经损伤的脱位必须急诊复位,对神经的持久拉伸或压迫将影响神经功能恢复的程度。

2.股骨头缺血性坏死　髋关节脱位可损害股骨头血供,延迟复位更会加重血循障碍,而导致股骨头缺血性坏死。股骨头坏死的发病率文献报道不一致,一般为 $10\%\sim20\%$ 。股骨头坏死塌陷,并引起明显疼痛和功能障碍时,可行全髋关节置换术。

3.创伤性关节炎　创伤性关节炎是髋关节脱位最常见的晚期并发症,并发股骨头或髋臼骨折的病例发病率更高。症状严重的患者可做全髋关节置换术。

三、髋臼骨折

髋臼骨折好发于年轻人,常因高能损伤引起。髋臼骨折外科治疗目的是重建髋臼的正常外形、头臼接触面积和关节内正常压力分布。

【损伤机制】

髋臼上 1/3 和后 1/3 较厚,需相当暴力才能引起骨折。髋臼下 1/3 即内壁则稍薄,造成骨折所需的暴力也较小。髋关节脱位时常可并发髋臼骨折。

【诊断】

借助骨盆正位片发现有骨折后,可再摄骨盆的 45°斜位片、CT 扫描以及扫描后三维重建以明确骨折的范围和骨折片的移位情况。

骨盆平片上髂耻线和髂坐线分别是前、后柱的放射学标志 45°闭孔斜位是将损伤侧髋臼旋向 X 线球管,可更好地显示髋臼的前柱和后缘。髂骨斜位是将骨折的髋臼旋离 X 线球管,能显示大、小坐骨切迹和骨臼的前缘。

CT 扫描对平片上难以观察到的某些骨折的判定特别有帮助。如通过四边形表面的骨折、髋臼顶骨折等。CT 扫描后三维影像重建则可以展示骨折部的全景和精确的移位方向。

【分类】

一般采用 Letournel 的分类方法,将髋臼骨折分为 5 种单纯骨折和由这些单纯骨折联合而成的复合骨折。

1.单纯骨折　分为后壁、后柱、前壁、前柱和横向骨折。

2.复合骨折　分为后壁和后柱、横向和后壁、"T"形、前柱和后半横形、两柱骨折。其中"T"形骨折类似于横向骨折,只是沿着四方表面和髋臼窝有一垂直的劈裂,将前、后柱分开。有时会伴发耻骨下支骨折。所谓后半横形骨折是指后柱的横形骨折。

【治疗】

(一)非手术治疗

一些移位很少的髋臼骨折可采用保守疗法,下列两种情况也可考虑保守治疗。

1.大部髋臼完整且仍与股骨头匹配。

2.两柱骨折轻度移位后形成继发性匹配:两柱骨折后所有软骨部分与远端骨折片一起与髂骨脱离,股骨头周围的骨折块仍保持一致的外形。

非手术治疗的目的是防止移位进一步发展,可采用胫骨结节牵引。但牵引力不可过大,以免股骨头从髋臼脱出。

(二)手术治疗

大多数移位的髋臼骨折需手术,以获得较满意的复位和固定,降低创伤后关节炎发病率,有利于早期功能锻炼。

手术宜在骨折2、3天后至10天内进行。这时局部出血已停止,而骨折线仍清晰可见。3周后由于已有骨痂生长,复位将十分困难。

可根据骨折类型选择合适的手术入路。一般来说应争取通过1个入路达到完全的复位和固定。采用的入路中,Kocher-Langenbeck入路适于进入后柱,髂腹股沟入路则适于进入前柱和内侧部分,延伸的髂股入路适于同时进入前、后柱,但后一入路手术后的恢复时间最长,异位骨化的发病率也最高。显露骨折并做复位后,使用可塑形接骨板、螺丝钉或钢丝做内固定。

【并发症】

1.休克 如骨折涉及骨盆其他部位,或髋臼骨折为全身多发性骨折的一部分,则可能因疼痛和大量失血导致患者休克。

2.感染 多数髋臼骨折伴有局部严重的软组织损伤或腹部和盆腔内脏器伤;均会增加感染发生的概率。此外,手术时为了保持骨折片的血供,常尽量保留虽已严重挫伤但仍与骨折相连的软组织蒂,一旦发生感染,这些不健康组织常成为细菌繁殖的温床。

3.神经血管损伤 髋关节后面与坐骨神经相邻,此部位骨折移位或手术复位时,神经易遭受损伤。采用Kocher-Langenbeck入路时主要可能影响坐骨神经的腓侧支。采用延伸的髂股入路时也有可能发生坐骨神经的牵拉伤。术时应保持伤侧膝关节屈曲至少60°,而髋关节伸展,有利于减少坐骨神经牵拉。发生神经瘫痪后应使用踝足支具,有望部分或全部恢复,但需时较长。骨折涉及坐骨大切迹时,术中可能伤及坐骨神经、臀上神经和臀上血管。后者如在坐骨切迹处断裂,可回缩至盆腔内而难以止血。术时显露与整复骨折时应十分谨慎。

4.异位骨化 kocher-langenbeck入路的发病率最高,其次是延伸的髂股入路,而髂腹股沟入路则几乎不发生。手术应尽可能减少肌肉创伤,术前及术后几个月内可给予非甾体类抗炎药物,以预防异位骨化的发生和加重。

5.创伤性关节炎 髋臼骨折后虽经复位,仍可导致股骨头和髋臼面的不完全吻合,降低股骨头和髋臼的接触面积,负重时局部应力增大,最终导致关节软骨的磨损和创伤性关节炎。

四、股骨头骨折

单纯股骨头骨折比较少见,常为髋关节损伤的一部分,例如髋关节后脱位并发股骨头骨折。

【损伤机制】

摔跌时髋关节处于屈曲内收位,膝部着地,外力沿股骨干传向股骨头,可冲破后侧关节囊向后脱位。如冲击时髋关节屈曲仅60°或更小,股骨头更多地与髋臼后上方坚固的骨质碰撞,则将引起髋臼骨折或股骨头部骨折。上述头部骨折系由剪切、压缩暴力引起。此外尚可能是圆韧带撕脱骨折。

如膝部着地时股骨处于外展和外旋位,股骨上端有如一根杠杆,将股骨头向前撬出髋臼窝,并可能并发髋臼前缘或股骨头骨折。

由于致伤机制不同,其骨折类型差别甚大,并可伴有股骨颈骨折,甚至同时有髋臼骨折者。

【诊断】

外伤暴力大且伴典型的受伤姿势有助于诊断。所有髋关节脱位的患者均应考虑合并股骨头骨折的可能。髋关节正位片有助于明确诊断。侧位片能较好地显示股骨头和髋臼的前后缘,但在髋关节后脱位时常难以拍摄,应在复位后再摄正侧位片以排除股骨头骨折。必要时,应加做 CT 及三维图像重建,以明确骨折片的移位情况。

引起股骨头骨折的暴力往往较大,应注意检查有无其他部位的复合伤,以及周围神经和血管情况。

【分类】

(一)髋关节后脱位伴股骨头骨折

对于髋关节后脱位伴股骨头骨折分类,最常使用 Pipkin 分类法:

1.Ⅰ型　股骨头骨折伴后脱位,骨折部位于中央凹的远侧。

2.Ⅱ型　股骨头骨折伴后脱位,骨折部位于中央凹的近侧。

3.Ⅲ型　Ⅰ型或Ⅱ型损伤伴股骨颈骨折。

4.Ⅳ型　Ⅰ型或Ⅱ型损伤伴髋臼边缘骨折。

(二)Giebel 分类法

包括了所有的股骨头骨折:

1.Ⅰ型　骨折不伴脱位。

(1)头部压缩骨折。

(2)多块或粉碎性骨折。

2.Ⅱ型　骨折伴髋脱位。

(1)骨折伴前脱位。

(2)骨折伴后脱位(Pipkin Ⅰ-Ⅳ型)。

【治疗】

1.非手术治疗　不伴有髋脱位的骨折患者,若骨折块没有明显移位或压缩,可行非手术治疗。患者卧床休息 3 周后,用双拐下地,伤肢不负重。Giebel 认为应避免长期牵引,否则易导致关节软骨的缺血性坏死和关节僵硬。伴有脱位的骨折,应立即复位。复位时麻醉应充分,避免使用暴力,力争一次复位成功。如连续两次失败,即应考虑手术。复位后摄片了解复位情况,做 CT 检查以明确骨折块位置、大小和移位情况。

2.手术治疗　骨折块明显塌陷、移位、嵌入关节间隙、伴脱位而手法复位失败或合并神经损伤时,应立即行切开复位。

根据骨折块位置选择前外侧或后外侧入路,显露髋关节并使股骨头脱出髋臼。若骨片较小,可予切除。如骨折块较大,应予复位并做螺丝钉固定。骨折块较大、较厚时,可经股骨头的关节外部分逆行置入松质骨拉力螺钉。如有困难只能顺行钻入可吸收螺钉,并使螺钉头低于软骨面。骨折部塌陷者,应将其撬起,并以自体松质骨衬垫。如塌陷范围超过关节负重面一半、粉碎性骨折难以施行内固定、或合并股骨颈骨折时,应考虑关节置换术。术毕缝合前应反复冲洗,避免遗留软骨或骨碎片,留置负压引流 24～48 小时。

【并发症】

1.股骨头或骨折片缺血性坏死。

2.继发性骨关节炎。

上述并发症发生后可做对症处理,如导致明显疼痛或功能障碍,则需考虑全髋关节置换术,年轻的骨关节炎患者可考虑先做表面置换术。

五、股骨颈骨折

各年龄段均可能发生股骨颈骨折,但以50岁以上的老年人最为多见,女性多于男性。由于常在骨质疏松症的基础上发生,外伤暴力可以较轻。而中青年股骨颈骨折常由较大暴力引起。股骨颈骨折的致残率和致死率均较高,已成为导致老年人生活质量下降甚至死亡的主要威胁之一。

股骨颈位于股骨头与股骨粗隆部之间,是人体承受剪力最大的解剖段。

【损伤机制】

1.引起股骨颈骨折最常见的外伤机制　一是外力从侧面对大转子的直接撞击;二是躯干在倒地时相对于持重下肢旋转,而股骨头则卡在髋臼窝内不能随同旋转,加上股骨颈前方强大的髂腰韧带和后方的髂股韧带挤压股骨颈。正常股骨颈部骨小梁的走向呈狭长卵圆形分布,长轴线与股骨头、颈的轴心线一致,有利于在正常生理情况下承受垂直载荷,但难以对抗上述横向水平应力而易于发生断裂。

2.绝经后和老年性骨质疏松症　造成骨量下降和松质骨结构异常,最终导致骨的力学强度下降、骨折危险性增加,股骨颈为骨质疏松性骨折的好发部位之一。

3.股骨颈部在同一段时间内受到反复超负荷的外力作用　股骨颈部骨小梁可不断发生显微骨折而未及时修复,即使是中青年也可能最终导致疲劳性骨折。

【诊断】

老年人摔跌后主诉髋部或膝部疼痛的,应考虑股骨颈骨折的可能。检查时可发现大转子上移至髂前上棘与坐骨结节连线以上,腹股沟韧带中点下方有压痛,患肢轻度屈曲、内收并有外旋、短缩畸形,肿胀可不明显,叩击患者足跟时可致髋部疼痛加重。多数患者伤后即不能站立和行走,部分骨折端嵌插的患者症状很轻,甚至可以步行赴医院就诊,下肢畸形也不明显,极易漏诊。正侧位摄片可明确诊断和确定骨折类型。疑有骨折而急诊X线片检查不能确诊的患者,应嘱咐卧床休息,2周后再次摄片复查。

【分类】

股骨颈骨折分类方法甚多,常用的有以下几种。

(一)按骨折部位分类

1.头下型　骨折线完全在股骨头下。

2.头颈型　骨折线的一部分在股骨头下,另一部分则经过股骨颈。

3.经颈型　全部骨折线均通过股骨颈中部。

4.基底型　骨折线位于股骨颈基底部,其后部已在关节囊外。

(二)按骨折移位程度分类

1.Ⅰ型　不全骨折或外翻嵌插骨折。

2.Ⅱ型　完全骨折无移位。

3.Ⅲ型　完全骨折部分移位,远侧端轻度上移并外旋。

4.Ⅳ型　骨折完全错位,远侧端明显上移并外旋。

Garden分类法目前使用较广,但也有不少学者认为在临床实践中实际上很难完全区分这4种类型。因此,可以更简单地按移位情况将股骨颈骨折分为无移位骨折(Garden Ⅰ、Ⅱ型)和有移位骨折(Garden

Ⅲ、Ⅳ型），同样能起指导治疗的作用。

（三）按骨折线走向分型

按骨折线与股骨干纵轴垂线交角（Linton 角）可分为：

1.外展型　最稳定，Linton 角小于 30°。

2.中间型　尚稳定，Linton 角为 30°～50°。

3.内收型　不稳定，Linton 角大于 50°。骨折部所受剪力最大。

【治疗】

稳定的嵌插型骨折即 Garden Ⅰ、Ⅱ型骨折或 Linton 角小于 30°的，可根据情况给予非手术疗法，如外展位牵引或穿用"⊥"形鞋保持伤肢于外展、旋转中立位等。但由于患者多为老年人，为避免长期卧床所引起的各种并发症，也可考虑做闭合复位内固定。

移位型股骨颈骨折的治疗可采用以下方法。

（一）牵引复位

采用胫骨结节骨牵引（1/7 体重），在 1～2 日内使骨折复位。牵引的方向一般为屈曲、外展各 30°，如有向后成角，可在髋伸直位做外展牵引。同时应做全身检查排除严重的伴发病和伴发损伤。经床边摄片证实骨折已复位后尽早做内固定术。

（二）闭合复位内固定

术前已通过牵引使骨折复位的患者，可在麻醉后以骨科牵引手术床保持伤肢于外展、内旋位，在透视或摄片指导下做内固定。应避免在术时做强力手法复位，以免进一步损伤股骨头血供。股骨颈骨折的内固定方法大致分以下几类。

1.单钉固定　以三翼钉为代表。三翼钉内固定曾是治疗股骨颈骨折的常用方法，但由于安放过程中损失骨量较大，且单钉固定较难同时对抗股骨颈内侧的压应力和外侧的张应力，现在已较少应用。有学者采用单根较粗大的加压螺钉做内固定，该钉的螺纹部分必须全部留在近侧骨折段，不能越过骨折线，否则将失去加压作用。

2.滑动式钉板固定　由固定钉与侧方的带套筒钢板组成。优点是有利于保持骨折端的紧密接触，更常用于股骨转子间骨折。此外，在钉板固定的同时，可以进行关节囊的切开，释放关节囊内的血肿，从而减少关节囊内压力，有利于骨折愈合。

3.多钉固定　一般采用 3 枚，针径较细，总体积小于单钉，对骨的损伤较小。多钉固定可以通过合理布局，分别承担不同应力和防止旋转。早年在治疗时，为防止钉的滑移，使用表面有螺纹的钢钉较好。也可采用粗型螺纹钉，该钉表面有螺纹，外径 4mm，使用时在套管保护下，经 0.5cm 的软组织戳孔钻入。套管以不锈钢制成，内径 4.2mm，长 5～7cm。术时将套管套在钉的前部仅留钉尖外露，待螺纹钉钻入后，再将套管由尾端退出，以避免螺纹钉钻入时周围的肌肉或筋膜纤维卷缠于钉身。手术在 X 线片监视下进行，第一枚螺纹钉（远侧钉）的进钉点一般在大转子顶点下 10cm，钉与股骨干纵轴成 145°～160°，紧贴骨折部内侧皮质达到股骨头距关节缘 0.5cm 处。在该钉近侧每隔 1～1.5cm 相继钻入第 2,3 枚螺纹钉，其中 1 枚偏向股骨颈的外上侧以对抗张应力，另 1 枚交叉安放以更好的对抗旋转。术后患肢以"⊥"形鞋保持在外展、旋转中立位，术后 1 周患者即可用双拐下地活动。拔钉时，可用摇钻或特制的小头拔钉器夹住钉尾后旋转拔出。随着内固定技术的发展，近年来均采用空心加压螺纹钉技术，因操作简易，尤适用于年迈的病例。

（三）肌蒂或血管蒂骨瓣移植

对中青年新鲜股骨颈骨折、陈旧性股骨颈骨折不愈合但骨折部无明显吸收的患者，可选用各种类型的骨瓣移植加内固定，常用的如股方肌骨瓣移植、带旋髂血管的髂骨瓣移植等。

（四）髋关节置换术

1.病例选择 人工股骨头置换术的手术指征为：

（1）老年人不稳定的头下型股骨颈骨折。

（2）闭合复位失败。

（3）股骨颈病理性骨折。

（4）陈旧性股骨颈骨折不连或股骨头缺血性坏死。

（5）股骨颈和股骨头明显骨质疏松，内固定难以保持稳定。

2.注意事项

（1）严格手术适应证：对股骨颈和股骨头明显骨质疏松，内固定难以保持稳定的病例行人工股骨头置换术，失败率相当高，此时应选择骨水泥型人工股骨头。

（2）手术按要求进行：对年迈体弱者，可选侧后方髋关节入路，有经验的医师多可在半小时左右完成手术，但术中注意切勿伤及坐骨神经。为加强股骨头的稳定性，也可采用赤松功也设计的大粗隆钢丝固定加强式式。

（3）必要时可行全髋置换术：如髋臼侧也有病损，如原发或继发性骨关节炎、患者年龄小于 55 岁且活动度较大者，应选择全髋置换术。

【并发症】

股骨颈骨折最常见和严重并发症为骨不连和股骨头坏死。

1.延迟愈合和不愈合 股骨颈骨折经治疗后 6 个月内仍未完全愈合，应诊断为延迟愈合。股骨颈骨折后骨不连的发生与年龄、骨折移位程度、骨折线位置和骨质疏松的严重程度等有关，不少患者可因此发生再移位。应根据股骨头存活情况选择再做带血供骨瓣移植或关节置换术，头坏死或已有移位者应做人工关节置换术。

2.股骨头缺血性坏死 骨折已愈合、股头坏死尚未严重变形、临床症状较轻的患者，不必急于手术。可让患者保持正常生活，但防止过多负重和运动。不少患者可在股骨头缺血坏死后仍保持多年正常生活和轻工作。出现骨关节炎症状的患者，可服用中药或非甾体抗炎药。疼痛与功能障碍明显加重后，需考虑全髋置换术。

六、股骨转子间骨折

股骨转子间骨折是指股骨颈基底以下、小转子下缘水平以上部位的骨折，是老年人的常见损伤，患者平均年龄较股骨颈骨折高。老年人的转子间骨折常在骨质疏松基础上发生，股骨上端的结构变化对骨折的发生与骨折的固定有较大影响。转子部血运丰富，骨折时出血多，但愈合好，很少有骨不连发生。

【损伤机制】

身体失去平衡而跌倒时，负重侧下肢将承受过度外旋、内旋或内翻的传导暴力，或于跌地时大转子直接受力而导致股骨转子间骨折。老年人的股骨上端因骨质疏松而力学强度下降，骨折危险性明显增加。转子部受到内翻及向前成角的复合应力时，往往在小转子部形成高应力区，导致小转子或包括股骨距的蝶形骨折，或该部的压缩骨折——骨折近端嵌入远端，而将远骨折片内侧松质骨压缩，复位后可在远骨折端留下三角形骨缺损。小转子区的蝶形或嵌插骨折，均可显著减弱股骨后内侧支柱的稳定性，复位后有明显的髋内翻倾向。

【诊断】

老年人跌倒后髋部疼痛，不能站立或行走。局部肿胀压痛，伤肢外旋一般较股骨颈骨折明显，可伴短缩内收畸形。由于系囊外骨折且局部血供较丰富,伤后出血较多,加以患者多是老年人,应注意发生创伤性休克的可能。

【分类】

（一）Evans 分类法（图 6-9）

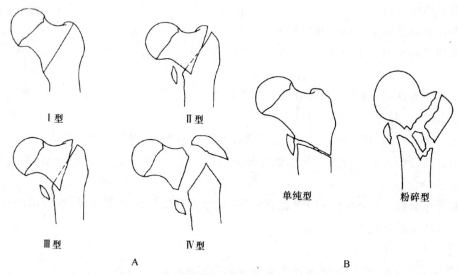

图 6-9　股骨粗隆间骨折 Evans 分类示意图

A.第一大类;B.第二大类

1.第一大类　指骨折线从股骨大粗隆的外上方斜向内下方（小粗隆）。该类又分为以下 4 型：

（1）第Ⅰ型:指通过大小粗隆之间的裂缝骨折,或骨折间移位不超过 3mm 者。此型不仅稳定,且愈合快、预后好。

（2）第Ⅱ型:指大粗隆上方开口,而小粗隆处无嵌顿或稍许嵌顿（不超过 5mm）者,伴有轻度髋内翻畸形。此型经牵引后易达到解剖对位,且骨折端稳定、预后好。

（3）第Ⅲ型:于小粗隆部有明显嵌顿,多为近侧断端内侧缘嵌插至远侧端松质骨内。不仅髋内翻畸形明显,牵出后,被嵌顿处残留骨缺损,以致很容易再次髋内翻,甚至持续牵引达 4 个月以上,也仍然无法消除这一缺损。因此属于不稳定型。此种特点在临床上常不被初学者所注意。

（4）第Ⅳ型:指粉碎性骨折,与前者同样属于不稳定型骨折,主要问题是因小粗隆部骨皮质碎裂、缺损或嵌入等而易继发髋内翻畸形。因此,在治疗上问题较多。

2.第二大类　指骨折线由内上方（小粗隆处）斜向外下方（股骨干上端）,实际上是粗隆下骨折,易引起变位。主要是近侧端外展、外旋及前屈,而远侧端短缩及内收,这类骨折多需手术治疗。本型又可分为两型,即单纯型与粉碎性骨折。

（二）改良 Boyd 分类法

1.Ⅰ型　无移位骨折,稳定。

2.Ⅱ型　有移位,伴小转子小块骨折,近骨折段内翻,稳定。

3.Ⅲ型　有移位,伴后内侧粉碎性骨折和大转子骨折,近骨折段内翻,不稳定。

4.Ⅳ型　转子间及后内侧皮质粉碎骨折,伴转子下骨折,不稳定。

Ⅰ、Ⅱ型骨折的后内侧支拄和股骨距保持较好的整体性,骨折面整复对合后能够支撑股骨上端的偏心载荷而不易发生塌陷。Ⅲ、Ⅳ型骨折后,转子部后内侧支持结构失去完整性,受载时骨折端内后侧易塌陷而内翻。

【治疗】

(一)Evans 第一类骨折

治疗的基本要求是充分纠正和防止内翻移位。稳定的转子间骨折可采用牵引治疗。但老年患者可因长期卧床引起较多并发症,甚至导致死亡。因此,许多学者建议即使骨折稳定也应采用内固定,使患者能早期坐起和下床活动。不稳定的转子间骨折特别是后内侧支撑结构有严重损伤时,牵引治疗常难以防止髋内翻畸形,应选用较可靠的内固定治疗。

稳定的 Evan I 型骨折,或 Boyd I、II 型骨折,若做内固定治疗可考虑较简单的经皮三枚螺纹钉内固定。方法详见第四节股骨颈骨折,但螺纹钉应更加倾斜,最下一枚螺纹钉仍应紧靠股骨距和股骨颈内侧皮质、或采用"V"形钉强斜度固定。手术创伤很小,尤其是前者,进钉的戳孔无需缝合,手术次日患者可坐起,2~3 周后可用双拐下床做不负重活动。

不稳定的 Evan I 型骨折,或 Boyd III、IV 型骨折,应选用更加坚强的内固定,主要有以下两类。

1.钉-板类 以动力性髋关节螺钉(DHS)为代表。

动力性髋关节螺钉是专门为股骨转子间骨折设计的内固定装置。贯穿骨折段的螺钉与安放在股骨上段外侧的钢板籍套筒相连,加上股骨头上的载荷可分解为促使近骨折段内翻和沿螺钉轴线下压的两个分力,钉-板的特殊连接方式可有效地抵抗内翻分力而保留使骨折线加压的轴向分力,从而保持骨折部的稳定性。理想的螺钉位置应在拉力骨小梁和压力骨小梁的交界处和股骨头的中心,并偏向股骨颈的内侧。如局部有严重骨质疏松,螺钉易于失稳而导致内固定失败。

2.髓内固定装置 如 Ender 钉、Gamma 钉、PFN 钉、PFNA 钉等。

髓内固定装置的主要优点是降低了弯曲力臂的长度,因而降低了作用于固定装置上的弯矩,提高了装置的稳定性。

(1)Ender 钉:Ender 钉需在 X 线片透视指引下,将几枚(一般为 3 枚)可弯曲成弧形的钢针从股骨内髁打入髓腔,穿过骨折线到达股骨头部。优点为不需切开骨折部、创伤小、操作比较简便、手术时间短。但 Ender 钉控制旋转的能力不完全可靠。

(2)Gamma 钉:Gamma 钉是由 Zickel 钉演化而来。它由一根近侧粗、远侧细的髓内针和一枚通过髓内针插入股骨颈部的拉力螺钉组成。根据髓内针远端有无交锁螺钉,又可分为动力型和静力型。Gamma 钉控制旋转的能力比较强。

(3)PFN 钉:PFN 钉是由国际内固定研究学会(AOIASIF)设计的,其具备 Gamma 钉力臂短,弯矩小及动力加压的优点,同时还增加了防旋的髋螺钉,颈内双钉承重,增加了防旋、抗拉、抗压能力,远端的凹槽设计减少了应力集中造成的再骨折。但对于严重骨质疏松患者,愈合过程中可能出现髋内翻,承重的拉力钉可能出现退钉,防旋钉也可能切割入关节腔。因此在手术时需要获得更好的复位,对两枚螺钉的位置分布也有很高的要求。

(4)PFNA 钉:PFNA 钉是在 PFN 基础上改进而来的,主钉顶端 6° 的外翻弧度使主钉可以顺利插入髓腔,近端部分由螺旋刀片替代了传统的拉力螺钉,可同时达到抗旋和稳定支撑的作用。近年来,推出的二代 PFNA 则更适合亚洲人股骨近端解剖特点。

(二)Evans 第二类骨折

远骨折片有向上内移位的强烈倾向,牵引或一般的钢钉固定均较难控制。如患者全身情况允许,以切开复位内固定为宜。

术前可先做胫骨结节牵引,全身情况稳定后尽早手术。内固定可选择钉-板固定(包括各种角钢板)、Zickel 钉固定或长短 2 枚相对重叠的梅花形髓内钉固定。后者安放较简易,可在显露骨折线后先向近骨折段逆行击入一枚较长的梅花形髓内针,然后整复骨折,将上述髓内针向远骨折段顺行击入。再用一枚较短的梅花形髓内针与第一枚髓内针对合后击入以充满股骨近段髓腔。术后可做皮肤牵引或穿用"⊥"形鞋,以防止肢体旋转。3～6周后持双拐下地做不负重活动。

【并发症】

1.全身并发症　伤后应注意防止创伤性休克,老年患者应加强预防肺炎、压疮、尿路感染等因长期卧床所致的并发症。如手术治疗,术后应尽早坐起和下床做不负重锻炼。

2.局部并发症　转子间骨折很少发生骨不连,但髋内翻畸形的发病率很高。如果内固定欠坚固,不稳定型转子间骨折再移位的可能也较大,因此应重视内固定的选择。一旦发生较严重的髋内翻畸形且明显影响行走功能时,需考虑截骨矫正手术。

七、转子下骨折及大小转子骨折

(一)转子下骨折

转子下骨折一般指小转子下缘以下5cm范围内的骨折。既可单独发生,也可与粗隆间骨折伴发。在各种股骨上段骨折中,粗隆下骨折的发病率最低。

【损伤机制】

单纯转子下骨折多见于年轻人,多由较大的直接暴力引起,不少病例骨折为粉碎型。而与转子间骨折伴发的转子下骨折可发生在骨质疏松的老年人,可因平地摔跌等较轻外伤引起。

转子下骨折后,近端受臀肌、髂腰肌和外旋肌群的牵拉而呈屈曲、外展、外旋移位,远端则受内收肌群和下肢重力的影响而向上、向内、向后移位。

【诊断】

伤后局部明显疼痛肿胀,伴伤肢内收、短缩畸形。骨折部出血较多,需防止失血性休克。外伤暴力较大的,应注意检查有无多发性创伤。

【分类】

有多种分类。Schilden将粗隆下骨折分为3型。

1.Ⅰ型　横形或短斜形骨折,多由弯曲扭转暴力引起,也可称为两部分骨折,骨折线与股骨干纵轴接近垂直。

2.Ⅱ型　长斜形或螺旋骨折,伴有或不伴有蝶形骨片,多由扭转暴力引起,也可称为3部分骨折。

3.Ⅲ型　4块或4块以上的粉碎性骨折,骨折线延伸到转子间部,多由扭转与直接暴力联合引起。

上述分类法较简单易记,能反映骨折机制、部位和稳定性,对治疗有指导意义。

【治疗】

1.牵引治疗　转子下骨折可牵引治疗,在屈髋90°、屈膝90°位做骨牵引。但发生畸形愈合或延迟愈合的机会较多。

2.切开复位内固定　股骨转子下部承受的应力较大、较复杂,因此对固定的要求较高。通常可选用钉-板或髓内固定。钉-板固定的效果取决于股骨内侧皮质连续性的恢复程度。如果内侧骨皮质粉碎,失去良好的支撑作用,内固定可因承受较大的弯曲力而逐渐疲劳失效。

适合于粗转子下骨折的髓内固定形式有各种类型的交锁髓内针。当转子下骨折粉碎不严重时,可选用近侧交锁的动力性交锁髓内针。若骨折严重粉碎并伴有缩短时,可在髓内针的近、远侧均插入交锁螺钉,做静力性固定。

Zickel钉是一种特殊的专为转子下骨折设计的髓内固定装置,由1个特殊形状的髓内钉和其他附件组成。其近端有1个孔道,用1枚三翼钉通过该孔道插入股骨颈和股骨头,再用1枚固位螺钉将三翼钉固定在髓内钉上。这样可牢固地固定近侧和远侧骨折端,允许早期下床活动。Zickel钉于1966年用于临床后不断进行改进,随后又出现了多种同一原理的改良装置如Russell-Taylor钉等,均有固定可靠、允许早期下床锻炼的优点。

【并发症】

1.延迟愈合　转子下骨折片多数为皮质骨,因此较松质骨愈合慢。如有过度牵引则更易并发延迟愈合。

2.内固定失败　转子下部承受的应力较大,特别是做钉-板固定时,钢板可由于承受循环弯曲载荷而疲劳断裂。而坚固的钉-板固定可能导致板下骨的疏松,去除钉-扳后应注意防止再次骨折。

(二)大转子、小转子骨折

单独的大、小转子骨折罕见,多由撕脱暴力引起,一般预后较好。

大转子为臀中肌的附着点,小转子为髂腰肌的附着点,偶而因为两块肌肉的强烈收缩而导致大、小转子的撕脱骨折。大转子位置表浅,也可直接触地致伤。大、小转子骨折后局部压痛,其中大转子处可见肿胀及皮下瘀斑,髋部活动可仅有轻度障碍。最后诊断需依赖X线片。

撕脱的骨块较大且移位明显的患者,可切开复位后螺丝钉固定。无明显移位者,不需特殊处理,卧床休息即可。

(张志宏)

第二节　股骨颈骨折

股骨颈骨折系指由股骨头下至股骨颈基底部之间的骨折。股骨颈骨折对骨科医师一直是一个巨大的挑战。

一、股骨颈应用解剖

股骨头呈圆形,约占一圆球的2/3,完全为关节软骨所覆盖,在其顶部后下有一小窝,称为股骨头凹,为股骨头韧带附着处,股骨头可由此获得少量血供。股骨颈微向前凸,中部较细。自股骨头中点,沿股骨颈画一条轴线与股骨下端两髁间的连线,并不在同一平面上,正常情况下,前者在后者之前,形成的角度,叫前倾角平均$13.14°$,其中男性$12.20°$,女性$13.22°$。股骨颈与股骨干之间成一角度,称颈干角,成人为$125°$,其范围在$110°\sim140°$之间。

(一)骨小梁系统

股骨颈内部承受张应力,压应力,弯曲应力和剪应力,骨小梁的分布方向和密集程度也因受外力的不同而不同,股骨头颈部有2种不同排列的骨小梁系统,一种自股骨干上端内侧骨皮质,向股骨颈上侧做放射状分布,最后终于股骨头外上方1/4的软骨下方,此为承受压力的内侧骨小梁系统;另一系统起自股骨颈外侧皮质,沿股骨颈外侧上行与内侧骨小梁系统交叉,止于股骨头内下方1/4处软骨下方,此为承受张力的外侧骨小梁系统。在上述2种骨小梁系统在股骨颈交叉的中心区形成一三角形脆弱区域,即Ward三角区,在老年人骨质疏松时,该处仅有脂肪充填其间,更加脆弱。从股骨干后面粗线上端内侧的骨密质起,由很多骨小梁结合成相当致密的一片骨板,向外侧放射至大转子,向上通过小转子前方,与股骨颈后侧皮质衔接,向内侧与股骨头后内方骨质融合,以增强股干颈的连接与支持力,称为股骨距,也称为"真性股骨颈"。Giffin 通过研究指出它的存在不仅加强了颈干连接部对应力的承受能力,而且还明显加强了抗压力与抗张力两组骨小梁最大受力处的连接,在股骨上段形成一个完整合理的负重系统。股骨上端的力学结构是典型力学体系,自重轻而负重大,应力分布合理,受力性能极佳,骨小梁的排列能最大限度的抵抗弯曲应力。股骨距在股骨颈骨折时内植入物放置位置方面及股骨头假体的置换技术方面,均具有重要意义。

(二)股骨头及颈的血供

成人股骨头的血运主要是来自股深动脉的旋股动脉,外侧和内侧旋股动脉通过股骨的前后方在转子的水平相吻合,从这些动脉特别是旋股内侧动脉分出上、下支持带动脉。上支持带动脉又分出上干骺动脉和外骺动脉,而下支持带动脉变成下干骺动脉。闭孔动脉通过髋臼支分出圆韧带动脉,其终端为骨骺内动脉。自股骨干和转子部的动脉穿进股骨皮质下,终止于股骨颈近端,外骺动脉和内骺动脉分别供应股骨头外 2/3 和内 1/3 的血运,而下干骺动脉主要供应股骨颈的血供。上支持血管是股骨头的最重要的血运来源,而下支持带血管则仅营养股骨头和颈的一小部分,圆韧带血管对股骨头血供的重要性各家意见不一,作用尚不明确。

股骨颈骨折后,进入股骨头上方的外侧骺动脉因骨折而中断,骨折移位使支持带血管撕裂,髓内出血,髋关节囊内压增高压迫支持带血管等因素,使股骨头的血供遭受损害。骨折后股骨头坏死与否主要与其残存血供的代偿能力有关。股骨颈骨折通常位于整个关节囊内,关节液可能妨碍骨折的愈合过程。因为股骨颈上基本无外骨膜层,所有愈合必须来自于内骨膜,滑液内的血管抑制因子也可抑制骨折的修复。这些因素连同股骨头无稳定的血液供应便使得愈合无法预测。因此,股骨颈骨折应早期复位及内固定,以利于骨折后扭曲的支持带血管重新开放,坚固的内固定有利于重建一些血管的连续性。

二、股骨颈骨折伤因和损伤机制

老年患者骨量明显下降和松质骨结构异常,最终导致骨的力学强度下降,以致股骨颈成为骨质疏松性骨折的好发部位之一。另外,老年人髋周肌群退变,反应迟钝,不能有效的抵消髋部有害应力,加之髋部受到应力较大(体重 2～6 倍),因此当遭受轻微外力,如平地滑倒或绊倒,由床上或座椅上跌伤,均可形成骨折。

青壮年股骨颈骨折,往往由于严重损伤如车祸或高处跌落,损伤机制有 2 种解释:一是外力从侧方对大转子的直接撞击,二是躯干倒地时下肢旋转,而股骨头卡在髋臼窝内不能随同旋转,股骨颈抵于髋臼缘,正常股骨颈部骨小梁的方向呈狭长卵圆形分布,长轴线与股骨头、颈的轴线一致,有利于在正常生理情况下承受垂直载荷,但难以对抗上述横向水平应力而易于发生断裂。

因过度过久负重劳动或行走等极限应力作用于股骨头,使股骨颈的骨小梁发生显微骨折,可最终导致疲劳骨折。

三、股骨颈骨折分类

股骨颈骨折有多种不同的分型方法。

(一)按骨折部位分类

1.头下型 骨折线完全在股骨头下,整个股骨颈在骨折远段。显然这类骨折对血供损伤严重,临床多见。

2.头颈型　骨折线的一部分在股骨头下,另一部分则经过股骨颈,由于遭受剪应力,此型临床最常见。

3.经颈型　全部骨折线均通过股骨颈中部,此型临床甚为少见。

4.基底型　骨折线位于股骨颈基底部,其后部已在关节囊外,此型血供保留最好。

(二)按骨折移位程度分类(Garden 分型)

Ⅰ型:不完全性的嵌插骨折,股骨头斜向后外侧。

Ⅱ型:完全的无移位骨折。

Ⅲ型:完全骨折并有部分移位,可通过股骨头向骨小梁方向做出判断,但两骨折块尚保持相互间的接触。

Ⅳ型:骨折块完全移位。

(三)AO 分型系统

股骨颈骨折被分为股骨头下无或微移位型(B1 型),经颈型(B2 型),或移位的头下骨折(B3 型),这些类型又可进一步分型,B1 型骨折又有外翻15°及以上的嵌插(B1.1),外翻小于15°(B1.2),无嵌插(B1.3);经颈型(B2 型)骨折又分颈基底部(B2.1 型),伴内收的颈中型(B2.2 型),伴剪切的颈中型(B2.3 型);有移位的股骨头下骨折(B3 型)又分为中度外翻合并外旋(B3.1 型),中度垂直翻转及外旋移位(B3.2 型),或显著移位(B3.3 型)。B3 型骨折的预后最差。

目前临床上 Garden 的分型系统应用最为广泛,但无论应用哪一种分型系统,均应把嵌插骨折从无移位的股骨颈骨折中区分开来。这类骨折具有明显的稳定性,可行保守治疗或非手术治疗,因为几乎100%的嵌插骨折均可愈合,但有15%以上可发生再移位,因此对这类病人可选用闭合多枚螺钉固定,防止再移位的发生。对 Garden Ⅱ型,由于无嵌插,也就骨折本身没有固有的稳定性,如不行内固定,则几乎所有骨折均发生移位。

四、股骨颈骨折临床表现和诊断

对老年人摔跌后诉髋部或膝部疼痛者,应考虑股骨颈骨折的可能。对移位明显的股骨颈骨折诊断并无困难,体格检查时可发现大转子上移至髂前上棘与坐骨结节连线以上,腹股沟韧带中点下方有压痛;患肢轻度屈曲,内收并有外旋,短缩畸形,但肿胀可不明显;叩击病人足跟时可致髋部疼痛加重。X 线检查可明确诊断,并进一步判断类型。多数病人伤后即不能站立和行走,部分骨折端嵌插的病人症状很轻,下肢畸形也不明显,极易漏诊,对此类病人,应 CT 或 MRI 检查,也可嘱卧床休息,2 周后再次摄片复查。

五、股骨颈骨折治疗

稳定的嵌插型骨折即 Garden Ⅰ型,可根据情况使用非手术治疗,如外展位牵引或穿用"⊥"形鞋保持伤肢于外展、旋转中立位等。但由于患者多为老年人,为避免长期卧床所引起的多种并发症,并且有约15%移位率,也可选经皮螺钉固定,对 Garden Ⅱ型因缺乏稳定,均应闭合复位内固定。

复位和内固定是治疗移位型股骨颈骨折的基本原则,多用 Garden 对线指数判断复位程度。正常正位片上股骨干内缘与股骨头内侧压力骨小梁呈160°,侧位片上股骨头轴线与股骨颈轴线呈一直线(180°),Garden 证实,如果前后位上股骨头的压力骨小梁和股骨内侧皮质的夹角在155°~180°,则骨愈合的比率增高,而缺血性坏死的发生率较低;在侧位上虽然应尽量争取矫正前倾角,但复位后155°~180°也可接受。同时证实,无论在哪一平面上对线指数小于 155°或大于 180°时,缺血性坏死的发生率从 7％增至 65％。

　　股骨颈骨折内固定的装置已研制出很多,实验证明加压单钉抗旋转强度较差。加压多钉类为目前较受欢迎的治疗方法。Kyle 和 Asnis 提出用空心螺钉 3～4 根固定骨折效果好,Van 用生物力学方法比较 4 种内固定物即三翼钉、滑移式钉板、加压单钉及加压多钉后认为,3 枚加压螺纹钉的抗压、抗张强度及抗扭转能均在其他 3 种固定物之上。Mecutchen 等报告加压螺纹钉治疗股骨颈骨折不愈合率仅为 1.8％,术后股骨头坏死率为 11％,螺纹钉治疗效果明显优于其他治疗方法。Bout 等通过研究指出由于空心螺钉直径小,故对骨质及髓内血管损伤小,3 枚钉呈三角形立体固定,故稳定性好,能有效防止股骨头旋转及下沉,而且其手术适应证比较广。我们最常使用空心螺丝钉固定股骨颈骨折。假若外侧皮质骨质疏松或粉碎相当严重,也可考虑侧方小钢板固定。

　　准确良好的复位是内固定成功的必要条件,一般对股骨颈骨折选择闭合复位,切开复位仅适用于闭合方法无法复位的患者。

　　1.闭合复位方法　Whitman 法,牵引患肢,同时在大腿根部加反牵引,待肢体原长度恢复后,行内旋外展复位。Leadbetler 改良了 Whitman 法,主要是屈髋屈膝 90°位牵引。牵引复位采用胫骨结节骨牵引(1/7 体重),在 1～2 日内致骨折复位,牵引的方向一般为屈曲,外展各 30°,如有向后成角,可在髋伸直位做外展 30°。目前多采用先用缓慢的皮牵引或骨牵引数日,等患者可手术后,在麻醉下在骨科牵引床上先将伤肢外展、外旋位牵引到骨折端有分离后,再内旋患肢,稍放松牵引,一般可获得良好复位。

　　2.切开复位　病人取仰卧位,一般选择 Watson-Jones 入路,可向近端和前侧延伸,切开关节囊后,直视下复位操作。在牵引床上切开复位,因关节囊紧张,影响暴露,增加手术操作难度。在复位时应注意股骨颈的旋转问题,建议在复位及克氏针临时固定后,拍片和透视检查。

　　3.闭合复位空心螺钉内固定(AO)　患者于骨折复位床上牵引复位满意后,通过外侧切口显露大转子和股骨上端长约 8cm,切开皮肤、皮下组织和阔筋膜,剥离股外侧肌起点和后方,并向前牵开。首先在股骨颈前方打入 1 根螺纹导针,以确定股骨颈前倾角,并通过透视证实导针的位置,将平行导向器斜面紧贴于股骨大转子下外侧,通过中心孔向股骨头内钻入第 2 根导针,进针方向应平行于第 1 根导针,透视下位置良好后,拔去第 1 枚导针。通过平行导向器边缘 3 个孔分别钻入 3 根导针,经透视 3 根导针位置适当,且深达股骨头软骨面下方,即拔除第 2 枚导针,完成导针的定位,使用直接的测量装置确定 3 根导针进入的深度,计算钻孔的深度,使用中空钻头及中空丝锥钻孔和攻丝,选择螺丝钉,螺纹部分最好位于对侧骨折块,拧入中空螺丝钉后松动牵引,加压旋紧。透视下证实骨折、螺钉位置良好。必要时可应用垫圈以防止螺丝钉头沉入近侧皮质内。

　　术后处理:术后第 1 天,病人可坐起,是否负重取决于骨结构的稳定性,不主张患者在床上做直腿抬高运动,以免增加股骨颈的剪力。大多数患者允许术后扶双拐保护下立即部分负重,至骨愈合,始可完全负重。

　　4.股骨颈骨折的人工假体置换　关节置换术的出现,无疑对股骨颈骨折的治疗产生一次很大的冲击。虽然术式较传统内固定术为大,但术后早期恢复关节功能,避免了卧床所引发的褥疮、肺部感染,使其一度为很多医生所热衷。对年老、骨质疏松、骨折不愈合及股骨头坏死变形的病例,它确实是恢复关节功能的有效办法。人工关节置换术治疗股骨颈骨折的优点为:①避免了股骨颈骨折不愈合及股骨头坏死问题。②降低并发症的发生率。③治疗时间短。④提高患者的生活质量。但另一方面,假体置换的并发症,如松动、感染、假体断裂、髋臼磨损、关节周围异位骨化等也暴露出来。特别对于中青年患者,因关节活动强度较大,使髋关节置换术出现较高的手术失败率。Colles 曾对 43 例(51 髋)50 岁以下股骨颈骨折患者行全髋置换术,随访 3～15 年,41％做了返修术,有的病人甚至进行了多次返修术。Rogmar 发现关节置换组 2 年后失败率达 6％,25％的患者有行走障碍,1.5％则有严重的髋部疼痛。另外,近年来,多钉内固定技术的应用,良好的复位和坚强的内固定已解决早期下床活动和负重的问题。

基于以上的优点和缺点,不同作者提出针对有移位的关节囊内骨折应选择假体置换的治疗应符合下列条件:

(1)生理年龄应在 65 岁以上。

(2)髋关节原伴发疾病,如骨性关节炎,强直性脊柱炎,股骨头无菌性坏死等。

(3)恶性肿瘤病理性骨折。

(4)陈旧性股骨颈骨折。

(5)伴有股骨头脱位的股骨颈骨折,因为这种损伤环境下,必定会发生缺血性坏死。

假体的选择:人工假体有单极股骨头、双极股骨头和全髋置换术。单极半髋假体置换可产生持续性疼痛和突破髋臼的并发症。随着双极假体的发展,单极假体使用日渐减少。Hasan 等通过随访认为双极人工股骨头置换在平均 6.1 年随访后虽无髋臼的破坏,但远期疗效仍不及全髋置换。对体质较弱的高龄(大于 80 岁)病人,估计存活期较短,采取全髋关节置换术的耐受性差可选用双极人工股骨头置换。由于第 4 代骨水泥技术(髓腔冲洗,负压下搅拌骨水泥,使用随腔塞,骨水泥由骨水泥枪加压注入及中置器使用),使股骨骨水泥柄假体松动与非骨水泥柄无差别,因此老年患者股骨颈骨折仍采用骨水泥固定为主;而髋臼侧,Kavanagh 等报道术后 15 年骨水泥翻修为 14％,Poss 等报道非骨水泥术后 11 年翻修为 3.1％,因此,对骨质疏松不是非常明显者,仍主张选用非骨水泥。

六、儿童股骨颈骨折的特点

临床上儿童股骨颈骨折并不多见,在所有儿童骨折中发生率低于 1％,小儿股骨颈骨折易发生股骨头缺血性坏死,髋内翻畸形以及骨骺早闭合,与儿童股骨颈的解剖特点有关。新生儿至 3 岁幼儿股骨头深入髋臼中,股骨头、颈、大转子是一片软骨,因而只有大暴力直接打击股骨颈才引起骨折。由于骨折时暴力易导致动脉供血不足,静脉淤血,关节囊内压增高。对儿童股骨颈骨折的治疗,有其自身特点,因为骨折后移位较重,复位较困难,而反复整复是造成血运障碍的主要原因之一,使用空心钉等较大的内固定时,常不易穿入坚韧和窄细的股骨颈,鉴于上述原因,目前大多学者主张:无移位者采用髋人字石膏固定或皮牵引治疗;有移位者牵引手法复位后采用经皮克氏针内固定。

(王春宇)

第三节 股骨转子部骨折

一、股骨转子间骨折

(一)病因及发病机制

股骨转子间骨折是临床最常见的髋部骨折之一,好发于老年人,男性多于女性,属于关节囊外骨折。有资料统计其发病年龄较股骨颈骨折晚 5～6 岁,其发病率占到全部骨折的 3％～4％,占髋部骨折的 35.7％。近年来由于人口老龄化的发展和高能损伤的日渐增多,该病的发病率呈上升趋势且年轻化。其发病原因老年人主要是由于骨质疏松,肢体不灵活,当下肢扭转,跌倒或使大转子直接触地致伤造成,或由于转子部受到内翻及向前的复合应力,引起髋内翻畸形和以小转子为止点的嵌压形成小转子碟形骨折;亦可由髂腰肌突然收缩造成小转子撕脱骨折。年轻人骨折则多因高能损伤而致,多为粉碎性骨折。由于转子部血运丰富,骨折后极少不愈合,易发生髋内翻畸形,但高龄患者长期卧床引起的并发症很多,为临床治疗的难题。

（二）分类

目前,股骨转子间骨折分类应用较多的即 Evans 分类法(图 6-10)和 AO 分类法。Evans 根据骨折的方向将转子间骨折分为 2 种主要类型。Ⅰ型中骨折线从小转子向上延伸;该型通过内侧皮质的解剖复位获得稳定。Ⅱ型骨折线反斜形,该型骨折股骨干有向内侧移位的趋势。Ⅰ型又细分为 5 亚型:1 度为非完全性骨折,转子部仅大转子骨折,小转子完整;2 度为非粉碎性骨折,无或轻度移位;3 度为颈折片嵌入干折端;4 度骨折端分离,大部分内侧后壁缺损。目前该种分类方法已被广泛采用。AO 组织将股骨转子间骨折分为 3 类,A1 组:经转子间的单纯骨折;A2 组:经转子的粉碎骨折;A3 组:反转子间骨折(图 6-11)。

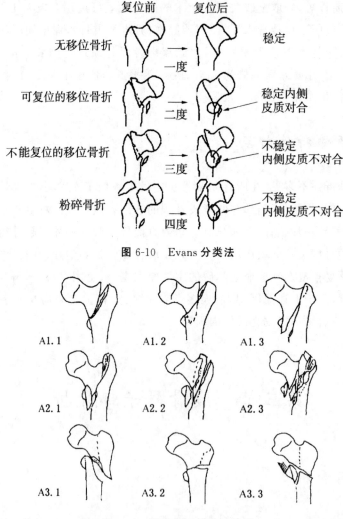

图 6-10　Evans 分类法

图 6-11　股骨转子间 AO 分型

（三）临床表现

病人大多有外伤史,老年患者往往只是一个轻微的外伤史,比如摔倒;而年轻病人的股骨转子骨折往往往伴随着一些车祸等高能损伤。患髋有明显疼痛,活动障碍,无法行走,患肢有短缩外旋畸形,有时可闻及转子部骨擦音。一些 Evans I 型的病人有时仍能行走,疼痛很轻,患肢可有外旋畸形。

(四)诊断

病人多为老年人,大多有明显的外伤史,髋部剧烈疼痛,活动后加重,不能负重行走或站立。患肢短缩及外旋畸形,无移位的嵌插骨折或移位较少的稳定骨折,上述症状较轻,但多伴有下肢的外旋畸形。体检时可见患肢大转子上移,局部肿胀明显,可见瘀斑,局部压痛明显,纵向叩击患肢转子部疼痛明显。需与股骨颈骨折相鉴别,转子骨折压痛点在转子部,而股骨颈骨折压痛点在腹股沟中点外下方。拍片可见股骨转子骨折线,可以根据 X 线片分型,必要时行 CT、三维重建检查,有利于明确骨折粉碎程度,了解复位稳定性。而 MRI 检查对一些隐性骨折有效。虽然神经血管损伤并不常见,但应该认真检查。对由于高能量创伤所引起的骨折患者需要进行仔细地检查以除外合并损伤。

(五)治疗

治疗的最主要目的是使病人能尽早活动且活动功能恢复到其受伤前的水平。对于转子间骨折的病人来说,要达到此目的应以手术治疗为最佳方案。非手术治疗只适用于不能耐受手术病人以及年龄较轻、骨折未发生移位的身体健康的病人。但是,对这些病人必须进行严密监控,密切观察及时发现任何骨折移位的征象。接受手术治疗的病人应该早期活动以避免由于长期卧床所引起的并发症。

转子间骨折的任何分类方法中,最重要的因素为骨折的稳定性。当后内侧皮质未受损或在手术时保存其完整性则稳定性可大大增强。非稳定性转子骨折的类型包括后内侧的支撑点丧失、骨折扩展至转子下以及反斜形骨折。

1.非手术治疗　股骨转子间骨折传统的治疗方法,是将患肢置于外展 30°位牵引或外展 30°位卧床 4～6 周,再改为患肢穿防旋鞋,骨折愈合一般不成问题。传统疗法的优点是病人不需忍受手术的痛苦与风险,比较容易被病人与家属接受。在不具备手术治疗医疗条件的基层医院仍然是一种治疗手段。对一些高龄,心肺功能差或骨质疏松很严重,手术难以达到坚强固定的患者,可选择该治疗方法。存在的缺点是需长期卧床,易引发肺炎、褥疮、血管栓塞等并发症,重者可导致死亡。

2.手术治疗

(1)手术类别:股骨转子间骨折的手术可采取的内固定种类较多,一般可分为钉板系统(jewett 钉、麦氏鹅头钉、AO/ASIF 角钢板、动力髋螺钉 DHS)和髓内固定系统(Ender 钉、Gamma 钉、股骨近端髓内钉 PFN 和 PFNA)。目前应用较多的钉板结构是动力髋螺钉(DHS)、髓内固定装置为 Gamma 钉、股骨近端髓内钉(PFN 和 PFNA)。另外,对于部分股骨转子间粉碎骨折采取人工髋关节假体置换。

(2)术前计划:术前应拍摄标准的骨盆前后位像,及受累髋关节的前后位及侧位像。与床面垂直的侧位像可以帮助确认后内侧的粉碎性程度。在标准的正侧位 X 线片上不能完全很好的显示出骨折的形状,可拍摄 15°～20°的内旋位像。如果准备进行髓内针固定,拍摄对侧的 X 线片有助于制定手术计划,帮助选择合适的内植入物。

(3)植入物的选择:股骨转子间骨折常用的内固定器有两大类:带侧方钢板的加压滑动髋螺钉和髓内系统。前者包括传统的髋拉力螺钉(可提供转子间平面的加压)和侧方加压钢板(可另外提供轴向加压)。髓内系统有顺行髓内钉,它带有 2 枚普通螺钉(Recon 钉)或加压型螺钉(如 Gamma 或髋髓内钉)。加压型髓内钉长度较短的,其尾端位于骨干部;较长者,其尾端可达股骨髁上。另一类为逆行髓内钉,如 Ender 钉,它是从股骨髁向上经髓腔打入股骨颈。

动力髋螺钉是以 Richard 钉为代表的加压髋螺钉,该钉由波兰 Pohl 于 1951 年设计,1955 年 Schumpelik 开始应用于治疗股骨转子间骨折。经瑞士内固定学会(AO/ASIF)改进为动力髋螺钉(DHS)。

该钉采用一枚较粗的股骨颈螺钉代替三翼钉,通过拉力螺纹钉的滑动加压和有侧方套筒的钢板将股骨头颈段与股骨干固定为一体,并使骨折端产生动力性加压作用。主要并发症为钢板断裂、螺钉穿出股骨头、髋内翻畸形。DHS 治疗稳定性转子间骨折疗效肯定;但对于不稳定性骨折,由于颈后内侧皮质缺损,压应力不能通过股骨距传导,内固定物上应力增大,螺钉切割股骨头,钢板疲劳断裂,骨折不愈合或畸形愈合等并发症发生率高;对 Evans Ⅱ 型转子间骨折加压作用可导致骨折段的分离,效果更差,失败率高达 24%～56%。对伴严重的骨质疏松(sing 氏指数≤3 级)的不稳定性股骨转子间骨折患者,该系统不能控制骨折端的旋转应力同时滑槽钉对骨折端的过度嵌压,使钉尾过度突出,也容易引起肢体短缩以及髋内翻,严重时可发生钉子穿出股骨颈。DHS 应放在股骨头的中下 1/3,即张力骨小梁和压力骨小梁交汇处的下方,股骨颈的中下部,侧位上放在股骨头的中下稍偏后。有作者认为髋内翻与过早下地负重有关,故主张下地时间应根据骨折稳定程度、骨质疏松程度和内固定坚强程度而定。对于伴有骨质疏松者应推迟负重时间。

Gamma 钉是由 Crosse 等设计并且得到广泛应用的髓内系统,为一种带锁髓内钉,在股骨头颈处斜穿一根较粗的螺钉,并带有滑动槽。它结合了 DHS 和髓内钉的优点,具有创伤小,出血少,操作简单,感染率低,愈合率高的特点。与 DHS、麦氏钉相比,减少了运动力臂的长度。生物力学测试发现 Gamma 钉与 DHS 对稳定的股骨转子间骨折,2 种固定的强度相似;而在不稳定性骨折中,Gamma 钉明显比 DHS 坚强。临床应用该钉的并发症可达 8%～15%,主要为股骨干骨折,髋内翻畸形。Domingo 等认为,股骨干骨折的发生是由于 Gamma 钉与股骨近端的解剖形态不完全相符、钉尾过粗以及过度扩髓有关。而 Ahrengart 等发现,应用 Gamma 钉置入股骨头螺钉时位置更易偏向上方,这会导致远期切割股骨头的几率增高。目前国内多数选用改良的亚太型国产 Gamma 钉,该钉的上端呈直柄,无外展角度,术后较原型更容易出现髋内翻,原因有:适应证的选择错误,大转子及股骨颈基底部内侧皮质不完整,主钉在髓内不稳定,拉力螺钉进钉部位已经骨折,内固定无法坚强。发生髋内翻的多为 3 度、4 度骨折;严重骨质疏松的患者,影响螺钉的固定强度,过早负重,螺钉对松质骨的压迫,引起股骨颈处骨小梁的吸收,从而颈干角减小,引起髋内翻;手术操作,拉力钉打入的深度不够,顶端未达到股骨头软骨面下 1cm 处,以及主钉进钉位置不正确;还有亚太型 Gamma 钉的本身设计缺陷等。

股骨近端带锁髓内钉(PFN)PFN 和 PFNA 由 AO/ASIF 在 Gamma 钉基础上设计而成。PFN 由 1 枚主钉、1 枚自攻股骨颈螺钉、2 枚自攻髋螺钉(防旋螺钉)以及 2 枚锁钉组成;PFNA 则在 PFN 的基础上,把 PFN 的自攻髋螺钉改为螺旋刀片,加强了防旋及防退的功能。根据股骨形状设计成 6.成角。近端 2 枚螺钉直径不同,拉力螺钉直径为 10mm,防旋螺钉直径为 6.5mm。国产 PFN 钉近端两枚螺钉直径均为 6.5mm。该系统较 Gamma 钉多 1 枚自攻髋螺钉,具有较好的抗旋转、稳定功能。PFN 的钉体较 Gamma 钉细长,近端 2 枚螺钉较细,从而减少了对股骨头的切出力和主钉远端的应力集中,增加了骨折断端的压应力,故有效地减少了骨折端的骨吸收,有利于骨愈合。该钉主要适用于梨状窝处无骨折以及转子下斜行骨折线不超过 8cm 的骨折。由于 PFN 的远段髓内钉直径较小,从而在钉的尖端减少了应力集中,避免了股骨干骨折的并发症发生。生物力学试验证实 PFN 的抗压缩和抗扭转性能均强于 DHS,而且随着骨折稳定性的下降,PFN 较 DHS 能承担大部分股骨近端尤其是经股骨距的载荷,有利于骨折早期愈合。PFN 治疗股骨转子间骨折近年来被更多的学者所接受。

人工假体置换治疗老年骨质疏松患者的不稳定的股骨转子间粉碎性骨折,能迅速恢复患肢功能,减少了髋内翻畸形、骨折延迟愈合、不愈合及因长期卧床而导致的坠积性肺炎等并发症的发生。应用人工假体治疗股骨转子间骨折应严格掌握适应证:患者必须是 70 岁以上,有骨质疏松症,不稳定、粉碎性的转子间骨折。但股骨转子粉碎骨折因周围肌肉损伤及止点重建松动导致脱位发生率较高。如果股骨距有粉碎性骨折,需使用带股骨距假体,目前使用较少。最好的适应证是,原有髋关节疾病需人工关节置换现发生股骨转子骨折者,及内固定失败的高龄患者。总之,随着内固定器材的不断更新,手术技术的不断完善,治疗股骨转子间骨折的手术方法越来越多,大大减轻了病人长期卧床所带来的并发症。正确选择内固定物,是手术成功的关键。

(4)转子间骨折的加压髋螺钉内固定术

1)麻醉:采用全身麻醉或硬膜外阻滞麻醉。

体位:病人仰卧于骨折牵引床上,会阴部置放带衬垫、可透 X 光的对抗牵引柱,健肢髋关节屈曲外展置于大腿支架上,用衬垫保护健肢的腓总神经。患肢置于外展 15°～30°,中立位或略内旋牵引复位,避免过度牵引,防止外翻。C 型臂机透视转子部正侧位,明确骨折复位情况,注意内侧及后侧皮质骨的接触情况。若无法牵引复位,则需切开复位。

2)铺单:髋部皮肤常规消毒液消毒、铺巾,术野薄膜保护。

3)显露:经股骨近端外侧入路,切口自股骨大转子向远方延伸约。切口长度根据所使用的内固定器长度而定。于股外侧肌间隔上分离股外侧肌时,应仔细电凝止血股深动脉穿支。

4)穿入导针:所用钢板角度不同,导针打入的平面也各异。一般 DHS 主钉采用135°,进针点位于大转子顶点下方约 2.5cm 左右(平股外侧肌嵴以下约 2cm 处)。如果选用角度更大的钢板,套筒角度每增加 5°,进针点应向远端移动 5mm。用 1 枚克氏针沿股骨颈前方插入,有助于判断前倾角。将尖端为 3.2mm 的螺纹导针用电钻在导向器引导下按颈干角 135°、前倾角 15°攻入股骨颈。透视确定导针在正、侧位上均位于中心位时,测量主钉长度。注意,导针应尽量位于股骨距上,过于靠上,则主钉无法获得牢固的抓持力。另外,导向器应置于股骨外侧皮质中线,以使导针正确打入。

5)股骨扩孔:按照测量的拉力螺钉的长度,设置电动扩孔钻的深度,然后开始扩孔,直到自动阻挡器远侧缘抵达外侧皮质时停止。扩孔结束时,应透视检查,确定导针未前进至盆腔内或随扩孔器退出。

6)股骨头的攻丝:骨质疏松者常不必攻丝,但对于较为年轻的病人或异常硬化的骨质需要进行攻丝,当攻丝锥自动阻挡器的前部与皮质导向器相抵时即停止攻丝。

7)拧入拉力螺钉:按直接测量尺所测长度选取的拉力螺钉植入后,钉尾露于骨皮质外约 5mm。

8)植入钢板和拉力螺钉:将合适长度的钢板套入主钉上,钢板与股骨纵轴平行,在股骨上植入螺钉,再在主钉上拧入加压螺钉。

9)固定小转子和后内侧骨折块:侧方钢板最近端的螺孔可拧入 1 枚 6.5mm 的松质骨螺钉、或普通的空心螺钉来固定小转子或后内侧较大的骨折块。

10)置负压引流皮管,逐层缝合切口。

11)术后处理:术后第一天患者可在床上进行髋膝关节活动锻炼,以防深静脉血栓形成。术后 2 天内拔除引流管,术后根据患者的素质,可以指导患者进行早期部分负重行走锻炼。术后 8～12 周可以完全负重行走。

(5)PFNA 的操作方法:详见第四章。

二、股骨大转子骨折

单纯大转子骨折较少见,大多由于患肢的急剧扭转致臀部肌肉的剧烈收缩所引起的撕脱骨折,或直接暴力引起的粉碎骨折。大转子骨折患者局部可出现剧烈疼痛,行走困难,局部压痛明显,皮肤可见瘀斑,纵向叩击股骨时局部疼痛明显。拍 X 线片可见大转子骨折。

大转子骨折由于血供丰富,大多可以愈合。一些不全骨折,或疼痛较轻、不能耐受手术的患者可以卧床牵引治疗,但要加强护理,一般要求患肢外展 15°～30°位皮肤牵引 4～6 周。大转子骨折移位较明显,需行手术治疗。内固定方法主要有 2 种,一种是拉力螺钉固定,主要适用于骨折块较完整的病人,可以在 C 臂透视下闭合复位,采用 AO 拉力螺钉技术用直径 4.5mm 的空心螺钉 2 枚固定;若没有 C 臂机,可以采用切开复位,术后患肢应该避免完全负重 4～6 周。另一种是张力带技术,切口采用大转子外侧切口,平卧位,患侧臀部略垫高,患者外展 15°,自大转子顶点上方约 3cm 向下引一约 8cm 切口,切开皮肤、浅深筋膜及阔筋膜张肌,予以大转子骨折块复位后予以克氏针临时固定,在用钢丝一端穿过臀中小肌止点,另一端穿过股外侧肌止点,行"8"拉紧固定,缝合阔筋膜张肌后关闭切口,此术后第一天患髋就可以行屈伸活动功能锻炼,患肢仍需部分负重 4～6 周。

三、股骨小转子骨折

单纯小转子骨折较少见,小转子是内收肌的止点,大多由于内收肌的强烈收缩致小转子的撕脱骨折。主要表现为伤后大腿内侧剧烈疼痛,可负重行走,但活动髋关节时疼痛加剧,局部有明显压痛点,皮下可有瘀斑,患髋不能内收,外展时痛剧,下肢无短缩畸形,可有外旋畸形,一般不损及重要血管神经,X 线片可以明确诊断。治疗上可选择保守治疗,患肢制动 4～6 周即可下地行走锻炼。

(冯大永)

第四节　股骨骨折

一、股骨转子下骨折

【病因及发病机制】

股骨转子下骨折是转子周围骨折的一个特殊类型,大多数学者将这一骨折定义为发生于小转子至股骨干峡部之间的骨折,约占所有髋部骨折的 10%～30%。患者年龄呈双峰分布、损伤机制不同。老年患者大多由低速损伤引起,而年轻病人多因车祸等高能创伤所致。

【分类】

股骨转子下骨折有多种分型系统。

Seinsheimer 根据骨折块的数量、位置及骨折线的形态提出了下面的分型系统:

Ⅰ型:骨折无移位的或移位小于 2mm。

Ⅱ型:二分骨折。

Ⅱa 型:横行骨折。

Ⅱb 型:螺旋形骨折,小转子位于近端骨折块。

Ⅱc 型:螺旋形骨折,小转子位于远端骨折块。

Ⅲ型:三分骨折。

Ⅲa 型:三分螺旋形骨折,小转子是第三个骨折块的一部分。

Ⅲb 型:三分螺旋形骨折,第三个骨折块为蝶形骨折块。

Ⅳ型:具有 4 个或 4 个以上骨折块的粉碎性骨折。

Ⅴ型：转子下-转子间骨折。

Johnson 在 1988 年提出按区域分型概念，并建议根据骨折的部位选择适当的治疗方案。

Russell 和 Taylor 根据影响骨折治疗的 2 个主要因素，即小转子的连续性、骨折线向后方在大转子上的延伸是否累及梨状窝，提出了一种分型系统(图 6-12)：

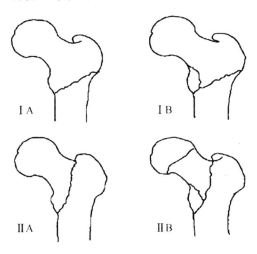

图 6-12　Russell-Taylor 分型

Ⅰ型：骨折其骨折线未延伸至梨状窝。

ⅠA 型：骨折小转子完整。

ⅠB 型：骨小转子发生骨折。

Ⅱ型：骨折累及梨状窝。

ⅡA 型：骨折自小转子经股骨峡部延伸至梨状窝，但小转子无显著的粉碎或较大的骨折块。

ⅡB 型：骨折，骨折线延伸至梨状窝，同时股骨内侧皮质有明显的粉碎，小转子的连续性丧失。

【临床表现】

股骨转子下骨折患者多有明显的外伤史，老年患者往往只是一个轻微的外伤史，比如摔倒，年轻人常合并伤，需仔细排除。患肢肿胀明显伴有剧烈疼痛，股骨上段有反常活动，可闻及骨擦音，不能行走，患肢短缩畸形。

【诊断】

病人多有明显的外伤史，大腿上段剧烈疼痛，活动受限，不能负重行走或站立。患肢短缩畸形，多伴有下肢的外旋畸形。体检时可见大腿上段反常活动，局部肿胀明显，可见瘀斑，局部压痛明显，纵向叩击患肢大腿上段疼痛明显。拍片可见股骨转子下骨折线，可以根据 X 线片分型。

【治疗】

1.非手术治疗　非手术治疗，包括骨牵引、夹板固定、石膏固定等，适用于一些转子下不全骨折，或无法耐受手术者。非手术治疗者，患肢需长期制动，会出现患肢肌肉萎缩、髋膝关节僵硬、褥疮、尿路感染等并发症；若骨折复位不佳，会出现畸形愈合，下肢短缩或外旋畸形。

2.手术治疗　由于非手术治疗治疗效果不佳，并发症多，对于完全性转子下骨折患肢，只要条件允许，均主张手术内固定治疗。手术内固定现包括 2 大类：钢板系统和髓内钉系统。钢板固定属于偏心固定，应力分布于一侧，失败率较高。但钢板内固定具有操作简便，可以对骨折端加压的优点，然而有创伤大，手术出血多，骨折端血供破坏多的缺点。而髓内系统的优点在于保留了骨折块的血运、减少手术失血、对骨折处周围组织破坏小。且髓内钉在股骨髓腔内应力均匀分布，对骨折端很少产生应力遮挡，可以促进骨折愈合。若对于一些合并有梨状窝严重粉碎骨折患者,髓内钉固定失败率也不低。

钢板系统包括:动力髋螺钉,解剖钢板,角钢板等。动力髋螺钉适于治疗合并股骨内侧皮质能稳定的转子下骨折,但骨折线向远端不能延伸过长。这样,动力髋螺钉系统可以提供坚强内固定。若动力髋螺钉用于合并有内侧不稳、及逆转子骨折的转子下骨折,会出现髋内翻畸形,进而导致内固定失败。解剖钢板和角钢板都属于侧方固定,对于不合并转子间骨折患者都可以提供坚强固定,具有操作简便的优点,对骨折块可以加压。但不适宜用于合并有严重转子间骨折的患者。

现代的重建钉大大提高了疗效、简化了转子下骨折的治疗。手术指征也从以前的位置较高的转子下骨折以及延伸至转子下区域的转子间骨折,扩展到了低位转子下骨折或股骨近端骨折。这些系统的一个潜在的并发症是晚期在内固定器的尾端发生股骨骨折,但当髓内钉的远端已达到股骨远侧干骺端则可减少此问题出现。梨状窝是该系统的入口处,即使受累也不是手术的禁忌证,但给植入加大了难度。转子下区的病理性骨折病人最好使用 Gamma 钉或 PFN、PFNA,它能保证整个股骨的稳定。

3.外固定支架固定　对于一些内固定术后感染的,或有严重污染的开放性骨折可选择外固定支架固定。Ilizarov 外固定支架可以提供一定的骨折端的稳定,并可以很好的控制颈干角,防止髋内翻畸形。长期外固定支架固定会出现钉道感染、松动等并发症,需加强护理。

总之,股骨转子下骨折治疗方案的选择是基于梨状窝是否受累。当大、小转子均完整时,可选用常规的交锁髓内钉。当骨折累及小转子时,可以使用闭合穿钉、Gamma 钉及或 PFN、PFNA(一些老年骨质疏松的患者选用 PFNA)固定。从股骨远端 1/5 至小转子稍远处的大多数股骨骨折可用常规交锁髓内钉固定,骨折延伸至小转子时,可选用 Gamma 钉或 PFN、PFNA 的加长型。在伴有大转子粉碎的转子下骨折中,带锁定套筒的加压髋螺钉可有效地控制股骨头旋转,但不应通过钢板再拧入螺钉固定近端骨折块,否则顶端的螺钉仅起中立位钢板的作用。钢板螺丝钉内固定可能最适用于股骨近端存在畸形、有内固定(如髋关节融合或髋关节置换术后的病人)骨折病人。对于一些内固定术后感染的,或有严重污染的开放性骨折可选择外固定支架固定。

4.PFNA 手术方法　术前对健侧股骨摄 X 线片,以估计合适的髓内钉直径、和所需髓内钉的长度。PFNA 的直径为 9～12mm,颈干角 125°和 130°2 种,PFNA 标准型长度 240mm,PFNA 小型 200mm,PFNA 超小型 170mm,PFNA 长型有 340mm、380mm、420mm 3 种型号。髓内针的长度应满足近端与大转子平齐或位于其下方 1cm 以内、远端超过骨折线 10cm 以上。通常采用全身麻醉,必要时亦可行腰麻或硬膜外麻醉。

病人取仰卧位,健肢外展,躯干和患肢内收,患髋屈曲 15°,保持"脚跟对脚尖"样姿势,通过骨牵引针或特殊的足固定器牵引。旋转患肢足部,恢复正常旋转对线,此时在影像增强 C 臂机透视下应可见髋部前倾角恢复正常。常规方法铺单及准备影像增强 C 臂机。手术步骤如下:

(1)患者体位:将患者仰卧于牵引床或透光手术台,未受伤的腿固定在支架上,并且尽可能远离,以方便术中检查,患肢与躯干保持 10°～15°内收并固定,以暴露髓腔。

(2)测量颈干角:术前健康肢体摄正位片,用模板测量颈干角。

(3)骨折复位:在摄片帮助下,闭合复位,如果效果不满意则切开复位,切口常采用股骨上段外侧切口。

注意:准确解剖复位及将患者安全固定在手术台上能使复位操作简便且效果理想。

(4)测量所需 PFNA 的直径:术前将模板在正位 X 光下,在 C 型臂机帮助下选择合适长度的髓内钉,将标尺上的方框置于峡部。如果髓腔过于狭窄,可以选择小一个型号的 PFNA,或者通过扩髓,使髓腔至少比所选用的大 1mm。

注意:如果选用的 PFNA 型号太大,则可能导致复位丢失或医源性骨折。

(5)手术入路:在大转子顶端以上约5~10cm做一个5cm切口,平行切开筋膜,钝性按肌纤维方向分离臀中肌。如果使用PFN插入把手,则需要适当向远端延长切口。

(6)选择PFNA进钉点并插入导引钢针:在前后位上,PFNA进钉点通常位于大转子顶点或稍外侧,插入导引钢针。主钉6°外偏角的设计可以很好匹配髓腔的构型。这也意味着要将3.2mm导针插入后向髓腔延伸时也需要保持6°的外偏。在侧位片上,明确导针是否位于髓腔中央并且没有发生弯曲。

经皮微创技术:在插入点安放20.0/17.0mm保护套筒及17.0/3.2mm钻头套筒。经保护套筒及钻头套筒插入导针。移除钻头套筒。

注意:正确的插入点及角度,对于手术效果非常关键。

(7)打开股骨皮质:沿导针通过20.0/17.0mm保护套筒插入17.0mm空心钻头。使用带T型手柄的通用接口钻至保护套筒上的限深处,移除保护套筒及导针。

注意:建议使用动力工具高速打开股骨皮质,为了避免骨折块的移位,不要过分轴向加压和外偏。

(8)安装PFNA工具并插入PFNA:将连接螺丝通过插入手柄拧入合适直径的PFNA尾端,用六角形扳手拧紧。在X光设备辅助下,插下PFNA,轻微摆动手柄可以更好插入。可以用锤子轻轻击打插入手柄上的保护片,帮助插入PFNA。透视下预计PFNA螺旋刀片可以插入股骨颈的下半部分时,PFNA插入的深度就足够了。否则会导致PFNA螺旋刀片位置不正确。

注意:确认连接螺丝,插入手柄及PFNA三者紧固一体,避免在PFNA螺旋刀片插入时分离。暂不要安装瞄准臂。

(9)插入导针:安装130°瞄准臂,将其和插入手柄牢固连接。用电钻钻入导针,如果是非常不稳定的骨折,可以再插入一个导针防止旋转。使用C臂机可更好控制在股骨头内插入的3.2mm导针的位置。将金色16.0/11.0mm支持螺母牢固安装在PFNA螺旋刀片保护套筒上。准备插入时先将支持螺母旋至标记处,将金色11.0/3.2mm钻头套筒经保护套筒插入。如果在股骨头内需要再插入防旋针,步骤相同。

注意:轴向观察,防旋针只能接近螺旋刀片尖端但不能接触。防旋针仅临时固定股骨头,在插入螺旋刀片后需移除。

(10)测量所需PFNA螺旋刀片长度:测量前应正侧位确定导针的位置,将3.2mm导针测量器沿导针插至保护套筒,并且选择所需要的螺旋刀片长度。测量装置所显示的是导针在骨内的准确长度,确保PFNA螺旋刀片和导针尾端平齐。PFNA螺旋刀片的正确放置位置是关节面下5~10mm,保证PFNA螺旋刀片位置正确。

(11)钻孔:小心移除金色11.0/3.2mm钻头套筒,但不要改变导针的位置。沿3.2mm导针推动11.0mm空心钻头。钻至限深处,此时就打开了外侧皮质。

(12)安装PFNA螺旋刀片(插入PFNA螺旋片刀):PFNA螺旋刀片是锁定状态下包装的。可以逆时针轻轻旋转将插入器插入选定的PFNA螺旋刀片,确认固定牢靠。这一过程同时也解锁了PFNA螺旋刀片,现在刀片可以自由旋转,使PFNA螺旋刀片处于插入的准备状态。沿3.2mm导针将螺旋刀片及插入器一起经保护套筒插入。由于PFNA螺旋刀片的特殊设计只能出特定方向通过保护套筒(见保护套筒上的标记)。同时按动保护套筒上的按钮。握住插入器的金色把手,沿导针尽可能深的将螺旋刀片插入股骨头。然后用锤子轻轻敲击插入器底部直至限深处。用C臂机检查PFNA螺旋刀片的位置。

注意:将螺旋刀片插入至限深处很重要。当插入器和保护套筒卡住发出咔声后即可,插入时不应使用过大的力。

(13)锁定PFNA螺旋刀片:顺时针旋转插入器(按<lock>标记方向)。现在PFNA螺旋刀片处于锁定状态。确认PFNA螺旋刀片术中已被锁定。当间隙都关闭时PFNA螺旋刀片即被锁定。如果PFNA

螺旋刀片不能锁定,可将其移出用一个新的 PFNA 螺旋刀片代替。按动保护套筒上的按钮,移出插入器。移出并且妥善处理导针。

注意:需保证 PFNA 螺旋刀片表面光滑。

(14)远端锁定:在远端皮肤刺一小口。插入预装好的远端锁定钻头套筒,包括、绿色 11.0/8.0mm 保护套筒、绿色 8.0/4.0mm 钻头套筒及绿色 8.0mm 套管针,经瞄准臂上标记为的孔插至骨皮质。移除绿色套管针,使用 4.0mm 钻头钻穿两层皮质。钻头尖端应突出 2～4mm,以及保护套筒应该和骨直接接触。根据钻头上的读数直接选择所需要的交锁钉长度。拧入锁定螺钉。

注意:始终确保术中进行远端锁定时没有出现皮质分离。否则会导致延期愈合。始终需确保 PFNA、插入手柄及瞄准臂三者连接牢靠,否则远端交锁钉钻孔时会损坏 PFNA。

(15)插入尾帽:如果主钉尾端已经位于大转子顶部则可选择 0mm 延长尾帽。将带钩导针穿过选定的尾帽,经导针在尾帽上插入 4/11mm 六角形改锥杆。尾帽和改锥杆为自持式。将空心尾帽安放在主钉尾端。使用 11mm 扳手旋紧尾帽,将尾帽完全置入主钉内。最后几圈旋紧时阻力增大,继续旋紧直至尾帽上的限深装置接触到主钉的尾端。这样可以防止尾帽松脱。移除六角改锥杆,扳手及导针。

【并发症】

转子下骨折早期并发症主要有股动脉损伤、坐骨神经损伤或并发其他部位的骨折。转子下局部血运丰富,大腿又有丰富的肌肉,在遭受较大暴力后所致的骨折,常出血量较大,闭合骨折出血在 1000～1500ml,开放骨折更多,故有创伤性休克可能。骨折后髓腔开放,股骨周围的静脉破裂,髓内脂肪有进入静脉可能,早期应注意脂肪栓塞综合征可能。

在治疗过程中,不同的术式并发症不尽相同。动力髋螺钉固定系统治疗股骨转子下骨时,当植入物放置的位置不当时可导致固定失败并发生髋内翻。在骨质疏松的患者中由于对植入物不能旋转而存在失败的危险。若病人过早的负重活动,可由于转子下的应力高度集中而导致内固定的断裂。与技术有关的最常见并发症是骨折内翻对线不良,股骨颈穿透以及肢体外旋和短缩畸形。有报道骨不连率高达 16%。而采用髓内钉固定的方法并发症主要有骨折复位不良,近端交锁螺丝钉放置错误,内固定物断裂,以及髓内钉远端股骨骨折可能,骨不连和感染发生率都较钢板固定发生率低。转子下骨折后伴发的髌骨和膝关节旁骨折,以及软组织损伤可以导致膝关节功能丧失,而髋关节周围的异位骨化则会导致髋关节活动功能的丢失。

转子下骨折晚期并发症主要有股骨延迟愈合和骨不连,再骨折。股骨转子下骨折延迟愈合通常与骨折未能得到稳定的固定和创伤或手术造成的局部血运障碍有关。治疗时必须改善固定方式,以维持骨折端的稳定,并鼓励病人做肌肉收缩活动来改善局部血液循环。若有骨缺损,则需植骨。

转子下骨折治疗中,并发感染患者也会出现。对于具有窦道的感染,使用敏感抗生素的同时,进行局部扩创,并予以持续灌洗是必要的,有时感染严重需拆除内固定,改为外固定支架固定。引流管需放置时间尽量延长,一般确信感染骨创面不再有新的脓液生成,一般引流量在每天 10ml 以下时,可考虑拔除引流管。若培养细菌为金黄色葡萄球菌时,可以在不关闭窦道的情况下,暂不拆除内固定,等骨痂明显生长后再拆除内固定,并行局部扩创加持续灌洗。

二、股骨干骨折

股骨干骨折是临床上常见骨折之一,约占全身骨折 6%,男多于女,呈 2.8:1。多发生于 20～40 岁的青壮年,其次为 10 岁以下的儿童。股骨是体内最长、最大的骨骼,且是下肢主要负重骨之一,如果治疗不当,骨折可引起长期的功能障碍及严重的残疾。股骨骨折治疗必须遵循恢复肢体的力线及长度,无旋转,尽量保护骨折局部血运,促进愈合;采用生物学固定方法及早期进行康复的原则。目前有多种治疗股骨干骨折的方法,骨科医师必须了解每一种方法的优缺点及适应证,为每位患者选择恰当的治疗。骨折的部位和类型、骨折粉碎的程度、病人的年龄、病人的社会和经济要求、以及其他因素均可影响治疗方法的选择。

股骨干骨折应包括小转子下5cm的转子下骨折,骨干骨折及股骨髁上部位的骨折,此3个组成部分的解剖及生物力学特点各有不同,诊断治疗前,应考虑到各个部位的解剖特点。股骨是人体中最长的管状骨。骨干由骨皮质构成,表面光滑,后方有一股骨粗线,是骨折切开复位对位的标志。股骨干呈轻度向前外侧突的弧形弯曲,其髓腔略呈圆形,上、中1/3的内径大体一致,以中上1/3交界处最窄。股骨干为三组肌肉所包围,其中伸肌群最大,由股神经支配;屈肌群次之,由坐骨神经支配;内收肌群最小,由闭孔神经支配。由于大腿的肌肉发达,股骨干直径相对较小,故除不完全性骨折外,骨折后多有错位及重叠。股骨干周围的外展肌群,与其他肌群相比其肌力稍弱,外展肌群位于臀部附着在大转子上,由于内收肌的作用,骨折远端常有向内收移位的倾向,已对位的骨折,常有向外弓的倾向,这种移位和成角倾向,在骨折治疗中应注意纠正和防止。否则内固定的髓内钉、钢板可以被折弯、折断,螺丝钉可以被拔出。股动、静脉在股骨上、中1/3骨折时,由于有肌肉相隔不易被损伤。而在其下1/3骨折时,由于血管位于骨折的后方,而且骨折断端常向后成角,故易刺伤该处的动、静脉。

【发病机制】

股骨干骨折多为高能创伤所致,如撞击、挤压、高处跌落。另一部分骨折由间接暴力所致,如杠杆作用、扭转作用等。前者多引起横断或粉碎性骨折,常合并多系统损伤,后者多引起斜面或螺旋形骨折。儿童的股骨干骨折可能为不全或青枝骨折。

股骨干上1/3骨折时,骨折近段因受髂腰肌,臀中、小肌及外旋肌的作用,而产生屈曲、外展及外旋移位;远骨折段则向后上、内移位。

股骨干下1/3骨折时,由于膝后方关节囊及腓肠肌的牵拉,骨折远端多向后倾斜,有压迫或损伤动、静脉和胫、腓总神经的危险,而骨折近端内收向前移位。

【分类】

根据骨折的形状可分为:

Ⅰ型:横行骨折,大多数由直接暴力引起,骨折线为横行。

Ⅱ型:斜形骨折,多由间接暴力所引起,骨折线呈斜行。

Ⅲ型:螺旋形骨折,多由强大的旋转暴力所致,骨折线呈螺旋状。

Ⅳ型:粉碎性骨折,骨折片在3块以上者(包括蝶形的)。

Ⅴ型:青枝骨折,断端没有完全断离,多见于儿童。因骨膜厚,骨质韧性较大,伤时未全断。

Winquist将粉碎性骨折按骨折粉碎的程度分为4型:

Ⅰ型:小蝶形骨片,对骨折稳定性无影响。

Ⅱ型:较大碎骨片,但骨折的近、远端仍保持50%以上皮质接触。

Ⅲ型:较大碎骨片,骨折的近、远端少于50%接触。

Ⅳ型:节段性粉碎骨折,骨折的近、远端无接触。

最严重的粉碎或节段型骨折也可分为3种类型:①为单一中间节段骨折。②短的粉碎节段骨折。③为长节段多骨折块的粉碎骨折。节段骨折意味着节段骨折块区有中度缺血,为不稳定骨折,内固定治疗更为复杂。

从治疗观点来看,分类上最有意义的是骨折的部位。在中段骨折,骨的直径相对一致,容易用髓内钉固定,同样也适合于牵引治疗。由于有肌肉包绕及软组织合页的作用易于维持骨折甚至粉碎骨折的稳定。而股骨远近端较宽,皮质结构较差,并有可造成畸形的肌肉附着即造成内固定和牵引维持位置的困难。

【临床表现及诊断】

一般有受伤史,受伤肢体剧痛,活动障碍,局部畸形肿胀压痛,有异常活动。结合 X 线片一般诊断并不困难。特别要注意以下几点:①股骨骨折常出血量较大。闭合性骨折据估计约在 1000~1500ml,开放性骨折则更多,由于失血量较大及骨折后的剧烈疼痛,须注意发生创伤性休克的可能。②股骨干骨折病人局部往往形成较大血肿,且髓腔开放,周围静脉破裂。在搬运过程中常又未能很好制动,髓内脂肪很易进入破裂的静脉,因而在股骨干骨折的病人,应注意脂肪栓塞综合征的发生。③由交通伤等强大暴力导致股骨干骨折的病人,在做出股骨干骨折诊断之后,应注意有无其他部位的损伤,尤其是在髋关节部位,须排除髋关节骨折脱位,股骨颈及转子间骨折。因在有股骨干骨折情况下,髋部损伤常失去典型畸形。X 线应包括上下髋膝关节。④常规的远端血运及运动检查排除神经血管的损伤。在股骨髁上骨折时应注意股动脉损伤的可能。有时骨折本身并没有引起神经损伤,但如伤后肢体处于外旋位,腓骨头最易受压,常可发生腓总神经麻痹。⑤由挤压伤所致股骨干骨折,有引起挤压综合征的可能性。

【治疗】

(一)石膏固定

成人股骨干骨折很少能够手法复位并用石膏固定。股骨干周围有强大的肌群包绕,能在骨折块部位产生成角应力。因而,成人股骨骨折早期石膏固定后,常导致移位、成角及不能接受的位置;这与其在较小儿童中的应用不同。

Connolly 等、Sarmieto、Mooney 等和其他学者推广了股骨干骨折的股骨管型支具治疗。该方法的确消除了石膏固定的许多缺点,可更早地活动、减少了并发症;获得较好的功能结果及较高的愈合率;但仍存在肢体短缩和成角畸形等问题。

Scudese 介绍穿针石膏技术治疗股骨骨折,53 例股骨干骨折采用经皮螺纹针联合管型石膏固定治疗,病人早期负重(图 6-13)。全部骨折均获得愈合,并保留了较好的膝关节功能。由于现在有更好的内、外固定方法可以利用,这种固定方式很少得到运用。当一些老年患者不能进行内固定或不能耐受骨牵引时。穿针石膏技术可以是一个选择。

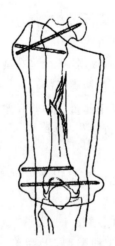

图 6-13　穿针石膏技术治疗股骨骨折

(二)骨牵引疗法

骨牵引方法常用于股骨干骨折其他终极治疗的前期阶段,单独牵引治疗由于需长期卧床,住院时间长,并发症多,目前已逐渐少用。

牵引的要求与注意事项:①将患肢放置于带副架的托马架上或波朗架上,以利膝关节活动及控制远端旋转。②经常测量下肢长度及骨折的轴线。③复位要求无重叠,无成角,横行移位不大于1/2直径,无旋转移位。治疗期间功能锻炼:从第2天开始练习股四头肌收缩及踝关节背伸活动;第2周开始练习抬臀;第3周两手吊杆,健足踩在床上,收腹,抬臀,使身体大、小腿成一直线,加大髋膝活动范围;从第4周开始可扶双拐行走,直至X线片检查骨折愈合为止。

(三)外固定器固定

大部分开放性股骨干骨折,特别是对于大面积污染的骨折,采用外固定器是确实有效的治疗方法。伤口覆盖后,早期(2周内)将外固定器换成髓内固定可减少感染的发生率。另外在一些骨折不稳定的、严重多发伤的病人,特别是存在失血性休克的患者,外固定器固定可以迅速的临时固定。外固定可一直维持到骨折愈合,但这与髓内钉比较常导致膝关节活动范围减少。常用6针单平面单侧或多平面单侧外固定架,均放在大腿外侧。若单用外固定治疗,每隔3～4周摄X线片,一般在3～6个月内可达到骨折愈合,如发生迟缓愈合,可暂时去除骨外固定器的连接杆行植骨术。外固定架的最常见并发症是钉道感染,轻度感染可加强局部护理和口服抗生素,严重感染时,针可在骨内松动,须取出后重新在附近部位穿针固定。

(四)手术治疗

近年来,由于内固定器械的改进,手术技术的提高以及人们对骨折治疗观念的改变,股骨干骨折现多趋于手术治疗。成人长骨干骨折的治疗,包括股骨的治疗,在20世纪90年代,治疗理论从AO坚强内固定,向BO生物学接骨术转变,虽然对生物学接骨术的内容还无统一认识,但原则是尽量使骨折愈合按照骨折后生物自然愈合过程来进行,骨外膜和软组织在骨折愈合过程中起主要作用,骨髓内血供也是重要因素,因此生物学接骨术的涵义应当包括不剥离或尽少剥离骨外膜,不扩髓,尽量采用髓内固定,以容许骨折上下关节早日活动,提高骨折愈合率。

1.钢板螺丝钉固定 对于股骨干粉碎性骨折,骨折块间加压及钢板螺钉固定可获得非常精确的复位。这种治疗允许早期活动,并可获得较好的功能。这种手术不需要骨科手术床及X线影像增强器。对于儿童股骨骨折由于髓内钉固定会影响骨骺而应采用钢板固定,其他不适应髓内固定患者均可使用钢板螺丝钉固定。

自60年代以来,瑞士AO学组的外科医生一直在使用钢板内固定治疗股骨干骨折。他们的方法具有很多的支持者。但是股骨骨折是否适合钢板内固定仍有一定争议。Ruedi和Luscher(1979年)对123例病人的131侧股骨粉碎性骨折采用AO钢板内固定。他们报告其中92%功能结果良好或非常好。Magerl等(1979年)报告63例67侧股骨干骨折钢板固定的治疗结果,出现过多的并发症,这包括7例钢板折弯和折断,2例再骨折,2例深部感染。Cheng等对32例股骨干骨折进行了3年随访,其中6%为GustiloI级开放性骨折,结果发现植入物失败率为6%,再骨折率为3%,骨折不愈合率为3%。Ruedi和lascher建议常规在内侧植骨,他们注意到如果未能达到坚强的内固定和骨折块间加压等手术目的,其并发症就很多;如果成功地达到了上述目的,则并发症很少。在最近的钢板治疗股骨干骨折的临床研究中,Thompson等报告了77例骨折3年的随访结果,其中12%为GustiloⅠ级开放性骨折。植入物失败率为7%,8%需再手术,8%需继续管型石膏固定或牵引。对小于60岁的股骨干骨折病人,他们认为钢板固定是最佳治疗方法,并建议如未能达到坚强的内固定则应植骨。Mast和其他学者建议在钢板固定粉碎性股骨干骨折时,对中间骨折块采用间接复位,保留软组织在骨的附着,特别是内侧的附着,最后进行加压。他们在钢板固定股骨干粉碎性骨折时,保留了内侧软组织的附着,虽未行内侧植骨,仍获得了极佳的治疗效果。钢板固定治疗股骨干骨折需要经验和判断,这种方法的滥用将会产生比其他方法更差的结果。

　　钢板固定应遵循 AO 技术原则，选择动力加压钢板，以不同角度拧入螺钉，在有蝶形骨块情况下，应以拉力螺钉方式固定。钢板应放置在张力侧，也即在股骨的外后侧。每一个主要骨折块须固定 8～10 个皮质，以达到足够的稳定。在钢板对侧有骨缺损，必须植骨。伤口内应放置引流。术后 4 周，足趾着地，部分负重，根据耐受情况逐步增加负重，直至完全负重，钢板不应在 18 个月以前取出；取出钢板后 3～4 个月避免过度负重，4～6 个月不参加体育活动。

　　目前 AO 固定原则，四肢长骨干治疗中不再强调骨折解剖复位和绝对坚强内固定，目前比较重视生物学的接骨板固定方法，如 LOP（锁定加压接骨板），手术方法也逐渐改进。钢板固定保留了骨内膜的血供，但钢板下的骨皮质则失去生机。AO 学组发明了新型低接触型动力加压钢板，这种钢板有一个弧形的内面，能更多地保留骨膜的血供，这些钢板的临床经验仍仅是初步的。

　　2.髓内钉固定　　髓内钉的发展从梅花髓内钉、扩髓髓内钉，到不扩髓髓内钉，现在的髓内扩张自锁钉，内固定的设计要求更符合生物学接骨术的原则。

　　梅花型髓内钉为 20 世纪 40 年代出现的，亦有称之 Kuntcher 髓内钉，由于其固定作用来自髓内钉与髓内腔壁紧相嵌所产生摩擦力，从而控制骨折端旋转和剪力，因此对于髓腔峡部的横折、短斜行或短螺旋形骨折最为适合，而峡部的粉碎性、长斜行及长螺旋形骨折，以及髓腔较宽的远 1/3 骨折，则非梅花钉所胜任的。

　　现在这些类型的骨折已采用改良的髓内器械——交锁髓内钉治疗。交锁髓内钉具有一定弧度，以适应股骨干前弓结构，远近端都有锁孔。配套器械为打入器及锁钉导向器，用于髓内钉打入，并确保锁钉能顺利通过锁孔。交锁髓内钉固定骨折处于骨干的中轴线上，通过横穿的锁钉使之与长骨形成一个整体，力臂从骨折延伸到骨干两端，具有很大稳定性，可闭合穿钉对骨折部位干扰小。交锁髓内钉取出手术也较钢板的损伤小，同时交锁髓内钉亦克服普通髓内钉手术适用证窄，扩大到粉碎性骨折、多段骨折、骨缺损等。

　　交锁髓内钉面世以来经过了数代的改良：标准带孔髓内钉通过横行和（或）斜行贯穿打入锁钉螺钉以控制近端和远端的主要骨折段。改良的第一代交锁钉，如 Grosse-Kempf 钉，近端有一个管状部分用以增进和近端螺钉交锁。Russell-Taylor 交锁髓内钉属于第二代交锁钉，其型号标准与精细的三叶状横切面密切相关。较小直径的髓内钉（三角钉），随着直径减小而壁的厚度逐渐增加，在锁孔平面横切面改变为圆三角形可达最大的切面模量，这样增加了内植物的抗疲劳寿命。不仅如此，每个孔最终都经过了冷膨胀处理，这大约可使张力强度增加 35%。由于交锁髓内钉在功能上属于均分负荷型器械，这些改良在增加强度和疲劳极限方面非常重要。最新设计的第三代股骨髓内钉是由钛合金制造，包括空心 AM 股骨钉和实心 AO 不扩髓股骨钉。制造股骨髓内钉的材料究竟是不锈钢还是钛合金更好，对此仍有不同观点。

　　交锁髓内钉远、近端的锁钉具有防治短缩和旋转作用，这种固定方式亦称之为静力固定，对于横形及短斜形股骨骨折只固定远端或近端，另一端不固定，骨折端可以沿髓内钉产生微动及纵向压力，形成嵌插和利于骨折愈合，从而形成动力固定。有些骨折的早期需静力固定，但骨折愈合到一定程度后，可先拔出一端锁钉，改为动力固定。

　　交锁髓内钉治疗股骨骨折，已广泛用于临床并取得满意的效果，由于其结构特点，仍存在应力集中，近 4% 患者发生锁钉或髓钉断裂，另外术中需要 X 线透视机等设备，为克服以上不足，李健民设计髓内扩张自锁钉，使股骨骨折治疗变坚强内固定为生物学固定，简化了治疗。髓内扩张自锁钉结构特点：由外钉及内钉两部分组成，外钉为一直径 9mm 不锈钢钉，钉的两侧为"燕尾"形"轨道"，下端两侧为 15°～20° 坡形滑道，以便髓内钉插入后，其下端两翼向两侧张开。钉体前后有浅槽，具有股骨平均解剖弯曲的弧度。其横截面为卷翼"工"字梁型。内钉截面为等腰三角形，其上端沿三角形高的方向增宽成宽刃状，其下端制扁平 1.6mm 之矩形截面，形成向两侧扩张之两翼，该结构构成两对称，其上端连接有供打入、拔出螺纹。内钉插入外钉后，其上端为嵌于股骨上端松质骨之宽刃(约 3mm)，中部内钉侧刃凸出外钉约 1mm、1.5mm、2mm 不等，以适应不同的髓腔宽度，并嵌于髓腔狭窄部及股骨上下端的松质骨内，其下端扁平两翼沿外钉坡道伸出，插入股骨髁中，主要是控制骨折部位的旋转移位，并将扭矩分散，避免应力集中。髓内扩张自锁钉固定机制及生物力测试结果：髓内扩张自锁钉是一个多钉固定系统，其中外钉有较强的刚度，内钉韧性好，含有侧刃，外钉直径较小，靠与侧刃宽度不等的内钉组合来适不同髓腔宽度，并与髓腔内壁相嵌，并切入管状骨端松质骨中，与内钉下部分分开的双翼共同抵抗扭转，与带锁钉的横钉相比，扭矩分散，无应用集中现象。内、外钉体组合一起，其抗弯强度与较粗髓内钉相当，靠主钉顶部防短缩螺帽与内钉下部分开的交叉翼结合，有良好的防短缩功能。髓内扩张自锁钉临床应用，骨折愈合率 90.9%，内固定失败率 2.1%，肢体功能恢复率 97.7%。此方法优点：骨外膜损伤小，闭合穿钉则不切骨外膜或开放复位少破坏骨外膜；不扩髓：骨髓腔有较长范围的接触固定：无骨端锁钉，应力不集中，内外钉之间有一定弹性，抗折弯，抗扭转应力大，有中等抗短缩能力，还符合骨折端的生理压力，比较符合生物学固定。

髓内扩张自锁钉仍有待大量临床验证。目前临床运用的主流仍是交锁髓内钉，收到了较好的临床结果，但是仍有一些未定论的问题。

(1)闭合和开放穿钉的问题：闭合穿钉有利于减少感染和提高愈合率，有关报告中闭合性股骨骨折切开穿钉的感染率接近 10%，但闭合性骨折闭合穿钉的感染率则不超过 1%；开放性股骨骨折采用闭合扩髓穿钉的感染率为 2%～5%。缺点是闭合穿钉要求技术较高，手术者接触 X 线较大，当闭合穿钉有困难时，可做小切口，尽量少剥离软组织，用骨膜起子撬拔复位，顺入导钉，不少报道认为，这种小切口复位方法，结果与闭合髓内钉效果相仿。

(2)扩髓和不扩髓的问题：应用髓腔挫扩大髓腔，有利于使用较粗的髓内钉，可增加钉与髓腔壁的接触面，从而加强骨折稳定性，避免髓内钉疲劳断裂，有利于早期锻炼负重。但是 Pratt 等的研究结果显示：成人股骨扩髓后，当髓腔扩大至 12mm 时，其抗扭转强度将减少 37%，而当髓腔扩大至 15mm，抗扭转强度将减少 63%。髓腔扩大至 12mm 抗旋转强度如此大幅度的降低，难以用去除这样少量的骨质来解释；他们推测可能是扩髓过程中骨质产生了微小损害。他们注意到当峡部扩髓至股骨直径的 48% 时，其强度明显减少(65%)，同时也认为扩髓延长了手术时间、增加了失血量、加重骨折的粉碎和蔓延效应。在对骨愈合的影响方面，支持扩髓的学者认为扩髓时破坏的髓内血供能迅速的重建，扩髓挫下的骨屑可以促进骨愈合，临床也能看到扩髓后的骨折端骨痂更丰富。不支持扩髓的学者则认为扩髓破坏的髓内血供，增加感染机会，特别是开放固定时，挫下的骨屑也会丢失，不利骨折愈合。一些研究认为扩大髓腔可增加脂肪栓塞的风险，Wenda 等发现在扩髓的时候，可在右心房见到"暴风雪样"栓子，尽管如此，多年来，一直认为扩髓髓内钉是一种安全的手术，这些骨髓栓子的临床意义尚不清楚。

由于扩髓可能产生不利影响，不扩髓髓内钉逐渐受到重视。支持不扩髓髓内钉的医生称不扩髓可以保留髓内血供，减少骨不愈合机会，并能减少感染机会。但由于不扩髓，使用的髓内钉直径相对较小，可能导致增加内固定折断风险及骨折固定不够稳定的问题。目前为止，临床研究显示不扩髓髓内钉只是取得和扩髓髓内钉相似的临床疗效，尚没有足够证据显示不扩髓髓内钉优于扩髓髓内钉。

(3)是否动力化的问题：骨干骨折除非有很好的稳定性，一般均使用交锁髓内钉为好。不稳定性骨折用动力性或无锁髓内钉固定后的并发症包括肢体短缩(平均 2cm)和旋转对线不良，常需再手术。为了证实静态交锁钉固定的愈合情况，防止非交锁钉固定不稳定性骨折的并发症，Brumback 等对 100 例股骨骨折前瞻性地全都采用静态交锁的 Russel-Taylor 钉治疗，并不考虑骨折粉碎程度。所有骨折都愈合，仅 2 例需动力化以促进骨折愈合。随后，Brumback 等继续报告指出：去除静态交锁钉及螺钉后没有发生再骨折；静态交锁只会产生很小的应力遮挡，经过干骺端的残余螺钉孔并没有明显的应力增加。

（4）开放性和闭合性骨折手术的最佳时机问题：关于髓内钉治疗开放性及闭合性骨折的最佳时机仍有争论。争论主要集中在骨愈合和感染率上。根据 Lam 的观点，股骨干骨折延迟至伤后 1～2 周再行切开复位内固定，骨折不愈合率明显减低。这是因为：①术前骨折部位的血肿已经机化。②皮肤和软组织的损伤已愈合。③手术创伤之前骨折部位的血运已增加。然而，Bone、Behrman、Fabian、Kudsk 和 Taylor 等证明股骨骨折 24h 内固定比延迟至 48h 之后可明显降低并发症的发生率；多发伤病人并发症的发生率差异尤为明显。以往认为必须延迟插钉以防止感染，但最近的有关报告指出，开放性股骨骨折即刻插钉并不明显增加感染的危险性。目前资料支持对大部分股骨骨折应早期（伤后 24h 之内）采用髓内钉治疗。

（5）髓内钉粗细的选择：Bogu 等最近回顾比较了小直径髓内钉（10～11mm）和大直径髓内钉（超过11mm）治疗 99 例股骨骨折的结果。两组之间在骨折愈合时间、允许完全负重时间、需第二次手术的机会、肺部并发症等方面没有明显的差异，无 1 例发生髓内钉折断。作者认为小直径髓内钉可以安全地用于股骨骨折的固定。

（6）顺行和逆行穿钉的选择：对于病态性肥胖者、同侧股骨颈和股骨干骨折、同侧股骨和胫骨骨折（浮膝损伤）、以及多发性创伤等，最近提倡采用逆行髓内钉固定治疗。Sanders 和 Gregory 等均报告了通过股骨内髁入口插入股骨钉在技术上存在问题。目前建议采用髁间切迹入口插钉。Moed 和 Watson 报告 22 例股骨骨折应用不扩髓的逆行髓内钉固定，无感染或内固定物折断的情况发生，但有 3 例骨折不愈合（13.6％）和 1 例旋转对线不良（4.5％），除 1 例并发膝关节脱位外，其余膝关节活动范围均达到正常。Herscovici 和 Whiteman 报告逆行股骨钉治疗 45 例股骨骨折，无感染发生，2 例骨折不愈合（2.2％），2 例旋转对线不良（4.4％），1 例膝部皮肤缺损，膝关节平均屈曲范围为 129。近来，Ricci 等对 293 例股骨干骨折用顺行和逆行股骨钉治疗进行比较，两组的愈合率、延迟愈合率和畸形愈合率接近，顺行组出现髋痛者较多，占 9％，而逆行插钉组出现膝前痛者较多，占 36％。

（五）并发症

1.钢板疲劳弯曲折断及松动　若骨折的类型是粉碎或有骨缺损时，在骨折粉碎或缺损区必须早期植骨，以获得因骨愈合而得到骨性支撑，防止钢板应力集中而发生疲劳弯曲和折断。Rozbtuch1998 年报道钢板治疗股骨干骨折，内固定失败率（钢板或螺丝钉断裂、弯曲）为 11％，内固定物松弛（螺钉失去术后原位置及发生松动）约为 5％，失败原因及预防措施如下：

（1）适应证选择不当：首先是患者本身情况，在骨折部骨质疏松情况下，不应选用普通钢板内固定，可选用锁定钢板。其次考虑到目前常用 AO 技术的局限性，在高能量损伤导致骨折，AO 的核心技术-折块间加压固定却难以达到预期作用。应从既往较单一生物力学着眼，转变为生物学为主，更加强调保护局部血运，应用锁定钢板进行桥接固定，尽量微创，不损伤骨折端血运。对具体骨折缺乏分析，不考虑条件，例如对蝶形骨折，仍以加压钢板固定。其实此类骨折应按支撑固定原则，选用中和（平衡）钢板进行非加压固定。另外严重粉碎骨折，严重开放骨折也往往没有条件或不宜采用加压钢板固定。

（2）方法错误：违反钢板技术的应用原则：

钢板张力侧固定原则：从生物力学角度分析，肢体于负重时或承受载荷时，骨干某一侧承受的应力为张应力，是张力侧。如承受肢的股骨干，因在单肢负重时，身体重力必将落于该肢的内侧，因此股骨干的外侧（严格地说，因股骨颈有前倾角，应为后外侧），股骨干骨折用钢板固定时应置于外侧，错置于前侧者钢板极易失败。

钢板对侧骨结构的解剖学稳定原则：钢板固定既来自钢板本身性能和固定技术，同时也必须恢复骨折部骨骼稳定性，即"骨骼连续性和力学的完整性"，因此每当钢板固定之对侧存在缺损时，如粉碎骨折片，或因内固定而出现的过大间隙，都需要给予消除，植骨是其重要手段，否则，即会因不断重复的弯曲应力，致使钢板产生疲劳断裂,这是钢板固定失败常见原因。如蒋协远报道102例钢板治疗股骨干骨折失败原因中,有84例原手术复位固定后骨折端有超过2mm间隙或骨折部位内侧有骨缺损,且未植骨,结果招致内固定失败。另外,植骨后,于6周左右能形成连续两骨折端骨痂,产生一个生物接骨板效应,于6～10周即可发挥作用,从而减少钢板所承受的应用,减少钢板失效。

钢板固定原则:各种内固定物应用均有其固定方法与步骤,如果对方法不熟悉,图省事无故简化,或设备不全勉强使用,都可以使固定物的固定作用失效。例如:AO螺钉固定时,与普通钢板根本不同是具有充足的把持力。AO加压螺钉之所以能使骨折块之间形成加压,是依靠宽螺纹对远侧折块的把持力和借助螺钉在近侧折块钻孔内的滑移作用获得。皮质骨螺钉为非自攻式螺钉,其螺钉与螺纹径的差距较大(常用的皮质骨螺钉4.5mm,螺径仅为3mm),必须在钻孔(钻头3.2mm)后,选用丝锥攻丝,再顺势徐徐旋入螺钉,否则势必将钻孔挤压形成无数微骨折,从而使螺钉把持力大大削弱,实践中,此类错误仍不少见。动力性固定是依靠球形螺帽沿钢板钉孔之固定轨道旋转滚动下移,带动加压侧之骨块向骨折部移动,以产生折块间加压。加压侧之加压螺钉入骨的位置必须准确。因此,在钻孔时需用专门的偏心导钻。如果凭肉眼瞄准,很难不差分毫,如此则易造成螺钉无法滚动下滑直达底部。螺帽卡在钉孔边缘,不能完成加压。

(3)术后未能正确功能锻炼和过早完全负重:蒋协远等报道102例钢板固定失效者,其中56例(54.9%)钢板固定后不稳定,术后加用外固定或骨牵引,导致膝关节屈伸活动受限,在功能锻炼时增加了骨折端应力,造成钢板固定失效。开始功能锻炼的时间以及锻炼的方法决定于患者体重,术前膝关节活动情况和术中内固定稳定程度等因素。绝不能因钢板本身材料强度高,而骨折端未获加压就过早、过多地活动,反之,邻近关节处于正常活动范围,可以减少骨折端应力,起到间接保护钢板的作用。另外患者在术后3个月内完全负重,也是导致钢板失效原因。文献报道:股骨新鲜骨折的平均愈合时间为14～15周,近4个月。所以3个月内避免负重。另外,指导病人部分负重逐步过渡到完全负重。主要依据骨折愈合进展情况,只有在临床和X线都证实骨折已愈合时,才能完全负重。

2.髓内钉固定失败　髓内钉固定术是本世纪治疗骨折取得的最大进展之一,而带锁内钉是近30年来,由于生物力学发展,X线影像增强设备的改进及推广,手术器械更新及骨科手术技术的完善,给这个古老方法注入活力成为目前治疗股骨骨折主要方法之一,但内固定松动或失效率仍高达8%～10%。主要原因如下:

(1)适应证选择不当:带锁髓内钉治疗股骨干骨折较普通髓内钉使用范围明显扩大,适用于小转子以下,距膝关节间隙9cm以上各种类型的股骨干骨折。但在适应证选择上,必须考虑锁钉的位置,由于近端锁钉通过大小转子,因此大小转子必须完整,否则近端锁钉起不到固定作用。同时,骨折线不能太靠近股骨远端,否则远端锁钉控制旋转及短缩能力减弱。尤其靠近骨折远近端的裂纹骨折,普通X线片显示不清,有可能造成内固定失效。因此,对此类病人,术前可做CT检查,确定骨折范围,以免适应证选择不当,造成手术失败。

(2)术中内固定置入错误:

1)近端锁钉放置失败:近端锁钉的植入因有定位器及其相适应的器械,一般无困难,但当瞄准器松动或反复应用瞄准器变形,锁钉也有可能从主钉锁孔的前方或后方穿过,不能起到固定作用。Shifflett等报道,84例股骨干骨折中有2例近端锁钉未穿过锁钉孔,预防方法:放置近端锁钉前一定要拧紧主钉与定位器的连接杆,以免松动造成定位器不准;在放置锁钉前,正位透视下主钉近端的锁孔内、外缘应各有一半月形切迹,若锁钉穿过主钉的锁孔,半月形切迹消失。侧位透视,锁钉与主钉应完整重叠,见不到锁孔。

2)远端锁钉放置失败:因目前尚无理想的远端锁钉的定位器,故远端锁钉的放置是手术中较困难的一步。Wiss等报道了112例粉碎性骨折干骨折中有1例远端锁钉未通过锁钉孔;同一作者报道95例股骨转子下骨折,用 G-K 钉固定亦有 3 例远端锁钉未通过锁钉孔。预防方法:主钉在打入髓腔过程中,钉体可能会发生轻微的扭曲、变形,造成锁钉孔相应发生改变。在正常情况下,用 C 型臂机、X 型机侧位观察远端锁钉孔,钉孔呈正圆时,髓钉放置比较容易,否则应适当调整 C 型臂机,X 型机与股骨远端的角度,或改变肢体的位置,以使钉孔在荧光屏上呈现正圆时为止,经验少的医生应特别注意。目前文献报道放置远端锁钉方法比较多,均可参考使用,作者认为应以徒手尖锥法较实用,即 C 型臂机 X 线机监视下,当锥尖放到圆的中心时,垂直敲,这时助手固定位患肢,以免因肢体晃动造成锥尖移位。

3)术后主钉的断裂及锁钉的退出或断裂:

①主钉断裂:髓内钉是通过股骨中轴线固定,应力分布比较均匀,应力遮挡作用小,主钉断裂的机会相对比较少,股骨发生骨折后,其外侧为张应力,内侧为压应力,带锁髓内钉虽然通过股骨中轴线固定,但在骨折端,钉受到向内弯曲应力的影响,尤其粉碎性骨折者,钉体受到应力较大,另外受钉的质量影响及术后过早负重均易造成主钉断裂。预防方法:手术时尽量减少对骨折端血循环的破坏;若为萎缩性骨折不愈合应植骨;用普通髓内钉固定失败后改用带锁髓内钉内固定时应选较前者粗 1mm 髓内钉;对于粉碎骨折或第二次手术的骨折应适当延长不负重时间,应在骨折端出现桥形骨痂后逐渐增加负重;选择动力型或静力型固定一定要适当。

②髓钉的退出及断裂:近端锁钉是通过大、小转子固定的,和肢体承重方向有一定夹角,虽退出可能性不大,但有可能发生断裂。发生螺钉断裂和退出原因:过早负重,螺纹和主钉锁孔缘卡件,负重时锁钉易发生断裂,锁钉退出均发生在远端锁钉,其原因是安放远端锁钉时遇到困难,反复钻孔,造成骨孔过大,锁钉松动。预防方法:无论动力型或静力型固定,没有达到骨性愈合前,患肢不能完全负重,以防锁钉断裂;主钉要有足够长度,应在股骨远端安置远端锁钉。

3.感染

(1)原因:较复杂,术后发生深部感染都是严重的并发症。内固定的感染率闭合骨折约为 0.5%,开放骨折术后的感染率为 2%~3%。在开放损伤时,由于治疗时间过晚,或清创不彻底往往发生局部感染。闭合骨折感染的原因虽多为医源性,如手术过程中及使用器械或敷料消毒不严密,手术时间及创伤严重,都可成为感染因素,但确定比较困难。

(2)临床表现

急性期:是指内固定术后 2 周内出现感染。疼痛和发热是常见症状。血沉和 C 反应蛋白升高,X 线片没有明显变化。

亚急性期:2 周后临床症状消失,患者诉含糊的深部搏动疼痛,可局限在骨折部位。可存在 2 种形式:手术切口处发热和剧痛,炎症的症状很少或仅有轻度疼痛。实验室检查血常规、血沉和 C 反应蛋白异常。X 线片在内固定的螺钉周围有明显透亮区,骨折端经常可以看到骨质吸收,皮质骨溶解等骨髓炎的早期征象。

慢性期骨不连:感染性不愈合可持续数月甚至数年,伤口慢性流脓、骨折端疼痛、内固定失效。X 线片表现典型的不愈合征象,骨折端分离,髓内固定物明显松动。

慢性期骨愈合:骨折已愈合但感染仍存在。

(3)辅助检查

1)实验室检查:急性反应期如血沉及 C 反应蛋白升高,若感染长期存在则可出现白细胞计数升高并出现贫血。在张力最大或炎症部位穿刺培养可明确诊断。

2)放射学检查:在 X 片上看到髓腔的变化最早也需要几周时间。开始是在骨折部位皮质密度轻微减低,随着感染的发展,在内固定物和锁定螺丝周围可看到透亮区,以后在骨折部位可出现皮质骨内膜呈扇形溶解,骨膜反应可延伸到骨折端的一定距离,常与骨痂或骨膜新生骨相混淆,更严重的骨吸收提示深部感染。

(4)治疗:股骨干骨折术后感染的外科治疗原则如下:①所有骨和软组织炎性组织必须清除。②稳定的固定是控制感染和骨愈合关键。③内固定容易被多糖蛋白复合物所覆盖,这种复合物中可隐藏细菌并促进生长,因此取出内固定可看成是去除感染源。④如果是髓内钉固定,整个髓内钉在髓腔的位置及锁定螺钉周围皆属于感染灶,因此取钉后用小的髓腔挫行髓腔清创是有效的。⑤使用足量的细菌培养敏感的抗生素。股骨干骨折术后感染的外科治疗分阶段进行,具体方法如下:

急性期:积极的治疗可保证骨的存活和固定物的稳定。手术切口或炎症最重要的部位的引流是第一步,同时静脉使用抗生素。髓内钉感染可考虑使用髓腔减压,在骨折端或其他部位切开清创,如果脓性分泌物多可进行灌洗,取出远端的1枚锁定螺钉,使液体从骨折端和钉孔流出来,之后螺丝钉重新置入。实心髓内钉应在钉周围冲洗。所有伤口均应畅开二期愈合。松动的髓内钉及螺钉必须更换以提供足够的稳定性,因为骨折部位稳定性对愈合和控制感染是重要的。若髓腔感染仍无法控制则可考虑拆除髓内钉改用外固定支架等固定。静脉给予敏感的抗生素,直到感染得到控制,通常需2~4周,之后再口服抗生素1个月。

亚急性期:在亚急性期主要问题是早期骨髓炎及骨愈合不完全。一些患者临床和放射学征象少,单独应用静脉抗生素就有效,但大部分患者需要进一步治疗。固定牢固的骨折应清创,静脉应用抗生素2~4周或直到临床症状消失,继续口服抗生素一段时间。固定不牢固、有明显放射学变化的骨折通常有明确感染,应行清创,取出固定物,留置冲洗引流管。髓内感染要全长扩髓,通常扩大直径1~2mm或在髓腔挫的沟槽中可看到正常的骨屑,然后重新置入髓内钉和锁定螺钉,骨折断端的切口应开放延迟闭合。也可以在扩髓后用外固定架,对于严重扩散的髓腔感染和需对骨广泛清创的骨折来说,外固定架比髓内钉更佳,并同时局部应用抗生素。静脉抗生素持续6周后改口服。

慢性期骨不连:治疗的基本原则是:骨与软组织彻底清创,固定骨折,促进愈合,根治感染。

慢性期骨愈合:小块骨感染仅需取内固定物、简单的髓腔冲洗,不必长期应用静脉抗生素;广泛的髓腔感染则应取出内固定物、冲洗和静脉抗生素。

4.延迟愈合和不愈合 延迟愈合和不愈合是高能量的骨干骨折后常见的并发症。近来越来越多的报道以不扩髓髓内钉来治疗高能量的骨干骨折,它可提供足够的机械稳定性,对软组织和骨内血供损伤最小。但一部分文献指出常需再次手术植骨促进愈合。

(1)原因:延迟愈合和不愈合是骨折治疗中常见的并发症,其原因可分为两方面:①局部创伤因素:软组织损伤严重,骨血供受损,如三段或粉碎性骨折等。②医疗因素:主要的为内固定物的松动、弯曲和断裂,原因有内固定物选择不当、手术技术不合要求、内固定物质量差、强度不够、缺乏合理功能锻炼。

(2)临床表现:延迟愈合和不愈合的临床表现,肢体局部水肿持久存在,压痛长期不消失,甚至在一个时期反而突然加重。X线片上可显示软骨成骨的骨痂出现晚而且少,并长期不能连续,骨折端的吸收更为明显,间隙增宽,边缘因吸收而模糊。在骨膜断裂的一侧,骨端变圆。至于不愈合,除临床上有骨折端之间的异常活动,X线片上显示:骨端硬化,髓腔封闭;骨端萎缩疏松,中间存在较大间隙;骨端硬化,相互成杵臼状假关节。

(3)治疗:延迟愈合通常与骨折未能得到稳定的固定和创伤或手术造成的局部血运障碍有关。治疗时必须改善固定方式,以维持骨折端的稳定,并鼓励病人做肌肉收缩活动来改善局部血液循环。若钢板对侧有骨缺损,则必须植骨。股骨的不愈合治疗则取决于它的病理特点。肥大型的骨折不愈合,表明骨折区有良好的血运和成骨能力,骨折不愈合是由于固定不良造成,改善固定条件是绝对必要,往往可采用加压内固定的方式使骨折达到稳定的固定骨折即可愈合。萎缩型骨折不愈合,常由于感染所致,局部血运和成骨能力极差,除须牢固的固定外,植骨是绝对必要的。对于具有窦道的感染性骨折不愈合,通常采用先闭合伤口的方法,待感染稳定半年后再重新内固定和植骨。目前由于抗菌技术的进展,也可采用更为积极的治疗方法,在扩创的同时局部植入直径小于 5mm 的松质骨块或骨条。骨折常用外固定架固定,能闭合伤口者,可用灌洗的方法来控制感染,不能闭合伤口者可开放换药,直至伤口闭合,骨折常在 3~6 个月愈合,有文献报告 20 余例均取得成功。在有大块骨缺损的情况下,可采用大块植骨加松质骨植骨,或可采用 Ilizallov 骨节段移位和延长方法,文献报告有较多成功病例,值得推荐。

5.畸形愈合 股骨畸形愈合很常见,通常是由于不对称肌力的牵拉,重力作用造成的成角畸形,最常见的是向前外成角,形成向内翻的弧度,其原因是由于外展肌和屈髋肌的牵拉接近骨折端向前外移位,内收肌的牵拉将远骨折端向内移位所造成。骨折畸形愈合常见于用石膏或牵引治疗的方法,尤其再骨折牢固愈合前负重极易发生。一般骨折有向前 15°成角尚可接受,可由髋膝活动来代偿,而向外弧度则不能接受,膝关节将承受过度的不正常的负荷。成角畸形在骨折尚未牢固愈合前可用石膏楔形切除或折骨术来纠正,过大的畸形则须手术来纠正和内固定。下肢短缩不应超过 2cm,否则步行将出现明显的跛行。

6.膝关节功能障碍 股骨干骨折后的膝关节功能障碍是常见的并发症,其发生的主要病理改变是由于创伤或手术所致的四头肌损伤,又未能早期进行四头肌及膝关节的功能锻炼,膝关节长期处于伸直位,以至在四头肌和骨折端间形成牢固的纤维性粘连。术中可见股中间肌瘢痕化,且与股骨间形成牢固的粘连。粘连之股中间肌纤维在膝关节伸直位时处于松弛状态,屈曲时呈现明显紧张。其他病理改变有膝关节长期处伸直位固定而造成四头肌扩张部的挛缩。关节内的粘连则常由于长期制动造成浆液纤维素性渗出所致,粘连主要位于髁间窝和髌上囊部位,有时甚至是膝关节功能障碍的主要原因。治疗主要通过伸膝装置粘连松解。伸膝装置松解术适应证:股骨干骨折后膝关节僵直 1 年,非手术无效者,如超过 2 年以上者效果较差,注意患者对膝关节屈曲活动能满足维持正常步态,但从坐位至直立位双膝必须有 110°屈曲功能。伸膝装置松解术,主要是解除关节内、外粘连及解决股四头肌特别是股中间肌底挛缩,达到功能恢复的目的。

手术中和手术后应注意以下几点:

(1)切口选择:髌前直切口位,易发生术后切口裂开,可以改用髌前 S 形延长切口,或髌骨内外侧切口,减少张力,同时间断采用粗丝线缝合。

(2)彻底松解粘连:对关节外粘连,除非股直肌确实短缩和严重影响屈膝,不要轻易延长,但对挛缩的股中间肌可以采用髌骨止点切断或多段切开,挛缩严重的可切除;对股内、外侧肌挛缩,可以从髌骨止点切断,后移缝在股直肌上;不切断股内外侧肌止点,术后伸膝力恢复较好,可保持屈膝 90°,扩张部呈横行切开至胫腓侧副韧带为止,术后翻转部分肥厚扩张部,封闭关节腔。对关节内粘连主要采用手法松解,徐徐松解至最大限度,最好达到 140°,最低达到 90°~100°,这样术后一般能保留 85°左右。

(3)止血、防止再粘连:有的作者主张尽可能不用止血带,避免术中遗留小出血点,引起术后血肿。作者采用气囊止血带控制下,无血操作,锐性解剖,移除止血带后,彻底电凝止血,术后加压包扎,负压引流 48h。

(4)改善关节功能:术中股骨前部注意保留一层纤维或骨膜,必要时可置入生物膜衬垫,将创伤组织隔开,避免粘连,以改善术后关节功能,医用生物膜是一种稳定无生活力的高分子聚合物组织材料,其光滑面与组织不相粘连,粗糙面与组织愈合良好,防止粘连已取得满意结果,另外注意扩张部应尽可能在屈曲位缝合。

(5)功能锻炼:术后采用持续被动活动(CPM),强调缓慢持续而逐渐增大膝关节的屈曲度,使膝关节修复后的新生组织逐渐松弛,符合弹性延伸的生物力学原则,也可以使纤维化的组织在持续的张应力下逐渐松弛,从而防治手术创面形成新粘连和再挛缩,克服术后膝关节回缩现象。CPM 使用每日至少 4～8h,可分 2 次或 3 次进行,一般前 3 天控制在 40°～70°,第 4 天后逐渐增加至最大范围,持续 1 周左右。1 周后应该开始主动运动锻炼,进行主动肌肉收缩及膝屈伸活动锻炼,以防肌肉萎缩及最大限度恢复关节屈伸活动。

7.再骨折　文献报告约在 9％～15％,防止再骨折的有效措施是逐渐增加骨折部位的应力,使骨小梁结构能按所受应力方向排列,得到良好塑性。在骨折牢固内固定后,由于应力遮挡或钢板下血运障碍所致的骨质疏松,该部位骨的修复往往须较长时间,根据临床和实验观察表明,内植物取出通常须在 18 个月以上,取出钢板处骨组织再按所受应力塑性。为防止钢板取出后再骨折应有 2～3 个月的保护,避免激烈运动,以防再骨折。再骨折的治疗:Carr 报告 6％是闭合方法,1％用开放方法治疗,由于它是一种应力骨折,用负重石膏支具或单纯内固定维持对线即可,无须植骨。

(六)儿童股骨干骨折的治疗

儿童股骨干骨折由于愈合迅速,自行塑性能力较强,牵引和外固定治疗常不易引起关节僵硬。因而儿童骨折应行保守治疗。儿童股骨干骨折后的塑性能力,年龄越小,骨折部位越近于干骺端,其畸形方向与关节轴活动一致,塑性能力为最强,而旋转畸形难以塑性,应尽量避免。儿童股骨干骨折的另一个重要特点是,常因骨折的刺激可引起肢体生长过速,其可能的原因是由于在骨折后邻近骨骺的血液供应增加之故。至伤后 2 年,骨折愈合,骨痂重新吸收.血管刺激停止,生长即恢复正常。在手术内固定后,尤为髓内钉固定患肢生长也可加速,因此在骨骺发育终止前,应尽可能避免内固定。

Shapiro 观察 74 例 13 岁以下儿童股骨干骨折,从伤后 3 个月骨愈合时至骨发育成熟节段做了临床及 X 线测量,作者发现股骨平均过度生长是 0.92cm(0.4～2.7cm),82％的患儿有胫骨过度生长,平均是 0.29cm(0.1～0.5cm)。78％患儿过度生长发生在伤后 18 个月,85％的患儿在 3 年 6 个月终止,但仍有 9％过度生长可持续至骨生长期终止,一般在骨折 18 个月后,过度生长较为缓慢。根据以上儿童股骨干骨折的特点,骨折在维持对线情况下,短缩不超过 2cm,无旋转畸形,均可被认为达到功能要求,避免采用手术治疗。手术适应证严格限制在下列范围:①有明显移位和软组织损伤的开放骨折。②合并同侧股骨颈骨折或髋关节脱位。③骨折端间有软组织嵌入。④伴有周身其他疾病,如痉挛性偏瘫或全身性骨疾病。⑤多发性损伤,为便于护理。儿童股骨干骨折的治疗方式,应根据其他年龄、骨折部位和类型,采用不同的治疗方式。

1.小夹板固定法　对无移位或移位较少的新生儿产伤骨折,将患肢用小夹板或圆形纸板固定 2～3 周。对移位较多或成角较大的骨折,可稍行牵引,再行固定。因新生儿骨折愈合快,自行矫正能力强,有些移位、成角均可自行矫正。

2.悬吊皮牵引法　适用于 3～4 岁以下患儿,将患儿的两下肢用皮肤牵引,两腿同时垂直向上悬吊,其重量以患儿臀部稍稍离床为度。患肢大腿绑夹板固定。为防止骨折向外成角,可使患儿面向健侧躺卧。牵引 3～4 周后,根据 X 线片显示骨愈合情况,去掉牵引。儿童股骨横行骨折,常不能完全牵开而呈重叠愈合。开始虽然患肢短缩,但因骨折愈合期,血运活跃,患骨生长加快,约年余下肢可等长。

3.水平皮牵引法　适用于 5～8 岁的患儿,用胶布贴于患肢内、外两侧,再用螺旋绷带包扎。患肢放于枕上小型托马夹板上,牵引重量为 2～3kg。如骨折重叠未能牵开,可行两层螺旋绷带中间夹一层胶布的缠包方法,再加大牵引重量。对股骨上 1/3 骨折,应屈髋、外展、外旋位,使骨折远端对近端。对下 1/3 骨折,需尽量屈膝,以使膝后关节囊、腓肠肌松弛,减少骨折远端向后移位的倾向。注意调整牵引针方向、重量及肢体位置,以防成角畸形。4～6 周可去牵引,X 线片复查骨愈合情况。

4.骨牵引法　适用于 8～12 岁的病人。因胫骨结节骨骺未闭,为避免损伤,可在胫骨结节下 2～3 横指处的骨皮质上,穿牵引针,牵引重量为 3～4kg,同时用小夹板固定,注意保持双下肢股骨等长,外观无成角畸形即可,患肢位置与皮肤牵引时相同。

三、股骨髁上骨折

【发病机制】

股骨髁上骨折是指发生在腓肠肌起点 2～4cm 范围内的骨折,在 75 岁以上的女性和 15～24 岁男性发生率最高。随着交通运输业及工农业的发展,由高能量损伤造成的此类损伤正不断的增多,而且并发症多,伤残率高,是难治的骨折之一。直接暴力或间接暴力均可造成股骨髁上骨折,膝关节僵直而骨质疏松者,由于膝部杠杆作用增加,也易发生此骨折。

【分类】

股骨髁上骨折根据受伤时的暴力方向及膝关节所处的位置可分为屈曲型和伸直型,而屈曲型较多见。屈曲型骨折的骨折线呈横行或短斜面形,骨折线从前下斜向后上,其骨折远端因受腓肠肌牵拉及关节囊紧缩,向后移位。有刺伤腘动脉的可能。骨折近端向前上可刺伤髌上囊及前面的皮肤。伸直型骨折也分为横断及斜行 2 种,其斜面骨折线与屈曲型者相反,从后下至前上,骨折远端在前,骨折近端在后重叠移位。此种骨折病人,如腘窝有血肿和足背动脉搏动减弱或消失,应考虑有腘动脉损伤。

股骨髁上骨折 AO 组织分型中属于股骨远端骨折的 A 型,可分为:A1,单纯的股骨髁上骨折;A2,单纯的股骨髁上骨折,仅伴有 1 个游离的骨折块;A3,单纯的股骨髁上骨折,伴有 1 个以上的骨折块。

【临床表现及诊断】

一般病人都有外伤史,伤后大腿下段剧烈疼痛,膝关节活动障碍,局部肿胀压痛明显,有反常活动,患肢短缩畸形。有时伴有患肢足背动脉减弱或消失,足趾活动感觉障碍,需排除腘动脉或坐骨神经损伤。X线片检查可明确诊断股骨髁上骨折,并可以根据骨折线分型。血管 B 超检查有助于判断有无腘动脉损伤,若怀疑有腘动脉损伤,应加强观察肢端血循,也可动态行小腿血管 B 超检查,必要时行 DSA(数字减影血管造影)检查。

【治疗】

股骨髁上及髁间骨折的治疗历来较为困难,这些骨折常是不稳定的和粉碎性的,且多发生于老年人或多发伤的病人。由于这些骨折靠近膝关节,可能难以完全恢复膝关节的活动度和功能。在许多报告中,畸形愈合、不愈合及感染的发生率相对较高。对已行膝关节成形术的老年患者,其治疗可能更为复杂。

(一)非手术治疗

1.石膏外固定　适用于无移位骨折及儿童青枝骨折。用长腿石膏管型屈膝 20°,固定 6 周开始锻炼膝关节活动功能。

2.骨牵引整复、超关节夹板固定法　适用于有移位的股骨髁上骨折、屈曲型骨折,可用股骨髁冰钳或克氏针牵引法;伸直型骨折,采用胫骨结节牵引,只要牵引恰当,加以手法,可以复位。

(二)手术治疗

手术的目的主要是恢复骨折端的稳定性和股骨的力线。股骨髁上骨折手术治疗主要有钢板内固定和髓内钉两大类。钢板类髓外固定主要有动力髁螺丝钉(DCS)、"L"形髁钢板、桥式接骨板、解剖钢板、LISS 锁定钢板等,虽可以提供骨折段的解剖复位,但钢板固定力线上属于偏心固定,钢板螺钉受弯曲应力大,不够牢固,无法进行有效的膝关节早期功能锻炼,更无法早期负重。采用双钢板固定虽然可以提供相对坚强的固定,但手术创伤增大,感染机会增多。髓内钉类有国产股骨髁上交锁钉、AO 的股骨远端髓内钉

（DFN）。传统股骨髓内钉，中下段有向前 8°的弧度，适合从股骨近端向远端固定，若从远端逆行打入，不符合股骨的生理曲度，且股骨远端不易加锁，易造成骨折端的移位或骨折的畸形愈合。而 AO 股骨远端髓内钉 DFN，钉尾较粗，在保证足够的强度下，主钉符合股骨的生理曲度，特别是远端锁钉的螺旋刀片设计，有利于骨折端复位后的稳定。

1.钢板螺钉固定　瑞士的 AO 学组设计的角钢板，是用于治疗股骨远端骨折并得到广泛接受的最早的钢板螺钉内固定器械之一。虽然它对大部分骨折提供了牢固的固定，但此固定方法在技术要求较高，并且存在包括感染在内的早期问题以及对骨质疏松者难以达到充分固定、钢板去除后再骨折等情况。

最近，间接复位技术、最少的软组织剥离及轻柔牵引等更符合生物学的钢板固定技术受到提倡。采用股骨撑开器或外固定架以恢复骨折部位的长度及对线，对于干骺端粉碎性骨折，可将其保持在原来的位置，不必试图将骨折碎块解剖复位。由于软组织相对未受干扰，故很少需要植骨。Bolhofner 报告了 57 例股骨髁上和髁间骨折的前瞻性研究，绝大多数用角钢板固定及生物学复位技术治疗，结果优良率为 84%，均无需植骨治疗，也没有 1 例发生骨折不愈合，而仅发生 1 例深部感染及 1 例畸形愈合。

2.动力性髁螺钉固定　比角钢板技术要求相对要低的是髁部动力性螺钉。插入角钢板需要在三个平面同时准确定位，髁部动力螺钉在屈、伸平面不受限制。该螺钉固定成功的条件是：自髁间窝以上至少 4cm 的股骨髁未粉碎。动力螺钉固定的主要缺点是在插钉时需去除的骨量较大，将使可能进行的翻修手术变得困难。

Ostrum 和 Geel 对 30 例股骨远端骨折，采用间接复位技术及动力性髁螺钉固定治疗，未行植骨。87% 的病人获得了极好的或满意的结果；发生 1 例骨折不愈合，1 例骨折固定失败。结果较差者均发生在伴有关节内粉碎性骨折的老年骨质疏松患者中，因此，作者认为该方法不适用于骨质疏松病人。

Harder 等比较动力性髁螺钉和髁钢板的生物力学特性，无内侧缺损时两种固定装置轴向负荷的力学特性相似。然而，当存在内侧缺损时，用髁钢板固定的骨折块间移动度较用动力性髁螺钉固定者大。其结论为：髁间窝以上 4cm 的股骨髁骨折选择髁上固定时，可选择动力性髁螺钉。

3.LISS 锁定钢板　在采用 LISS 钢板时，采用股骨撑开器或者外固定架以恢复骨折部位的长度及对线，对于干骺端粉碎性骨折，可将其保持在原来的位置，不必试图将骨折碎块解剖复位。再将钢板置于股骨的一侧，起到一个内置的外固定支架作用，这样可以最大限度的保护骨折块的血循，可以有效的降低骨不连的发生率。LISS 钢板优势在于螺钉和钢板锁定为一体，且螺钉有瞄准器可经皮打入。

角钢板及髁部动力螺钉不适于膝关节上 3~4cm 内的股骨髁骨折，及合并关节内大量粉碎的骨折。对于这些骨折，髁部支撑钢板（如 LINK 解剖钢板）是最常用的内固定物，此类钢板的远端有多个钉孔，允许多枚螺钉直接拧入粉碎的骨折块。然而，髁部支撑钢板不能提供如角钢板或髁部动力螺钉那样的坚强固定；伴有内侧支撑部位粉碎的骨折、或节段性的骨缺损、或极低位的经髁骨折，使用支撑钢板固定后，钢板螺钉在其接触界面间的活动可以引起骨折的内翻成角。锁定钢板可以将螺钉锁在钢板上，这可以增加内固定结构的稳定性。异丁烯酸甲酯也可用于增加螺钉对周围疏松骨质的固定。如果外侧应用支撑钢板后出现内侧不稳，则建议加用内侧支撑钢板。Jazrawi 等介绍了一种带锁的双钢板技术，较单纯的双钢板技术提供了更强的稳定。然而，双钢板的应用使人们注意到骨和伤口愈合的问题，因此，Bolhofner 等提倡经皮固定钢板。他们治疗了 57 例股骨髁上骨折，通过开放复位，间接方法固定钢板，骨折均愈合，用 Schatzker 评分方法，他们报告结果优良为 84%，并承认术者的手术技巧是一个影响因素，作者认为这是一个连接严重粉碎性骨折的好的技术，它可从股骨的内侧或外侧操作。

最近，带有可锁在钢板上的特殊螺钉的髁钢板正在应用。这些钢板提供了类似髁钢板螺钉的稳定性，且避免股骨内髁缺损引起的内翻成角。此固定可以不用内侧股骨钢板，其有效性正待临床证实。此方法的初步经验一直在推广应用。

4.髓内钉 最近髓内钉治疗股骨远端骨折逐渐受到重视。这种内固定器械比钢板获得更接近"生物学"的固定,因为它是均分负荷型而不是遮挡负荷型内固定物,且软组织保护更好,很少需要植骨。生物力学测试证明,髓内钉固定治疗股骨远端骨折的主要缺点是固定稳定性不如钢板。顺行髓内钉固定治疗股骨髁上骨折稳定性不足,会导致骨折的畸形愈合、内固定断裂等并发症。经髁间窝逆行插入股骨髓内钉已成为治疗股骨髁上骨折的常用方法。像顺行髓内钉一样,这些"髁上"和"膝部"髓内钉具有理论上的优点:均分负荷型内固定器械、所需软组织剥离较少、不常需要植骨。带髋关节假体的股骨远端骨折,或髁间窝开放设计的全膝假体上方骨折,也可以有效地用逆行髓内钉固定。逆行穿钉也可用于远端股骨骨折合并同侧髋部骨折的固定,允许髋部骨折另用器械固定。

逆行髁上髓内钉的设计也有潜在的缺点,关节内入口有可能引起膝关节僵硬和髌股关节问题,以及如果骨折部位感染则可导致化脓性膝关节炎。髓内钉的近端钉尖一般位于股骨干的中部或远端,会在这个区域产生应力梯度,如果近端锁钉时钻了废孔,将使应力集中的问题加重。较短设计的髓内钉不允许用于固定延伸至远端股骨干的骨折。在对 GSH 髁上髓内钉的最初设计进行的早期研究中,报告了相对较高的内固定物折断率。此后,锁钉的直径由 6.4mm 减至 5.0mm,并减小了螺钉孔的直径,从而大大减少了这种并发症。最近 AO 的 DFN 在股骨髁部采用螺旋刀片来锁定,及相对粗大的钉尾,进一步减少了骨折端的不稳定及断钉等问题。目前逆行钉的主要并发症是畸形愈合和钉对膝关节的影响。

通过模拟单腿站立进行力学测试,Frankle 等对有骨性接触和没有骨性接触的股骨干骨折用顺行和逆行髓内钉固定并进行比较。他们发现对稳定骨折,两种方法无差别;但对于不稳定性骨折,钉的大小决定稳定性,并非与插入的方法有关。David 等检查了髁上钉和 95°动力加压螺钉的稳定性,他们发现:带有多向固定模式的动力加压螺钉具有更大扭矩强度,在轴向负重时吸收更多的能量。Ito 等也比较了髁上钉与髁角钢板,结论是:除了扭矩负荷更大外,髁上钉提供的稳定性与钢板相类似。生物力学试验显示逆行髁上髓内钉不能提供如 95°动力性髁螺钉与侧方钢板那样坚强的固定。Firoozbakhsh 等在一个合成骨的截骨术模型中发现,95°钢板在外翻弯曲及扭转时更坚固,但在内翻弯曲和屈曲时两者无明显差异。Koval 等应用经药物防腐处理的股骨标本,将 95°髁螺钉侧钢板复合器械与逆行 GSH 钉及顺行 Russell-Taylor 钉进行了比较,他们发现 95°钢板在扭转、内外侧弯曲以及前后侧弯曲时最为坚固。Russell-Taylor 钉和 95°钢板的断裂载荷高于 GSH 髁上钉。这些生物力学研究的临床实际意义尚不清楚。

逆行髁上髓内钉的初步报告显示了可接受的结果。在数篇报告中,骨折愈合率为 90%～100%,需植骨者为 0%～44%,感染率为 0%～4%,畸形愈合率为 0%～8%,膝关节活动范围平均为 100°～116°。Iannacone 等应用带 6.4mm 锁孔螺钉的旧式髓内钉固定骨折,报告髓内钉折断率及骨折不愈合率为 9.8%。Gellman 等报告应用带 5mm 锁孔螺钉的新式髓内钉固定治疗 24 例骨折,无髓内钉折断发生;有 0%～8%的病人在髓内钉的顶部发生新骨折,但只要骨折无移位,均可采取非手术治疗。髓内钉撞击髌骨的发生率为 0%～12%,骨折愈合后常需将髓内钉拔除。术中将髓内钉适当地向下凿进些许可避免此并发症,这在开放手术比经皮入路更容易施行。

5.外固定 严重开放性股骨远端骨折,特别是合并血管损伤者,外固定可作为暂时性或终极性固定治疗。如果骨折有严重的髁间结构损伤,外固定架应跨膝关节固定。由于存在针道感染及关节僵硬的潜在危险,这种方法只用于最严重的开放性骨折。为使多发伤患者活动,使用此方法以提供局部牵引。此方法也可使股骨远端骨折更好地进行 CT 检查。转换成内固定的手术必须在针道感染前的 14 天内完成。如果患者已行撑开外固定架固定,在安全时间段内不允许用髓内钉固定时,可将固定架换成小的钢丝固定或混合固定。Hutson 和 Zych 报告 16 例广泛软组织损伤伴开放性股骨骨折的治疗结果。所有骨折均愈合,但有2例需延迟植骨,1例形成化脓性关节炎,1例形成骨髓炎,5例患者膝关节活动小于90°。Ali、Saleh和AraZl等和Mohr等在各自的研究中发现类似的结果,用Ilizarov(环和小钢丝固定)外固定方法。此方法仍作为严重创伤的一种治疗方法。其感染率为1%～10%,并有明显的膝关节僵硬,这些均为损伤性质决定,并非固定方法所致。

6.LISS锁定钢板手术方法

(1)术前内植入物的选择:使用国际内固定研究学会AO/ASIF术前计划模板来决定LISS接骨板的长度和螺钉的位置。注意所有的模板图像均按平均放射像成像率放大10%。当然,图像可以根据需要有所改变,术前必须对拉力螺丝钉的放置有所计划。

(2)患者的体位:患者仰卧于可透X线的手术台上,患肢必须可以自由移动。对侧肢体可以固定于手术床的腿支架上。膝关节置于手术床铰链的略微远端,这样能在手术中屈曲膝关节,避免完全伸直膝关节和产生过强的牵拉力量,由于腓肠肌的作用力会引起股骨远端骨折块向腹侧旋转,这样会对骨折复位造成困难,也会威胁腘动静脉。当远端骨折块较短时,推荐小腿屈曲大约60°,这样可以减轻腓肠肌的牵拉力量。

(3)复位:在关节内骨折,首先应复位重建并固定整个关节。图中显示股骨髁部可以打入拉力螺丝钉的位置。注意必须确保这些拉力螺丝钉不会阻碍以后从LISS钢板螺钉的拧入。使用暂时的跨膝关节的外固定支架或牵开器对骨折进行复位。手术中应使用X线摄片或X线影像增强仪检查骨折复位的情况。内外向打入的斯氏钉对于股骨远端的手法复位非常有帮助。

(4)手术入路:对于关节外和关节内骨折推荐的手术入路有所不同。在关节外骨折,从Gerdy结节向近侧做一长度约80mm的皮肤切口,沿纤维走向分开髂胫束,打开骨膜和股外侧肌之间的间隙。在远端,股外侧肌主要附着于股骨嵴,在骨与外侧骨膜没有肌肉的附着点。内固定器可以沿骨膜和肌肉间隙插入。

在关节内骨折,前外侧关节切口可以为复位提供良好的显露。通过该切口能够插入内固定器,并能从内侧拧入了拉力螺丝钉。

(5)LISS接骨板的插入:使用装配好的插入导向手柄在骨膜和股外侧肌之间插入LISS接骨板,并应确保接骨板近端与骨始终接触。接骨板的远端贴伏于股骨外髁。可以向近侧和远侧移动、调整LISS接骨板的位置,直至接骨板能够很好地贴附与股骨髁。有时插入导向手柄的近侧端及软组织可能影响接骨板的插入,这时可以取下透光手柄的近侧部分。由于重量作用,插入导向手柄容易向背侧倾斜。如果患者处于仰卧位,插入导向手柄的方向与地面平行,那么内固定器会处于外旋位置,接骨板与股骨外髁无法平整地贴附。固定螺栓的方向必须与髌骨关节方向平行。因此插入导向手柄应该处于内旋10°的位置。在X线影像增强仪后前位AP相上可以看到该影像。内固定器必须与股骨髁完全贴附以确保其与骨面的理想接触。一旦LISS接骨板与骨面有良好的贴附,从B孔取下钻套和锁定螺栓。在接骨板最近端的孔通过钻套插入穿刺器做一微小的刺切口,将钻套和穿刺器推至LISS接骨板。可以使用克氏针或直接通过触诊来检查LISS接骨板在骨面上的位置是否正确。通过插入导向手柄的外侧螺丝拧紧钻套,用固定螺栓来替换穿刺器。将固定螺栓拧入LISS接骨板来闭合固定框架。由于软组织的限制,所以固定螺栓一旦被拧入,再调整改变接骨板或手柄的位置将非常困难。

(6)LISS接骨板的初步固定:通过固定螺栓和锁定螺栓使用2.0mm的克氏针对内固定器进行初步固定。仔细检查LISS接骨板的位置和患肢恢复后的长度。也可以使用克氏针瞄准装置在内固定的背侧和腹侧打入克氏针。一旦骨折复位成功完成,LISS接骨板位于正确位置,就可以拧入LISS锁定螺丝钉。

【并发症】

股骨髁上骨折的早期并发症主要有腘动脉、腓总神经、胫后神经损伤和肺栓塞,股骨髁上骨折失血量在 800~1200ml 左右,而且多发于老年人或合并其他部位损伤,故常常并发失血性休克。术前骨牵引中会并发钉道感染,若护理不当会出现褥疮、尿路感染、坠积性肺炎等并发症。若采用钢板固定可能出现感染、畸形愈合、骨不连、内固定松动、断裂、膝关节活动障碍;而采用髓内钉固定并发症主要有感染、肢体断缩、畸形愈合、骨不连、创伤性关节炎、膝关节活动障碍,及由于顶尖应力集中所致的股骨中段骨折等。因此,股骨髁上骨折术后,应该及时的指导患者行膝关节活动功能锻炼,以尽量恢复膝关节的屈伸活动功能。

四、股骨髁间骨折

【发病机制】

股骨髁间骨折是关节内骨折,其骨折机制多系沿股骨纵轴的垂直暴力,向下压股骨髁部,遭受胫骨髁间脊的向上反力,如一楔子致股骨内外块骨折并向两侧分离。股骨髁间骨折多由高能损伤所致,骨折块多粉碎。有时骨折块向后移位损及腘动脉、腓总神经、胫神经,伤后应注意观察肢端感觉血循,以便及时发现血管神经损伤。

【分类】

股骨髁间按骨折线的形状可以分为"Y"形和"T"形,亦可为粉碎性。AO 分类中属于股骨下段骨折中的 C 型:C1,完全关节内骨折,关节及干骺端简单骨折;C2,完全关节内骨折,关节内简单骨折,干骺端粉碎骨折;C3,关节内粉碎骨折。

【临床表现及诊断】

伤后膝部肿胀疼痛,不能活动,关节内积血。X 线检查可显示髁部骨折移位情况,如单髁骨折多向后移位,双髁"Y"形骨折,髁向两侧分离,股骨干如一楔子,插入两髁之间。CT 平扫及三维重建可明确骨折块形态及移位情况。如伴有腘动脉损伤,膝关节肿胀严重,并伴有剧烈疼痛,足背动脉搏动减弱或消失,行血管 B 超检查可以明确动脉血循。仔细检查肢端感觉可以早期发现有无神经损伤。

【治疗】

髁间骨折属于关节内骨折,若治疗效果不佳,会导致膝关节功能障碍。主要原因如下:

1.行牵引治疗或闭合复位者,较难以达到解剖复位,从而遗留发生创伤性关节炎的解剖基础。

2.骨折移位及出血,发生在膝关节髌上囊或股四头肌与股骨之间的滑动装置,经牵引或石膏固定治疗者,易发生关节内外的粘连,导致膝关节活动功能障碍。

3.行切开复位者,如无坚强内固定,则仍需外固定,不能得到早期锻炼活动膝关节,而发生膝关节粘连。

4.长期外固定后,会发生膝关节软骨退变,而发生膝关节疼痛、功能障碍。

由此可见,关节面的未解剖复位与关节内外粘连是股骨髁间骨折疗效不佳的主要原因。因此,股骨髁间骨折的治疗要求是,早期手术予以关节面的解剖复位,清除关节内积血及碎骨块,适当坚强内固定,恢复完整的关节面及正常的关节关系。术后负压引流,防止关节内积血。术后镇痛,以利早期膝关节屈伸活动功能锻炼,防止关节粘连及僵直。

(一)非手术治疗

非手术治疗包括石膏托外固定、骨牵引等,仅适用于无明显移位(关节面移位小于 2mm)的、且稳定的股骨髁间骨折,或无法耐受手术的患者。但长期的牵引或外固定会导致膝关节粘连、膝关节活动功能障碍。没有解剖复位的关节面会导致创伤性关节炎的发生。

(二)外固定支架治疗

外固定支架是一种介于手术与非手术治疗之间的半侵入固定方法,由于它具有操作简便,创伤小,并且可牵引、复位、固定、调整骨折端紧密度、便于早期功能活动等优点而受到青睐。特别是近年来，众多学者在增加灵活性和稳定性方面对外固定进行了改进后，应用于高能损伤或火器损伤所致的股骨髁间开放粉碎骨折，加上抗生素的使用，感染率有了明显的下降。然而，股骨髁间粉碎骨折使用外固定支架其膝关节内骨折难以解剖复位，往往需要固定膝关节，加上股骨髁间穿针不便且易松动、针道感染率较高等限制了外固定支架广泛的应用。因此，现代创伤学者更趋向于积极的手术内固定，除非合并其他部位或脏器的严重损伤需以抢救生命为首要目的或战伤骨折的早期救治时，方考虑采用外固定支架临时固定、暂时治疗或与有限的内固定结合使用。

（三）手术治疗

股骨髁间骨折手术治疗的目的是关节面的解剖结构的重建、旋转和轴线的恢复、将髁部稳定的固定到股骨干上，以及术后的早期功能活动锻炼。现在的手术治疗技术已转变为微创接骨术（MIO），MIO包括：①治疗关节内骨折的经关节的关节重建和逆行钢板接骨术（TARPO），这项技术获得了更好的手术显露、关节内碎骨块的妥善处理、骨折的加速愈合和更好的功能恢复结果；②治疗关节外骨折的微创经皮钢板接骨术（LISS），骨折部位不予广泛暴露，只需皮肤的小切口。

随着内固定器材的发展和完善，AO角钢板、动力髁螺钉（DCS）、锁定钢板、AO股骨髁上髓内钉（DFN）的相继出现，并得到广泛的应用，股骨髁间骨折的疗效有了较大的提高。

1.经关节的关节重建和逆行钢板接骨术　TARPO技术由Krettek等于1996年首先提出，在治疗股骨髁间骨折时，该技术着力解决了两个问题：①完全的关节面显露（和复位、固定）的困难；②因大手术切口所致的干骺端失活，以及感染、植骨需要和潜在的骨不连等问题。TARPO技术采用髌旁侧方入路，将髌骨半脱位或外翻，便可完全显露整个股骨远端关节面，直视下对关节面的骨折进行解剖重建，常采用松质骨拉力螺钉固定，也可用小的皮质骨螺钉按"拉力"模式固定；对骨干或干骺端的骨折块进行闭合复位，通过改进的肌肉下钢板植入进行固定，保存骨折周围的软组织，无须骨折部位的广泛显露。

2.双钢板固定　对股骨髁间严重粉碎骨折，为了获得旋转和轴线的恢复，一般不推荐DCS、角钢板固定（单一钢板固定易引起内翻塌陷），而采用双钢板固定。双钢板一般不推荐CP、DCP，可采用外侧解剖钢板加内侧的支撑钢板固定，若采用双侧锁定钢板固定效果更佳。Jazeawi等采用锁定双钢板（用多枚4.5mm皮质骨螺钉横行连接两钢板并用螺帽在钢板外侧套入螺钉以锁定）加植骨治疗C3型股骨髁间骨折，获得了满意疗效。并在股骨远端关节内骨折模型上进行了实验研究，在循环加载前、后生物力学测试中，锁定钢板结构比常规的双钢板结构能显著增加固定的稳定性。因此，这项技术特别适用于螺钉抓持力不足的股骨远端粉碎骨折和骨质疏松性骨折。它提供了增强固定稳定性的一个简单选择，避免了骨水泥的潜在应用。

此手术常采用内外侧入路，先采用TARPO技术，髌旁外侧切口显露完全显露整个股骨远端关节面，直视下对关节面的骨折进行解剖重建，常采用松质骨拉力螺钉固定，在外侧放置股骨外侧解剖钢板固定；再在膝内侧切一辅助切口，从肌肉下插入一支撑钢板固定。术中对骨折块可以采用间接复位技术，尽量保护骨折块的血循。术后关节内放置负压引流，术后应用镇痛泵，术后第一天就开始进行膝关节屈伸活动功能锻炼。

3.AO角钢板、DCS　一些C1、C2型股骨髁间骨折可以采用AO角钢板、DCS固定，但AO角钢板、DCS固定需注意控制股骨髁间骨折的旋转和轴线。这两类钢板的手术方法在上文已有详细描述。此类内固定术后第一天即可进行膝关节的活动功能锻炼。

4.股骨髁上髓内钉（DFN）　近年，随着髓内钉的改进，特别是DFN应用于一些股骨髁间骨折C1和C2型骨折的治疗，取得了满意的结果。特别是关节镜技术的成熟，关节镜辅助下AO股骨远端髓内钉DFN

治疗股骨下段骨折,具有膝关节创伤小、感染率低、内固定坚强可靠、骨折愈合率高、允许膝关节早期功能锻炼和负重的优点,并且符合 21 世纪外科治疗微创化的优点,是治疗股骨下段骨折的理想选择。

(1)手术方法:术前患者应拍带标尺的股骨全长片,以便选择合适的 DFN 髓内钉;手术可采取连续硬膜外麻醉或全身麻醉,患侧大腿下方垫枕成屈膝 45°位,大腿上段上气囊止血带;关节镜从标准的前内外侧入路进入,切口长约 0.5cm,常规探查内外侧半月板、交叉韧带、髁间突有无骨折,清理关节内血肿,在克氏针辅助下采用间接复位技术,予以骨折复位,以克氏针临时固定(注意避开 DFN 钉道),并在膝关节外侧切一 3cm 切口,用 1～2 枚拉力松质骨螺钉固定(注意螺钉应适当偏后,以免影响髓内钉的进入),再从髌韧带正中切一约 3cm 创口,在关节镜引导下,在股骨髁间后交叉韧带止点前方约 0.5～1cm 处,钻入导针 10～15cm,髌韧带套筒保护下,直径 13.0mm 钻头扩髓至 3～4cm,去除保护套、导针,不再使用导针,清除骨和软骨碎屑,彻底冲洗关节腔,插入髓内钉,再在髓内钉远近端装上锁钉,拔出克氏针。所有患者术后第一天开始进行膝关伸屈活动功能锻炼,术后 2 周内屈膝可达 90°以上。

(2)注意问题:术前膝关节应该垫高 45°位,以利骨折复位及膝关节处进入髓内钉;术中股骨髁扩髓之前,应常规探查膝关节以了解有无股骨下段骨折合并交叉韧带、关节软骨、半月板损伤;交锁髓内钉进针点应在髁间窝后交叉韧带止点前方约 1cm 两髁中点,以防造成膝内外翻畸形,偏后则容易造成股骨髁间劈裂骨折;扩髓和进钉时应注意保护髌骨,膝关节清理时应注意保留一定的髌前脂肪垫,以减少术后膝前疼痛的发生率;术中应时刻记住微创的原则,尽量保留骨膜,不强求骨折端的完全解剖复位,以减少碎骨块对血液循环的破坏,促进骨折的愈合;术中钉尾需埋入软骨面下 1～3mm,过浅则易导致屈膝时与髌骨相撞击,导致膝关节疼痛,过深则不易拆除;DFN 安装完毕应常规再次清理关节腔,以免术后关节内异物形成;对一些年龄大的骨质疏松的患者,髓内钉远端应选用螺旋刀片锁定。

【并发症】

股骨髁间骨折属于关节内骨折,由于血肿的刺激,及血肿机化导致膝关节内外粘连,关节面的不平整会导致创伤性关节炎。骨折有时会并发膝关节内韧带或半月板的损伤,膝关节外韧带的损伤,有时因为外伤后膝关节肿胀严重,容易漏诊而导致膝关节功能障碍;有时虽然早期发现,但担心修复的韧带再次断裂而膝关节长期制动,导致膝关节僵直。故在和患者充分沟通下,术后应早期进行功能活动锻炼,但在 4 周内膝关节活动度应控制在 0°～90°。另外,由于一些内固定方式选择的不当,可出现膝关节内翻畸形,会导致膝关节退变的早期出现。选用非锁定钢板治疗一些骨质疏松严重的患者,会出现螺钉的松动,进而导致内固定的失败。不论是何种手术方式,都存在感染的可能,一旦出现感染将是灾难性的,会导致膝关节功能的完全丧失。

五、股骨髁骨折

(一)股骨单髁骨折

股骨单髁骨折属于完全关节内骨折,多由于膝部砸伤所致,或屈膝位的纵向暴力所致。股骨单髁骨折后,移位的关节面不平整,可导致创伤性关节炎;内外髁的不平衡致膝内翻或膝外翻,使下肢失去正常的力线,会继发膝关节和髋关节的退变。另外,股骨单髁骨折常伴有膝关节内外韧带损伤及半月板损伤。

股骨单髁骨折分型在 AO 组织中属于股骨远端骨折中 B 型;B1,外髁矢状面的部分关节内骨折;B2,经内髁矢状面的部分关节内骨折;B3,经股骨髁额状面的部分关节内骨折。

股骨单髁骨折常伴有外伤史,膝关节肿胀疼痛明显,拍 X 线片可以发现骨折线,可以明确诊断,但有时仅拍常规的正侧位片很难发现后髁的骨折,就需要行 CT 检查。另外,行 MRI 检查可以发现韧带和半月板损伤及一些隐性骨折。

　　无移位的股骨单髁骨折可以行非手术治疗;移位的股骨单髁骨折需要手术治疗,以防出现轴线对线不佳、创伤性关节炎、膝关节僵直以及膝关节不稳等并发症。非手术治疗包括牵引治疗和石膏固定治疗,行牵引治疗者应该将患肢置于托马架上,在牵引中活动膝关节。行长腿石膏固定治疗,对于一些合并有侧副韧带损伤的患者不失是一种好方法,但固定时间不可长于4周。去石膏后练习活动膝关节。移位的股骨单髁骨折需要手术治疗,通常采用松质骨拉力螺钉固定即可提供足够的稳定,但骨质疏松者常需支撑钢板固定。术后应早期进行膝关节屈伸活动功能锻炼。

（二）内髁骨折

　　股骨内髁骨折无移位可以保守治疗,有移位则需行手术治疗。手术采用硬膜外麻醉,大腿上段上止血带,切开复位采用膝关节内侧切口,直视下予以骨折块解剖复位,保留骨折块残留的骨膜,克氏针临时固定,根据骨折块的大小,采用1~3枚松质骨拉力螺钉固定,也可采用可吸收螺钉固定,埋头处理,常规术中探查膝关节内半月板和前后交叉韧带组织,半月板损伤需一期处理,交叉韧带损伤可一期或二期重建。若条件允许可采用膝关节镜辅助下经皮螺钉固定术。骨质疏松严重者需切开复位内侧支撑钢板固定。术中常规放置引流管,术后第一天即可进行膝关节的屈伸活动功能锻炼。

（三）内髁后部骨折

　　内髁后部骨折手术时若采用内侧切口,则无法予以正确的拉力螺钉技术固定,常需采用膝关节后侧切一辅助切口予以从后向前攻入拉力螺钉,为避免下一次的手术创伤,常可采用可吸收螺钉固定。

（四）外髁骨折

　　外髁骨折手术时,若采用切开复位,采用膝关节外侧入路,采用克氏针辅助下复位,尽量保护骨折块的血供,用松质骨拉力螺钉固定时埋头处理。股骨外髁表面软组织较少,尽量采用经皮螺钉固定技术。若能配合膝关节镜一起使用可以监视关节面复位情况,及膝关节内损伤情况,疗效更佳。

六、股骨髁骨软骨骨折

　　股骨髁骨软骨骨折是指创伤后关节软骨损伤合并软骨下骨发生的骨折。股骨髁骨软骨骨折以股骨外髁常见,其他部位少见。多见于急性运动损伤,以及膝半屈位时小腿强力旋转或跨越动作时的直接暴力、间接暴力或旋转暴力作用于关节面产生。骨折块游离于关节腔严重影响关节功能,但其处理一直是关节损伤治疗的难题。

　　股骨髁骨软骨骨折临床一般表现为关节血肿,伤后立即出现关节功能障碍,部分患者关节交锁,通常合并其他关节内损伤,临床表现多样。若骨折块小,有时仅出现关节疼痛、肿胀,无明显交锁症状,由于软骨在X线上不显影,在MRI出现之前,常会漏诊或误诊。对一些怀疑有股骨髁骨软骨骨折的患者应该常规检查MRI以明确诊断。

　　股骨髁骨软骨骨折常需和剥脱性骨软骨炎相鉴别。剥脱性骨软骨炎为关节软骨及其下的骨质限局性、慢性缺血坏死及软化脱落性病变。剥脱性骨软骨炎好发于膝关节股骨内髁关节面,外髁发病少见,病因不清,一般认为外伤为主要原因,是多次反复的轻度外伤引起局部血运障碍所致,多为慢性起病,X线检查剥脱骨块边缘清楚规整,周围骨质呈反应性硬化,晚期可游离于关节内;而骨软骨骨折有急性损伤病史,突然发生,骨块边缘不整齐,且MRI检查显示骨折区髓内水肿,易与剥脱性骨软骨炎鉴别。

　　股骨髁骨软骨骨折均需要手术治疗,新鲜骨折根据骨折块的不同可采用游离小骨块取出术、粗丝线缝合固定、细克氏针固定、钢丝固定、普通螺钉固定、可吸收螺钉固定、Hrbert螺钉固定等方法;陈旧骨折需摘除游离骨块,再予以行软骨移植术。

股骨髁骨软骨新鲜骨折手术均采用硬膜外麻醉,气囊止血带下手术。闭合骨折采用膝关节内侧切口显露关节腔,开放骨折尽量利用原伤口或做适当延长。固定骨软骨骨折块时尽量保留骨折块与关节面的相连部分,保护关节面软骨不与骨折块分离。骨折复位前应修复缺损区周缘创损,使其尽量恢复创伤前解剖形状。复位时采用压配方式,以植骨棒轻轻打压嵌入,平整后进行内固定。

1.缝合线或钢丝固定　提前于骨折块相应位置用克氏针钻孔,股骨由两侧髁上钻孔,细钢丝借助硬膜外导针牵出,粗丝线由细钢丝通过硬膜外导针牵出。

2.克氏针固定　由骨软骨折块表面直接向关节外钻出,钻出皮外后由对侧用钻拔出,针尾留于软骨下。

3.螺丝钉、可吸收螺钉及 Herbert 螺钉固定　复位后先用专用钻尽量直向钻孔,利于加压,必要时攻丝,再旋入普通螺丝钉或较小骨折块用手外科微型螺钉、可吸收螺钉或 Herbert 螺钉,普通螺钉和可吸收螺钉须轻微扩大外孔,以将钉头陷入软骨下,检查关节面是否平整。

以 I 号丝线连续缝合修复关节囊滑膜层,缝合皮下组织及皮肤。若有膝关节韧带或半月板损伤,则同时修复。开放性损伤需留置引流管,术后除细克氏针固定者需石膏固定 6 周外,其他固定方式者均早期进行间歇被动和主动活动。

股骨髁骨软骨骨折常会并发膝关节创伤性关节炎,特别是软骨下骨较少时,软骨块常在关节液的浸泡下,骨折常难以愈合,软骨会被吸收。若骨折块固定不牢固,骨折块脱落成为关节内游离体,相对应的关节面磨损加重,引起关节疼痛,可行关节镜下游离体摘除,对于小于 2cm 的软骨损伤行钻孔术,大于 2cm 的软骨缺损需行软骨移植术或软骨细胞培养后种植修复术。另外,一些漏诊的病人,由于膝关节的长期疼痛而导致膝关节活动度丢失,致关节僵硬。一些股骨髁骨软骨陈旧骨折的老年病人,可行膝关节表面置换术,以便早期恢复膝关节活动度及行走功能。

(郭永波)

第五节　膝部创伤

膝关节创伤是运动医学、战伤外科和平时的骨科临床中最常见的关节损伤之一。由于膝关节在功能解剖和生物力学方面的复杂性,使得膝关节在二维运动中关节内、外诸结构在各种不同应力作用下造成的损伤具有其特殊性。对膝关节创伤的全面、准确的诊断与合理、完善的处理是提高膝关节创伤治疗水平、降低膝关节伤残率的关键。在膝关节创伤领域,每年都有相当数量的文献报道新的研究结果和手术方式。近 20 年来,随着关节镜技术在膝关节外科中的广泛应用,使得膝关节创伤的诊疗水平得到了进一步的提高,尤其是半月板撕裂的缝合和处理、交叉韧带重建、关节软骨面缺损的修复、关节粘连松解等已成为典型规范的关节镜手术。关节镜手术不仅能全面地进行关节内检查与诊断,更可通过镜下手术完成复杂精细的操作。因此,关节镜诊断与治疗技术应该是处理膝关节创伤的医师必须具备的手段之一。此外,任何将膝关节创伤的处理看作是单纯的手术技术的观点都是片面和危险的。对膝关节创伤的处理应该将膝关节局部与下肢的功能甚至整个人体的运动功能联系起来,才能从诊断、治疗、康复等方面全面地提高膝关节创伤的治疗水平。

一、股骨髁部骨折

随着交通及高速公路的发展,股骨远端髁部骨折已非少见,约占大腿骨折的 8%,其在治疗方面的复杂性仅次于股骨颈骨折,易引起残疾,在处理上仍应小心谨慎。本节主要依据治疗上的特点不同而分为股骨髁上骨折和股骨髁部骨折两大类加以讨论。

(一)股骨髁上骨折

股骨髁上骨折较为多见,且因易引起腘动脉的刺伤而为大家所重视和警惕。该血管一旦受损,肢体的坏死率在全身大血管损伤中占首位,因此在处理时务必小心谨慎。

【致伤机转】

多为以下两种暴力所致。

1.直接暴力　来自横向的外力直接作用与股骨髁上部,即可引起髁上骨折。

2.间接暴力　多是在高处坠落时,如膝关节处于屈曲位,可引起髁上骨折,但这种暴力更易引起髁部骨折。

该处骨折以横形或微斜形为多,螺旋形及长斜形者少见,也可呈粉碎性或与髁部骨折伴发。因骨折远侧端受强而有力的腓肠肌作用而向后方屈曲移位,易引起腘动脉损伤。

【诊断】

此处骨折在诊断上多无困难,除外伤史及症状外,要特别注意足背动脉有无搏动及搏动强度,并与健侧对比。同时注意足趾的活动与感觉,以确定腘部的血管及神经有无被累及。X线片即可显示骨折的类型及移位情况。

【治疗】

以非手术疗法为主。复位不佳、有软组织嵌顿或血管神经损伤者,则需开放复位及内固定(或复位后采用外固定)。

1.非手术疗法　一般采用骨牵引及石膏固定。

(1)骨牵引:与股骨干骨折牵引方法相似,只是需将牵引力线偏低以放松腓肠肌以便有利复位。如胫骨结节牵引未达到理想对位,则改用股骨髁部牵引,使作用力直接作用到骨折端。如有手术可能的,则不宜在髁部牵引,以防引起感染。

(2)下肢石膏固定:牵引2~3周后改用下肢石膏固定,膝关节屈曲120°~150°为宜;2周后换功能位石膏。拆石膏后加强膝关节功能锻炼,并可辅以理疗。

2.手术疗法

(1)手术适应证:凡有下列情况之一的,即考虑及早施术探查与复位。

1)对位未达功能要求。

2)骨折端有软组织嵌顿者。

3)有血管神经刺激、压迫损伤症状者。

(2)开放复位:根据手术目的不同可采取侧方或其他入路显示骨折断端,并对需要处理及观察的问题加以解决,包括血管神经伤的处理、嵌顿肌肉的松解等,而后将骨折断端在直视下加以对位及内固定。复位后呈稳定型的,一般无需再行内固定术。

(3)固定:单纯复位的,仍按前法行屈曲位下肢石膏固定,2~3周后更换功能位石膏。需内固定的可酌情选用"L"型钢板螺丝钉、Ender钉或其他内固定物,然后外加石膏托保护2~3周。

(二)股骨髁部骨折

股骨髁部骨折包括:股骨髁间骨折,内髁或外髁骨折,内外髁双骨折及粉碎性骨折等,在处理上根据骨折部位及类型不同而难易不一,预后也相差较大。

【致伤机转】

与股骨髁上骨折基本相似。其中直接暴力多引起髁部的粉碎性骨折,而间接暴力则易招致"V"形、

"Y"形或"T"形骨折。同时易合并膝关节内韧带及半月板损伤。

【诊断及分型】

依据外伤史、临床特点及 X 线片,髁部骨折的诊断均无困难,应注意有无血管神经损伤伴发。临床上一般将其分为以下 4 型:

1.单髁骨折　单髁骨折指内髁或外髁仅一侧骨折,其又可分为以下两型:

(1)无移位型:指无移位之裂缝骨折,或纵向移位不超过 3mm,旋转不超过 5°。

(2)移位型:指超过前述标准的位移。

2.双髁骨折　髁骨折指内外髁同时骨折,形状似"V"形或"Y"形,也可称为"V"形骨折或"Y"形骨折。一般多伴有程度不同的位移。

3.粉碎型　一般除股骨髁间骨折外,多伴有髁上或临近部位骨折,其中似"T"形者,称为"T"形骨折。粉碎性骨折端移位多较明显,治疗上也较复杂。

4.复杂型　指伴有血管神经损伤的髁部骨折,各型有移位的骨折均有可能发生。

(三)治疗

根据骨折类型、移位程度、可否复位及每位医师的临床经验等不同,在处理上差别较大,但仍应采取较为稳妥的方式。

1.对位满意者　包括无移位的骨折及虽有移位但通过手法复位已还纳原位、基本上达到解剖对位的,可采取非手术疗法。患肢以下肢石膏固定,但应注意避免内外翻及旋转移位。

2.对位不佳者　应及早行开放复位＋内固定术,其内固定方式根据骨折类型不同而具体掌握。常用的方式包括:

(1)拉力螺丝固定:用于单髁骨折。

(2)单纯骨栓固定适用于单髁骨折。

(3)骨栓＋钢板螺丝钉固定多用于"T"形、"Y"形、"V"形及粉碎性骨折。

(4)"L"形(Moore 式)钢板:使用范围同前,但固定牢度不如前者,可加用拉力螺钉。

(5)其他内固定:根据骨折的类型、移位情况、施术条件及个人习惯等不同可酌情选用长螺丝钉、钢丝及其他内固定物,以求恢复关节面之完整而有利于下肢功能的康复。

3.合并其他损伤　应酌情加以处理。

(1)血管伤:多因骨折端刺激腘动脉引起血管痉挛所致,破裂者较少见。先予以牵引下手法复位,如足背动脉恢复或好转,可继续观察,择期行探查术(可与开放复位及内固定同时进行);如复位后足背动脉仍未改善,且疑有动脉损伤的,则应立即手术探查。

(2)神经损伤:以观察为主,除非完全断裂的,一般多留待后期处理。

(3)合并膝关节韧带伤:原则上应早期处理,尤其是侧副韧带及交叉韧带完全断裂的。对半月板破裂,不宜过多切除,仅将破裂的边缘或前角、后角部分切除即可。

二、膝关节骨软骨损伤

膝关节损伤大都会造成不同程度的关节软骨损害。软骨的创伤可以是软骨的直接损伤,如手术操作中器械对软骨的创伤,但更多见的是间接损伤所致,关节内骨折、半月板损伤和交叉韧带损伤等大多伴有关节软骨面的损伤。由于关节透明软骨在结构与功能上的特殊性,使得关节软骨面的修复成为近年来活跃的研究课题。关节镜对关节面损伤的直接观察可以比包括 X 线片、CT、MR 等任何其他的检查手段更明确地评价关节面损伤的程度,并可以在关节镜下直接进行必要的手术处理或是在关节镜辅助下进行切开手术,以更小的创伤和更准确地修复关节软骨。

【诊断与处理原则】

关节镜检查是关节面损伤最好的诊断方法。通过关节镜术不仅可以对损伤或病灶的部位、大小、骨软骨块的形态和是否已发生坏死等情况做出准确的评价,还可以通过关节镜技术将正常的骨软骨块在局部清创后复位并进行镜下内固定或将游离体和已坏死的骨软骨块去除并进行病灶基底的清创,以促进关节软骨面的修复。

此外,高分辨率的 MR 也可获得准确的诊断信息。对伴有软骨下骨的损伤或骨折的病例,X 线片、CT 有明确的诊断价值。

骨软骨骨折的整复要通过手术治疗。如果是儿童骨折且没有移位,可试用保守疗法。如为成人,游离骨片通常要切除。骨软骨骨折的骨片通常来自股骨外髁或髌骨内侧面,手术目的是为了防止由于内部紊乱而致关节进一步损伤。若骨片很大,应尽可能地修复。一般骨软骨骨片很小,无法将其固定在原位,当骨软骨片较大时,可使用沉头螺丝钉固定,固定时不要使钉头突出关节面而进入关节内再造成损伤。如果诊断和手术都被延误,骨片的边缘和缺损已成为钝圆形,则不可能达到恢复原位的要求。骨片切除时,切除处的松质骨面应该是光滑的。锐性切除、分离磨损的软骨边缘,以斜形削除为佳,不要影响负重面。

对于关节软骨面的划伤、割伤和轻度挫伤一般不需特殊处理。通过减少负重和使用 CPM 训练,以及适当的对症处理可获得满意疗效。

【不同类型关节骨软骨损伤的评价与治疗】

对临床骨科医师而言,许多软骨损伤在没有关节镜的观察和诸如 MR 等高分辨率辅助诊断结果的帮助下是难以获得准确诊断的。在关节镜下对关节软骨损伤的描述可按照软骨划伤和挫伤、软骨裂伤或软骨骨折、软骨缺损及关节内骨折的分类进行。

1.软骨挫伤　软骨挫伤是关节软骨损伤的最常见的类型。在急性或亚急性的关节损伤中,膝关节镜下可发现损伤的软骨出现表浅的缺损和明显的摩擦痕迹,较长时间后可以发现局部的软骨发生纤维化或瘢痕软骨修复。在半月板破裂的病例中,几乎均可以观察到在与半月板破裂的部位相应的股骨和胫骨的关节面有程度不等的软骨挫伤与磨损。同样,在交叉韧带断裂或慢性膝关节不稳定的病例中,也都有类似的表现。

对未达全层的软骨挫伤和划伤,可在关节镜下进行局部的修整使其成为光滑的表面,去除可能成为游离体的软骨片,并处理同时存在的膝关节内其他病损。

2.软骨划伤(割伤)　软骨的划伤经常由膝关节的开放或关节镜下手术操作所致。在关节镜操作过程中,使用任何金属器械的粗暴动作,包括镜头移动不慎均可造成关节软骨面的划伤,轻微的划伤在关节镜下可以见到表浅的划痕和 1 条被掀起的较薄的膜状软骨,关节镜下将其去除后一般不致引起症状。而较深大的划伤则可导致术后恢复期延长和损伤软骨的瘢痕化。

3.软骨裂伤(软骨骨折)与软骨缺损　软骨裂伤或软骨骨折以及由其引起的关节软骨面的缺损是较严重的关节软骨损伤,通常由较大的直接或间接暴力造成。关节镜观察可发现关节软骨裂伤、掀起、软骨下出血,有时软骨骨折片脱落成为关节内游离体,而关节面出现软骨缺损。值得注意的是,对关节损伤的病例,当关节镜下发现有较大的软骨缺损时,一定存在软骨的游离体,而软骨片在 X 线片上并不显影,术前难以定位,一定要仔细寻找软骨的骨折片,并将其形态、大小与关节面缺损区加以对照,因为 1 个较大的关节面缺损可能存在数个软骨的骨折碎片。对新鲜的软骨骨折可考虑在开放或镜下复位与固定,而对后期的软骨缺损则需要通过局部清创、磨削或以骨软骨、骨膜或软骨膜进行二期修复。

4.关节内骨折　关节内的骨折不可避免地影响到关节软骨,部分闭合性的关节内骨折如交叉韧带的胫骨止点的撕脱骨折、胫骨平台骨折或陈旧性关节内骨折都伴有关节软骨的损伤。在处理骨折和韧带撕裂时需考虑到关节面的重建。对已通过 X 线片明确了关节面骨软骨骨折的病例,如果骨折块直径大于10mm,且位于功能区,则可以通过切开手术的方法进行内固定。通常采用前内侧切口获得良好的显露,将骨折基底清除后,将带有软骨面的骨软骨块复位,以沉头螺钉固定,注意使螺钉尾部沉入关节软骨平面以下。将复位后的软骨面与正常软骨面的结合缘修整光滑。早期病例采用克氏针固定常见并发症是克氏针断裂,即使用石膏固定也可发生克氏针断裂。此外,皮肤上克氏针针眼的感染也十分常见,目前普遍提倡用沉头空心螺丝钉后手术并发症日趋减少。术后患者须扶拐避免完全负重 8 周,以防止损伤胫骨关节面,并结合 CPM 操练及相应的康复训练。

5.关节面软骨骨折性游离体　关节面软骨的剥脱可导致关节内游离体的产生。而较大的软骨性游离体将产生诸如交锁等体征。游离体可能存在于髌上囊、髁间窝、内外侧沟甚至滞留在腘窝内。

【关节面缺损的修复手术】

如关节软骨面较大和较深的创伤未获得及时处理,脱落的骨软骨块已坏死,关节面可能残留缺损,并将因此出现明显的临床症状和体征。时间久后必然将导致创伤性骨关节炎的结果。近年来,相继有学者报道了各种不同的手术方法修复关节软骨面负重的缺损。

1.关节内自体骨-软骨移植　Muller、Yamashita 等采用取自同侧膝关节带正常关节软骨的自体骨-软骨移植修复膝关节负重面缺损的方法已经被膝关节外科医师广泛接受。Matsusue 等报道了使用关节镜进行移植手术的技术。目前被认为是解决膝关节负重区中等范围缺损的较理想的方案。应该注意的是,大块的骨软骨移植,其软骨面将发生退变。

手术方法:无论是开放手术或关节镜手术,其移植物获取和植入方法均相同。以特制的直径 5～7mm 的环形取骨器获取外侧髁前外侧缘或髁间凹前上缘带软骨面的圆柱状自体骨软骨块;在缺损区用相对应直径的打孔器打孔,使与移植物相匹配。将移植物紧密嵌入使移植的软骨面于关节面相平或稍低。对较大的缺损,可使用几个移植物充填。

2.自体骨-骨膜移植　骨膜移植诱导透明软骨再生已经动物实验和临床实践所证实。问题是骨膜移植在修复膝关节骨软骨缺损时存在的技术上的问题如缺损深度的充填和骨膜的固定等尚难以解决,吴海山等报道采用取自胫骨上端的自体骨-骨膜移植修复膝关节骨软骨缺损的技术也获得了满意的疗效。

手术方法:

(1)前内侧入路显露膝关节,取出游离体,暴露缺损区。

(2)将缺损区清创并修凿成标准的几何形状,精确测量其大小与深度。

(3)在切口远端的胫骨干骺端凿取带骨膜的骨块,并精确修整使其与缺损区相匹配。

(4)以紧密嵌入法将骨膜-骨移植物植入缺损区,使骨膜面稍低于正常关节软骨面,也可采用环锯法和矩形凿法准备手区和获取移植物,以得到更紧密的固定。

三、半月板与盘状软骨损伤

半月板损伤是非常多见的膝关节损伤,尤其是在膝关节的运动损伤中半月板撕裂占据了相当的比例。随着对半月板功能及损伤与修复机制研究的深入,尤其是关节镜技术在半月板外科领域的发展,以及对传统方法切除半月板出现的膝关节晚期退变等一系列问题的重新审视,使得半月板外科成为了膝关节外科中的重要内容。

【半月板的功能解剖与创伤机制】

1.半月板的功能 膝关节正常功能的发挥依赖于正常半月板的参与。半月板有吸收纵向冲击和振荡的功能,半月板的形态对关节活动时胫股关节面的匹配也具有重要的生物力学意义。此外,半月板在关节活动和负荷时还具有交流滑液、使其均匀分布以润滑和营养关节软骨的作用。因此,传统的对损伤半月板的全切除几乎不可避免地会导致关节的退变。半月板的损伤与其本身的结构与外伤的力学因素有关,并常因退变使半月板易受损伤。

2.半月板撕裂的创伤机制 膝关节由屈曲向伸直运动时,同时伴有旋转,最易产生半月板损伤。内侧半月板在胫骨上很少移动,很易挤压在两髁之间,导致损伤。最常见的是半月板后角的损伤,而且最多见的是纵形破裂。撕裂的长度、深度和位置取决于后角在股骨与胫骨髁之间的关系。在半月板周围囊肿形成或者原先就有半月板损伤或者半月板疾病存在,则轻微损伤即可使半月板撕裂。半月板的先天性异常,特别是外侧盘状软骨可能倾向于退变或损伤而撕裂。这是亚洲人种外侧半月板撕裂病例较多的原因之一。先天性关节松弛和其他内部紊乱一样,很可能会大大增加半月板损伤的风险。

因为半月板的形状、弹性和附着特点倾向于保持它们向关节中心运动,当半月板在膝关节部分屈曲的同时遭受旋转的力量时,改变了股骨髁和与半月板之间的关系,限制了两髁之间的半月板的运动。因此,股骨髁能伤及向关节中心运动的半月板。由于内侧半月板的边缘与关节囊完全固着,且膝关节的旋转是以内侧髁为中心的活动方式,因此真正的运动伤造成的半月板撕裂以内侧为多。在我国的资料统计中,外侧半月板损伤的概率大于内侧,但根据笔者的资料,除去外侧盘状软骨,在有明确外伤病史的病例中,仍以内侧半月板撕裂多见,尤其是内侧半月板后角的纵形撕裂。

另一方面,半月板的胶原纤维的特殊排列方式也与半月板的损伤类型有关。半月板由水平向、纵向及放射状 3 种纤维结构交织而成-,这种特殊的纤维结构使得半月板具有极好的弹性、韧性和对抗各种方向应力的能力,但同时也是半月板水平状撕裂、纵向和放射状撕裂的结构基础。

根据 Smillie 同样的机制,内侧半月板前、中 1/3 连接部很少有不完全横形撕裂。因为半月板的弹性允许半月板的边缘有某种程度的伸直,从而也可发生边缘的撕裂。同样,也可能产生外侧半月板后边缘纵形撕裂。膝关节部分屈曲时,股骨在胫骨上强力的旋转,也可能损伤外侧半月板。因外侧半月板的易移动性和结构特点,不易产生篮柄状撕裂。由于有明显的弯曲,完全不受腓侧副韧带的牵制,外侧半月板比内侧半月板更易遭受不完全的横形撕裂。

【半月板损伤的分类】

半月板撕裂的分类对医师在检查过程中做出半月板损伤的书面性诊断和对选择合理的半月板手术治疗方法,包括全切除、次全切除、部分切除以及清创缝合等,具有指导意义。

半月板撕裂有许多不同的分类方法,O'Connor 分类法是较合理明确的分类方法。

【半月板损伤的诊断】

对半月板撕裂引起的膝关节内紊乱的诊断并非十分简单。仔细地询问病史,详尽准确的物理检查,结合站立位 X 线片,特别是 MR 和关节镜检查,可以使半月板撕裂的误诊率可能保持在 5% 以下。

(一)病史与临床表现

年轻患者较正常的半月板产生撕裂通常伴有明显的创伤,屈膝时半月板陷入股骨和胫骨髁之间,膝关节伸直后发生撕裂。而本身已有退变的半月板撕裂,则可能完全无法获得外伤史的主述,此类患者总是因为关节交锁或疼痛就诊。交锁通常仅发生在纵形撕裂,在内侧半月板的篮柄状撕裂中也较常见。关节内游离体和其他的一些原因也可能引起交锁。当患者无交锁症状,诊断半月板撕裂可能是困难的。

半月板损伤后的常见临床表现包括局限性的疼痛、关节肿胀、弹响和交锁、股四头肌萎缩、打软腿以及在关节间隙或半月板部位有明确的压痛。

弹响、交锁和关节间隙的压痛是半月板损伤的重要体征,关于膝关节周围肌肉的萎缩,特别是股内侧肌萎缩,提示膝关节有复发的病废,但不能提示是何原因。

(二)物理检查

1.压痛　最重要的物理检查是沿关节的内侧、外侧间隙或半月板周围有局限性压痛。除了边缘部分,半月板本身没有神经纤维,所以压痛或疼痛是与邻近关节囊和滑膜组织的牵拉痛或局部的创伤反应。

2.操作检查　McMarray 试验和 Apley 研磨试验是最常用的操作检查方法。在做 McMarray 试验时,患者处于仰卧位,使膝关节剧烈地、强有力地屈曲,检查者用一手摸到关节的内侧缘,控制内侧半月板;另一手握足,保持膝关节完全屈曲,小腿外旋内翻,缓慢地伸展膝关节,可能听到或感觉到弹响或弹跳;再用手摸到关节的外侧缘,控制外侧半月板,小腿内旋外翻,缓慢伸展膝关节,听到或感觉弹响或弹跳。McMurray 试验产生的弹响或患者在检查时主诉突然疼痛,常对半月板撕裂的定位有一定意义。膝关节完全屈曲到 90。之间弹响,常见的原因是半月板后面边缘撕裂;当膝关节在较大的伸直位时,关节间隙有明确的弹响提示半月板中部或前部撕裂。但 McMarray 试验阴性,不能排除半月板撕裂。做 Apley 的研磨试验时,患者俯卧位,屈膝 90°,大腿前面固定在检查台上,足和小腿向上提,使关节分离并做旋转动作,旋转时拉紧的力量在韧带上,当韧带撕裂,试验时有显著的疼痛。此后,膝关节在同样位置,足和小腿向下压并旋转关节,缓慢屈曲和伸展,当半月板撕裂时,膝关节间隙可能有明显的弹响和疼痛。其他有用的试验包括"下蹲试验":以重复完全的下蹲动作,同时足和小腿交替地充分内旋和外旋诱发弹响和疼痛,疼痛局限于关节内侧或外侧间隙。内旋位疼痛提示外侧半月板损伤,外旋位疼痛提示内侧半月板损伤。此外,侧卧位利用小膜的重力挤压关节间隙,反复伸屈膝关节动作能"重力实验"对判断膝关节盘状软骨也有一定帮助。

膝关节的操作检查必须是双膝关节对照检查,以避免将膝关节生理性的弹响误作为半月板损伤。

(三)X 线片检查

前后位、侧位以及髌骨切线位的 X 线片,应作为常规检查。摄片不是为了诊断半月板撕裂,而是排除骨软骨游离体、剥脱性骨软骨炎和可能类似于半月板撕裂的其他膝关节紊乱。站立位的膝关节前后位片可提示关节间隙情况,在层次清晰的 X 线片上有时能反应盘状软骨的轮廓。关节造影术是提供分析膝关节疾病的有价值的辅助措施。常用气碘双重造影技术。对有经验的医师来说,在各种应力位拍摄的造影片可以获得半月板撕裂、交叉韧带断裂等较准确的信息。但由于现代 MR 等非侵入性和高准确性的检查手段,造影技术目前已较少应用。

(四)MR 和其他影像学诊断

MR 是迄今为止阳性敏感率和准确率最高的影像学检查手段。在使用 1.5T 的 MR 机并使用肢体线圈的条件下,适当地控制检查条件,可使其对半月板、交叉韧带等结构病损的诊断准确率达 98%。对半月板撕裂的 MR 诊断根据 Lotysch-Crues 分级的Ⅲ度标准,即低信号的半月板内线状或复杂形状的高信号贯穿半月板的表面。其他的影像学诊断方法如膝关节高分辨率超声、高分辨率 CT 等对膝关节内紊乱的诊断也有一定帮助。

(五)关节镜技术

关节镜技术已被公认为最理想的半月板损伤的诊断与外科处理手段。对半月板撕裂诊断不明的膝关节紊乱,关节镜是最后的确诊方法。但关节镜不应成为半月板撕裂的常规检查手段。只有在临床得出半月板撕裂的初步诊断之后,关节镜检查作为证实诊断并同时进行关节镜手术处理时,关节镜术才能显示其优越性。

【半月板撕裂的处理】

（一）非手术治疗

在半月板的周围血供区（红区）发生急性撕裂是非手术治疗的指征。对于急性损伤同时伴有慢性或反复出现的症状，以及既往有半月板损伤体征者，非手术治疗往往无效。在血管供应区内1个小的无移位或不完全撕裂，在损伤初期适当处理是能够愈合的；通过MR或应用关节镜观察到血管区内小的、稳定的急性撕裂，石膏固定3～6周后，大多数在这个固定期内能够愈合。慢性撕裂即使在血管区，不应用手术清创缝合也将不能愈合。非手术治疗对于篮柄状半月板撕裂引起的膝关节交锁的患者是不适当的。因为这种撕裂发生在半月板的无血管部位，将不可能愈合，必须手术治疗。

但临床上医师多数无法对半月板是在"红区"或"白区"的撕裂做出定位诊断，因此，即使是急性撕裂，保守治疗是否能获得愈合仍然是不可知的。但不应放弃愈合的机会。

非手术治疗的措施包括长腿石膏固定4～8周，允许患者用拐杖带石膏负重。在石膏固定中，进行股四头肌的等长训练，并在石膏去除后继续膝关节康复训练。假如非手术治疗症状复发，则说明半月板未获得愈合。

非手术治疗最重要的是治疗过程中的康复训练，避免膝关节肌群的萎缩。

鉴于半月板在膝关节中的重要功能和半月板切除后对关节退变进程的显著影响，对半月板损伤的处理原则应该是尽可能地保留正常、稳定的半月板组织。因此针对半月板损伤的类型，采用个体化的手术方案包括半月板缝合、半月板部分切除、半月板次全切除和半月板全切除。此外，近年来，半月板移植术也已经在临床开展并取得了短期随访的成功。

（二）关节镜下半月板手术

为了在对半月板损伤进行有效治疗时将创伤控制到最小，关节镜技术无疑是最好的选择。关节镜下可以完成半月板的所有术式。

（三）半月板切除术

1.注意事项　　正常半月板是膝关节重要的结构，虽然患者切除了半月板仍然可以正常活动，但常发生关节内晚期退行性改变。另外，半月板的许多其他作用的丧失可影响到膝关节长期的功能。因此，半月板的切除手术方案的确定应该是慎重的。

半月板切除术的成功与否取决于许多因素，包括适当的操作器械、熟练的手术技巧、针对性的术后护理及康复训练。

半月板切除术应该在止血带下操作，尽量清晰地显露半月板，避免盲目地切除可能是正常的半月板和损伤关节面。为更好地完成开放的半月板手术，需要的特殊器械包括叶状半月板拉钩、Kocker钳、半月板刀、脑膜剪、髓核钳等。关节镜专用的手工操作工具和电动刨削器等同样适用于切开手术操作，并且更有益于开放手术中进行半月板部分切除和次全切除的操作。

做内侧半月板切除术切口时，要保护隐神经的髌下支。隐神经由后经过缝匠肌，在缝匠肌肌腱与股薄肌之间穿出筋膜，位于小腿内侧皮下；切断隐神经的髌下支将产生膝关节前方的知觉迟钝或者疼痛的神经瘤。

2.内侧半月板切除术　　髌骨内侧做1个前内侧切口，与髌骨和髌腱平行，约5cm长，到达关节线下方，再延伸易导致隐神经髌下支损伤的危险。但过小的切口是得不偿失的，因为小切口可能使重要的关节内损伤遗漏。切开关节囊与滑膜，分别延伸两端滑膜切口，吸出关节液。当切开前内侧关节囊和滑膜时，小心保护半月板前角，用探针系统地检查关节结构：内侧半月板、髌骨关节面、内侧股骨和胫骨的关节面、交叉韧带、胫骨前棘。最好使用专门的光源，以获得清晰的观察。用探针触摸半月板下面，暴露半月板下面的撕裂及后角。然后充分伸膝检查髌上囊,因切口小,仅能看到内侧部分,轻微屈曲并用力外翻膝关节,牵开胫侧副韧带,检查内侧半月板的前2/3部。确定有撕裂时,切除半月板,篮柄状撕裂的内侧部分半月板可仅切除篮柄部分,而不必全切除。

直视下显露半月板前角附着部,用Kocher钳抓住前部分向关节中央维持轻微的牵引,助手用叶状牵开器小心牵开胫侧副韧带,直视下游离半月板中部。用半月板刀的凹面,切开半月板周围附着部向后推进。后角部分可能向后回缩,在膝关节屈曲胫骨外旋位,牵拉半月板后部向前,以弧形半月板刀将整个后附着部分离,牵拉半月板进入髁间凹,剩余的后角附着部能够在直视下,用半月板刀,通过髁间凹完整地切除。

当关节间隙狭窄,半月板刀通过胫骨髁的内侧缘困难时,加用辅助的后内侧切口,允许更完全和更容易分离后角,同时可收紧或恢复关节囊结构,特别是后斜韧带和半膜肌的关节囊延伸部。通过这个切口可暴露半月板的后部分,并经前切口牵开、游离半月板前2/3,用止血钳将游离的半月板拉向后内侧切口。在直视下切开后角周围附着部,以完成内侧半月板的完整切除。或在经前内切口切除内侧半月板大部后,再经此辅助切口将半月板后角碎片切除。

彻底冲洗并检查关节,切除残余的半月板,取出关节内切削碎片。逐层缝合。

3.内侧半月板篮柄状撕裂的部分切除术　如半月板的撕裂的"篮柄"进入髁间凹,则横形切断中央部与周围部分前面的连接处,用Kocher钳抓住"篮柄",拖向前面,用半月板切除刀在直视下向后切断"篮柄"的后附着。"篮柄"通常少于半月板宽度的1/2,保留周围部分,将继续保持部分功能。注意检查有无其他的撕裂,并用探针检查残余的半月板周围缘。保证留下稳定平衡的半月板边缘以保持其在关节稳定中的作用。

4.外侧半月板切除术　患者仰卧并悬垂小腿,膝关节充分屈曲,做前外侧切口。切口线自髌骨外侧中点,向远端伸延,与髌骨和髌韧带平行,到胫骨面上方。切开股四头肌腱膜,前外侧关节囊,沿皮肤切口线切开滑膜,避免切断外侧半月板的前周围附着部,用叶状拉钩牵开髌下脂肪垫和黏膜韧带,另1把叶状拉钩保护外侧关节囊和腓侧副韧带。用尖刀片游离外侧半月板的前1/3并用Kocher钳夹住,维持牵引,用半月板刀游离外侧半月板体部,在体部和后角的交界处小心地从关节囊分离半月板,避免切断该处的肌腱,肌腱切断可能导致膝关节旋转不稳定。内旋足和小腿能清楚看到胫骨外侧平台的前面,继续轻柔地牵引,游离前部,以弧形半月板刀切开外侧半月板的后角附着部,完整切除外侧半月板。

5.半月板切除术后并发症的预防与处理　半月板切除后,术后的关节血肿和慢性滑膜炎是最常见的两个并发症。其次,由于操作的不当,半月板残留、关节面及关节内结构的损伤等也可以导致术后症状的不缓解。预防措施包括手术结束时,放松止血带,结扎膝下外动脉的出血,使关节血肿减少到最小程度,再缝合伤口。慢性滑膜炎可能是膝关节术后患者很快下地活动,下肢肌肉还未恢复足够的肌张力前过早地负重,以及关节内血肿的结果。膝关节穿刺、减少负重,加强肌肉等张性操练,半月板碎片的残留,特别是后角的残留或者血管的损伤通常是可以通过后侧的辅助切口或手术中仔细的操作而避免的。隐神经髌下支神经瘤,可能是在做前内侧切口时,忽视了局部解剖和过度牵拉神经分支所致,早期的关节不稳也可以是半月板切除术后的并发症。半月板目前被认为是膝关节重要的稳定结构,因此,术前无症状,而一旦切除半月板后,半月板膝关节内的重要结构,在术中没有发现病理改变,就不应该切除半月板。术前评价包括特殊的诊断性检查,可避免切除正常的半月板。

(四)半月板缝合术

1.半月板缝合的适应证　半月板周围约1/3的区域(红区)有血液供应,该区域内的撕裂在得到稳定的缝合后可以愈合。因此,对于红区的撕裂,在技术条件允许的情况下应争取缝合以保留半月板。由于半板周缘的撕裂几乎可以发生在任何部位,而每一不同部位的缝合在技术上都有区别。

对新鲜的半月板撕裂的缝合(3周以内)是没有争议的。但对于陈旧的半月板撕裂是否属于缝合的适应证则存在争论。目前多数学者认为,即使是陈旧的撕裂,在对撕裂边缘进行彻底的清创之后,仍然有愈合的机会,只是愈合的概率将比新鲜撕裂小。

为半月板缝合设计的特制缝合工具,如各种不同弧度的单套管系统或双套管系统等,可以在关节镜下完成大多数的半月板边缘撕裂的缝合。相反,开放手术缝合半月板往往比关节镜下缝合更加困难。只有在缺乏关节镜设备和技术的情况下,或是对某些镜下缝合困难的区域的撕裂如前角撕裂才采用开放手术缝合。但另一方面,因为半月板内胶原的排列方向决定了垂直缝合比水平位缝合更牢固,经关节切开,多根垂直缝线缝合半月板撕裂的周围缘比用关节镜技术更容易。

2.切口选择 根据术前的半月板撕裂的定位诊断和关节镜检查结果选择与上述半月板切除相应的切口。

3.手术方法 (以内侧半月板后角边缘撕裂的缝合为例)膝关节屈曲,做后内侧切口,切口自股骨内上髁向远端沿着后斜韧带方向垂直地向半膜肌腱的方向延伸。应用叶状拉钩向后牵开后关节囊,探查撕裂的半月板,撕裂通常位于半月板周围2~3mm,完全在血管区内。缝合前用小锉刀做撕裂边缘的修整与清创,以促进半月板及滑膜组织的愈合反应。识别后关节囊和腓肠肌内侧头之间的间隔,将内侧头向后牵开。暴露半月板及撕裂区域,用3-0无创尼龙线间隔3~4mm缝合。缝合时从关节囊后侧面开始,缝线经过关节囊,垂直地从下到上经过半月板,再经关节囊返出,留置缝线不结扎,每根缝线的方向保持垂直。关节切口缝合前,聚集半月板缝线的两端,施加张力,看到半月板撕裂部准确地接近,维持缝线的张力,缓慢伸膝,注意观察撕裂部稳妥地接近而不分离开。在关节囊外逐根结扎半月板缝线。

4.术后处理 膝关节屈曲15°~20°,长腿石膏或支具固定4~6周,8周内不负重,患者在石膏固定中即开始肌肉的等长训练。当石膏或支架去除后,根据患者各自情况,进行渐进抗阻训练。

(五)半月板移植术

鉴于半月板的重要功能,对半月板缺失的病例采用半月板移植重建新的半月板是一种较新的方案。近年来,同种异体半月板移植已经从动物实验过渡到临床试验,并获得了良好的短期疗效。但长期疗效以及移植半月板的转归等还有待长期随访研究。

【盘状软骨损伤】

膝关节盘状软骨可能是先天性或半月板发育过程中的异常结果。由于盘状软骨往往并不具备典型半月板的半月状形态,因而将其称为盘状软骨更为确切。在东方人群中盘状软骨的出现率远较西方人群高。盘状软骨以外侧多见,而内侧盘状软骨则少见报道。在解剖学统计中,西方文献报道为1.4%~5%,而Ikeuchi报道的盘状软骨的出现率可高达16.6%。我国的统计资料显示为8.2%~12%。而在半月板手术的病例中,笔者的统计是27%,许多学者的统计数字则更高。因此,膝关节盘状软骨及其损伤是膝关节创伤中的重要课题。

(一)盘状软骨的创伤机制

由于盘状软骨在形态上与胫骨-股骨关节不相匹配,而容易导致退变和损伤。盘状软骨的撕裂多数以水平撕裂和复合型撕裂为主。而在许多"症状性盘状软骨"的病例中,关节镜检查并不能够发现撕裂,而当使用探针对盘状软骨进行探查时会发现盘状软骨有"分层"的感觉,即所谓"波浪征"。用香蕉刀将其中央部切开可发现明显的水平撕裂。这是因为盘状软骨的水平撕裂位于半月板组织中央未达游离缘。在对400例开放或关节镜下半月板手术的资料统计中发现,儿童的"半月板问题"以盘状软骨居多,而且出现盘状软骨严重撕裂的病例并不多见,且有时并无明确的外伤史。主要表现为半月板的软化、中央部的水平撕裂和盘状软骨的过度活动。

(二)诊断和治疗方案的选择

对"症状性盘状软骨"的诊断和评价应该是仔细和慎重的。过度活动的盘状软骨在做 McMarry 试验时可以表现出半月板"跳出"关节间隙。重力试验可以呈现阳性。但对少年的盘状软骨,如果仅仅是有弹响,并不能作为手术的明确指征。只有患者主述反复的外侧间隙弹响并伴有疼痛、打软腿、出现股四头肌萎缩等症状和体征时,才考虑手术治疗。因为,并非所有的盘状软骨都导致关节功能的障碍。

MR 可以明确诊断盘状软骨,并可以对撕裂或退变情况做出评价。关节镜检查可以对盘状软骨的形态、厚度、撕裂的分类、活动度等进行仔细的观察,并可对关节的稳定性和对应关节面的损伤情况做出综合判断。因为对盘状软骨的处理,尤其是儿童病例的处理有赖于准确的评价。任何无谓地切除都可能导致比正常形态的半月板切除更严重的关节不稳和软骨退变的后果。

对于完全型和不完全型盘状软骨,可以在条件许可的情况下施行盘状软骨的改型手术,即将盘状软骨修整成较正常的半月板形态;而 Wrisberg 型需要做半月板全切除术,除非先将其后角重新附着于后关节囊,而这个操作是较困难的。对青少年患者而言,盘状软骨的改型手术可允许较正常的半月板组织存留并继续生长发育,其生物力学能力将得到保留。

(三)手术方法

1.盘状软骨改型术　　该术式可以在关节镜下完成。如具备必要的手术器械,开放手术也同样可以完成。

(1)切口:前外侧切口。

(2)探查外侧间室,确认盘状软骨分型及其损伤类型。

(3)在髁间盘状软骨游离缘的底部伸入刀具将中央部分切除,注意勿将其前角在髁间附着的蒂部完全切断。探查其周源有无撕裂或后角是否过度松动而能够轻易拉向髁间,如果有上述情况,则须施行切除术。

(4)借助弧形香蕉刀、髓核钳或其他特制刀具如关节镜篮钳等,将切割缘修整,使其具备正常的半月状雏形。注意勿使半月板保留过多,一般以周缘 5mm 即可。

(5)用电动刨削器进行刨削,使切割缘整齐,并将游离缘削薄,使其冠状面成楔形。

(6)再以探针探查保留的半月板组织是否平衡稳定和有无遗漏的撕裂,清除关节腔内组织碎片。台上重复 McMany 试验,如仍有屈伸时的弹响,可能说明前角或后角切除量不够,再行修整后重复试验,直至阴性。逐层缝合切口。

2.盘状软骨切除术　　盘状软骨的切除手术与前述的外侧半月板切除术相同。但应该注意的是,盘状软骨往往较厚,如果连同冠状韧带切除将使外侧关节间隙的失去支撑,而导致外侧明显的松弛,因此,施行盘状软骨切除时,保持半月板刀在边缘的斜形切割,保留其极外侧缘和半月板胫骨韧带,将有助于关节的稳定和半月板的再生。

四、膝关节脱位与髌骨脱位

(一)膝关节脱位、骨折-脱位与胫股关节半脱位

【创伤机制】

由于膝关节周围及关节内的特殊韧带结构维持着关节的稳定性,因此膝关节创伤性脱位并不多见。而在胫骨上端遭受强大的直接暴力下,如车祸、剧烈对抗的运动等,可造成某些韧带结构的严重撕裂伤,当

暴力超出稳定结构提供的保护力量时,膝关节将发生脱位。因此,可以认为膝关节脱位一定伴有膝关节稳定结构的创伤。在某些情况下,暴力还可能在造成韧带结构损伤的同时,造成胫骨髁的骨折,导致膝关节骨折-脱位。但膝关节稳定损伤尚不致引起膝关节完全脱位时,可发生股骨在胫骨上的异常移动而导致所谓的半脱位。而胫股关节半脱位严格来说只是膝关节不稳的表现。

【分类】

按照脱位的程度和是否伴有骨折,膝关节脱位分为以下几类。

1.膝关节脱位 按照脱位时胫骨髁的相对位置分为:

(1)前脱位。

(2)后脱位。

(3)外侧脱位。

(4)内侧脱位。

膝关节脱位的移位方向发生频率以下列次序排列:前脱位、后脱位、外侧脱位、旋转脱位和向内侧脱位。前脱位的发病率是后脱位的 2 倍,但后脱位更易伤及腘动脉;向内侧脱位的发病率约是前脱位的 1/8。

2.膝关节骨折脱位 通常是脱位过程中股骨髁对胫骨髁的撞击导致胫骨髁的骨折。韧带附着点的骨块撕脱也可看作伴有关节骨折的脱位。膝关节半脱位通常是膝关节相应的韧带结构断裂导致的胫骨前移、后移或旋转。有些学者不主张将半脱位作为膝关节脱位的分类而作为膝关节不稳分类。

【创伤性膝关节脱位】

创伤性膝关节脱位较少见。但脱位一旦发生,则是一种极为紧急和严重损伤的脱位。不仅要尽早地立即复位,还必须对损伤的韧带进行修复。膝关节脱位对于韧带损伤是严重的,可伴有交叉韧带和内侧副韧带损伤,或外侧副韧带损伤。交叉韧带损伤可以是胫骨棘部的撕脱、单纯的前交叉韧带撕裂、单纯的后交叉韧带撕裂或后关节囊撕裂。

膝关节脱位往往还并发血管神经损伤。其发病率可高达 50%。血管损伤在后脱位中更为多见。足背动脉的扪触和对远端血运的观察可以获得对血管损伤的印象。此时应进一步探查,包括动脉造影或手术探查。血管的栓塞可能导致肢体的坏死,必须提高警惕。神经损伤占 16%～43%,以坐骨神经损伤最常见。

膝关节脱位后常可用手法闭合复位取得满意的整复。对关节内的血肿应以无菌操作吸出。然后,用大腿石膏固定于膝关节屈曲 15°～20°位。这是一种临时的、良好的治疗措施,可避免膝关节不再受到其他的损伤。大腿石膏临时固定 5～7 天,这段时间以利于组织肿胀消退、观察血运情况,并针对韧带损伤情况选择合适的韧带修复或重建手术方案。如手法复位后膝关节不稳定,特别是膝关节向后外侧脱位,若膝关节显示整复后不稳定,则往往可能是有其他组织嵌入在关节中间。被撕裂的侧副韧带和鹅足肌腱也可以阻挡膝关节的整复。若遇到难以整复的膝关节脱位,通常可做 1 个前内侧切口进行切开整复。手术进路的选择决定于膝关节脱位的移位方向类型。在手术过程中,对部分损伤的组织是修复还是切除后重建,仍有争议。有些病例虽经手术修复,但仍有关节不稳等类似韧带损伤的表现。对于韧带损伤的修复,尽可能要早期修复。Sisk 和 King 报道,早期行韧带修复的病例,经长期随访,达到满意结果的占 88%,而单纯做石膏固定的仅达 64%。因此,尽可能地做手术修复,手术效果远比非手术方法好。非手术方法是先做大腿石膏观察 5～7 天,如无特殊情况发生,则维持 6 周。总之,若选用手术疗法治疗膝关节脱位,手术时必须修复因脱位后造成的膝关节内侧结构、外侧结构、前或后侧结构损伤的各种撕裂组织。

对膝关节骨折-脱位则必须在复位脱位的同时复位骨折并进行适当的内固定或外固定。

（二）上胫腓关节脱位与半脱位

【创伤机制与分类】

上胫腓关节常因扭转暴力引起脱位，并常合并其他损伤。虽然少见，但常可漏诊。根据 Ogden 分类，胫腓上关节存在两种基本类型：倾斜型和水平型。大多数的胫腓上关节是水平位活动，因此倾斜型的关节面水平活动相对地受到限制。所以大多数的损伤是倾斜型的上胫腓关节，约占 70%。Ogden 把胫腓上关节损伤引起的半脱位和脱位分为 4 类：

1.半脱位。

2.前外脱位。

3.后内脱位。

4.向近端脱位。

【处理】

有半脱位的患者常引起局部疼痛，后期可有腓总神经麻痹症状。如症状始终无改善，则须要用石膏制动，后期须做腓骨头切除术。但不主张做关节融合术，因为可影响膝关节活动，并产生膝关节疼痛。脱位类型中以前外脱位最常见，常可用手法整复。

后内脱位较少见，一旦发生，因常同时伴有胫腓上关节囊和腓侧副韧带损伤，手法整复困难。对急性脱位，可采用手术切开整复，并同时修补损伤的关节韧带，在关节之间要用克氏针固定。向上脱位也少见，常合并腓骨骨折，或胫腓上关节的内外侧脱位。如应用切开整复，术后应用大腿石膏固定，防止膝关节及胫腓上关节活动，以稳定内固定钉。石膏固定 3 周，内固定 6 周取出。

（三）髌骨脱位

【创伤机制】

髌脱位和半脱位在成人和青少年中有较高的发病率，特别是在女性青少年。髌骨脱位的绝大多数是向外侧脱位，极少有因髌骨重排手术导致的医源性内侧脱位的报道。但真正的创伤性髌骨脱位并不常见，发生脱位或半脱位的病例多数伴有股骨髁的发育不良、髌骨位置不称或存在异常的 Q 角。造成脱位的暴力往往是伸直位的胫骨突然的外旋，导致不稳定的髌骨向髌骨外侧移位。髌骨内侧的由内向外的直接暴力也可以造成髌骨的脱位。髌骨脱位时髌骨关节面和股骨外髁关节面的撞击可能导致骨软骨骨折。

【分类】

髌骨脱位通常可分为急性创伤性髌骨脱位、复发性髌骨脱位和髌骨半脱位。复发性髌骨脱位可由于急性髌骨脱位后未获得正确处理和没有纠正先天性的髌骨不稳定因素造成。而髌骨半脱位可以是创伤性脱位的结果，也可能并无创伤因素，而仅由发育异常导致。

【急性髌骨脱位】

1.非手术处理　髌骨脱位一旦发生常常可用手法整复，通过膝关节过伸位时，在髌骨外侧边缘挤压即能把脱位的髌骨复位。然后给予大腿石膏固定 4～6 周。并须经 X 线片仔细地检查排除有无骨软骨碎片残留在关节内。尽可能避免以后发生复发性髌骨半脱位或者全脱位。但应该注意的是，保守的治疗方法往往忽视了髌骨内侧支持带的损伤，也无法纠正发育性的髌骨位置不称或髌股对线不良。

2.手术处理　如果在膝关节内有骨软骨碎片，则应该手术切除或修复，并对被撕裂的膝内侧的软组织，包括股四头肌的内侧扩张部，均须在手术时给予修复。必要时可以做外侧支持带松解和内侧支持带紧缩，以降低对髌骨向外侧的牵张力。如果髌骨脱位未能用手法整复，也应施行手术切开整复，同时修复被撕裂的软组织。对创伤后复发性的髌股脱位，只有手术才可能有效。通过外侧松解、内侧紧缩以及髌骨重排手术以纠正髌股关节的关系。髌骨不稳定需要手术的指征有：

（1）急性脱位合并内侧支持带撕裂或股骨或髌骨的骨软骨骨折。

（2）复发性脱位或半脱位或合并关节内损伤，包括半月板损伤及骨软骨骨折。

3.手术方法　如患者的膝关节骨性结构及Q角发育正常，通过简单的内侧修复或紧缩，加上外侧支持带切开松解即可获得理想的效果。而对于有先天性Q角异常等情况的病例，应按照复发性髌骨脱位处理，以避免术后再发髌骨脱位。

【复发性髌骨脱位】

1.原因与脱位机制　髌骨复发性脱位常由急性脱位后一个或几个因素共同导致。这些因素包括：髌骨内侧支持带松弛或无力；髌骨外侧支持带挛缩；膝外翻畸形；膝反屈畸形；股骨颈前倾增大或股骨内旋；胫骨外旋；髌腱在胫骨结节部向外嵌入；以及翼状髌骨或高位——骑跨式髌骨。附加因素包括股内侧肌萎缩，以及全关节松弛等。

2.临床和X线片表现　患者常有膝关节不稳定症状，偶可见膝关节呈摇摆步态。体检可有下述现象：髌后内侧疼痛、髌骨有摩擦音、膝关节肿胀。患者在运动时很容易发现髌骨有半脱位现象发生，在膝关节部能触及渗液感及摩擦音，还可发现膝关节内其他损伤的症状。

股四头肌角（Q角）的测量对复发性髌骨脱位的评价具有重要意义。理论上是股四头肌的轴线和髌骨中心到髌腱中线的交角。临床上测量这个角度是从髂前上棘到胫骨结节的连线与髌骨—髌腱正中线的交角。

男性Q角正常是$8°\sim10°$，女性是$15°\pm5°$。Insall等认为超过$20°$时为不正常。胫骨结节内移可使Q角减小，因此可利用移位胫骨结节来调整Q角的大小。另外还须拍摄双膝关节的正位片、侧位片和$30°$位髌骨轴位X线片，有利于显露髌骨和股骨滑车之间的半脱位倾向。

3.手术治疗　手术方法分为软组织手术与胫骨结节移位手术两大类。软组织手术的目的是通过改变对髌骨两侧牵拉力的平衡，而胫骨结节移位则是力线的重排手术。但胫骨结节移位术要在胫骨近端骨骺完全停止生长后才能进行。选择手术方案的原则应根据术前对髌股对应关系的准确评价作出。软组织手术虽可纠正髌骨外侧倾斜或外侧移位，但不能真正改变髌骨的对线。因此，对于有明显Q角异常的病例，可能需要采取髌骨的重排手术。

（1）髌骨内侧紧缩术及外侧松解术：前内侧入路，向外侧掀开皮瓣，切开髌骨内/外侧支持带，外侧松解的范围应包括上、中、下3部分。对关节内无特殊病变的病例，可仅切开支持带和关节囊，不必切开滑膜进入关节腔，可减少对关节的干扰。内侧支持带紧缩缝合，外侧不予缝合。

（2）Campbell髌骨内侧紧缩术：沿股四头肌、髌骨和髌腱的前内侧做一个切口，长12cm，分别向内、外侧牵开皮肤，至深部组织，显露关节囊。由胫骨近端前内侧起向上，在关节囊上切1条与切口等长，宽13mm的关节囊组织条，并在其远端切断，将关节囊游离向近端翻上。然后切开滑膜，检查膝关节各个部位，关节软骨面磨损的，用手术刀修平，如有游离体，将其摘除，缝合滑膜。内侧关节囊紧缩缝合。在髌骨上用手术刀将股四头肌腱由额状面一侧刺破到对面，用止血钳将肌腱张开，随后将准备好的关节囊条束的游离端经股四头肌腱的通道自外侧切口拉出，再由股四头肌腱前面返折到内侧，在适当的紧张度情况下，将其缝合在内收肌腱止点处。分层缝合伤口。术后石膏托固定，2周后去除石膏托。锻炼股四头肌，$3\sim4$周可做伸屈活动，并可开始负重但需扶拐。$6\sim8$周可去拐充分活动。

（3）半髌腱移位术：从髌骨下缘到胫骨结节下做一个2.5cm的正中切口，纵形切开髌腱，分成两半，于胫骨结节处的外侧一半切断，将其从内侧一半的后方拉紧，与内侧软组织及缝匠肌止点拉紧缝合。

（4）胫骨结节移位手术：对于胫骨结节移位手术，不同的学者曾经报道了不同的方法。

1）Hauser手术：在较年轻的成人，当他们的股四头肌起外翻作用时，Hauser或改良的Hauser手术是合适的手术方法,特别在还未有明显退行性变化的病例。

①手术方法(改良 Hauser):膝关节前内侧切口,起于髌骨近侧,止于胫骨结节中线的远侧 13mm。游离髌腱内外侧,自胫骨结节髌腱附着处,切除 1 片正方形骨片,其边长 13mm,然后切开髌骨外侧关节囊深达滑膜,解剖分离股四头肌肌腱外侧及股直肌外侧。切开滑膜,探查关节,特别是髌骨和股骨关节面。缝合滑膜,将髌腱向下向内移位,使髌骨位于股骨髁间的正常位置,并使伸膝装置与股骨长轴一致。注意避免髌腱移位太远,造成股四头肌紧张,否则可导致严重的髌骨软化症。髌骨向下移位的最合适水平是:当膝关节伸直和股四头肌放松时,髌骨下极位于胫骨棘尖端水平。选择 1 个新的位置作"H"形切开,向胫骨内外掀起筋膜和骨膜,将髌腱缝至该处,然后将股内侧肌止点移向外侧及远侧,并缝合。把膝关节屈曲到 90°,核实伸膝装置的排列,此时屈曲应不损坏髌腱和内侧肌的缝合部。如果发生缝线断裂,说明移植太远。若已确定韧带的附着点,用"U"形钉固定,用筋膜和骨膜瓣覆盖"U"形钉,并进行缝合。

如果需要,可把与髌腱止点相连的胫骨结节骨片一起移位。

②术后治疗:长腿石膏固定,自腹股沟至足趾。术后 4 周开始轻微活动,做股四头肌锻炼,膝关节伸直位行走,术后 6 周去除石膏并允许膝关节开始自由活动。加强股四头肌和绳肌操练,有助于功能恢复。

2)Hughston 手术

①手术方法:屈膝位时做平行于髌骨的外侧切口,伸直膝关节拉开皮瓣,显露髌前囊,解剖内侧皮瓣,注意不要损伤髌前腱性组织。保持伸膝位,用测角仪测定 Q 角。如 Q 角在 10°以内,髌腱不必移位,假使 Q 角异常(通常大于 20°),则常需移位髌腱。

屈曲膝关节,松解髌骨外侧、髌腱外侧和股四头肌腱外侧的支持组织。应避免损伤髂胫束。一般松解到髌骨上端近侧 3.5～5cm。外侧支持组织不应修补。反转内侧皮瓣,在髌骨内侧,切开关节囊,沿髌骨内侧缘和髌腱内侧解剖,直至髌腱在胫骨结节止点。彻底探查膝关节,摘除骨软骨游离体,若有指征时,摘除破裂的半月软骨,修复髌骨关节面的软骨软化部分。如果髌骨和股骨髁的软骨下骨暴露,可钻数个小孔,直达软骨下骨。用锐利的骨凿掀起 1 条胫骨,并连同髌腱止点,操作时最好把骨凿置于胫骨结节近端,髌腱深面,由近向远侧撬起胫骨结节。再剥离在结节内侧的胫骨内髁骨膜,内移胫骨结节。附着于扁平的骨面,用粗缝线固定胫骨结节在新的位置上。屈伸膝关节,估计新附着点是否适当,然后用"U"形钉固定。被动屈伸膝关节,确定髌骨是否在股骨滑车内,且无向外侧移位。假使髌骨滑动轨迹未纠正,拔出"U"形钉,重新选择位置固定胫骨结节。一般新的止点位置极少向内移位大于 1cm。偶然需同时向近侧移位,但极少需要向远侧移位。再次屈伸膝关节,观察髌骨和股骨外髁的关系,髌骨外侧缘应与股骨外髁的外缘一致。假使股骨外髁关节面暴露,说明髌腱止点过分向内,应修改固定位置。如果髌骨向外倾斜,应纠正股内侧肌止点。屈曲膝关节,核实髌骨向远侧移位程度,髌骨下极此时至少距胫骨平台 2～3cm。将股内侧肌下端缝回髌骨、屈伸膝关节,核实缝线张力。将股内侧肌缝到髌骨和股四头肌肌腱处,不一定缝合内侧支持组织。放松空气止血带,彻底止血。

②术后治疗:术后用后侧石膏或金属夹板固定 5～7 天,以后改用长腿石膏。术后第 1 天即可开始股四头肌操练,并可持拐行走。6 周去除石膏。拐杖使用到患者有控制力量为止。

3)改良 Elmslie-Trillat 手术:Elmslie-Trillat 手术也是一种经典的胫骨结节移位手术。与其他手术有以下几点区别:近侧为外侧切口,远端为内侧切口,在髌骨远端两切口相连;Cox 改良切口为外侧切口;不常规切开滑膜;移位的胫骨结节的远侧有骨膜骨桥相连,而且移植骨片用螺丝钉固定。

五、膝部韧带损伤和膝关节不稳定

膝关节韧带及其附属稳定结构的损伤是膝关节创伤中最常见的损伤形式。膝关节的稳定取决于许多因素,包括关节的力学状态、关节内稳定因素(半月板和交叉韧带)及关节外的稳定因素(关节囊、侧副韧带、肌肉与肌腱等附属结构)。正常膝关节的力学结构和稳定取决于所有这些部分功能的协调一致。由于胶原纤维的特性,当被延伸 7%～8%即开始断裂。韧带中胶原纤维破裂的比例,决定了它是功能性断裂或是形态学上的断裂。有时韧带纤维发生完全断裂后,仍然能够显示出大体形态的连续性。完全破裂伴连续性中断,常常伴有极大的关节移位。手术时目测韧带的完整性并不能客观地反映韧带的功能情况。因不能确实了解韧带破坏的程度、韧带血液供应的损伤、韧带残余伸长程度或未来的功能情况。孤立性韧带完全破裂,而没有损伤到其他结构是极少见的,因为严重的关节移位必然产生韧带的完全撕裂,至少伴有某些其他支持结构的损伤。因此,韧带的损伤往往是复合性的损伤。

(一)膝关节韧带的急性损伤

【创伤机制】

战士的训练伤、车祸尤其是摩托车意外事故、对抗性运动,例如足球、滑雪、体操和其他运动,能够产生突然的应力或遭受某个方向强大的暴力,是膝关节韧带损伤的普遍原因。产生膝关节周围韧带撕裂的创伤机制包括:

1.外展、屈曲以及股骨在胫骨上内旋 当运动员负重的小腿遭受来自外侧伤力的撞击,使膝关节受到外展屈曲的暴力,造成膝关节内侧结构损伤。其严重性取决于外界暴力的大小。

2.内收、屈曲,股骨在胫骨上外旋 内收、屈曲和股骨在胫骨上外旋是不常见的,易产生外侧韧带的破裂,破裂的程度取决于外力的大小。

3.过伸 伸直膝关节时,暴力直接作用于膝前面,使膝关节过伸,可损伤前交叉韧带。假如这个暴力异常强大并持续作用,后关节囊过度紧张并可发生破裂,后交叉韧带也可能撕裂。

4.前后移位 前方暴力作用于股骨,可产生前交叉韧带的损伤,作用于胫骨,则容易造成后交叉韧带的损伤,撕裂程度取决于胫骨移位的程度。轻微扭伤引起的损害,其严重性可能不同,从没有韧带的破裂到单一韧带的完全破裂,或者韧带的复合损伤。

应该注意的是,关节稳定结构的撕裂常常是复合性的。当外展、屈曲及股骨在胫骨上内旋,可发生内侧支持结构、内侧副韧带、内侧关节囊韧带的损伤。遭遇强大的暴力时,前交叉韧带也可撕裂,内侧半月板可能被挤压在股骨髁和胫骨平台之间,产生半月板周围的撕裂和内侧结构的撕裂,产生所谓的"膝关节损伤三联征"。相反,当内收、屈曲及股骨在胫骨上外旋,首先是外侧副韧带撕裂,但取决于创伤和移位力量的大小,随即发生关节囊韧带、弓状韧带复合体、腘肌、髂胫束、股二头肌的损伤。韧带结构的撕裂将导致关节的不稳定,而对膝关节的稳定性判断不仅涉及孤立性结构损伤,而且涉及复合结构的损伤。

【分类】

1968 年,美国运动医学委员会联合发表的《运动损伤标准化命名法》手册指出,扭伤指损伤只局限于韧带(附着到骨与骨之间的连接组织),而应力损伤是指肌肉或肌肉附着到骨组织上的腱性组织损伤。

根据其标准化命名的分类方法,扭伤可分为 3 种不同程度损伤:Ⅰ度韧带的扭伤,是限于极少韧带纤维的撕裂,伴有局部疼痛,无不稳定;Ⅱ度扭伤是指有较多的韧带纤维的撕裂,伴有较多的功能丧失和较明显的关节反应,但没有不稳定;Ⅲ度扭伤是韧带的完全破裂,伴有明显的不稳定。通常将Ⅰ、Ⅱ和Ⅲ度扭伤分别称为轻度、中度和重度,而Ⅲ度扭伤有明显的不稳定。

进一步分度将取决于应力试验时的不稳定程度。如关节面分离 5mm 或少于 5mm 为不稳定(＋);关节面分离 5～10mm 为不稳定(＋＋);关节面分离 10mm 或者超过 10mm,为不稳定(＋＋＋)。此分类法对治疗方案的选择具有一定的指导意义。Ⅰ度扭伤仅是对症治疗,几天后即可恢复充分的活动;Ⅲ度扭伤是韧带的完全破裂,除非有特别的禁忌证,常需要手术修补,韧带修补的目的是恢复解剖结构和正常张力。

Ⅲ度扭伤中,常规的手术结果远远胜过保守治疗的结果。Ⅱ度扭伤伴有中等度的局部损伤和关节反应,但没有明显的不稳定,可应用保守治疗,而且韧带需要保护。恢复各种活动必须推迟到急性期反应消退,并完全康复。最好的保护是应用长腿石膏固定应用膝关节支具,因为在韧带的愈合过程中,未成熟的胶原至少在6周内要保持最小的张力。

【病史和临床表现】

仔细询问病史和局部检查,通常能够明确膝关节韧带急性损伤的部位、分类和损伤的严重程度。损伤时膝关节的位置、负重情况,直接暴力或间接暴力,以及肢体损伤的部位等了解都是重要的。

损伤后应尽早地进行全面、正确、系统的物理检查,以便减少因严重的肿胀、疼痛保护以及有关受累肌肉痉挛所带来的体检上的困难。两侧下肢应完全裸露,诊查肢体有无畸形,包括髌骨位置有无异常。关节血肿提示关节内结构的损伤,但关节无血肿并不表示关节韧带损伤不严重。关节周围软组织的出血斑对损伤的定位有帮助。当膝关节有显著紊乱时,股四头肌很快出现废用性萎缩。当韧带损伤时,膝关节侧副韧带和它们的附着部位常有局限性压痛。偶然经侧副韧带在胫骨部位上的止点撕裂,或外侧副韧带撕裂时,可摸到缺陷区域。

【关节稳定性的操作检查和评价】

急性损伤后的操作检查应该在麻醉下进行。健侧肢体应先检查,以便对关节的正常松弛度有一定认识。

1.外翻应力试验　患者仰卧位先检查健侧肢体,以便获得正常韧带张力程度,然后检查患侧,检查者将一手放置在膝关节外侧面,另一手放置在踝关节内侧,对膝关节施加外翻应力,而同时踝关节的手使小腿处于轻微的外旋位,注意膝关节屈曲30°位时的关节稳定性,将膝关节完全伸直并重复轻微的摇动,或者在外翻应力下伴有轻柔的摇摆运动。以评价关节的内侧稳定结构的损伤。

2.内翻应力试验　与外翻应力试验的操作大致相同,不同的是将手放在膝关节内侧,并施加内翻应力。完全伸直位和屈曲30°两个位置均应检查,以评价外侧结构的损伤程度。

不稳定的程度取决于结构的撕裂和撕裂的严重性,以及膝关节在屈曲或伸直位时所受的应力。当侧副韧带撕裂时,膝关节伸直位试验,完整的交叉韧带和后关节囊紧张,易察觉轻微的外翻或内翻不稳定,当屈膝试验时,后关节囊与交叉韧带也松弛,将出现明显的不稳定。在膝伸直位,应力试验的明显阳性,显示出明显的内翻和外翻不稳定,这表明除了侧副韧带破裂外,还可能同时存在交叉韧带的破裂。

3.Lachman试验　对于肿胀而疼痛的膝关节,Lachman试验是非常有用的。患者仰卧检查台上,检查者在患侧;患肢轻度外旋,膝关节轻度屈曲,在完全伸直到15°屈曲之间,用一手稳定股骨,另一手放在胫骨近端的后面,而检查者拇指放在前面内侧关节缘,用手掌和4个手指直接向前用力提起胫骨,此时胫骨与股骨的关系被拇指感觉到,若胫骨前移说明阳性。若从侧面观察时,髌骨下极、髌韧带和胫骨的近端有1个轻微凹陷。前交叉韧带破裂时,胫骨前移,髌韧带倾斜消失。

4.抽屉试验　患者仰卧于检查台一侧,髋关节屈曲45°,屈膝90°,足放在台上,检查者坐于患者足背上以固定足,双手放在膝关节的后面,以观察腓肠肌是否完全松弛。轻柔的并重复将小腿的近侧部分前拉后推,注意胫骨在股骨上的移动。本试验要在3个位置进行:开始胫骨在中立位,以后在30°外旋位和内旋位试验;内旋30°位能使后交叉韧带足够的紧张而使阳性前交叉韧带试验消失。记录每个旋转位置的移位程度,并与正常膝关节比较。

与对侧膝关节比较,胫骨前移6~8mm的前抽屉症提示前交叉韧带撕裂。前交叉韧带测试前,必须肯定胫骨不是因后交叉韧带松弛而引起的向后移位。对缺乏经验的检查者而言,后抽屉试验阳性被误认为是前抽屉试验阳性者并不少见,克服的方法是根据对侧胫骨结节的高度确定受伤一侧的胫骨相对于股骨的前后位移。注意韧带稳定测试时,胫骨平台有无异常旋转。

5.Slocum 试验 Slocum 旋转轴移试验是前抽屉试验的一种改良。用胫骨在股骨上的不同旋转位置进行前抽屉试验,来评价膝关节的旋转不稳定。在 15°内旋位、30°外旋位及中立位进行试验观察,并记录胫骨在股骨上向前移位的程度。胫骨中和位前抽屉试验阳性,如将胫骨外旋 30°,前抽屉试验增强,而当胫骨15°内旋时测试,位移程度减少,这表明膝关节前内旋转不稳定。相反,则表示膝前外侧旋转不稳定。

6.其他操作检查 许多用于诊断韧带损伤和膝关节不稳的操作检查,对某些特定的关节不稳的诊断能提供更多的帮助。

【影像学检查】

常规及应力位 X 线片、关节造影、MR、CT 和 B 超都对诊断有所帮助。X 线片应视为常规,MR 能明确反映韧带损伤情况,有条件者可以作为诊断的补充。而其他检查的意义则相对较小。

1.X 线检查 常规拍摄膝关节的标准前后位和侧位 X 线片,以及髌骨轴位。如在麻醉下或疼痛较轻时可允许拍摄应力位 X 线片。儿童的髁间隆起部位骨软骨的撕脱比交叉韧带破裂更常见;而成人也可见到交叉韧带或侧副韧带止点的骨片撕脱。在急性损伤中,成人膝关节常规 X 线片经常是正常的。

2.MR 检查 MR 对交叉韧带撕裂几乎具有 100% 的敏感率。对交叉韧带的部分撕裂的诊断则更显优越性。但在进行 MR 检查时,为获得矢状位上完整的 ACL 影像,应将下肢外旋 15°~20°。

3.其他 造影、CT、B 超等手段的诊断价值尚难以肯定。

【膝关节不稳定的分类】

过去韧带损伤不稳定的分类是根据胫骨移位的方向分为内侧、外侧、后侧、前侧和旋转不稳定。这种分类过于简单化,没有涉及多方向的不稳定。膝关节损伤性韧带断裂,常造成复合多向不稳定,假如没有纠正,则不能恢复膝关节的正常功能。

每个不稳定的特别分类取决于在应力试验时,胫骨与股骨的移位关系。对于急性损伤患者,应在麻醉下检查,否则可能不正确,或不完全正确。分类对于慢性不稳定更有意义。以下膝关节不稳定分类是美国矫形运动医学会的研究和教学委员会提出的。这是 1 个解剖学分类,膝关节损伤不稳定的分类是来自韧带损伤的结果,有以下几种。

1.单平面不稳定(直向不稳)

(1)单平面内侧不稳定:膝关节充分伸展,外翻应力试验时出现阳性。膝关节内侧张开,胫骨远离股骨而移动,提示内侧副韧带、内侧关节囊韧带、前交叉韧带、后斜韧带和后关节囊的内侧部破裂。此外还可能有后交叉韧带的破裂。但大多数学者认为,不能完全确定后交叉韧带一定发生破裂。屈曲外翻应力试验阳性,提示仅限于内侧间隔韧带的撕裂。膝屈曲位,经骨离开股骨移动;当完全伸直时不发生移动。不稳定的程度取决于内侧结构受累的严重性。屈膝 30°位,外展试验阳性,提示轻微的内侧不稳定,而个别人可能正常,要与对侧比较。

(2)单平面外侧不稳定:伸膝内翻应力试验时,出现膝关节外侧间隙张开,胫骨远离股骨而移动,提示外侧关节囊韧带、外侧副韧带、股二头肌腱、髂胫束、弓状韧带、前交叉韧带和常见的后交叉韧带破裂。这是一个重要的不稳定、接近严重的脱位。屈膝 30°位发现有单平面外侧不稳定,可能存在轻微的外侧复合结构的撕裂或者可能正常,检查时要与对侧进行比较。

(3)单平面后侧不稳定:测试后抽屉试验时,胫骨在股骨上向后移位。提示后交叉韧带,弓状韧带(部分或完全),斜韧带(部分或完全)破裂。Hughston 认为在急性损伤、后抽屉试验阴性时,不能证明后交叉韧带是完整的。急性损伤时,后抽屉试验阳性,Hughston 认为弓状韧带和腘斜韧带一样存在撕裂。最初仅看到单纯的后交叉韧带损伤,而且,超过这个时间,单平面后不稳定甚至可能发展到包括后内侧和后外侧角的不稳定。这些附加的部分,在治疗单平面后侧不稳定时,要求仔细评价。

(4)单平面前侧不稳定:胫骨中立位测试前抽屉试验时,胫骨在股骨上向前移动,提示单平面前不稳定,断裂结构包括前交叉韧带、外侧关节囊韧带(部分或完全)和内侧关节囊韧带(部分或完全)。当前交叉韧带破裂伴有内侧和外侧关节囊韧带即刻的或继而产生的牵伸时,胫骨中立位前抽屉试验也可呈现阳性。虽然实验研究证实部分的前交叉韧带破裂时,即能引出前抽屉征,但临床出现不稳定表明整个韧带的功能完全丧失。Hughston认为胫骨在中和位、胫骨两髁同时向前半脱位,内侧和外侧关节囊的中1/3必定撕裂。这种类型不稳定,当胫骨内旋时,试验变成阴性,这是因为,在内旋位时,后交叉韧带变得紧张,胫骨中和旋转位,前抽屉试验时,两髁相等的移位,而胫骨内旋,移位可减少,表明前内、前外旋转不稳定,并可用Jerk试验证实。

2.旋转不稳定

(1)前内侧旋转不稳定:应力试验时,胫骨内侧平台向前向外旋转,关节内侧间隙张开。提示内侧关节囊韧带、内侧副韧带、腘斜韧带和前交叉韧带的破裂。

(2)前外侧旋转不稳定:屈膝90°,前抽屉试验不明显或只是胫骨前移,胫骨外侧平台在股骨上向前旋转,可有过度的关节外侧间隙张开。膝关节屈曲,胫骨在股骨上过度的内旋,这表明外侧关节囊,部分弓状韧带复合体和前交叉韧带的部分或全部破裂。此不稳定在膝关节完全伸直时更易发现,应用特殊的试验(如Slocum前外侧旋转不稳定试验)在膝关节接近伸直时,胫骨外侧平台向前半脱位。表明前交叉韧带的破裂,并可累及外侧关节囊韧带。

(3)后外侧旋转不稳定:应力试验时,胫骨外侧平台在股骨上向后旋转,关节外侧间隙张开。表明腘肌腱、弓状韧带复合体(部分或完全)、外侧关节囊韧带的破裂,和后交叉韧带过度牵引或后交叉韧带完整性的丧失。重要的是识别这种类型的不稳定,与后交叉韧带撕裂而造成的单平面后侧不稳定的区别。在后外侧旋转不稳定中,胫骨的后外侧角离开股骨的后侧,当进行外旋反屈试验,或反向旋转轴移试验时,关节的外侧间隙张开。

(4)后内侧旋转不稳定:应力试验下,胫骨内侧平台围绕股骨向后旋转,关节内侧间隙张开,表明内侧副韧带、内侧关节囊韧带、腘斜韧带、前交叉韧带和后关节囊的内侧部破裂,半膜肌牵伸或半膜肌止点严重损伤。过伸和外翻应力能够造成这些结构的撕裂,而当后交叉韧带仅仅中等度牵伸时,前交叉韧带即可撕裂,胫骨后内侧角在股骨上向后下陷,关节内侧间隙张开。

3.复合不稳定

(1)前外侧-前内侧复合旋转不稳定:常见的复合不稳定。胫骨中立位前抽屉试验显著阳性,胫骨两髁同时向前移位;当胫骨外旋时,移位明显增加;当胫骨内旋位试验时,移位程度减少。前外侧旋转不稳定试验阳性。内翻和外翻应力试验可显示不同程度不稳定。

(2)前外侧-后外侧复合旋转不稳定:外旋反屈试验,胫骨外侧平台向后旋转时,可显示前外侧-后外侧复合旋转不稳定。当前外侧旋转不稳定试验时,胫骨外侧平台在股骨上可有过度向前移位,膝外侧(内翻)不稳定表明膝关节外侧大部分结构以及前交叉韧带断裂。

(3)前内侧-后内侧复合旋转不稳定:当内侧和后内侧结构的严重破裂,可出现前内侧-后内侧复合旋转不稳定,试验时,膝关节内侧间隙张开以及胫骨向前旋转。如果进一步试验,将出现胫骨向后旋转,关节的后内侧角下陷,所有内侧结构包括半膜肌肌腱复合结构、后交叉韧带和前交叉韧带的联合破裂。

(4)其他复合不稳定:韧带破裂所造成的大多数不稳定是单纯的或直向的类型,但往往是旋转不稳定的因素,或复合的旋转不稳定的结果。重要的是建立正确诊断,制订适当的手术方案。

【急性韧带损伤的处理原则】

对急性韧带损伤的早期诊断和处理对提高疗效和避免晚期不稳的发病率是至关重要的。争取在无痛下进行应力检查,必要时进行急诊的 MR 或关节镜检查,对早期获得明确诊断具有积极意义。而明确的诊断对治疗方案的选择尤其是决定是否一期手术修复是十分重要的依据。许多临床和实验研究证明,完全断裂后失去张力的韧带在损伤后如不早期处理,将很快发生胶原纤维的变性,并将因此失去修复的机会而不得不采取替代重建的手术。因此,对已经明确诊断的韧带断裂并且预计到保守治疗效果不好的病例,应争取早期手术。同时,对选择保守治疗的病例也同样应该强调早期的处理。

【非手术治疗】

对于所有Ⅰ、Ⅱ度扭伤和部分Ⅲ度扭伤,可应用保守治疗。膝关节应力试验后,可初步判断损伤的程度,然后关节穿刺,再次检查,一旦紧张的、疼痛的关节血肿吸出后,应力试验变得更精确。可能的话,行关节镜检查可进一步明确诊断。当选择非手术治疗时,肢体用长腿石膏固定,膝关节屈曲 45°。一旦小腿能控制后即可拄拐散步,并允许用足尖着地负重。肢体屈曲位固定 4～6 周。应用膝关节支具,膝关节屈曲运动是允许的,而伸展限制至 45°。及时进行股四头肌和绳肌等长性的功能操练,石膏拆除后,开始制订进一步的康复训练计划。但不允许患者恢复正常活动,特别是禁止运动,除非关节运动范围恢复到正常,所有肌群的力量恢复到正常肢体的 90%。当患者运动恢复后,仍然应用弹力绷带保护 3～4 个月。这是愈合的韧带中恢复胶原纤维定向应力所需要的最少时间。此外,老年患者不强求恢复强有力的活动,均可采用非手术治疗方法。

【手术治疗】

作为一般的原则,对急性期的膝关节稳定结构的撕裂的手术方案以修复手术为主,而对晚期的关节不稳定,则以重建为主。但对于急性病例的韧带结构严重的撕裂或是胶原纤维的完全失张力,如 ACL/PCL 的体部纤维完全性的撕裂,修补手术可能会导致修复的结构无法达到正常交叉韧带的功能而导致手术的失败。因此,即便是急性损伤,在某些情况下,仍然需要施行韧带的替代重建手术。

值得注意的是韧带修复手术应该是考虑到整个膝关节稳定的手术,而不应该仅仅局限于单纯的某一个韧带的撕裂。因此,术前手术方案的确定包括切口的选择都要充分地考虑到手术的可扩展性。

1.急性内侧结构破裂的修复

(1)手术显露与探查:患者仰卧于手术台上,膝关节屈曲 60°,髋关节外展外旋位。内侧正中切口,自内收肌结节上 2cm 开始,轻微弧形向下通过内收肌结节,与髌骨和髌韧带内侧平行并相距 3cm,沿胫骨前内侧向远端延伸,止于关节线下方约 5cm 处。切开皮肤、皮下组织和浅筋膜,并将上述组织作为一层,由前方中线向后解剖,直至膝部后内角。必须广泛暴露手术野,识别和纠正所有病理状态。辨认隐神经的缝匠肌肌支,并加以保护,其通常由缝匠肌和股薄肌之间分出,供应整个小腿到踝部内侧的感觉。暴露膝后内侧区域的血肿,有助于识别损伤的主要部位。在直视下施行膝关节应力试验,观察有无韧带和髌骨的不稳定。从缝匠肌胫骨止点后方到后内侧角,沿缝匠肌前缘纵形切开内侧伸肌支持带。屈膝位,牵开缝匠肌和鹅足的其他结构,检查内侧副韧带胫骨止点,其位于缝匠肌前缘的深面和远侧。另一个方法可沿缝匠肌前缘纵形切开伸肌支持带,将鹅足止点从胫骨止点切断,将肌腱翻向近端,将膝后内侧角区域内内侧副韧带、斜韧带、半膜肌复合体完全暴露。暴露内侧副韧带和内侧关节囊结构,切开髌旁内侧关节囊,进入关节并彻底检查。系统检查髌骨关节面、股骨和胫骨关节面、内外侧半月板及前交叉韧带。当半月板实质内撕裂时,切除不可恢复的部分;若交叉韧带撕裂则给予修补。再次测试关节应力,更好地识别内侧韧带损伤的部位。当内侧副韧带从鹅足深面的胫骨部撕裂,将它牵向近端,暴露其下的中部内侧关节囊韧带。暴露后关节囊,找出腓肠肌内侧头和半膜肌之间的间隔,并切开半膜肌鞘。解剖出腓肠肌内侧头与后关节囊之间间隙。维持膝关节屈曲位,容易暴露后关节囊到内侧中线,在暴露操作过程中小心牵开血管。进一步暴露内侧关节囊韧带。内侧关节囊撕裂经常发生在近内髁起点部,向后内侧角呈现"L"形或"Z"形撕裂。关节囊韧带深层的半月板股骨部撕裂,常使无症状的内侧半月板周围附着部分离,内侧半月板仍连接。较薄弱的内侧关节囊韧带的半月板胫骨部分的撕裂,常伴有半月板或其周围附着部的撕裂。关节囊韧带修补时,所有周围附着部撕裂均须修补。中部内侧关节囊韧带和胫韧带部分常出现不同程度撕裂,其撕裂范围必须确定。后内侧关节囊撕裂,常延伸到后内侧角周围,并累及后关节囊和胫骨的止点。

(2)修复方法:当发现后内侧关节囊中部撕裂时,牵开腓肠肌内侧头,用不吸收缝线间断缝合,线结放置在关节外,屈膝90°。当后内侧关节囊自股骨附着部撕裂,从股骨髁上的前内侧部钻孔,出口在腓肠肌内侧头止点的后面。用缝线将后关节囊的上缘,通过骨钻孔拉到它正常的止点,在前内侧骨上打结。当后关节囊在胫骨附着部撕裂,重新附着到胫骨后面新鲜的边缘。在胫骨髁的前内侧面钻3个平行的隧道,出口在后关节缘下方,原先缝合关节囊的缝线通过这些钻孔到胫骨的前面,其中央的洞通过两根缝线。钻孔前,胫骨后缘磨粗糙呈新鲜骨创面,使后关节囊容易重新附着到骨上。屈膝60°,用缝线将后关节囊的边缘附着到止点上,缝线在胫骨前面打结。

内侧关节囊复合体、斜韧带或半膜肌复合体撕裂的修补,主要取决于撕裂的类型。撕裂韧带的两端,用多根缝线间断缝合,再用褥式张力缝线加强缝合。当韧带附着在骨组织上的撕脱,可遗留一髁露骨面,用带齿垫的螺丝钉或用"U"形钉,将韧带固定在骨组织上。

如内侧副韧带、内侧关节囊韧带和斜韧带的股骨附着部的骨片撕脱,用"U"形钉或带齿垫的螺丝钉重新固定。用间断缝合修补垂直或斜形撕裂。接着修补内侧副韧带浅层。当股骨附着部撕裂,用"U"形钉、带齿垫的螺丝钉,或间断缝合,将它连接到内收肌结节。

当韧带的中间部分撕裂时,缝合相邻的两断端,并用张力缝线进行褥式缝合,以加强修补。

当胫骨止点撕脱时,将末端重新固定到关节线远端一侧,并通过胫骨上钻孔,间断缝合到骨上,或用"U"形钉固定,或掀起的骨瓣,将韧带放在骨瓣下,用"U"形钉可靠地固定。

当广泛撕裂和组织完全修补后,某些辅助措施可以提供加强或动力性支持。例如,将半膜肌腱缝合到后内侧角,以加强腘斜韧带。其他包括半膜肌腱缝到内侧副韧带后方,缝匠肌和股薄肌前移、股内侧肌前移等。

修复完成后,放松止血带,充分止血,逐层缝合,放置引流管,大腿内翻应力下石膏固定,膝关节屈曲45°～60°,胫骨轻度内旋。

(3)术后治疗:术后第一天起即指导患者进行股四头肌和腘绳肌操练。一般是完全固定4周,以后可使用膝关节支具,允许自由屈曲,限制30°的最后伸直活动。维持6～8周,其后仍须用弹力绷带保护,直至术后6个月方可恢复较剧烈的运动。

2.急性外侧结构撕裂的修复

(1)手术显露和探查:患者取仰卧位,保持膝关节近90°屈曲,应用止血带,自髌上2cm处开始,做外侧正中切口,与髂胫束纤维方向一致,旁开髌骨、髌腱外侧3cm,做与其平行的直切口。切口远端超过髂胫束止点的Gerdy结节,距关节线约4cm。切开皮肤、皮下组织、深筋膜,暴露整个膝关节的外侧面,显露髌骨前正中到后外侧角,检查深层结构,有血肿提示病理改变显著的部位,识别股二头肌腱深面和围绕腓骨颈的腓总神经,小心保护。严重外侧间隔破裂病例,有可能发生腓总神经牵伸或撕裂。腓总神经的功能状态在术前要注意检查并加以记录。严重的外侧撕裂,股二头肌在腓骨的止点可能伴有小骨片的撕脱,髂胫束也可能撕裂。当广泛暴露完成后,检查髂胫束、股二头肌和腓总神经,膝关节应力试验可作为韧带和关节囊不稳定的定位,通常与出血区域相符合。在前外侧做1个平行于髌骨的关节囊切口,暴露关节的内部,注意检查外侧半月板和交叉韧带。膝关节在4字位(髋屈曲、外旋、足跟对着对侧膝关节)将允许关节充分内翻,完全看到外侧半月板和外侧间隔。若外侧半月板撕裂,可完全或部分切除半月板,尽可能保留其周围缘。但如果半月板周围能够缝合,可在完成外侧和后外侧暴露后进行修补。当髂胫束和股二头肌是完整的,找出髂胫束后缘和股二头肌前缘之间的间隔。锐性分离并向前牵开髂胫束,向后牵开股二头肌和腓总神经,暴露外侧正中和后外侧关节囊结构。如髂胫束的后 1/3 在髁上的附着部松弛,或发现撕裂时,必须固定到胫骨前肌结节。在外侧结构撕裂时,后外侧角经常承受最严重的损伤。通过撕裂的后外侧关节囊,可暴露后间隔的内部。当关节囊撕裂不大时,彻底检查外侧半月板后角和后交叉韧带在胫骨的止点,可在外侧副韧带和腘肌之间垂直切开关节囊,腘肌腱从后面起点经关节囊的裂孔并附着到外侧副韧带的深面和前面,注意不要切断。外侧关节囊韧带是坚韧增厚的关节囊,刚好在外侧副韧带前面,在严重的外侧破裂中,可能伴有胫骨关节缘的骨片撕脱。小心用探针轻柔地探查并牵拉腘肌腱,明确是否撕裂。在后外侧静力性韧带破裂中,外侧关节囊韧带能避免损伤,因为其是动力性肌腱,可以有一定程度的拉长。假如用探针牵拉时,肌腱结构虽然是完整的,但其张力是松弛的,提示在腘肌裂隙后下方肌肉肌腱连接部有撕裂。识别外侧副韧带并明确撕裂部位,包括股骨起点的撕裂,或韧带中部,或来自腓骨附着部的撕裂。如腓骨顶点部撕裂,即是股二头肌腱、外侧副韧带腓骨的附着部、弓状韧带以及豆腓韧带,腓骨茎突附着部常常是合并在一起撕脱的。其次明确腘肌是否撕裂,腘肌腱经半月板后外侧面冠状韧带的裂隙,伸延到外侧副韧带深面,止于外侧副韧带止点前面的股骨髁。

2.修复方法　用连续缝合闭合前外侧关节囊切口中的滑膜组织,关节囊和支持带用间断缝合。假如腘肌腱撕裂,应首先修补。假如股骨附着部的腘肌腱撕裂,往往同时伴有外侧副韧带自股骨上撕裂,将缝线通过股骨的钻孔,捆扎在股骨内上髁的骨桥上使其重新附着到骨床上。假如腘肌腱本身撕裂,将两断端缝合。

外侧副韧带的修补方法取决于撕裂的平面,来自股骨或腓骨附着部的撕裂,可用缝线固定附着到骨上。外侧副韧带伴有撕脱的骨片通常较小,不能用螺丝钉或"U"形钉固定。假如撕裂在韧带本身,将两断端用不吸收缝线缝合,并用 6～8cm 长的新鲜股二头肌腱的剥离条,其远端仍与腓骨附着部相连,以加强修补。剥离条的宽度超过外侧副韧带,缝合到外侧副韧带上,用缝线固定到韧带的股骨附着部。假如外侧正中关节囊韧带撕裂,可通过胫骨平台的钻孔,固定到胫骨内侧面的骨桥上。

后外侧关节囊的修补方法类似于后内侧关节囊。将后外侧关节囊牵到胫骨关节面下方,用缝线通过胫骨关节面下的钻孔,由前到后固定到胫骨上。固定前将胫骨后面附着部的骨面磨粗糙,或用凿做一个新鲜骨创面,以保证后外侧关节囊的愈合。

若弓状韧带和豆腓韧带复合体从腓骨茎突附着部撕裂,需用不吸收缝线缝合。如在上端撕裂,固定到腓肠肌外侧头深面的骨膜上。假如撕裂在韧带本身,在张力下应用多根不吸收缝线间断缝合。将后外侧角的外侧缘向前推进,并缝合到外侧正中关节囊的后缘,以及外侧副韧带的后缘。必须缝合后外侧角周围的弓状韧带复合体,以增加外侧间隔的张力。将腓肠肌外侧头的外侧缘尽可能牵向前面,缝合重建弓状韧带复合体,间断缝合髂胫束后缘和股二头肌之间的间隔。假如髂胫束和髌外侧支持带从经胫骨前肌结节松弛,暴露近端反折部,用"U"形钉固定到胫骨的前外侧如髂胫束的后 1/3 部撕裂,或从外上髁近外侧肌间隔分离,可固定到骨床上。

如修补后不够牢固,可应用股二头肌腱、腓肠肌和髂胫束的移位以加强修补。放松止血带后,仔细止血,分层缝合切口,放置引流管。大腿石膏固定,屈膝 60°位固定。

(2)术后处理:与内侧结构修复术相同。

3.急性前交叉韧带撕裂的修复　目前普遍认为,除了交叉韧带撕裂伴有骨片撕脱外,简单的初期修补的成功率较低。除非是伴有骨片的撕脱,用简单的缝合修补很少会成功。对 ACL 实质部分的严重损伤,具有重建手术指征。包括交叉韧带的重建和用适当的周围关节囊和侧副韧带修补来加强。

(1)手术显露和探查:患者仰卧在手术台上,应用空气止血带,麻醉下检查膝关节,以确定预先没有发现的韧带损伤,或在关节镜检查后再行修补。膝关节前内侧切口,通过内侧扩张部切开前内侧关节囊、滑膜,清除关节血肿并冲洗、检查胫骨和股骨髁的关节面、髌骨下关节面和髌上滑囊、外侧半月板,牵开脂肪垫,可看到前交叉韧带,其可能在 3 个位置中的 1 个部位有撕裂,即股骨止点的撕裂、韧带本身的撕裂和胫骨止点伴有胫骨髁间棘骨片的撕脱。而髁间棘的撕脱骨折是最好的修补指征。韧带很少从股骨止点上撕脱 1 块骨片,这说明前交叉韧带的胫骨止点比股骨止点更可靠的附着在骨上。因此,股骨附着部比胫骨附着部撕裂更多。许多前交叉韧带破裂是发生在韧带本身,因而导致修补技术上的困难,使修补效果不确切。修补韧带破裂的相近两端难以获得适当的张力,更重要的是由于韧带血供发生障碍,修补效果不肯定。中间部分的撕裂通常发生在近端,经韧带向后、向远端延伸,而近端残余部分多半是韧带的后外侧束;远端残余部分是前内侧束拉长的纤维。中央部撕裂通常采用重建手术(另述)。一旦前交叉韧带破裂在手术探查时得到证实,并识别了其他的关节内病理,膝关节前内侧切口应向近端和远侧延伸,后侧皮瓣向后剥离,检查内侧副韧带、内侧关节囊韧带有无出血,或组织间隙的损伤,如果怀疑有后内侧韧带的异常,应进一步检查膝关节后内侧角。当内侧半月板已经破裂,并需要切除时,可通过后内切口,将后角切断,切除半月板。并在修补时,使斜韧带和中部内侧关节囊结构紧张。尽量修补撕裂的半月板,半月板次全切除或保留半月板的边缘,也将具有一些稳定功能。假如广泛的内侧或外侧修补或重建是需要的,应首先修补前交叉韧带。沿股内侧肌外侧缘切开股四头肌肌腱,允许髌骨向外侧脱位,完全暴露并探查前交叉韧带和髁间凹。必要时切开韧带表面滑膜,确定韧带撕裂部位。根据 ACL 断裂的部位和性质确定修复方法。

(2)修复方法:如前交叉韧带是从胫骨止点上伴有骨片撕脱,可将骨块复位固定。骨片的固定方法,取决于骨片的大小。骨块较大时可用沉头螺丝钉固定,骨片不太大时,可用不吸收缝线以 Bunnell 缝合法经骨隧道缝合固定。务必使交叉韧带基底部的骨片解剖复位,并恢复交叉韧带的张力。

前交叉韧带从股骨附着部撕裂,要重新附着到股骨髁间凹顶部的后方,而不是附着到髁间凹的前部。膝关节极度屈曲,清除股骨外髁后方内侧面部分的软组织,以显露韧带附着部位。韧带撕裂端贯穿多根缝线,通过股骨外髁钻 2 个平行的骨孔,当其他韧带修补完成后,膝屈曲 $45°\sim50°$,缝线分成两组穿过骨隧道结扎在骨的外侧面。

当前交叉韧带实质部分的撕裂,必须决定韧带的修补是否可能及修复后的张力与强度。目前多数学者主张施行一期的重建手术而不施行韧带修补。传统的修复方法是在 ACL 的胫骨和股骨两端贯穿多根缝线,缝线经过韧带的胫骨部,通过股骨外髁的平行钻孔,缝线固定在股骨外上髁;另一情况是缝线通过韧带的股骨部,经胫骨近端的平行钻孔,和以前描写的在胫骨止点部位的撕脱一样缝合。这种修补方法能够使修补韧带恢复接近正常的张力。避免两个断端的关节内直接缝合,因为直接缝合将不能恢复正常张力。

(3)急性前交叉韧带撕裂的加强手术:除 ACL 胫骨棘撕脱骨折以外,无论是股骨止点或体部的撕裂缝合强度均难以达到正常的 ACL 强度,因此有时需要在缝合后做 ACL 的加强手术,包括关节内加强和关节外加强手术。这也是更多的医师宁愿对急性 ACL 损伤的病例施行一期重建手术的原因。关节内加强通常采用自体的髂胫束移植或人工韧带加强;关节外加强手术则根据关节不稳的分类,采用鹅足移位、半腱肌腱移位等方式。

4.后交叉韧带撕裂　后交叉韧带撕裂较前交叉韧带撕裂少见。后交叉韧带的撕裂常合并有内侧或外侧间隔的破裂,特别是后者。临床上,单纯的后交叉韧带撕裂是在跌倒时膝关节屈曲位引起,或者在摩托车意外中,屈曲的膝关节的胫骨上端撞击造成。后交叉韧带急性撕裂的临床诊断是困难的,除非是伴有胫骨后缘的骨块撕脱,其他类型的撕裂往往需要在麻醉下或关节镜检查或 MR 检查时才被发现。

对后交叉韧带撕裂是否需要修复或重建曾经存在争议。因为临床上可以看到后抽屉试验阳性的患者,未经手术治疗仍能保持良好的关节功能。但更多的证据表明,后交叉韧带的撕裂将造成关节的退变。因此,对于带有骨块撕脱或完全性的后交叉韧带撕裂应该积极修复或重建。与前交叉韧带一样,伴随胫骨后缘骨块撕脱的后交叉韧带损伤应该复位和固定,对韧带体部的完全撕裂则可采取重建替代手术而较少使用缝合修复手术。

患者应在麻醉下,重新评价膝关节的稳定性;切口的选择应该允许暴露关节的前面,并暴露后关节囊、交叉韧带后面的止点。

对未经关节镜诊断且不带有胫骨骨块的后交叉韧带撕裂的修复,尽量采用前内侧切口切开前内侧关节囊,暴露关节,此入路可以获得较系统的检查。当后交叉韧带股骨部撕裂时,首先清理撕脱端,用多根不吸收缝线缝合,清理股骨内髁附着部,用 7.5mm 钻头经皮质骨钻 1 个凹陷区域。在凹陷区内再用直径较小钻头,钻 2 个平行骨孔间隔至少 1cm,韧带进入重新附着部,韧带撕裂端的缝线分别通过平行钻洞,缝线在持续张力下,膝关节做 0°～90°屈曲运动,观察在此活动范围内是否等长。必要时调整定位点,以获得交叉韧带的等长修复。

当胫骨后面有较大的撕脱骨片时,可直接采用后入路,从股骨髁分离腓肠肌的内侧头,允许充分暴露后关节囊和髁间窝后面,如骨片较大,将骨片复位后用松质骨螺丝钉固定。或用不吸收缝线通过平行钻孔到骨前下方固定。

对后交叉韧带本身的撕裂,其修补是困难的,预后也难以判断。因此通常采用自体游离的骨髌腱骨移植重建后交叉韧带而放弃缝合修复术。

(二)膝关节创伤性慢性不稳定

【病理机制】

如果膝关节由于韧带、关节囊或其他稳定结构的急性创伤未获得及时有效的修复,或膝关节急性创伤时稳定结构损伤被忽略,或不适当的治疗或反复损伤,可以导致膝关节的晚期不稳定。事实上,由于膝关节急性外伤时的肿痛、患者在物理检查时的不配合,往往会导致韧带损伤的漏诊。另一方面,对部分急性膝关节韧带损伤的病例采用石膏固定等保守治疗方法,几个月后患者可能仍表现为关节的不稳定。因此,有相当比例的膝关节不稳定是在创伤后较长的时间后发现的。一般认为,创伤后经 3 个月或以上的时间仍表现为关节不稳定者,称为创伤性膝关节慢性不稳定。而无外伤原因的关节松弛症或膝关节发育性问题导致的关节不稳定不属于此范畴。

【诊断与分类】

膝关节慢性不稳定的临床表现包括自觉关节松动甚至关节"脱位感"、"打软腿"、不能奔跑、易跌倒、肌肉萎缩以及反复的关节肿痛等,但上述症状并不具备特征性。正确的诊断依赖于专科医师的物理检查。侧副韧带和交叉韧带损伤导致的慢性不稳定也可用诊断急性韧带撕裂的相同的应力试验进行诊断。慢性韧带损伤时应力测试更容易,诊断和分类更明确,因为此时已没有急性损伤的疼痛和保护反应。为了明确评价关节不稳定的类型和程度,前述各种操作检查方法和不稳定的分类方法同样适用于膝关节慢性不稳定。富有经验的专科医师的正确的物理检查是诊断慢性膝关节不稳的关键,必要时可借助应力位 X 线片、特殊影像学检查如 MR 以及关节镜技术帮助诊断。关节镜检查膝关节慢性不稳定,对评价关节面和半月板是有价值的,更重要的是,现代的关节镜技术已经允许在关节镜下或关节镜辅助下完成大多数的韧带重建手术,包括完成与韧带损伤相关联的半月板与关节软骨损伤的外科处理。

对交叉韧带断裂引起的膝关节不稳的定性诊断并不困难,但准确的定量诊断则有赖于某些特殊测量工具,如 KT-1000 或 KT-2000 关节测量仪。借助仪器可以精确地测量关节的松弛程度,对于手术治疗方案的选择、评价术前情况和术后随访对照均有一定的价值。

对膝关节不稳定的临床诊断并不难以做出,但要明确损伤的结构则并非十分容易。这需要根据临床对膝关节不稳定的分类和程度进行符合逻辑的推理。导致不同类型膝关节不稳定的原因往往是综合因素。

【治疗原则】

对创伤性慢性膝关节不稳定的治疗原则应该是通过保守或手术方法增加其关节稳定因素包括肌力、关节内外结构等对维持膝关节功能的作用。

并非所有不稳定的陈旧性韧带损伤病例都要进行韧带重建。当患者的膝关节仅存在操作检查的阳性而无明显的症状和体征时,表明其稳定结构的损伤较轻或控制膝关节的肌肉力量足以代偿韧带损伤导致的关节不稳。对慢性不稳定患者的手术指征的掌握历来都是有争议的,尤其是对后交叉韧带的损伤是否需要重建的观点也不一致。但近年来许多学者认为,尽管有相当比例的膝关节不稳定的患者在非手术治疗后膝关节功能基本正常,但客观的关节不稳定将导致关节的提前退变,因而在技术条件允许的情况下对韧带和膝关节稳定结构的重建持积极态度。其目的是重建关节的稳定性,恢复膝关节的正常生理和力学功能,从而避免进一步的关节退变。

对于多结构损伤导致的慢性不稳定的重建手术,应该分析其在造成关节不稳定中的作用和主次关系。并非所有的损伤结构都必须重建。如前交叉韧带完全断裂伴有前内侧不稳定,在施行了成功的 ACL 重建术后,其临床症状可能完全消失。但如果单纯施行前内侧重建,则患者仍将遗留前直向不稳定而出现临床症状。因此,治疗的重点应该放在导致关节不稳定的主要结构的重建上。对交叉韧带和侧副韧带损伤同时存在的情况下,优先重建交叉韧带,但在开放手术的前提下,应争取同时修复或重建其他已经松弛的稳定结构。

另一方面,由于膝关节稳定结构的复杂性,使得重建手术将不可避免地影响和干扰膝关节的正常结构,从而导致可能的并发症的产生。因此,膝关节重建手术应争取用最简单、最有效和最少影响膝关节正常生理功能的方法完成。而近年来被膝关节外科和运动医学外科普遍接受的手术方式是以关节镜下手术为代表的微创外科手术。由于关节镜下 ACL、PCL 重建术及其他一些小切口的韧带重建术式的优良的随访结果,尤其是早期的功能恢复等优点,已经使其更多地替代了传统的复杂的开放术式。但是,当技术和设备条件不具备的情况下,开放的直视下手术比不精确的关节镜下手术可能得到更好的效果。

【非手术治疗】

对于轻度的膝关节不稳定并且不伴有明显症状与体征的病例,往往仅是某些韧带或关节囊结构的部分撕裂导致的松弛而并非完全断裂。对于老年病例和较低运动量的病例,通过合适的保守治疗措施,可以使膝关节的基本功能得以恢复。其主要措施包括:股四头肌朋国绳肌的训练、理疗、膝关节支具和护膝的应用等。其中最重要的内容是股四头肌肌力的训练。强大的股四头肌将对膝关节的稳定期起到重要作用。为交叉韧带损伤或侧副韧带损伤特别设计的带有膝关节活动铰链的膝关节支具对维护膝关节的稳定也是非常有效的。但除非患者愿意终生使用支具,否则,在肌力恢复后还不能保持膝关节稳定的病例仍然有手术指征。

【手术治疗的适应证和治疗原则】

1.手术适应证　手术治疗膝关节不稳定的方法是膝关节稳定结构尤其是韧带结构的重建手术。但确定是否进行重建手术和采用何种手术方案则需要对诸多因素进行综合分析后决定。这些因素包括:关节不稳定的类型和程度、关节面的条件、控制关节的肌肉力量、患者的运动要求、年龄和全身健康状况以及手术的器械条件和技术条件等。

对长期的关节不稳定导致的重度创伤性骨关节炎病例,由于关节面已出现明显的退变,韧带重建手术已不能改善骨关节炎症状,此时可能需要施行人工关节置换术。

如果控制关节的肌肉,如股四头肌、腘绳肌、腓肠肌没有足够的肌力,不应该考虑施行韧带的重建。而要经过几个月的肌力康复训练使肌肉的力量恢复,那时可能发现不再需要手术,因为通过良好的康复训练使膝关节获得了满意的动力性稳定,这种不稳定程度很可能是轻度的或中度的。

韧带损伤的特性和关节不稳定的程度,是决定手术重建与否的关键。侧副韧带损伤,伴有中度外翻或内翻不稳定,若反复出现内在紊乱症状,常须手术重建,而一个"单纯性"陈旧性交叉韧带损伤(并非完全断裂),可不产生症状,因为其他稳定因素如关节囊结构等可提供足够的功能稳定,甚至当一个主要稳定因素如前交叉韧带破裂,仍可提供维持膝关节基本功能的稳定。单纯交叉韧带的破裂可能在长时间里膝关节维持临床稳定。显然,当其他韧带正常,肌肉能有效地控制关节。交叉韧带功能部分丧失,仍然有正常的功能。但是,当内侧副韧带和前交叉韧带同时存在陈旧性破裂,将造成前移、外翻和旋转不稳定,以及反复的膝关节损伤,通常需要重建前交叉韧带或同时重建侧副韧带。

因此,重建手术的适应证应是经过正规的康复训练后,仍然有明显临床症状和体征的膝关节慢性不稳定,并且经仔细的评价可预见到术后的疗效。对操作检查发现的关节不稳定或经 MR、关节镜等手段明确的交叉韧带韧带撕裂但不出现临床不稳定症状的病例,应根据患者的运动要求和术者的技术经验慎重选择。

2.手术治疗原则　应该认识到重建手术是"功能性重建"而不是"解剖性重建"。尽管膝关节稳定性重建手术的术式十分繁杂,但至今还没有任何一种手术方法能充分恢复原来韧带的复杂结构和全面功能。因此,重建手术的目的是解决膝关节最主要的稳定功能,而并不是刻意追求恢复韧带的解剖结构。重建的韧带可能改善稳定性,但不等同于正常的韧带解剖结构。因此有许多重建术式的设计体现了重建稳定功能而不是重建解剖的观点,如交叉韧带的动力重建、"越顶"或"兜底"法重建 ACL/PCL 等术式。膝关节韧带重建手术方案设计的关键是对膝关节解剖和生物力学的熟悉,包括关节的骨形态、静力性和动力性稳定因素之间的相互关系。膝关节不稳的类型必须明确,否则手术将无法进行。诊断的疏忽或功能纠正的不足,常导致许多重建手术失败。缺乏对前外侧旋转不稳定和前内侧旋转不稳定共存的认识,而盲目施行鹅足成形术,将造成未被认识不稳定的进一步加剧。

重建手术从手术解剖上可分为关节内替代、关节外加强和关节内外的联合手术;按照重建的生物力学范畴可分为静力性重建和动力性重建;按照重建手术所使用的材料上可分为自体组织、异体组织和人工材料,以及自体组织和人工材料的复合应用。究竟选择何种方式重建关节的稳定性并无一定的答案。需要根据患者全面的和具备的情况以及手术者的经验进行合理的选择。

手术重建关节囊和侧副韧带结构的目的是恢复其适当的强度和张力。方法可用筋膜或肌腱转移、推进或折叠,以加强静力性稳定。交叉韧带的重建通常采用自体/异体腱性材料或人工材料移植,以及其他的替代手术。动力性交叉韧带重建可以提供关节的动力性稳定,改善临床症状,但通常并不能改变客观上的膝关节操作检查上的阳性结果。

【交叉韧带重建】

1.概述　由于交叉韧带损伤导致的膝关节慢性不稳定是临床下常见的类型。因此,有文献报道的交叉韧带的重建术式,尤其是前交叉韧带重建术式非常多。可概括为 3 种类型,即:关节内替代手术、关节外加强手术以及关节内外的联合手术。关节内手术是以各种移植物替代前交叉韧带,而关节外手术是通过加强前内侧或前外侧的制约力,以代偿交叉韧带的功能。关节内手术最常用的替代物是取之于伸肌装置、半腱肌腱和髂胫束,以及人工材料。对严重的不稳定者,因为关节囊结构的松弛,在施行了关节内重建手术后,可能仍然需要关节外的加强手术。近年来,更多的医师主张对交叉韧带的功能不全进行静力性稳定重建而不做动力性稳定手术。关节内和关节外手术联合应用的选择取决于不稳定的类型和严重程度。关节镜下交叉韧带重建手术特别是应用骨-髌腱骨或半腱肌重建术是近年来膝关节镜外科中发展最为迅速和最受到重视的手术方式之一。

自体组织包括带近远端骨块的髌腱中 1/3 即骨-髌腱-骨（BPB）、半腱肌肌腱、阔筋膜等，由于 BPB 重建交义韧带的良好随访结果，而为越来越多的关节镜医师所采用。其缺点是对自身结构的损伤和因此而可能导致的并发症。

异体组织移植由于不损伤患者的自身结构而日益受到重视，由于肌腱组织的抗原性很弱，异体骨-髌腱-骨及带-端骨块的异体跟腱移植重建交叉韧带正成为交叉韧带重建外科的热点，也有较大量的病例报道了其与自体组织移植相似的随访结果。但异体组织的处理和保存技术对使用异体韧带的临床安全性和保持韧带组织的有效张力是非常重要的环节，尽管组织库技术的方法繁杂，但多数学者相信经深低温冻干处理的异体韧带是最理想的选择，采用此技术可完全灭活 HIV 及各类肝炎病毒并可有效地减低其抗原性，而且对韧带的纤维张力无明显的影响。因此，异体韧带重建技术的推广还有赖于组织库技术的完善。

自 20 世纪 70 年代开始应用人工材料替代韧带肌腱以来，关于人工韧带的应用目前仍存在争议。其优点是无需切取白体组织，具有足够的强度、长度，且手术操作相对简单、术后康复时间短，可以得到早期稳定。其缺点是关节内组织反应和人工材料的应力疲劳甚至断裂。用于人工韧带的材料很多，从早期的碳纤维到目前使用较多的专门设计的高强度合成材料如特种涤纶纤维等，各种不同牌号的产品从强度及疲劳试验中的数据中都具有良好的性能指标，但其临床结果还有待于更长期的随访结果的检验。目前使用的人工韧带中一类为假体型，即完全以人工材料替代韧带功能；另一类是支架型，将人工编织物与自体组织如阔筋膜复合移植，即早期为假体作用，而晚期通过人工韧带的支架诱导作用使自身纤维长入并获得足够的强度，从而达到生物学韧带功能重建的目的。

重建交叉韧带的手术和技术方法上可分为双隧道技术、单隧道技术、越顶和越底技术等。此外，对移植物的固定方法也很多，目前较多采用的是界面固定螺钉（膨胀螺钉或挤压螺钉）、微型关节内扣板和专门设计的特种骑缝钉。

2.原则　在交叉韧带重建外科中，稳定性功能重建和交叉韧带等长重建是两个极其重要的基本概念。所谓功能重建是指重建交叉韧带的目的应着重于重建膝关节所失去的稳定性功能而并非要完全恢复交叉韧带的生理解剖。事实上，任何韧带替代性的手术方式都不可能真正恢复与正常交叉韧带相同的复杂的解剖结构。因此，韧带重建的目的应该是重建其失去的最重要的关节稳定功能而不一定局限于恢复解剖，诸如越顶或越底技术都不是在交义韧带的解剖附着点重建交叉韧带。由于胶原纤维的生物力学特点决定了任何游离移植的韧带在早期的张力应变能力较差，甚至在 12～18 个月内都不能达到如正常韧带结构所具有的弹性，等长重建的意义就在于经等长点重建的交叉韧带在膝关节的全范围活动过程中其被拉伸的距离最小，从而保证了在重建韧带具有确实、牢固的固定的前提下，允许早期的关节活动以避免长时间的关节制动对膝关节造成的粘连、活动度丧失以及软骨退变等不良影响，使手术后康复时间大为缩短。

另一方面，交叉韧带损伤往往伴有关节内其他结构如半月板、关节囊、侧副韧带等的损伤，在进行交叉韧带重建的同时应充分考虑其相关因素并争取一并解决，才能获得理想的疗效。

3.交叉韧带重建　当 ACL 功能缺失时，膝关节的不稳定可能导致明显的临床症状和体征。重建 ACL 是一种积极地改善膝关节功能的手术。关节镜外科医师相信，通过关节镜技术完成 ACL 重建，要比以传统的切开手术方法具有更多的优点。但无论是关节镜下手术或是开放手术，都应该遵循上述同样的原则。尽管 ACL 重建的术式繁多，但近年来较为推崇的仍是关节镜下髌腱替代、半腱肌肌腱移植和人工韧带重建术。

4.后交叉韧带重建 与 ACL 重建一样,PCL 重建仍然应该遵循交叉韧带重建的一般原则。由于 PCL 损伤远较 ACL 损伤少见,对 PCL 重建的研究与随访的文献数量也较少。对 PCL 断裂后造成的膝关节不稳定,是否进行 PCL 重建,曾经有不同的意见。但近年来,更多的作者认为因 PCL 断裂造成的关节不稳定即使是不伴有明显的临床症状,也应该进行重建手术,以避免长期关节失稳造成骨关节炎的后果。关节镜下重建 PCL 并不十分普及,但随着关节镜技术和专业器械的发展,关节镜下重建 PCL 越来越多地被骨科医师和运动医学医师所接受。

5.膝关节内侧稳定结构的重建 对膝关节不稳定的内侧重建需根据韧带或其他稳定结构的损伤情况和松弛程度施行重建内侧副韧带、修补半月板和关节囊结构、重建后斜韧带等手术。

(1)手术探查与评价:患者取仰卧位,允许屈膝到 90°,可进入关节的后面。自股骨内上髁上方 4~5cm 处开始,做内侧切口,弧形向下向前平行于股内侧肌下部纤维到髌骨内缘的中点,平行于髌腱,延伸到胫骨结节内侧。暴露深筋膜覆盖的内侧间隔,向前暴露髌骨、髌腱、胫骨结节内侧周围的肌肉肌腱结构。暴露覆盖在内侧副韧带和膝关节后内侧角上的伸肌支持带和深筋膜,应用外展应力试验和 Slocum 前内侧旋转试验来测试膝关节稳定性。在应力试验下决定是否需要加强修补手术。当膝关节在 30°~45°屈曲时,在股骨外侧上方用力,检查髌骨的稳定性。当髌骨能够在股骨滑车上半脱位或脱位时,说明伸肌支持带和股内侧肌止点存在着松弛,可通过紧缩缝合处理。切开髌旁内侧关节囊,常规探查关节,检查内侧半月板是否撕裂或附着部撕裂。探查髌骨的关节面、股骨髁和胫骨平台,观察软骨或骨软骨是否有缺损。为了探查前或后交叉韧带是否松弛,用探针测试韧带的张力,当交叉韧带感觉到"柔软",而覆盖的滑膜是完整的,应小心切开滑膜并分离,观察是否发生交叉韧带的滑膜内破裂。Slocum 在重建内侧结构时强调常规切除内侧半月板,便于修补内侧和后关节囊,因为常有半月板附着部松弛或后部撕裂。但近年来,多数学者主张做半月板边缘的缝合而保留半月板,除非半月板的撕裂已无法修复。

从股内侧肌和缝匠肌之间切开深筋膜,暴露内侧关节囊的后部和半膜肌肌腱。在近股内侧肌的起始部牵开深筋膜瓣,显露内侧副韧带的股骨止点,明确内侧支持带结构的松弛情况和瘢痕组织,暴露膝关节后内侧角的半膜肌复合部,从内侧副韧带的后缘切开腱鞘,到肌肉纤维的近端,找出后关节囊和腓肠肌内侧头之间的间隙,牵开腓肠肌并与后关节分离,游离半膜肌膜鞘。此时,可对内侧结构包括鹅足、内侧副韧带、半膜肌复合体、关节囊、半月板进行充分的显露。

(2)内侧副韧带的重建:对严重的内侧间隔松弛病例,往往有内侧副韧带撕裂或功能不足。单纯地紧缩缝合内侧软组织是难以获得满意疗效的。可将内侧副韧带的股骨附着部,和内侧正中关节囊韧带一起,连同骨片从股骨髁上凿下,向近侧推进,在原附着部的近侧凿出一个新鲜的骨创面,将韧带近端用"U"形钉固定到新骨床中,使内侧副韧带产生适当的张力。

当内侧副韧带的远端在鹅足部位撕裂,要恢复内侧韧带这部分的正常张力,用缝线或"U"形钉固定到内侧韧带下端新鲜骨面上去。当髌骨有向外侧半脱位倾向时,内侧支持带和前内侧关节囊必须修补,将股内侧肌向远端推进到髌骨的内侧面,必要时松解外侧支持带。

(3)前内侧重建:当前内侧关节囊松弛时,可采用 Elmslie-Trillat 胫骨结节移位术或半髌腱移位术。对慢性内侧韧带松弛尤其是伴有前内侧不稳定时,鹅足移位术是一个有效的辅助手术方法。鹅足是半腱肌和股薄肌在胫骨上的联合肌腱并与缝匠肌共同止于胫骨结节内侧。这个手术可提供动力性稳定,加强内侧结构的重建。施行这一术式时,要求后关节囊和后交叉韧带必须完整且一外侧结构必须正常;鹅足肌移植将增加后方和外侧的稳定性。在胫骨嵴缘,锐性切断和剥离远端 90% 的鹅足,分离鹅足附着部后缘的筋膜,直到游离鹅足的远端能够接近胫骨结节和髌腱内缘附近的粗隆,向后向远侧游离,屈膝 90°,游离鹅足下缘向近端折叠,如此与下半部重叠,将鹅足游离部间断缝合到胫骨结节部骨膜和远侧。

6.外侧稳定结构的重建 单纯的外侧松弛多数并不出现明显的临床关节不稳,因而无需重建。但对于前外侧旋转不稳、外侧旋转不稳定和前外侧与前内侧复合旋转不稳等情况则要根据松弛的定位和程度,来决定是否需要手术处理。

(1)外侧副韧带重建:对于严重的外侧直向不稳需要重建外侧副韧带、弓状韧带复合体及中 1/3 关节囊。方法与急性修复手术相似。首先修复和重建弓状韧带和关节囊。当外侧副韧带的连续性存在时,可以通过股骨止点上移或腓骨小头联合止点下移的方法紧缩外侧副韧带。当外侧副韧带的结构失去完整性时,可以采用股二头肌腱重建外侧副韧带。保留股二头肌肌腱的腓骨止点,切取 10cm 长、6mm 宽的肌腱,将其近端固定于原外侧副韧带的股骨止点。

(2)后外侧重建:重建后外侧稳定的关键是重建肌腱、后外侧关节囊和外侧副韧带。沿髂胫束纤维作外侧纵向切口,从 Gerdy 结节中点近端延伸切口到股骨外髁,暴露外侧关节囊韧带的浅面显露肌腱、外侧副韧带和腓肠肌外侧头。在外侧副韧带前面、肌腱前 2cm 处做外侧关节囊切口。观察外旋和胫骨外侧平台向后半脱位程度。用骨凿在腘肌、外侧副韧带和腓肠肌外侧头的股骨髁附着处连同这块骨片上的组织一起凿下,并向上延伸骨槽,将复合体附着部的骨瓣向近端推进前,必须识别并缝合撕裂部分。撕裂和松弛的关节囊等结构重建完成以后,保持髋关节屈曲 45°,膝关节屈曲 90°,将足固定在手术台上,胫骨轻度内旋位,向前牵拉胫骨,推进弓状复合体骨瓣,固定到股骨外髁的植入的预定点,褥式缝合腓肠肌腱后侧切口和关节囊的后侧部分,关闭前外侧关节囊切口,如存在前外侧不稳,向前方和远端推进外侧关节囊韧带,并缝合到胫骨。

以髂胫束或股二头肌腱的一部分重建外侧结构的手术,对外侧复合结构本身的缺损或连续性丧失的病例是首选的方法。保留髂胫束附着的 Gerdy 结节,切取一段 1cm 宽、15～20cm 长的髂胫束条从前向后通过胫骨外侧平台的隧道固定到膝关节的后外侧角,再转折后平行于肌腱,向上向前拉到肌腱在股骨止点的前方;用"U"形钉固定。

(3)前外侧重建:前外侧旋转不稳定通常主要由于前交叉韧带撕裂和外侧结构损伤而导致,而前外侧关节囊或侧副韧带损伤往往是次要因素。在重建了 ACL 的功能以后,能获得基本的膝关节稳定。在 ACL 重建后,为加强前外侧结构的稳定,许多手术可应用,包括髂胫束和股二头肌肌腱的向前下方的移位手术以控制胫骨前移位或内旋倾向。

六、髌骨骨折与伸膝装置损伤

伸膝装置由股四头肌、髌骨、髌腱构成。当股四头肌的突然的收缩力的峰值超出伸膝装置的某一薄弱部分的力学负荷极限时,将会导致伸膝装置的断裂,包括髌骨骨折。伸膝装置的断裂可以是不完全的断裂,即部分胶原纤维的微观撕裂,使伸膝装置的张力减小,长度增加。直接的切割伤也同样可以造成股四头肌或髌腱的断裂。伸膝装置的断裂多数发生在以下 4 个部位:

1.股四头肌腱在髌骨上极的附着处。

2.经髌骨(髌骨骨折)。

3.髌腱在髌骨下极的附着处。

4.髌腱在胫骨结节的附着处。

由于伸膝装置的损伤通常是在膝关节突然的屈曲而股四头肌突然猛烈的收缩时造成,而此时髌骨恰是整个伸膝装置的在股骨髁上的支点。因此,伸膝装置的损伤以髌骨骨折为多,而股四头肌腱与髌腱的断裂则相对少见。

（一）髌骨骨折

【创伤机制】

髌骨骨折是膝部最常见的骨折。髌骨位于膝前皮下，易受直接或间接暴力损伤。直接暴力如膝前着地的摔伤、膝部撞击伤等；间接暴力如股四头肌剧烈收缩在髌骨上的瞬时应力集中所造成的骨折并伴有内侧和外侧关节囊扩张部广泛撕裂。大多数因间接暴力而致的是横形骨折，直接暴力所致的为粉碎性骨折。髌骨骨折的最大影响是膝关节伸膝装置失去连续性和髌股关节的动作不协调。

【分类】

髌骨骨折分为无移位骨折或移位骨折，或再进一步分类为横形骨折（包括上极、下极骨折）、斜形骨折、垂直骨折和粉碎性骨折，以横形骨折为多见。

【处理原则】

如骨折无移位，关节面无严重破坏，内、外侧支持带无撕裂可用非手术治疗，骨片分离或关节面不整齐均须做手术治疗。一般认为骨片分离小于 3mm，关节面不一致少于 2mm 可接受做非手术治疗。如果分离或关节面不一致较大就需做手术治疗。经长期随访，非手术治疗具有良好的疗效。髌骨骨折的治疗有各种不同的观点，特别是对髌骨切除术。因为髌骨切除后，股四头肌的作用范围，牵拉膝关节的旋转中心被缩短，需要较大的股四头肌收缩力来完成同样程度的膝关节伸直。髌骨的存在增加了膝关节旋转中心的范围，也增加了髌骨股四头肌的力学优势，使膝关节伸直作用更为有效。对髌骨切除术的异议有：

1.虽然膝部活动可能恢复相当快，但股四头肌的强度恢复较慢。

2.髌骨切除后忽视锻炼，股四头肌明显萎缩可存在达几个月。

3.膝关节的保护能力消失。

4.髌骨切除处有病理性骨化存在。

Burton、Thomas 等指出应注意后一种并发症，较小的骨化临床表现可能不明显，但较大的可以发生疼痛和活动受限，严重的病例新骨形成足以使股四头肌肌腱的弹性消失及膝关节屈曲活动受阻；因为髌骨切除术的缺点，对非粉碎性横形骨折可做解剖复位及内固定。如果髌骨近侧或远侧已粉碎，则切除小骨片，保留较大的骨片并重建伸膝装置。如粉碎较为广泛，关节面不可能重整，则不得不做髌骨全切除。许多医师的经验证明，即使是髌骨复位并不十分理想，但经适当的功能训练后，其关节功能仍能达到较好的水平。因此，保留髌骨应是髌骨骨折处理中的重要原则。

若关节面整复完成，可用各种方法做内固定，如环形钢丝结扎、骨片间钢丝结扎、螺丝钉或钢针或 AO 张力带钢丝技术。国内的记忆合金抓髌器技术经大量的临床病例证实在掌握合适的适应证和操作技术的基础上是十分有效的。骨科医师对内固定方法的选择可有所不同，但都希望有足够坚强的固定以能早期活动。髌骨骨折处理后的早期活动对预防关节粘连所致的关节活动度损失是至关重要的环节。

【非手术处理】

经 X 线片证实髌骨骨折线无明显移位的，可以通过伸直位的长腿石膏固定使其自然愈合。此外，中医对髌骨的正骨方法与工具对髌骨骨折的保守治疗也有较好的效果。X 线片随访以防止再移位是非常重要的。通常固定 6 周可获得较牢固的骨愈合。期间的股四头肌训练和去除固定后的 ROM 训练对功能恢复具有积极的作用。

【手术处理】

若皮肤正常，手术可以在伤后 24 小时内进行。皮肤有挫伤或撕裂伤最好住院并立即手术。如皮肤挫伤伴有表浅感染，宜延迟 5～10 天后手术，以避免手术创口的感染。

髌骨骨折的常用手术径路通常是采用髌前横向弧形切口，长约 10cm，弧形尖端向远侧骨片，使有足够的显露以整复骨折,并能有利于修复破裂的股四头肌扩张部。如果皮肤有严重挫伤,应避开伤处。向近侧和远侧掀开皮瓣,显露整个髌骨前面、股四头肌联合肌腱和髌腱,如骨片有明显分离并有股四头肌扩张部撕裂,必须小心显露内侧和外侧,去除所有分离的小骨片,检查关节内部,注意是否有骨软骨骨折存在。冲洗关节腔,去除凝血块及小骨片,用巾钳或持骨钳将骨片做解剖复位,并采用合适的方法将骨片做内固定。

1.张力带钢丝固定　AO推荐应用髌骨骨折张力带钢丝固定的原则治疗横形髌骨骨折。其固定原理是以钢丝的适当位置,将造成骨片分离的分力或剪力转化成为经过骨折处的压缩力,可使骨折早期愈合及早期进行膝关节功能锻炼。通常用两根钢丝:1根按惯例的方法环扎,1根贴近髌骨上极横形穿过股四头肌的止点,然后经过髌骨前面到髌腱,再横形穿过髌腱到髌骨前面即张力面,最后修复撕裂的关节囊。这种状况下,膝关节早期屈曲活动可在骨折断面间产生压缩力,使髌骨关节面边缘压缩在一起或用钢丝"8"字形交叉于髌骨前面。粉碎性骨折可再用拉力螺丝钉或克氏针做补充固定。

2.改良张力带　改良张力带是目前治疗横形骨折较多使用的方法。显露髌骨后,仔细清除骨折表面的凝血块和小骨片,检查支持带撕裂的范围和股骨滑车沟,冲洗关节腔。如果主要的近侧和远侧骨片较大则将骨片整复,特别要注意恢复光滑的关节面。将整复的骨片用巾钳牢固夹持,用两根2.4mm的克氏针从下而上穿过两端骨片钻孔,两枚克氏针应尽可能平行,连接上下两端骨片,并保留克氏针的末端使略为突出于髌骨和股四头肌腱附着处。将1根18号钢丝横形穿过股四头肌肌腱附着处,尽可能使骨片密合,深度须在克氏针突出处,然后经过已整复的髌骨前面,再将钢丝横形穿过下端骨片的髌腱附着处,深度也须在克氏针突出处,钢丝再返回到髌骨前面,将钢丝的两个末端拧紧必要时另外再用第2根18号钢丝做"8"字形结扎,将2枚克氏针的上端弯转并切断。克氏针截短后,再将其已弯曲的末端嵌入钢丝环扎处后面的髌骨仁缘。间断缝合修复撕裂的支持带,术后不做外固定。2～3天后,允许患者扶腋拐行走。如果支持带没有受到广泛撕裂,5～7天后膝关节可做轻柔的活动。如已做广泛的支持带重建,活动须延迟2～3周。

3.钢丝(或肋骨缝线)环形结扎固定　钢丝或缝线环扎法是一种传统的髌骨骨折治疗方法。目前已被坚固的固定并使关节能早期活动的方法如张力带法等替代。钢丝穿过髌骨周围的软组织,不能取得坚固的固定,如使用该方法,须在3～4周后才能进行膝关节活动。但对于一些粉碎的髌骨无法以克氏针固定的情况下,钢丝环扎仍是可取的。

(1)手术方法:先在髌骨外上缘穿入18号不锈钢丝,在髌骨上极横形经过股四头肌膜。可用硬膜外针头在以上部位穿过,然后将18号钢丝穿入针芯内,再将针头从组织中退出,18号钢丝就在针头径路上引出。再在2个骨片内侧缘的中部,相当于髌骨的前、后面之间,以同样方法将钢丝内侧端穿过。接着将钢丝的内侧端由内向外沿着髌骨远端横行穿过髌腱,并再使钢丝沿着髌骨到髌骨外上缘,这样就可使髌骨缝合。如果钢丝只通过肌腱而不经过骨片,固定就不牢固,因为在张力下钢丝可使软组织切断,造成骨片分离,尤其是缝合位于后方基底处,更易造成前方分离。将钢丝的位置处于髌骨前、后面之间的中心位可阻止骨片向前、后张开,相近的骨片可用巾钳或持骨钳将它们保持在正确位置,然后将钢丝收紧后再将两端拧紧。骨片整复后,要特别注意关节面的关系,并在关节囊缝合前直接观察和触诊。最后切断残余钢丝,将残端埋入股四头肌腱内。钢丝两端拧紧之前,先在钢丝插入处将其前面一部分拧紧,再把缝合后露在外面的钢丝两端拧紧,使钢丝两端都产生压力并通过骨折部位起固定作用。

(2)术后治疗:术后用石膏托固定,鼓励患者做股四头肌训练,几天后可使患者在床上做抬腿锻炼。10～14天拆线,用石膏筒将膝关节置于伸直位。如果小腿肌肉有控制力,可允许患者用拐杖行走。横形骨折在3周拆除石膏,可做轻度活动锻炼;6～8周肌肉力量恢复时即可不用腋杖。骨折愈合后在大多数情况下应拔除钢丝,否则其会逐渐断裂而致疼痛和取出困难。

(3)记忆合金聚髌器:记忆合金聚髌器利用记忆合金在常温下的记忆原理,设计了爪形髌骨固定装置。

将髌骨整复后,将聚髌器置于冰水中使其软化,将其固定钩稍拉开并安装于髌骨前面,使其设计的钩状爪固定髌骨的上下极,待恢复体温后,记忆合金硬化并回复原状,从而获得牢固固定。

(4)髌骨下极粉碎性骨折的处理:髌骨下极撕脱是髌骨骨折中常见的类型。表现为髌骨远端小骨块的粉碎性骨折,留下了较为正常的近侧骨片。这个骨片是伸膝装置的重要部分,应该保留。由于后期发生髌股关节炎的情况很多,因此要仔细地将髌腱缝合于骨片上,注意避免骨片翘起和尖锐的骨片边缘磨损股骨滑车沟。

横形切口显露骨折,清除关节内的小骨片和软骨碎片,如果近侧骨片较大应将其保留,修整关节囊和肌腱的边缘,切除粉碎骨片,保留一小片髌骨远极的小骨片深埋于肌腱中以便于定位。修整近侧骨片的关节缘并用骨挫挫平。在近侧骨片的关节面正好位于关节软骨前面向近端钻两个孔,用1个针头穿过附着于髌腱上的小骨片远侧,引入18号钢丝,再将钢丝两端穿过已钻孔的近侧骨片,将钢丝拉紧,这样可使髌韧带内的小骨片翘起呈直角方向连接于相对的骨折面。如果缝合钢丝位于骨折处后面,髌腱可与骨片的关节缘基本相连,因此可阻止小骨片切翘起,使其粗糙面不会接触股骨。也可以粗缝线代替钢丝结扎。

偶尔也有髌骨近端粉碎性骨折,留下远侧骨片大半,若这个骨片具有光滑的关节面也应保留,并按已叙述过的方法处理,但应考虑到大部分髌骨下极没有关节软骨覆盖。如果残余的髌骨小于1/2,应把残余髌骨完全切除,尽可能保留大部分髌骨和髌腱,清除关节内的骨片并冲洗清创,用18号不锈钢丝穿过髌骨边缘和髌腱缝合,并将内、外侧关节囊及股四头肌扩张部重叠缝合,钢丝收紧,将肌腱末端完全外翻于关节外面。缝紧时,钢丝能形成直径约2cm的环形,咬断拧紧后的钢丝残端并埋入股四头肌腱内,间断缝合关节囊,并将股四头肌腱和髌腱末端重叠缝合,将伸膝装置稍缩短,术后将膝关节保持伸直位,以维持伸膝装置张力。

(二)股四头肌腱断裂

【创伤机制和诊断】

股四头肌腱完全断裂并不十分常见。典型的创伤机制是在膝关节无准备的屈曲(如跪跌状态)时股四头肌突然强力的保护性收缩导致退变或薄弱的股四头肌腱断裂。因此,较多地发生于40岁以上的人群,断裂位置多在髌骨上缘附近。创伤后患者出现典型的伸膝障碍,髌上压痛、髌上囊积血以及股四头肌腱不连续而出现空虚。

【新鲜股四头肌腱断裂的处理】

为获得满意的修复效果,应争取在损伤后48小时之内完成修补手术。一般可选择两种手术方案:腱对腱的缝合、腱对骨的缝合。由于断裂几乎总是发生在退行性改变的区域,手术修补要用筋膜条或其他方式加强。也可采用三角形倒转的舌状股四头肌腱膜瓣进行修补手术。

1.腱对腱修复的手术方法　做前方纵形正中切口,长约20cm,显露断裂肌腱。清除血肿,伸直膝关节使两断端靠近,同时用巾钳将近侧断端向远侧牵引。肌腱断端修整后以10号丝线或高强度尼龙线缝合。从肌腱的近侧部分,自前方做1个三角形瓣,厚2~3mm,每边长7.5cm,保留其基部在近侧断端上。将此三角瓣的顶端翻转向远侧经过断裂处,于适当位置上缝合。为减少缝合部的张力,在肌腱和髌骨的两侧,自断端的近侧向远侧分别用抽出钢丝缝合法缝合,恰好在髌骨的远端平面,钢丝穿出皮肤固定。抽出的钢丝可以固定在皮肤外面的纽扣上。

2.腱对骨修复的手术方法　暴露方法同腱对腱修复。清创后在髌骨上纵向钻出两个平行的细的骨隧道,以高强度的尼龙线将股四头肌腱断端缝合于髌骨上极;修复周围软组织。此法适合于远侧断端已无腱性组织残留的病例。

【陈旧性股四头肌腱断裂】

股四头肌腱断裂数月或数年,修补比较困难。若两断端能够对合,则可按新鲜股四头肌结节断裂方式修补。但往往发现两断端之间存在较大缺损,需用阔筋膜修补。

股四头肌严重缩短,不能对合者,也可采用"V-Y"肌腱延长术。在股四头肌断端的近侧部分做一个倒"V"字形的筋膜瓣,从冠状面将此三角瓣前后剖开,前方瓣为全层厚度的1/3,后方瓣为2/3。将倒"V"形瓣向下牵引使股四头肌腱两断端对合,用丝线间断缝合。然后将前方瓣向远端翻转、缝合。再缝合后方瓣及倒"V"形顶端股四头肌腱的张开部。为减少缝合处的张力,用减张钢丝缝合法减张是有益的。

陈旧性股四头肌腱断裂的手术治疗结果不如急性损伤那样满意,虽然膝关节的稳定性恢复,活动度也有一定的恢复,但伸膝力量极少完全恢复。因此,强调术后的康复训练包括股四头肌的电脉冲刺激治疗等均有一定的意义。

(三)髌腱断裂

髌腱断裂通常是髌骨下缘撕脱,也可见髌腱远端的胫骨结节撕脱。由于股四头肌的收缩,髌骨可以随股四头肌肌腱向上回缩3~6cm。因此,对髌腱断裂,应该强调早期修复。晚期由于髌腱失张力后挛缩和瘢痕化,往往不得不施行重建手术。

【髌腱在髌骨下极的断裂】

新鲜髌腱在髌骨上的撕裂的修补,方法与上而介绍的股四头肌腱断裂修补相同。

【胫骨结节撕脱】

髌腱在胫骨结节上的撕脱可以是不带骨块的韧带撕脱,但更多的是胫骨结节的撕脱骨折。典型的体征是髌骨下移和胫骨结节"浮起"并有压痛。髌腱在胫骨结节的撕脱的手术处理较简单,以"U"形钉或螺钉固定胫骨结节并将髌腱缝合于胫骨结节上。根据固定的牢固情况确定术后的训练活动范围。

【陈旧性髌腱断裂的手术处理】

1.阔筋膜修补陈旧性髌腱断裂　陈旧性髌腱断裂手术修补之前,先行髌骨牵引。用1枚克氏针横形贯穿髌骨的近侧部分,不要误入关节腔。通过克氏针牵引,时间为10周,使股四头肌伸展至足够长度,以便手术修补。若皮肤针眼没有感染迹象,克氏针可保留到手术结束再取出。

(1)手术方法:膝前方做"U"字形切口,尽量避开克氏针,显露髌腱,切除所有瘢痕组织,游离髌腱并将其断端做适当修整。在髌骨中1/3横形钻直径6mm的骨隧道,不要误入关节腔。利用保留在髌骨上的克氏针或用巾钳把髌骨向下牵拉,缩小髌腱两断端之间的距离。然后从健侧大腿取20cm长的阔筋膜条,穿过髌骨横形的骨隧道。阔筋膜收紧后两端缝合到髌腱的远侧断端上。余下的筋膜条编织起来重建髌腱,修补缺损处,并将其游离端缝于新建的韧带上。在髌腱愈合之前,为减少缝合处的张力,用钢丝绕过髌骨上缘,钢丝两端同定在横贯胫骨结节的螺栓两侧。

(2)术后治疗:使用上述减张方法,减张钢丝保留8周。一旦可能即开始股四头肌的操练。允许膝关节30°以内活动。

2.半腱肌重建髌腱　是利用半腱肌代髌腱治疗陈旧性髌腱断裂。手术分两步进行:

(1)手术前准备:游离髌骨和股四头肌腱。膝关节前外侧做小切口,直达关节,用锐利骨刀直接在髌骨下方,沿股骨前缘向内侧和近侧方向剥离松解粘连着的髌骨和股四头肌腱,关闭切口。经髌骨近侧部分横穿1枚克氏针,通过克氏针牵引之下,鼓励患者在对抗牵引下做股四头肌操练。牵引一直持续到股四头肌挛缩克服。X线片检查显示髌骨已下降到正常平面为止。

(2)手术方法:在半腱肌的肌腱与肌腹交界处做1个横形小切口,在该平面切断半腱肌腱。在半腱肌附着点做第2个小切口,将已切断的半腱肌从此切口中牵出。再从胫骨结节至髌骨上极做一个前内侧切口。在髌骨的远端1/3平面钻一个横形骨隧道,以穿越半腱肌肌腱。经胫骨结节钻第2个横形骨隧道。将半腱肌肌腱的游离端由内向外穿过胫骨结节骨隧道,再由外向内穿过髌骨隧道,牵向远端与半腱肌肌膜自身或缝匠肌、股薄肌止点相缝合。关闭切口。然后再把牵引弓放回克氏针上,利用牵引弓牵引,膝关节伸直位长腿管型石膏固定,克氏针封在石膏上,石膏干硬后去除牵引弓。6 周去除石膏和克氏针,开始股四头肌锻炼。

为加强重建髌腱的强度,也可以采用半腱肌与股薄肌腱联合重建髌腱。此技术由 Ecker 等描述。方法与上述单纯半腱肌重建髌骨相似,只是在髌骨上建立第 2 个骨隧道,以穿过股薄肌腱。其减张方法是通过髌骨和胫骨结节的两个骨隧道以钢丝拉紧以达到减张目的。

(谷　锐)

第六节　胫腓骨骨折

一、胫骨平台骨折

【发病机制】

胫骨平台骨折多为严重暴力所致,膝关节受强大的内翻或外翻应力合并轴向载荷的联合作用而造成多种形态的骨折。当外翻应力作用时,股骨外髁对下面的胫骨外髁施加了剪切和压缩应力,造成胫骨平台的压缩和劈裂骨折,同样在内翻应力作用时致胫骨内髁骨折。由于暴力强弱不同、骨质情况各异和致伤时间不等,因此致骨折的粉碎和移位程度不同。以外翻应力致伤为多见。在内外翻应力作用时,内、外侧副韧带类似一铰链,致内外侧胫骨平台骨折的同时常常合并软组织损伤,譬如外侧平台骨折常合并内侧副韧带或前交叉韧带损伤,而内侧胫骨平台骨折常合并外侧副韧带或后交叉韧带损伤。同样的内外翻应力作用于不同位置的膝关节,由于膝关节处于不同运动方位时胫骨髁与股骨髁的接触区不同,因而将致不同类型的骨折。如膝关节屈曲位受到内外翻应力的作用,常致胫骨内外髁后部的骨折;如膝关节屈曲外旋位受到外翻应力时常造成胫骨外髁前部骨折。高处坠落伤者因合并轴向压应力可造成胫骨双髁压缩或劈裂乃至于骺端骨折。

【分类】

根据骨折部位及移位程度进行区分,有多种分类方法,但不管何种分类,均应符合简单实用的原则。1956 年,Hohl 和 Luck 提出分为无移位、局部压缩、劈裂压缩及劈裂骨折。后来 Hohl 又对此分类进行了修改,分为无移位、局部压缩、劈裂压缩全髁骨折、劈裂及粉碎骨折。

AO/ASIF 对胫骨平台骨折的早期分类,是将其分为楔变和塌陷、"Y"形骨折、"T"形骨折以及粉碎骨折。1990 年 AO 又提出了一种新的胫骨近端骨折的分类,将其分为 A、B、C 3 种,每一种骨折又分 3 个亚型,代表了不同程度的损伤。

现在,比较合理且广泛应用的一种是 Schatzker 分型,它归纳总结了以前的分类方法,将其分为 6 种骨折类型。

Ⅰ型:单纯外侧平台劈裂骨折,无关节面塌陷。常发生在骨质致密,可以抵抗塌陷的年轻人。若骨折有移位,外侧半月板常发生撕裂或边缘游离,并移位至骨折端。

Ⅱ型:外侧平台的劈裂塌陷,是外侧屈曲应力合并轴向所致。常发生在 40 岁左右或更大的年龄组。在这些人群中,软骨下骨质薄弱,使软骨面塌陷和外髁劈裂。

Ⅲ型:单纯的外侧平台塌陷。关节面的任何部分均可发生,但常是中心区域的塌陷。根据塌陷发生的部位、大小及程度,外侧半月板覆盖的范围,可分为稳定型和不稳定型。后外侧塌陷所致的不稳定比中心塌陷者为重。

Ⅳ型:内侧平台骨折,因内翻和轴向载荷所致,比外侧胫骨平台骨折少见得多。常由中等或高能量创伤所致,常合并交叉韧带、外侧副韧带、腓神经或血管损伤,类似于 Moore 分类的骨折脱位型。因易合并动脉损伤,应仔细检查,必要时做动脉造影术。

Ⅴ型:双髁骨折,伴不同程度的关节面塌陷和移位。常见类型是内髁骨折合并外髁劈裂或劈裂塌陷。在高能量损伤病人,一定要仔细评估血管、神经状况。

Ⅵ型:双髁骨折合并干骺端骨折。常见于高能量损伤或高处坠落伤。X 线像检查常呈"爆裂"样骨折以及关节面破坏、粉碎、塌陷和移位,常合并软组织的严重损伤,包括出现筋膜间室综合征和血管、神经损伤。

【临床表现与诊断】

膝部疼痛、肿胀,不能负重。有些病人可准确叙述受伤过程。最为常见的是外翻损伤所致,譬如足球运动员损伤或高处坠落伤。但多数病人并不能准确叙述受伤过程。仔细询问病史可了解是属高能量损伤还是低能量损伤,这一点非常重要,因为几乎所有高能量损伤都存在合并损伤,如局部水疱、筋膜间室综合征、韧带损伤、血管和神经损伤等。应特别注意内髁和双髁骨折出现的合并损伤,因为他们在早期的表现并不特别明显。

体检可发现主动活动受限,被动活动时膝部疼痛,胫骨近端和膝部有压痛。应注意检查软组织情况、筋膜间室张力、末梢脉搏和下肢神经功能。若有开放伤口,应查清其与骨折端和膝关节的关系。必要时测定筋膜间室压力。若腘动脉、足背动脉或胫后动脉搏动减弱或触不到,应进一步行动脉造影。同样,亦应注意神经功能,特别是腓总神经,因为它同样可以影响这种复杂骨折的远期疗效。

除了一些轻微的关节损伤之外,膝关节前后位和侧位 X 线像常可以清楚地显示平台骨折。若怀疑有骨折,但上述 X 线像未能显示,可以拍摄内旋 40°和外旋 40°X 线像。内旋斜位像可显示外侧平台,而外旋斜位像可显示内髁。必须仔细地判定骨折的塌陷和移位,以便正确地理解损伤特点和选择理想的治疗方法。当无法确定关节面粉碎程度或塌陷的范围或考虑采用手术治疗时,可行 CT 或 MRI 检查。在国外已开始用轴向、冠状面和矢状面的三维 CT 重建来取代线性 CT 扫描。Kode 等比较了胫骨平台骨折用 CT 和MRI 检查的效果,发现在显示骨折图像方面,MRI 等同于二维 CT 重建,在评估软组织损伤方面,MRI 明显优于 CT 检查,结论是对多数胫骨平台骨折应选择 MRI 检查。

当末梢脉搏搏动有变化或高度怀疑有动脉损伤时,可考虑行血管造影,特别是对高能量损伤、骨折脱位型损伤、无法解释的筋膜间室综合征、以及 Schatzker Ⅳ、Ⅴ、Ⅵ型骨折更应特别注意。至于非侵入性方法,譬如超声波检查,对于确定是否有动脉内膜撕裂并不可靠,一般不能做肯定的诊断。

【治疗】

胫骨平台骨折的治疗目的包括恢复关节的外形轮廓、轴向对线、关节的稳定性及关节功能活动等,希望获得一个稳定的、对线和运动良好以及无痛的膝关节,并且最大限度地减少创伤后骨关节炎发生的危险。

治疗方法的选择,取决于病人的情况、损伤类型和医师的经验。譬如对于高龄且有骨质疏松,以前即存在退行性骨关节病或周围血管性疾病的外侧平台骨折,常常趋向于保守治疗;而同样的骨折,若病人年轻,健康状况好,则可采取切开复位内固定。

是否手术一般取决于骨折类型、部位、粉碎和移位程度,以及合并的骨或软组织损伤的情况,术前应仔细分析 X 线片和 CT 或 MRI 图像,以便制定一个正确的手术方案,包括手术切口的选择、内固定方式和部位,是否需要植骨和术后早期的康复计划等。当选择手术治疗时,固定必须足够稳定以允许早期活动。伴有膝关节不稳定、韧带损伤、明显的关节脱位的骨折,以及开放性骨折和合并筋膜间室综合征的骨折均主张手术治疗。手术指征包括:①开放性胫骨平台骨折。②骨折伴筋膜间室综合征。③关节面塌陷或移位超过 5mm;如果为年轻的或者爱活动的病人,移位 2mm 以上也需手术治疗。④轴性对线不良大于 5°。⑤血管、神经损伤者。

下面以最常用的 Schatzker 分型为例,阐述手术方式的选择。随着 Schatzker Ⅰ、Ⅱ 和 Ⅲ 型胫骨平台骨折的治疗越来越频繁,关节镜辅助复位及固定技术正在开始应用。关节镜手术的软组织剥离较少,提供了极好的关节面显露,并能诊断及治疗并发的半月板损伤。

对于单纯劈裂骨折的 Schatzker Ⅰ 型患者,通过关节镜或透视机确认骨折复位,用复位巾钳维持复位,然后采用经皮固定。用 1 枚或 2 枚 6.5mm 松质骨螺钉尽量贴近关节面的下方置入,并且在骨折块的尖部使用抗滑螺钉或接骨板固定。若闭合复位不满意,可行切开复位内固定。

Ⅱ 型患者,常伴有偏前或偏中心部位的塌陷,可采用外侧直切口进行手术,在半月板下面暴露关节面,在骨折下方用推顶器将塌陷的骨折块向上顶起,并植骨起支撑作用。一旦复位后用复位巾钳维持复位。用克氏针做临时固定,C 型臂机透视骨折复位良好后,若外髁骨皮质完整的则用松质骨螺钉固定即可,但若骨折粉碎,或有骨质疏松,则必须用钢板做支撑固定。因 Schatzker Ⅱ 型骨折一般是关节囊内骨折,关节内灌的水不易外渗,可在关节镜监视下复位。关节应被彻底地灌洗,抽出关节内积血,去除游离的骨及软骨碎片。完成诊断评估后,撤出关节镜泵,或使用无水关节镜技术进行复位。如果外侧半月板被嵌入骨折部位,可用钩将其钩出。塌陷的骨折块可通过小的皮质骨窗抬高。通过前交叉韧带在胫骨平台的导向作用,在关节镜下定位此塌陷的骨折块,以便将 1 枚克氏针插入移位的骨折块内。然后,骨折块可通过带套管的挤压器将其抬起,复位的情况可经关节镜准确地观察到,所形成的骨缺损可用自体骨或羟基磷灰石充填。经皮拧入 6.5mm 松质骨螺丝钉进行固定。骨质疏松患者可能需要支撑钢板固定,故此类病人不太适合行关节镜辅助复位治疗。

Schatzker Ⅲ 型骨折系外侧平台的塌陷骨折,无外髁劈裂。若塌陷的区域较小,且关节的稳定性较好,可采取保守治疗。术前 CT 和 MRI 检查以明确塌陷的部位和深度,做到术前心中有数。可以采用传统的手术方法,行外侧入路,在骨皮质上开窗,用嵌入器将塌陷的骨块顶起,打开关节囊,在半月板下面直视下观察关节面的复位情况,确认关节面平整后植骨。若有关节镜设备的,可在关节镜监视下复位,这样可减少创伤。若确认关节面复位满意后,可置入平行于关节面的 6.5mm 或 7.0mm 空心拉力螺钉,以防关节面再次塌陷。

Schatzker Ⅳ 型骨折可以是单纯的楔形劈裂或是粉碎和压缩骨折,常累及胫骨棘。这种骨折倾向于内翻成角,应行切开复位,内侧支撑钢板及松质骨螺丝钉固定。可采用内侧纵形切口,骨膜外显露骨折块进行固定,若骨折块偏向后方,可行后内侧切口,以获解剖复位。胫骨棘与其附着的交叉韧带若撕脱骨折,也应予以复位,拉力螺钉、钢丝或不吸收的进口线固定。

Schatzker Ⅴ 型和 Ⅵ 骨折常是伸膝位遭受轴向载荷所致,常合并严重的软组织损伤。采用牵引或管型支具等闭合方法来维持关节复位及轴向对线常难以成功。切开复位钢板固定等传统治疗方法需要广泛的组织剥离显露,可进一步损害软组织及骨折块的血液供应,切口裂开或感染和骨不连的并发症发生率较高。对于 Schatzker Ⅴ 型或 Ⅵ 型的高能量胫骨平台骨折,许多学者认为采用间接复位技术进行骨折复位,尽量保护骨折部位的血运,强调有效的固定而非坚强固定,以达到骨折合理的生理固定,即生物接骨术 BO 原则。微创内固定系统(LISS)就遵循了此原则。

【预后】

大多数学者指出,对于移位型骨折而言,影响其长期效果及治疗方法选择的最主要因素是骨折移位和压缩的程度。长期随访研究已经显示：创伤后关节炎是由于残余的关节不稳或轴向对线不良所致，而与关节面塌陷程度关系不大。力学研究表明，若关节面"台阶"超过 3mm，则关节接触压力明显增加；"台阶"小于 1.5mm 时，压力未见明显增加。显然，关节可以代偿轻度的对合不佳。影响远期疗效的另一重要因素，是维持正常的股胫关系的能力如何。已有资料表明，残留的平台关节面变宽或股胫关系明显对合不佳，与创伤后骨关节病之间有密切关系。若不能维持膝关节的正常力学关系，极易发生创伤性关节炎。

各种各样的治疗方案先后被提出，但由于目前临床上存在难以获得满意复位、骨折碎片不稳定、有效固定困难、可能发生感染等早期问题，以及骨折再移位、膝关节僵硬、退行性病变等后期问题，所以没有一种治疗方法能够解决上述诸多问题。治疗方案的选择往往取决于多种因素，包括患者全身情况、伤肢局部条件、损伤机制、骨折移位程度以及是否伴随其他损伤等。综合考虑整体情况，制订并实施合适的治疗方案，强调早活动、晚负重的功能锻炼原则是取得满意预后的关键。

二、胫腓骨干骨折

胫腓骨由于部位的关系，遭受直接暴力打击的机会较多，因此胫腓骨骨折在全身长管状骨骨折中最为多见，约占全身骨折的 13.7%。其中以胫腓骨双骨折最为常见，胫骨骨折次之，单纯腓骨骨折最少。因胫骨前内侧紧贴皮肤，所以开放性骨折比较多见，有时伴有广泛的软组织、神经、血管损伤，甚至污染严重，组织失活。这给治疗带来了很大的困难，选择一种最好的治疗方法，一直是骨折治疗的研究方向。

【发病机制】

1.直接暴力　胫腓骨干骨折多见于交通事故和工伤，可能是撞击伤、车轮碾压伤、重物打击伤。暴力常来自小腿的前外侧，所造成的胫腓骨骨折往往在同一水平面上，骨折线多呈横断形或短斜形，可在暴力作用侧有一三角形的碎骨片。骨折后，骨折端多有重叠、成角、旋转等移位。较大暴力或交通事故伤多为粉碎性骨折，有时呈多段，因胫骨前内侧位于皮下，骨折端极易穿破皮肤，肌肉也会有较严重的的挫伤。即使未穿破皮肤，如果挫伤严重，血运不好，亦可发生皮肤坏死、骨外露，容易继发感染。巨大暴力的碾挫、绞轧伤可能会有大面积皮肤剥脱、肌肉撕裂、神经血管损伤和骨折端裸露。

2.间接暴力　多为高处坠落、旋转暴力扭伤、滑跌等所致的骨折，骨折线多呈长斜形或螺旋形，胫腓骨骨折常不在同一平面上，即胫骨中下端而腓骨可能在上端，一般腓骨骨折线较胫骨骨折线高。软组织损伤一般较轻，有时骨折移位后骨折端可戳破皮肤形成开放性骨折，这种开放性骨折比直接暴力所造成的污染好得多，软组织损伤轻，出血少。

骨折的移位取决于外力的大小、方向，肌肉收缩和伤肢远端重量等因素。暴力较多来于小腿的外侧，因此可使骨折端向内侧成角，小腿的重力可使骨折端向后侧倾斜成角，足的重量可使骨折远端向外旋转，肌肉收缩又可使两骨折端重叠移位。儿童胫腓骨骨折遭受的外力一般较小，而且儿童的骨皮质韧性较大，多为青枝骨折。

【分类】

对骨折及伴随软组织损伤的范围和类型进行分类可以让医生确定最佳的治疗方案，也可使医生能够追踪治疗的结果。

胫骨骨折的 OTA 分型：胫骨骨折分为 42-A、42-B、42-C 三大型，每型又分为三种亚型。

42-A 型：

A1:简单骨折,螺旋形。

A2:简单骨折,斜形(成角大于或等于 $30°$)。

A3:简单骨折,横形(成角小于 $30°$)。

42-B 型:

B1:蝶形骨折,蝶形块旋转。

B2:蝶形骨折,蝶形块弯曲。

B3:蝶形骨折,蝶形块游离。

42-C 型:

C1:粉碎骨折,骨折块旋转。

C2:粉碎骨折,骨折块分段。

C3:粉碎骨折,骨折块不规则。

【临床表现及诊断】

临床检查局部疼痛明显,肿胀及压痛,可有典型的骨折体征,骨折有移位时畸形明显,可表现为小腿外旋、成角、短缩。应注意是否有神经、血管损伤,检查足趾伸屈活动是否受影响,足背动脉和足跟内侧动脉搏动强度及小腿张力是否增高。

骨折引起的并发症往往比骨折本身产生的后果更加严重,应避免漏诊,需尽早处理。小腿远端温暖以及足背动脉搏动未消失决非供血无障碍的证据,有任何可疑时,都有必要进行多普勒超声检查,甚至动脉造影。对小腿的肿胀应有充分的警惕,尤其是触诊张力高、足趾伸屈活动引起相关肌肉疼痛时,有必要进行筋膜间室压力的检查和动态监测。

软组织损伤的程度需要仔细的检查和评估,有无开放性伤口,有无潜在的皮肤剥脱、坏死区。捻挫伤对皮肤及软组织都会造成严重的影响,有时皮肤和软组织损伤的实际范围需要经过数天的观察才能确定。这些对于骨折的预后有重要的意义。

儿童青枝骨折或裂缝骨折临床无明显畸形,受伤小腿可抬举,仅表现为拒绝站立及行走,临床检查时使伤侧膝关节伸直,在足跟部轻轻用力扣击,力量传导至骨折端,使局部产生明显疼痛。

X-ray 检查可进一步了解骨折的类型及移位,分析创伤机制、骨膜损伤程度以及移位趋势等。X-ray 检查时应注意包括整个小腿,有些胫腓骨双骨折的骨折线不在同一水平面上,可因拍摄范围不够而容易漏诊,也不能正确的判断下肢有无内外翻畸形。

【治疗】

胫腓骨骨折的治疗目的是恢复小腿的负重功能。完全纠正骨折端的成角和旋转畸形,维持膝、踝两关节的平行,使胫骨有良好的对线,小腿才能负重。在治疗过程中重点在于胫骨,因为胫骨是下肢的主要负重骨,只要胫骨骨折能达到解剖复位,腓骨骨折一般也会有良好的对位对线,不一定强求解剖复位,但有时腓骨骨折的解剖复位固定有助于稳定其他结构。

每例骨折都各具有其特殊性,应根据每个病人的具体情况,如骨折类型、软组织损伤程度及有无复合伤等,进行客观的评价和判断,决定选择外固定还是开放复位内固定。

(一)闭合复位外固定

适用于稳定性骨折、经复位后骨折面接触稳定无明显移位趋势的不稳定骨折。稳定性骨折无移位、青枝骨折、经复位后骨折面接触稳定无明显移位趋势的横行骨折、短斜行骨折等,在麻醉下进行手法骨折闭合复位,长腿石膏外固定。复位尽量达到解剖复位,但坚决反对反复多次地、甚至是暴力式的整复,如果复位不满意,宁可改行开放复位内固定。膝关节应保持在 $20°$ 左右的轻度屈曲位,以利控制旋转。如果屈曲过多,伸膝装置紧张,牵拉胫骨近端使得近骨折端上抬,骨折向前成角。踝关节应固定在功能位,避免造成踝关节背伸障碍,行走以及下蹲困难。石膏干燥坚固后可扶拐练习患足踏地及行走,2～3周后可开始去拐循序练习负重行走。

(二)跟骨牵引外固定

适用于斜行、螺旋形、轻度粉碎性的不稳定骨折以及严重软组织损伤的胫腓骨骨折。对于不稳定骨折,单纯的外固定可能不能维持良好的对位对线。可在麻醉下行跟骨穿针,牵引架上牵引复位,短腿石膏外围定,用4～6kg重量持续牵引,应注意避免过度牵引。3周左右后,达到纤维连接,可除去跟骨牵引,改用长腿石膏继续固定直至骨愈合。

骨折手法复位后,对于稳定性骨折,对位对线良好者,可考虑应用小夹板外固定。小夹板外固定的优点是不超关节固定,膝、踝两关节的活动不受影响,如果能够保持良好的固定,注意功能锻炼,骨折愈合往往比较快,因此小夹板外固定的愈合期比石膏外固定者为短。但小夹板外固定的部位比较局限,压力不均匀,衬垫处皮肤可发生压疮,甚至坏死,需严密观察;小夹板外固定包扎过紧可能造成小腿筋膜间室综合征,应注意防止。

石膏固定的优点是可以按照肢体的轮廓进行塑型,固定牢靠,尤其是管型石膏。Sarmiento认为膝下管型石膏能减少胫骨的旋转活动,其外形略似髌腱承重假体,使承重力线通过胫骨髁沿骨干达到足跟,可以减少骨延迟愈合及骨不愈合的发生率,并能使膝关节功能及时恢复,骨折端可能略有缩短,但不会发生成角畸形。但如果包扎过紧,可造成肢体缺血,甚至发生坏死;包扎过松、肿胀减轻后、肌肉萎缩都可使石膏松动,骨折发生移位。因此石膏固定期间应随时观察,包扎过紧应及时松开,发生松动应及时小心更换。长腿石膏固定的缺点是超关节范围固定,可能影响膝、踝两关节的活动功能,延长胫骨骨折的愈合时间。因此,可在长腿石膏固定6～8周后,骨痂已有形成时,改用小夹板外固定,开始循序功能锻炼。

闭合复位外固定虽经常发生一些较小的并发症,但却有较高的骨折愈合率,而且很少发生严重的并发症,而且经济。它适用于多种类型的胫腓骨骨折的治疗,但需要花费较长的时间,需要医生的耐心、责任心以及病人的信心和配合。

跟骨牵引复位外固定有其独特的优点,但随着骨折固定方法的日新月异,现在已很少作为胫腓骨骨折的终极治疗,而往往是早期治疗的权宜之计。长时间的牵引会严重影响病人的活动,可能会引起一系列并发症,尤其是老年人,更需警惕。

(三)开放复位内固定

胫腓骨骨折的骨性愈合时间一般较长,长时间的石膏外固定,对膝、踝两关节两关节的功能必然造成影响。而且,由于肿胀消退、肌肉萎缩及负重等原因,石膏外固定期间很可能发生骨折再移位,造成骨折畸形愈合,功能障碍。因此,对于不稳定胫腓骨骨折采用开放复位内固定者日益增多。根据不同类型的骨折可采用螺丝钉固定、钢板螺丝钉固定、髓内钉固定等内固定方法。

1.螺丝钉固定　适用于长斜行骨折及螺旋形骨折。长斜行骨折或螺旋形骨折开放复位后,采用1～2枚螺丝钉在骨折部位固定,可按拉力螺钉固定技术固定。通常这些拉力螺钉与骨折线呈垂直拧入。1～2枚螺丝钉固定仅能维持骨折的对位,固定不够坚强,需要持续石膏外固定10～12周。尽管手术操作简单,但整个治疗过程中仍需要石膏外固定,因此临床上应用受到限制。

2.钢板螺丝钉固定　不适合于闭合治疗的,尤其是不稳定的胫腓骨骨折均可应用。应用钢板螺丝钉,尤其是加压钢板治疗胫腓骨骨折时,应该采用改进的钢板固定技术和间接复位技术,小心仔细处理软组织,否则会引起骨的延迟愈合及很高的并发症发生率。加压钢板的类型有多种,应针对不同类型骨折做出不同的选择,就目前医疗情况而言,LC-DCP(有限接触动力加压钢板)为首选。应用近年来发展起来的LISS固定系统,通过闭合复位,经皮钢板固定的方法治疗胫腓骨骨折,具有操作简便、手术损伤小、固定可靠、术后恢复和骨折愈合快的优点,值得在有条件的单位推广使用。

胫骨前内侧面仅有皮肤覆盖,缺乏肌肉保护,所以习惯把钢板置于胫骨前外侧肌肉下面。但这样不能获得最大的稳定性以及最大限度地保护局部血运。

AO学派非常强调,骨干骨折的钢板置于该骨的张力侧。从步态的力学分析,人体的重力线交替落于负重肢胫骨的内或外侧,并不固定,所以AO学派没有提出胫骨的张力侧何在,也没有强调钢板应置于胫骨的内侧。

从骨折的创伤机制和肌肉收缩作用而言,胫腓骨骨折的移位趋势多为向前内成角,前内侧的骨膜多已断裂,而后外侧则是完整的,是软组织的铰链之所在。因此胫骨的张力侧在内侧,外侧是完整的软组织铰链。钢板置于胫骨内侧,既可使内侧的张应力转为压应力,又可利用其外侧的软组织铰链增强骨折复位后的紧密接触以及稳定。

另外,胫骨前内侧的骨膜严重破坏,局部血运破坏,保护对侧完整的骨膜以保护尚存的血供极为重要。如果按照旧习惯,把钢板置于外侧,则不仅将仅存的来自骨膜的血供完全破坏,也将滋养动脉破坏,危及髓内血供。可见,就大多数胫腓骨骨折而言,钢板放在胫骨内侧可达到骨折稳定的要求,也符合保护局部血运的原则。这也正是BO所要求的。

所以当胫骨前内侧软组织条件许可的情况下,钢板应放在内侧,但由于胫骨前内侧的皮肤及皮下组织较薄,严重损伤后容易坏死,可把钢板放在胫前肌的深面、胫骨的外侧。

3.髓内钉固定　大部分需要手术治疗的胫腓骨骨折,可采用髓内钉治疗,尤其是不稳定性、节段性、双侧胫腓骨骨折。用于胫骨的髓内有多种,如Ender钉、Lottes钉、矩形钉、自锁钉、交锁钉等。Ender钉、Lottes钉适合治疗轴向稳定的各型胫腓骨骨折,它可以防止胫骨发生成角畸形,但可能发生骨折端旋转、横移位等,有将近50%的病人仍需要石膏辅助固定。Wiss等建议对发生在膝下7.5cm至踝上7.5cm范围并至少有25%的骨皮质接触的骨折方可用Ender钉治疗。胫骨交锁髓内钉基本上解决了对旋转稳定性的控制,可用于膝下7cm至踝上4cm的轴向不稳定性骨折。

胫骨交锁髓内钉的直径一般为11~15mm。距钉的顶部4.5cm处有15°的前弯,以允许髓内钉进入胫骨近端的前侧部位;在钉的远端6.5cm处有3°的前弯,在插髓内钉时起到一个斜坡的作用,以减少胫骨后侧皮质粉碎的机会;髓内钉的近端和远端各有两个孔道,以供锁钉穿过;锁钉为5mm的自攻丝骨螺丝钉。

对于骨干峡部的稳定性胫腓骨骨折,如横形、短斜形、非粉碎性骨折等,可以采用动力型胫骨交锁髓内钉,有利于骨折端间的紧密接触乃至加压。对于所有不稳定性胫腓骨骨折,髓内钉的近、远两端各需锁2枚锁钉,以维持肢体的长度及控制旋转。Ekeland等报告应用胫骨交锁髓内钉获得较好的结果,但他们认为应慎用动力型或简单的无锁胫骨交锁髓内钉,因为大部分的并发症都发生于动力型胫骨交锁髓内钉,他们也不赞成对胫骨交锁髓内钉常规的做动力性加压处理。

由于不扩髓和扩髓相比具有以下潜在优点:手术时间短,出血少,合并严重闭合性软组织损伤者能较少的干扰骨内膜血供等。所以大多数学者推荐采用不扩髓髓内钉。Keating等报告了一项随机前瞻性研究,他们对不扩髓和扩髓胫骨交锁髓内钉所治疗的开放胫腓骨骨折进行了比较,除不扩髓组的锁钉断裂较高外,不扩髓和扩髓胫骨交锁髓内钉治疗的开放胫腓骨骨折的其他结果在统计学上没有显著性差异。Duwelius等建议将不扩髓交锁髓内钉用于治疗合并较严重软组织损伤的胫腓骨骨折,而将扩髓交锁髓内钉用于治疗没有明显软组织损伤者。

值得一提的是,由于胫骨交锁髓内钉治疗胫腓骨骨折日渐盛行,使得一些骨科医生将其应用范围扩大至更靠近近端和远端。因此,在胫骨近1/3骨折采用交锁髓内钉治疗,出现胫骨对线不良成为常见问题,应引起重视。

4.外支架固定　无论是闭合或开放性胫腓骨骨折均可应用,尤其是后者,更有实用价值。用于合并有严重皮肤软组织损伤的胫腓骨骨折,不仅可使骨折得到稳定固定,而且方便皮肤软组织损伤的观察和处理。用于粉碎性骨折或伴有骨缺损时,可以维持肢体的长度,有利于晚期植骨。而且不影响膝、踝关节的活动,甚至可以带着外支架起床行走,所以,近年来应用较广。具体应用在开放性胫腓骨骨折节中阐述。

【预后】

(一)筋膜间室综合征

筋膜间室综合征主要发生在小腿、前臂以及足,以小腿更为多见,也更加严重。它并不是只发生于高能量损伤,也并不是只发生于闭合性损伤中,低能量的损伤和开放性损伤也可出现。小腿的肌肉等软组织损伤或骨折后出血形成血肿,加上反应性水肿,或包扎过紧,使得筋膜间室内压力增高,可以造成血液循环障碍,形成筋膜间室综合征。

小腿的筋膜间室综合征发生于胫前间隙最多,胫后间隙次之,外侧间隙最少,多数有多间隙同时发生。胫前间隙位于小腿前外侧,内有胫前肌、伸趾肌、第三腓骨肌、胫前动静脉和腓深神经。当间隙内压力增高时,小腿前外侧肿胀变硬,明显压痛,被动伸屈足趾时疼痛明显加剧,随后发生伸趾肌、胫前肌麻痹,背伸踝关节和伸趾无力,但由于腓动脉有交通支与胫前动脉相同,因此,早期足背动脉可以触及。

筋膜间室综合征是一种进行性疾病,刚开始时症状可能不明显,一旦遇到可疑情况,应密切观察,多做检查,做到早期确诊、及时处理,避免严重后果。由于筋膜间室综合征筋膜间室内压力增高所致,早期的切开减压是有效的治疗手段。要达到减压的目的,就要把筋膜间室的筋膜彻底打开。早期的彻底切开减压是防止肌肉、神经发生坏死以及永久性功能损害的有效方法。

(二)感染

开放性胫腓骨骨折行钢板内固定后,发生感染的几率最高。Johner和Wruhs报告当开放性胫腓骨骨折应用钢板内固定时,感染率增加到5倍。但随着医疗技术和医药的不断发展,感染的发生率明显下降。尽管如此,仍不可小视。对于开放性胫腓骨骨折,有条件的选择胫骨交锁髓内钉和外支架固定是明智的。一旦感染发生,应积极治疗。先选择有效的药物以及充分引流、感染控制后,应充分清创,清除坏死组织、骨端间的无血运组织以及死骨,然后在骨缺损处植入松质骨条块,闭合创口,放置引流管作持续冲洗引流,引流液中加入有效抗生素,直至冲洗液多次培养阴性。如果原有的内固定已经失效,或防碍引流,则必须取出原有的全部内固定物,改用外支架固定。如果创口无法直接闭合,应选择肌皮瓣覆盖,或者二期闭合。

(三)骨延迟愈合、不愈合和畸形愈合

胫腓骨骨折的愈合时间较长,不愈合的发生率较高。导致胫腓骨骨折延迟愈合、不愈合的原因很多,大致可以分为骨折本身因素和处理不当两大类,多以骨折本身因素为主,多种原因同时存在。

1.骨延迟愈合　Russel在1996年对胫骨骨折的愈合期提出了一般标准:闭合-低能量损伤:10～14周;闭合-高能量损伤:12～16周;开放性骨折平均16～26周;Castilo Ⅲb Ⅲc:30～50周。一般胫骨骨折超过时限尚未愈合,但比较不同时期的系列X线片,它仍处于愈合过程中,可以诊断骨延迟愈合。根据不同资料统计约有1‰～17‰。在骨折治疗过程中,必须定期复查,确保固定可靠,指导循序功能锻炼,促进康复。

对于胫骨骨折骨延迟愈合,如果骨折固定稳定、可靠,则可以在石膏固定保护下及时加强练习负重行

走,给以良性的轴向应力刺激,以促进骨折愈合。当然也可以在骨折周围进行植骨术,方法简单,创伤小。另外,还可以采用电刺激疗法。

2.骨不愈合　一般胫骨骨折超过时限尚未愈合,X 线上有骨端硬化,髓腔封闭;骨端萎缩疏松,中间有较大的间隙;骨端硬化,相互间成为杵臼状假关节等。以上 3 种形式的任何 1 种,可以诊断骨不愈合。骨不愈合的病人在临床上常有疼痛、负重疼痛、不能负重、局部在应力下疼痛、压痛、小腿成角畸形、异常活动等。

胫骨的骨延迟愈合和不愈合的界限不是很明确的、骨延迟愈合的病人,患肢可以负重,以促进骨折愈合,但如果是骨不愈合病人,过多的活动反而会使骨折端形成假关节,所以应该采取积极的手术治疗。可靠的固定和改善骨折端周围的软组织血运是主要的手段。

对于胫骨骨不愈合,如果骨折端已有纤维连接,骨折对位、对线可以接受时,简单有效的治疗方法是在胫骨骨折部位行松质骨植骨,术中注意保护局部血液循环良好的软组织,骨折部不广泛剥离,不打开骨折端。胫骨前方软组织菲薄,可能不适合植骨,可以行后方植骨。

对于骨折位置不能接受,骨端硬化,纤维组织愈合差者,需要暴露骨折端,打通髓腔,采用 LC-DCP、胫骨交锁髓内钉、外固定支架重新进行可靠的固定,再在骨折端周围、髓腔内植入松质骨条块。

如果是骨折处局部有瘢痕或皮肤缺损引起的骨不愈合,改善局部血运则有利于骨折的愈合。可以选用腓肠肌内侧头肌皮瓣转位覆盖胫前中以及上 1/3 皮肤缺损;比目鱼肌肌皮瓣转位覆盖胫骨中下段皮肤缺损;也可以用带旋髂血管的皮肤髂骨瓣游离移植修复胫骨缺损和局部皮肤缺损。

对于骨缺损引起的骨不愈合,可以根据骨缺损的情况采取不同的方法。如果骨缺损不是很大,在 5～7cm 以内,可以取同侧髂骨块嵌入胫骨骨缺损处植骨。骨缺损在 5～7cm 以上,可以采用带血管的游离骨移植术。

3.畸形愈合　胫骨骨折的畸形容易发现,一般都得到及时的纠正,畸形愈合的发生率较低。但粉碎性骨折、有软组织或骨缺损以及移位严重者,容易发生畸形愈合,注意及时发现,早期处理。前文亦已提及,在胫骨近 1/3 骨折采用交锁髓内钉治疗,极易发生成角畸形。

从理论上讲,凡是非解剖愈合,都是畸形愈合。但许多非解剖愈合,其功能和外观都是可以接受的。所以判断骨折畸形愈合要看是否是造成了肢体功能障碍,或有明显的外观畸形。这也可以作为骨折畸形愈合是否需要截骨矫形的标准。

4.创伤性关节炎、关节功能障碍　由于骨折涉及关节,骨折固定时间长、固定不当,骨折畸形愈合,筋膜间室综合征后遗症等原因,都会造成创伤性关节炎、关节功能障碍。无论是创伤性关节炎还是关节功能障碍,一旦发生,都缺少有效的治疗方法,关键在于预防。

5.爪状趾畸形　小腿的后筋膜间室综合征会遗留爪状趾畸形;胫骨下段骨折骨痂形成后,趾长伸肌在骨折处粘连也可引起爪状趾畸形。爪状趾畸形可以影响穿鞋、袜,也可能影响行走,应注意预防。病人早期要练习伸屈足趾运动。如果爪状趾畸形严重,被动牵引不能纠正,可以行趾关节融合术或屈趾长肌切断固定术等。

三、Pilon 骨折

1905 年 Lambott 曾报道胫骨踝上骨折开放复位内固定。1911 年法国放射科医生 Destot 将胫骨远侧干骺端的外形描述为"似药师的杵",而 Pilon 在拉丁语中指捣碾用的杵,由于胫骨远端和 Pilon 形似,因此 Pilon 骨折的名词一直使用至今。1950 年 Bonin 报道胫骨远端关节面横型骨折,使用 plafond 骨折的名词,意指胫骨远端穹窿部关节面似"天花板"样骨折。

就 Pilon 骨折的含义，Rockwood(1996 年)解释为："踝关节和胫骨远端的干骺端骨折，常伴踝关节关节面的粉碎性骨折、内踝骨折、胫骨前缘骨折、胫骨后面横形骨折"。Bartlrtt 等(1999 年)则认为，Pilon 骨折的特征：涉及胫骨远端踝关节面上干骺端骨折，有不同程度的嵌插，呈粉碎、不稳定性，关节软骨损伤，关节表面不平；可涉及内、外、后踝骨折；75%～85%可伴有腓骨骨折。

【发病机制】

胫骨轴向暴力或者下肢的扭转暴力是胫骨远端关节面骨折的主要原因。引起 Pilon 骨折的轴向作用力是高能量暴力，多伴有关节面严重分离、干骺端粉碎性骨折以及软组织损伤，并且大部分同时有腓骨骨折，主要见于车祸、工业事故伤等。而低能量的扭转暴力使胫骨远端骨折线呈螺旋形，关节面分离；干骺端粉碎性骨折及 Pilon 骨折典型的软组织肿胀较少见，腓骨骨折不一定出现，此类骨折主要见于运动伤(如滑雪、滑水等)。受伤时踝关节的位置与骨折类型密切相关；踝关节处于跖屈位时，暴力直接冲击胫骨远端关节面的后部，导致大的游离骨折块；处于中立位时，向上的垂直暴力使整个关节面破坏或前后踝为大游离骨块的 Y 形骨折；处于背伸位时，距骨宽大的前部刚好进入踝穴内，致使胫骨前部压缩和骨折，经常会有一大的骨折块；处于外翻位时，扭转暴力可使胫骨远端外侧骨折；处于内翻位时，则可出现内侧骨折。扭转暴力可使骨折端不稳定。当轴向暴力和扭转暴力联合作用时，踝关节可脱位、关节面嵌插，同时伴有干骺端粉碎性骨折，关节变得极不稳定。胫骨远侧干骺端骨折嵌插愈严重，越有可能发生踝关节的轴性脱位。

【分类】

(一)AO 分型

根据骨折部位及关节面骨折移位和粉碎程度分型。

A 型：踝关节外的胫骨远端骨折(A1 型：单纯的胫骨远端骨折；A2 型：粉碎性胫骨远端骨折；A3 型：严重的粉碎性胫骨远端骨折)。

B 型：骨折线经踝关节面的胫骨远端骨折(B1 型：单纯的经关节面劈裂骨折；B2 型：经关节面劈裂骨折伴有轻微的压缩骨折；B3 型：经关节冠状面劈裂骨折，后踝有大的游离骨折块)。

C 型：骨折线经踝关节面并且伴有干骺端骨折的胫骨远端骨折(C1 型：单纯关节面和干骺端骨折；C2 型：单纯关节面骨折伴有干骺端粉碎性骨折；C3 型：关节面和干骺端粉碎性骨折)。

(二)Ruedi 和 Allgower 分型

根据关节面及骨折移位程度分型是目前最常用分型，将胫骨远端骨折分 3 个类型：

Ⅰ型：累及关节面无移位劈裂骨折。

Ⅱ型：累及关节面有移位劈裂骨折，但骨折移位轻。

Ⅲ型：累及干骺端及关节面粉碎骨折。

【临床表现与诊断】

外伤后踝关节周围可以很快出现明显的软组织肿胀、疼痛，不能站立或行走。检查时可见踝关节畸形，肿胀及压痛明显。叩击足跟部引起患处剧烈疼痛。常规的踝关节正侧位以及显示胫骨前内侧和后外侧关节面的外旋45°位 X 线平片，可以很好地显示骨折情况。对侧踝关节 X 线平片既可以排除骨折的存在，又可以作为复位的模板。CT 片能够很好地显示骨折的形态、骨折块的数量以及移位的程度，矢状位和冠状位重建图像能够显示出事实上更为复杂的骨折情况。在评价骨折的移位程度、术前制订治疗方案以及指导手术治疗方面，CT 较普通 X 线片有明显的优势。

【治疗】

胫骨远端骨折，是最难治的骨折之一，治疗方法争议较多。

(一)治疗方法选择

1.对于 AO 分型中 A1、B1 和 C1 型,或者 Ruedi 和 Allgower 分类Ⅰ型,无移位累及关节面骨折,可采用石膏固定,或者可采用小切口,用 3.5mm 或 4.0mm 螺丝钉做有限内固定,并辅以石膏外固定,如果骨折有不稳定可能,可用外固定架代替石膏。

2.对于 AO 分型中 A2、A3、B2、B3、C2、C3 各型或 Ruedi 和 Allgower 分类Ⅱ、Ⅲ型有移位骨折仍首选手术治疗。

3.对于胫骨远端严重粉碎及关节面难以复位骨折,可以考虑用外固定架固定,以维持其对位对线而获得骨性融合;晚期,如果病人有明显症状可行关节融合术。对于合并胫骨及距骨关节面软骨广泛缺损、严重开放性损伤,亦可考虑初期关节融合术,外固定架固定。

(二)手术治疗

1.手术治疗原则 先整复和固定腓骨;显露和复位固定胫骨下端关节面;胫骨骨折支撑固定;干骺端缺损植骨。

2.手术时机 关于手术时机尚有争论,Sirkin 等提出,骨折急诊手术或暂时维持距骨中立位,在伤后7~10 天软组织肿胀消退后再施行手术。但 Patterson 等认为伤后应急诊行腓骨固定,择期行胫骨固定。伤后 8~12h 内,是骨折断端的血肿,而这之后多是真皮下水肿,直接影响伤口的愈合。因此,软组织条件良好,骨折损伤的程度轻微,特别是低能量损伤,手术应该在伤后 8~12h 内进行。对软组织损伤严重的或粉碎性骨折,其手术时机,应做两步处理:第一步稳定软组织,跟骨牵引,或有限固定腓骨并外固定支架固定,维持肢体的长度,防止软组织挛缩,等待肿胀消退、软组织条件许可再行第二步;第二步行胫骨切开复位内固定,时间多在 5 天至 3 周之间为宜。合并有其他部位复合伤者则可暂行外固定架固定,时机成熟行Ⅱ期手术。

3.手术方法

(1)复位固定腓骨骨折:踝关节外侧切口,沿腓骨后缘做与腓骨平行切口,切开皮肤、皮下,将腓骨骨折解剖复位并用钢板和拉力螺丝固定,以恢复骨折的胫骨远端长度。

(2)显露胫骨下端关节面及临时固定:踝关节前内侧切口,沿内踝前缘距胫骨嵴外侧 1cm,由远端向近端做前内侧直切口,注意与踝外侧切口之间保留一约 7cm 宽前侧皮桥。切开皮肤、皮下及伸肌支持带,并深达骨膜,不做皮下分离,在胫前肌与前侧筋膜之间内侧切开,分离至骨膜,显露胫骨下关节面,复位并暂时用克氏针固定。胫骨关节面复位时,注意以下几个问题:首先是胫骨外侧关节面复位,尤其是在合并腓骨骨折时,随着腓骨长度的恢复,胫骨外侧关节面的骨折块经常被下胫腓韧带牵拉发生进一步移位,且其位置较深,容易造成复位困难。第二,由于骨折后胫骨干骺端发生压缩及粉碎,缺乏明显复位标志,因此应利用距骨顶作为对照。第三,因胫骨远端关节面整体压缩,术中对胫骨关节面复位情况经常估计不足,应当适当"过度"复位,必要时术中进行 X 线检查监测。

(3)骨移植胫骨干骺端松质骨嵌压后缺损,可采用取髂骨移植充填。要注意对植骨有适当压力,量足够,以促进愈合及防止畸形。

(4)胫骨干骺端固定:选择应用内固定时,应根据软组织条件、骨折类型、术中情况选择不同方式,如拉力螺钉、T 形钢板、三叶钢板及 4.5mm 动力加压钢板等。固定中应强调:①不论何种情况,都应优先考虑使用期限,简单内固定如螺丝钉或异形钢板以减少骨与软组织损伤,降低其并发症发生;②对严重干骺端粉碎骨折,应使用标准 AO 技术,将选择钢板固定于胫骨内侧面,以防止出现内翻畸形;③当前侧皮质粉碎且后侧骨块较大时,可在前面用小的 T 形钢板固定,以提供稳定的前侧支撑。术后可用胫骨及距骨外固定架固定或石膏固定。

(5)开始功能锻炼时间:采用三叶形钢板固定,因固定坚强,术后 1 周开始功能锻炼。螺丝钉内固定加石膏外固定者,术后 6～8 周开始进行功能锻炼。单纯应用外固定架者,一般在术后 4 个月拆除外固定架方可行锻炼。

【预后】

1.Pilon 骨折复位放射学评价标准

(1)解剖复位:无内、外踝向内侧或外侧移位;无成角移位;内外踝纵向移位小于 1mm;后侧碎片向近侧移位小于 2mm;无距骨移位。

(2)复位可:无内、外踝向内侧或外侧移位;无成角移位;外踝向后移位 2～5mm;后侧碎片向近侧移位 2～5mm;无距骨移位。

(3)复位差:任何内、外踝向内侧或外侧移位;外踝向后移位大于 5mm 或后踝移位大于 5mm;距骨移位。

2.Pilon 骨折临床治疗结果评价标准　主要从有无疼痛、踝关节活动范围和有无成角畸形等三方面来评价 Pilon 骨折临床治疗结果。

(1)优:无疼痛;背屈大于 5°;跖屈大于 40°;成角畸形小于 3°。

(2)良:间隙性疼痛,可用非类固醇药缓解;背屈 0°～5°,跖屈 30°～40°;外翻成角畸形 3°～5°,内翻小于 3°。

(3)可:疼痛已影响日常生活,需用麻醉药缓解;背屈 −5°～0°,跖屈 25°～30°;外翻 5°～8°,内翻 3°～5°。

(4)差:顽固性疼痛;背屈小于 −5°;跖屈小于 25°;外翻大于 8°,内翻大于 5°。

3.并发症　早期的并发症主要是皮肤坏死,伤口闭合困难,伤口感染。伤口问题是这类骨折治疗失败的主要原因,大多是手术时机不当或处理不及时,粗暴剥离软组织及切口之间距离过短,造成的局部张力太高与引流不充分。使用有限内固定,软组织剥离少,血运破坏小,这问题能得到较好的解决。

其晚期并发症主要是骨折延迟愈合,不愈合,关节僵硬、畸形愈合,创伤性关节炎,感染迁延所致的慢性骨髓炎。产生的原因除骨折部位的解剖及损伤特点外,还有骨折造成的骨缺损、手术剥离太广、内固定不牢靠、术后伤口感染等。其次是创伤性关节炎。骨折的初期移位和碎裂程度并非是创伤性关节炎的决定因素,关节面解剖重建的精确度和骨折固定的稳定是关键。术后功能锻炼是改善关节功能的有效措施,可防止关节强直,促进关节面的再塑形。

四、腓骨骨折

【解剖概要】

腓骨体呈三棱柱形,有三缘及三面。前缘及内侧嵴分别为腓骨前、后肌间隔的附着部。骨间缘起于腓骨头的内侧,向下移行于外踝的前缘。骨间缘向上、下分别与前缘及内侧嵴相合,有小腿骨间膜附着。腓骨体后面发生扭转,上部向后,下部向内。外侧面也出现扭转,上部向外,下部向后。

腓骨体有许多肌肉附着,在上 1/3,有强大的比目鱼肌附着,下 2/3 有长屈肌和腓骨短肌附着;另外在腓骨上 2/3 的前、外、后侧有趾长伸肌、腓骨长肌和胫骨后肌包绕,而下 1/3 则甚少肌肉附着。这样,腓骨上、中 1/3 交点及中、下 1/3 交点均是两组肌肉附着区的临界点,也是相对活动与相对不活动的临界点,承受的张应力较大,在肌肉强大收缩下,可能容易使腓骨遭受损伤。

腓骨滋养孔多为 1 个,可为多孔(2～7 个),滋养动脉起自腓动脉,多为 1 支,次为 2 支,多为 3 支,其行走斜向下或水平向外,进入腓骨滋养孔。

腓骨四周均有肌肉保护,虽不负重,但有支持胫骨的作用和增强踝关节的稳定度。骨折后移位常不大,易愈合。腓骨头后有腓总神经绕过,如发生骨折要注意此神经损伤的可能性。

【致伤原因】

单纯腓骨骨折较少见,常发生于与胫骨骨折的混合性骨折中。

1.直接暴力 腓骨干骨折以重物打击、踢伤、撞击伤或车轮碾扎伤等多见,暴力多来自小腿的前外侧。骨折线多呈横断形或短斜形。巨大暴力或交通事故多为粉碎性骨折。骨折端多有重叠、成角、旋转移位等。因腓骨位于皮下,所以骨折端穿破皮肤的可能性极大,肌肉被挫伤的机会也较多。如果暴力轻微,皮肤虽未穿破,如挫伤严重,血运不良,亦可发生皮肤坏死,骨外露发生感染。较大暴力的碾挫、绞扎伤可有大面积剥脱皮肤、肌肉撕裂和骨折端裸露。

骨折部位以中、下1/3较多见,由于营养血管损伤、软组织覆盖少、血运较差等特点,延迟愈合及不愈合的发生率较高。

2.间接暴力 为由高处坠下、旋转扭伤或滑倒等所致的骨折,骨折线多呈斜行或螺旋形;腓骨骨折线较胫骨骨折线高,软组织损伤小,但骨折移位,骨折尖端穿破皮肤形成穿刺性开放伤的机会较多。

骨折移位取决于外力作用的大小、方向。小腿外侧受暴力的机会较多,肌肉收缩和伤肢远端重量等因素,因此可使骨折端向内成角,小腿重力可使骨折端向后侧倾斜成角,足的重量可使骨折远端向外旋转,肌肉收缩又可使骨折端重叠移位。

儿童腓骨骨折遭受外力一般较小,加上儿童骨皮质韧性较大,多为青枝骨折。

【类型】

1.单纯腓骨骨折 单纯腓骨干骨折较少见,多由直接暴力打击小腿外侧所致。在骨折外力作用的部位,骨折线呈横行或粉碎。因有完整的胫骨作为支柱,骨折很少移位。但腓骨头下骨折时,应注意有无腓总神经损伤。一般腓骨骨折如不影响踝关节的稳定性,均不需复位,用石膏托或夹板固定4～6周即可;如骨折轻微,只用弹力绷带缠紧,手杖保护行走,骨折即可愈合。

2.腓骨应力性骨折

(1)病因:腓骨应力性骨折多见于运动员、战士或长途行走者,多位于踝关节上部。

(2)发病机制:为多次重复的较小暴力作用于骨折部位,使骨小梁不断发生断裂,但局部修复作用速度较慢,最终导致骨折。

(3)临床症状与诊断:运动或长途行走之后,局部出现酸痛感,休息后好转,运动、长途行走或工作后则加剧。局部可有肿胀、压痛,有时可出现硬性隆起。X线片上的改变出现较晚,一般在2周后可出现不太清晰的骨折线,呈一骨质疏松带或骨质致密带,继而陆续出现骨膜性新骨形成和骨痂生长。

【治疗方法】

根据骨折类型和软组织损伤程度选择外固定或开放复位内固定。

1.手法复位外固定 适用于单纯的腓骨中上段骨折或无移位的腓骨下段骨折。应力性骨折多无移位,确诊后停止运动、患肢休息即可。症状明显时,可用石膏托固定。

2.开放复位内固定 腓骨骨折是踝关节骨折的一部分,通常在固定内、后、前踝之前,先将外踝或腓骨整复和内固定。做踝关节、前外侧纵形切口,显露外踝和腓骨远端,保护隐神经,如骨折线呈斜形,可用1～2枚拉力螺丝钉由前向后打入骨折部位,使骨片间产生压缩力,螺丝钉的长度必须能钉穿后侧皮质,但不要向外伸出太多以致影响腓骨肌腱鞘。如果为横行骨折或远侧骨片较小,可纵行分开跟腓韧带纤维,显露外踝尖端,打入长螺丝钉,也可用其他形式的髓内钉经过骨折线打入近侧骨片髓腔中。手术必须要达到解剖整复,保持腓骨的长度。如果骨折位于胫腓下关节之上,整复后可用一块小型半管状压缩接骨板做内固定。如果用髓内钉则应小心,不要使外踝引向距骨,髓内钉的插入部位应相当于踝部尖端的外侧面。如果髓内钉是直线插入,外踝就能被引向距骨,这样就造会造成踝穴狭窄,踝关节的活动度减小,因此应事先将髓内钉弯成一定的弧度以避免发生这种错误。

3.开放性腓骨骨折的处理　小腿开放性骨折的软组织伤轻重不等,可发生大面积皮肤剥脱伤、组织缺损、肌肉绞轧挫灭伤、粉碎性骨折和严重污染等。早期处理时,创口开放或是闭合,采用什么固定方法均必须根据不同伤因和损伤程度作出正确的判断。小腿的特点是前侧皮肤紧贴胫骨,清创后勉强缝合,常因牵拉过紧造成缺血、坏死或感染。因此,对 Gustilo Ⅰ 型或较清洁的 Ⅱ 型伤口,预计清创后一期愈合无大张力者可行一期愈合;对污染严重,皮肤缺损或缝合后张力较大者,均应清创后开放创面。如果骨折需要内固定,也可在内固定后用健康肌肉覆盖骨折部,开放皮肤创口,等炎症局限后,延迟一期闭合创面或二期处理。大量临床资料证实,延迟一期闭合创口较一期缝合的成功率高。

【常见并发症】

筋膜间室综合征,感染,延迟愈合,不愈合或畸形愈合。

五、小腿应力性骨折

胫骨应力骨折多发生于新兵军事训练和运动员体育运动中,约占所有应力骨折的半数以上。

【发病机制】

骨组织如同任何物质一样,有一定的内在特性,当力作用于骨组织时,不论是压力还是张力,骨内均受到应力作用。骨的形状因应力作用产生的变化称为应变。在一定的范围内应力越大则应变越大,当应力去除后,由于骨组织的弹性特点而恢复原来的长度或形状;当应力过大即可使骨组织发生不可逆形变,在压力作用下骨产生塌陷,在张力作用下骨产生裂开。反复作用的、较小的外力与一次大的外力同样会引起骨折,并随着负荷次数增加、显微骨折逐渐明显而出现症状或骨折裂开。

应力骨折的发生与骨所受的应力,与产生的应变,以及骨的几何形状等有关。胫骨为支撑负重骨,行走时两腿交替单独承受全身的重量,加上落地时的冲击力和肌肉的收缩力,其承负应力可达体重的数倍。在长时间反复进行某一项运动时(如负重行军、长跑等),过多应力首先引起小腿肌肉疲劳,使其失去吸收应力的作用,使应力直接作用于胫骨。胫骨在受到应力性损伤后,可通过其内部结构的改建逐步适应应力的变化,多数情况下并不会导致骨折。因此,也将仅出现骨膜下骨增生而无明显骨折线的一类称作应力性骨膜炎。除骨的应力反应外,应力性骨膜炎也可能与肌肉和骨间膜的牵拉有关,实际上这也是应力骨折的一种类型。但损伤若得不到休息而继续训练,局部的成骨过程远远跟不上破骨过程,就会发生不同程度的应力骨折。

【分类】

应力骨折有 2 种类型:一种是疲劳性骨折,原因是具有正常弹性和抵抗力的骨质受到异常应力或扭力的作用;另一种是功能不全性骨折,为正常的应力作用于弹性和抵抗力均有缺陷的骨质所致。胫骨应力骨折的发病部位因运动项目的不同而各异,如行军训练的新兵群体多发生在近段胫骨的后内侧,中长跑运动员则好发于胫骨中下段的后侧,而体操运动员及舞蹈演员则易所生在胫骨中段前侧。

【临床表现及诊断】

有长跑、竞走、行军等过度使用性操作史。起始症状隐匿,仅在下肢负重时有局部疼痛,以后疼痛逐渐加重,休息后亦不能完全消失。可伴有逐步加重的局部肿胀及压痛。除个别造成完全性骨折外,肢体活动往往不会受限。检查可见局部肿胀,有明显的压痛点和骨干纵向叩击痛,晚期可触及梭形骨质增厚。如已出现明显的骨皮质断裂或已发展为完全骨折,则表现为一般骨折的症状和体征。由于应力骨折是反复微小损伤积累所致,早期X线无阳性表现,加之基层医务人员对其缺乏认识,故早期常被诊断为一般软组织损伤,其中一部分经休息后好转而漏诊,另一部分骨损伤继续加重、病程较长后才得以确诊。应力骨折诊断的最终确立应符合以下3点:一是有过度使用性损伤病史;二是有较典型的临床表现;三是后期X线片出现阳性征象,或其他辅助检查提供诊断依据。

【鉴别诊断】

1.暴力所致的不完全骨折　除与应力骨折的病史不同外,一般多合并较明显的软组织损伤。X线表现主要为不全骨折线,而不同时出现骨痂等骨修复征象。

2.骨髓炎　应力骨折虽然也可有局部肿胀、发热等表现,但一般程度较轻,亦无全身中毒症状。虽X线表现两者均有骨膜反应,但骨髓炎同时可有局灶性骨破坏,而应力骨折为不全骨折线。

3.骨肿瘤　应力骨折误诊为骨肿瘤、甚至行手术治疗者屡见不鲜,主要原因是对病史缺乏详尽的了解,对体征、X线表现未做连续的比较分析所致。

【治疗】

骨折多为不完全性骨折,且骨破坏与骨修复同时进行,故一般只须休息3～6周即可痊愈,期间可配合局部热敷和理疗。有主张局部行普鲁卡因加泼尼松龙封闭治疗,可起到止痛及消肿作用。对局部体征较重,X线表现骨折线明显者,可行石膏外固定,这样有利于局部制动修复,并可防止再损伤而发展为完全性骨折。对已发展为完全骨折并有移位者,应按一般骨折治疗,必要时行骨折内固定。

六、小腿开放性骨折

胫腓骨由于部位的关系,遭受直接暴力打击、压轧的机会较多。又因为胫骨前内侧紧贴皮肤,所以开放性骨折比较多见。严重外伤、创口面积大,骨折粉碎,污染严重,组织遭受挫灭伤为本症的特点。因此,控制感染,使创口顺利愈合,并使骨折愈合不受影响,恢复小腿功能,是处理小腿开放性损伤的关键所在。

【发病机制】

1.直接暴力　胫腓骨干骨折以重物打击、撞击伤或车轮碾扎伤等多见,暴力多来自小腿的前外侧,因胫骨前面位于皮下,所以骨折端穿破皮肤,导致小腿开放性损伤的可能性极大,肌肉被挫伤的机会比较多。较大暴力的碾挫、绞轧伤可有大面积皮肤剥脱,肌肉撕裂和骨折端裸露。

骨折部位以中、下1/3较多见,由于营养血管损伤,软组织覆盖少、血运差等特点,延迟愈合及不愈合的发生率比较高。

2.间接暴力　为由高处坠下、旋转暴力扭伤或滑倒所致的骨折,特别是骨折线多呈斜形或螺旋形,骨折移位后,骨折尖端穿破皮肤形成穿刺性开放伤的机会比较多。

【分类】

为了提示预后和进行比较研究,已经发展出许多以损伤的严重性为依据的分类方法。Gustilo和Anderson根据皮肤软组织损伤,以及骨折的类型,把开放性骨折按严重性递增的次序分成3型:

Ⅰ型:①皮肤创口小于1cm。②清洁创口。③骨折不粉碎。

Ⅱ型:①皮肤创口大于1cm。②软组织损伤不广泛。③没有皮肤撕脱。

Ⅲ型:①高能量损伤累及广泛软组织损伤。②严重的挤压伤。③有需要修复的血管损伤。④严重污染,包括在农田的损伤。⑤骨折粉碎、节段性骨折或骨缺损而不管皮肤创口大小。并根据污染程度,骨膜剥离和骨骼暴露的范围,以及有无血管损伤增添了3个亚型:Ⅲa型,尽管软组织损伤广泛,但骨骼仍有足够的软组织覆盖。Ⅲb型,软组织广泛损伤合并骨膜剥离、骨暴露创口污染严重。Ⅲc型,开放性骨折合并需要修复的血管损伤。

【治疗】

(一)处理原则

小腿开放性损伤的处理的最终目的是使伤肢早期恢复正常的功能,这取决于软组织完全康复及创口早期愈合,骨折在解剖位置上愈合,以及避免发生并发症。处理原则有以下几条:①预防感染。②软组织愈合和骨连接。③解剖恢复。④功能恢复。

(二)治疗措施

达到上述目的需要一个规范、符合逻辑、连续的治疗过程。

1.清创术　清创的目的是使开放污染的伤口通过外科手术转变为接近无菌创面,从而为组织修复和骨折治疗创造条件。因此,正确掌握清创技术是开放性骨折早期处理的关键。

手术清创要求仔细切除所有坏死和失活的组织。清创从外开始,逐渐向内进行,明显坏死和碾挫的皮肤应当切除。有存活可疑的皮肤可以安全的留待第二次检查。损伤的皮下脂肪应当切除,并做充分的筋膜切开术。失去活力的肌肉如不彻底清除,极易发生感染,在很短的时间内,就能导致灾难性后果。但清创时对肌肉失活情况不易正确判断,Sally提出对肌肉颜色、循环情况、收缩力和肌肉韧性等方面的观察,为我们提供了重要的方法,即色泽鲜红,切割时切面渗血,钳夹时有收缩力,肌肉有一定韧性,是肌肉保持活力的良好标志。如色泽暗红无张力,切时不出血,钳夹不收缩,表示无生机,应予以清除。但如有外伤性休克和局部组织严重挫伤时,往往只有肌肉颜色是较为可靠的指标,其他三项并不绝对可靠,术时应仔细辨认。肌肉清创要较其他组织更加彻底,撕裂端的肌腹,更应注意中心部位的清创,直至有活动性出血为止,以防发生厌氧菌感染。污染严重失去生机的肌腱,应给予切除,如为整齐的切割伤,应一期缝合,因为肌腱断裂后如不缝合,肌肉可因回缩丧失功能。主要的血管、神经结构应予保留,必要时加以修复。骨折端应刷净,并清除髓腔内任何异物和骨碎片。应舍弃已完全剥离、没有血供的碎骨片。一般认为,按 Gustilo 分类法的Ⅰ型及较清洁的Ⅱ型创口可一期缝合,污染及损伤损伤严重的Ⅱ型和Ⅲ型创口均应留待二期处理。

2.抗生素的应用　早期合理应用抗生素对防止感染十分重要。如在急诊输液时即输入大量广谱抗生素,清创术时仍持续静脉滴注,可使用药时间比手术后用药至少提早3~5h,并能在药物有效控制下清创,以提高抗生素效果。抗生素的选择取决于潜在的细菌污染。第一或第二代头孢菌素类药有很广的抗菌谱,适用于大多数创口。大的创口,还应加用氨基糖苷类抗生素。

3.小腿骨折的固定　小腿开放性Ⅰ型损伤的骨折可以用类似闭合骨折的同样方法来治疗。Ⅱ型和Ⅲ型开放性骨折,移位和不稳定几乎是不可避免的,这些特征往往要求手术固定。简单稳定的固定可以在创口内顺利进行软组织手术,并且有利于伤肢的生理活动。总之,骨折的解剖学复位和固定,为软组织的修复和康复提供最有利的环境和条件。理论上,这些因素可改善宿主对抗细菌的防御机制,从而减少感染的危险。

小腿开放性骨折时,骨折固定的价值毋庸置疑,但是,方法的选用仍有争论。有效的方法包括:用接骨板、髓内钉内固定和外固定,或者这些方法的联合使用。必须权衡稳定固定与进一步损伤局部血液供应和发生并发症的风险之间的利弊。实践中,每一个病例都必须分别评估。考虑的因素包括骨折的解剖部位和特点、周围皮肤和软组织的情况、创口位置大小、污染程度、合并的其他损伤,以及病人的全身情况。胫骨干骺端骨折常常能通过创口放置的接骨板加以固定。胫骨干骨折应根据部位、骨膜剥离的程度和软组织的状况,采用髓内钉、接骨板和外固定器固定。外固定既能提供相对稳定的骨折固定,又不扰乱创伤的范围,直接对骨折进行手术处理时,外固定器显得特别有用,当创口很脏且污染严重时,外固定器往往是首选的器械,可用作初期和暂时的固定方法,待以后再更换。肤覆盖和软组织重建,创口开放超过 7 天,感染的危险增加,软组织的修复是一个从最简单到最复杂,逐级上升的重建手术阶梯,可以用局部皮瓣成形、植皮、带蒂肌皮瓣来覆盖创口。

腓肠肌的两个头适合于覆盖小腿的近侧 1/3。由腓肠肌内侧头的远侧部携带的球拍样皮肤可以覆盖小腿近中 1/3 交界处的缺损。顺行比目鱼肌肌瓣用于修复小腿中 1/3 处宽而短的软组织缺损。胫骨内侧或前侧长而窄的缺损只需基底在近侧的内侧半比目鱼肌肌瓣。小腿远侧 1/4 的小腿缺损用足趾的屈肌来修复,基底在近侧的比目鱼肌肌瓣一般用于覆盖远侧小腿 1/3 的近侧部分。基底在远侧的比目鱼肌内侧半的带蒂肌瓣,能够覆盖除踝上区域以外整个小腿的远侧 1/3。踝上皮瓣是修复小腿远侧 1/4 的一个既快又可靠的手术方法。

6.骨重建 开放性骨折比闭合性骨折更经常发生骨延迟连接和不连接,而且和创伤的严重性成正比。骨重建可与软组织重建一起做,也可待软组织愈合后再做。大多数情况下植松质骨,但大的特别是超过 6cm 的节段性骨缺损,可能需要游离腓骨移植、游离复合组织移植,或者应用骨转移技术。此时可以根据骨缺损修复的方法,对骨骼的临时固定进行调整。

7.功能恢复 早期进行骨折固定和软组织重建手术,其优越性在于避免关节和软组织的制动,便于早期活动,以达到功能恢复的目的。

【并发症】

1.感染 胫骨开放骨折,清创后行钢板内固定者,感染率最高,其原因是开放骨折,软组织已有损伤,再行 6 孔以上钢板固定。剥离骨膜软组织太多,又破坏了供养胫骨骨折处血供,因而感染率高。因此,对于胫骨开放性骨折,Ⅰ度者可行髓内钉固定;Ⅱ度者清创闭合创口,伤口愈合后再行髓内钉固定;Ⅲ度者视软组织修复情况,先用外固定器固定,伤口闭合后,换髓内钉固定。

2.筋膜间室综合征 骨折延迟愈合,不愈合,畸形愈合等详见胫腓骨骨折愈后。

(尹 磊)

第七节 踝关节骨折及踝部损伤

一、踝关节功能解剖

踝关节的结构比较复杂,发生骨折脱位后,解剖关系紊乱,治疗不当容易造成创伤性关节炎,因此治疗要求高,必须恢复正常的解剖关系。人体在站立、行走、下蹲等动作中,踝关节的稳定性与灵活性十分重要,其功能上的特点是由踝关节的骨性结构、韧带与关节囊以及通过踝关节的肌肉的动力作用共同完成的。

(一)骨性结构

踝关节由胫骨远端、腓骨远端和距骨体构成。胫骨远端内侧突出部分为内踝,后缘呈唇状突起为后踝,腓骨远端突起部分为外踝。踝穴由胫、腓骨下端构成,外踝较内踝低 1cm,并偏后 1cm 左右。内踝顶端分成两个钝性突起即前丘与后丘,有内踝韧带附着。内、外踝与侧副韧带一起共同维持踝关节侧方的稳定。在矢状面,胫骨下端后缘比前缘更向下方延伸形成后踝,下胫腓横韧带又加深了这个延伸,可以防止距骨在踝穴内的后移。距骨体滑车关节面在前后方向上凹陷,滑车在矢状面向前外侧斜行,而距骨颈则斜向前内侧,因此,距骨本身是扭转的,胫骨下端关节面与距骨体滑车关节面相适应,在矢状面胫骨下端关节面前后方向上有一隆起的嵴适应距骨体滑车。距骨体前宽后窄,其横径之差为 0~6mm,平均为 2.4mm,并形成向前开方的 24°~25°角。踝关节背屈时,距骨体与踝穴适应性好,踝关节较稳定;跖屈时,距骨体与踝穴的间隙增大,踝关节相对不稳定,这是踝关节在跖屈位容易发生骨折的原因。过去曾认为当踝关节屈伸运动时,踝穴可以适应距骨体前宽后窄的解剖特点,通过下胫腓联合而增宽 2~3mm(Arshurst1922年),但是近年来一些学者的研究改变了这种看法 Grath(1960 年)在活体上直接测量显示踝穴宽度的增加仅为 0~1.6mm,这一数值小于距骨体前后横径之差。Morris(1977 年)指出下胫腓联合正常情况下可增宽 0.13~1.8mm。Lindsjq(1979 年)用断层 X 线摄影从横断面上观察踝关节屈伸活动时距骨体与踝穴的接触完全适合,上述研究均表明下胫腓联合仅有轻微的增宽。

腓骨与外踝的重要性日益受到更多的重视,腓骨可以传导 1/6 的体重。外踝构成踝穴的外侧壁,其本身的轴线与腓骨干纵轴之间相交成向外的 10°~15°角以适应距骨外侧突。当对外踝骨折做内固定时,不应使此角度变小,以防踝穴变窄。Scanton 等(1976 年)指出当踝关节跖屈位以前足负重站立时,由于腓骨肌、踇长屈肌和胫后肌的收缩,腓骨平均下移 2.4mm,这种移动增强了踝关节跖屈位时的稳定性。在踝关节屈伸运动中,腓骨下端有轻微的内外、前后、上下移动和沿纵轴的旋转活动。在治疗踝关节骨折脱位合并下胫腓分离时,应该恢复下胫腓联合的完整与稳定。为此还必须重视外踝或腓骨中下 1/3 骨折的正确复位,防止发生侧方、前后、旋转或重叠移位。

(二)韧带与关节囊

内踝韧带又称三角韧带,自前向后又分胫距前韧带、胫跟韧带和胫距后韧带,其中胫距前韧带向足部的延续为胫舟韧带。三角韧带又可分为深、浅两部分,浅层靠前起自内踝之前丘部止于载距突的上部;深层靠后主要由胫距后韧带组成,起于内踝的后丘止于距骨内结节及其前方。三角韧带限制距骨向外侧移动,当三角韧带完整时距骨向外移位不超过 2mm。三角韧带十分坚固并与关节囊紧密相连,当踝关节受到外翻,外旋应力时,常发生内踝骨折而不发生三角韧带断裂。

外踝韧带自前向后又分为腓距前韧带、腓跟韧带和腓距后韧带。腓距前韧带薄弱,在踝关节跖屈位有限制足内翻活动的作用,而在踝关节中立位时,有对抗距骨向前移位的作用。当切断胫腓前韧带以后,可以出现踝关节前抽屉试验阳性。腓跟韧带较坚强,在踝关节 90°位限制足内翻活动,腓跟韧带断裂后,当被动使足内翻时,距骨在踝穴内发生倾斜,外侧降低,内侧升高。腓距后韧带最强,可限制踝关节过度背伸活动,Leonard 指出当切断腓距后韧带以后可以增加踝关节背伸活动的范围。腓距前、后韧带加强关节囊,而腓跟韧带与关节囊之间相互分开。

下胫腓韧带又分为下胫腓前韧带、骨间韧带、下胫腓后韧带,其中骨间韧带是骨间膜的延续,最坚固。骨间膜由胫骨斜向外下止于腓骨。当踝关节背伸活动时,腓骨轻微上移,并向外后方旋转,骨间膜由斜行走向变得较为水平。

踝关节关节囊前侧由胫骨下端前缘至距骨颈,后侧由胫骨下端后缘至距骨后结节。前、后关节囊松弛、薄弱,两侧关节囊由侧副韧带加强。

(三)肌肉

踝关节的运动主要是屈伸运动,使踝关节跖屈的肌肉主要是腓肠肌和比目鱼肌,其次是胫后肌、屈踇长肌和腓骨长肌。踝关节背伸肌有胫前肌、伸趾长肌、伸踇长肌和第三腓骨肌,它们所做的功只相当于跖屈肌的 1/5～1/4。当以全足放平站立时（负重期的中期），在矢状面身体的重力线经过踝关节的前方，足有外翻趋势，由于踝关节跖屈肌与足的内翻肌肌力强于踝背伸肌与足外翻肌，可以达到踝与足的稳定与平衡，对抗踝背伸与足外翻的活动。

（四）踝关节运动

踝关节运动的方式是由距骨体滑车关节面的形状所决定的，从侧方观察距骨体滑车并不是圆柱体的一部分，而是圆锥体的一部分，圆锥体的基底在腓侧，腓侧的曲率半径大于胫侧（图 6-14）。

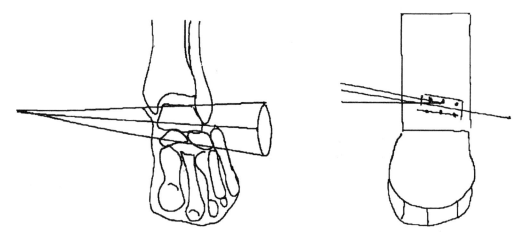

图 6-14　距骨滑车的曲率半径　　　　　　图 6-15　踝关节运动轴

因此，当踝关节屈伸运动时，腓侧运动的范围较胫侧长，而发生水平方向上的旋转运动。踝关节也不是真正的铰链关节，当跖屈时伴有水平方向的内旋，当背伸时伴有水平方向的外旋。踝关节在矢状面屈伸运动的运动轴不是水平的，内侧恰通过内踝前丘之稍下方与稍后方，外侧通过外踝的顶端，运动轴与胫骨干纵轴相交成 68°～88°（平均 79°）（见图 6-15）。

踝关节屈伸运动轴自内上向外下倾斜，并且也不是恒定不变的，但是在正常步态中，踝关节屈伸运动的瞬时转动中心均位于距骨体内而且十分靠近，以至于可以认为是一个点。

踝关节的屈伸运动与距下关节和足的运动是联合的，当踝跖屈时足内翻、内旋；踝背伸时足外翻、外旋。踝跖屈时足内侧缘抬高，外侧缘降低，足尖朝内称之为旋后。踝背伸时足外侧缘抬高，内侧缘降低，足尖朝外称之为旋前。踝关节屈伸运动轴在水平面（横断面）与膝关节屈伸运动轴相交成 20°～30°角（图 6-16）。

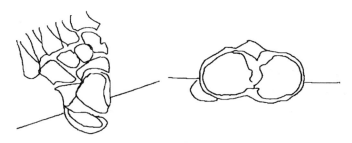

图 6-16　踝关节屈伸运动轴与膝关节屈伸运动轴在水平面相交 20°～30°

以足外缘与小腿垂直为中立位 0°，正常踝关节屈伸运动范围约为 65°～80°，其中背屈活动约为 20°～30°，跖屈活动约为 45°～50°。踝关节内、外翻活动主要发生在距下关节，内翻 30°，外翻 30°～35°。正常步态时踝关节背伸 10°左右，跖屈 15°～20°左右，共约 30°活动范围。负重期的抑制期（足跟触地），踝关节轻微跖屈;中期(全足放平)的开始为跖屈,当重心超越负重足以后立即转为背伸;推进期(从足跟离地到球部着地,进而足趾离地)跖屈(图 6-17)。

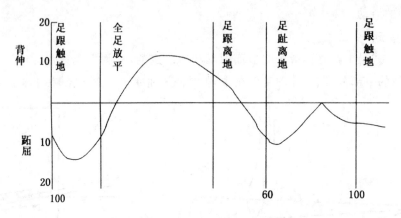

图 6-17　步态周期中踝关节的运动

　　摆动期的加速期(足趾离地)踝关节跖屈;中期(对侧足处于负重期中期)踝关节背伸;减速期(足跟触地之前)轻微跖屈。在足跟触地时踝关节跖屈的程度与穿鞋足跟的高度有关,足跟离地越高,触地时踝关节跖屈越多。但是在整个步态周期中,足跟越高,则全部周期中踝关节屈伸运动的范围越小。在步态周期中,踝关节屈伸运动的范围平均为 24.4°(20°~31°),年龄越大,屈伸运动范围越小。不同速度下的步态,踝关节屈伸运动的范围也不相同,在快速的步态中,负重期的抑制期踝关节跖屈的程度变少,而背伸不变,但在负重期中期由背伸转为跖屈的时间提前(图 6-18)。

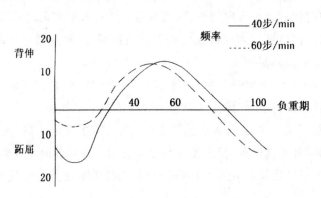

图 6-18　不同频率步态中踝关节的运动

　　一般来讲,患病的踝关节(如创伤性关节炎等)在步态周期中全部踝关节运动范围都减少,其中以背伸运动减少最显著。

(五)踝关节的载荷

　　完全负重时距骨滑车关节面的大约 213 与胫骨下端关节面接触(Greenwald 等 1976 年)。静止情况下以全足放平站立负重时,踝关节承受的压缩应力相当于体重的 2 倍(Weber 1972 年),以前足站立时相当于体重的 3 倍,而在负重期的推进期,关节面受到的应力相当于体重的 5 倍左右。如果距骨在踝穴内有轻度倾斜,关节面所受到的应力由于承重面积变小而明显增加,所示为距骨没有倾斜情况下,主要接触面位于外侧以及距骨倾斜时(外侧降低 2mm)则全部接触面减少,并且主要接触面改在内侧(Ramsey 和 Hamilton 1976 年),接触面减少,局部应力增加(图 6-19),是导致踝关节创伤性关节炎的原因。

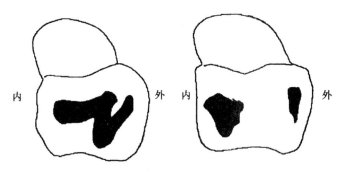

图 6-19　距骨倾斜引起胫距关节面的接触面变化

二、踝关节韧带损伤

（一）内侧韧带损伤

【内侧韧带的作用】

内侧韧带（三角韧带）：陆宸照等通过实验观察，如内侧韧带浅层断裂，距骨可无明显倾斜及侧向移位，浅层和大部分深层切断，距骨倾斜将大于 $10°$，但距骨无向外移位。深浅层韧带同时切断，距骨倾斜可达 $14°$，但无侧向移位，关节不稳定程度相当于外侧韧带断裂。如三角韧带与胫腓下关节韧带同时切断，距骨倾斜可达 $20°$，并向外移位，踝关节内侧间隙增宽，踝关节极度不稳定。

【三角韧带损伤机制】

内侧韧带遭受外翻外旋或外翻外展暴力时，可自内踝起点或距骨附着点撕脱，多数病例可深浅层同时断裂，但也可浅层完整，单纯深层撕脱。往往伴有腓骨骨折或胫腓下韧带损伤，有的可合并内踝撕脱骨折。在内翻外旋损伤中，也可有三角韧带损伤，一般先产生胫腓下联合前韧带损伤，其后为腓骨骨折，再次为胫腓下联合后韧带损伤，最后是三角韧带损伤。X 片显示外踝在胫腓下联合附近的螺旋形骨折时，即应怀疑有三角韧带损伤。

【诊断】

1.局部表现　凡是三角韧带损伤，踝关节内侧有明显肿胀，其中心在内踝尖端，而在肿胀的下方，相当于跟骨内侧，则有明显的凹陷。压痛位于内踝尖部或其下。因常伴有胫腓下韧带损伤，或腓骨下段骨折，出现相应的体征。

2.常规摄片　踝关节正侧位片，如距骨明显向外移位，踝关节内侧间隙大于 3mm，可能三角韧带断裂，如果内侧间隙大于 4mm，可确定三角韧带断裂。单纯胫腓下联合分离者，绝对不产生距骨向外移位。如 X 片显示腓骨下段或外踝骨折，而踝关节内侧有肿胀压痛，要考虑三角韧带损伤的可能，应做应力位摄片，明确是否有三角韧带损伤。有的病例虽无骨折，但胫腓下联合分离，X 片显示踝关节内侧间隙正常，也应在应力下摄片，如踝关节内侧间隙增宽，即证明三角韧带损伤。三角韧带损伤伴有内踝骨折时的病人，特征是内踝前丘部骨折，骨折线在踝关节平面以下，后丘部仍与胫骨相连，距骨向外移位。因为三角韧带深层起于内踝后丘部及丘部间沟，此于距骨体内侧，主要功能是阻止距骨向外移位，故在内踝前丘部骨折，如三角韧带完整，距骨不会向外移位。

【治疗】

对三角韧带断裂是否需要手术修补，各家意见不一，有主张不需修补，也有主张应该补修。Clayton 的动物实验证明，韧带断裂后回缩，甚至断端卷曲，两断端间出现间隙，以及由瘢痕组织充填，依靠瘢痕组织相连的韧带是脆弱的,抗张力强力差,而经缝合的韧带愈合后,其断端间韧带直接相连,无间隙存在,使它具有正常的抗张力强度,所以认为韧带断裂后应做手术修补。对三角韧带断裂的治疗,应根据韧带损伤程度而定。

1.韧带部分撕裂伤　如果将踝关节复位后踝穴间隙恢复正常,可采用手法加压,使胫腓骨靠近,包扎塑形良好的小腿石膏,6～8周后可治愈。

2.合并外踝或腓骨下段骨折　骨折复位后如果关节内侧间隙大于2mm,则应修补三角韧带。若腓骨下段或外踝骨折需要手术者,应同时修补三角韧带。三角韧带呈水平位排列,不但能防止距骨倾斜,而且可以防止距骨侧向移位。断裂后通过手术修补,对恢复三角韧带功能十分必要,以防后期残留踝关节不稳定。

3.内踝前部撕脱骨折合并三角韧带深层断裂　在治疗内踝骨折伴距骨侧向移位病例,要注意伴三角韧带深层断裂,如果单纯固定骨折不能恢复关节内侧间隙,则应同时修补三角韧带深层。

4.合并下胫腓关节分离　在修补三角韧带后,下胫腓关节可用加压螺钉固定,患肢负重应在术后8周以上,且在负重以前将固定螺钉取出,以免引起螺钉断裂。

5.三角韧带修补　内外侧分别做切口,先将三角韧带两断端穿好缝线,暂不打结扎紧。待外侧骨折固定好后,再收紧结扎线打结。这样手术操作方便,韧带容易拉紧。

(二)外侧韧带损伤

【外侧韧带的作用】

切断距腓前韧带,在内翻应力下,踝关节正位摄片仅见距骨轻度倾斜或无倾斜,而在向前应力下,侧位片见距骨向前移位大于6mm。Johson发现切断该韧带后,踝关节前后可移动4.3mm,踝关节旋转活动增加10.8°,说明该韧带是一稳定踝关节的重要结构。单纯跟腓韧带断裂,正位应力摄片,可显示距骨轻度倾斜,距骨无向前半脱位。只有合并距腓前韧带断裂,才出现距骨明显倾斜和距骨向前半脱位。距腓后韧带切断,踝关节未见明显不稳定。同时切断跟腓韧带,仅产生距骨轻度倾斜。外侧韧带全部切断,其结果类似距腓前韧带及跟腓韧带切断,唯其不稳定程度增加。

综上所述,距腓前韧带是防止距骨向前移位的重要结构,是踝关节中最要紧的韧带。跟腓韧带是阻止距骨倾斜的主要组织,距腓前韧带是阻止距骨倾斜的第二道防线。

【外侧韧带损伤机制】

踝关节内踝比外踝短,外侧韧带较内侧薄弱,足部内翻肌群较外翻肌群力量强。因此在快速行走等运动时,如果足部来不及协调位置,容易造成内翻跖屈位着地,使外侧副韧带遭受超过生理限度的强大张力,发生损伤,而距腓前韧带遭受的张力最大,损伤的机会也最多。

【诊断】

1.损伤史　有明确的足跖屈内翻或外翻损伤史,有时伴有弹响、疼痛剧烈,负重困难,随后出现瘀斑。

2.肿胀、压痛　压痛部位和肿胀是有关韧带和结构损伤的线索。伤后数小时内出血进入踝关节和周围组织引起关节囊膨隆、肿胀、压痛。

3.内翻应力试验　检查者一手握住患足的小腿远端,另一手使足跖屈内翻位,摄正位片。在麻醉下内翻应力试验更可靠。有些病人可能呈现距骨生理性倾斜度增大,在有怀疑时应与健侧作对比。患侧倾斜度大于对侧9°时,才有诊断价值。

4.前抽屉试验　距腓前韧带断裂之后,造成踝关节前后不稳定,距骨向前移位。应嘱患者屈曲膝关节45°,放松腓肠肌,以利跟距骨向前移动。术者一手将病人的胫骨推向后,另一手将跟骨向前拉,在距腓前韧带断裂患者,术者可感到患足及距骨向前移动,为阳性。

5.X线摄片　摄踝关节正侧位片,以明确有无合并骨折。踝关节做内翻应力试验,腓骨产生外旋,此时正位片见外踝有泪滴状阴影,说明外侧韧带无损伤,而外侧韧带断裂时,外踝无泪滴状阴影存在。

6.关节造影　踝关节造影的目的是观察其容量改变,轮廓,与其他组织的交通状况是一种迅速和可靠的诊断方法。当距腓前韧带断裂时,伴关节囊破裂者,造影剂进入筋膜下。若X片上显示造影剂扩散到腓骨远端周围,则表示有跟腓韧带断裂。关节造影在伤后应尽早进行,以免血凝块堵塞关节囊破裂口,而影响造影效果。一般用19号针头,进针处可在胫骨前肌外侧,距内踝尖端1cm,踝关节跖屈以拉紧关节囊,同时在距骨体较狭小的部分进入关节腔,因该处踝穴内腔隙大,便于进针。

【外侧韧带损伤分类】

1.按外侧韧带损伤部位和程度分类

Ⅰ度:轻度损伤,距腓前韧带部分纤维撕裂,韧带仍连续。

Ⅱ度:该韧带有较多纤维撕裂,但韧带仍连续。

Ⅲ度:严重损伤,韧带完全断裂。

Ⅳ度:最严重损伤,是距腓前韧带、跟腓韧带、距腓后韧带完全断裂。

2.按病理、功能和不稳定程度分类

Ⅰ:韧带牵拉伤,无肉眼可见撕裂,关节稳定,功能无损害。

Ⅱ度:中等损伤,肉眼可见部分撕裂,轻至中度不稳定,中度肿胀,压痛存在,功能有损害。

Ⅲ度:严重损伤,韧带完全撕裂,明显肿胀,有瘀斑,关节不稳定。

【治疗】

1.韧带扭伤　为韧带部分撕裂伤,并未完全断裂。局麻下正位内翻应力摄片距骨倾斜小于15°。症状轻者,患足制动,限制踝关节内翻跖屈运动,一般2～3周可以恢复。症状重者则应行行膏固定。

2.韧带断裂　应力位摄片距骨倾斜度大于15°,踝关节除有外侧韧带断裂外,还往往伴有关节囊撕裂伤,应考虑手术修补。

手术指征:

(1)年轻运动员,距腓前韧带和跟腓韧带撕裂。

(2)外侧韧带慢性不稳定,发生急性严重踝关节扭伤。

(3)距骨的移位,骨软骨骨折。

(4)腓骨(外踝)大块撕脱骨折。

手术治疗越早越好,如果超过2～3周后再手术,则断裂韧带已收缩,尤其是跟腓韧带,与周围组织粘连,缝合修复困难。

手术方法:行外踝前下方弧形切口,切开皮肤后清除血肿,即可显露损伤的韧带,将其分离清楚,使足部保持90°背伸和轻度外翻位。将韧带两断端对齐,做"8"字间断缝合,术后小腿石膏固定3周即可。术中避免损伤趾伸短肌的运动支神经和腓肠神经感觉支。如外侧韧带断裂未能及时修复,遗留踝关节有松动不稳等症状时,可用腓短肌进行外侧副韧带重建。有作者报道,采用腓骨短肌腱的一半,经腓骨和跟骨上的隧道,重建距腓前韧带和跟腓韧带,认为这种方法既可重建侧副韧带,又可保留腓骨短肌功能,较其他方法好。

三、踝关节骨折和脱位

踝关节骨折是常见损伤之一,1922年Ashurst和Brommer将其分为外旋型、外展型、内收型与垂直压缩型,又根据骨折的严重程度分为单踝、双踝和三踝骨折。20世纪40年代末至50年代初Lauge-Hansen提出另一种分类方法,根据受伤时足部所处的位置、外力作用的方向以及不同的创伤病理改变而分为旋后-内收型、旋后-外旋型、旋前-外展型、旋前-外旋型和垂直压缩型,其中以旋后-外旋型最常见。Lauge-Hansen分类法强调踝关节骨折波及单踝、双踝或三踝是创伤病理的不同阶段。1949年Denis提出一种从病理解剖方面进行踝关节骨折脱位的分类方法,比较适用于手术治疗,1972年以后Weber等对这种分类进行改进而形成AO(ASIF)系统的分类法,主要根据腓骨骨折的高度以及与下胫腓联合、胫距关节之间的关系而将踝关节骨折脱位分为3型。在重视骨折的同时必须也重视韧带的损伤,只有全面地认识损伤的发生与发展过程,才能正确估价损伤的严重程度,确定恰当的治疗方案。

必须指出踝关节骨折脱位时并非单一的间接外力所引起,联合外力致伤者并不少见,如足部处于旋后位,距骨不仅受到外旋外力,而且同时还可以受到垂直压缩外力,此时后踝骨折不仅表现为单纯撕脱骨折,骨折片较大可以波及胫骨下端关节面的1/4甚或1/3以上。相比之下Lauge-Hansen分型更符合于临床的实际情况。Lauge-Hansen以尸体标本上的实验证实了临床常见的骨折脱位类型,并阐明了损伤发生的机制。

(一)闭合性骨折脱位

1.旋后-内收型　足于受伤时处于旋后位,距骨在踝穴内受到强力内翻的外力,外踝受到牵拉,内踝受到挤压的外力。

第1度:外踝韧带断裂或外踝撕脱骨折,外踝骨折常低于踝关节水平间隙,多为横断骨折或外踝顶端的撕脱骨折。

第Ⅱ度:第1度加内踝骨折,骨折位于踝关节内侧间隙与水平间隙交界处,即在踝穴的内上角,骨折线呈斜形斜向内上方,常合并踝穴内上角关节软骨下方骨质的压缩,或软骨面的损伤。

Hughes(1995年)指出在外踝韧带损伤中50%有踝穴内上角关节面的损伤,以后有可能形成游离体。

外踝韧带断裂的治疗前已述及。外踝顶端的撕脱骨折或撕脱骨折片较大,均可用外翻位U型石膏固定4~6周,也可切开复位螺丝钉固定,由于外踝的轴线于腓骨干的纵轴相交成向内的10°~15°角,螺丝钉应穿过腓骨干内侧皮质,如果仅行髓腔内固定,容易使外踝出现内翻,即正常的外踝与腓骨干的交角变小,而影响踝穴的宽度。如果内固定牢固,术后可以不用外固定,早期开始踝关节功能锻炼。

第Ⅱ度骨折中如果内踝骨折移位明显且闭合复位后不稳定者,可行切开复位内固定,切开复位时应注意踝穴内上角是否塌陷,如有塌陷则应予以复位并充填以松质骨,然后以螺丝钉内固定。

2.旋前-外展型　足处于旋前位,距骨在踝穴内强力外翻的外力,内踝受到牵拉,外踝受到挤压的外力。

第1度:内踝撕脱骨折或三角韧带断裂。内踝骨折位于踝关节水平间隙以下。

第Ⅱ度:第1度加以下胫腓韧带部分或外全损伤,其中下胫腓前韧带损伤也可以表现为胫骨前结节撕脱骨折,下胫腓后韧带损伤也可表现为后踝撕脱骨折。此型可以出现下胫腓分离。

第Ⅲ度:第Ⅱ度加以外踝在踝上部位的短斜形骨折或伴有小蝶形片的粉碎骨折。蝶形骨折片位于外侧。

治疗可行闭合复位U形石膏固定,闭合复位时应将足内翻,不应强力牵引,以防软组织嵌入内踝骨折端之间影响复位及愈合。如内踝骨折不能复位时,可行切开复位螺丝钉内固定,内踝骨折片较小时可用克氏针内固定并以钢丝作"8"字钻孔缝合行加压固定。

少见的旋前-外展型损伤为Dupuytren骨折脱位,腓骨高位骨折、胫骨下端腓骨切迹部位撕脱骨折、三角韧带断裂同时有下胫分离。

3.旋后-外旋型　足外于旋后位,距骨受到外旋外力或小腿内旋而距骨受到相对外旋的外力。距骨在踝穴内以内侧的轴向外后方旋转,冲击外踝向后移位。

第Ⅰ度:下胫腓前韧带断裂或胫骨前结节撕脱骨折。

第Ⅱ度:第1度加外踝在下胫腓联合水平的冠状面斜行骨折,骨折线自前下方向后上方呈斜形。

第Ⅲ度:第Ⅱ度加后踝骨折,由于下胫腓后韧带保持完整,后踝多为撕脱骨折,骨折片较小,但如合并有距骨向后上方的外力时,则外踝骨折表现为长斜形,后踝骨折片也较大,有时可以波及胫骨下端关节面的1/4或1/3。

第Ⅳ度:第Ⅲ度加内踝骨折或三角韧带断裂。

旋后-外旋型中第Ⅳ度可以合并有下胫腓分离,由于外踝骨折位于下胫腓联合水平,骨折位置不很高,故下胫腓分离的程度较旋前外旋型为轻,且于原始X线片中可不显现,而于外旋、外展应力下摄片时方可显现,但如同时合并有垂直外力,外踝骨折线较长,且向上延伸较多时,下胫腓分离则可明显,同时后踝骨折片也较大。

旋后-外旋型骨折可行闭合复位,矫正距骨向后方的脱位,足内旋并将踝关节置于90°位用"U"形石膏固定;当后踝骨折片较大时,不能以推前足背屈使向后脱位的距骨复位,由于后踝骨折片较大,又由于跟腱的紧张牵拉,后踝部位失去支点,单纯背屈前足时不能到达后踝骨折的复位,反可能使距骨向后上方脱位,而应自跟骨后侧向前推拉距部,并同时将胫骨下端向后方推移,始可达到后踝骨折的复位;如果后踝骨折片较大时,为控制足部的跖屈,可用短腿前后石膏托制动6周。

闭合复位失败者可行切开复位,由于外踝骨折系冠状面斜行骨折,可用松质骨加压螺丝钉在前后方向上做内固定;如果后踝骨折片较小,则于外踝复位并固定以后多可同时复位;如果后踝骨折片较大,则需同时以松质骨加压螺丝钉作内固定。内踝骨折亦以松质骨加压螺丝钉内固定,术后可仅用短腿石膏托制动2周或不用外固定,早期开始踝关节功能锻炼。

4.旋前-外旋型　足由受伤时处于旋前位,三角韧带被牵扯而紧张,当距骨在外踝内受到外旋力时,踝关节内侧结构首先损伤而丧失稳定性,距骨以外侧为轴向前外侧旋转移位。

第1度:内踝撕脱骨折或三角韧带断裂。内踝骨折的骨折线可呈斜行,在矢状面自前上斜至后下,于踝关节侧位X线片中显示得更为清楚,不同于旋前外展型第1度内踝撕脱骨折,后者内踝骨折为横行,且位于踝关节水平以下。

第Ⅱ度:第Ⅰ度加下胫腓前韧带、骨间韧带断裂。如果下胫腓韧带保持完整,也可以发生Tillaux骨折(胫骨下端腓骨切迹前结节撕脱骨折)。

第Ⅲ度:第Ⅱ度加外踝上方6～10cm处短螺旋形或短斜形骨折。

第Ⅳ度:第Ⅲ度加下胫腓后韧带断裂,导致下胫腓分离,或下胫腓后韧带保持完整,而形成后踝撕脱骨折,同样也发生下胫腓分离。

在第Ⅲ度中如果腓骨骨折位于腓骨上1/4部位并呈螺旋形,下胫腓可以发生完全分离,骨间膜损伤可一直达到腓骨骨折的水平,称之Maisonneuve骨折。

旋前-外旋型骨折中腓骨骨折位置高,常于中下1/3水平,骨间膜的损伤又常与腓骨骨折在同一水平,故下胫腓分离较旋后一外旋型明显。

根据尸体实验与临床病例的观察,产生下胫腓分离的条件包括以下三方面:

(1)踝关节内侧的损伤(内踝骨折或三角韧带损伤),使距骨在踝穴内向外或向外后方旋转移位成为可能。

(2)下胫腓全部韧带损伤或下胫腓前、骨间韧带损伤,而下胫腓后韧带损伤表现为后踝撕脱骨折,从而下胫腓联合失去完整性并有可能增宽。

（3）骨间膜损伤，骨间膜使胫腓骨紧密连接并保持正常的关系，当（1）、（2）两个条件存在的情况下，骨间膜损伤可以使胫腓骨之间的距离加宽，下胫腓分离得以显现。

在临床上，骨间膜损伤与腓骨骨折常在同一水平同时并存，此时，下胫腓分离最为明显，如果腓骨保持完整，则可以阻挡距骨向外侧的明显移位，其下胫腓分离则不如有腓骨骨折时显著。因此，下胫腓分离以存在于旋前-外旋型骨折中者最为明显。

尽管如此，不是所有的下胫腓分离在损伤后原始 X 线片中都能显现，由于损伤后足部畸形恢复到正常位，或经急救复位，而在原始踝关节正位 X 线片中并不显示下胫腓联合增宽，踝关节内侧间隙也未显示增宽，如果对损伤的严重性估计不足，可以忽略了下胫腓分离的存在，导致治疗上的失误。因此，在临床工作中可采取外旋、外展应力下拍踝关节正位 X 线片以证实下胫腓分离的存在，避免遗漏诊断。

下胫腓分离可行闭合复位，将足内旋、内翻位以"U"形或短腿石膏托固定，如果腓骨骨折与内踝骨折复位良好，并不需要将下胫腓联合以螺丝钉内固定。如果切开复位内固定，则也只需将腓骨骨折与内踝骨折做内固定，不需固定下胫腓联合。从尸体实验证实：仅固定腓骨不固定内踝，不能限制距骨在踝穴内向外或向外后方的移位，在应力下仍然出现下胫腓分离。只固定内踝，不固定腓骨，不能限制距骨在踝穴内向外后方向的旋转，在应力下由于腓骨骨折而失去对距骨向外后方旋转的对抗作用，下胫腓仍然出现分离。而将内踝与腓骨同时固定以后，即使在应力下也不出现下胫腓分离。临床病例的结果与实验结果相同，当内踝骨折固定以后，由于三角韧带与足部的连结，腓骨骨折固定以后外踝韧带与足部的连接，以及腓骨中下 1/3 以上部位骨间膜的完整，使胫腓骨之间获得稳定，踝穴侧方的完整性与足又形成连续的整体，从而距骨在踝穴内也得到稳定，在外旋与外翻的应力下，距骨在踝穴内不发生向外侧或向外后侧的移位，因此，下胫腓不出现分离，在临床上，当内侧结构损伤无法修复时或腓骨骨折严重粉碎难以施行内固定时，如有下胫腓分离存在，则可固定下胫腓联合。

旋前-外旋型骨折第 I、II 度可行闭合复位，将足内旋、内翻位用 U 形石膏固定，内踝骨折复位困难，骨折断端间有软组织嵌夹而分离较远者，可行经皮撬拨复位内固定或切开复位内固定。第 III 度因腓骨于中下 1/3 部位形成螺旋形或短斜形骨折，易有重叠移位，如闭合复位困难则以切开复位内固定为宜。第 IV 度骨折合并下胫腓分离，为达到踝穴的稳定并可早期开始踝关节功能锻炼，切开复位将腓骨骨折与内踝骨折做内固定。

5.垂直压缩型　可分为单纯垂直压缩外力与复合外力所致 2 种不同的骨折。单纯垂直压缩外力骨折依受伤时踝及足所处的位置不同又可分为背伸型损伤——胫骨下端前缘压缩骨折；跖屈型损伤——胫骨下端后缘骨折以及垂直损伤——胫骨下端粉碎骨折，常同时有斜形骨折。

由复合外力引起的垂直压缩骨折，可分为垂直外力与外旋力复合引起者，多见于旋后-外旋型骨折中，后踝骨折较大，腓骨冠状面斜形骨折也较长。垂直外力与内收外力复合引起者，内踝或胫骨下端内侧呈粉碎或明显压缩骨折；垂直外力与外展外力复合引起者，外踝或胫骨下端外侧呈粉碎或压缩骨折。

垂直压缩型骨折可试行闭合复位，需与造成骨折的外力方向相反，进行牵引并直接推按骨折部位，如背伸型则应在踝跖屈位牵引并自近端向远端推按胫骨下端前缘争取达到复位，但是由于外力损伤较大，胫骨下端松质骨嵌压后不易达到复位，即使复位后由于被压缩部位的空隙也不易维持复位。因此，为达到关节面尽可能解剖复位，并维持复位后的位置，多需切开复位，在复位后遗留的间隙处充填以松质骨并用松质骨加压螺丝钉做内固定，术后早期开始功能锻炼。

1949 年 Denis 提出一种从病理解剖方面进行踝关节骨折脱位的分类方法，比较适用于手术治疗，1972年以后 Weber 等对这种分类进行改进而形成 AO（ASIF）系统的分类法（图 6-20），主要根据腓骨骨折的高度以及与下胫腓联合、胫距关节之间的关系而将踝关节骨折脱位分为 3 型：

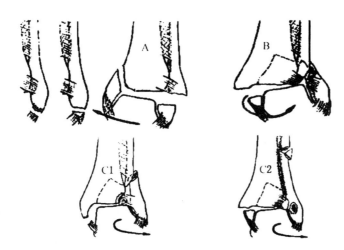

图 6-20　Danis-Weber(AO/ASIF)踝关节骨折分类系统

Ⅰ型:外踝骨折低于胫距关节(可为外踝撕脱骨折或为外踝韧带损伤),如同时合并内踝骨折则多为接近垂直的斜形骨折,也可以发生胫骨下端内后侧骨折。此型主要由于内收应力引起。

Ⅱ型:外踝骨折位于胫腓联合水平,下胫腓联合有 50% 损伤的可能性,内侧结构的损伤为三角韧带损伤或内踝骨折,也可发生胫骨下端外后侧骨折。此型一般由强力外旋力引起。

Ⅲ型:腓骨骨折高于下胫腓联合水平,个别病例可以没有腓骨骨折,此型均有下胫腓韧带损伤,内侧结构损伤为内踝撕脱骨折或三角韧带断裂,也可以发生胫骨下端外后侧骨折。此型又分为两种,单纯外展应力引起者,外踝骨折位于下胫腓联合水平上方,如外展与外旋联合应力引起者,多为腓骨中下 1/3 骨折。

压缩型:由高处坠落或由交通事故引起的嵌压或压缩骨折。Weber(1972 年)将此型分为 3 种:

(1)胫腓骨远端压缩骨折,距骨体滑车完整。

(2)各种类型的踝穴骨折同时合并距骨体滑车骨折。

(3)胫骨远端压缩骨折,不合并腓骨骨折,但合并下胫腓联合损伤。

Weber(1972 年)关于压缩骨折的分类还提出可按胫骨平台骨折的分类,即中心型、前侧型与后侧型。

联合型:胫骨远端骨折合并踝关节损伤。如胫骨远端的螺旋形骨折,其骨折线可以延伸进入踝关节并可合并内踝骨折以及下胫腓联合分离。

(二)开放性骨折脱位

踝关节开放性骨折脱位多由压砸、挤压、坠落和扭绞等外伤引起,其致伤原因与闭合性骨折脱位不同,后者主要由旋转外力引起。在开放性骨折脱位中,按骨折类型可分为外翻型、外翻位垂直压缩型、外旋型、内翻型与单纯开放性脱位 5 种,其中以外翻型最为多见。压砸外力来自外侧,开放伤口位于内踝部位,呈横形、L 形或斜形。外翻位垂直压缩型多由坠落伤引起,其开放伤口亦在内踝部位。外旋力引起之开放性骨折,其伤口亦在内侧。仅内翻型损伤,其开放伤口位于外踝部位。综上所述,踝关节开放性骨折脱位的开放伤口,多表现为自内向外,即骨折近端或脱位的近侧骨端自内穿出皮肤而形成开放伤口。

踝关节开放性骨折脱位,伤口污染较重,感染率相对较高。由于旋前外展型居多,外踝骨折多位于踝上部位并呈粉碎型,内固定有一定困难,除将内踝骨折以螺丝钉固定外,外踝骨折可用克氏针内固定,如单纯依靠石膏外固定来维持复位后的位置。一旦伤口感染,则必须进行换药和更换敷料,骨折极易发生移位。因此,在踝关节开放性骨折脱位中,如何防止感染以及通过内固定稳定骨折端是主要的问题。

(三)踝关节骨折脱位手术适应证

任何一个关节发生骨折以后,最可靠的恢复功能的方法是使关节面解剖复位,大多数踝关节骨折脱位通过闭合复位外固定的保守治疗方法，可以达到这一目的。但对某些复位后不稳定的骨折脱位，则可能不止一次的进行闭合复位、更换石膏或调整外固定物，势必加重关节部位的损伤以及肿胀的程度，甚至不得不延长外固定的时间，关节不能早期开始功能锻炼，最终影响疗效。因此，应该避免追求闭合复位而反复进行闭合整复。一经闭合复位失败则应及时选用切开复位内固定。切开复位内固定具有直视下容易达到骨折解剖复位的优点，内固定牢固又为早期开始关节功能活动、不用外固定创造了有利条件，功能恢复较快，令人满意，Brodie 和 Denham（1974 年）手术治疗 298 例其中 69％不用外固定，80％患者于手术后恢复工作，复位理想者占 86％，在复查时踝关节活动受限 20。即评定为差，在该组中仅占 4％。踝关节骨折脱位之手术适应证如下：

1.闭合复位失败　在踝关节骨折脱位中复位不满意的是内踝骨折和后踝骨折。除旋后内收与垂直压缩型以外，其他类型的内踝骨折均为撕脱骨折，骨折近端的骨膜常与骨折远端一同向前、下方移位，骨膜容易嵌夹于骨折断端之间阻碍复位，可行经皮撬拨穿针内固定或切开复位以螺丝钉内固定。后踝骨折大于胫骨下端关节面 1/4 时，距骨在踝穴上方失去稳定性，容易发生向后上方的移位，后踝骨折经闭合复位后关节面移位大于 1mm 者应行切开复位螺丝钉内固定。除内踝、后踝骨折以外，近年来日益重视外踝骨折的复位，外踝本身的轴线与腓骨干轴线之间相交成向外侧的 10°～15°角，如外踝骨折后并有重叠或向外后方移位时，踝穴必然相应增宽，距骨在踝穴内可以发生向外侧半脱位，日久可导致踝关节创伤性关节炎。因此，要求对外踝骨折的准确复位，必要时需行切开复位内固定。

2.垂直压缩型骨折　由于受伤暴力较大，胫骨下端关节面损伤严重，或嵌压明显或移位严重，均难以手法或牵引复位，应行切开复位并以松质骨加压螺丝钉内固定，复位后的间隙可以松质骨或骨水泥充填。

3.开放性骨折脱位　从关节内骨折或开放性骨折两方面要求，对踝关节开放性骨折脱位行内固定是重要的，但由于受伤外力大，且以外翻型损伤多见，外踝在踝上部位呈粉碎型骨折，以螺丝钉或钢板做内固定有一定困难，因此可以选用克氏针行内固定。当内侧结构是三角韧带损伤时，更应强调对外踝骨折的内固定，如单纯依赖外固定，则在肿胀消退以后或于更换敷料检查伤口时，骨折容易移位而导致畸形愈合。内侧结构是三角韧带损伤而又合并下胫腓分离时，除将外踝骨折行内固定以外，应同时修复三角韧带；如修复三角韧带存在困难时，则内侧结构失去限制距骨外移的作用，此时还应固定下胫腓联合，单纯固定外踝不能限制距骨向外侧移位，势必导致下胫腓分离。

（四）踝关节骨折脱位的并发症

踝关节骨折脱位常见的并发症为骨折不愈合、畸形愈合和踝关节创伤性关节炎。

1.骨折不愈合　最常见者为内踝骨折，其不愈合率为 3.9％～15％（Burwell 和 Charnley，1965 年）。内踝骨折不愈合的原因有骨折断端间软组织嵌入，复位不良骨折断端分离，或因外固定时间过短以及不正确的内固定。内踝骨折不愈合的诊断主要依赖于 X 线，Hendelesohn（1965 年）提出的诊断标准是伤后半年 X线仍然可见到清晰的骨折线，骨折断端硬化，或骨折断端间距离大于 2～3mm 且持续存在半年以上者，可诊断不愈合。关于内踝骨折不愈合是否需行手术治疗也有不同的意见，Harvey（1965 年）认为，内踝骨折位置良好，且有坚强的纤维性愈合，踝关节功能良好，无症状或偶有轻微症状时不一定必须手术治疗。Otto Sneppen（1969 年）报告 156 例内踝骨折不愈合经过平均 15 年（8～23 年）的随诊，其中 1/3 自然愈合，而且内踝骨折不愈合并不增加踝关节骨性关节炎的发生率。因此，对于内踝骨折不愈合可以通过随诊观察，允许患者负重，经过负重并使用患侧肢体后，确实疼痛症状系由骨折不愈合引起，可考虑行切开复位内固定植骨术，植骨方法可用嵌入植骨或以松质骨充填于断端间。

外踝骨折不愈合较少见，OttoSneppen（1971 年）统计仅占 0.3％，但如一但发生其产生的症状远较内踝骨折不愈合为重，因为在步态周期的负重期，跟骨轻度外翻，距骨向外侧挤压外踝，当外踝骨折不愈合时，对距骨外移和旋转的支持作用减弱,最终将导致踝关节退行性变。如已明确诊断外踝骨折不愈合则应行切开复位内固定及植骨术。

2.畸形愈合 畸形愈合多由复位不良引起,也见于儿童踝关节骨骺损伤以后导致的生长发育障碍。旋前-外旋型骨折中下 1/3 骨折重叠移位后畸形愈合。外踝向上移位,踝穴增宽,距骨在踝穴内失去稳定,导致踝关节创伤性关节炎。Weber(1981 年)强调在治疗踝关节骨折时必须恢复腓骨的正常长度。对于腓骨中下 1/3 骨折畸形愈合可用腓骨延长截骨术治疗,如果内踝对距骨的复位有所阻挡,则需行内踝截骨并清除关节内的瘢痕组织。还应清除胫骨下端腓骨切迹内的瘢痕组织,以使腓骨长度恢复以后与切迹完全适合,腓骨截骨并以延长器进行延长,在延长同时应将腓骨远段内旋 10°,取内踝上方松质骨块,植于腓骨截骨后间隙内,用钢板做内固定。踝关节骨折畸形愈合合并有严重的创伤性关节炎,不应再做切开复位术,而应考虑踝关节融合术,老年患者亦可行人工踝关节置换术。

儿童踝关节骨骺损伤 Salter I 型很少见,可由外旋力引起胫骨下端骨骺分离。II 型最常见,外旋型损伤其干骺端骨折片位于胫骨下端后侧,外展型损伤其干骺端骨折片位于外侧,同时腓骨下端常合并骨折,一般 II 型损伤不遗留发育畸形,但明显移位者可以发生骨骺早期闭合,其畸形不易随发育而自行矫正。III 型又可分为内收损伤与外旋损伤,前者又称栏杆骨折,移位明显时可出现内翻畸形。外损伤则类似于成人的 Tillaux 骨折,由于胫骨下端前外侧 1/4 骨骺是最后闭合的部位,当受到外旋外力时,该部位可被下胫腓前韧带撕脱而发生 III 型的骨骺损伤,但由于骨骺已接近闭合,因此,对生长发育一般并无影响。

踝关节骨骺损伤 IV 型也较少见,多由内收外力引起,但可引起发育障碍而遗留畸形。

V 型损伤多由垂直压缩外力引起,常系内侧骨骺板受到损伤而早期闭合,导致内翻畸形。对儿童踝关节骨骺损伤以后引起之胫骨下端畸形可行胫骨下端截骨术矫正。

3.创伤性关节炎 踝关节骨折脱位继发创伤性关节炎与下列因素有关:

(1)原始损伤的严重程度:胫骨下端关节面粉碎骨折、原始距骨有明显脱位者创伤性关节炎发生率较高。从骨折类型分析,以旋前一外旋型并有下胫腓分离者容易继发创伤性关节炎。

(2)距骨复位不良仍然残存有半脱位,多继发创伤性关节炎,距骨向后半脱位较向外侧半脱位更易发生创伤性关节炎。

(3)骨折解剖复位者发生创伤性关节炎者低,复位不良者高。Burwell 和 Charnley(1965 年)统计 135 例手术治疗者,复位不良发生创伤性关节炎为 100%。

对青壮年患者踝关节严重创伤性关节炎且踝关节功能明显受限、疼痛症状严重者可行踝关节融合术,常用的踝关节融合术的方法有踝关节前融合、踝关节经腓骨融合、关节内单纯植骨融合和加压融合术等。对老年患者可行人工踝关节置换术。对儿童则只能行关节内单纯植骨融合术,因踝关节前方滑行植骨与胫腓骨融合均会损伤胫骨或腓骨下端骨骺。

(马红林)

第八节　足外伤

一、足部应用解剖及功能特点

足是由 26 块骨骼以及肌肉、韧带、神经和血管等构成的一个统一体,是负担体重、站立和行走的重要结构,足的正常结构和功能是影响步态的重要因素。为适应生理功能的需要,足部诸骨由坚强的韧带紧密相连,并且构成具有弹性的足弓,能缓冲在行走、跑跳等运动中所产生的震荡,保持步态的稳定。

1.骨骼及关节　足部由 7 块跗骨、5 块跖骨、14 块趾骨和 2 块籽骨组成。此 26 块骨形成众多的关节以满足足部的不同功能要求,跗骨中踝、距二骨特别增大,站立时负担 50% 的体重。较大的关节有踝关节、距下关节、跗横关节及跖跗关节等。按足的功能解剖部位,足又分为前足、中足和后足。前足由 5 块跖骨和14 块趾骨组成,后足由跟骨和距骨组成。诸骨构成纵横二个足弓,纵弓分为内侧纵弓和外侧纵弓。内侧纵弓由跟骨、舟骨、距骨、第一至第三楔骨、第一至第三跖骨构成,最高点为距骨头,前端承重点主要在第一跖骨头。外侧纵弓由跟骨、骰骨及第四至第五跖骨构成,最高点在骰骨,前端承重点在第五跖骨头。横弓由骰骨、三块楔骨和跖骨构成,其中骰骨、楔骨构成横弓后部,五块跖骨构成横弓前部,最高点在第二楔骨。

2.肌肉　控制足部活动的肌肉来自足内在肌及外在肌。足内在肌多集中在足底,主要作用是稳定地支持体重,每个单独足趾的运动并不重要且不如手指灵活,但可加强足的纵弓。足外在肌分别来自小腿的前、后及外侧间隔,在运动中承担大部分体重,支持足弓及维持足的背伸、跖屈、内外翻、内收外展等活动。上述各肌肉均覆盖于跖筋膜之下,由浅到深可分为四层。足部相对称的各外在肌或内在肌如发生不平衡,即可产生各种畸形。

3.神经、血管及淋巴　足部肌肉的神经支配及皮肤感觉神经来自胫后神经及腓深和腓浅神经。足外侧缘和内侧缘的感觉神经还来自腓肠神经及隐神经。胫后神经在足底又分为跖内及跖外神经以支配足底肌肉,其皮支分布在足底及足趾。腓深及腓浅神经支配小腿前侧以及外侧间隙肌肉,皮支分布在足背及趾背。足部血管主要为胫后动脉及足背动脉。胫后动脉在足底又分为足底内侧和足底外侧动脉,后者同足背动脉的足底深支构成足底弓,并发出供应足趾的跖背动脉及趾背动脉。足背动脉在第一趾骨背侧分出第一跖骨背动脉及足底深支,后者穿过第一背侧骨间肌与足底外侧动脉混合而形成足底弓。足部淋巴和静脉相同,分为深、浅系统,浅淋巴系统更为重要。

4.皮肤　足背皮肤松弛,足跖侧皮肤却由结缔组织纤维紧密和皮下相连。脂肪充满纤维组织之间,在跟骨和跖骨头下更为丰富。跖侧皮肤没有毛发,该处皮肤具有耐受压力的能力。足背皮肤薄,与骨之间可自由活动。

二、距骨骨折及脱位

距骨无肌肉附着,表面 60%～70% 为关节面,有 7 个关节面分别与周围邻骨形成关节。距骨从解剖位置可分为头部、颈部和体部。体部又有外侧突和后侧突。后侧突有内、外侧结节。距骨体前宽后窄,踝背伸稳定,而跖屈不稳定。其血液供应主要来自由距骨颈前外侧进入的足背动脉关节支。距骨体的血供可概括如下:①跗管动脉,来自胫后动脉,在其分成足底内侧动脉和足底外侧动脉近端约 1cm 处分出,是距骨体的主要供应动脉。在跗管内它发出 4～6 支进入距骨体。②三角动脉,发自于跗管动脉,供应距骨体的内侧 1/4～1/2,是距骨体的第 2 位主要滋养动脉,经过骨内交通支供应更广泛的区域。③跗骨窦动脉,大小和起源的变异很大,供应距骨体的外侧 1/8～1/4 区域。跗骨窦动脉与跗管动脉形成交通支,具有供应距骨更多区域的能力。④距骨后结节由胫后动脉(最为常见)或腓动脉直接发出分支支配。虽然动脉非常细小,但由于骨内有丰富的交通,这一区域也有供应距骨体更大范围的潜力。因为距骨所供应的血运有限,因此当距骨骨折有移位或距骨脱位后,容易发生缺血性坏死。

(一)距骨骨折
【分类】
距骨骨折尚无一个统一的分类方法。

1.Coltart(1952 年)把距骨骨折分为 3 大类

(1)骨折:①撕脱骨折;②头部压缩骨折;③颈部骨折;④体部骨折。

(2)骨折脱位:①颈部骨折合并距下关节脱位;②颈部骨折合并距骨体后脱位;③体部骨折合并距下关节脱位。

(3)全脱位

2.Hawkins(1970 年)把距骨颈部骨折分为 3 型

Ⅰ型:无移位的距骨颈部骨折,骨折线在中后关节之间进入距下关节。

Ⅱ型:移位的距骨颈部骨折合并距下关节脱位或半脱位,骨折线经常进入一部分体部及距下后关节面。

Ⅲ型:移位的距骨颈部骨折,距骨体完全脱位,骨折线常常进入一部分体部。体部经常向后内方突出,位于胫骨后面和跟腱之间。

Canale(1978 年)提出 Hawkins Ⅱ、Ⅲ型可伴有距舟关节脱位。这种骨折又被称为 Hawkins Ⅳ型。

3.Steppen(1977 年)把距骨体部骨折分为 5 类

(1)骨软骨骨折。

(2)距骨体冠状面和矢状面垂直和水平剪刀骨折。

(3)距骨后突骨折。

(4)距骨外侧突骨折。

(5)距骨体压缩粉碎骨折。

【距骨头骨折】

距骨头骨折较少见,约占距骨骨折的 5%~10%。多为高处跌下,暴力通过舟状骨传至距骨时造成,轴向载荷造成距骨头压缩和胫骨前穹窿的背侧压缩骨折,一般移位不明显。距骨头骨折因局部血运丰富不易发生缺血性坏死。无移位骨折用小腿石膏固定 4~6 周即可。小块骨折如无关节不稳定,可手术切除。移位骨块大于 50%距骨头关节面时,易致距舟关节不稳定,需要内固定。距骨头部移位骨折应采用前内侧入路,经胫前肌腱内侧进行。

【距骨颈骨折】

距骨颈骨折约占距骨骨折的 50%,青壮年多见。由于颈部是血管进入距骨的重要部位,该部位骨折后较易引起距骨缺血性坏死。治疗:距骨骨折准确复位,重建关节面是基本要求。Ⅰ型无移位,小腿石膏固定 8~12 周即可,6 周内不可负重,当骨小梁穿过骨折线后开始负重。此型不愈合可能性少见,但仍有缺血性坏死的可能。Ⅱ、Ⅲ、Ⅳ型骨折,原则上距骨颈的移位骨折应立即切开复位内固定,因为闭合方法很难达到解剖复位。Ⅱ型骨折移位较轻,可试行手法复位。如距骨颈和距下关节达到解剖复位,经 X 线证实复位满意后,用小腿石膏固定足踝于轻度跖屈外翻位 6~8 周,再更换石膏固定于功能位,直至骨性愈合。一般固定时间需 3~4 个月始能愈合,固定期间不宜过早负重。手法复位失败,不应反复操作,以免加重软组织损伤,尽早采用切开复位手术。切开复位一般采用前内或前外切口。显露距骨颈骨折,复位满意后,可用 2 根克氏针或 2 枚 3.5mm 或 4.5mm 螺钉或空心螺钉固定。再用石膏管型固定 8~12 周(图 6-21)。Ⅲ、Ⅳ型骨折是骨科急诊,移位的距骨体对皮肤和神经血管的压迫会导致皮肤坏死、神经血管损伤或两者同时发生;距骨唯一存留的血管——三角动脉,可能扭转或闭塞,因此只有通过急诊复位才能得到解除。Ⅲ型骨折移位粉碎严重,往往合并开放伤,须行清创手术,同时复位骨折块。闭合性损伤,手法复位更加困难。距骨颈切开复位的手术方法:自内踝近端前方做切口,弧向远端走向足底,止于舟骨体的内侧壁,长约 7.5~10cm,利用胫前、后肌腱间隙显露距骨头和颈。注意不要损伤内踝下方的胫后肌腱和神经血管束。如果距骨体从踝穴中脱出,截断内踝将会使显露和复位更为容易。显露骨折和距骨体及颈的前内侧,尽可能地保留距骨头和颈周围的软组织。复位满意后,冲洗关节,去除骨块和碎片。固定材料及石膏固定同前。

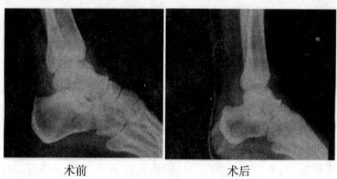

术前　　　　　　　　　术后

图 6-21　距骨骨折术前和术后

【距骨体部骨折】

鉴别距骨体骨折和距骨颈骨折很重要。尽管距骨颈和距骨体骨折在不伴骨折移位或虽伴有移位但无脱位的情况下,二者缺血性坏死的发生率相似,但距骨体骨折后出现创伤后距下关节骨关节病的发生率较高。

1.骨软骨骨折　这种骨折足指一部分软骨和骨片从距骨顶部剥脱的剪切骨折。距骨滑车关节面在受到应力的作用后或在其外侧和内侧面发生骨软骨骨折。前者是由于足背伸时受内翻应力旋转,距骨滑车外侧关节面撞击腓骨关节面而引起;后者是足跖屈时内翻应力使胫骨远端关节面挤压距骨滑车内侧关节面而发生骨折。距骨滑车关节面的骨软骨骨折常发生于踝关节扭伤后,患者就诊时关节肿胀、疼痛、活动受限,很易诊为踝扭伤。有人报道,此类骨折在急诊室的漏诊率为75%。所有踝扭伤病人中约2%～6%后来被确诊为骨软骨骨折。因此踝扭伤后应注意此类骨折的发生,拍摄足的正、侧位和踝穴位X线片。高度怀疑骨折时,可做关节造影双重对比或MRI检查。无移位骨折除限制活动外,用小腿石膏固定6周。大的关节面损伤,尤其外侧损伤,应手术切开或在关节镜下切除骨块,缺损区钻孔,以使再生纤维软骨覆盖,或做软骨移植。大的骨块町用可吸收螺钉固定。

2.距骨外侧突骨折　该骨折的损伤机制为内翻的足强烈背屈的压缩和剪切应力所致,尤其好发于滑雪引起的踝关节损伤。通常距骨的外侧部分在CT扫描下很容易辨认。治疗:如外侧突没有明显移位或移位不超过3～4mm或未累及距骨后关节的重要部位,一般只需闭合治疗,石膏固定6～8周。后期进行距下关节和胫距关节活动,电刺激和应力训练。若移位超过3～4mm,则有指征行切开复位或骨块切除术。

3.距骨后侧突骨折　后侧突骨折常难诊断,如漏诊,会导致明显的长期功能障碍。怀疑此骨折时,可做CT扫描或与对侧足的侧位片比较。治疗可以尝试非手术治疗,但如症状持续或距骨后侧突部位局限性压痛,则有切除骨块的指征。

4.距骨体部剪力和粉碎骨折　剪力骨折损伤机制类似于距骨颈骨折,但骨折线更靠后。粉碎骨折常由严重压砸暴力引起。骨折可发生在外侧、内侧结节或整个后侧突。治疗:移位小于3mm时,可用小腿石膏固定6～8周。移位大于3mm时,可先手法复位,位置满意后再石膏固定,如复位失败,应切开复位,螺钉固定。严重移位粉碎骨折,复位已不可能,可能需要切除距骨体,做Blair融合术或跟-胫骨融合术。

(二)距骨脱位

1.距下关节脱位　多由足部跖屈位张力内翻所引起,其发生率较骨折多。距下关节脱位特点:距骨仍停留于踝穴中,而距下关节和距舟关节脱位,因此又名距骨周围脱位。按脱位后足远端移位方向,可分为内侧脱位、外侧脱位、前脱位和后脱位。脱位后,足有明显的内翻或外翻畸形,诊断一般不困难。少数病人可合并神经血管束损伤。治疗：不伴有跟骨或距骨边缘骨折的距下关节内侧脱位,通常可以闭合复位。但距下关节外侧脱位则很难闭合复位,妨碍复位的最常见因素是胫后肌腱和距骨的骨软骨骨折。脱位后应及早复位,以免皮肤长时间受压坏死。复位成功后用石膏管形将患足固定于背伸90°中立位6周。闭式复位失败,应积极切开复位,去除阻碍复位的原因,开放脱位应彻底清创。不伴有骨折的距下关节脱位长期结果一般很好,但距下关节活动可能会有中等程度受限,在非平坦路上行走不灵活。距下关节脱位后,虽然距骨血供可能受到损害,但较少发生距骨缺血性坏死。

2.胫距关节脱位　胫距关节脱位多并发于踝部骨折或踝部韧带撕裂伤。在整复骨折时,胫距关节脱位常可一并整复。但当胫后肌腱、血管、神经或腓骨长、短肌腱移位,发生交锁,手法不能复位时,应手术切开整复。

3.距骨全脱位　距骨全脱位往往发生在足极度内翻时,距骨围绕垂直轴旋转90°,致使距骨头朝向内侧,同时距骨还沿足长轴外旋90°,故其跟骨关节面朝向后方,距骨全脱位是一种严重损伤,多为开放损伤,易合并感染,预后差。治疗距骨全脱位手法复位成功率极低,往往需要在麻醉下进行手术。距骨脱位后,严重地损伤了距骨血运,为了血管再生和防止缺血坏死,石膏固定时间一般不应少于3个月。对手法复位失败,或开放性损伤的病例,应及时手术复位,以免发生皮肤坏死。一般采用踝部前外侧横切口,术中须注意保护附着于距骨上的软组织,以防发生坏死。术后石膏固定时间与手法整复后相同。陈旧性距骨全脱位,可行距骨切除术或踝关节融合术。

三、跟骨骨折

(一)解剖特点

1.跟骨是足部最大一块跗骨,是由一薄层骨皮质包绕丰富的松质骨组成的不规则长方形结构。

2.跟骨形态不规则,有6个面和4个关节面。其上方有三个关节面,即前距、中距、后距关节面。三者分别与距骨的前跟、中跟、后跟关节面相关节组成距下关节。中与后距下关节间有一向外侧开口较宽的沟,称跗骨窦。

3.跟骨前方有一突起为跟骨前结节,分歧韧带起于该结节,止于骰骨和舟骨。跟骨前关节面呈鞍状与骰骨相关节。

4.跟骨外侧皮下组织薄,骨面宽广平坦。其后下方和前上方各有一斜沟分别为腓骨长、短肌腱通过。

5.跟骨内侧面皮下软组织厚,骨面呈弧形凹陷。中1/3有一扁平突起,为载距突。其骨皮质厚而坚硬。载距突上有三角韧带、跟舟足底韧带(弹簧韧带)等附着。跟骨内侧有血管神经束通过。

6.跟骨后部宽大,向下移行于跟骨结节,跟腱附着于跟骨结节。其跖侧面有2个突起,分别为内侧突和外侧突,是跖筋膜和足底小肌肉起点。

7.跟骨骨小梁按所承受压力和张力方向排列为固定的2组,即压力骨小梁和张力骨小梁。2组骨小梁之间形成一骨质疏松的区域,在侧位X线片呈三角形,称为跟骨中央三角。

8.跟骨骨折后常可在跟骨侧位X线片上看到2个角改变。跟骨结节关节角(Bohler角),正常为25°～40°,由跟骨后关节面最高点分别向跟骨结节和前结节最高点连线所形成的夹角。跟角交叉角(Gissane角),由跟骨外侧沟底向前结节最高点连线与后关节面线之夹角,正常为120°～145°。

(二)损伤机制

跟骨骨折为跗骨骨折中最常见者,约占全部跗骨骨折的60%。多由高处跌下,足部着地,足跟遭受垂直撞击所致。有时外力不一定很大,仅从椅子上跳到地面,也可能发生跟骨压缩骨折。跟骨骨折中,关节内骨折约占 75%,通常认为其功能恢复较差。所有关节内骨折都由轴向应力致伤,如坠伤、跌伤或交通事故等,可能同时合并有其他因轴向应力所致的损伤,如腰椎、骨盆和胫骨平台骨折等。跟骨的负重点位于下肢力线的外侧,当轴向应力通过距骨作用于跟骨的后关节面时,形成由后关节面向跟骨内侧壁的剪切应力。由此造成的骨折(原发骨折线)几乎总是存在于跟骨结节的近端内侧,通常位于 Gissane 十字夹角附近,并由此处延伸,穿过前外侧壁。该骨折线经过跟骨后关节面的位置最为变化不定,可以位于靠近载距突的内侧 1/3,或位于中间 1/3,或者位于靠近外侧壁的外侧 1/3。如果轴向应力继续作用,则出现以下 2 种情况:内侧突连同载距突一起被推向远侧至足跟内侧的皮肤;后关节面区形成各种各样的继发骨折线。前力'的骨折线常延伸至前突并进入跟骰关节。EssexLopresti 将后关节面的继发骨折线分为两类:如果后关节面游离骨块位于后关节面的后方和跟腱止点的前方,这种损伤称为关节压缩型骨折;如果骨折线位于跟腱止点的远侧,这种损伤称为舌形骨折。

(三)分类

跟骨骨折根据骨折线是否波及距下关节分为关节内骨折和关节外骨折。

关节外骨折按解剖部位可分为:①跟骨结节骨折;②跟骨前结节骨折;③载距突骨折;④跟骨体骨折。

关节内骨折有多种分类方法。过去多根据 X 线平片分类,如最常见的 EssexLopresti 分类法把骨折分为舌形骨折和关节压缩型骨折。其他人根据骨折粉碎和移位情况进一步分类,如 Paley 分类法等。

根据 X 线平片分类的缺点是不能准确地了解关节面损伤情况,对治疗和预后缺乏指导意义。因此,大量 CT 分类方法应运而生。现将较常见的 Sanders 分类法介绍如下:

其分型基于冠状面 CT 扫描。在冠状面上选择跟骨后距关节面最宽处,从外向内将其分为三部分 A、B、C,分别代表骨折线位置。这样,就可能有四部分骨折块,三部分关节面骨折块和二部分载距突骨折块。

Ⅰ型:所有无移位骨折。

Ⅱ型:二部分骨折,根据骨折位置在 A、B 或 C 又分为ⅡA、ⅡB、ⅡC 骨折。

Ⅲ型:三部分骨折,根据骨折位置在 A、B 或 C 又分为ⅢAB、ⅢBC、ⅢAC 骨折。典型骨折有一中央压缩骨块。

Ⅳ型:骨折含有所有骨折线。

(四)临床表现及诊断

跟骨骨折是足部的常见损伤,以青壮年伤者最多,严重损伤后易造成残疾。外伤后后跟疼痛,肿胀,踝后沟变浅,瘀斑,足底扁平、增宽和外翻畸形。后跟部压痛,叩击痛明显。此时即高度怀疑跟骨骨折的存在。

X 线对识别骨折及类型很重要。X 线检查:跟骨骨折的 X 线检查应包括 5 种投照位置。侧位像用来确定跟骨高度的丢失(Bohler 角的角度丢失)和后关节面的旋转。轴位像(或 Harris 像)用来确定跟骨结节的内翻位置和足跟的宽度,也能显示距骨下关节和载距突。足的前后位和斜位像用来判断前突和跟骰关节是否受累。另外,摄一个 Broden 位像用来判断后关节面的匹配,投照时,踝关节保持中立位,将小腿内旋 40°,X 射线管球向头侧倾斜 10°~15°。特殊的斜位片能更清楚地显示距骨下关节。如果医生治疗此类骨折的经验比较丰富,三种 X 线影像可能即已足够,但是,为了对损伤进行全面的评估,通常需要 CT 扫描检查。应该进行 2 个平面上的扫描:半冠状面,扫描方向垂直于跟骨后关节面的正常位置;轴面,扫描方向平行于足底。CT 检查更清晰显示跟骨的骨折线及足跟的宽度,CT 扫描结果现已成为骨折分类的基础和依据。此外,跟骨属海绵质骨,压缩后常无清晰的骨折线,有时不易分辨,常须根据骨的外形改变、结节关节角的测量来分析和评价骨折的严重程度。

(五)治疗

各类型跟骨骨折治疗共同的目标如下:①恢复距下关节后关节面的外形;②恢复跟骨的高度(Bohler

角);③恢复跟骨的宽度;④腓骨肌腱走行的腓骨下间隙减压;⑤恢复跟骨结节的内翻对线;⑥如果跟骰关节也发生骨折,将其复位。制定治疗计划时尚需考虑病人年龄、健康状况、骨折类型、软组织损伤情况及医生的经验。

1.跟骨前结节骨折　跟骨前结节骨折易误诊为踝扭伤,骨折后距下关节活动受限,压痛点位于前距腓韧带2cm,向下1cm处。无移位骨折采用石膏固定4~6周。骨折块较大时,行切开内固定;陈旧骨折或骨折不愈合有症状时,可手术切除骨折块。

2.跟骨结节骨折　跟骨结节骨折有2种类型:一种是腓肠肌突然猛烈收缩牵拉跟腱附着部,发生跟骨后撕脱骨折;另一种为直接暴力引起的跟骨后上鸟嘴样骨折。治疗骨折无移位或少量移位时,用石膏固定患肢于跖屈位6周。若骨折块超过结节的1/3,且有旋转及严重倾斜,或向上牵拉严重者,可手术复位,螺丝钉固定。术时可行跟腱外侧直切口,以避免手术瘢痕与鞋摩擦。术后用长腿石膏固定于屈膝30°跖屈位,使跟腱呈松弛状态。

3.载距突骨折　单纯载距突骨折很少见。无移位骨折可用小腿石膏固定6周。移位骨折可手法复位足内翻跖屈,用手指直接推挤载距突复位。较大骨折块时也可切开复位。骨折不愈合较少见,不要轻易切除载距突骨块,因为有可能失去弹簧韧带附着而致扁平足。

4.跟骨体骨折　跟骨体骨折因不影响距下关节面一般预后较好。骨折机制类似于关节内骨折,常发生于高处坠落后。骨折后可有移位。如跟骨体增宽,高度减低,跟骨结节内外翻等。此类骨折除常规X线片外,还应做CT检查,以明确关节面是否受累及骨折移位情况。骨折移位较大时,可手法复位并石膏外固定,或切开复位内固定。

5.关节内骨折　关节内骨折是跟骨中最常见的类型,治疗意见分歧较大:

(1)保守疗法:适用于无移位或少量移位骨折,或年龄大、功能要求不高或有全身并发症不适于手术治疗的病人。鼓励早期开始患肢功能运动及架拐负重。此法可能遗留足跟加宽、结节关节角减少、足弓消失及足内外翻畸形等。

(2)骨牵引治疗:跟骨结节持续牵引下,按早期活动原则进行治疗,可减少病废。

(3)闭合复位疗法:病人俯卧位,在跟腱止点处插入1根斯氏针,针尖沿跟骨纵轴向前并略微偏向外侧,达后关节面下方后撬起。撬拨复位后再用双手在跟骨部做侧方挤压,侧位及轴位透视,位置满意后,将斯氏针穿入跟骨前方。粉碎骨折时,也可将斯氏针穿过跟骰关节。然后用石膏将斯氏针固定于小腿石膏管型内。6周后去除石膏和斯氏针。此方法适用于某些舌状骨折。

(4)切开复位术:适用于青年人,可先矫正跟骨结节关节角,及跟骨体的宽度,再手术矫正关节面。做跟骨外侧切口,将塌陷的关节面撬起,至正常位置后,用松质骨填塞空腔保持复位。术后用管型石膏固定8周。若固定牢固,不做石膏外固定,疗效更满意(图6-22)。

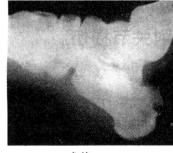
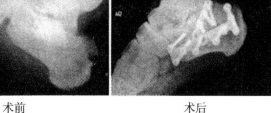

术前　　　　　　　　　　　术后

图6-22　跟骨骨折术前和术后

6.严重粉碎骨折　严重粉碎骨折,年轻病人对功能要求较高时,切开难以达到关节面解剖复位,非手术治疗又极有可能遗留跟骨畸形而影响功能,一期融合并同时恢复跟骨外形可以缩短治疗时间,使病人尽快地恢复工作。在切开复位时,亦应有做关节融合术的准备,一旦不能达到较好复位,也可一期融合距下关节。手术时用磨钻磨去关节软骨,大的骨缺损可植骨,用钢板维持跟骨基本外形,用 1 枚 6.5mm 或 7.3mm 直径全长螺纹空心螺钉经导针固定跟骨结节到距骨。

(六)并发症及后遗症

1.伤口皮肤坏死,感染　外侧入路 L 形切口时,皮瓣角部边缘有可能发生坏死,应注意:术中延长切口时,小心牵拉软组织并保持为全厚皮瓣至关重要;外侧皮缘下应放置引流以防止形成术后血肿;延迟拆除缝线,甚至达 3 周以上,在此期间不应活动以减轻皮瓣下的剪切力;围手术期常规应用抗生素。一旦出现坏死,应停止活动。如伤口感染,浅部感染,可保留内植物,伤口换药,有时需要皮瓣转移。深部感染,需取出钢板和螺钉。

2.距下关节和跟骰关节创伤性关节炎　由于关节面骨折复位不良或关节软骨的损伤,距下关节和跟骰关节退变产生创伤性关节炎。关节出现疼痛及活动障碍。可使用消炎止痛药物、理疗、支具和封闭等治疗。如症状不缓解,应做距下关节或三关节融合术。

3.足跟痛　可由于外伤时损伤跟下脂肪垫或骨刺形成所致,也可因跟骨结节的骨突出所致。可用足跟垫减轻症状,必要时行手术治疗。

4.神经卡压　神经卡压较少见,胫后神经之跖内或外侧支以及腓肠神经外侧支,可受骨折部位的软组织瘢痕卡压发生症状,或手术损伤形成神经瘤所致。非手术治疗无效时,必要时应手术松解。

5.腓骨长肌腱鞘炎　跟骨骨折增宽时,可使腓骨长肌腱受压,肌腱移位,如骨折未复位,肌腱可持续遭受刺激而发生症状,必要时可手术切除多余骨质,使肌腱恢复原位。也可因术中外侧壁掀开时,损伤腓骨肌腱,有限的骨膜下剥离及仔细牵拉可避免此并发症。

6.复位不良和骨折块再移位　准确恢复跟骨结节到合适外翻对线是基本要求,术中应多角度拍摄 X 线片以避免此并发症。如果负重过早会导致主要骨折块的移位,病人至少应在 8 周内禁止负重以避免该并发症。

四、中跗关节损伤

(一)解剖特点

中跗关节位于后、中足交界,又称跗横关节、Chopart 关节,是由距舟及跟骰关节构成。跟骰关节由跟骨前部的凸形关节面与骰骨后部的凹形关节面相连而成。这个关节面的内侧为分歧韧带的外侧部分所加强,腓骨长肌腱在它的下面是一个重要支持结构。在骰骨的下面另有 2 个韧带:足底长韧带,在后附于跟骨结节内、外侧突的前方,深部纤维在前止于骰骨,浅部纤维朝前止于第二、第三、第四跖骨底,浅深二部分纤维之间形成一沟,腓骨长肌腱即由此沟通过,足底长韧带越过跟骰及骰跖关节的下面,能支持足外侧纵弓;跟骰足底韧带,呈扇形在足底长韧带的覆被下,起于跟骨下面前端的圆形隆起,止于骰骨沟之后。

(二)损伤机制与分类

由于此种损伤很少见,有关的文献报道也较少。Main 和 Goweet 在分析了 71 例中跗关节损伤病例后,将其分为:①纵向压缩型:足跖屈,距骨头受到纵向应力的作用引起舟骨和骰骨骨折或脱位,可伴有 Lisfranc 关节损伤,预后差。②内侧移位型:由前足跖屈内翻应力所致。③外侧移位型:前足外翻应力造成中跗关节外侧损伤。④跖屈应力引起中跗关节扭伤或跖侧脱位。⑤碾压损伤型：常为开放骨折，软组织损伤严重，骨折脱位类型不一，预后差。

（三）临床表现及诊断

伤后患足疼痛、肿胀并出现瘀斑，负重时疼痛加重。患足正侧斜位 X 片、CT 等检查可明确诊断，必要时加拍对侧 X 片以便对比。

（四）治疗

对于无明显移位的予以石膏固定 6～8 周。移位明显者应切开复位采取用相应材料固定，一般为克氏针和螺钉内固定。对于关节面损伤严重及出现创伤性关节炎患者可考虑行关节融合。

五、跖跗关节脱位及骨折脱位

（一）解剖特点

跖跗关节连接前中足，由第 1、第 2、第 3 跖骨和 3 块楔骨形成关节，第 4、第 5 跖骨和骰骨形成关节，共同组成足的横弓。从功能上可以将其分为 3 柱：第 1 跖骨和内侧楔骨组成内侧柱，第 2、第 3 跖骨和中、外楔骨组成中柱，第 4、第 5 跖骨和骰骨组成外侧柱。第 2 跖骨基底陷入 3 块楔骨组成的凹槽中，在跖跗关节中起主要的稳定作用。跖骨颈之间有骨间横韧带连接提高稳定性。第 1、第 2 跖骨基底之间无韧带相连，因而有一定的活动度，是薄弱部位。第 2 跖骨和内侧楔骨之间由 Lisfranc 韧带相连，是跖跗关节主要的稳定结构之一，损伤后只能靠内固定达到稳定。由于跖侧韧带等软组织强大，背侧薄弱，所以骨折脱位时多向背侧移位。

（二）损伤机制

按损伤时外力的特点可以分为直接外力和间接外力。直接外力多为重物坠落砸伤及车轮碾压伤，常合并严重的软组织损伤和开放伤口。间接外力主要有前足外展损伤和足跖屈损伤。后足固定，前足受强力外展时第 2 跖骨基底作为支点而发生外展损伤。当踝关节及前足强力跖屈时，此时沿纵轴的应力可引起跖跗关节的跖屈损伤。

（三）分类

分类有利于骨科医师交流、判断脱位平面及软组织损伤的程度。然而，分类并不能预测治疗效果和今后的功能情况。目前最常用的是 Myserson 对 Quene 和 Kuss 等分类的改良分类。A 型损伤，包括全部 5 块跖骨的移位伴有或不伴有第二跖骨基底骨折。常见的移位是外侧或背外侧，跖骨作为一个整体移位。这类损伤常称为同侧性损伤。B 型损伤，在 B 型损伤中，一个或多个关节仍然保持完整。B1 型损伤的为内侧移位，有时累及楔间或舟楔关节。B2 型损伤为外侧移位，可累及第一跖楔关节。C 型损伤，C 型损伤为裂开性损伤，可以是部分（C1）或全部（C2）。这类损伤通常是高能量损伤，伴有明显的肿胀，易于发生并发症，特别是筋膜间室综合征（见图 6-23）。

（四）临床表现及诊断

任何引起中足压痛和肿胀的损伤都应进行仔细的物理和 X 线检查。检查时容易注意到明显的骨折-脱位移位，但也应注意仔细触诊每一关节的压痛和肿胀，以发现微小损伤，特别是楔骨——第 1 跖骨关节内侧，其在 X 线上通常不显示出移位。Trevino 和 Kodros 介绍了一种"旋转试验"，该试验方法是相对第 1 跖骨头提、压第 2 跖骨头对第二跖跗关节施加应力，来诱发 Lisfranc 关节疼痛。仔细观察足底，如发现小的瘀血，提示损伤严重。患足不能负重是另一潜在的不稳定性征象。

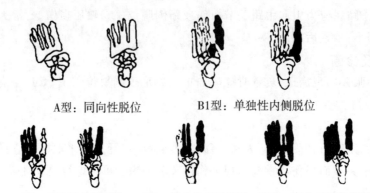

A型：同向性脱位　　　B1型：单独性内侧脱位

B2型：单独性外侧脱位　C1型：部分分离性脱位　C2型：完全分离性脱位

图 6-23　跖跗关节损伤的 Myserson 分类

必须拍负重位 X 线片。如 X 线片未发现移位,但病人不能负重,应用短腿石膏固定 2 周,再重复拍摄负重 X 线片,评价时要注意如下区域：

(1)前后位 X 线片上,第 2 跖骨干内侧应与中间楔骨的内侧面住一条直线上。

(2)斜位 X 线片上,第四跖骨干内侧应与骰骨内侧面在一条直线上。

(3)第一跖楔关节外形应规则。

(4)在楔骨-第 2 跖骨间隙内侧的"斑点征",这提示有 Lisfranc 韧带的撕脱。

(5)评价舟楔关节有无半脱位。

(6)寻找有无骰骨的压缩性骨折。

如果在急性情况下,X 线平片不能确定损伤平面,则使用 MRI 检查 Lisfranc 韧带。MRI 检查的敏感性与检查者的经验有一定关系。

筋膜间室综合征虽然很少见,经常发生于高能量损伤的骨折-脱位,可引起严重的、难以治疗的爪形趾和慢性疼痛。对于严重肿胀的病人,我们常规检测筋膜间室的压力,但很难检测到每个筋膜间室,单纯临床怀疑本身就可以作为减压指征,早期处理才能避免严重后遗症。如 Manoli 所介绍的,作者主张用内侧长切口减压外展肌及足深部间室,包括跟骨部位的间室。此外还有 2 个切口,分别在第 2 与第 3 跖骨、第 4 与第 5 跖骨之间,用于背侧固有筋膜间室减压。减压时一定要充分彻底的打开每个间室,减压切口用凡士林纱布覆盖,1～2 周待肿胀消退后直接缝合或植皮。

(五)治疗

Lisfranc 关节损伤成功疗效的关键是恢复受累关节的解剖对线。非移位(小于 2mm)损伤采用闭合性治疗,可用非负重石膏固定 6 周,随后用负重石膏再固定 4～6 周。应重复拍摄 X 线片确认患肢在石膏内没有发生移位。移位大于 2mm 的骨折应该手术治疗。如果移位不严重,用手指挤压,反向牵引也可以闭合复位,C 型臂机确认复位位置满意后可应用克氏针或 Steinmann 针闭合固定,特别是固定外侧 2 个关节。然而 4.0mm 的空心钉或 4.0mm 标准部分螺纹松质骨螺钉在影像监视下打入,能达到满意的固定。空心钉可以用细克氏针做引导,手术操作较普通螺钉方便,用导针探及钉尾巴后可用螺丝刀完全沉入。如闭合复位不满意,或有明显地粉碎骨折,应选择切开复位,特别是 B 型或 C 型。

文献证实获得并维持骨折脱位的解剖复位的疗效明显优于非解剖复位。Kuo 等评价了开放复位内固定治疗 48 例 Lisfranc 损伤病人的疗效。随访 52 个月发现,非解剖复位导致 60％病人出现创伤后关节病。解剖复位的病人中,只有 16％发生创伤后关节病。不论损伤是开放性或闭合性,不论是否 5 个跗跖关节全部损伤,不论楔骨或骰骨是否损伤,不论 Lisfranc 损伤是单纯性或伴有多发损伤,不论立即或延期作出诊断,也不论是工伤或非工伤,在他们该组病例中均未见统计学差异。

创伤性关节炎疼痛明显严重影响生活和工作者,可行跗跖关节和跗间关节融合术,把发生炎性病变的关节变得稳定,并纠正创伤后扁平足畸形,从而改善功能和消除疼痛。Komenda、Myerson 和 Biddinger 回顾了由于中足创伤后顽固疼痛而行跗跖关节融合的 32 例病人,发现中足的 AOFAS 评分明显提高,从术前的 44 分提高到术后的 78 分。Man、Prieskom 和 Sobel 报告了 40 例跗中或跗跖关节融合病人的长期结果,其中 17 例为创伤后关节炎,平均随访 6 年,93% 的病人对疗效满意。

病人硬膜外麻醉或者全麻,在姆长伸肌腱外侧经过第 1、第 2 跖骨基底部做背侧切口。在切口远端注意保护背内侧皮神经的最内侧支,找出并切开下伸肌支持带,游离足背动脉和腓深神经,用橡皮条将其牵向内侧或外侧,以便探查 Lisfranc 关节的各个部分。去除第 2 跖骨基底部和楔骨内侧之间 Lisfranc 关节区的碎屑,留出复位空间。如果需要楔骨间螺丝钉固定,在透视下,从内侧楔骨的内侧拧向中间楔骨。然后,用巾钳维持复位后的位置,在透视引导下,从内侧楔骨向第 2 跖骨基底部打入导针。经导针打入 4.0mm 空心螺钉。从第一跗骨背侧向内侧楔骨打入 1 枚同样螺钉固定第一跖跗关节。这一背侧切口通常也可以观察到第 3 跖楔关节,并进行同样复位和内固定。外侧跖骰崩裂可用 3/32 英寸(1 英寸＝2.54cm)光滑 Steinmann 针闭合复位,也可用以关节背外侧为中心的平行切口切开复位,尼龙线间断缝合,关闭背侧切口。

(六)术后处理

术后厚敷料包扎,后侧夹板固定。术后 7～10 天后改用短腿非负重石膏固定。6～8 周后允许部分负重。第 8 周时拔除外侧的斯氏针。第 4 个月时去除内侧螺丝钉。在内侧螺丝钉拔除前,应用预制的助行器。

因为许多病例在初期发生漏诊,什么时间行切开复位内固定而不必行关节融合术仍在探讨。对于体重不足 68.04～72.56kg(150～160 磅)、轻微或没有粉碎骨折的病人,最晚在伤后 8 周仍可尝试行切开复位内固定而不行关节融合术。超过上述体重的病人应早期行内侧三关节融合术,但很少包括外侧两个关节。第 4、第 5 跖骰关节的活动非常重要,这一区域创伤性关节炎只引起很轻的症状。

六、跖骨骨折及脱位

(一)解剖特点

前足有两个重要作用,一个是支撑体重,第二个是行走时 5 块跖骨间可以发生相对移位以便将足底应力平均分布于第 1 跖骨的 2 个籽骨和其余 4 个跖骨,避免局部皮肤压坏。前足表面上是一个整体,但各部分的损伤则需要根据不同情况分别处理。

解剖学上 5 块跖骨明显分为 3 个部分:第 1、第 5 和中部 3 块跖骨。

(二)损伤机制

跖骨骨折临床上较常见,但由于其功能的相对次要,目前相关文献极少有其发生率的记载。常由重物砸伤或挤压伤等直接暴力、身体扭转等间接暴力导致跖骨干螺旋形骨折,尤其是中间的 3 个跖骨。应力骨折多见于运动员等。

(三)分类

跖骨骨折通常按骨折部位来分类,分别为基底部、骨干和颈部骨折。

(四)临床表现及诊断

跖骨骨折诊断较简单,明确的外伤史,局部压痛,有时可及骨擦感,足部活动受限,足部正斜位片可明确诊断。其中斜位片有助于判断跖骨头在矢状位的移位。必要时可行 CT 扫描加三维重建,明确骨折的详细情况。

（五）治疗

第 1 跖骨较其他跖骨短而粗大，构成足内侧纵弓的一部分，与第 2 跖骨间韧带连接少，故相对活动度更大。它基底内侧有胫前肌腱附着，外侧有腓骨长肌腱附着，这一对肌腱维持着跖骨的位置。第 1 跖骨头上有 2 个籽骨，分担了前足 1/3 应力。由于第 1 跖骨对前足的稳定性起关键作用，所以对第 1 跖骨应该采用更加积极的治疗，努力恢复其形态和其他跖骨头之间的正常关系。对于移位不明显的横行骨折，可予石膏外固定。对于一些简单的骨干部位的骨折，可以经皮用克氏针固定，具有损伤小、经济等优点，但固定不如钢板确切，且有损伤跖板、关节面，钉道感染等不足。对于移位明显的不稳定骨折，如果软组织条件允许，可用微型钢板螺钉固定。如果软组织损伤不适宜内固定，则可以采用外固定架治疗。术后注意软组织愈合，一般负重延迟至术后 8～10 周至 X 片上见骨痂。

第 5 跖骨骨折很常见，由于有很多运动肌附着于其基底部，所以不同于其他骨折。腓骨短肌止于第 5 跖骨结节背侧，第三腓骨肌止于干骺结合部，跖侧也有跖筋膜附着（图 6-24）。第五跖骨骨折可以分为 3 种类型：第 4、第 5 跖骨间关节以近的骨折为节结骨折，或称Ⅰ区骨折；第 4、第 5 跖骨间关节区域的骨折为 Jones 骨折，或称Ⅱ区骨折；该区以远的骨折为骨干应力骨折或称Ⅲ区骨折（图 6-25）。Ⅰ区骨折一般保守治疗效果较好，骨折涉及关节达 30％以上的需手术治疗。Jones 骨折通常以保守治疗为主，对于运动员等要求尽早活动的，可以行髓内螺钉固定。骨干部位骨折现今的治疗趋势是切开复位微型钢板固定。

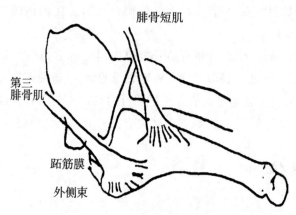

图 6-24　第 5 跖骨基底部韧带附着情况

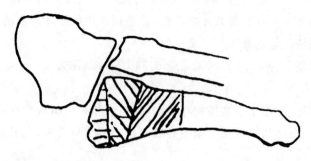

结节撕脱骨折

Jones 骨折

干部应力骨折

图 6-25　第 5 跖骨基底部骨折分类

对于中部跖骨骨折侧方移位小于 4mm,成角畸形小于 10°,短缩不明显,一般石膏固定等保守治疗可取得满意疗效。但存在固定时间长,患足肿胀、疼痛等不适,而且对于跖骨头颈部骨折固定不确切者容易发生再移位。对于移位等畸形明显的跖骨骨折,也可采用经皮或切开复位后克氏针固定,具有手术创伤小、费用低等优点,但对于长斜形或粉碎骨折,尤其是靠近跖骨头处骨折,其固定效果不如钢板确切,并且会损伤跖趾关节、跖板,术后导致关节疼痛、跖骨头和跖板的粘连等。

随着经济发展,患者要求的提高,对于长斜形或粉碎性骨折,跖骨头骨折跖屈明显者,更多的采用 AO 微型钢板内固定等更为积极的治疗方法。跖骨头的形态对于维持整个足弓的稳定性起着极其重要的作用,切开复位内固定并且确切的修复其形态,对于减少日后由于不稳定等导致的足部疼痛有重要意义。当骨折远端跖屈明显,在今后的负重时该跖骨的负荷增加,会导致难以处理的跖侧皮肤过度角质化,而足背侧的骨性突起亦可引起疼痛。偶尔远折端的背屈,可以使该跖骨的负荷减小,导致周边的损伤。Sisk 指出骨折越靠近远端,远端跖屈越明显,越应考虑手术。而且足部往往都有鞋和袜子的保护,很少像手外伤一样出现严重的污染而影响内固定的植入,手术较安全。跖骨骨折常由高能量损伤引起,且足背部皮肤软组织菲薄,术前应注意软组织条件,积极予脱水消肿等对症处理,待肿胀消退后方可手术。

Alapuz 等对 57 例中间跖骨骨折病人采用手术治疗和非手术治疗的最终结果进行了评价,发现效果差者多得惊人(39%)。不论采用何种治疗方法,只 32% 的病人效果良好。导致效果较差的因素包括骨折矢状面移位、开放骨折和严重软组织损伤。作者的经验认为,轻度侧方移位可以接受,然而,不论跖骨头在矢状面背伸移位或跖屈移位,还是跖骨过度短缩都将导致跖骨疼痛和慢性前足疼痛。鉴于此,推荐经背侧入路行闭合复位和经皮穿针固定。必须注意跖骨在矢状面的对线,触摸跖骨头以确定是否所有跖骨头都在同一平面,从而作出初步评估。

七、其他足部损伤

(一)足舟骨脱位及骨折脱位

足舟骨骨折少见,一般可分为舟骨结节骨折、舟骨背侧缘骨折、舟骨体部骨折、舟骨疲劳骨折 4 种损伤类型。只要骨折移位不大,均可采用石膏固定的方法来治疗。如果移位明显则需切开复位内固定,有利于恢复足部内侧柱的长度并恢复关节。

结节骨折多见于内翻应力,胫后肌腱和弹簧韧带牵拉所致,一般移位不明显。直接暴力作用于局部也可造成骨折。诊断时应注意鉴别单纯舟骨骨折还是中跗关节损伤的一部分,如果是单纯舟骨骨折治疗较简单,如果是中跗关节损伤的一部分则需严格的切开复位内固定以利于韧带的修复。还应排除副舟骨的可能,其多为两侧对称,拍摄对侧足部 X 片有助于诊断,此外副舟骨边缘硬化清晰,骨折边缘模糊,CT 更有助于判断。移位不明显,石膏固定 3～4 周即可开始部分负重行走。如移位明显可切开复位,如骨折块较大可用普通螺钉或拉力螺钉固定,如骨折块较小不便于螺钉固定则可用克氏针固定,但强度不如螺钉。有疼痛、活动受限等症状的骨折不愈合可行切开复位螺钉内固定,手术中应注意清除瘢痕和硬化骨组织至创面新鲜出血,如骨片较小可切除。

足跖屈内翻时可造成舟骨背侧缘撕脱骨折,一般休息和石膏固定制动即可。如骨折块较大可以行直切口切开复位螺钉固定,注意保护肌腱和足背血管。

舟骨体部骨折少见。体部骨折通常按 Sangeorzan 分型分为 3 型:Ⅰ型,舟骨水平骨折;Ⅱ型,最常见,骨折线从舟骨背外侧向跖内侧;Ⅲ型,舟骨中部矢状面粉碎骨折。无移位的体部骨折可予石膏制动 6～8 周,随后改用支具支持足弓。对于移位骨折,可以尝试闭合复位但很难维持,需经前内侧切口进行切开复位内固定,行切开复位内固定时应注意恢复并维持内侧柱的长度。当关节面破坏严重时应考虑一期关节融合,必须恢复和保持内侧柱的长度,有缺损时应植骨。Sangeorzan 等研究显示,损伤越重预后越差,复位满意则预后佳。现在对足舟骨疲劳骨折的认识越来越多,血管解剖与此有关。对足内侧弓的疼痛不适应引起警惕,应该在移位发生前予以诊断。未移位的应力骨折石膏制动 8 周,不负重。如仍未愈合或发生移位,骨折需植骨加螺钉内固定。

舟骨应力性骨折是运动员足弓疼痛的常见原因。许多此类骨折在常规 X 线检查并不能清楚地显示,为准确诊断应有高度警惕性。中足的舟骨部有压痛,应力内、外翻足疼痛加剧。开始 X 线表现可能正常,但骨扫描经常会有阳性发现,断层、CT 扫描或 MRI 可以明确诊断。Quirk 基本根据 Kahn 的工作,建议将舟骨骨折按如下顺序处理:

1.病人诊断明确时,都应使用膝下非负重石膏固定 6 周。

2.非负重石膏固定 6 周后,舟骨表面仍然压痛,更换石膏继续固定 2 周。

3.如果治疗成功,监督下允许病人逐步恢复先前活动。

Quirk 还建议如果需行开放复位内固定和植骨,应在骨折线表面放置标记物,进行术前 CT 扫描,有助于术中确认该区。

(二)骰骨骨折

骰骨骨折作为单一损伤相当少见。这些骨损伤是累及 Lisfranc 关节(最常见)或 Chopart 关节广泛损伤的一部分。骰骨骨折可分为撕脱性骨折和压缩性骨折。小的撕脱性骨折可发生踝关节内翻扭伤,保守治疗通常有效。骰骨压缩性骨折,或称为"脆果"骨折,常伴发于 Lisfranc 关节或中跗关节崩裂。多数为轻度移位,可用非负重石膏固定 4 周,然后再用负重石膏固定 4 周。随后用塑形良好的足弓支撑保护。对于严重移位伴有外侧柱短缩者,应考虑切开复位、骨移植和内固定。

(三)楔状骨骨折及脱位

楔骨骨折很少见,常由直接外力引起,由于骨间韧带坚强,常无移位。间接外力致韧带牵拉也可产生撕脱骨折。如骨折有移位应注意鉴别是否为 Lisfranc 损伤的一部分,如为此类损伤需严格的切开复位内固定,具体治疗参见 Lisfranc 损伤部分。如果骨折移位不明显,则可以用小腿石膏托或管型石膏固定 4~6 周后开始部分负重功能锻炼;如移位明显,应切开复位内固定,根据术中内固定的牢固程度,术后可予石膏固定 4 周或不行石膏固定,直接在床上非负重状态下行踝关节屈伸功能锻炼,术后 6~8 周开始部分负重功能锻炼。

(尹　磊)

第七章　骨盆损伤

第一节　骨盆骨折

骨盆骨折较常见,占全身骨折的 1%～3%,多由强大的直接暴力所致,如压砸、辗轧、撞挤或高处坠落等。骨盆骨折常合并有腹腔内脏损伤或大量内出血,因此休克发生率很高。在因交通事故死亡的患者中,骨盆骨折是第三位死亡原因,造成骨盆骨折死亡的主要原因是伴发的严重损伤和失血性休克。

一、骨盆骨折的损伤机制

骨盆骨折多因直接暴力所致。依照损伤暴力的方向及作用部位,损伤机制分为四种。①骨盆前后挤压暴力:不论伤员处于俯卧或仰卧位,首先发生骨盆前环骨折,包括耻骨联合分离、耻骨体骨折、单侧或双侧耻骨上下支骨折,断端分离。如前后挤压暴力继续,因两侧髂骨翼开口成前宽后窄的状态。此时,髂骨受挤压向外旋转变位,继而骨盆后环损伤。②骨盆侧方挤压暴力:首先发生骨盆前环闭孔区的骨折,损伤可局限在一侧耻骨单支或上下支,或双侧耻骨上下支骨折,断端重叠嵌插。侧方挤压暴力如再进一步,可造成髋臼处骨盆横断骨折,或髋臼前壁和前柱同时骨折,或髋臼后壁和后柱同时骨折,或臼底穿裂骨折伴股骨头中央性脱位。③骨盆受侧前方暴力:是一种特殊的损伤。当汽车相撞,伤员为司机时,均为坐姿,下肢屈膝屈髋外展位,侧前方暴力通过股骨向后内侧冲击,先发生前环骨折,继而髋臼骨盆横断、双柱伴髋臼前、后壁骨折,同时发生股骨头后脱位。④骨盆受垂直剪切暴力(如伤员从高处坠落,单肢着地):发生臼顶骨折伴股骨头脱位。严重者,先发生前环骨折,继而髋臼骨盆穿裂横断、双柱劈裂骨折,臼顶及其上方髂骨纵裂骨折,股骨头中心脱位。

由间接暴力造成骨盆骨折较少见,多为肌肉附着点撕脱骨折,常见于青少年,由于奔跑、跳跃等猛烈的肌肉收缩,发生髂嵴、髂前上棘或坐骨结节的骨骺撕脱,或局部肌肉附着点的骨块撕脱。

二、骨盆骨折分类

骨盆骨折分类方法有很多种。Tne(1995)根据骨折的 AO 通用命名原则,将骨盆骨折分成 A(稳定)、B(旋转不稳定,垂直稳定)和 C(旋转及垂直不稳定)三大类型及相关亚型。该分类原则得到 AO 组织推荐并进一步细分,目前被国际上广泛使用。除此之外,某些情况下,历史上沿用的一些分类方法并具有一定的实用价值,在此一并列出。

1.Tile 分类(1988 年)

A 型——稳定型,轻度移位。

A1 型:无损于骨盆环完整的骨折,如坐骨结节、髂前上嵴和髂骨翼骨折等;

A2 型:稳定移位较小的骨折,如耻骨支或坐骨支单侧或双侧骨折等;

A3 型:骶尾骨的横断骨折,不波及骨盆环。

B 型——旋转不稳定,垂直稳定性骨折。

B1 型:开书型骨折,前后方向挤压暴力或外旋暴力作用在骨盆上,造成耻骨联合分离,使得骨盆像开着的书本;

B2 型:骨盆侧方挤压损伤或髂骨旋转损伤;

B3 型:双侧 B 型损伤。

C 型——旋转及垂直不稳定(垂直剪力)。

C1 型:单侧损伤,后部损伤可能为髂骨骨折,骶髂关节无损伤;也可能是骶髂关节单纯脱位或合并骨折;或骶骨骨折,侧骨盆移向上方。

C2 型:对侧损伤,受力侧髂骨后部和耻骨支骨折髂后韧带、骶棘和骶结节韧带损伤,髂骨外旋,骶髂关节脱位;

C3 型:合并髋臼骨折。

2.按骨盆骨折稳定程度分类

(1)撕脱性骨折:因肌肉强烈收缩造成的髂前上、下棘或坐骨结节撕脱骨折。

(2)稳定型骨盆骨折:为不涉及骨盆主弓的骨折,即骨盆环一处骨折,如一侧耻骨上支或下支、髂骨翼骨折、耻骨联合分离、骶骨下方骨折或尾骨骨折;另外一侧耻骨上、下支骨折同时有对侧耻骨上支或下支骨折亦属此类。此类骨折不需复位,不需牵引,不需手术,通过卧床休息可得到治愈。

(3)不稳定型骨盆骨折:涉及骨盆主弓的骨折,即骨盆环有两处骨折,如一侧耻骨上下支骨折合并同侧骶髂关节脱位或合并骶髂关节附近的髂骨或骶骨骨折;一侧骶髂关节脱位合并耻骨联合分离或合并双侧耻骨上下支骨折。由于骨盆环具有两处以上的骨折,盆环解体,并发症多,治疗困难。

(4)髋臼骨折:包括髋臼缘或臼底骨折造成股骨头中心性脱位,股骨头突入盆内。

3.根据骨盆环受损程度分类

(1)骨盆环仍保持完整的孤立性骨折:骨折发生在骨盆的边缘,未破坏骨盆环的完整与稳定。常见有以下四种类型。

1)骨盆边缘撕脱骨折:多因在体育运动时突然而来未加控制的用力,肌肉猛烈收缩而将其起点处骨折撕脱,如缝匠肌撕脱髂前上棘,股直肌撕脱髂前下棘,腘绳肌撕脱坐骨结节。

2)髂骨翼骨折:多为直接暴力所致。骨折可为线型或粉碎,大多无明显移位。

3)单一的耻(坐)骨支骨折:侧方挤压,可造成一侧或两侧单一的耻(坐)骨支骨折。骨盆环的稳定性未受影响,骨折端无明显移位。

4)孤立性骶骨横断骨折:多为后仰坐倒撞击所致。骨折在两骶髂关节下缘连线平面以下,或有向前轻度移位。

(2)骨盆环单处骨折:骨盆环仅在一处断裂骨折,仍较稳定,骨折多无明显移位,并发症少。常见的有以下 4 种类型。

1)单侧耻骨上下支骨折:骨盆受侧方对冲外力挤压,单侧耻骨上下支骨折。骨盆后壁仍保持完整,骨盆环的稳定型无明显影响,骨折多无明显移位。

2)髂骨体骨折:多为直接暴力所致。骨折虽侵犯承重弓,但髂骨后上部仍与骶骨牢稳组成骶髂关节,骨折无明显移位。

3)耻骨联合轻度分离:孤立性耻骨联合轻度分离少见,分离间隙较大者常同时合并骶髂关节损伤。

4)骶髂关节半脱位:这是唯一具有重要意义的骨盆环孤立性损伤。骶髂关节半脱位使关节失稳,引起持久性疼痛。

(3)骨盆环的联合骨折:骨盆环两处或两处以上断裂,骨盆环完全破裂而失去稳定性,骨折端多有重叠错位或分离,骨盆亦常变形。常伴有大出血和盆腔脏器等多种合并伤,病死率较高。骨盆环的联合骨折可分为以下两种类型。

1)骨盆环前部联合骨折:两处骨折都发生在耻骨段上,可以是双侧耻骨上下支骨折,或为单侧耻骨上下支骨折与耻骨联合分离。常合并尿道损伤。由于骨盆后壁仍保持完整,骨折移位不大。

2)骨盆环前后部联合骨折:骨盆环前后部同时断裂,骨盆分为两半而完全失去稳定性。伤侧半个骨盆可发生旋转和向上移位,使骨盆变形与下肢短缩,是骨盆骨折最严重的一类。常见的是耻骨联合分离和一侧骶髂关节脱位或髂骨、骶骨骨折,或者为单侧耻骨上下支骨折合并骶髂关节脱位或骶骨、髂骨骨折。骨盆前后向外力挤压时,伤侧半个骨盆将外翻外旋呈现张弓变形(分离型)。如受侧方挤压,则骨盆向中线移位和内翻内旋变形(压缩型)。高处坠落产生身体纵轴暴力可造成半侧骨盆骨折脱位(垂直剪力型),伤侧坐骨棘与第 5 腰椎横突骨折,半侧骨盆常向上移位。

(4)髋臼骨折:髋臼为骨盆的侧壁,分前柱、后柱与穹顶三个部分。前柱包括髂前下棘以下的全部耻骨及臼的前下 1/3(前壁)。后柱包括整个坐骨及臼的后下 1/3(后壁)。髋臼的上 1/3 为穹顶,臼底称为内壁。髋臼骨折是骨盆骨折中较少见的一类,骨折可发生在上述每个部位。髋臼骨折分两大类:

1)无移位型:即髋臼骨折无移位或轻微移位,髋臼与股骨头解剖关系正常。

2)移位型:指髋臼骨折移位,合并或不合并股骨头脱位。常见有以下三种类型:单纯髋臼壁骨折:后壁骨折伴股骨头后脱位(常见),前壁骨折(少见)。单纯髋臼柱骨折:髋臼后柱骨折伴股骨头后脱位以及髋臼前柱骨折伴股骨头前脱位。第 3 种是髋臼横断骨折合并股骨头中心脱位。以上三种类型可单独发生,也可联合存在。

4.为便于临床治疗分类　将骨盆骨折分为盆环变形与不变形骨折两大类,便于治疗和引起临床医师的重视。

(1)盆环不变形骨折:不论盆环几处骨折,而盆环基本保持原形,不影响骨盆的稳定,除对移位较大的骨折块需手术复位固定外,一般不需要手术治疗。

1)髂骨翼骨折。

2)耻骨或坐骨单支骨折。

3)骶骨横断骨折:指 S_2 以下的骶骨横断骨折,不影响盆环形态。

4)尾骨骨折脱位。

5)髂前上、下棘、坐骨结节撕脱骨折或骨骺分离。

(2)盆环变形骨折:骨盆前、后环联合损伤是较严重的一种,骨折端发生分离或重叠变位。前、后环联合损伤的最终表现是发生各种组合的半盆脱位。

重叠型:骨盆受侧方挤压暴力,断端重叠,塌陷变位。分为:①单侧或双侧耻骨上下支骨折,耻骨联合分离伴一侧耻骨上下支骨折:单侧耻骨上下支及另一侧耻骨体骨折,断端重叠变位。②单侧或双侧耻骨上下支骨折及耻骨联合分离重叠伴单侧或双侧骶髂关节后韧带撕裂,但未脱位。③重叠型伴盆脱位:指骨盆前后联合损伤,前环骨折包括一侧或双侧耻骨上下支骨折或耻骨体骨折,或耻骨联合分离;后环骨折包括骶髂关节撕脱,或其附近的髂骨骨折或骶骨骨折等。最后发生前后环骨折的各种组合的半盆脱位。断端重叠,塌陷变位,髂骨内旋、内收变位,伤侧半盆因腰肌、腹肌的牵拉向上后移位。

分离型:骨盆遭受前后挤压暴力,折端分离移位。两侧髂骨翼前宽后窄,受前后挤压暴力后,前环骨折,两侧髂骨如翻书本样向两侧外旋、外翻,称为翻书型损伤,进而发生后环骨折,造成严重的前后环联合损伤,表现为各种组合的半盆脱位。分为:①耻骨联合分离,耻骨体骨折,单侧或双侧耻骨上下支骨折,断端分离,无后环损伤。②上述四种前环骨折中任何一种伴单侧或双侧骶髂关节前韧带撕裂,但未脱位,呈翻书形,断端分离。③分离型半盆脱位,即骨盆前、后环联合损伤。前环损伤包括耻骨联合分离,耻骨体骨折,单侧或双侧耻骨上下支骨折;后环损伤包括骶髂关节脱位,关节附近的髂骨或骶骨骨折。前、后环联合损伤造成各种组合的半盆脱位,表现为断端分离,髋骨外旋、外翻。

垂直型:即中间型,多由高处坠落,单足着地,骨盆遭受垂直剪力损伤,伤侧半盆向上后移位,此种表现与分离型及重叠型半盆脱位相同,所不同之处是髋骨无旋转变位,也无塌陷、重叠等表现。分为:①单侧耻骨上下支骨折伴同侧骶骨骨折所致的半盆脱位,髂骨无旋转移位,称为 Malgaine 垂直型半盆脱位。②单侧耻骨上下支骨折伴对侧髂骨骨折所致的半盆脱位,髂骨无旋转变位,称为 ieMalgaine 垂直交叉型半盆脱位。

三、骨盆骨折的临床表现及诊断

(一)临床表现

不论何种类型的骨盆骨折,均应从三方面来观察与检测,即骨盆骨折本身、骨盆骨折的并发伤与同时发生的腹腔脏器伤。骨折的并发伤与腹腔脏器伤的后果常较骨折本身更为严重,要高度重视。

1.骨盆骨折本身

(1)稳定型骨折:主要是局部疼痛。单纯耻骨支骨折(单侧或双侧)疼痛在腹股沟及阴部,可伴有内收肌痛。髂前部撕脱骨折常有皮下出血及伸屈髋关节时疼痛。骶骨、髂骨的局部骨折表现为局部肿痛。

(2)不稳定型骨折:耻骨联合分离,可触到耻骨联合处的间隙加大及压痛,骶髂关节及其邻近的纵形损伤,多伴有前环损伤,骨盆失去稳定,疼痛剧烈,伤者不敢翻身或挪动,甚至在短期内发生臀部或骶部压疮。后环损伤侧的下肢在床上移动困难,翻身疼痛的原因除骨折外,几乎都有后腹膜血肿,血肿容量 1000～4000ml。由于血肿的刺激,使腰大肌痉挛肿胀,压迫从腰大肌侧面穿出的髂腹下神经引起下腹部胀痛、隐痛或牵涉痛;压迫从腰大肌侧方穿出的髂腹股沟神经和从腰大肌前面穿出的生殖股神经,引起会阴、腹股沟部坠胀甚至睾丸部疼痛;压迫股外侧皮神经科发生大腿外侧麻刺痛。这些细小的神经,抗压能力低,在肌肉内走行较长,容易受到压挤,可发生神经支配区的放射性疼痛,严重者达难以忍受的程度。由于骨折时坐骨大切迹及骶髂关节部的移位,坐骨神经受到卡压,可发生下肢远端刺激性疼痛;前环骨折挤压闭孔神经及股神经,可发生膝前内侧的疼痛。严重者有麻木及相应节段的肌瘫,疼痛反而消失。在分离型损伤中,由于髂翼外翻,使髋臼处于外旋位,该下肢呈外旋畸形。

2.合并损伤及并发症

不稳定性骨折:特别是骨盆环前后联合损伤常存在并发伤。伤势多较严重而复杂,要全面而仔细的检查。注意下列并发伤。

(1)休克:骨盆骨折为松质骨骨折,本身出血较多,加之盆壁静脉丛多且无静脉瓣阻挡回流,以及中小动脉损伤,严重的常有大出血(1000～4000ml),表现轻度至重度的休克。

大量的内出血,由疏松的结缔组织迅速充填腹膜后间隙,并向侧腹壁渗透,严重的渗透到肾周,表现为下腹部饱满,腹股沟及会阴部肿胀,出现腹胀、腹痛、腰背痛及腹膜刺激症状,髂骨部、阴囊、阴唇可出现瘀斑。常误认为髂腰部软组织挫伤,甚至腹腔内出血。

(2)直肠肛管损伤:骶骨或坐骨骨折可损伤直肠或肛管。如直肠损伤撕破腹膜,可引起腹内感染,否则仅引起盆腔感染。肛门指诊有血是重要体征。进一步检查可发现破裂口及刺破直肠的骨折断裂。早期检查出这些合并伤,是及时清创、修补裂孔、预防感染的关键。延误发现及处理,则感染后果严重。因此骨盆骨折,须肛门指检。

(3)尿道及膀胱损伤:为骨盆骨折常见的合并伤。尿道损伤后排尿困难,尿道口有血流出。膀胱在充盈状态下破裂,尿液流入腹腔,出现腹膜刺激症状。膀胱空虚状态下破裂,尿液渗出到会阴部,因此应检查会阴及尿道。

(4)神经损伤:骶骨管骨折脱位可损伤支配括约肌及会阴部的马尾神经。骶骨孔部骨折,可损伤坐骨神经根。骶1侧翼骨折可损伤腰5神经。坐骨大切迹部或坐骨骨折,有时可伤及坐骨神经。耻骨支骨折偶可损伤闭孔神经或股神经。髂前上棘撕脱骨折可伤及股外侧皮神经。了解上述各神经所支配的皮肤感觉区域支配的肌肉,进行相应的感觉及运动检查,可以做出诊断。

(5)大血管损伤:骨盆骨折偶尔可损伤髂外动脉或股动脉。局部血肿及远端足背动脉搏动减弱或消失,是重要体征。因此,骨盆骨折病例应检查股动脉与足背动脉,及时发现大血管损伤。

(6)女性生殖道损伤:损伤的原因除骨折端刺伤生殖道外,还可由于受伤时两大腿分开成骑跨式撕裂会阴,以阴道伤多见,其他还有子宫破裂、外阴撕裂伤等。

3.腹部脏器损伤　暴力损伤骨盆同时,亦可伤及腹部脏器。除上述骨盆骨折的并发伤,可有实质脏器或空腔脏器损伤。前者表现为腹内出血,有移动性浊音体征;后者主要出现腹膜刺激症状及肠鸣音消失或肝浊音界消失。腹腔穿刺检查有助于诊断。

(二)诊断

依据外伤史、症状和下述体征,辅以影像学检查,骨盆骨折的诊断是不困难的,重要的是要确定骨折的类型与是否存在合并伤。

1.体征

(1)骨盆畸形:有时不一定明显。半盆脱位时,两侧不对称。前环损伤如耻骨联合分离,断端突于皮下,耻骨上、下支骨折破裂块有时在腹股沟部隆起;后环损伤如髂骨骨折移位,骶髂关节撕脱,向上移位后突。

(2)脐棘距与髂后上棘的高度:这两个体征有助于鉴别压缩型或分离型骨折:①脐孔至髂前上棘距离(简称脐棘距):正常两侧相等,压缩型骨盆后环损伤,伤侧髂翼内翻(内旋或向对侧扭转),其脐棘距短于对侧。分离型,伤侧髂骨外翻(外旋或向同侧扭转),其脐棘距增大,长于对侧。②髂后上棘高度:患者平卧,检查者双手扦入患者臀后触摸对比两侧髂后上棘的突出程度及压痛,髂翼后部直线骨折对髂后上棘无影响,压缩型由于髂骨内翻,伤侧髂后上棘更为突出且压痛。分离型髂翼外翻,伤侧髂后上棘较对侧为低平,亦有压痛。如有明显向上移位,亦可感到髂后上棘位置高于对侧。

(3)骨盆挤压及分离试验:对骨盆骨折可疑的伤员,可做此两项检查。骨盆骨折已明确,不必再做上述检查,以免增加伤员的痛苦,甚至增加骨折端的出血。

(4)腹膜后血肿及瘀斑:腹膜后血肿的特点,是腹痛范围仅限于下腹部血肿的部位,压痛、反跳痛及肌紧张较轻,无移动性浊音;如果腹腔内脏器破裂、穿孔,由于血、胃肠液体的刺激,腹痛范围广,压痛、反跳痛及腹肌紧张均较明显。最有效检查为腹腔穿刺。因下腹壁有血肿渗透,为避免假阳性出现,应在脐上偏外穿刺。早期腹内液较少,先令伤者侧卧45°约5min,再做腹腔穿刺,阳性率较高。

2.影像学检查

(1)X线检查:X线平片可明确骨折部位、类型及其移位情况,并能提示可能发生的并发症。全骨盆正位片显示骨盆全貌,应列为常规检查。为确定骨盆环联合骨折变位情况,待病情稳定,合并伤处理完毕后,需再拍骨盆入口位与出口位片(骨盆入口位片:患者仰位,X线射线从尾侧投向颅侧,与片盒成60°倾斜摄片。可显示耻骨段骨折移位,骨盆向内向外旋转和向内移位程度;半骨盆向后移位及骶髂关节间隙小碎骨片,骶骨骨折是否侵犯椎管。骨盆出口位片:患者仰卧,X线射线从尾侧投向颅侧,与片盒亦呈60°倾斜。可显示耻骨体骨折,骶髂关节间隙分离的半脱位,骶骨或髂骨骨折移位情况)。

几种类型的骨盆环骨折的X线表现如下。

1)骨盆后环损伤:骶髂关节脱位及髂翼后部直线骨折易于辨认,脱位及骨折移位程度容易测量。骶孔直线骨折,由于骶髂关节并无脱位,骶孔外缘骨折线又很不清楚,易被忽略。如仔细比较两侧髂翼高度及骶骨侧块高度,则可见第4骶骨侧块有骨折线。以第5腰椎横突为标准,骨折侧的髂翼上移,骶骨侧块更接近腰5横突。如腰5横突骨折并向上移位,则说明是此种骨折。此类骨折易于误诊,应特别注意。

2)骨盆扭转变形:压缩型,后环损伤侧的髂翼向内旋,在正位X线片,其髂翼宽度比对侧窄(测量髋臼上方髋骨或骶髂关节至髂前上棘之距离)。由于髂骨扭转,其闭孔由斜变正,显得大于对侧,耻骨联合被挤离中线,向对侧移位。伤侧髂骨向上脱位或移位多者可造成耻骨联合上下分离。分离型,后环伤侧髂翼向外旋,由斜变正,显像宽于对侧,并牵拉耻骨联合离开中线向伤侧移位或分离,外旋髂骨的闭孔更斜,故显像比对侧小。垂直型,可有骨折脱位,但无髂骨扭转,耻骨联合仍居中。

3)前环损伤:耻骨上下支及坐骨下支的骨折与单纯前环损伤的骨折相比并无特殊,但移位不同。压缩型,如无耻骨联合向对侧移位,则耻坐骨支骨折处发生重叠。分离型,耻坐骨支骨折,发生在后环损伤的同侧者,如无耻骨联合向侧移位或分离时,则耻坐骨支骨折分离。垂直型则无耻坐骨支骨折的重叠或分离。

4)髋关节的X线检查:为明确骨折部位移位情况,髋臼骨折除拍髋关节正位片观察前柱、后柱及内壁外,常需加拍:①闭孔斜位片:了解前柱、髋臼后唇、闭孔及臼顶骨折情况。拍片时患者仰卧,骨盆向健侧旋转45°投照。②髂骨斜位片:了解后柱及髋臼前唇骨折情况。拍片时骨盆向伤侧旋转45°投照。

(2)CT检查:CT检查可多层次扫描,观察骨盆骨折移位情况,特别可清晰显示骶髂关节周围骨折或髋臼骨折的移位情况,术后CT检查,可了解骨折复位与骨盆环修复的程度。

(3)其他检查:对大血管或中等血管损伤,可行股动脉插管造影检查出血的部位,对中等血管出血也可做栓塞止血治疗。彩色多普勒超声检查也可显示血管损伤的部位,此检查无创伤是其优点。

四、骨盆骨折的治疗

(一)治疗原则

对有骨盆骨折的多发伤者其治疗原则仍然是:首先治疗威胁生命的颅脑、胸、腹损伤,其次是设法保留损伤的肢体,而后及时有效的治疗包括骨盆骨折在内的骨与关节的损伤。1980年McMu着眼于严重骨盆骨折及其伴发和合并损伤的救治,曾提出ABCDEF方案,具体内容是:A(air way气道)通畅呼吸道,注意胸部伴发伤、气管插管、胸腔闭式引流。B(bleeding出血)扩充血容量,危重者可急输O型血。输注5L液体和血后给予2～3个单位新鲜冻干血浆和7～8个单位血小板、抗休克裤、监测凝血指标。C(CNS中枢神经系统)过度通气,保持二氧化碳分压($PaCO_2$)在30～35rnmHg、肾上腺皮质激素。D(digestive消化)腹内脏器损伤、脐上诊断性腹腔灌洗。E(excretion排泄)尿道、膀胱损伤。F(fracture骨折)其他部位骨与关节损伤。根据近年来的进展,应在B项中增加7.5%高渗盐溶液200ml静脉推注和用外固定器固定不稳定骨盆骨折;C 项中肾上腺皮质激素应改为大剂量方案;D 项中将腹部 B 型超声列为筛查腹部内脏损伤的首选方法。

80 年代以来对骨关节损伤早期手术固定的主张和成功的实践促使将需要手术固定的不稳定骨盆环骨折也列入早期适应证,以求减少脂肪栓塞综合征(FES)、弥散性血管内凝血(DIC)、急性呼吸窘迫综合征(ARDS)等严重并发症。在伤后 8h 内早期固定不稳定骨盆骨折较晚期手术者并发症少,存活率高,康复快。此外,在伴发腹内脏器和(或)合并泌尿生殖系统损伤的骨盆不稳定骨折者,应在手术治疗脏器损伤的同时,整复、内固定移位的耻骨联合或耻骨联合附近的耻骨支骨折,或应用外固定装置。仅固定前环虽不能达到完全整复固定后环移位的骨折和脱位,但可减少不稳定骨盆骨折的异常活动,对控制出血和预防严重并发症仍有益处。

(二)治疗方法的选择及适应证

骨盆骨折本身的治疗临床上分为非手术和手术治疗两个类别。非手术治疗是传统的治疗方案,包括卧床、手法复位、下肢骨牵引和骨盆悬吊牵引。手术治疗包括外固定器和切开复位内固定。70 年代以前临床多采用非手术治疗方案,但对不稳定骨盆骨折特别是有明显移位者多不能恢复骨盆环的解剖和稳定,因而常有明显的后遗症。

当然骨盆骨折的非手术和手术治疗各有其适应证,其主要依据是骨盆环是否稳定和不稳定的程度。非手术治疗的适应证是:①骨盆环稳定骨折(A 型),如撕脱骨折和无明显移位的骨盆环一处骨折;②骨盆环两处损伤而失稳,但影像学上无或轻微移位者(B1、B2);③因早期救治需要经卧床、牵引治疗后,影像学证明复位满意者;④有手术禁忌或不宜手术治疗的多发伤者。手术固定适用于不稳定型骨盆骨折,有外固定器和切开复位内固定两大类别。外固定器的适应证是:①在急诊科用于有明显移位的 B1、B2 和 C 型不稳定骨盆骨折,特别是并发循环不稳定者'以求收到固定骨盆和控制出血的效果,并有减轻疼痛和便于搬动伤员的作用;②旋转不稳定(B1)型的确定性治疗;③开放性不稳定型骨折。外固定是急诊处理严重骨盆骨折时最为恰当的措施。

(三)骨外固定器固定

外固定器品种多样,但均由针、针夹和连接棒三部分组成。安装外固定器的具体步骤是:在每侧髂前上棘后方髂嵴处的皮肤上做一标记,再距此处 3～5cm 和 6～10cm 处皮肤作出标记。局部麻醉后,顺序自 3 个标记处经皮在髂骨翼内外板之间分别用直径 5mm 螺纹针,钻入 4～5cm(若用 2.5mm 骨圆针深达 7～8cm)3 针采用平行或不平行穿入法决定于不同外固定器针夹的设计。用针夹把持住穿入 3 针的尾部,再用连接棒将两侧针夹连成一体。根据骨盆骨折移位方向,用牵引矫正半盆上移后,调整连接棒纠正骨盆旋转畸形。摄片证实复位满意后,拧紧外固定器各固定旋钮保持外固定器的固定作用。但外固定器多不能保持有半盆向头侧移位的骨折,对此应加用患侧骨牵引,以防止半盆上移。有学者将四肢骨折单边外固定器用于急诊固定骨盆,收到效果。在固定期间应定期摄片复查,并根据情况调整外固定器。对用外固定器不能有效固定或外固定器失效者可改为切开复位内固定。为了加强髂骨把持骨针的效果,有在髂前下棘处平行穿入两针的方法。此外为了控制出血和稳定后环 Ganz 推出了抗休克钳,亦称 AOC 形钳,用于急诊科作为临时固定,并取得相应的效果。骨盆外固定器的并发症主要是针道感染。

(四)切开复位内固定

切开复位内固定的适应证尚不统一,Tile 提出:前环外固定后,后环移位明显不能接受者,需居坐位的多发伤者和经选择的开放骨折是切开复位内固定的对象。Matta 主张经非手术治疗后,骨折移位>1cm,耻骨联合分离>3cm,合并髋臼骨折以及多发伤者应行内固定。Romman 主张 B、C 型骨折和多发伤者是适应证。由于骨盆骨折形式多样,即使同一分型中亦不尽相同,且伤员全身伤情不同,以及术者对内固定

方法的选择,因而内固定的方法繁多,手术入路亦有所不同,现将文献中一些切开复位内固定的资料综合如下:

耻骨联合分离>3cm者,经下腹弧形切口,用钢板、双钢板、合式板、重建板或Ⅱ形板固定。耻骨支骨折,需手术固定者用重建板或髓内螺钉;突向阴道的下支骨折应复位固定或切除。髂骨翼骨折用拉力螺钉或钢板。骶髂关节脱位:前入路用钢板或髂骶螺钉,后入路用钢板、骶棒、拉力螺钉(切开或经皮)。骶髂关节骨折脱位:髂骨外侧入路用钢板或拉力螺钉,前入路用拉力螺钉、髂骶螺钉。骶骨骨折:后路,髂骨加压棒、钢板。

对于骨盆前后环损伤均需内固定者,有经两个切口分别固定前、后环伤者。亦可应用20世纪90年代发展起来的经皮拉力螺钉内固定后环伤。切开复位内固定时应用各种骨盆复位固定钳保持骨折对位便于操作。故应重视皮肤和软组织损伤的早期处理,并注意选择手术时机和入路。医源性神经损伤和大血管损伤亦有发生,应注意防止。

骨盆骨折治疗的目标是恢复骨盆的解剖形态和稳定。骨盆骨折分类着眼于骨盆环,特别是后环的稳定性。因此,根据骨盆骨折分型选择治疗方案更为简捷、实用。

总之,根据骨盆骨折分型类别选择治疗方法是一条重要的准则,但临床工作中常因多种因素的影响,手术固定不稳定骨盆骨折却难以实现,有待今后继续努力。

(王春宇)

第二节　髋臼骨折

一、概述

髋臼骨折主要由于压砸、撞挤、轧碾或高处坠落等高能量损伤所致,多见于青壮年。由于其解剖复杂、骨折往往移位严重、手术暴露和固定困难等原因,以往治疗髋臼骨折多采用保守方法,但其最终的治疗结果往往不令人满意。因而,髋臼骨折的诊断和治疗对于多数骨科医师来说仍然具有挑战性,Letournel 和 Judet 等经过长期艰苦的工作,为髋臼骨折的诊断和治疗奠定了基础。目前采用外科手术治疗髋臼骨折已成为治疗的主要方法。

二、应用解剖

髋臼是容纳股骨头的深窝,由髂骨、坐骨、耻骨3部分的臼部组成,髋臼开口向前、向下、向外,其中髂骨约占顶部的2/5,坐骨占后方及下方的2/5,耻骨占前方的1/5。骨性髋臼被人为分为前柱、后柱及臼顶。

1.前柱　前柱又称髂骨耻骨柱,它从髂嵴的前方一直到耻骨联合,形成一个向前、向下凹的弓形结构,它的两端由腹股沟韧带连接。前柱从上到下可分为3个节:髂骨部分、髋臼部分和耻骨部分。其高起的臼缘称为前唇,前下缘为前壁。

2.后柱　后柱又称髂骨坐骨柱,它的上部由部分髂骨组成,下部由坐骨组成。后柱比较厚实,可为内固定提供坚实的骨质;后柱有3个面,分别为内侧面、后面及前外侧面,其高起的臼缘称为后唇,其下为后壁。

3.髋臼顶　髋臼顶是指髋臼上部的负重区,关于它的概念尚不统一,传统意义上是指水平面和股骨头相接触的关节面部分。而广义上是指整个负重区的关节面,即还应包括部分前柱的大部分后柱的关节面,占髋臼上方圆周的$50°\sim60°$。从2个斜位片上对髋臼顶进行观察,更能全面反映髋臼顶的情况,骨折是否涉及髋臼顶对于治疗方法的决定及预后的判断很重要。

髋臼窝之外是鞍形软骨覆盖的关节面,在髋臼的内下方软骨缺如,形成髋臼切迹。切迹由黄韧带封闭,两者间留有间隙,为血管的通道。髋臼边缘的骨性唇状突起,可对抗股骨头在人体直立时所产生的压力和屈髋时产生的应变力。骨唇上坚韧的纤维软骨盂唇与切迹紧贴,盂唇呈环状与黄韧带相连。软骨盂唇的存在使髋臼加深加宽,增加了髋关节的稳定性。

三、损伤机制

髋臼骨折系高能量损伤所致,绝大多数由直接暴力引起,是暴力作用于股骨头和髋臼之间而产生的结果。造成髋臼骨折的创伤口机制与以下3方面相关:①暴力的着力点;②受伤时髋关节的位置;③作用力的大小。作用力的大小直接决定髋臼是否形成骨折,而前两者则影响骨折的位置、类型和移位。通常暴力有4个来源:膝部、足部、大粗隆部以及骨盆后方。根据受伤时暴力的来源、作用方向以及股骨头和髋臼之间的位置不同,而产生不同类型的髋臼骨折。Letournel等依据外力的着力点及髋关节所处的位置,对髋臼骨折的特点进行了较详细的分析,现介绍如下:

(一)作用于股骨大粗隆

作用于大粗隆部,并沿股骨颈轴线传导的外力,在髋臼上的作用点取决于股骨的外展及旋转度,而股骨的屈曲影响很小。

1.外展-内收中立位

(1)旋转中立位:由于股骨颈前倾角的存在,髋臼的受力点接近髋臼窝的前下角,可造成前柱加后半横行骨折。

(2)外旋位:外旋$25°$时,前柱骨折。

(3)极度外旋达到$40°\sim50°$时,外力完全作用于前壁。

(4)不同程度的内旋位时,髋臼的中心带及前柱渐少涉及,$20°$内旋时,被压缩区在一定程度上涉及前及后柱。根据作用力大小的不同,骨折可能是单纯横断或"T"形,最严重的涉及双柱。

(5)极度内旋达$50°$时,压缩涉及关节面之后角和臼窝的联合部,此区为后柱所支持,可形成后柱横断骨折。

2.内收-外展位　无论髋关节处于任何旋转位,发生损伤时的撞击点将会根据当时髋关节所处的外展-内收位不同而有所变化。下面以髋关节内旋$20°$为例说明如下:

(1)外展-内收中立位,压缩的中心区在髋臼顶部内缘,骨折为横行、"T"形或双柱。而当髋外展$60°$时,膝部受力,外力沿骨干向上传导者,其结果与之相同。

(2)一定程度的内收时,顶部受撞击最大,多呈横断骨折。

(3)外展时,撞击点渐下移,形成横断骨折,于顶部关节缘之下渐呈水平向。

(二)膝部屈曲受力

膝部屈曲受力,经股骨干向上传导,髋关节处于任何旋转位均与造成骨折的部位关系不大,而主要是不同的屈伸位及不同的展-收位关系更为显著。

1.屈膝$90°$位　当膝部受力时,或发生股骨颈骨折,或出现髋臼骨折。

(1)外展-内收中立位,后壁骨折。

（2）15°外展位时，单纯后柱骨折。

（3）外展 50°时，后内向撞击，后柱骨折，合并横行骨折。

（4）极度外展时，可能涉及臼顶，而前柱则仅仅在发生横断骨折时才会涉及。

（5）股骨内收时，撞击达到髋臼的后缘，继之后脱位，合并或不合并臼缘骨折。

2.不同程度的屈髋

（1）随着屈髋度的增大（＞90°），髋臼后壁最下缘受到撞击，乃至骨折，骨折线可延伸至坐骨结节的上极。

（2）屈髋不足 90°，髋臼上缘受撞击。例如人坐于小汽车内，撞车时，人冲向前，膝部顶于仪表板上，髋关节发生后脱位，合并或不合并后缘骨折。此为典型的仪表板损伤。若髋关节外展，屈曲＜90°时发生撞击，则可能是后脱位合并横行骨折。

（三）膝伸直位，足部受力

1.屈髋　一足踏刹车上，呈伸膝屈髋位，出现迎面而来的冲击。如当时髋关节处于旋转中立位并外展，髋臼后上壁受到撞击，发生横行骨折。

2.伸髋　其典型成因为自高处坠落，身体呈直立姿势，足着地。如轻度外展时，主要撞击区为髋臼顶的内缘，造成横行的穿透骨折。

（四）腰骶部受力

腰骶部受力：当俯身而立，髋屈曲 90°，重力打击腰背部，髋臼后壁骨折。多为井下工人俯身施工时塌方所致。

四、影像学表现

（一）X 线表现

对于髋臼骨折，常规应拍摄 4 张 X 线平片：骨盆前后位，患髋前后位，以及髂骨斜位和闭孔斜位片。在拍摄斜位片时，对因疼痛难以配合的患者可考虑在麻醉下拍摄，以确保 X 线片的质量。

1.骨盆前后位片　患者取仰卧位，X 线球管中心对准耻骨联合，在骨盆前后位片上主要观察以下内容：①少见的双侧髋臼骨折；②骨盆环其他部位的骨折脱位，如髂骨翼骨折、骶骨骨折。

2.髋臼前后位片　将 X 线球管中心对准患侧髋臼中心，摄损伤的标准髋臼前后位片，应注意观察以下改变。

（1）髂耻线：为前柱的内缘线，如中断或错位，表示前柱骨折。

（2）髂坐线：为后柱的后外缘线，如该线中断或髋臼前后位片错位，则表示后柱骨折。

（3）泪滴：呈"U"形，外半圆线相当于髋臼的壁，长而直的内缘相当于小骨盆侧壁，短而连接的弓形线，相当于髋臼切迹半圆形的皮质，形成闭孔上缘。

（4）后唇线：在平片上位于最外侧，为臼后缘的游离缘构成，如该线中断或大部分缺如，提示后唇或后壁骨折。

（5）前唇线：位于后唇线内侧，为臼前缘的游离缘构成，如该线中断或大部分缺如，提示臼前唇或前壁骨折。

（6）臼顶线和臼内壁线：为臼顶和臼底构成，如该线中断，表示臼顶骨折；如臼顶线和后唇线均破坏，表示后壁骨折；如臼顶线和前唇线均破坏，表示前壁骨折；臼底线中断，则表臼心骨折。

3.闭孔斜位片（OOV）　患者向健侧倾斜，患侧抬高 45°，将 X 线球管中心对准患侧髋臼中心，在闭孔斜位上主要观察到：①骨盆入口缘(前柱的基本线)或髂耻线；②髋臼后缘；③整个闭孔环；④前壁及前缘。

4.髂骨斜位片(IOV) 患者向患侧倾斜，健侧抬高45°，将X线球管中心对准患侧髋臼中心，在髂骨斜位上主要观察以下内容：①髋骨后缘(后柱)或髂坐线；②髋臼的前缘；③髂骨翼。该片可以鉴别后柱及后壁骨折，如为后壁骨折，髂坐线仍完整；如为后柱骨折，则该线中断或错位。

（二）CT表现

CT可更详细地显示髋臼骨折的某一层面，其有以下优点：可显示前后壁骨折块的大小及粉碎程度；发现是否存在边缘压缩骨折；隐匿的股骨头骨折；关节腔内游离骨折；是否合并髋关节脱位；骶髂关节损伤情况。

另外，根据CT扫描骨折线的方向还可判断骨折类型：①在髋臼顶水平，1个前后方向(矢状面)的骨折线表示横断骨折；②在髋臼顶水平，1个冠状面分离的骨折表示1个或2个骨折；③1个由外向前方向的骨折线表示后壁骨折。近年来，CT的三维重建技术已被用于髋臼骨折的诊断，这对于X线和CT扫描无疑是一种补充，有助于对髋臼骨折进行全面评价。

五、分型

关于髋臼骨折的分类已有多种方法，其中以Letournel-Judet分型最为常用。现重点对Letournel-Judet分型及AO分型作一介绍：

（一）Letournel-Judet分型

1.单一骨折 即涉及1个柱或1个壁的骨折，或1个单一骨折线的骨折(横断骨折)，共有5个单一的骨折类型：

(1)后壁骨折：多见髋关节后脱位，髋臼后方发生骨折并有移位，但髋臼后柱主要部分未受累及。后壁骨折最常见，约占髋臼骨折的23%。其放射学上有如下特点：前后位，可见一骨块影，与脱位股骨头重叠，臼后缘线缺如。其余5个放射学标记均完整。这种骨折与髋关节后脱位伴髋臼骨折不同：前者骨块大，多在3.5cm×1.5cm以上，后者骨块小；前者无弹性固定，只需将伤肢伸直外展即可复位，但屈曲内收，可再脱位，后者手法复位后较稳定。闭孔斜位，对于后壁骨折最为重要：①可显示后壁骨折的大小；②股骨头可能处于正常位置，或处于半脱位及脱位；③前柱和闭孔环是完整的。髂骨斜位：①显示髂骨后缘、髋臼前缘及髂骨翼完整；②后壁骨折块和髂骨翼相重叠。CT扫描检查：①可判断骨折块的大小、移位程度；②显示股骨头的位置；③最重要的是显示有无边缘压缩骨折；④关节内有无游离骨折块。

(2)后柱骨折：多见于髋关节中心性脱位，少数见于髋关节后脱位，其骨折发生率约为3%。骨折始于坐骨大切迹顶部附近，于髋臼顶后方进入髋臼关节面，向下至髋臼窝、闭孔及耻骨支，但并不累及髋臼顶。后柱骨折的放射学特点如下：前后位，髂坐线、后缘线断裂，髋臼顶、髂耻线、前缘及泪滴完整；股骨头随骨块向内移位。闭孔斜位，显示前柱完整，偶尔可看到股骨头后脱位。髂骨斜位，清楚地显示后柱骨折移位程度，而前缘完整。CT扫描检查：①在髋臼顶部的骨折线为冠状面；②显示股骨头伴随后柱骨折的移位程度；③通常可看到后柱向内旋转。

(3)前壁骨折：见于髋关节前脱位，其发生率最低，约为2%。骨折线通常从髂前下棘的下缘始，穿过髋臼窝底，达闭孔上缘的耻骨上支。其放射学上有如下表现：前后位，前缘出现断裂；髂耻线在其中部断裂。闭孔斜位，完整地显示斜方形的前壁骨折块；后缘完整；显示闭孔环断裂的部位——坐耻骨切迹处，髂骨斜位，显示髂骨后缘及髂骨翼完整；可见前壁骨折面。CT扫描检查：显示前壁骨折的大小及移位程度。

(4)前柱骨折：前柱骨折的发生率为4%～5%。骨折线常起于髂嵴，终于耻骨支，使髋臼前壁与髋臼顶前部分离,也可起于髂前上棘与髂前下棘之间的切迹而向耻骨角延伸。此外,当骨折线位置较低时则由髂腰肌沟向耻、坐骨支移行部延伸并累及前柱下部。其典型的放射学表现为:前后位,髂耻线和前缘断裂;泪滴常常向内移位;闭孔环在耻骨支处断裂。闭孔斜位,对前柱骨折很重要,可看到股骨头随前柱骨折的移位程度、闭孔环断裂的部位;髋后臼缘完整。髂骨斜位,髋骨后缘完整;可看到竖起的骨块的截面。CT 扫描检查:显示前柱有移位程度和方向;可看到后柱是完整的。

(5)横断骨折:典型的横断骨折系骨折线横行离断髋臼,将髋骨分为上方的髂骨和下方的坐、耻骨。骨折可横穿髋臼的任何位置,通常位于髋臼顶与髋臼窝的交界处,称为顶旁骨折;有时骨折线也可经髋臼顶,称为经顶骨折;偶尔骨折线也可经过髋臼窝下方,称为顶下骨折。发生横断骨折其坐、耻骨部分常向内侧移位而股骨头向中央脱位。横断骨折占整个髋臼骨折的 7%～8%。其放射学表现为:前后位,4 个垂直的放射学标记(髂耻线、髂坐线、前缘和后缘)均断裂;闭孔环完整,股骨头随远折端向内移位。闭孔斜位,为显示横断骨折的最佳位置,可看到完整的骨折线;闭孔环完整;显示骨折向前或后移位的程度。髂骨斜位,显示后柱骨折的移位程度及后柱骨折在坐骨大切迹的位置。CT 扫描检查:可判断骨折线的方向,在矢状面骨折线呈前后走向。

2.复合骨折　至少由 2 个单一骨折组合起来的骨折为复合骨折。

(1)"T"形骨折:系在横行骨折基础上合并下坐、耻骨的纵行骨折,这一纵行骨折垂直向下劈开闭孔环或斜向前方或后方,当纵行骨折线通过坐骨时闭孔可保持完整。与横行骨折相似的是,发生"T"形骨折时髋臼顶多不累及。"T"形骨折约占髋臼骨折的 7%。其放射学表现复杂,主要表现是在横行骨折的基础上存在着远端前后柱的分离,所以,除横行骨折的所有放射学表现外,还有以下特点:前后位片上远端的前后柱有重叠,泪滴和髂耻线分离;闭孔斜位上看到通过闭孔环的垂直骨折线;髂骨斜位上可能发现通过四边体的垂直骨折线。CT 扫描检查:前后方向骨折线的基础上,有一横行骨折线将内侧部分分为前后 2 部分。

(2)后柱合并后壁骨折:此类型骨折的发生率为 4%～5%。其放射学表现如下:前后位,髂耻线和前缘完整,髂坐线断裂并向骨盆入口缘的内侧移位,可发现有股骨头的后脱位及后壁骨折块。闭孔斜位,可清楚地显示后壁骨折的大小及闭孔环的破裂;髂耻线完整。髂骨斜位,显示后柱骨折的部位及移位程度;证实前壁骨折完整。CT 扫描检查:所见同后壁骨折及后柱骨折。

(3)横断合并后壁骨折:约占 19%,在所有复合骨折中,仅次于双柱骨折而排在第 2 位。其放射学表现为:前后位,常见股骨头后脱位,有时可见股骨头中心脱位;4 个垂直的放射学标记(髂耻线、髂坐线、前缘和后缘)均断裂;泪滴和髂坐线的关系正常,闭孔环完整。闭孔斜位,可清晰显示后壁骨折的形状和大小;显示横断骨折的骨折线及移位闭孔环完整。髂骨斜位,可显示后柱骨折部位及移位程度;髂骨翼和髋臼顶完整。CT 扫描检查:所见同后壁骨折及横断骨折。

(4)前壁或前柱合并后半横行骨折:指在前壁和(或)前柱骨折的基础上伴有 1 个横断的后柱骨折,其发生率为 6%～7%。前后位及闭孔斜位,可显示骨折线的前半部分,髂耻线中断并随股骨头移位,髂坐线及髋臼后缘线则因横断骨折而中断。髂骨斜位,显示横断骨折位于髋骨后缘。

(5)完全双柱骨折:2 个柱完全分离,表现为围绕中心脱位股骨头的髋臼粉碎骨折。其发生率高,约占 23%。前后位,股骨头中心脱位,髂耻线、髂坐线断裂,髋臼顶倾斜,髂骨翼骨折,闭孔环断裂。闭孔斜位,可清楚地显示分离移位的前柱骨折,移位的髋臼顶上方可见形如"骨刺"的髂骨翼骨折断端,此为双柱骨折的典型特征。髂骨斜位,显示后柱骨折的移位及髂骨的骨折线。CT 扫描检查:可显示髂骨翼骨折;在髋臼顶水平,前后柱被一冠状面骨折线分开。

现将髋臼骨折的 X 线表现总结于表 7-1。

表 7-1　髋臼骨折的 X 线表现

骨折类型	髂耻线	髂坐线	髋臼顶	髋臼前缘	髋臼后缘	闭孔	髂骨翼
后壁	−	−	−	−	+	−	−
后柱	−	+	−	−	+	±	−
前壁	+	−	−	+	−	±	−
前柱	+	−	±	+	−	±	±
横行	+	+	−	+	+	−	−
"T"形	+	+	−	+	+	+	−
后柱+后壁	−	+	−	−	+	±	−
横行+后壁	+	+	−	+	+	−	−
前+后半横行	+	+	±	+	+	±	±
两柱	+	+	±	+	+	±	±

（二）AO 分型

AO 组织根据骨折的严重程度将髋臼骨折分为 A、B、C 3 型。

A 型：骨折仅波及髋臼的 1 个柱。

A_1：后壁骨折。

A_2：后柱骨折。

A_3：前壁和前柱骨折。

B 型：骨折波及 2 个柱，髋臼顶部保持与完整的髂骨成一体。

B_1：横断骨折及横断伴后壁骨折。

B_2："T"形骨折。

B_3：前壁或前柱骨折伴后柱半横形骨折。

C 型：骨折波及 2 柱，髋臼顶部与完整的髂骨不相连。

C_1：前柱骨折线延伸到髂骨嵴。

C_2：前柱骨折线延伸到髂骨前缘。

C_3：骨折线波及骶髂关节。

六、临床表现

主要表现为髋关节局部疼痛及活动受限，如并发股骨头脱位则表现为相应的下肢畸形与弹性固定。当发生髋关节中心脱位时，其疼痛及功能障碍均不如髋关节前、后脱位，体征也不明显，脱位严重者可表现患肢短缩。同时应注意有无合并大出血、尿道或神经损伤，以及其他部位有无骨折。

七、治疗

对于髋臼骨折，在治疗前应对患者进行全面、详细的评估，这些评估包括：患者的一般状况、年龄、是否合并其他损伤及疾病、骨折的情况、是否合并血管神经的损伤等。髋臼骨折多为高能量损伤，合并胸腹脏器损伤以及其他部位的骨折比例较高,常因大出血导致休克,在治疗上应特别强调优先处理那些对于生命威胁更大的损伤及并发症。关于髋臼骨折的治疗目前意见尚未完全统一,多数意见主张对骨折块无移位或较小移位者应行下肢牵引,对骨折块移位较大或股骨头脱位者则先行闭合复位及下肢牵引,对效果不满意者则应尽早行手术复位及内固定治疗,对无法行早期手术治疗者可非手术治疗,后期视病情行关节重建手术。

(一)非手术治疗

1.适应证

(1)年老体弱合并全身多脏器疾病,不能耐受手术者。

(2)伴有严重骨质疏松者。

(3)手术区域局部有感染者。

(4)无移位或移位<3mm 的髋臼骨折。

2.非手术治疗的方法　患者取平卧位,采用股骨髁上或胫骨结节牵引,牵引重量不可太大,以使股骨头和髋臼不发生分离为宜。牵引时间一般为 6～8 周,去牵引后不负重做关节功能锻练;8 周后渐开始负重行走。

(二)手术治疗

1.适应证　对髋臼骨折移位明显、骨折累及髋臼顶负重区或股骨头与髋臼对合不佳者,应手术复位及内固定。髋臼骨折的移位程度较难掌握,目前多数意见将 3mm 作为标准,当骨折移位超过 3mm 时一般应手术治疗。如骨折线位于髋臼顶负重区,尽管髋臼骨折移位较轻,但髋关节的稳定性较差,此时仍应考虑手术治疗。

按照 Matta 等提出的顶弧角标准,当前顶弧角≥30°、内顶弧角≥40°或后顶弧角≥50°,为非手术适应证;而当前顶弧角≤20°、内顶弧角≤30°时,为手术治疗适应证。其顶弧角的具体测量方法为:在 X 线平片上作一通过髋臼几何中心(非股骨头中心)的垂线,在由髋臼顶骨折处作一该几何中心连线,两条线夹角即为顶弧角。前后位测得角度为内顶弧角,OOV 和 IOV 测得角度分别为前弧顶角和后顶弧角。

在正常情况下前后位片髋臼顶弧与股骨头的几何中心重合,当两中心不重合时提示股骨头与髋臼对合不佳。Pecorelli 和 DellaTorre 指出髋臼骨折时两中心间距离<5mm 时则疗效满意。但多数意见认为当髋臼顶弧与股骨头中心间距离超过 3mm 时即应手术治疗。关节腔内的游离骨块常常影响股骨头的解剖复位,也是股骨头与髋臼对合不佳的主要原因。

2.手术时机　除开放性损伤或股骨头脱位不能复位外,对髋臼骨折一般不做急诊手术。Letournel 根据从髋臼受伤到接受手术治疗的时间,将髋臼骨折、手术治疗分为 3 个时间段(从受伤当天至伤后 21d,从伤后 21d 至 120d,伤后超过 120d)进行临床对比研究认为,内固定在 2 周内完成的髋臼骨折,其治疗效果优良率超过 80%;如果时间超过 21d,由于有明确的病理改变出现在髋臼的周围软组织中,增加了手术显露、复位和固定的难度,影响术后效果。因此,多数学者认为,最佳手术时机一般为伤后 5～7d。

3.术前准备　术前应对患者进行全面、细致的检查,对影像学资料应周密分析,根据骨折类型,确定手术方案,做到对手术途径、步骤以及术中可能遇到的困难心中有数。术前患者应常规备皮及清洁肠道,留置导尿,术前应用抗生素。

4.手术入路　Letournel 认为任何手术入路都无法满足所有类型髋臼骨折的需要,如果手术入路不当,则可能无法对骨折进行复位的固定,对于一特定类型的髋臼骨折而言,总有一个合适的手术入路。常用的主要手术入路有:Kcher-Langenbeck 入路;髂腹股沟入路;延长的髂股入路等。

一般来说,髋臼骨折类型是选择手术入路的基础。手术入路选择如下:

（1）对于后壁骨折、后柱骨折及后柱合并后壁骨折，一定选择后方的 Kocher-Langenbeck 入路。

（2）对于前壁骨折、前柱骨折及前壁或前柱合并后半横行骨折，应选择前方的髂腹股沟入路。

（3）对于横断骨折，大部分可选用 Kocher-Langenbeck 入路，如果前方骨折线高且移位大时，可选髂腹沟入路。

（4）对于横断伴后壁骨折，大部分可选用 Kocher-Langenbeck 入路，如果前方骨折线高且移位大时，可选前后联合入路。

（5）对于"T"形骨折和双柱骨折，则应进行具体分析，大部分"T"形骨折可经 Kocher-Langenbeck 入路完成，大部分双柱骨折可经髂腹股沟入路完成。

1）Kocher-Langenbeck 入路：患者取俯卧位，切口起于髂后上棘下外 4～5cm 沿臀大肌纤维走行，再经大粗隆外侧垂直向下延长 15～20cm。沿臀大肌纤维方向切开臀筋膜，沿股骨方向切开阔筋膜，顺切口分开臀大肌，于转子间窝处将外旋肌群附着点切断。由此，可显露后柱自坐骨切迹至坐骨上缘以及髋臼顶的后部，术中注意保护坐骨神经及臀上神经。可沿髋臼缘切开关节囊以暴露关节内。对于后壁的骨折块要尽可能少剥离，附着在骨块上的关节囊不能切断。

2）髂腹股沟入路：患者取仰卧位，切口起自前 2/3 髂嵴，沿髂嵴向内下方至耻骨联合上方 2 横指处切开，自髂嵴切开并剥离腹肌和髂肌的附着点，显露髂窝直至骶髂关节和骨盆上缘。于髂前上棘处沿切口切开腹外斜肌腱膜及腹直肌鞘直至腹股沟处环上方 2cm 处，打开腹股沟管并用皮片对精索或圆韧带加以牵引保护。确认腹内斜肌及腹直肌在腹股沟韧带的附着点，并用第 2 根皮片对髂腰肌、股神经和股外侧皮神经等加以牵引保护，在股血管内侧切开腹内斜肌和腹横肌的联合腱，进入耻骨后间隙，用第 3 根皮片牵引保护血管和淋巴管。必要时可将腹直肌肌腱在耻骨附着部切断以扩大显露。由此可显露整个髂骨翼的内侧面、前柱和耻骨联合，并可有限地显露后柱。通过对皮片进行不同方向的牵引，可进行不同部位的显露：最外侧可显露髂窝、前柱和骶骨外侧，而在髂腰肌和血管之间可于前壁水平显露前柱以及方形区、坐骨大切迹等，最内侧可在血管内侧显露耻骨上支，甚至耻骨联合。手术后应在耻骨后间隙和髂窝分别放置引流管。

3）延长的髂股入路：患者取侧卧位，切口起自髂后上棘，沿髂嵴向前至髂前上棘沿大腿前外侧向下，止于大腿中段。切开臀筋膜并于髂骨翼外侧剥离臀肌至髂前上棘，注意勿损伤股侧皮神经，然后纵行劈开阔筋膜，显露髋关节囊及股骨大粗隆，自大粗隆外侧剥离臀小肌和臀中肌。最终将包括臀肌、阔筋膜张肌以及神经血管束等在内所有皮瓣牵向后方，在切断髋外旋肌群后即可显露整个后柱直至坐骨结节。此入路可同时暴露髋臼的 2 个柱。但对肌肉的损伤较大，关闭切口时对切断的肌腱应原位缝合。

以上 3 个入路较为常用，有时 1 个入路对骨折不能完成复位的固定时，可采用前后联合入路。前后联合入路就是后方的 Kocher-Langenbeck 入路和前方的髂腹股沟入路相结合。对于前后联合入路来说，最重要的是选择第 1 个切口，即先前入路还是后入路，一般原则是选择骨折移位大、粉碎程度严重的一侧作为第 1 切口，因为往往通过第 1 切口就能将对侧的骨折复位和固定，这样就不需要再做第 2 个切口，这也是前后联合入路的优点。现将不同类型的髋臼骨折的手术入路选择总结于表 7-2。

表 7-2　髋臼骨折的手术入路选择

类型	主要入路	次要入路
后壁	Kocher-Langenbeck	
后柱	Kocher-Langenbeck	
前壁	髂腹股沟	

续表

类型	主要入路	次要入路
前柱	髂腹股沟	延长髂股
横行	Kocher-Langenbeck	髂腹股沟,Kocher-Langenbeck
"T"形	Kocher-Langenbeck 或髂腹股沟	Kocher-Langenbeck＋髂股,延长髂股
横行＋后壁	Kocher-Langenbeck	Kocher-Langenbeck＋髂腹股沟
前＋后半横行	髂腹股沟	Kocher-Langenbeck＋髂腹股沟
后柱＋后壁	Kocher-Langenbeck	
双柱	髂腹股沟	延长髂股＋ Kocher-Langenbeck

5.术中复位与内固定　髋臼解剖复杂,骨折固定困难。需要专用的复位器械和内固定物。最常用的器械包括各种型号的复位钳和带有柄的 Schanz 螺钉等。复位钳主要用于控制骨折块的复位,Schanz 螺钉拧入坐骨结节可控制后柱或横行骨块的旋转移位。而内固定材料为各种规格的重建钢板和螺钉。髋臼骨折的复位没有固定的原则,每一具体的骨折类型采取不同的方法。一般应先复位并固定单一骨折块,然后再将其他骨折块与已固定的骨折块固定到解剖复位。钢板放置前一定要准确塑形,以减少骨折端的应力。在完成固定后,检查髋关节的活动,同时注意异常声音或摩擦感,如有异常,可能有螺钉进入关节内。术中应行 C 臂透视以检查骨折复位及内固定情况。

术后伤口常规负压引流 24~72h。如果复位和固定牢靠,术后一般不需牵引。尽早开始髋关节功能锻炼,有条件者应使用连续性被动运动(CPM)器械进行锻炼,注意预防深静脉血栓形成(DVT)及肺栓塞。术后应定期复查 X 线片,以了解骨折愈合情况。开始负重时间应视骨折严重程度及内固定情况而定,但完全负重时间不应早于 2 个月。

（王春宇）

第三节　骨盆骨折的并发症

由于骨盆骨折伤及尿道、膀胱、阴道、回肠和直肠等盆腔内器官以及盆内大血管和神经,通称骨盆骨折的并发或合并伤;但非因骨盆骨折造成的颅脑、胸、上腹部和(或)四肢损伤则应视为骨盆骨折的伴发伤。由于骨盆骨折或有骨盆骨折的多发伤员伤后早期出现的休克、低氧血症、脂肪栓塞综合征、凝血功能障碍等,以及由此而引发的急性呼吸功能不全、弥散性血管内凝血和多脏器功能不全综合征(NODS)等,均为骨盆骨折的并发症。但是在临床工作中,常将骨盆骨折的合并伤和并发症统称为并发症,或将多发伤者骨盆以外的伴发伤也称为骨盆骨折的并发伤。

一、休克和盆腔出血

构成骨盆环的松质骨血运丰富,多处与严重骨折后骨折部位持续出血,形成血肿和凝血块;在院前急救运送伤员和急诊科诊治的过程中,每次搬动伤员均可造成未经固定的不稳定型骨折部位的异常活动,使凝血块脱落,出血再度活跃。如此反复多次,既增加了出血量,也消耗了参与凝血过程的诸多因子,并且增加了骨髓和脂肪组织进入血循环造成脂肪栓塞和引发脂肪栓塞综合征(FES)的概率。盆腔内有多个静脉和静脉丛,其血管壁薄易遭受损伤;特别是骶前丛行经骶前筋膜表面,损伤的血管难以回缩和闭合。盆内动脉特别是臀上自坐骨大切迹进入臀部,闭孔动脉自闭孔穿出,两血管贴近骨盆骨骼易遭受损伤。总之,重度骨盆骨折出血量大,其休克发生率可高达30%～58%,出血量＞2000ml者简明损伤标准(AIS)中列为危重级,是骨盆骨折最严重的等级,定为5分,以表示其伤情严重程度。骨盆骨折并发大出血是最常见、最严重的早期并发症,难以控制的大出血也是骨盆骨折早期死亡的主要原因。

骨盆骨折出血的来源有四种。

1.骨折部位骨盆骨折断端持续出血,多处或严重骨折者出血量大,是主要的出血来源。

2.盆腔静脉丛和盆内静脉伴随盆内动脉走行的静脉,在骨盆内壁和盆腔脏器周围形成数量众多、互相连通的静脉丛。静脉丛血管壁薄,易受损伤,破裂的静脉收缩力差,其周围组织结构松软,难以产生压迫止血作用。此外,门脉系统通过痔静脉与盆内静脉丛沟通,可使出血量增大。因此,损伤的静脉出血是另一重要来源。

3.盆内动脉髂内动脉的分支分布于骨盆内壁,其分支间有侧支沟通;在左、右髂内动脉的分支间也有侧支;出自髂内动脉的闭孔动脉分支在耻骨联合外侧与髂外动脉的腹壁下动脉亦常有吻合。动脉管壁厚,富有弹性,骨盐骨折损伤动脉造成大出血的概率较低。文献资料中,骨盆骨折并发动脉损伤且经动脉造影或尸检证实者为2.4%～18%。由于闭孔动脉紧贴髋臼内壁前行,经耻骨上支下方的闭孔管穿出骨盆;臀上动脉经坐骨大切迹走行于髂骨外后面;阴部内动脉于坐骨内侧经过,因而骨盆前环骨折可能伤及闭孔或阴部内动脉,后环损伤则可伤及臀上或髂腰动脉。

4.盆壁肌肉和盆内脏器骨折伤及盆壁肌肉、盆内脏器引起出血,特别是同时伤及膀胱、直肠周围的静脉丛则会引发大量出血。此外,骨盆周围、皮下、筋膜大面积剥脱的骨盆闭合骨折软组织损伤重出血较多,而开放性骨盆骨折常合并大出血。

临床表现不稳定型骨盆骨折伤员常有程度不同的失血以及循环不稳定的临床表现,血红蛋白和红细胞比积均低于正常水平。开放性骨盆骨折有明显的外出血,闭合性骨折出血积聚于体内或体表形成血肿,亦可渗于皮下。出血来自闭孔、阴部内动脉者淤血斑或血肿于会阴部,亦可出现在腹股沟区。臀上动脉损伤出血,血液经坐骨大孔,聚积在臀肌下面。动脉主干损伤后出血汹涌,短时间内局部迅速肿胀,全身循环状态更趋恶化。骨盆骨折出血可沿疏松的腹膜后间隙蔓延,形成腹膜后血肿。出血量少者血液充填盆腔和下腹部腹膜后间隙,量大或持续出血者,血肿向头侧延伸直达上腹部。腹膜后间隙虽是一潜在腔隙,但可容纳2000～4000ml血液。并发腹膜后巨大血肿的骨盆骨折,一方面因大量出血伤情危重,同时因血液刺激后腹膜,伤员出现腹痛、腹胀、腹部压痛、肌紧张、反跳痛和肠鸣音减弱等腹膜刺激症状,容易与腹腔内脏器损伤相混淆,应予以鉴别。CT、MRI虽有效但不便于急诊时应用。而B型超声诊断腹内实质脏器损伤,腹腔内出血则更为优越。

处理首先是尽早、快速、足量补充血容量并将红细胞容积提高到25%左右,与此同时即着手控制出血。从理论上讲,控制出血,对纠正循环不稳定状态至为重要,但目前在临床工作中常未得到应有的重视,表现为不知骨盆不稳定骨折,尤其是伴有循环不稳定的伤员应设法控制骨盆出血,不知如何控制出血,或措施延迟和不够有效。

控制出向的措施有:

1.不稳定骨盆骨折的整复与固定 是控制骨折部位出血的首要措施。骨盆骨折部位是主要的出血来源,在急救、运送、救治的过程中,需多次移动伤员,在搬动中既会造成不稳定骨折部位再次损伤和出血部位的血凝块脱落加重出血,又可消耗参与凝血过程的血小板和其他凝血因子,引发凝血功能不全;还可能增加骨髓和脂肪组织进入血流造成脂肪栓塞和引发脂肪栓塞综合征的概率。抗休克裤(AST或MAST)

是用于现场、运送途中和医院急诊科内控制骨盆骨折出血的一种有效措施。抗休克裤有腹部、两下肢三个可充气的气囊,包被于气囊外边的编织布互相连接形如长裤,三个气囊分别包绕伤员腹(包括骨盆)部和两个下肢。当按照下肢、腹部顺序充气至 40mmHg 后,三个气囊环形外压于双下肢和腹部,即有固定骨盆的功效。此外,抗休克裤的压迫作用增加了血管外压和降低动脉壁内外压差,因而可减少破裂的血管出血。从全身来说,抗休克裤提高了受压部位动脉的外周阻力,压迫静脉使静脉血管床内血液流向躯干上部。增加了心、脑等器官的血液灌流,因而有抗休克作用。抗休克裤不宜用于伴发胸部、颅脑损伤的出血者。抗休克裤是一简单有效的急救装备,但必须遵守操作规程和注意事项,以防止发生不良作用。

经急诊科确诊后,对不稳定骨盆骨折应及早进行固定,对骨盆有明显变位者应整复固定。骨盆外固定器可有效的固定旋转不稳定的骨盆骨折,还可纠正半盆旋转变位。对垂直不稳定者应加用患者下肢牵引,以求达到复位和固定。Ganz 着眼于固定骨盆后环使之稳定的重要意义,发明并应用骨盆抗休克钳固定破裂的后环。抗休克钳自髂前、后棘连线与股骨纵轴交点处用螺纹钉经皮肤穿至髂骨,并槌入外板,将左右两针尾于体外固定在一框架状连接杆上,牵引下肢整复骨盆垂直移位后,缩紧框架,加压两钉即可固定后环。Heini 和 Ganz(1996)总结 30 例应用抗休克钳的临床效果,结果是:66％患者不稳定骨盆骨折得到复位和固定;30 例中兼有循环不稳定者 18 例,其中 10 例(55.5％)循环不稳定也得到纠正。

2.动脉造影和栓塞　骨盆骨折大出血者在除外胸、腹腔出血,确认出血来自骨盆损伤且经输血、输液、抗休克裤和外固定后,伤员循环仍不稳定,休克不见好转,特别是腹股沟、会阴或臀部在短时间内迅速肿胀,疑有盆内动脉破裂时,应采用经股动脉插管、盆内动脉造影术。此时术者将导管送至动脉破裂处的近侧,经导管注入破碎的自家血凝块、同型血凝块或明胶海绵碎屑栓塞动脉破口,或用气囊导管填塞破口制止出血。

3.髂内动脉结扎术　骨盆动脉血供主要来自髂内动脉系统,据此 Miller 提出手术结扎髂内动脉,以控制经输液、输血等抗休克治疗无效的骨盆骨折大出血,并取得了一些成功的经验。但由于髂内和髂外动脉以及门静脉之间,两侧髂内动脉之间有丰富的侧支沟通,结扎髂内动脉后常不能有效地控制出血,且手术增加了创伤出血和因切开后腹膜减弱了腹膜后血肿填塞压迫的止血作用;特别是对未经造影确定出血部位,而主要出血不是来自髂内动脉系统的大出血者,用一侧甚至双侧髂内动脉结扎术控制骨盆骨折大出血亦难以收效。此外,结扎髂内动脉后有并发盆内脏器缺血、坏死的报道,以及因手术切开后腹膜造成出血不止,甚至出血死亡的患者。因此强调在手术探查、治疗腹部或盆腔脏器损伤时,对腹膜后血肿不应贸然切开后腹膜探查止血。总之,由于髂内动脉结扎术控制出血的目标不明确,效果不可靠,而且还可招致感染,加重出血等并发症,已被选择性动脉造影和栓塞术所取代。对于无条件做造影和栓塞的骨盆骨折大出血者,以及在开腹治疗腹腔、盆内脏器损伤后循环仍不稳定,威胁生命时,方可考虑结扎髂内动脉并同时行纱条或纱垫填塞盆腔压迫止血。

二、尿道损伤

男性前列腺及穿越其中的前列腺尿道,借前列腺韧带固定于耻骨联合后方。尿生殖膈由筋膜和肌肉组成,呈三角形,张于耻骨联合和两侧耻骨坐骨支组成的耻骨弓之间。膜部尿道长 1.5～2cm,穿过尿生殖膈与海绵体部尿道连通。造成不稳定型骨盆骨折的外力可导致膜部与前列腺尿道连接处发生剪切错动而致伤,亦可因耻骨骨折移位直接伤及膜部尿道。因此后尿道损伤是男性骨盆骨折常见的并发伤,其发生率为 4％～14％。女性尿道短粗,可被耻骨骨折伤及,但发生率低且多伴有阴道损伤。因而易被阴道损伤所掩盖而漏诊。

临床表现和诊断尿道外口流血或有血迹,是尿道损伤的重要表现,患者下腹及会阴部胀痛,有尿意但不能排尿。尿道完全断裂者膀胱充盈,尿液渗至膀胱颈和前列腺周围,引起耻骨上或会阴部肿胀、压痛,肛门指诊可发现前列腺窝处肿胀、压痛,前列腺尖部可有漂浮感或腺体位移。但是 Lowe 等报道,57%的尿道伤者早期无上述典型表现。在抢救时为观察尿量,放置导尿管时若中途受阻不能进入膀胱,无尿液流出,有时可流出少量血液,是尿道完全断裂的表现。但应说明,在尿道轻微损伤或部分破裂者,有时导尿管仍可沿着尿道壁完整的部分进入膀胱,导出尿液,因此不能仅仅根据导尿检查来确定有无尿道损伤。此外,放置导尿管可造成尿道损伤,也可加重已有的尿道损伤,因此不倡导用导尿检查来诊断尿道损伤。用 30～40d 造影剂作尿道逆行造影或排泄性尿道造影是确诊尿道、膀胱损伤的有效方法。B 超可显示膀胱充盈程度、前列腺位置以及髂外动脉、肾脏和腹内实质脏器,若伤员尿道口有血迹,有尿意但不能排尿,B 超显示膀胱充盈,导尿管又不能进入膀胱,即可作出尿道断裂的诊断,若经尿道造影证实则更为理想。

处理能放置导尿管进入膀胱的尿道损伤,可以尿管为支架,留置 3 周,行非手术治疗。对并发于骨盆骨折的后尿道完全断裂,历来有两种不同的处理方法,一种是尿道会师术,另一主张早期做膀胱造瘘术,择期行尿道修复术。早期尿道会师术虽方法简单,但尿道狭窄发生率高,常需长期作尿道扩张术,相当多的伤员出现性功能和排尿功能障碍,因此很多泌尿外科医师主张采用后遗症少的二期尿道修复术。二期修复一般需时较长,费用较多,膀胱造瘘数月生活不便等是为不足。

三、膀胱损伤

骨盆骨折合并膀胱损伤的发生率为 6%～11%,同时伤及膀胱和尿道者为 0.5%～2.5%。骨盆骨折合并膀胱损伤的机制有二:一为骨盆前环耻骨联合或耻骨骨折端,直接伤及膀胱前外侧壁;另一为造成骨盆骨折的暴力,同时作用于膀胱造成损伤。

(一)分类

按照膀胱损伤程度及其与腹膜的关系,将膀胱损伤分为 4 类:

1.膀胱挫伤损伤 局限于黏膜或累及壁全层,但膀胱壁未破裂,无尿液漏出膀胱。此类损伤临床表现不多,无需特殊治疗且预后良好。唯有血尿引人注目,故应进行血尿的鉴别诊断。

2.腹膜外型膀胱破裂 有学者统计 1798 例骨盆骨折中有 181 例(10%)合并膀胱损伤,其中 82%为腹膜外型破裂。骨盆环骨折时,移位的耻骨骨折端,直接损伤未被覆腹膜的膀胱前、外侧壁造成膀胱破裂,破口不与腹腔相通,尿液流渗于耻骨后间隙和膀胱周围,并可沿着筋膜渗至腹股沟、腹壁和会阴部。尿液可引起炎性反应甚至蜂窝织炎。

3.腹膜内型膀胱破裂 造成骨盆骨折的暴力,特别是前后向外力,作用于被尿液胀满的膀胱,充盈的膀胱内压突然升高,造成膀胱壁结构最薄弱的顶部和被覆其上的腹膜同时破裂。裂口与腹腔通连,尿液流入腹腔引起腹膜炎。应当指出:骨盆骨折与腹膜内型膀胱破裂并非因果关系,无骨盆骨折的单纯下腹部钝性损伤亦可造成充盈膀胱的腹膜内破裂。

4.膀胱腹膜内、外同时破裂 上述两种致伤膀胱的机理分别造成腹膜内、外两种膀胱损伤,此型少见,但应注意。

(二)临床表现和诊断

不稳定型骨盆骨折并发下尿路损伤的概率可高达 25%,对伤后下腹疼痛,有尿急,但不能排尿,尿道口有少量血性尿液或血迹者,均应检查腹部有无压痛、腹肌紧张、反跳痛、肠鸣音减弱或消失等腹膜刺激体征,对阳性者应作进一步检查,以明确诊断。

1.导尿检查和注水试验　导尿管顺利插入超过尿道的长度未能引出尿液或仅有少量血性液体,多为膀胱破裂的征兆,此时自导尿管注入 200～300ml 无菌生理盐水,观察片刻后再作抽吸。若抽出的液体量明显少于注入量或不能抽出,提示膀胱已破裂;若抽出量大于注入量则提示抽出液体中混有积聚于腹腔内的液体,有腹膜内型膀胱破裂的可能。若插入导尿管后立即引出血性尿液,在除外上泌尿系损伤后,应考虑膀胱挫伤。

2.膀胱造影　自导尿管注入 50～100ml 5％有机碘溶液,在电视屏幕监视下或 X 线膀胱正、斜位片上显示膀胱影像缩小,造影剂流出膀胱进入膀胱周围组织或腹腔内是为膀胱破裂。若无造影剂外溢,可再注入造影剂 300～400ml,使膀胱充盈,内压升高,以显示膀胱有无小裂口,以免漏诊。膀胱逆行造影既可确诊膀胱有无破裂,也可显示破裂部位,为治疗提供信息。

处理膀胱破裂应急诊手术探查修补膀胱。手术经下腹部正中切口,腹膜外型破裂者,在膀胱前和耻骨后间隙可见血凝块、出血和尿液,清除后,自腹膜反折处向上分离腹膜,直至膀胱顶部。切开膀胱前壁,探查并确定破裂的部位和数目,两层缝合修补裂口。若裂口小又接近颈部,不易修补时,可不予以缝合,待其自愈。腹膜内型破裂者,需进入腹膜腔吸尽尿液并探查膀胱和盆内其他脏器和修补膀胱裂口。腹膜内、外型破裂均需行耻骨上膀胱造瘘术和耻骨后间隙引流,术后 3d 拔除引流,2～3 周拔除造瘘管。应该指出:对耻骨联合分离或有移位的 B、C 型骨盆骨折并发膀胱或后尿道损伤者,在急诊手术治疗下尿路损伤时应经同一切口行前环复位内固定术,以达到控制出血和固定骨盆的目标。

四、直肠损伤

骨盆骨折合并直肠损伤并不多见,Slatis 报道 163 例双侧垂直不稳定型骨盆骨折仅 2 例有直肠损伤,另有学者报道 176 例骨盆骨折,其中 6 例(3.4％)有直肠损伤。直肠损伤多由骶骨骨折端直接刺伤,也可因骶骨、坐骨骨折移位使之撕裂。直肠破裂如在腹膜反折之下,可引起直肠周围感染导致盆腔蜂窝组织炎和坐骨直肠窝脓肿;若破口在腹膜反折以上即出现腹膜炎。直肠破裂后果严重,病死率高,有报道若处理及时病死率为 25％,若延迟或未处理病死率可高达 58％。

下腹痛及里急后重感和肛门出血是直肠损伤的重要临床表现。肛门指诊时,骶前有压痛,有时可触及刺入直肠的骨折端或肠壁裂口,手套上可见血迹;如直肠破裂在腹膜反折以上,即会出现明显的腹膜刺激征。直肠位置深在,损伤后的表现易被骨盆后环骨折或其他盆腔脏器损伤的临床症状所掩盖,因此对肛门出血或指诊有血迹的骶骨骨折者,均应考虑有直肠损伤的可能,对不能确诊者,应行内腔镜检查以防漏诊。

直肠损伤均需急诊手术治疗,自下腹正中或左旁正中切口进入腹腔,清除腹腔内污染,找到肠壁破口,修剪后行横向双层缝合,并行近端结肠造瘘术,使粪便改道,以利伤口愈合。对腹膜外直肠破裂者,在探查腹腔后即行结肠造瘘术并关闭腹腔,然后在会阴部尾骨前方作纵切口,充分显露腹膜外直肠,找到肠壁破口予以缝合,并充分引流直肠旁间隙,术后给予抗生素防治感染。待腹膜炎征象完全消退后 2～3 个月关闭结肠造口。

五、神经损伤

10％～15％的骨盆骨折合并有神经损伤。骶神经丛行经骶髂关节前方,因此,半盆移位的 C 型骨盆骨折,神经损伤的发生率可高达 46％～64％。神经损伤多因骨折脱位挫伤、牵拉、挤压神经所致,偶尔可造成神经断裂。闭孔、马尾、腰骶干、臀上神经和骶神经前支均有损伤的可能。由于神经受损的临床表现或被骨折和软组织损伤症状所掩盖，或因神经检查不够仔细，以至早期未能及时发现。因此对骨盆后环骨折涉及骶髂关节、骶骨者均应仔细做会阴、臀部和下肢神经检查。

神经损伤的重要表现是受损神经分布区的感觉和运动障碍。例如对腘绳肌、踝背屈肌无收缩和大腿后、小腿外后及足部痛觉迟钝者则诊为坐骨神经损伤；对股内收肌麻痹及大腿内侧痛觉减退者即为闭孔神经损伤；对伤后膀胱功能障碍，远期遗有勃起功能障碍者，则诊为骶神经支或马尾损伤。

但由于受损神经可以是盆内各神经（为闭孔、阴部内），也可发生在组成各神经的腰骶干或腰 $1\sim5$ 骶神经前支，此外神经损伤又多为挤压或牵拉所造成的不全损伤，因此仅根据临床检查多难以准确定位和定性诊断合并于骨盆骨折的神经损伤。

肌电图检查既可确定神经损伤的有无，又可为神经损伤的定位和定性诊断提供依据。对涉及后环的骨盆骨折除应仔细进行临床神经学检查外，若有条件应考虑作肌电图检查，及早发现和确诊合并的神经损伤。

神经损伤多系牵拉或挫伤，保守治疗一般均可收效。对骨盆骨折脱位应及早复位固定，以创造被损伤神经康复的条件。对神经损伤严重，并经影像学证实，在骶管或骶孔处有骨折块压迫马尾或骶前支者，应手术减压，以利恢复。骶骨骨折合并神经损伤表现为足下垂者，应早期手术探查减压；有膀胱直肠障碍者，椎板切除减压较保守治疗效果好。

（王春宇）

第八章　周围神经与外周血管损伤

第一节　臂丛损伤

由于显微外科技术的应用和推广,臂丛损伤的治疗开始有了突破。20 世纪 80 年代末,随着诊断和外科技术的进步,不断有新的手术方式出现。1989 年顾玉东等报道了健侧颈 7 移位术,为臂丛撕脱伤的修复提供了强大的动力神经源。到了 20 世纪 90 年代末,以臂丛外的神经作为动力神经源的吻合血管神经的游离肌肉移植为臂丛损伤后的功能重建开辟了一条新路。到目前为止,全臂丛损伤后上肢功能的完全恢复仍然是个美好的愿望,但相信随着临床研究和相关基础研究的更进一步深入,臂丛损伤后的治疗效果将越来越接近完美。

一、臂丛组成

臂丛由 C_5、C_6、C_7、C_8 和 T_1 神经前支组成,分为根、干、股、束和支。

1.根　在根部,臂丛神经根有 4 个分支。

(1)斜角肌肌支和颈长肌肌支:在接近椎间孔处由 $C_5 \sim C_8$ 神经根发出,支配附近的斜角肌和颈长肌。

(2)膈神经:主要来自 C_4 神经根,C_5 神经根发出细的分支参与膈神经。膈神经在前斜角肌的外侧缘斜向内下越过该肌,进入胸廓,支配同侧的膈肌。

(3)胸长神经:由 $C_5 \sim C_7$ 神经根发出,向下外侧走行,支配前锯肌。

(4)肩胛背神经:由 $C_4 \sim C_5$ 神经根发出,穿越中斜角肌向下,支配大、小菱形肌和肩胛提肌。

2.干　各神经根在前斜角肌外侧缘处组成神经干,其中 C_5、C_6 神经根合成上干,C_7 神经根单独成为中干,C_8、T_1 神经根合成下干。每干的平均长度为 1cm,在干处有 2 条分支。

(1)锁骨下肌支:由 $C_5 \sim C_6$ 神经根发出,在锁骨后方进入并支配锁骨下肌。

(2)肩胛上神经:由 C_5 神经纤维组成,从上干发出,向后方行经肩胛舌骨肌及斜方肌深面,至肩胛骨上缘,通过肩胛上切迹进入冈上窝支配冈上肌,然后绕过肩胛冈冈盂切迹进入冈下窝支配冈下肌。

3.股　每一神经干在相当于锁骨中 1/3 处分为前后 2 股,每股平均长度为 1cm。在股部无神经分支。

4.束　在锁骨后下方,按照与腋动脉的位置关系,上干和中干的前股合成外侧束,下干的前股单独形成内侧束,上、中、下 3 干的后股合成后束。

(1)外侧束:臂丛神经束部的神经分支较多,从外侧束发出的分支按部位和先后,分为 3 支。

1)胸前外侧神经:由 $C_5 \sim C_7$ 神经根纤维组成,$C_5 \sim C_6$ 神经纤维主要支配胸大肌的锁骨头,C_7 神经纤维支配胸大肌的胸骨头和肋骨头。

2）肌皮神经：由 $C_5 \sim C_6$ 神经根纤维组成，是外侧束外侧部分的终末支，支配喙肱肌、肱二头肌和肱肌后，成为前臂外侧皮神经。

3）正中神经外侧头：由 $C_5 \sim C_7$ 神经纤维组成，从外侧束的内侧发出，是外侧束内侧部分的终末支，与正中神经内侧头合成正中神经。正中神经外侧头纤维主要支配旋前圆肌和桡侧腕屈肌。感觉纤维支配手掌桡侧 2/3、桡侧 3 个半指掌侧和中远节指背皮肤。

（2）内侧束：从内侧束发出的分支按部位和先后，分为 5 支。

1）胸前内侧神经：由 C_8 和 T_1 神经纤维组成，发出细支与胸前外侧神经交通，支配胸大肌的胸骨头、肋骨头和胸小肌。

2）臂内侧皮神经：由 C_8 和 T_1 神经纤维组成，支配臂内侧皮肤感觉。

3）前臂内侧皮神经：由 C_8 和 T_1 神经纤维组成，支配前臂内侧皮肤感觉。

4）尺神经：由 C_8 和 T_1 神经纤维组成，支配尺侧腕屈肌、环指和小指的指深屈肌、小鱼际、第 3 和 4 蚓状肌、拇收肌、拇短屈肌深头和全部骨间肌及手掌和手背尺侧 1/3 以及尺侧 1 个半手指的感觉。

5）正中神经内侧头：由 C_8 和 T_1 神经纤维组成，是内侧束外侧的终末分支。支配掌长肌、全部指浅屈肌、示指和中指的指深屈肌、拇短展肌、拇短屈肌浅头、拇对掌肌、第 1 和 2 蚓状肌，并有少量感觉纤维分布到手部。

（3）后侧束：从后侧束发出的分支按部位和先后，分为 5 支。

1）上肩胛下神经：由 $C_5 \sim C_6$ 神经纤维组成，支配肩胛下肌上部和大圆肌。

2）胸背神经：由 C_7 神经纤维组成，支配背阔肌。

3）下肩胛下神经：由 C_7 神经纤维组成，支配肩胛下肌下部。

4）腋神经：由 $C_5 \sim C_6$ 神经纤维组成，支配小圆肌和三角肌。

5）桡神经：由 $C_5 \sim C_8$ 神经纤维组成，是后束的延续部分。支配肱三头肌、肘后肌、肱桡肌、桡侧腕长伸肌、桡侧腕短伸肌、旋后肌、指总伸肌、小指固有伸肌、尺侧腕伸肌、拇长展肌、拇长伸肌、拇短伸肌和示指固有伸肌。感觉纤维分布至臂后远侧 1/3、前臂后侧、手背桡侧 2/3、桡侧 3 个半指近节指背皮肤。

二、发病机制

臂丛损伤可由压砸、切割、枪弹和手术误伤等直接暴力引起，需要注意的是手术误伤，特别是对锁骨上区的不明肿物进行切除或活检时，要考虑来源于臂丛的可能。但大部分臂丛损伤是由于间接暴力牵拉所致，牵拉力量的大小和方向不同，造成臂丛损伤的程度和类型也不一样。如果牵拉的力量较小，可能只是造成：①神经传导的中断（Sunderland I 型），而神经远段不发生 Waller 变性，通常在 3～4 周内自行完全恢复。②神经轴突的中断（Sunderland II 型），仍可以自行恢复，但由于损伤远段发生 Waller 变性，神经轴突再生以每日 1～2mm 再生速度向远段生长，恢复较佳，只是时间问题。③神经内膜断裂，神经束膜连续性存在（Sunderland III 型）。有自行恢复的可能，但由于神经内膜的瘢痕化，恢复常不完全。④神经束膜严重损伤或断裂，外膜也损伤，但神经干连续性存在（Sunderland IV 型）。由于神经束广泛损伤，瘢痕严重，阻碍了再生轴突的生长，自行恢复的效果较差。有实验证明较小的牵拉力量也有可能影响臂丛的血运，导致缺血性损伤。⑤如果牵拉的力量够大，则可能造成臂丛在任一段的断裂，甚至造成神经根从脊髓上撕脱（Sunderland V 型）。那么，自行恢复的可能性极小，需要早期进行显微神经外科手术进行干预，以利于获得最佳的功能恢复。

最常见的臂丛损伤发生于摩托车交通事故，在车手被抛出而碰撞地面或其他障碍物时，可能头盔使其保住了生命,但如果暴力致颈肩分离(也就是肩部向下和向后运动,而颈部向相反的方向运动),颈部和肩部的角度被暴力拉大,损伤首先发生于臂丛上部的根和干;如果碰撞时上肢外展,暴力使肱骨肩胛之间的角度增大,损伤则首先发生于臂丛下部的根和干;如果暴力够大或存在瞬间力量的继续作用,则两种情况都可能造成全臂丛的损伤。解剖研究表明椎间孔周围的结缔组织对臂丛的根起固定支持的作用,能防止神经根从脊髓上撕脱。其中 C_5 和 C_6 神经根的稳定性明显强于下位神经根,因此,T_1 和 C_8 神经根容易发生根性撕脱伤,而 C_5 和 C_6 神经根则容易在椎间孔外发生牵拉伤或断裂。决定损伤程度和类型的主要因素是暴力的强度、暴力的方向以及损伤时上肢与身体的相对位置。

三、术前检查

1.病史 详细询问受伤机制能帮助我们对于病情和严重程度作出全面的判断。如果创伤暴力较大,要格外注意生命体征的变化和整个肢体的情况。在患者有生命危险时,医师往往只注意到脑外伤和脊髓损伤等严重情况,可能漏诊臂丛损伤,但这还不至于造成严重的后果。相反的情况是,在急诊时,发现有臂丛损伤,但忽视了全身情况的检查,对于可能伴有的脑外伤、不完全性脊髓损伤或其他致命的内脏损伤估计不足,容易陷于被动局面。一定要询问患者有没有意识丧失、四肢感觉异常和四肢肌力降低等情况。

2.与臂丛损伤有关的特殊体征

(1)Horner 综合征:在脊柱两旁的交感神经链接受 C_8 神经、全部胸神经及 L_1 和 L_2 脊髓神经前根的节前纤维。其中 $C_8 \sim T_3$ 神经的节前纤维至颈上神经节,此节的节后纤维伴随脑神经分支至眼部,支配瞳孔开大肌、上睑提肌及面部的血管和汗腺。如果这一节段的交感神经受损,即可出现眼球内陷、上眼睑下垂、下眼睑轻度抬高、瞳孔缩小、眼裂变窄以及损伤侧面部无汗和潮红,即 Horner 综合征。Horner 综合征的出现提示下臂丛的根性撕脱伤,往往在伤后立即出现,也可能在损伤 3d 后才表现出来。

(2)神经性疼痛:当神经根从脊髓抽出后,由于失去了周围传入性冲动的抑制作用,脊髓后角的神经元自发性放电活动增加,传到大脑,引起强烈的痛觉,又称为去输入性疼痛。臂丛根性撕脱伤后疼痛的发生率达到 $25\% \sim 90\%$,并且对于一般的镇痛治疗无效。如果患者臂丛损伤后出现这种疼痛,强烈预示着根性撕脱伤的可能,预后较差。

(3)头颈偏斜:如果臂丛损伤的患者伴随有头颈偏向健侧,是由于脊椎旁的肌肉失神经支配引起。与损伤的严重程度有关,也预示着根性撕脱伤的可能。

此外,肩关节的检查也很重要,臂丛损伤的同时可能伴有肩关节脱位,肩关节向下或向后脱位不常见,如果出现,可能损伤在肱骨后绕行的腋神经。

3.神经功能检查 神经功能的检查虽然比较烦琐,但对于治疗方法的选择和判断预后非常重要。

体格检查仍然是最初判断臂丛损伤的有无和损伤平面的好方法。急性损伤的患者往往表现出全臂丛瘫痪的症状,初次检查结果可能和实际的损伤程度并不一致,所以检查必须反复进行,并且检查的间隔时间不要太久。通常在损伤后 3 周,神经性传导中断可以恢复,这个时候就可以作出比较确定的诊断,而肌肉的萎缩现象或者运动功能的恢复现象(Sunderland Ⅱ～Ⅴ型损伤)需要 3～4 个月后才能观察到。要建立标准化的检查方法,检查必须细致,最好能列一个对于感觉和运动功能检查的表格,才不至于遗漏。这样也有助于判断损伤的平面和初步区别节前和节后损伤。需要注意的是臂丛存在着解剖变异,例如,上移型臂丛有 C_4 神经根加入臂丛,下移型臂丛有 T_2 神经根加入臂丛。通常测量每一块肌肉的肌力是不必要的,也很难做到。检查每一功能组肌肉的功能更加方便,如肩关节的旋内功能、旋外功能或肘关节的屈曲功能等。其中菱形肌和前锯肌的检查很重要,这 2 块肌肉分别受直接从臂丛的根部发出的肩胛背神经和胸长神经支配,如果这些肌肉瘫痪,代表 C_5、C_6 和 C_7 的神经根从脊髓脱出。

4.辅助检查

(1)X线:造成臂丛损伤的暴力同样也可能引起脊椎、肩胛带和上肢的骨折和脱位。对于创伤性臂丛损伤的患者必须要拍摄颈椎、胸部、肩胛带和肱骨的X线片。其中胸片要包括吸气和呼气时的前后位片,进行对比,看膈肌的功能是否正常,膈肌功能丧失预示严重的上干根性损伤。颈椎横突的骨折代表引起损伤的暴力比较大。

(2)椎管造影:椎管造影是一种侵袭性检查方法,过去是用油性造影剂经腰椎穿刺。现在用水溶性造影剂,通过 C_1 和 C_2 椎间隙侧方穿刺,能够获得更加清晰和可靠的颈神经根影像。Nagano 将椎管造影的影像表现分为6级:N是正常的根袖影;A1为根袖影轻度不正常,神经根和神经根丝影仍然明显;A2为根袖影的尖端消失,神经根或神经根丝影仍然可见;A3为根袖影尖端消失,不能见到神经根影;D为根袖影的完全缺失;M为创伤性蛛网膜囊肿。

(3)计算机断层摄影脊髓造影术(CTM):椎管造影后可进行CT扫描,自 $C_4 \sim T_1$ 每隔3mm扫一层,如果在某一层面发现或者高度怀疑有异常,则可在此层面再进行间隔1mm的扫描。观察脊髓的腹侧和背侧神经根有无缺失,观察有无蛛网膜囊肿出现,如果有神经根缺失和蛛网膜囊肿出现,并且与正常对侧比较异常明显,可以诊断为根性撕脱伤。

(4)MRI:MRI为非侵袭性检查方法,无电离辐射,且可三维成像,能直接了解神经根损伤情况,又能了解病变周围组织结构的变化。但其对于根性损伤的显示没有椎管造影和CTM清楚。

(5)感觉和运动诱发电位:在 Waller 变性完成后(需要几天到几周的时间),可进行电生理检查。对于不完全性损伤,根据自发电活动和有无动作电位,肌电图能诊断出各神经的功能状况。由于肌电图能显示新生组织恢复情况,可以反复检查,所以可作为观察臂丛再生与功能恢复的一项重要手段。由于主管感觉的第1级神经元的胞体位于神经后根的神经节内,当神经根性撕脱伤后,周围感觉神经仍能保持正常的髓鞘结构,不会发生变性,因而仍然有传导功能。所以对于严重损伤,在区分节前和节后损伤的鉴别诊断以及对于损伤平面的判定方面,感觉诱发电位和皮质体感诱发电位可能更有价值。

(四)臂丛损伤的治疗

1.保守治疗　对于常见的牵拉性臂丛节后损伤,早期以保守治疗为主,包括神经营养药物、损伤部位的理疗、患肢进行功能锻炼防止关节僵硬和关节囊挛缩,配合针灸、按摩和推拿。观察时间一般在3～4个月,在观察期间要注意复查感觉和肌肉运动恢复情况,并做详细的记录。特别是要指导患者自己观察和记录。在保守治疗期间,由于患者的患肢感觉全部或部分丧失,失去感觉保护功能,容易受到进一步损伤,如碰伤或烫伤等,且损伤后修复困难,因此必须妥善保护失神经支配的皮肤。

2.手术治疗　由于显微外科技术和无创技术的应用,只要外科医师熟悉臂丛探查手术,一般探查手术很少会对臂丛造成进一步的损伤。即使是全臂丛损伤,也只有不到20%的患者是臂丛的5个根的全部根性撕脱伤,因此探查手术中总能发现有些根是可以直接缝合修复或通过神经移植修复的。即使没有可以修复的神经根,也可以一期应用神经转位手术,所以早期神经探查对于患者是有利的。只要诊断为神经根性撕脱伤或神经断裂,就有早期探查的手术指征。对于只有 C_8 部分损伤和 T_1 完全损伤的患者,患者手指仍有屈曲功能,但手内在肌全部瘫痪,由于 C_8 和 T_1 从脊髓撕脱的可能性比较大,手术修复的可能性小,尤其对于成年人,神经重建恢复手内在肌的可能性极小。所以,对于年龄＞15岁的患者,没有必要进行探查和神经重建。除非有难治性疼痛,早期探查手术对减轻疼痛可能有帮助,否则,此类患者最好选择肌肉移植或转位手术重建功能。臂丛探查修复没有什么绝对的禁忌证,只要患者能够耐受一般的手术创伤,但如果臂丛损伤时间超过1年,探查修复臂丛就没有太大的价值,除非患者特别年轻。患者的年龄也是一个需要考虑的因素。一般来说,年龄越小,手术效果就越好,如果患者的年龄＞40 岁,那么通过神经转位修复臂丛所获得的效果就不理想。

(1)手术时机

1)急诊手术:对于开放性臂丛损伤,如刀刺伤或者医源性损伤(如在治疗胸阔出口综合征切断第 1 肋骨时损伤臂丛,或切除锁骨上肿物时损伤臂丛),就需要急诊手术行探查修复。对于牵拉性损伤,不主张急诊手术探查和修复臂丛,因为诊断不可能确切,需要一段时间,至少要过了所谓的休克期,医生才能最终将正常的神经和受损伤的神经分辨出来。对于完全性臂丛损伤,最好等损伤后 6～8 周才进行手术,此时能够完善各项检查,使诊断更加明确。并且经过这一段等待时间,患者也能够体会臂丛损伤的后果,心理上慢慢能够适应。如果患者对于手术效果期望过大,将手术效果与正常侧肢体的功能比较,可能引起不必要的麻烦。在观察期间,如果最初的诊断被证明是错误的,患者瘫痪的肌肉开始恢复了功能,就可以继续观察。如果远侧的肌肉功能出现了恢复的迹象.而近侧的肌肉却没有恢复,那么就需要早期手术探查。对肌肉的功能进行体格检查比肌电图检查可靠,因为肌电图总是过高地估计了功能恢复的可能性。

2)早期手术:对于全臂丛损伤或接近全臂丛损伤的病例,或高能量损伤的病例(如枪伤),有必要进行早期手术探查(伤后 6 周到 3 个月)。而对于那些部分性上干损伤或低能量损伤的病例,最好能等待 3～6个月,每个月复查一次,患者神经功能恢复达到一个平台期,不再有继续恢复的迹象,就可以手术探查。这样可以给予那些连续性还存在的神经一个自发性恢复的机会,但每次的复查必须由同一个医生负责,这样才能够作出准确的判断。在观察过程中,Tinel 征能帮助医师判断有无神经再生。例如,一个上肢损伤的患者,如果在观察过程中不能在锁骨上窝叩出 Tinel 征,则自发性恢复的可能性很小,需要早期手术探查进行相应的处理。EMG 和 MRI 检查都是非侵袭性检查,与临床检查相结合,有助于诊断。如果 MRI 发现根性撕脱伤征象,EMG 证实所支配肌肉为去神经支配电位,则相应神经根为节前损伤,有早期探查手术指征。如果通过以上检查仍然不能确定是否为节前损伤,则有必要做椎管造影和 CTM 来排除。

(2)术前准备:术前要对患者及家属交代清楚手术所能达到的效果,以及不做手术所能达到的效果。并且要讲明不是手术后马上就能看到效果,要等待相当长一段神经再生生长时间。一般的术前准备不再讲述。术前没有必要备血。手术备皮区包括伤侧腋部和双小腿(备腓肠神经移植)。

(3)手术:全麻插管后,患者取平卧位,插导尿管并留置。患侧肩胛下垫一小枕,使患侧肩部抬高,头偏向健侧,上肢外展位。同侧颈部或双侧颈部(如果准备对侧颈 7 转位)、下颌缘、胸部、腋部、上肢和双侧下肢常规消毒铺巾。患侧上肢完全暴露是为了术中电刺激观察肌肉活动情况和利于牵引。为了术中应用电刺激检查,交代麻醉师不要给予患者肌松剂。手术医生要作好可能需要暴露锁骨上臂丛和锁骨下臂丛 2个部分的准备。双极电凝、电刺激器、手术放大眼镜或手术显微镜准备充分。双侧大腿根部上止血带,备腓肠神经移植。

1)锁骨上臂丛探查:锁骨上切口有 2 种。一种从胸锁乳突肌后缘中点开始,沿该肌后缘向下,到达该肌与锁骨交界处,在锁骨上缘弯向外侧横行至斜方肌在锁骨止点处,此种切口瘢痕明显。另一种是单纯锁骨上缘横切口,自胸锁乳突肌锁骨头处开始,向外侧横行至斜方肌在锁骨止点处,此种切口美容效果好。

倾向于采用锁骨上横切口,切开皮肤和皮下,双极电凝止血,然后切开颈阔肌。向上下牵开,此时可以见到颈外静脉,根据情况予以结扎切断或牵拉向一侧。切断和缝扎胸锁乳突肌锁骨头,保留缝线用于手术结束时修复。钝性和锐性分离脂肪和纤维组织,可见到由内上方斜向外下方的肩胛舌骨肌,游离肩胛舌骨肌,切断并缝扎,保留缝线用于手术结束时修复。继续用止血钳分离脂肪组织直至颈外侧,此时可见颈横血管、肩胛上血管和颈外血管的分支,常需切断后结扎。在胸锁乳突肌深面找到并辨认前斜角肌,膈神经斜行横过前斜角肌表面,找到并解剖出来,电刺激看是否有膈肌收缩活动,向近端解剖膈神经至 C_5 神经根,确定 C_5 神经根后,可作为参考确定 C_6 和其他神经根。向下后方继续解剖 C_6、C_7、C_8 和 T_1 神经根,此时需要用拉钩将锁骨拉向下,利于暴露。分离时,采取钝性分离,特别在暴露 C_8 和 T_1 神经根时,注意勿损伤其前方的锁骨下动脉。沿神经根向远侧分离,可显露各个神经干。如果神经根干部和前斜角肌处为致密的瘢痕组织,则在颈外侧处分离出肩胛上神经,向近端分离追踪可找到上干,然后依次分离出中干和下干。观察各个根和干的情况,是否水肿、变硬和连续性是否存在,并用橡皮条牵引隔开,分别电刺激各个根和干部,看上肢是否有相应的肌肉运动。如果近端肌肉有收缩,例如菱形肌和前锯肌有收缩活动,则损伤是在节后,神经根可以修复。如果更远端的肌肉如冈上肌或三角肌有收缩,则损伤可能在锁骨下臂丛。如果没有见到任何肌肉收缩,损伤则是节前性的,不可能修复。探查中可见到神经根性撕脱、神经断裂或神经连续性存在但有神经瘤存在等各种形式的损伤。如果通过锁骨上探查,有神经修复的可能,则必须同时做锁骨下臂丛探查,因为臂丛两处损伤的可能性很大。如果仅修复了锁骨上臂丛,而遗漏了锁骨下区可能的臂丛损伤,则不能达到治疗的效果。例如,上干的断裂常伴有腋神经的损伤或肌皮神经的断裂。

2)锁骨下臂丛探查:用于探查臂丛束部和分支。锁骨下切口自锁骨中点开始,沿胸大肌与三角肌间隙下行,过腋前皱襞后横行向内,至臂内侧后再沿肱二头肌内侧沟向下。切开皮肤、皮下和筋膜层,暴露头静脉和胸肩峰血管,分离并保护,可用于游离肌肉移植或带血管的神经移植。自胸大肌和三角肌之间进入,可见到止于喙突的胸小肌,可予以切断或者向上下牵引拉开。切开锁胸筋膜,拉钩向上牵开锁骨,即可见到臂丛锁骨下部。外侧束位于腋动脉的前外侧,后束位于腋动脉的后外侧,内侧束位于臂丛的后内侧,根据"M"型结构,可先找到正中神经外侧头,向近端追踪确定外侧束,在此处可以见到发自于外侧束的肌皮神经。同样根据正中神经内侧头确定内侧束,然后向远端确定臂内侧皮神经、前臂内侧皮神经和尺神经。桡神经位于腋血管的后外侧,走向外侧,根据桡神经确定后束和发自于后束的腋神经。分离时注意保护在此平面发出的胸前内侧神经和胸前外侧神经。如果此处有瘢痕组织,就需要从更远处暴露正常的神经结构,然后再向近端追踪来确定各神经分支和神经束。

3)术中电生理检查

①体感诱发电位:术中电刺激神经根部,如果能在对侧头皮记录到电位变化,则可判断感觉神经的连续性存在。由于受麻醉深度的影响和灵敏度不如脊髓诱发电位,一般只用于小孩。

②脊髓诱发电位:刺激周围神经,可在棘突、棘突间韧带、黄韧带、椎间盘和椎管内记录到电位变化,但只有椎管内记录是最敏感的。手术前要将记录电极置入到椎管内。如果刺激损伤神经根,可在椎管内记录到电位变化,则可判断感觉神经的连续性存在。

不论体感诱发电位还是脊髓诱发电位,反映的只是感觉神经根的连续性存在与否,不能反映运动神经根的情况。

4)手术方法:根据术中探查的臂丛损伤情况,结合术前的影像学检查以及术前和术中的电生理检查,判断臂丛损伤是节前还是节后性损伤以及损伤的程度,并结合患者的年龄和损伤到手术的时间,然后根据不同的情况选择治疗方法。

①神经缝合:适合于新鲜的神经切割伤,或者神经瘤切除后通过周围松解能够克服缺损,拉拢时没有张力的情况。

②臂丛松解术:适用于闭合性节后臂丛损伤保守治疗 3 个月后无任何恢复,或主要功能恢复不完全,或者恢复次序跳跃或中断的情况,探查发现神经纤维连续,但有大量的瘢痕包裹神经的情况。在手术显微镜下,首先从正常神经近、远端开始,向神经损伤的部位,在神经外膜外将神经从瘢痕中分离出来,然后切除神经周围瘢痕组织,包括瘢痕化的神经外膜。在神经分离时,应注意保护神经的分支。充分显露神经干后,通过电刺激检查神经的传导功能,如果为不完全损伤,则继续仔细观察神经损伤处情况,如果神经外膜

上的血管有受压、外膜增厚和神经干发硬等情况,则应行神经内松解术。如果电刺激证实为完全性损伤,则应该切除损伤段,行神经直接缝合或神经移植。

③神经移植:对于臂丛股、束和支等部位的损伤,如果有短距离的神经缺损,尽可能利用可供移植的神经做神经移植以修复所有神经损伤。但如果神经缺损位于根干部,就没有足够的可供移植的神经,需要考虑优先修复哪些神经。神经修复的部位离支配的靶器官距离越近,则修复的效果越好,因此应该优先修复那些支配近端肌肉的神经。传统的方法是优先修复肌皮神经,然后是肩胛上神经和腋神经。目前观点认为肌皮神经可由肋间神经转位或尺神经部分转位修复,严重的臂丛损伤可忽视腋神经修复,而单独的腋神经损伤不会引起肩关节严重功能障碍,虽然肩胛上神经可由副神经转位修复,但因为副神经是支配斜方肌的神经,且可用于修复肌皮神经或作为游离肌肉移植的神经源,因此应该优先修复肩胛上神经。前锯肌对于肩关节功能很重要,有可能时要尽量修复胸长神经。肱三头肌是肘关节屈曲功能的拮抗肌,有重要功能,并且可作为修复肱二头肌的潜在动力源,所以桡神经也是优先考虑的对象。自体游离神经体可选择腓肠神经、桡神经浅支或前臂内侧皮神经。

④神经移位:在臂丛根性撕脱伤时或节前性臂丛神经损伤,近端臂丛本身没有可供缝合的神经来源,就需要寻找臂丛外的神经来修复臂丛,从而恢复肢体的功能。

a.膈神经移位:膈神经由 $C_3 \sim C_5$ 神经根组成,自前斜角肌上部外缘顺该肌的表面下降。膈神经移位主要用于修复肌皮神经,恢复屈肘功能。手术前要做胸透看患侧膈肌是否有收缩功能,并做呼吸功能检测。如果患者呼吸功能很差,则不适合做膈神经移位。暴露此神经相对比较简单,在进行臂丛探查时,锁骨上切口内于前斜角肌表面可见到1条神经自上往下行走,此即为膈神经,术中可用电刺激观察膈肌活动情况来确认膈神经并确认此神经有无功能。分离肌皮神经应从锁骨下切口内寻找,找到外侧束,肌皮神经是从外侧束向外下方发出的第1支,为了达到无张力缝合,需自肌皮神经发出处逆行向近端在外侧束内进行束间分离,游离出肌皮神经到上干的前股处。如果不能达到无张力缝合,则需要做游离神经移植桥接,但效果就比直接缝合差。2000年徐文东等首先报道于胸腔镜下膈神经邻膈肌处超长切取,并将移位膈神经直接与肌皮神经缝接,以缩短屈肘功能恢复的时间(平均时间由9~12个月缩短至4~6个月)。2002年,顾立强等利用胸腔镜超长切取胸腔内膈神经移位修复支配手部功能的尺神经、正中神经,或缝接于重建屈指屈拇功能的移植肌肉神经支,缩短术后功能恢复时间,提高临床疗效。当然,胸腔镜下切取膈神经手术有一定的技术要求与难度,且增加了患者的住院费用,偶有并发症出现,目前只能在有条件的数家医院实施,还不能作为常规手术方法加以推广。

b.副神经移位:副神经是第11对脑神经,支配胸锁乳突肌和斜方肌。副神经由脑根和脊髓根组成,在穿出颅底的颈静脉孔后分为内外2支。其中内支为脑根神经纤维,直接并于迷走神经干。外支为来源于脊髓根的纤维,斜向后下方,被胸锁乳突肌及二腹肌后腹遮盖,绕颈内静脉外侧,经枕动脉前于胸锁乳突肌前缘上1/3处穿入该肌,并发出分支支配该肌。至甲状软骨上缘上方,再斜向后下方,于胸锁乳突肌后缘中点上方穿出。继续斜向后下方,于提肩胛肌表面穿过颈后三角的顶部,在锁骨上方2.5cm处进入斜方肌深面,与来自 C_3、C_4 的神经纤维形成神经丛,并发出分支支配该肌。

临床运用此神经移位,首先需要确定副神经无损伤征象,即耸肩活动基本正常。暴露此神经有2种方法:一种是在胸锁乳突肌后缘中点处找到副神经近端,沿副神经主干向远端游离达锁骨上,在其进入斜方肌肌腹处切断。另一种是在斜方肌锁骨止点上方2cm处,于肌肉深层脂肪组织内用手指扪及神经,或用电刺激寻找,在其与 C_3、C_4 的神经纤维形成神经丛后切断。第二种方法损伤较小,只需要锁骨上横切口,美容效果好,并且能保留部分斜方肌功能。

副神经移位首选用于 C_5、C_6 根性撕脱伤后6个月内的肩关节功能重建,如果 C_7 也有撕脱,那么前锯肌也瘫痪,则副神经移位修复肩关节的外展功能效果欠佳。一般副神经移位到肩胛上神经后,肩关节能达到 $20°\sim80°$ 的外展功能,平均 $45°$,Doi 报道可超过 $90°$。有学者用副神经移位修复肌皮神经,但肌皮神经最好用肋间神经移位或尺神经部分移位修复。一般只有肋间神经损伤时才需要用副神经移位修复肌皮神经重建屈肘功能。应用副神经移位修复肌皮神经时需要 $9\sim10cm$ 的腓肠神经游离移植来桥接副神经和肌皮神经。

副神经还可以作为功能性游离肌肉移植的动力神经源。

c.肋间神经移位:肋间神经移位被广泛用于修复肌皮神经来重建屈肘功能。它还可用于恢复肱三头肌或三角肌的功能、游离肌肉移植的动力源神经和手的感觉功能重建。

肋间神经移位至肌皮神经的适应证是节前性上位型或全臂丛损伤,损伤时间在 6 个月内。如果是节后性臂丛损伤,可直接缝合或游离神经移植修复。对于晚期患者可用肌肉转位或功能性游离肌肉移植重建屈肘功能。

肋间神经直接移位至肌皮神经术后,大约有 72％患者可恢复到 M3 肌力。如果中间用游离神经桥接,则只有 47％的患者可恢复到 M3 肌力。

d.部分尺神经移位至肌皮神经:与肋间神经移位于肌皮神经相比,由于手术相对简单,功能恢复更加可靠,部分尺神经移位至肌皮神经已经被广泛应用。适用于新鲜的 C_5、C_6 根性撕脱伤,甚至损伤后 10 个月内的 $C_5\sim C_7$ 根性撕脱伤。对于年龄＞40 岁的患者,由于肋间神经移位于肌皮神经效果欠佳,可以应用部分尺神经移位至肌皮神经来修复屈肘功能。此方法一般与副神经移位至肩胛上神经修复肩关节外展功能同时应用来治疗上臂丛损伤。

手术要点:做上臂近端内侧纵行切口,在喙肱肌内找到肌皮神经,向远端追踪,可找到肱二头肌支,在分支处用利刀切断。在肱动脉后内侧找到尺神经,游离约 2cm 长,进行束间分离,游离后内侧束(主要支配尺侧腕屈肌),大小与肱二头肌支相当。切断此束后与肱二头肌支在无张力下行束膜缝合。术中可以运用电刺激器来分辨,以免损伤主要支配手内肌的神经束。

一般 $2\sim5$ 个月后就能见到肱二头肌收缩,90％的病例能获得 3 级以上的肌力。

e.健侧 C_7 移位:健侧 C_7 移位由我国顾玉东在 1986 年首先提出,目前已被广泛接受。主要适用于:臂丛根性撕脱伤,膈神经、副神经或肋间神经不能利用的患者;臂丛根性撕脱伤进行多组神经移位术后 2 年以上无任何功能恢复患者;臂丛根性撕脱伤患者在行多组神经移位的同时,加做患侧尺神经带蒂与健侧 C_7 的神经根缝接,一旦有神经组移位失败,可利用已有神经再生的尺神经进行重新移位,或者作为功能性游离肌肉移植的动力神经源。

手术要点:患侧臂丛探查后,做健侧颈部锁骨上臂丛探查切口,切开颈阔肌后注意保护颈外静脉的分支,切断肩胛舌骨肌后,注意分离保护颈横血管备用。分离出 C_5 至 T_1 各神经根、上中下干和中干的前后股,根据手术需要修复患侧的神经选择前股、后股或全部切断。

健侧 C_7 移位方法有:(ⅰ)健侧 C_7 神经根与患侧受区神经通过神经游离移植转位。(ⅱ)健侧 C_7 神经根与患侧受区神经通过做带小隐静脉动脉化的游离腓肠神经移植转位。(ⅲ)将患侧尺神经与尺动脉和伴行静脉在手腕部切断向近侧游离,在肘部切断结扎尺动脉近端,继续向近端游离尺神经达尺侧上副动脉进入尺神经主干的远端。通过皮下隧道翻转将尺神经远端与健侧 C_7 神经根缝合,尺动脉可与颈横动脉吻合,伴行静脉可与颈外静脉分支吻合。也可以不带尺动脉和伴行静脉,保留尺侧上副动脉供血。待神经再生达到腋部时,切断尺神经近端,桥接修复需要修复的神经。(ⅳ)王树峰等则报道健侧 C_7 经椎体前通路移位与患侧上干(或下干)直接缝合术,旨在缩短神经再生的距离并减少 1 个吻合口,有利于神经纤维的再生,更好地恢复神经功能。

⑤游离肌肉移植:对于神经修复失败或损伤后时间过长的病例,上肢的肌肉已经萎缩并纤维化,则考虑游离肌肉移植进行功能重建。主要是为重建屈肘和手的功能。背阔肌、股薄肌和股直肌是常用的作为游离肌肉移植的供肌。如果只是重建屈肘功能,并且在损伤后早期,可以选择同侧的背阔肌带胸背血管蒂转位,用副神经或肋间神经作为动力神经。但如果损伤时间超过 1 年,则同侧背阔肌可能已经萎缩,不能利用,则选择对侧的背阔肌作为游离肌肉移植的供肌。股直肌是一块力量强大的肌肉,也可用来重建屈肘功能,股直肌切取后会有短时期的伸膝力量减弱。股薄肌的力量没有前两块肌肉强,但由于其肌肉和肌腱的比例与形状适合,且收缩的幅度大,最适合于用来重建腕关节和手指的功能。

全臂丛根性撕脱伤约占临床臂丛损伤手术病例的 1/3。1995 年,日本的 Doi 首先提出利用副神经、肋间神经为动力神经,早期游离肌肉移植(股薄肌)重建上肢部分功能的思路与方法(分二期重建屈肘、伸指或屈指功能),突破了原先只在神经修复失败后(一般在伤后 2～5 年)才行肌肉移植重建功能的治疗原则。Doi 双重股薄肌移植重建全臂丛根性撕脱伤手握持功能术,现已被日本、中国等多国学者引用并改良。顾立强等吸取了顾玉东等多组神经移位修复和 Doi 肌肉移植功能重建的优点,提出在应用神经移位修复肩外展、伸肘及手部感觉等疗效较好的同时,联合早期双重股薄肌移植治疗全臂丛根性撕脱伤,重建屈肘、拇屈伸和指屈伸的手外在肌以解决手握持功能问题。随访超过 2 年,共 16 例,平均随访时间 36 个月。16 例均恢复屈肘、伸指、伸拇功能,屈肘 90°～135°,肌力 M4,伸指、伸拇≥M3,14 例屈拇、屈指恢复肌力≥M3,可握持 200～500g 物品,2 例屈指、屈拇肌力 M1。16 例手部桡侧半感觉(痛、温度)均有不同程度恢复。该术式的优点:①早期进行肌肉移植,使以往依赖原有肌肉质量好坏的风险基本消除。因为神经损伤同时常伴有肌肉的损伤,而移植的肌肉都是健全的肌肉,保证了靶器官的完整性。②股薄肌作为游离肌肉移植有其独特的优点,因该肌可分为独立的 2 部分,各自有相应的血管与神经,达到一肌二用的目的。顾立强等在Doi 的基础上进行改良,发展为二肌四用,对多方位的功能重建提供了基础。

(马红林)

第二节　桡神经损伤

一、应用解剖

桡神经起于臂丛后束,为后束的终末支,纤维来自于 C_5、C_6、C_7、C_8 和 T_1 神经根。一般定肩胛下肌止于肱骨小结节部为桡神经起点,桡神经于腋动脉第 3 段的后侧下降,依次位于肩胛下肌、大圆肌和背阔肌的前方,在此发出:①肱三头肌长头分支:是桡神经的第 1 个运动支,多为 2～3 支。②臂后侧皮神经:可单独发出或同肌支共干,横过背阔肌肌腱,经肋间臂神经后方,绕肱三头肌长头下行,穿深筋膜至臂后内侧。分布于臂后侧三角肌以下的皮肤,达肘关节鹰嘴部。

在腋肱角部(上臂内侧和腋后襞下缘间角),桡神经与肱深动脉伴行穿过由外侧的肱骨、内侧的肱三头肌长头和大圆肌围成的三边孔,至肱骨后方,桡神经位于肱三头肌外侧头深面,在内外侧头之间沿螺旋的桡神经沟,在肱骨肌管(由肱骨、肱三头肌外侧头和肱三头肌内侧头所构成)内下行达肱骨外侧缘。在此处发出:①肱三头肌内侧头分支:为 1～3 支,在不同高度进入肌肉。②肱三头肌外侧头分支:通常为 1 支,可与内侧头分支共干。③肱三头肌内侧头下部分支。④肘肌肌支:为一细长分支,与肱动脉的一分支伴行,穿过肱三头肌内侧头,于肘关节的后侧进入肘肌。⑤前臂后侧皮神经:在三角肌止点下方,于肱三头肌外侧头和肱肌之间浅出,分成上、下2支。上支穿过臂外侧肌间隔下降至肘关节的前面,支配臂下半部后外侧的皮肤。下支穿过臂外侧肌间隔沿臂外侧下降,经肱骨外上髁后面,沿前臂背侧中线下行达腕部,支配前臂后部的皮肤。⑥臂外侧皮神经:发出后与头静脉伴行,支配臂下部前外侧皮肤。

在肱骨外侧缘,桡神经向前穿过外侧肌间隔,进入肱肌和肱桡肌之间的肘前外侧沟,在肱肌的前外侧下降,其外侧依次与肱桡肌、桡侧腕长伸肌和桡侧腕短伸肌相邻。在此发出:①肱肌肌支:是桡神经在肘前外侧沟内的第1分支。②肱桡肌肌支:为2~3支。③桡侧腕长伸肌肌支。④桡侧腕短伸肌肌支。⑤肘关节支。

桡神经离开肱肌,经肘关节囊前方,达旋后肌,分成2个终支:骨间背神经和桡神经浅支。在此处,发出旋后肌肌支。骨间背神经在旋后肌的肱骨和尺骨起点间进入旋后肌2层纤维之间,绕桡骨上1/4的外侧面于前臂后面穿出旋后肌,行于骨间背动脉尺侧,在前臂后侧深浅2层伸肌之间下降,依次分支支配指总伸肌、示指固有伸肌、小指固有伸肌、尺侧腕伸肌、拇长展肌、拇短伸肌和拇长伸肌。桡神经浅支自主干发出后,在肱桡肌深面下降,至旋后肌下缘平面,与桡动脉相邻,走行于桡动脉外侧,约在腕上7cm处,与桡动脉分离,经肱桡肌肌腱的深侧转向前臂背侧,在桡骨茎突上5cm处穿出深筋膜于皮下下行,跨过腕背侧韧带,分为4~5支,支配手背桡侧半和桡侧2个半指近节背侧皮肤。

二、损伤部位和原因

刺伤、刀伤、骨折脱位和医源性损伤是常见的原因,桡神经的任何一段都可能损伤。从近端至远端:①桡神经在腋肱角处损伤常常是由于腋杖使用方法不正确,导致桡神经经常受压,或者由于上臂悬吊于椅背上或手术时压于手术台的边缘,导致桡神经受压。肱骨上1/3骨折如果移位明显,也有可能引起桡神经损伤。②肱骨桡神经沟是桡神经最常见的损伤部位,主要是由于肱骨骨折压迫或刺伤桡神经,甚至可能造成桡神经断裂。神经损伤可发生于骨折时,也可发生于骨折复位时,甚至可发生于取内固定物时。骨折愈合时形成的骨痂也可能压迫桡神经造成损伤。③桡神经在穿过外侧肌间隔处相对固定,没有缓冲余地,钝器伤、压迫、止血带使用不当、睡眠或昏迷时长时间压迫于身体下都可能造成桡神经损伤。④在肱骨下段和肘关节附近,肱骨下段骨折、肱骨髁上骨折和肘关节脱位都可能造成桡神经损伤。由于桡骨小头前脱位造成桡神经损伤也不少见。⑤在旋后肌处,桡神经深支走行于旋后肌两层纤维之间,此处容易受Frohse弓压迫。

三、桡神经损伤症状、体征和定位诊断

桡神经在不同部位损伤,会有不同的症状和体征,有助于定位诊断。检查时从肢体的远端向近端进行比较合理和不会遗漏。如果患者出现伸指功能障碍,即拇指不能主动背伸和外展,其余4指掌指关节不能主动背伸,而虎口处皮肤感觉正常,那么损伤部位在发出桡神经浅支之后。如果出现虎口处感觉障碍,则损伤部位在发出桡神经浅支之前。再检查桡侧伸腕长、短肌和肱桡肌的功能,如有障碍,则损伤位置在桡神经穿出外侧肌间隔之后。如果还出现伸肘肌力降低,则损伤发生于穿过外侧肌间隔之前。如果完全没有伸肘功能,则损伤发生于腋部,属高位损伤。

四、治疗

根据需要采用神经减压、松解或缝合术。桡神经缝合的效果较正中神经及尺神经为好。桡神经所支

配的感觉功能没有正中神经和尺神经重要。怀疑神经断裂应尽早修复,如果为闭合性损伤,可观察 3 个月,如没有恢复迹象,需手术探查,根据术中观察结合电刺激决定是否行神经缝合。神经损伤后超过 15 个月或骨间后神经所支配的肌肉超过 9 个月,运动功能不可能再恢复。神经损伤后如能早期缝合修复,近端肌肉有 89% 的恢复可能性,远端肌肉(伸指和伸拇等肌肉)将有 36% 的恢复可能性,总体来说有 63% 的恢复可能性。也就是说,如果神经修复及时,技术得当,将有 3/4 的桡神经损伤患者恢复桡神经所支配的肌肉功能。在肌肉功能恢复之前,应使用悬吊弹簧夹板和支具等,保持腕背屈,并被动活动腕和手部关节,避免僵硬。

如果神经有缺损,不能直接缝合,可以通过神经游离或改变肢体的位置来克服,但能够克服的长度比不上正中神经和尺神经。在腋部或上臂近端接近发出肱三头肌支的部位,不牺牲肱三头肌支就很难克服 6～7cm 的缺损。在上臂中 1/3 段的桡神经缺损,通过神经游离、屈曲肘关节、外旋和内收上臂甚至牺牲肱桡肌肌支等方法,可以克服 10～12cm 的桡神经缺损,少数情况下还可以采用截除一段肱骨的方法来克服神经缺损。在上臂下 1/3 段、肘部和前臂等位置,也可以采取上述方法克服 10～12cm 的神经缺损。如果采取上述方法,神经缺损不能克服或有张力,则考虑行游离神经移植来修复。不论采取何种修复方法,如果术后 6～9 个月没有神经再生恢复的迹象,行功能重建手术。

（马红林）

第九章　脊柱损伤

第一节　脊柱骨折

一、脊柱骨折的分类

【上颈椎骨折分类】

（一）枕寰损伤

Traynelis 分类：

Ⅰ型：X线片能显示的纵向牵张性损伤。

Ⅱ型：前向半脱位或脱位。

Ⅲ型：后向半脱位或脱位。

（二）寰椎骨折

C_1 骨折有 3 种基本类型：①后弓骨折：通常发生在后弓与侧块接合部位；②侧块骨折：通常发生在一侧，骨折线可通过关节面或正好通过一侧侧块的前及后部；有时也有对侧后弓的骨折：③爆裂性骨折（Jefferson 骨折）：这型骨折的特点是发生 4 处骨折，其中前弓 2 处、后弓 2 处。

（三）寰枢关节旋转性半脱位

Fielding 分类：

Ⅰ型：是最常见的类型，也是儿童最容易发生的类型。寰枢椎病理性旋转固定是在 C_1、C_2 旋转生理范围内而无明显的软组织损伤。侧方寰齿间隙通常为 3mm。

Ⅱ型：是由于横韧带不全或功能丧失而致的一侧 C_1 侧块向前移位 3～5mm，并以未移位的对侧 C_1、C_2 的关节间隙为中心旋转。

Ⅲ型：双侧的 C_1、C_2 半脱位＞5mm，而有一侧的半脱位程度更严重。

Ⅳ型：C_1 或 C_2 向后半脱位。通常发生在齿突缺如或严重的类风湿患者中。

（四）齿突骨折

Anderson 和 D'Alonzo 将齿突骨折分为 3 种类型：

Ⅰ型：齿突尖端斜形撕脱性骨折。

Ⅱ型：基底部或腰部骨折，包括基底部前后皮质骨的粉碎性骨折。

Ⅲ型：经 C_2 椎体的骨折，有可能延伸到 C_2 两侧上关节突。

（五）枢椎峡部骨折（Hangman 骨折）

Levine 和 Edwards 分类：

Ⅰ型:骨折经两侧峡部或经邻近的上或下关节突间隙,骨折移位<3mm。骨折无成角或有动力位 X 线片的移位迹象。其过伸性的负荷只对骨性结构产生破坏而不影响邻近的软组织。

Ⅱ型:骨折移位>3mm,骨折明显向上成角畸形,可伴有 C_3 椎体前上部分的压缩性骨折或 C_2 椎体后下部分的撕脱性骨折或是骨折移位不明显而成角畸形明显。

ⅡA 型骨折是Ⅱ型骨折的一种变型,表现为 C_2 与 C_3 之间严重的成角畸形,但移位轻微。其骨折线多数为水平通过 C_2 椎弓,而不是垂直通过。

Ⅲ型:由单纯屈曲力量导致的单侧或双侧的移位,或是 C_2、C_3 间关节骨折脱位,而下部中份骨折或后结构骨折通常是椎板骨折,从前上斜行向后下,展现在下关节突的后下方。

【下颈椎骨折分类】

Allen 等按受伤机制分为 6 种常见的损伤类型,每型又依据骨及韧带结构损伤程度的不同分为数级。

(一)屈曲压缩型(CF)分 5 级

1.CF 型 1 级　椎体前上缘变钝,轮廓变圆,无后方韧带结构的损伤。

2.CF 型 2 级　在 CF 型 1 级改变的基础上,前部椎体倾斜,椎体前方高度减低。椎体前下方呈"鸟嘴"样,下方终板凹度可能增加,椎体可有垂直骨折。

3.CF 型 3 级　在 CF 型 2 级改变的基础上,骨折线从椎体前表面斜行穿过椎体延伸到下方的软骨终板,还有"鸟嘴"

4.CF 型 4 级　椎体变形和"鸟嘴"骨折伴椎体后下缘轻度突向椎管内,移位<3mm。

5.CF 型 5 级　骨性损伤如 CF 型 3 级,但是椎体后部分向后移位到椎管内在 3mm 以上。椎弓结构完整,关节突关节面分离,损伤水平棘突间隙增宽,提示后部韧带的断裂。

(二)纵向压缩型(VC)分 3 级

1.VC 型 1 级　上或下终板形成杯状凹陷畸形。终板中心断裂,无明显后方韧带断裂。

2.VC 型 2 级　上下终板均形成杯状凹陷畸形,可以见到骨折线穿过椎体,但没有明显移位。

3.VC 型 3 级　VC 型 2 级椎体损伤进一步发展,椎体形成碎片,并向四周各个方向移位。多数情况是椎体明显压缩并形成碎片。椎体后部骨折可以移位到椎管内。椎弓结构可以是完整的,而无韧带断裂的征象,也可以有粉碎性骨折并伴有后方韧带复合结构的断裂,韧带在骨折椎体与其下方的椎体间发生断裂。

(三)屈曲分离型(DF)分 4 级

1.DF 型 1 级　后部韧带复合结构断裂,主要表现为屈曲位时小关节半脱位,伴棘突异常分离。

2.DF 型 2 级　单侧小关节脱位(后部韧带断裂的程度,从只引起异常移位的部分断裂,到前、后韧带均断裂的完全断裂不等,后种情况较少见),当出现脱位小关节对侧的小关节半脱位时,说明韧带损伤严重。

3.DF 型 3 级　双侧小关节脱位,合并有椎体向前半脱位的约占 50%。

4.DF 型 4 级　整个椎体前移或运动单元的不稳定,看起来如同"飘浮"的椎体。

(四)伸展压缩型(CE)分 5 级

1.CE 型 1 级　单侧椎弓骨折,可有或无椎体向前旋转移位。后侧结构的断裂可以包括骨折线通过关节突的线性骨折、关节突压缩和同侧椎弓根及椎板的骨折。

2.CE 型 2 级　双侧椎板骨折,而无其他组织损伤的证据,多为发生在连续多节段的椎板骨折。

3.CE 型 3 级　双侧椎弓骨折伴有单侧或双侧关节突、椎弓根、椎板骨折,无椎体移位。

4.CE 型 4 级　双侧椎弓骨折,部分椎体向前移位。

5.CE 型 5 级　双侧椎弓骨折,全部椎体向前移位。骨折椎体的椎弓后部分无移位,前部分仍与椎体相

连:韧带断裂发生在 2 个水平:后方在骨折椎体与上位椎体之间,而前方在骨折椎体与下位椎体之间:

(五)分离伸展型(DE)分 2 级

1.DE 型 1 级　前方韧带结构断裂或椎体横形骨折。

2.DE 型 2 级　在 DE 型 1 级改变的基础上,还有后方韧带复合结构的断裂,上位椎体向后移位进入椎管。此型移位在头部置于中立位时,可自行变小,所以 X 线片上的移位可能很小,患者初期仰卧位的 X 线片上的移位很少超过 3mm。

(六)侧方屈曲型(LF)分 2 级

1.LF 型 1 级　不 LF 的椎体压缩骨折、同侧椎弓骨折正位 X 线上显示Ⅳ弓移位。可以有关节突压缩或椎弓角粉碎骨折。

2.LF 型 2 级　椎体侧方的不对称性压缩骨折,伴有同侧椎弓骨折移位或对侧韧带断裂及关节突分离:侧椎弓压缩损伤和对侧椎弓的断裂都有可能出现。

【胸腰椎骨折的分类】

(一)分类一

Kelly 和 Whitesides 将胸腰椎描述成由 2 个负重柱组成:椎管的中空柱和椎体的实心柱。Denis 在研究了 400 余张胸腰椎损伤的 CT 扫描片后,提出了脊柱的三柱概念。前柱包括前纵韧带、椎体的前半部分和纤维环的前部分。中柱包括后纵韧带、椎体的后半部分和纤维环的后部分。后柱包括椎弓根、黄韧带、关节囊和棘间韧带。Denis 指出轴向压缩、轴向分离和不同平面外力联合作用引起的平移等,可以造成三柱中的一个或几个柱的破坏。IcAfee 等在研究了 100 例有潜在不稳定性骨折或骨折-脱位患者的 CT 片后,确定了中部骨-韧带复合结构破坏的机制,在此基础上发展出了一种新的分类系统。

1.楔形压缩型骨折　由向前的屈曲应力引起,造成单纯前柱破坏。除非有多个相邻椎体节段受损,此型损伤一些很少引起神经损伤。

2.稳定爆裂型骨折　由压缩性负荷引起,造成前柱和中柱破坏,后柱完整。

3.不稳定爆裂型骨折　压缩造成前柱和中柱破坏伴有后柱断裂。后柱可以因为压缩、侧方屈曲或旋转力量而造成破坏。因为不稳定,所以有创伤后脊椎后凸和引起进行性神经损伤症状的倾向。如果前柱和中柱是因为压缩引起的破坏,则后柱不出现分离性破坏。

4.Chance 骨折　这是因为围绕前纵韧带前方的一个轴的屈曲力所造成的椎体水平撕脱骨折,整个椎体被强大的张力拉开。

5.屈曲分离型损伤　屈曲轴位于前纵韧带后方,前柱被压缩力破坏,而中柱和后柱则被牵张力破坏。因为黄韧带、棘间韧带和棘上韧带通常是断裂的,所以这种损伤是不稳定的。

6.平移型损伤　这种损伤是整个椎管断裂,表现为椎管排列紊乱。通常是剪力造成了三柱均被破坏。在受累节段,椎管的一部分发生横向移位。

(二)分类二

Vaccaro 等提出一种胸腰椎骨折损伤分型及严重评分(TLICS),它不仅描述了胸腰椎损伤的形态改变,也提供了不稳定的程度。包括了神经损伤情况和后纵韧带复合体完整性的情况。这种分型严重程度评分系统可以用于指导临床治疗及手术入路的选择。根据 3 项指标对胸腰椎损伤进行如下分类:

1.形态　按骨折部分分类:

(1)压缩型骨折:当椎体受到轴向力的时候呈现压缩性破坏。

1)轴性压缩,轴性爆裂。

2)屈曲压缩,屈曲爆裂,屈曲压缩或爆裂伴有后方分离。

3)侧方压缩,侧方爆裂。

4)侧方爆裂。

(2)移位或旋转:旋转移位性骨折主要是由于旋转和剪切力造成的。

1)侧方移位或旋转。

2)单侧或双侧小关节绞锁。

3)伴有移位或旋转的压缩或爆裂骨折。

4)单侧或双侧小关节绞锁的压缩或爆裂骨折。

(3)分离:影像上改变是椎体的某一柱与其他柱分离,其间留有空隙。这可以由前后纵韧带的断裂和(或)前后骨性结构的破坏造成。

1)屈曲分离,屈曲分离的压缩或爆裂骨折。

2)伸展分离。

在复杂的骨折中,通过对椎体三柱破坏的描述合并这3种原始改变是最恰当的。例如,一个严重的分离损伤,有可能伴有压缩或者移位。这种损伤被描述为分离移位压缩性骨折最为恰当。

2.后方韧带复合体的完整性 后方韧带复合体包括棘上韧带、棘间韧带、黄韧带以及关节囊。后方韧带复合体的完整性被分为完整、不确定和断裂。

3.神经损伤情况 神经损伤状况分为神经完好、神经根损伤、完全性神经损伤、不完全性神经损伤和马尾损伤。不完全神经损伤被认为是一个手术减压的指征。

通过3个主要方面可以把损伤进行恰当的分型。例如,一个损伤可以描述为神经完好的伴有后方韧带复合体断裂的屈曲爆裂骨性骨折。

进行综合损伤严重程度评分,根据损伤的特点来决定治疗。3个方面每一个亚组的评分相加能够反映出损伤的严重程度。在多处相临或非相临节段的损伤同时存在情况下,以最严重的级别为准。

二、脊髓损伤的分类

(一)根据脊髓损伤程度分类

1.脊髓完全性损伤 损伤平面以下感觉、运动和反射完全丧失。

2.脊髓不完全性损伤 损伤平面以下存在部分感觉、运动功能,且必须有骶区感觉存在。

不完全性脊髓损伤包括 Brown-Sequard 综合征、中央脊髓综合征、前脊髓综合征、后脊髓综合征及少见的单侧肢麻痹。90%的不完全性损伤产生中央脊髓综合征、Brown-Sequard 综合征或前脊髓综合征。

中央脊髓综合征最常见。它是由于脊髓中央区,包括灰质和白质都受到破坏所致。位于皮质脊髓束中央的上肢传导束损伤最严重,而下肢传导束损伤程度较轻。四肢瘫痪的患者通常上肢受累程度比下肢重。感觉功能保留的程度因人而异,但是骶部针刺感觉都常得到保留。预后因人而异,但是超过50%的患者可以恢复对大小便的控制,可以重新行走,手部功能也有所改善。这种综合征通常因为原有脊柱骨关节炎的老年患者受过伸性损伤所引起。此时脊髓在前方的椎体和后方皱折的黄韧带之间受到了挤压。也可以发生在屈曲位损伤的年轻患者。

Brown-Sequard 综合征是脊髓左或右的半侧损伤,它通常由以下原因所引起:单侧椎板或椎弓根骨折、刺伤或因半脱位引起的旋转损伤。它的特点是损伤侧的运动功能和对侧痛温觉的减弱。这种综合征的预后良好,神经功能明显恢复的情况较常见。

前脊髓综合征通常是在过屈位损伤时,骨或椎间盘碎片压迫脊髓前动脉和脊髓所引起。它的特点是损伤水平以下运动和痛温觉减退。因为后索有不同程度的幸免,所以深触觉、位置觉和振动觉得以保留。这种损伤明显恢复的可能性较小。

后脊髓综合征累及脊髓后索,造成本体振动觉丧失,而运动和其他感觉功能不受影响。这种损伤较少见,多数是伸展性损伤引起的。

混合综合征是几种综合征组合在一起的无法分类的脊髓损伤。它是指不属于上述几个综合征的不完全性脊髓损伤,只占不完全性脊髓损伤的很小一部分。

脊髓圆锥综合征,是骶髓(圆锥)和腰神经根在椎管内的损伤。通常引起大小便功能和下肢功能丧失。大多数的损伤发生在 L_1 和 L_2 之间,引起会阴部的弛缓性麻痹及膀胱和肛周肌群失控。如果有球海绵体反射和肛门反射消失,则说明这种损伤是不可逆的。如果神经根未受损伤,下肢 L_1 与 L_4 之间的运动功能可以存在。

马尾综合征是指椎管内圆锥与腰骶神经根之间的损伤,也导致大小便和下肢功能丧失。完全性马尾神经损伤时,所有支配肛门、膀胱、会阴区和下肢的周围神经功能丧失,如果球海绵体反射、肛门反射和下肢所有反射活动都消失,说明马尾的所有功能均已经丧失。马尾是作为周围神经起作用的,如果神经根丝未完全断裂或毁损,就有功能恢复的可能。马尾综合征往往提示神经系统的不完全性损伤。

(二)美国脊髓损伤学会(ASIA)2000 年修订的脊髓损伤的神经和功能分类标准

1.完全性损伤 在骶段 $S_4 \sim S_5$ 无任何感觉和运动功能保留。

2.不完全损伤

(1)在神经平面以下,包括 $S_4 \sim S_5$ 存在感觉功能,但无运动功能。

(2)神经平面以下保留其运动功能,且平面以下,至少一半以上关键肌的肌力<3 级。

(3)神经平面以下保留其运动功能,且平面以下,至少一半以上关键肌的肌力≥3 级。

3.正常 感觉和运动功能正常。

三、C_1 和 C_2 骨折与脱位

(一)寰枕脱位

寰枕关节由寰椎侧块的上关节面与枕骨髁组成。对寰枕关节损伤的临床报道较少,因为临床上存活者很少。

1.损伤机制 主要由于车祸和高处坠落伤所致。头面部遭受突然打击,当剪切应力集中于枕颈关节时,可造成寰枕关节脱位。

2.临床表现 患者大多数立即死亡,而幸存者也多有严重的高位颈髓损伤征象。主要表现为四肢瘫痪和呼吸困难。少数只有轻度脊髓损伤或不伴有神经损害,以局部枕颈部疼痛和活动受限为主要临床表现。

3.诊断 根据临床表现和颈椎侧位 X 线片可作出诊断。颈椎侧位 X 线片上,正常成人枕齿间距是 4～5mm,枕齿间距>5mm 表明寰枕关节脱位或半脱位。

4.治疗 治疗措施包括寰枕关节的复位及稳定。因为这型损伤严重不稳,所以颈椎牵引是禁忌的。应该立即使用头环架使关节稳定,并要严密监护患者的呼吸和神经状况。由于使用头环架固定时不能确保韧带的愈合,并且许多这种损伤非常不稳,即使在头环架固定中也可发生移位,所以应早期施行枕颈融合手术以稳定寰枕关节。

(二)寰椎骨折

寰椎骨折比较少见,占整个颈椎损伤的 2%～4%。

1.损伤机制　寰椎骨折的主要受伤机制为轴向压缩-后伸。多见于高处重物坠落伤或高台跳水时头顶直接撞击池底。垂直暴力作用于头顶向下传导,使两侧寰椎侧块多呈分离状。骨折多发生在寰椎前后弓与其侧块连接处的最薄弱部位。

2.临床表现　主要表现为颈肌痉挛,枕下区域疼痛,颈部活动受限,头部强迫于前倾位。由于寰椎椎管矢径大、骨折后其骨折片离心分离,因此少有神经症状。但当颈 2 神经根受到压迫时,可出现枕大神经分布区域放射疼痛或感觉障碍。若黄韧带完全断裂,齿状突后移压迫脊髓,造成四肢瘫痪。呼吸困难常常是损伤初期的致命原因。

3.诊断　明确外伤史,主要表现为后方枕颈处的局部症状。X 线侧位片可见寰椎前后径增宽,开口位可见寰椎左右径增宽,且与齿状突距离双侧往往呈不对称。双侧侧方位移总和＞7mm 者,则表示有黄韧带断裂,提示骨折不稳定,易造成严重脊髓损伤。

4.治疗　对大部分的寰椎骨折都可以通过牢固的颈椎支具或头环背心固定治疗。单发的后弓骨折是稳定性骨折,可以用颈围治疗 8～12 周。对无移位或移位轻微的侧块骨折和 Jefferson 骨折,能够通过颈围领固定治疗以预防移位和使骨折愈合。寰椎侧块骨折向外侧移位超过枢椎关节面中线 7mm 时,应该用头环牵引复位。如果侧块移位严重,可用头环牵引维持 3～6 周后再改换头环背心。如果复位后立即使用头环背心,有可能发生再移位。

(三)寰枢椎脱位

【单纯性寰枢椎脱位】

1.损伤机制

(1)外伤:颈后外力均可造成寰椎黄韧带断裂而引起寰椎向前脱位。黄韧带断裂所引起的颈髓损伤病死率较高。而临床病例受伤程度多较轻,常见于跌倒、高处坠落等外伤。

(2)病理性:儿童多见,多因咽后慢性炎症造成局部骨质脱钙而引起黄韧带松动、撕脱,逐渐引起寰椎向前脱位。病程发展多缓慢,神经症状也较轻,但受到外伤时,则易造成严重损伤。此外,类风湿关节炎或齿状突畸形者也可引起寰枢椎脱位。

2.临床表现　主要表现为有颈椎不稳感、颈部疼痛、斜颈、肌肉痉挛及活动受限。有时可出现枕后疼痛、吞咽困难及发音失常或带有鼻音等。脊髓受压时,则出现相应的症状和体征。如双侧关节脱位,头颈呈向前倾斜体位;一侧关节脱位,则头旋转向健侧并向患侧倾斜。

3.诊断　患者有明确的颈部外伤史或儿童有咽喉部慢性炎症。临床表现主要以头颈部失稳为主,并有相应颈髓损伤的症状及体征。X 线开口拍片主要特征表现是枢椎齿突与寰椎两侧块间距不对称。侧位 X 线片能清楚显示齿突和寰枢前弓之间的距离变化。正常侧位像寰齿间距为 2～3mm;超过 4mm 则怀疑有黄韧带断裂;＞7mm 可能合并有翼状韧带、齿突尖韧带及副韧带断裂。必要时行 CT 检查,可以与寰椎椎弓骨折及上颈椎畸形鉴别。

4.治疗　寰枢椎半脱位的主要治疗方法包括牵引复位和固定,某些病例几天后可自然复位。通常应用枕颌带取牵引,牵引过程中拍片复查,并根据复位情况调整牵引重量和方法。一般 2～3d 即可复位,维持牵引 2 周。

(二)伴有齿状突骨折的寰枢椎前脱位

1.损伤机制　头颈极度屈曲或极度仰伸或剧烈旋转时,由于寰椎黄韧带、翼状韧带和齿突尖韧带作用而引起齿状突骨折,由于惯性作用,继发寰枢关节脱位。寰枢椎前脱位多见于颈部过度屈曲。齿状突骨折后,由于其与寰椎同时向前移位,使齿状突上端与寰椎后弓的距离基本没有改变,因此其对颈髓压迫的机会相对后脱位要低些。

2.临床表现　　与单纯性寰枢关节脱位基本相似,但颈髓神经受压发生率相对要低些,程度也较轻。

3.诊断　　有明确的外伤史,多为头颈突然前屈的暴力。临床表现以颈椎局部及神经症状为主。通过拍侧位及开口正位像或 CT 及 MR 可对骨折类型、齿状突先天发育状态及脊髓受压情况加以判定。

4.治疗　　治疗原则以齿状突骨折尽早解剖复位为主。应用颅骨牵引复位后,对轻度移位、复位后对位稳定或无移位的齿状突骨折者可采用颅骨牵引 4~6 周后,再以头颈胸石膏固定 6~8 周。对移位明显、复位后仍不稳定及陈旧性齿状突骨折多需切开复位内固定。主要方式有后路融合、前路齿状突螺钉固定及双侧寰枢椎间关节植骨融合术。

(三)伴有齿状突骨折的寰枢椎后脱位

1.损伤机制　　与前脱位相反,多为颈椎过伸性损伤。由于齿状突骨折后多向后移位,使得脊髓后方间隙明显减少,而造成颈髓损伤。

2.临床表现　　与前脱位症状体征基本相似,但头颈部呈仰伸位,与前脱位方向相反。

3.诊断　　明确外伤史,临床表现与前脱位相似,X 线侧位及开口正位片可显示齿状突骨折及移位情况。

4.治疗　　应先行颅骨牵引使齿状突复位,而后呈略前屈状态牵引 4~6 周,再用支具或石膏前屈位固定 2~3 个月。对闭合复位失败者,可采用切开复位、寰枢椎内固定、枕颈融合术或前路齿状突螺钉固定。

(四)枢椎齿状突骨折

1.损伤机制　　头颈部暴力性屈曲、仰伸或旋转引起的齿状突骨折多伴有寰枢椎脱位,而单纯的齿状突骨折则相对少见,约占颈椎骨折总数的 8%。

2.临床表现　　与伴有寰枢椎脱位的齿状突骨折临床症状及体征基本相似,颈部疼痛、局部有压痛、活动受限及双手托头被迫体位等。不伴有寰枢椎脱位者,一般没有颈髓受压症状;但在搬运及活动过程中可因操作不当而引起不良后果。

3.诊断　　头颈部的外伤主要是颈部症状及头颈被迫体位。X 线开口正位及侧位片及 CT 可显示骨折线且可帮助医师观察寰椎黄韧带状态。骨折位移>5mm 者,容易延迟愈合。

4.鉴别诊断　　主要与先天性齿状突发育不全相鉴别。

5.治疗　　对于Ⅰ型、Ⅱ型、Ⅲ型无移位者,均可采取颅骨牵引或枕颌带牵引。持续牵引 3~6 周后改为头颈胸石膏固定;而对于伴有移位的Ⅱ型骨折或假关节形成及骨折延迟愈合的Ⅲ型骨折应采取手术治疗;对新鲜骨折多选择细长螺钉内固定;对陈旧骨折不愈合者多采用寰枢椎融合术。

(五)枢椎椎弓骨折

枢椎椎弓骨折可见于绞刑者,故称 Hangman 骨折。现多见于交通事故和运动伤者。

1.损伤机制　　暴力作用主要有上颈椎超伸展外力、伸展压缩外力、伸展和牵张外力等。伸展和牵张外力是绞刑的基本作用机制。外伤引起的枢椎椎弓骨折多见于高速行驶的交通事故和高台跳水意外等。

2.临床表现　　主要有颈部疼痛、压痛、活动受限、吞咽不便、颈部痉挛及头颈不稳处于被迫体位等。多数患者无颈髓损伤或受压症状体征。

3.诊断　　有外伤史,多来自下颌部朝后上方的暴力。主要表现为颈部症状,约 15% 病例可出现颈髓压迫症状。X 线侧位及斜位片可明确显示骨折情况,对于无移位者可行 CT 检查,骨折线在 3mm 以内且无成角者为稳定性骨折,>3mm 伴有向前或向后成角者则为不稳定性骨折。

4.治疗　　Ⅰ型骨折移位轻微是稳定的,一般通过 12 周的牢固颈部支具固定即可愈合。Ⅱ型骨折向前移位>3mm,有明显的成角畸形。治疗包括采用颅骨牵引弓或头环行颅骨牵引,使颈部轻度向后伸。头环背心固定不能起到复位和维持复位后位置的作用,采用头环牵引使颈部轻度后伸 3~6 周,对维持解剖复位可能是必要的。然后患者可以通过头环背心制动到伤后 3 个月。ⅡA 型骨折是Ⅱ型骨折的一种变型,鉴别出这型特殊的骨折很重要,因为采用牵引治疗将使 $C_2\sim C_3$ 椎间盘间隔明显变宽,导致移位增加。所以治疗方法为使用头环背心,并在透视下轻度施加压缩力以达到并维持解剖复位。达到解剖复位后,头环背心固定要维持 12 周,直到愈合为止。Ⅲ型骨折常合并有神经损伤且多需要手术固定。

四、下颈段骨折与脱位

下颈段是指第 3～7 颈椎,在颈椎损伤中占有很大比例。多种方式的暴力均可造成低位颈椎骨折与脱位,伴有不同程度的颈髓和神经根损伤。

(一)关节突关节脱位

1.损伤机制　关节突关节脱位多是由于颈椎屈曲与旋转所造成。当外力作用于颈椎时,损伤节段形成向前下方扭曲暴力,一侧上位颈椎下关节突向后旋转,而另一侧的下关节突向前方滑动,超越下位颈椎的上关节突至前方,形成"绞锁"现象,造成单侧小关节脱位。有时上下关节突可发生骨折。而双侧下关节突翘起向前移位,超越下位颈椎的上关节突,形成弹性固定,形成双侧小关节脱位。

2.临床表现　主要表现为颈部的局部症状,疼痛,屈伸和旋转功能受限,颈部肌肉痉挛。脊髓损伤或神经根压迫者表现出相应的症状及体征。

3.诊断　X线是诊断的关键。单侧关节突关节脱位侧位像椎体向前移位的距离为椎体前后径的 1/3,不超过 1/2。正位像显示脱位颈椎的棘突偏向小关节脱位的一侧。斜位可见小关节脱位或"交锁"现象,有时可见关节突骨折。双侧关节突脱位侧位像损伤节段椎体前移的距离超过椎体前后径的 1/2,下关节突位于下位颈椎上关节突的顶部或前方,棘突间隙开大。

4.治疗　单侧小关节脱位被认为是分离屈曲型损伤 2 级。最常见的脱位部位是 $C_5\sim C_6$。单侧小关节脱位很难通过骨牵引复位,可以尝试用闭合复位法将绞锁的脱位关节解锁,但是这种方法的成功率<50%。如果能够通过颅骨牵引复位,可以使用头环背心固定 3 个月,在自发性融合的同时就具有稳定性。对于不能通过颅骨牵引复位者,可行开放复位加后路颈椎融合术,术后用牢固的颈椎支具固定 6～8 周。

双侧关节突脱位是分离屈曲型损伤的 3 级。这种脱位比单侧脱位更易通过闭合牵引的方法复位,但是这种骨折非常不稳定,即便是使用持续骨牵引,甚至用头环背心固定后也常发生再脱位。一些双侧小关节的脱位在愈合的同时前侧椎体间也自发性融合。

对非手术治疗时脊髓损伤症状逐渐加重者,骨折脱位闭合复位失败者,闭合复位后仍有明显的椎间盘损伤及骨折片突入椎管者等,需开放复位加内固定手术。后侧颈椎钢板也可以提供稳定的固定,当伴有椎板和棘突损伤时,此方法更具有优越性。

(二)单纯楔形压缩骨折

1.损伤机制　当过屈暴力伴垂直压缩外力同时作用,可引起椎体楔形骨折。以 $C_4\sim C_5$ 多见。单纯压缩骨折椎管形态不会改变,脊髓不易受损。但合并椎间盘损伤向后突入椎管时可造成压迫。

2.临床表现　主要表现为颈部局部症状。疼痛和活动受限,头颈部呈前倾状态。合并脊髓神经压迫者会出现相应的临床症状。

3.诊断　有明确的外伤史,主要表现是颈部局部症状。X线侧位像显示损伤椎体前部压缩,楔形变。

4.治疗　单纯楔形压缩骨折一般不需要手术治疗。轻度压缩者可直接应用支具或石膏固定。压缩明显者可采用枕颌带牵引,颈椎呈伸展位牵引 3 周后,再用支具或石膏固定 2～3 个月。

(三)下颈椎爆裂性骨折

1.损伤机制　当颈椎突然受到垂直方向暴力时,可造成下颈椎爆裂骨折。暴力垂直向下,通过椎间盘,引起椎体破裂。骨折片可向四周分离移位,前后纵韧带破裂,挤入椎管和椎间孔,并引起脊髓和神经根损伤。

2.临床表现　主要表现颈部疼痛活动受限,颈部压痛明显。合并有颈髓损伤和神经根受压相应的症状和体征。

3.诊断　X线是诊断的主要依据。侧位像见骨折片向后进入椎管,颈椎生理弯曲消失。正位片提示椎体楔形骨折。CT可显示椎体爆裂形态、分离移位及椎管内压迫情况。

4.治疗　爆裂骨折为不稳定性损伤,常伴有脊髓损伤。初期进行颅骨牵引,使椎管重新对线,靠完整的软组织结构,将后突的骨片拉回到可以接受的位置,以减少脊髓受压。患者病情稳定后,应确定是否要通过前路进行脊髓减压,以及是否需要进行后路固定术。后侧棘间韧带完整,并且有减压的指征时,可以做前路椎体切除加髂骨支撑植骨术。当有神经组织被后突骨片压迫的症状,而后侧成分和韧带结构功能不全时,选择前路减压加支撑植骨和后路固定的联合手术方法。这两种手术可以同时进行,也可以分期进行。通常术后需要牢固的颈椎支具固定12周。

颈椎可能发生的其他单纯骨折包括椎板、侧块、棘突、椎弓根等骨折,以及椎体前缘、下缘和上缘小的撕脱骨折等。在治疗这些骨折之前应先明确其稳定程度。一般而言,这些孤立的骨折都是稳定性损伤,只需用坚固的颈支具或头环背心固定到愈合为止。

五、胸段骨折与脱位

1.损伤机制　胸段的肋骨、肋椎韧带、间盘、纤维环较颈椎和腰椎相比提供了更高的稳定性。胸段骨折与脱位需要更强的暴力,暴力多为屈曲、旋转、轴向压力、伸展等中的一种或多种共同作用。受伤原因多是高处掉落物体或投掷物体砸伤,但胸椎稳定性在伤后不易破坏。胸段的椎管空间要明显小于颈段和腰段。当发生骨折有骨块或椎间盘突入椎管时易造成神经损伤。但胸段的神经根损伤不会造成明显的神经功能障碍。

2.临床表现　局部疼痛,压痛比较明显,局部肿胀伴有活动受限,部分可见皮下血肿、皮肤擦伤或挫伤等。有脊髓或神经根损伤者可出现相应的症状及体征。

3.诊断　主要根据病史确定损伤机制,根据X线正侧位像及CT、MRI判定骨折的类型、严重程度及脊髓压迫情况。

4.治疗　由于胸廓及肋椎韧带的作用,胸椎伤后仍有较好的稳定性。对于轻度压缩骨折病例可认为是稳定性骨折,主要以支具制动治疗为主,之后适当地进行功能锻炼。严重的骨折伴有或不伴有脱位者,进行1～3周卧床制动后,用支具固定,必要时行手术治疗。

六、胸腰段骨折与脱位

与胸段不同,胸腰段是较稳定的胸椎过渡到活动度较大的腰椎的移行部。其次,脊柱由胸段的后凸移行为腰段的前凸。骨折发生率要明显高于胸段和腰段。

1.损伤机制　胸腰段的关节突关节面接近矢状面,有较强的抗旋转能力。损伤机制多种多样,由屈曲、旋转、轴向压缩、伸展等暴力中的一种或多种作用造成。胸腰段椎管容积相对较大,主要为脊髓圆锥和腰骶段脊髓,并有重要的腰段神经根发出,损伤可造成明显的功能障碍。

2.临床表现　与胸段损伤的临床表现相近,局部症状明显。若有脊髓或神经根损伤,可出现相应的症状及体征。

3.诊断 通过病史可确定损伤机制,通过 X 线正侧位像及 CT、MRI 可判定骨折的类型、严重程度及脊髓压迫情况。

4.治疗 对单纯压缩骨折,仅有椎体前部骨折,不累及椎体后壁以及后方附件,楔形成角<20°的患者,不需要固定,可使用过伸支具固定 12 周。对稳定性爆裂骨折累及椎体后 1/3 和椎体后壁,但不伴有后方韧带的断裂和神经功能损伤患者,治疗只需用过伸支具固定 12 周。对不稳定的爆裂骨折、屈曲分离型骨折和骨折移位患者都需要手术治疗:骨折减压、骨折椎体的融合以及植入内固定器械都可以保持椎体序列完整。

手术入路的选择原而:

(1)对不完全性神经损伤患者如果前方有压迫须经前路手术治疗;

(2)对后方韧带复合体断裂患者一般需要后路治疗;

(2)对合并不完全神经损伤和后方韧带复合体损伤同时存在患者需要前后路联合手术治疗。

原则是根据损伤的机制以及严重程度来决定手术方案。

七、腰椎骨折与脱位

胸椎及腰椎骨折约占全部脊柱骨折的 40%,而胸 10 至腰 2 节段的骨折,即胸腰段骨折几乎占其中的 70%由于胸腰段位于相对固定的胸椎与活动度更大的腰椎之间,从功能上作为运动应力支点而更易于损伤。除了骨结构损伤外,胸腰椎骨折经常伴有脊髓、圆锥、马尾的损伤,病残率较高,增加了胸腰椎骨折诊断及治疗的重要性。

【病因】

暴力是腰椎骨折与脱位的主要原因。常见的暴力类型及其损伤机制有下列几种:

1.压缩性暴力 损伤的暴力与脊柱纵轴方向一致,垂直压缩椎骨,使椎体产生爆裂性骨折。骨折块四散呈爆裂状,后方骨块常致使脊髓、脊神经不同程度受损伤。

2.屈曲型暴力 此种类型是最常见的损伤。在受伤害时,患者处于前屈腰体位。脊柱前部承受压应力,而脊柱后部承受强应力。轻者可造成椎体前方的压缩性骨折,同时伴有棘上韧带断裂而分离。重者则发生脊柱脱位,上一椎体前移。

3.屈曲旋转型暴力 这种暴力不仅使脊柱前屈,同时又使脊柱向一侧旋转,造成椎间关节脱位。使屈曲和扭转两种力量同时作用于脊柱,损伤较为严重,多引致胸腰椎损伤。

4.屈曲分离型暴力 这种暴力又称安全带损伤。高速行驶的汽车发生车祸时,患者躯干被安全带固定保持不动,头及上半身前移,造成安全带附近脊柱骨折或脱位。

5.平移型暴力 这种暴力往往很大,可使相邻两椎体间的所有稳定结构遭到破坏。对脊髓和马尾神经的损伤严重,预后较差。

6.伸展型暴力 此种类型的暴力损伤多发生在高空仰面坠落者,坠落的中途背部被物阻挡,使脊柱过伸,引起前纵韧带断裂,椎体横行撕裂,棘突互相挤压骨折或椎体前下缘撕裂为小骨折片。

【病理改变】

腰椎损伤最常见的是骨折,腰椎骨折损伤 90%为屈曲损伤,椎体前部多为压缩性骨折。严重者可有韧带撕裂,裂隙内充满积血。黄韧带和小关节可撕裂,小关节可出现骨折。腰椎骨折脱位可引起脊柱不稳定。美国矫形外科医师协会定义节段性不稳定为:脊柱施加载荷后产生的异常反应,以节段运动超出正常限度为特征。骨折和软组织损伤引致的出血,渗透到肌组织内。人体在暴力作用下,由于暴力传导到脊柱,引起脊柱反常活动而造成脊柱损伤。不同种类的暴力,对脊柱损伤的类型也不同,可形成血肿。血肿机化后产生瘢痕,造成肌萎缩和粘连。妨碍脊柱正常活动,并可以引起腰部疼痛。

总结暴力种类与其导致的病理反应关系如下:

1.屈曲压缩暴力 引起椎体前方压缩,楔形变,椎体后韧带结构受到牵张,断裂。

2.伸展暴力 椎体前韧带及椎间纤维环前方撕裂,椎体前下角或前上角易发生小片撕脱骨折。棘突和关节突相互撞击而骨折。

3.侧屈暴力 椎体一侧压缩,呈侧楔形,同侧关节突相互撞击而骨折。对侧受到牵张,断裂。

4.垂直压缩暴力 椎体爆裂,骨折片向四周散开。椎板纵行骨折,椎弓根间距加宽。

5.旋转暴力 上椎体脱位,或伴有下椎体上面的薄片骨折。关节突骨折和脱位。

6.水平剪力 椎间盘及韧带结构的前后脱位,常伴有骨折和脱位。

【分类】

目前脊柱骨折有许多分类方法,一般是根据骨折椎形态学、损伤机制和三柱完整性分类。

(一)根据三柱结构理论进行分类

Denis 提出了脊柱的三柱结构理论。该理论认为,脊柱由 3 条纵行柱状结构构成。前纵韧带、椎体和椎间盘的前半部构成前柱;后纵韧带、椎体和椎间盘的后半部构成中柱;椎弓、黄韧带、关节突关节、棘间棘上韧带构成后柱。骨柱稳定性依赖于前、中柱的形态,而不是后方韧带的复合结构。

Denis 把脊柱不稳定分为 3 度:一度为机械性不稳定,为前柱和后柱损伤,或中柱和后柱损伤;二度为神经性不稳定,由于中柱受累,在椎体塌陷时继发椎管变窄,而产生神经症状;三度为兼有机械性和神经性不稳定。见于三柱均遭到损伤,如骨折脱位。

椎体单纯性楔形压缩骨折,不破坏中柱,仅前柱受累,称为稳定性骨折;爆裂性骨折,前、中柱均受累,称为不稳定骨折;屈曲牵张性损伤引起的安全带骨折,破坏中柱和后柱,亦属于不稳定损伤;而骨折脱位,由于前、中、后柱均遭到破坏,自然属于不稳定损伤。

1.稳定性损伤

(1)所有轻微骨折、横突骨折、关节突骨折和棘突骨折。

(2)椎体中度压缩骨折。

2.非稳定性损伤

Ⅰ度:生理负荷情况下,发生脊柱弯曲或成角,严重压缩骨折和坐带骨折。

Ⅱ度:椎体爆裂不复位,继发性晚期神经损伤。

Ⅲ度:骨折脱位和严重的爆裂骨折合并神经损伤。

(二)根据暴力方式分类

1.屈曲型损伤 损伤的脊柱处于前屈位,又分 3 种情况:屈曲压缩型损伤、屈曲分离型损伤和屈曲旋转型损伤。

(1)屈曲压缩型损伤:因轴向受到负荷,屈曲位受压所致。①轻度(Ⅰ型):单纯屈曲压缩骨折,前柱压缩<50%,后韧带完整,中柱高度不变,无神经损伤;②中度(Ⅱ型):前柱压缩>50%,后柱张力性损伤,中柱完整(绞链作用),X 线示棘突、椎弓根距增宽,关节突半脱位或脱位(不前移),可伴神经损伤;③重度(Ⅲ型):中柱也损伤(中柱后壁高度不变,或高于邻近椎体),椎弓根不移位,可发生多节段楔变,可伴神经损伤。

(2)屈曲分离型损伤:又叫屈曲牵张型损伤。中柱受牵张应力产生分离,前柱屈曲为轴(绞链作用),前柱仅部分压缩,无垂直压缩应力(与屈曲压缩型不同点)。

(3)屈曲旋转型损伤(屈曲旋转型骨折脱位):前柱受到压缩与旋转应力,中后柱受到外力牵张与旋转应力,导致椎体骨折和关节突骨折脱位,X线示关节突骨折或脱位,折线通过下位椎体(终板)或椎间盘,上位椎体带下位椎体折线旋转并向前移位,椎体后方骨片可进入椎管。

2.侧屈型损伤　由偏心的轴向负荷应力所致。①轻度:前、中柱一侧压缩性损伤,后柱完整。X线示一侧椎体压缩变扁;②重度:三柱受损,一侧压缩性损伤,对侧张力性损伤(骨、韧带、椎板或小关节脱位)。

3.垂直压缩型损伤:爆裂型骨折　脊椎处于中立位,轴向受到压缩应力,前、中柱同时碎裂,前后纵韧带松弛,有时椎板有纵裂骨折。X线示椎体前中均变扁,椎体后缘突向椎管,特别是椎体后上角显著突入椎管。正位像示椎弓根间距增宽。CT示前、中柱爆裂,向四周移位,中柱骨片突入椎管。分5型:

A型:椎体上下终板均破裂,多见于下腰椎强力的轴向压缩,无后凸畸型。

B型:椎体上终板破裂。胸腰段常见,是最常见的一型。轴向受屈曲应力,导致急性或晚期后凸畸形。

C型:下终板骨折,轴向伴屈曲应力,少见。

D型:轴向应力伴旋转应力,很不稳定,多见于中腰椎,要与屈曲旋转骨折脱位型相鉴别。本型椎体粉碎,椎弓距离增宽,骨片突入椎管,椎板纵形骨折。

E型:轴向压缩伴侧向屈曲,正位像椎弓根间距增宽,压缩侧骨块挤入椎骨,神经损伤率高。

4.过伸型损伤　又称伸直型骨折,分离过伸型骨折。脊椎处于过伸位,后柱受压缩应力导致关节突和椎板骨折,前柱受牵引损伤,多见于颈椎,胸腰椎不常见。

5.平移型损伤　又称剪力型损伤,骨折脱位型损伤。应力与椎间隙平行,脊椎受到前后方向或左右方向的水平剪力,关节突和韧带断裂,脊椎前后或侧方移位。移位>25%,则所有韧带、椎间盘完全断裂,脊髓及神经常受损伤。

6.旋转型损伤　上位脊椎在下位脊椎上受到水平面上的旋转应力,单侧关节突脱位,严重的椎体间亦脱位.常合并肋骨、横突骨折。单独旋转型损伤少见,多与其他型同时发生,如:屈曲旋转、侧屈旋转、平移旋转、垂直旋转。X线示脱位伴旋转移位。

(三)AO 学派分类法

AO学派认为,完整的胸腰椎结构具备抗压、抗拉和抗旋转的能力。基于这种认识,他们在脊柱损伤大量研究的基础上提出了自己的分类方法。这种分类法是将胸、腰椎骨折依据抗压、抗拉和抗旋转张力的丧失程度,以 3-3-3 模式进行分类,具有容易判断预后和方便记录的优点。

类型A:椎体压缩性骨折。

　　A_1:椎体压缩性骨折。

　　A_2:椎体劈裂性骨折。

　　A_3:椎体爆裂性骨折。

类型B:前后结构的牵伸损伤。

　　B_1:以韧带破坏为主的后结构的牵伸损伤。

　　B_2:以骨性结构破坏为主的后结构的牵伸损伤。

　　B_3:通过椎间盘的前结构的牵伸损伤。

类型C:旋转暴力导致的前后结构损伤。

　　C_1:A类骨折合并旋转暴力损伤。

　　C_2:B类骨折合并旋转暴力损伤。

　　C_3:旋转剪切损伤。

【临床表现】

受伤部位疼痛,腰部活动受限。伤椎和上位椎严重者可出现角状后突畸形,腰椎骨折患者往往出现后腹膜血肿、腹胀、腹痛。当合并脊髓损伤时,依据损伤的部位、损伤的程度不同,出现不同的体征。

(一)按脊髓损伤的程度和临床表现分类

1.脊髓震荡　脊髓震荡又称脊髓休克,是指脊髓功能性损害,脊髓无改变或少量渗出,或点状出血。暂时性运动、感觉、反射丧失,表现为弛缓性瘫痪。24h 内开始恢复,3～6 周完全恢复。

2.脊髓不完全性损伤

脊髓不完全损伤综合征依据解剖及临床可分为以下 7 种:

Ⅰ型:完全性脊髓损伤。圆锥末受损,肛门反射,球海绵体反射存在或亢进,受伤平面整齐,完全性感觉、运动障碍,提睾反射阴性。

Ⅱ型:脊髓圆锥完全性损伤,损伤髓节 T_0 至 S_5。下运动神经元无损害。受伤平面整齐或感觉、运动丧失,生理反射消失,肛门反射和球海绵体反射消失。

Ⅲ型:不完全性圆锥马尾损伤,L_2 至 S_4 髓节不完全性损伤。感觉、运动障碍程度不一或不对称,有下神经元损害表现,肛门反射和球海绵体反射均阳性或减弱。

Ⅳ型:圆锥完全性损伤,马尾部分损伤。下神经无损害,球海绵体反射及肛门反射消失。

Ⅴ型:圆锥及马尾完全损伤。下运动神经元有损害表现,但平面低,不超过 L_2。临床上表现为 L_2 以下感觉、运动、反射完全消失。

Ⅵ型:单纯圆锥损伤,损伤髓节 S_2～S_5。骨盆底肌肉麻痹,下肢肌力正常;鞍区感觉消失,下肢无感觉障碍;膀胱、直肠功能失控;球海绵体反射和肛门反射消失。

Ⅶ型:单纯根性损伤,L_4 至 S_1 的个别马尾神经受损。不对称的单一或数根神经根支配区的感觉,运动麻痹,鞍区感觉正常,膀胱、直肠功能正常,球海绵体和肛门反射正常。

(二)按损伤部位分类

包括:①脊髓损伤;②脊髓圆锥损伤;③脊髓马尾损伤;④脊髓神经根损伤。

(三)脊髓损伤的分级与评定

1.Frankel 分级　Frankel 脊髓损伤分级(1969)见表 9-1。

表 9-1　Frankel 脊髓损伤分级

分级	功能状况
A:完全损伤	损伤平面以下深、浅感觉完全消失,肌肉功能完全丧失
B:仅存感觉	损伤平面以下运动完全丧失,仅存某些骶区感觉
C:无用运动	损伤平面以下仅有某些肌肉存在微弱运动功能,但无有用功能存在
D:有用运动	损伤平面以下肌肉有功能,可活动下肢,可扶拐行走
E:恢复	深、浅感觉,肌肉运动及大小便功能良好,但可有病理反射

2.脊髓损伤水平测定　脊髓损伤水平是指伤后保持正常脊髓功能的最低髓节,包括感觉和运动水平。评定包括感觉水平评定、运动水平评定、括约肌功能评定。

(1)感觉水平检查和评定:感觉水平是指伤后保持正常脊髓感觉功能(痛觉、触觉)的最低髓节,左右可能不同。

检查方法:检查从上至下。检查全身 28 个皮区关键点(表 9-2),每个关键点左右两侧分别检查。每个关键点检查 2 种感觉:针刺觉(痛觉)和轻刺觉(触觉);每种感觉按 3 个等级评分:缺失为 0 分,障碍为 1 分,正常为 2 分,不能区别纯性和锐性刺激为 0 分。对每个皮区都要检查左右两侧,每侧都要查针刺觉和轻刺觉。正常感觉总分 224 分。

针刺觉总分＝左侧针刺觉总分＋右侧针刺觉总分

触觉总分＝左侧触觉总分＋右侧触觉总分

感觉总分＝针刺觉总分＋触觉总分

表 9-2　感觉检查的关键点

神经节段	检查部位	神经节段	检查部位
C_2	枕骨粗隆	T_8	第 8 肋间
C_3	锁骨上窝	T_9	第 9 肋间
C_4	肩峰	T_{10}	脐水平区
C_5	肘窝外侧	T_{11}	下腹区
C_6	拇指	T_{12}	腹股沟韧带中部
C_7	中指	L_1	股前上部
C_8	小指	L_2	股前中部
T_1	肘窝内侧	L_3	股骨内髁
T_2	腋窝顶	L_4	内踝
T_3	第 3 肋间	L_5	第 3 跖趾关节背侧
T_4	第 4 肋间(乳头连线)	S_1	足跟外侧
T_5	第 5 肋间	S_2	腘窝中点
T_6	第 6 肋间(剑突水平)	S_3	坐骨结节
T_7	第 7 肋间	$S_4 \sim S_5$	肛门周围

(2)运动水平的检查评定:脊髓损伤后保持正常运动功能(肌力 3 级以上)的最低脊髓节段,左右两侧可以不同。检查身体两侧各自 10 个肌节的关键肌(表 9-3),以肌力至少 3 级的那块肌肉确定运动平面,但该平面从上的关键肌肌力必须正常(4~5 级);检查顺序由上至下;肌力测定 0~5 级;运动总分－左侧运动总分＋右侧运动总分。正常运动总分 100 分(表 9-3)。

表 9-3　运动检查关键肌(双侧)

神经节段	相应检查肌群
C_5	屈肘肌(肱二头肌、肱肌)
C_6	伸腕肌(桡侧腕长短伸肌)
C_7	伸肘肌(肱三头肌)
C_8	中指屈指肌(屈指深肌)
T_1	手内在肌(骨间肌)
L_2	屈髋肌
L_3	伸膝肌(股四头肌)
L_4	踝背伸肌(胫前肌)
L_5	趾长伸肌(拇长伸肌)
S_1	踝跖屈肌(腓肠肌、比目鱼肌)

(3)脊髓完全性损伤:包括脊髓横断、完全性脊髓损伤。

1)脊髓横断:脊髓解剖学上完全断裂。临床表现:脊髓休克期后,没有任何感觉、运动恢复。

2)完全性脊髓损伤:脊髓内解剖学上连续,其组织学最终是神经组织退变坏死,以胶原组织替代,从神经组织细胞学上看,也相当于横断。临床表现同脊髓横损伤,Holdsworzh 全瘫 48h 无恢复,功能永久性丧失。

(四)影像学检查

1.X线　X线是最基本的检查方法,正位片示椎体有无变形,椎弓根间距有无增宽;侧位片示椎体压缩程度、椎体脱位程度。上、下位椎体后缘移位程度 X 线评定:

(1)Ⅰ度:<25%。

(2)Ⅱ度:>25%,<50%。

(3)Ⅲ度:>50%,<75%。

(4)Ⅳ度:>75%。

2.CT　CT 是现代脊柱损伤的理想方法,它能提供椎体椎管矢状的情况、脊髓受压程度及血肿大小。也能清楚显示椎体的破坏程度。三维重建更能完整判定脊柱损伤程度。此外,CT 对椎间盘的判定也同样重要。椎间盘破裂,甚至没有椎体骨折脱位,如果没有处理,同样引起脊柱不稳。脊髓造影 CT 扫描可用于病变部位测定范围、血肿并发及椎间盘情况。椎管狭窄的 CT 测定:

(1)0 度:无狭窄。

(2)Ⅰ度:狭窄 1/3。

(3)Ⅱ度:1/3<狭窄≤2/3。

(4)Ⅲ度:狭窄>2/3。

3.MRI　MRI 目前越来越成为脊柱骨折的检查重要手段。它能明确诊断后部的韧带损伤、损伤节段、椎间盘变性程度、椎间盘突出和碎骨块突入椎管、硬膜内出血等。特别是能清楚地显示脊髓损伤的程度及范围,是判断愈后的依据。但已经有过某些金属固定物的患者,MRI 检查受到限制。

急性期脊髓损伤主要病理改变为脊髓离断、水肿、出血。脊髓水肿是一种可逆性损伤,MRI 表现为水肿脊髓增粗,T_1 加权为等信号,T_2 加权为高信号。慢性期脊髓损伤主要的病理改变为继发性脊髓囊肿变或空洞形成、脊髓软化、脊髓瘢痕纤维化及陈旧性血肿。由于脊髓损伤后神经营养障碍,脊髓可能软化、萎缩变细,对此 MRI 均可清晰显示。

【治疗】

1.紧急治疗　腰椎骨折急救运输方法至关重要,应使患者保持平直状态,成一体滚动至木板上。

2.保守治疗

(1)椎体压缩不到 1/5 者,或年老体弱不能耐受复位及固定者可仰卧于硬板床上,在骨折部垫厚枕。3d 后行腰背肌锻炼。2 个月后骨折基本愈合,第 3 个月内可以下地稍许活动,3 个月后逐渐增加地面活动时间。

(2)椎体压缩高度超过 1/5 的青少年及中年伤者,在镇痛剂或局部麻醉后,用双桌法(25～30cm)过伸复位。棘突重新互相靠拢和后突的消失,提示压缩的椎体复位。即行过伸位石膏背心固定,时间 3 个月。

3.手术治疗　关于脊柱脊髓损伤的外科治疗,长期存在着保守与手术治疗两大学派。

对于无神经损伤的骨折,有以下表现时应行手术治疗:

(1)在侧位像上有超过 50% 的椎体高度丧失。

(2)在侧位像上有超过 20° 的后凸畸形。

（3）在 CT 片上有超过 40% 的椎管侵犯。

虽然保守疗法有花费少、可避免手术引发的并发症等优点，但考虑到它不能使受损的脊柱解剖复位，可加重后凸畸形，患者不能早期活动。目前，在胸腰椎骨折的治疗方面，手术治疗已经在很大程度上取代了非手术治疗，积极的手术治疗成为主要趋势。凡腰椎稳定性破坏、腰椎或腰椎间盘损伤导致脊髓或马尾受压、腰椎骨折脱位畸形严重者均需手术治疗。

关于腰椎骨折的手术选择应考虑 2 个方面：①是否并发有椎管受压和脊髓或神经损伤。②是否存在不稳定。胸腰椎骨折手术治疗的目标是：①骨折脱位的解剖复位并进行神经压迫的有效减压。②坚强固定以恢复并维持脊柱的稳定性。③减少创伤的并发症。椎管减压可通过直接减压或间接减压来完成。直接减压是通过前路或后外侧入路直接取出椎管内的骨块，间接减压则是通过对骨折上方及下方的骨性结构的牵张来完成。间接减压的真正生物力学机制至今仍不清楚，显然不可能仅仅借助后纵韧带的完整而使骨块回到其原来位置来产生复位。但是，一个部分完整的前纵韧带和完整的后纵韧带对使一个牵张结构发挥有效作用是必须的。如果情况不是这样，就会发生过度牵张，特别是当前纵韧带断裂时。如果当后凸的骨或椎间盘未复位而同时发生过度牵引，则存在进一步发生神经损害的可能。如果 MRI 显示后纵韧带断裂，则应考虑直接减压。

4.手术方法　腰椎骨折的治疗方法主要包括后路手术与前路手术。前、后路手术各有其优势与劣势，所以在治疗中应根据患者各自的特点选择合适的手术方法。当脊柱后部结构完整，可采用后路手术利用韧带使骨折复位，恢复稳定。早期稳定来自于内固定，远期稳定来自于植骨融合。

（1）后路手术：目前，除涉及多节段骨折多行长节段内固定外，经椎弓根短节段内固定已成为胸腰椎骨折后路手术的主流。后路手术的优点在于：①后路手术显露简单，可应用局部麻醉，创伤小，操作较容易，椎板切除后可清楚显露硬膜及马尾。可以进行侧后方减压，解除椎体后缘凸入的骨块对脊髓及马尾神经的压迫。②通过椎弓根钉治疗胸腰椎骨折，固定节段少，可以最大限度保留脊柱的运动功能。③对于脊柱骨折伴有椎板骨折、硬膜损伤的，后路手术可以同时进行椎板减压及硬膜修补术。椎弓根螺钉有很好的固定效果。椎弓根的解剖位置和结构决定它具有控制脊柱运动，并将应力传递到前部椎体。因此，通过两侧椎弓根进入椎体的螺钉，不但可以与椎骨牢固结合，而且可以有效地控制整个椎体，具有三椎固定和矫形功能，这是借助椎弓根进行内固定的力学基础。

缺点主要有以下几点：①部分骨质疏松患者，术后发生螺钉在松质骨内因切割作用而致复位丢失。②椎弓根螺钉及内置物过度负荷而疲劳断裂。③椎体复位后，椎体高度虽然大部分恢复，但椎体内骨小梁支架结构并未同时恢复，致使椎体呈空壳样变，失去支撑能力，内固定取出后出现塌陷和矫正度丢失。

（2）前路手术：近年来，前路手术已越来越多应用在临床。关于椎管前方减压应选择胸腹联合入路或经腹入路显露脊椎，在脊椎显露后，应尽量少结扎节段血管，必须仔细处理节段血管止血。术中定位准确后应将伤椎及上下椎间盘去除，尤其是椎体后部的结构，因为它是压迫脊髓的主要结构。有三面皮质骨的髂嵴、人工骨、腓骨常常被用来作为支撑骨植骨。近年来，钛笼常被使用。使用钛笼必须结合自体松质骨移植，以确保它与两端椎体连接处发生融合并完全骨化。它可以避免因骨质疏松或骨质软化症使插入植骨失败。

前路手术的优点：①可直接解除损伤的骨块、纤维环等组织对损伤节段脊髓的压迫。②可直接在损伤节段椎体之间进行可靠的植骨。固定范围较后路手术小。在维持脊柱前柱高度方面，前路内固定更可靠。③前路内固定可以保留后柱结构的完整性。缺点是：①手术入路复杂，损伤大、出血多、对手术者的技术要求高。②不能探察脊髓及马尾神经，也不能对其损伤进行直接治疗。

【腰椎附件损伤】

1.棘突骨折　这种骨折大多为撕脱性骨折,是斜方肌和菱形肌骤然猛烈收缩把肌肉起止点附着的棘突撕脱而造成的棘突骨折。棘突骨折的患者,有明显的疼痛,局部肿胀,并且查体时有明显的压痛。合并筋膜损伤者可见皮下淤血。棘突骨折不影响脊柱的稳定性。对棘突骨折的患者,一般只需要休息和对症治疗就可以。

2.横突骨折　横突骨折常发生于腰椎。通常是腰方肌抵抗阻力而剧烈收缩引起的。常常伴有腰背筋膜广泛撕裂而形成腹后壁血肿。患者出现腹痛和腹肌强直等症状。这应和腹内脏器损伤相区别。对横突骨折的处理,除对症治疗外,患者需要卧床休息2~3周,带支具外固定活动。

3.关节突骨折　腰椎受到过伸暴力的作用,可致关节突骨折,患者以局部疼痛为主。某些患者可出现类似腰椎间盘突出症的神经根症状。X线正、侧位、斜位照片及CT检查,可见到关节突骨折线,有助于确定诊断。对单纯关节突骨折可保守治疗,如合并有神经根受压症状者可行减压治疗。

八、肋骨骨折

暴力直接作用于肋骨,可使肋骨向内弯曲折断,前后挤压暴力使肋骨腋段向外弯曲折断。第1~3肋骨粗短,且有锁骨、肩胛骨保护,不易发生骨折。一旦骨折,说明致伤暴力巨大,常合并锁骨、肩胛骨和颈部、腋部血管神经损伤。第4~7肋骨长而薄,最易折断。第8~10肋前端肋软骨形成肋弓与胸骨相连,第11~12肋的前端游离,弹性较大而不易骨折;若发生骨折,应警惕腹内脏器和膈肌损伤。多根、多处肋骨骨折将使局部胸壁失去完整肋骨支撑而软化,出现反常呼吸运动,即吸气时软化区胸壁内陷,呼气时外突,称为连枷胸。老年人肋骨骨质舒松,脆性较大,容易发生骨折。已有恶性肿瘤转移灶的肋骨,也容易发生骨折。

【临床表现】

肋骨骨折断端可刺激肋间神经产生局部疼痛,在深呼吸、咳嗽或转动体位时加剧。胸痛使呼吸变浅、咳嗽无力,呼吸道分泌物增多、潴留,易致肺不张和肺部感染。胸壁可有畸形,局部有明显压痛,挤压胸部疼痛加重,甚至有骨摩擦音,即可与软组织挫伤鉴别。骨折断端向内移位可刺破胸膜、肋间血管和肺组织,产生血胸或血气胸。连枷胸的反常呼吸活动可使伤侧肺受到塌陷胸壁的压迫,呼吸时两侧胸腔压力的不均衡造成纵隔扑动,影响肺通气,导致体内缺氧和二氧化碳滞留,严重时可发生呼吸和循环衰竭。连枷胸常伴有广泛肺挫伤,挫伤区域的肺间质或肺泡水肿导致氧弥散障碍,出现低氧血症。胸部X线片可显示肋骨骨折断裂和断端错位,但不能显示前胸肋软骨骨折。

【治疗】

处理原则是镇痛、清理呼吸道分泌物、固定胸廓和防治并发症。镇痛的方法很多,如口服或静脉注射镇痛剂和镇静剂,或使用患者自控止痛装置、肋间神经阻滞,甚至硬膜外置管镇痛。鼓励患者咳嗽排痰,早期下床活动,以减少呼吸系统的并发症。固定胸廓的方法因肋骨骨折的损伤程度与范围不同而异。

1.闭合性单处肋骨骨折　骨折两断端因有上、下完整的肋骨和肋间肌支撑,较少有错位、活动和重叠,多能自动愈合。固定胸廓的目的主要为减少肋骨断端活动和减少疼痛。可采用宽胶布条、多带条胸布或弹性胸带固定胸廓。

2.闭合性多根多处肋骨骨折　对于胸壁软化范围小而反常呼吸运动不严重的患者,可用宽胶布条或胸带固定胸廓。胸壁软化范围大、反常呼吸运动明显的连枷胸患者,需在伤侧胸壁放置牵引支架,在体表用毛巾钳或导入不锈钢丝,抓持住游离段肋骨,并固定在牵引支架上,消除胸壁反常呼吸活动。也可以用在电视胸腔镜直视下导入钢丝的方法固定连枷胸。对咳嗽无力、不能有效排痰或呼吸衰竭者,需行气管插管或气管切开,以利于抽吸痰液、给氧和施行辅助呼吸。具备其他手术适应证而开胸手术时,在肋骨两断端分别钻孔,贯穿不锈钢丝固定肋骨断端。

3.开放性肋骨骨折　对胸壁伤口需彻底清创,用不锈钢丝固定肋骨断端。如胸膜已穿破,尚需做胸膜腔引流术。术后应用抗生素预防感染。

(周　勇)

第二节　脊柱创伤

一、脊髓损伤的诊治

(一)简介

北美每年大约会发生 12000～14000 例脊髓损伤,年轻男性多见,多数由机动车车祸引起。

(二)院前评估

1.无论何种创伤,在创伤现场就要进行脊柱制动。

2.美国外科医生学会推荐的外伤现场处理程序。

A:维持呼吸道通畅及保护颈椎

B:维持呼吸及换气功能

C:维持循环及控制出血

D:评估神志及神经功能状况

E:暴露全身进行检查及维持外环境温度

3.所有创伤病人都应该使用硬质颈围进行颈部制动、使用托板进行搬运:病人置于长的硬板上,并用胶带或肩带稳定。

对戴头盔的运动员其头盔和肩垫不要去掉。

(三)急诊处理

1.多发创伤病人其意识情况可能不正常,躁动不安可能会加重神经功能损害。

2.ABC 流程　进行完毕后,应对患者的神经功能进行全面而又有重点的查体,逐一触诊全脊柱,了解相邻棘突有无台阶征或明显错位。

3.颅脑创伤　进行 Glascow 昏迷评分,总分从 15(对刺激的反应正常)到 3(无反应或昏迷)(表 9-4)。

4.评估气道和呼吸情况　严重颅脑外伤或因意识障碍无法保证气道通畅的患者(Glascow 评分＜8)要进行气管插管,脊髓损伤导致呼吸困难的患者(特别是 C_5 以上损伤)应考虑气管插管,气管插管时应注意用手保持颈椎对线稳定,尽量减少不稳定颈椎的异常活动。

表 9-4　Glasgow 昏迷评分

睁眼反应	正常睁眼	4
	声音呼唤睁眼	3
	刺痛睁眼	2

续表

	不睁眼	1
言语反应	能对答,回答正确	5
	能对答,回答有误	4
	胡言乱语,不能对答	3
	仅能发音,无语言	2
	不能发音	1
运动反应	按吩咐动作	6
	刺痛时能定位,手举向疼痛部位	5
	刺痛时肢体能回缩躲避	4
	刺痛时肢体屈曲反应	3
	刺痛时肢体过伸反应	2
	刺痛时肢体松弛,无动作	1

5.神经功能检查　美国脊柱损伤协会(ASIA)制订的标准神经功能检查方法能详尽、正确地评估脊髓和神经根的功能。使用细针尖检查双侧各 28 个皮节的感觉功能,根据对抗阻力及重力情况判定运动功能(1～5 级肌力),根据运动和感觉功能检查结果,按照 ASIA 改良的 Frankel 神经功能分级系统进行分级。

6.脊髓损伤

(1)完全损伤:损伤节段以下不存在功能性运动(肌力低于Ⅲ级)或感觉。

(2)不完全损伤:损伤节段以下保留部分感觉、运动功能(表 4-4)。

7.影像学检查　初步影像学检查项目:

(1)颈椎、胸椎、腰骶椎的标准正侧位片。

(2)10％～15％的病人有跳跃性多节段脊柱骨折,尤须注意颈胸交界区的脊柱序列排列,以免漏诊该部位脊柱骨折脱位。

(3)CT 检查:能进一步了解骨性损伤情况,对颈胸椎交界区(C_7～T_1)的检查很有帮助,C_7～T_1如果侧位片上不能清楚显示,则需要进一步做 CT 检查。

(4)MRI:所有存在神经损伤的患者均需进行该检查,对了解软组织结构及损伤情况很有帮助。

8.治疗

(1)患者的初始神经功能检查结果一般能反映脊髓的原始损伤严重程度。

(2)但患者神经功能的恢复能力并非只与初始损伤程度有关。创伤后血肿形成,随之发生炎症反应、细胞膜性结构破裂、缺血坏死、钙离子内流,以及细胞凋亡,上述"瀑布"效应会造成脊髓的二次损伤、影响其功能恢复能力。

表 9-5　各种脊髓不完全损伤综合征

综合征	表现
前脊髓综合征	脊髓的腹侧部分受损
	上行脊髓丘脑束和下行运动传导束受损
	痛温觉和运动功能障碍

综合征	表现
	后柱功能(本体感觉/振动觉)存在
	预后最差
中央脊髓综合征	颈椎退变基础上过度后伸损伤引起
	手功能受损最严重
	上肢运动功能受损比下肢更明显
后脊髓综合征	约50%能恢复行走功能
	脊髓后柱内传导束受损
	本体觉和振动觉消失
	极为少见
Brown-Sequard综合征	脊髓半切损伤
	同侧运动消失
	对侧损伤平面以下痛、温觉消失
	预后最好

(3)药理治疗:最常使用的药物是甲泼尼龙。但该药物促进病人功能恢复的疗效以及可能对病人造成的危险仍然存在争议(表9-6)。最常依据的是国家急性脊髓损伤研究(NASCIS)治疗指南。

表9-6　治疗脊髓损伤常用药物

名称	类别	机制
甲泼尼龙	类固醇激素	抗炎症反应、抗氧化
甲磺酸替拉扎特	21-氨基类固醇	稳定细胞膜
尼莫地平	钙通道阻滞药	阻止钙离子内流
4-氨基吡啶	钾通道阻滞药	延长运动电位时间
施捷因	GM_1 神经节苷脂	促进神经生长
纳洛酮	Mu 阿片受体阻滞药	神经保护作用

(4)手术时机:对早期还是晚期手术,现有的有关脊髓损伤手术时机的研究资料并无明确定论。但2级和3级循证证据(非前瞻性、非随机性、无对照组)提示早期行手术减压的疗效优于晚期手术及非手术治疗。

二、脊髓损伤的康复和伤残评定

(一)腰背痛、颈痛的康复

1.概述

(1)据估计,约80%的人一生中都有过至少一次腰背部或颈部疼痛。

(2)其中绝大多数都能自行康复、不留任何后遗症,所以很多人不会就诊。

(3)但还有很多病人疼痛不恢复、同时缺乏确切的病理生理诊断,会演变为持续慢性疼痛。

(4)目前腰背、颈部慢性疼痛的诊治费用逐步提高,部分是由于医学诊疗技术的进步及发展。

（5.)显然,如果这种疾病涉及法律诉讼问题(工伤或人身伤害),那么其疗效就很难判断、疼痛症状一般很难迅速恢复。

2.急性腰背痛、颈痛的治疗

(1)必须检查患者有无神经功能受损,这种情况需要迅速外科干预。

(2)如果疼痛不是因创伤引起,在其急性发作期很少需要进行拍片等辅助检查(职业病等工伤除外,因为后期涉及医疗纠纷、医学鉴定问题,因此需要进行有关检查)。

(3)患者发病时一般疼痛严重、甚至出现功能受损、肌肉痉挛,初期治疗目标是止痛。

(4)药物治疗包括非甾体类抗炎药(NSAIDs)、短期使用麻醉性止痛药(只使用 2~4d),如果存在明显肌肉痉挛,可以使用肌松药。

(5)非药物的疼痛缓解办法有热敷、冰敷、休息、保持合适的体位、放松和按摩。

(6)早期最重要的干预措施是对病人进行相关教育。

(7)很多腰背痛、颈痛的患者对该疾患的认识存在许多误区,常会影响其康复。刚发病时就要对患者进行详尽的健康教育,其花费的时间会使患者得到更快的康复。

(8)患者健康教育的基本内容。

1)对相关解剖知识进行讲解,指出患者可能的病因(结合脊柱模型或图片进行讲解可能效果更好)。

2)介绍该病的自然史,并讲解每项治疗内容的作用。

3)介绍保持运动的益处,同时简单讨论有一定强度的锻炼项目。

4)指导如何进行一些循序渐进的锻炼项目,如耐力训练(心血管功能锻炼)和力量训练(肌肉等长锻炼及核心稳定性锻炼)。

5)疼痛急性期过后,对患者进行健康促进教育并嘱其调整生活方式(减轻体重、保持锻炼、戒烟和自我减压),能够避免疼痛复发,或减轻其复发的频率和严重程度。

6)根据患者受伤前的身体情况、平日生活及工作的体能要求、患者自身意愿,决定是否马上或以后再进行正规的功能康复治疗。

3.慢性损伤的康复

(1)概述

1)急性疼痛转变为慢性的原因仍存在争议。

2)目前比较公认的原因是缺乏完善的康复措施,组织不能持续愈合,并且没有明确的病理生理学诊断。

3)慢性疼痛包括心理和生理两方面的原因。

4)治疗目标是改善功能、获得最高质量生活,并非消除疼痛。

(2)功能恢复计划

1)测量患者的力量、耐力及协调性等与创伤或功能情况有关的指标。

2)使用功能能力测量表来监测康复进程,以及评价治疗效果。

3)疗效评价不一,可进一步使用一些子评分系统,如改良的生活质量量表、症状干预量表、客观的力量或耐力测试,以及患者使用药物量减少的情况进行二次评价。

4)与疗效不佳(仅以能否重返工作为评价标准)有关的因素:治疗前较高的疼痛、抑郁及残疾自我评分,受伤前短期工作史,既往手术失败,对工作不满意。

5)慢性颈部疼痛的病人也可以应用上述的方法。

6)因为正式的功能恢复计划花费高,疗效亦不肯定,因此需要仔细选择病例。

（3）疼痛诊疗中心

1）根据现代医学模式建立的多学科协作疼痛诊疗中心。

2）使用多种被动的和（或）侵入性的疼痛治疗手段，包括热敷、冷敷、超声、按摩、经皮神经电刺激（TENS）、针灸和局部注射。

3）同时结合一些行为治疗方法，如生物反馈治疗、压力管理、压力应对策略，以及放松技巧的学习。

4）还有可能涉及一些职业方面问题，例如改变工作环境。

5）如果患者有毒瘾，疼痛治疗中心可能是最好的脱瘾治疗环境。

6）慢性疼痛的侵入性治疗方法，包括置入吗啡泵、脊髓刺激器、交感神经切断术及神经根切断术都存在争议。

（4）腰背痛、颈痛的注射治疗

1）可以根据情况在脊柱局部疼痛部位注射麻醉药或皮质激素类药物，是一种治疗方法，也是诊断手段。

2）局部注射治疗可以作为一种临时缓解疼痛的方法，以便患者能进行持续康复锻炼。

3）无论是已通过影像学检查获得了确切诊断，还是仅基于病史及查体获得临床诊断，都可使用注射疗法进行处理。

4）很可能存在一定的安慰剂效应，但要证明其存在亦很困难。

5）注射治疗的种类。

①局部扳机点注射：可用于存在明确痛点的肌肉、肌腱或肌筋膜的疼痛治疗。

②硬膜外类固醇类药物注射：可用于 NSAIDs 类药物无效的腰椎间盘突出症或椎管狭窄引起的持续神经根性疼痛。

③神经根阻滞：可用椎间孔内神经根受压的诊断，以及椎间孔狭窄引起神经根疼痛症状的治疗。

④小关节突关节注射：用于有症状的小关节突关节疼痛综合征。

大多数患者存在脊柱后伸时疼痛，脊柱影像学检查出现关节突关节炎症改变。

小关节突关节综合征诊断一般比较困难，注射治疗止痛的效果难以预测。

⑤椎间盘内激素注射疗法仍存在争议，椎间盘源性腰背痛可能是其适应证。

（二）残损和残障的评估

1.概述

（1）医生经常会因保险公司、雇主和（或）政府机构的要求对患者进行身体残损的评估。

（2）工伤、人身伤害的赔付，以及申请社会残疾保险金往往需要患者的残损评级结果。

（3）定义

1）残损：指身体解剖结构上、或功能的丢失。主要指医学方面的因素，可以是暂时性的、也可能是永久性的

2）残障：指个体存在残损的情况下，影响患者的职业、训练、教育及其他社会心理等各方面的功能。

3）完整个体：指患者受伤或患病之前的状态。

如果把个体视为一个解剖、心理等各方面的综合体，那么残损就是完整个体某部分的缺失，即部分残障。

上述概念的具体实践情况各州不同（指美国）。

4）恢复进展期：指疼痛或功能不断改善，治疗亦持续进行。

5）恢复平台期：指治疗虽仍在进行，但其病情今后难以有明显进步。

2.残损及残障的评定

残障及残损的评定有四个方面内容:

(1)判断因果关系:引起残损的因素与目前出现的残损之间的因果关系必须确凿。

(2)责任分摊

1)判断先前已存在的一些病情,如退行性关节疾病,在损伤造成目前残损中的作用。

2)美国医学会有五类责任分摊:

职业病被并存的其他职业病加重;

职业病被并存的其他职业病(同一雇主雇佣期间患病)加重;

职业病被并存的其他职业病(其他雇主雇佣期间患病)加重;

职业病被先前存在的非职业疾患加重;

职业病加重先前存在的非职业疾患。

(3)判断病情恢复是否终止:往往是一种主观判断,根据医生的个人临床判断、患者的种族、当地的文化习俗及既往经验判断。

(4)评定残损级别

1)可能是暂时性的残损,也可能是永久性的。

2)包括目前残留的一些症状,还有患者一些永久性功能的限制。

3)根据患者坐立、提物、抓握及推拉等完成特定功能任务能力进行客观评价。

4)既往的一些判定方法仍在不断发展。

经治医生按工作能力评估表的内容对患者的情况进行评定,目前尚没有其他方法证明比该方法更客观、更可靠。

3.脊髓功能残损的评级

(1)有多种评级方法,包括美国医学会和美国骨科医师学会制订的方法。

(2)判定的基本内容。

1)活动度:使用量角器和斜度仪测量。

2)神经功能残损:包括感觉改变、反射丧失、运动功能丧失(从无力到瘫痪程度不等)。

3)具体的诊断或手术措施。

4)社会心理方面的缺陷,包括日常生活情况、适应社会能力、注意力和应对能力。

(3)临床医师可以选择一种评级系统并一直使用下去达到娴熟的程度,这是比较好的一种策略。

(4)经治医师不应该把评级的结果作为疗效的参考,甚至认为治疗失败。

三、颈椎创伤

【概述】

1.美国每年报道有 5 万例颈椎或颈髓损伤,大多数颈椎或颈髓损伤患者为 15～24 岁男性。

2.损伤机制:最常见的原因是机动车事故(40%～56%),其他原因有高处坠落伤(20%～30%)、枪伤(12%～21%)、运动创伤(6%～13%)。

3.中段颈椎(C_4～C_6)是最容易受伤的节段。

【患者评估】

1.详细了解病史,包括受伤机制,并注意发现有无其他合并伤。

2.在受伤现场就要及早发现有无颈椎损伤,患者佩戴颈围,使用脊柱搬运板搬运病人,迅速转运至急诊科,由专门的创伤复苏小组评估气道是否畅通,以及呼吸、循环情况,拍摄全脊柱的正、侧位片。

3.药物治疗:急性脊髓损伤可使用大剂量甲泼尼龙治疗,开始时按 30mg/kg 给药,使用时间 15min,然后按 5.4mg/kg 静脉滴注给药,使用时间如下:

(1)距离受伤<3h——持续 24h。

(2)距离受伤 3～8h——持续 48h。

(3)距离受伤超过 8h——不使用该方法治疗。

最近有报道质疑其疗效,例如加拿大脊柱协会不再推荐该方法的使用。

【上颈椎损伤】

(一)枕骨髁骨折

该损伤极少见,1/3 为寰枕关节脱位的合并伤,其诊断往往通过头颅 CT 扫描无意发现,可能会合并有韧带损伤、颅内血肿及神经功能受损。

治疗:一般使用坚强的支具或 Halo vest 架外固定 3 个月,3 个月后拍摄屈曲-后伸动力位片,如果仍不稳定则行枕颈融合术。

(二)寰枕脱位

寰枕脱位不稳定,往往为致命伤,幸存者经常会遗留严重的神经功能障碍,受伤机制为头部遭受强大的扭转或屈伸暴力,所有的韧带结构完全断裂。

影像学诊断:根据 Harris 线判断。

治疗:闭合复位,行枕颈融合术。

(三)C_1～C_2 半脱位

1.小孩较成人更常见。

2.常见主诉:颈痛、伴有明显的斜颈畸形,枕下区疼痛,颈椎旋转受限,可能合并有齿状突或寰椎骨折。

3.寰椎横韧带断裂的判断。

(1)寰齿前间隙为 3～5mm 表明横韧带断裂。

(2)7～8mm 表明韧带结构完全断裂。

(3)超过 10mm 会造成脊髓受压。

4.治疗:如果不稳定范围在 3～5mm,使用 Halo 架或坚强的支具外固定 2～3 个月,如果不稳定超过 5mm,则行 C_1～C_2 融合术。

5.寰枢椎旋转固定:头偏向固定的一侧,但下颌以及 C_2 棘突指向另一侧。

(四)寰椎骨折

1.轴向暴力造成寰椎环破坏,由于该处椎管较宽,神经损伤很少见。可能合并有脑神经损伤。

2.行张口位齿状突正位片检查,注意 C_1、C_2 侧块的位置关系,如果两侧侧块移位共计超过 6.9mm 提示横韧带断裂。可先行 Halo 架外固定 2～3 个月以使寰椎骨折愈合,骨折愈合后如果发现寰齿前间隙超过 5mm,应再行 C_1～C_2 融合术。

3.治疗:如无移位,使用颈椎支具外固定 3 个月;如存在移位或延迟愈合,则使用 Halo 架外固定 3 个月;骨折不愈合则行后路 C_1～C_2 融合术。

(五)齿状突骨折

1.Ⅰ型　尖部撕脱骨折,少见。骨折稳定,使用颈围保护即可。

2.Ⅱ型　齿状突基底部骨折,向前移位(屈曲损伤)较向后移位(后伸损伤)更为常见。

（1）不愈合率为 20%～80%，危险因素有：

1）年龄＞50 岁。

2）移位超过 4mm。

3）向后成角。

（2）治疗

1）Halo 架牵引复位，如果复位可以接受，Halo 架外固定 12 周，后改用颈围固定 6 周。

2）C_1～C_2 融合的指征：延迟愈合或不愈合、Halo 架外固定治疗出现再次移位、骨折不愈合的风险很高（移位＞4mm、老年病人）。

3）齿状突骨折合并 C_1 环骨折的治疗选择：进行后路 C_1～C_2 螺钉固定或前方齿状突螺钉固定；或先使用 Halo 架外固定使 C_1 愈合，如果 C_2 不愈合则进一步行 C_1～C_2 融合术。

3.Ⅲ型　经椎体骨折，骨折无移位可使用颈围或 Halo 架外固定，如存在移位则使用 Halo 架外固定 3 个月。

（六）创伤性枢椎滑脱（Hangman 骨折）

1.损伤机制　多见于急性过伸损伤，下关节突之间的部分在暴力作用下发生的骨折，常伴周围韧带和椎间盘损伤，继而出现枢椎椎体不稳或脱位。如果暴力很大，则可导致严重的枢椎脱位，上颈髓受压，甚至造成死亡。

2.分型

Ⅰ型：移位＜3mm。

Ⅱ型：移位明显（＞3mm），且成角＞11°。

ⅡA 型：移位较小（＜3mm），但成角＞11°。

Ⅲ型：合并有 C_2～C_3 关节突关节脱位。

3.治疗

Ⅰ型：佩戴 Halo 架 12 周。

Ⅱ型：颈椎牵引复位并促进骨痂形成，佩戴 Halo 架 10～12 周。

ⅡA 型：后伸复位，然后使用 Halo 架外固定。

Ⅲ型及晚期不稳定/骨不连：前路 C_2～C_3 融合术，或后方螺钉内固定（C_2～C_3 侧块钢板）。

（七）下颈椎损伤

使用 Allen-Ferguson 下颈椎分型，该分型基于损伤机制，有助于对损伤生物力学的理解，详见表 9-7。

表 9-7　下颈椎骨折分型（Allen-Ferguson）

类型	表现
屈曲-压缩型	前柱受压破坏；后柱被牵张
垂直压缩型	爆裂骨折
屈曲-牵张型	关节突关节脱位
后伸-压缩型	后柱压缩；前柱牵张
侧方屈曲型	不常见
后伸-牵张型	椎间隙变宽和（或）上位颈椎向后滑脱

【各种损伤的治疗】

（一）单侧或双侧关节突关节脱位

1.尽早进行颈椎牵引、获得复位，此后行融合术。

2.如果患者清醒、配合较好,尝试复位后可行 MRI 检查。

3.如果患者不太清醒或醉酒,在进行复位前应行 MRI 检查排除有无合并颈椎间盘突出。

(二)关节突关节脱位合并颈椎间盘突出

1.闭合复位很危险,可能会使神经功能受损进一步加重。

2.第一步先行前路颈椎间盘切除及融合术,再行后路手术。颈椎最终的融合固定方式可为前路植骨、前路钢板内固定,也可行前路植骨、后路内固定。

3.如果关节突关节骨折引起神经根损伤,需要后路手术清除移位致压的骨折碎片。

(三)$C_3 \sim C_7$ 椎体骨折

1.楔形压缩性骨折

(1)如果后方结构完整,用颈围外固定 6 周。

(2)如果压缩明显或后方结构不完整,用 Halo 架外固定。

(3)如果有严重后凸成角或晚期不稳定,则需行后路融合术。

2.泪滴样骨折

(1)由于存在明显的骨破坏及前方韧带复合结构断裂,因此该骨折通常不稳定。

(2)后方韧带往往也同时有破坏。

(3)治疗:后路融合。

3.棘突骨折(Clay-Shoveler 骨折)

(1)稳定的屈曲损伤,为撕脱骨折。

(2)治疗:颈围外固定即可。

4.软组织损伤

(1)后伸——加速"挥鞭"样损伤

1)累及前纵韧带、前方肌肉和椎间盘。

2)症状:颈痛,头、肩、上臂牵涉痛,吞咽困难,眼部症状、头晕和颞下颌关节不适。

3)治疗:急性期颈支具外固定,如果晚期颈椎病症状明显需要手术治疗。

(2)屈曲——减速损伤

1)会引起肌肉扭伤和耳大神经牵拉伤,棘间韧带、关节囊撕裂,后纵韧带和椎间盘后部损伤。

2)治疗:首先非手术治疗,如果 White 评分为不稳定且有症状,则行后路钢丝固定和融合。

四、胸腰段脊柱骨折

【概述】

1.胸腰段是脊柱最常见的损伤部位。

2.大多数发生在男性(15~29 岁),通常因车祸引起。

3.大多数损伤位于 $T_{11} \sim L_1$(52%),其他 $L_1 \sim L_5$(32%)、$T_1 \sim T_{10}$(16%)。

4.合并损伤很常见,多达 50% 患者存在合并伤,通常因牵张力引起。

(1)肝和脾损伤导致腹腔内出血。

(2)动脉或静脉撕裂损伤。

(3)肺损伤:血胸、肺挫伤。

【患者评估】

1.全身基本情况评估

(1)呼吸、心胸、腹腔、泌尿系统检查。

(2)对颅脑及颈椎进行检查。

2.神经系统检查

(1)按美国脊柱损伤协会(ASIA)肌力检查方法测定运动功能,按 Frankel 标准进行神经功能分级评定。

(2)检查有无脊髓、圆锥、马尾、神经根损伤。

3.影像学评估

(1)所有怀疑有脊柱损伤的病人都应行全脊柱 X 线检查(正位或侧位)。

(2)X 线检查是初筛检查手段。

(3)CT:CT 矢状位重建是评估脊柱中柱损伤最好的影像学方法。

(4)MRI:评估脊髓和软组织损伤(椎间盘和韧带)最有效的方法。

【分型】

(一)按脊柱的稳定性分型(Denis 分型)

1.三柱概念

(1)前柱:前纵韧带、前方纤维环和椎体前半部分。

(2)中柱:后纵韧带、后方纤维环和椎体后半部分。

(3)后柱:椎弓根、关节突关节、椎板、棘突和棘间韧带、棘上韧带。

2.临床应用

(1)不稳定的定义是指两柱或三柱破坏。

(2)如果中柱存在破坏,也被认为脊柱不稳定,但下述情况除外:

1)T_8 以上的胸椎(肋骨能提供稳定性)。

2)$L_4 \sim L_5$ 节段、如果其后柱完整的话(因为腰椎前凸的缘故,很大一部分负重由后柱承担)。

3)经由松质骨的牵张损伤。

3.需要注意　稳定性的概念并非"非黑即白、截然两分",在稳定、不稳定之间存在不稳定程度逐步进展、过渡的"灰色"地带。

稳定骨折:横突骨折、棘突骨折、关节突骨折、峡部骨折、压缩性骨折。

一度不稳定:严重压缩骨折、安全带损伤。

二度不稳定:爆裂骨折。

三度不稳定:骨折-脱位、严重爆裂骨折伴神经功能损伤。

(二)胸腰椎损伤分型及严重度评分系统

是否手术治疗取决于三方面因素(每一因素下有多种情况,按损伤严重程度递增顺序排列)

1.骨折形态　分为压缩骨折、爆裂骨折、平移/旋转骨折、牵张骨折;

2.后方韧带复合体　分为完整、怀疑有损伤、肯定有损伤;

3.神经情况　分为神经功能完好、神经根损伤、脊髓损伤(不完全损伤、完全损伤)、马尾综合征。

【治疗】

(一)概述

1.治疗的选择基于多种因素

(1)神经功能状况:如患者有神经功能损害,首选前路手术。

(2)后方韧带复合体有无损伤:如果存在损伤,则需后路手术重建该"张力带"结构。

(3)骨折的形态。

2.手术时机

(1)即刻手术治疗似乎能为骨折复位及神经功能恢复创造最好的机会,但并无临床确凿证据。

(2)急诊手术的适应证

1)神经功能损害进行性加重。

2)脱位无法复位。

3)开放性或被污染的损伤。

(3)早期手术(2~3d 内手术)

1)利用韧带整复作用进行复位及减压更容易。

2)患者能更早进行活动。

3)但有潜在手术并发症风险,对严重脊柱不稳的患者进行搬运有增加损伤的风险。

(4)后期手术(7~10d)

对后期手术存在一些质疑,有人认为难以给脊髓提供一个从创伤及水肿中恢复的机会。对不能迅速进行手术,但存在畸形或脱位的病人要及时进行牵引及闭合复位。

3.外固定方法

(1)T_5 以上损伤:颈-胸-腰-骶支具。

(2)T_6~L_4:Jewet 过伸支具或胸-腰-骶支具(TLSO)。

(3)L_5~S_1:Pantaloon 支具。

(二)根据神经功能状况及脊柱的稳定性选择治疗方法

1.神经功能完好且脊柱稳定

(1)通常见于压缩骨折、安全带型损伤及下腰椎的爆裂骨折。

(2)佩戴支具或石膏治疗。

2.神经功能完好,但脊柱不稳定

(1)通常见于爆裂骨折和严重压缩骨折。

(2)进行手术稳定脊柱以防神经损伤。

(3)手术后可行早期康复锻炼。

3.神经功能受损且脊柱不稳定

(1)常见于下胸椎及腰椎的爆裂骨折或骨折脱位。

(2)行前路减压、融合固定手术,伴或不伴后路固定。

(三)各型骨折的治疗

1.屈曲压缩损伤

(1)单纯前柱损伤通常不会出现神经损伤,但注意以下情况提示后方韧带复合体可能存在损伤、骨折不稳定。

1)椎体压缩超过 50%。

2)后凸成角超过 30°。

(2)治疗:①如果只有单纯的前柱破坏,行非手术治疗,佩戴过伸支具。②如果存在中柱损伤,需要手术干预。

2.屈曲牵张损伤(安全带损伤)

(1)无脱位的 Chance 骨折:佩戴过伸支具。

(2)经韧带的屈曲牵张损伤:后路内固定融合。

3.屈曲扭转损伤(骨折-脱位)

(1)往往引起完全截瘫。

(2)应行后路内固定及融合术以便后期康复。

4.垂直压缩损伤(爆裂骨折)

(1)椎体后壁突入椎管的骨折块通常会造成神经损伤。

(2)治疗:如患者无神经症状、畸形有较轻,可行非手术治疗,卧床制动并使用 TLSO 支具。如有神经症状应手术治疗。

(四)存在神经功能损伤病人的手术选择

1.下述情况下首选前路手术。

(1)前方有较大的骨折块移位、有明显神经功能损伤。

(2)手术时间超过 2 周。

2.如果后突入椎管的骨折块位于后外侧且神经症状很轻,可选择后路。骨折脱位、或存在创伤性硬脊膜撕裂,需要进行后路手术。

3.如果三柱均存在损伤,则可能需要前后联合入路手术。特别是既有神经损伤、又存在后方韧带结构损伤的情况下。

(俞有良)

第十章 脊柱疾病

第一节 颈椎病

一、颈椎病的病因、病理及发病机制

（一）概述

颈椎病的病因研究是指颈椎等遭受损伤后,造成脊髓、周围神经、血管、肌腱与韧带等损害引起的一系列症状。颈椎病病因较复杂,但多数为外伤所致。

我们研究颈椎病是源于对脑震荡,尤其是对 PCS（脑外伤后综合征）的发病机制的研究。国内外曾提出了多种学说,但都不能较全面解释其复杂的临床症状。如国内外用 CT 及 MRI 观察脑震荡患者脑部的影像,结果发现 15.0% 左右系脑挫伤,而多数患者脑部正常,致使有人认为 PCS 完全属于"心理因素"或"支持精神因素"。综观脑震荡的病史,一部分患者经 1～2 个月后症状完全缓解;一部分患者症状持续 3 个月至数年乃至 20 年成为 PCS。脑震荡急性期症状完全缓解后,其中有一部分患者数月、数年后由于轻重不同的外伤诱因,症状又复现。对于 PCS 按精神因素治疗,有的初用药有效,继而失效;有的改换多种药物均无效。这些患者用 X 射线颈椎多方位拍照,发现均有寰枢椎半脱位等颈椎异常改变。应用颏-枕带牵引和手法整复治疗,除极少数（1.4%）不能耐受而中断治疗外,绝大部分（98.6%）有效。症状完全消失者复查颈椎 X 射线片,移位的齿突复位居中,颈椎顺列恢复正常、螺旋移位的椎体得以纠正、缩小的椎间孔扩大。通过大耳白兔实验得知脑震荡后齿突均发生移位,且延髓下部及上颈髓水肿较明显,频度亦高。说明脑外伤均伴发颈外伤。寰枢椎半脱位等是脑震荡的主要发病机制,PCS 的发病机制主要是持续存在的寰枢椎半脱位等颈椎异常改变,刺激、牵拉或压迫交感神经的传出纤维,直接引起或因血管尤其是脑血管舒缩障碍,脑部供血异常而产生一系列临床症状。

1983 年美国 Parker 手治法研究会在广州作学术交流时,在该会所散发的《脊柱错位引起的症状》文中,说明脊柱错位后可导致神经根、交感神经、椎动脉或脊髓损害,并出现相应的内脏症状。某学者在《颈椎综合征》一书中亦有颈椎病可引起头、眼、耳、喉、胸部及心脏等器官症状的记载。苏联谢尔巴克及其学派对节段反射理疗法进行了深入的研究,指出了颈交感神经区域电疗有调节大脑及器官营养过程的作用。现代医学生理解剖学为颈椎病等脊柱病因学提供了有力的理论基础。我们通过长期临床研究,发现外伤可以直接引起颈椎异常改变（寰枢椎半脱位、颈椎间盘突出、C_3～T_1 椎体水平移位及螺旋式移位、颈椎间孔缩小等）,出现一系列临床症状及体征。外伤当时可不出现临床症状或症状轻微,久之,导致或加重颈椎退行性变（颈椎间盘变性、骨质增生、韧带钙化、椎间孔缩小）等病变在不同诱因下而发生临床症状,其症状的

复杂性又远远超出了传统性"颈椎病"的范畴,如交感神经功能失调所致各种内脏症状。实践证明许多被诊断为神经症、偏头痛、风湿痛、肩周炎、网球肘、原因不明胸痛、背痛、心悸、失眠、多梦、面偏侧萎缩症、多动症、顽固性呃逆及运动神经元病中的一部分都与颈椎病有关。

(二)病因及发病机制

颈椎病的病因甚多,主要的是急、慢性损伤。某学者在"The Cervical Syndron"中曾统计了 8000 例颈椎病患者,其中 90.0% 的病例与外伤有关。我们在 2000 多例颈椎病的病因调查中发现:约 65.0% 的病例有头颈部急性外伤史,35.0% 有慢性损伤史。换言之,100% 的病例均有头颈部急、慢性外伤史。其中,约 25.0% 还伴有反复的或长期的咽喉部炎症或颈部的其他炎症史,另有部分伴有棘突分割不全、椎体融合、寰枕融合、椎管狭窄等先天性异常。由此可见,颈椎病的主要病因是外伤,其次是炎症与先天性异常。至于颈椎的退行性变,传统认为是颈椎病发病的主要原因,主要依据是随着年龄的增长,颈椎退行性变的概率增高。而某学者早在 1944 年报告 12 例颈椎间盘突出的病例,中央型往往是由外伤所致,而侧方突出者起病慢,有退行性改变。我们曾遇 80 岁老翁颈椎 5 位片均正常,毫无退行性变的迹象,而 10 岁前曾有头部外伤史的 26 岁男性,6 年前出现头痛、颈部僵硬,X 射线显示寰枢椎半脱位、C_4 棘突偏歪和属于退行性改变的项韧带钙化。因此会让人推测颈椎退行性改变,可能是外伤、炎症等历时长久后的结果。不然,20 岁颈椎尚未发育成熟,怎会发生退行性变呢? 外伤、炎症可导致与加速颈椎的退行性变,颈椎的退行性变又可在轻微的外伤等诱因下引起或进一步加重临床症状和体征。

1.头颈部外伤

(1)急性损伤

1)由高处跌下:如由房上、树上、楼梯上、山上、建筑支架上跌下,跳水(水浅),婴幼儿由大人怀中抱着蹿跳时跨越大人肩部头朝下跌于地面,儿童在沙发、床上蹦跳头着地跌下等。

2)碰击:砖、水泥块或其他抛物碰击,头碰墙、树,车祸,滑倒头碰地,拳击,棍、锤击头部,尤其车祸随交通的发展日渐增多。

3)自然灾害:地震、龙卷风、海啸等所造成的意外。

4)鞭索式伤:如急刹车或向前跌跤时手撑地导致颈部鞭索式伤。

5)医源性损伤:不得法的推拿等手法操作。

由于伤的轻重不一,其后果亦不一致。

①严重损伤:多系强烈暴力所致。除造成颅内出血、脑挫伤、脑震荡外,依力的方向与人体状态不同,而引起颈椎屈曲型、过伸型及螺旋性损伤,由于其主要表现为骨折与脱位等严重后果,常需神经外科和骨科紧急处理。

②一般性损伤:多指常规检查未发现颅脑挫伤和颈椎骨关节有明显器质性改变的损伤,事实上某些并不强烈的损伤,却出人意料地引起死亡或四肢瘫痪的严重后果。如一非常受宠爱从未受过大人责打的男孩,非要吃马路对面所售之冰糕,因过往车辆多,其父母再三劝说让其等车过完后再买,该男孩不听,非要拉着大人的手过马路不可,其父用手向其头部拍了一掌,竟然导致颅内出血等而死亡。不得法的手法操作导致四肢瘫痪等并不罕见,而有些剧烈的外伤,并不一定都出现严重的后果,这除与患者本身的状态有关外,还与多种因素有关。

a.急性髓核突出:依其突出程度不同及椎管矢状径差异而症状不一。严重者,可直接压迫脊髓或血管导致瘫痪。但是,多数表现为椎管前方形成高压、韧带骨膜下撕裂、出血,甚至硬膜外出血而刺激窦椎神经,出现根性或颈部症状。

b.寰枢椎半脱位:作用于头颈后部的外力均可能导致寰枢后韧带撕裂而引起齿突向后脱位。重者造成高颈髓损伤,死亡率较高;轻者不压迫脊髓,由于刺激交感神经传出纤维引起头痛、头晕等症状。头部侧方受外力,易导致齿突向侧方移位,刺激、牵拉或压迫交感神经传出纤维,引起头痛、头晕、神经症群及肢体感觉、运动障碍等。齿突单纯后方半脱位少见,多与侧方半脱位并存,即齿突双相半脱位,临床表现与明显的齿突侧方半脱位相似。

c.颈椎螺旋式移位:多见于头颈部受到旋转式外力引起,如从高山或楼梯上滚下。在脊柱的运动节段轴向受扭的试验中发现,扭矩和转角变形之间的关系曲线呈"S"形,明显地分为3个部分:在初始部分为0°～3°变形,只要很小的扭矩即可产生;在中间部分为3°～12°的扭转,这部分扭矩和转角之间存在着线形关系;在最后部分,扭转20°左右发生错位。一般地说,较大的椎间盘能够承受较大的扭矩,圆形的椎间盘比椭圆形的椎间盘承受强度大。螺旋式外力可引起关节突关节脱位,可发生在一侧,亦可两侧同时脱位。单侧脱位是由于生理性的侧弯与轴向旋转耦合,棘突向脊柱生理弯曲的凸侧移动,一侧关节突向下方移位,另一侧向上方移动并且发生脱位。双侧关节突关节脱位见于屈曲损伤,主要损伤力向量为一个矢状面的屈曲弯矩,后侧的附件承受拉伸载荷,上位椎骨的下关节突向上向前骑跨在下位椎骨的上关节突上。当颈椎发生螺旋式移位时用手触摸可发现棘上韧带剥离,X射线正位片显示棘突向一侧偏移,斜位片相应的一侧或双侧椎间孔亦可发生变形与缩小。$C_{2\sim7}$均可发生,少则1个,多则2个至数个同时偏移,临床表现除根性症状外,主要是交感神经功能障碍所致的一系列症状。

d.生理曲度消失:颈椎局部肌肉、韧带或椎间盘多节损伤所造成的颈椎椎节不稳,使颈椎失去正常的曲度,轻者称为颈椎生理曲度变直,较重者称为生理曲度消失,甚至造成颈椎后凸。由于颈椎曲度的改变可刺激、牵拉交感神经传出纤维,交感神经功能障碍进而导致脑部血管,尤其是椎-基底动脉系血管舒缩障碍,或由于颈椎顺列改变直接影响了脑部供血。轻者可暂无临床症状,仅是诱发或加剧颈椎的退行性变;较重者当低头工作、学习历时稍长即感颈部不适或酸困、头昏;再重者则出现头痛、记忆力减退、注意力不集中、睡眠障碍等神经症群。需要注意的是临床表现轻重不是与颈椎曲度改变的程度呈正相关,这除个体因素之外,生理曲度消失者还常伴有齿突偏移或(和)椎间孔缩小等因素。

e.脊髓前中央动脉综合征:多系在椎管狭窄基础上,颈椎突然前屈,椎间盘后方突出的髓核或骨赘压迫脊髓前方中央动脉导致的血管内血流受阻,脊髓前中央动脉缺血引起突发性四肢瘫痪。

f.急性脊髓沟动脉综合征:发病机制与前者相同,唯受压者是脊髓前中央动脉的分支,即沟动脉,出现以上肢瘫痪为主而下肢较轻的临床特征。

g.急性中央管综合征:在颈椎过度仰伸时,由于已有退变、增厚的黄韧带突向椎管,以致脊髓中央管处遭受高压,引起中央管周围局部水肿、渗出与出血性改变。临床表现主要为上肢瘫痪重于下肢,温度觉消失及X射线片上显示椎体前间隙阴影增宽三大特点。

h.前纵韧带扭伤:可视为轻度过伸性损伤,由于尚未波及椎管内其他组织,因此症状轻微。颈椎动力性拍片可发现颈椎不稳及椎体前阴影增宽。

i.单纯颈椎不稳:系指不伴有其他症状,仅仅由于颈椎局部肌肉、韧带或椎间盘的一般性损伤所造成的颈椎椎节不稳,尽管目前无症状,但可诱发或加剧颈椎的退行性变。

g.椎间孔缩:小传统认为椎间孔缩小系由颈椎退行性变,尤其是骨质增生等引起。实质上,外伤导致颈椎水平性移位,特别是螺旋式移位引起者更常见。后者引起的椎间孔改变不很突出时,多被影像学工作者所忽视。椎间孔缩小不仅因机械性因素出现根性症状,而且还可因神经因素而出现头痛、头晕等症状。

k.无症状患者:外伤后无明显症状与体征。尽管如此,对此种病例仍应注意观察,嘱其适当保护,防止再次受伤。依我们调查时采用3部5处11点压痛试验可有阳性所见,必要时拍照颈椎正、侧、双斜与张口5位片有助及早诊断。

（2）慢性外伤

1）高枕：长期高枕会使悬空的颈部遭受慢性损伤，当过累或饮酒后熟睡，更易导致颈部肌肉、肌腱、韧带及椎间盘的损伤。

2）长期低头：长期低头学习、工作或强迫姿势下作重体力劳动。

3）反复轻撞击：如拳击、足球运动员的头顶球，练气功者的砖击头。

4）抱颈：青少年喜搂抱颈部行走，尤其突然的反复搂抱与夫妻过性生活时互抱颈部均易造成颈部反复的慢性损伤。

5）超负重：超负荷的抬、挑重物及预备运动不够的体育活动，如掷铁饼、铅球、手榴弹及单杠、吊环等。

2.炎症

（1）咽喉部炎症：反复的咽喉部炎症等会使上颈部关节囊及其韧带充血、松弛、骨质脱钙等，在一定诱因下，可发生关节半脱位，如寰枢椎半脱位等。

（2）其他：类风湿、强直性脊柱炎及其他感染性脊柱炎。

3.先天性畸形

（1）先天性颈椎椎管狭窄：颈椎椎管矢状径狭窄明显者即可导致脊髓及神经根受刺激或压迫，出现相应的临床症状。较轻者可暂无不适，当受到急、慢性损伤时，则易产生临床症状。

（2）先天性颈椎不稳：引起颈椎不稳的先天性畸形有：

1）先天性枕颈融合。

2）先天性齿突畸形。

3）先天性寰椎后弓缺如。

4）先天性短颈畸形。

5）先天性椎体融合。

6）先天性棘突分割不全。

7）其他畸形。如副枕骨畸形、寰椎后方椎动脉沟骨环形成、前寰椎或副枕骨畸形等均与上颈椎不稳有关，先天性椎体融合、棘突分割不全，易伴有下颈椎不稳。

先天性畸形患者抗外伤能力降低，较轻的外伤即可导致齿突偏移、棘突偏移、椎间盘突出等颈椎的其他病理改变。

4.颈椎退行性变

（1）椎间盘变性：传统认为纤维环变性、细胞脱水与体积缩小所造成的椎节不稳是引起与加速髓核退变的主要因素，前纵韧带、后纵韧带等主要韧带随之出现退变、关节松动、髓核突出。究竟是椎间盘先有变性后有髓核突出，还是先有髓核突出而后有变性，值得进一步研究。从我们观察到的外伤引起寰枢椎半脱位伴有椎间隙变窄的 22 例青、少年患者，MRI 证实 21 例有颈椎间盘突出。少年人椎间盘尚未发育成熟，不可能退变，青年人椎间盘刚刚发育成熟，即使有退变，亦很轻微，其椎间隙变窄应是髓核突出的结果。这可能提示外伤重者直接导致颈椎间盘突出，轻者可引起或加速椎间盘膨出。从传统的理论上讲，退变的椎间盘容易发生髓核突出。但同时观察的 28 例中，老年人外伤后椎间隙变窄者 MRI 证实髓核突出 25 例，并不比青、少年人高。因病例较少，代表性不足，但至少可提示外伤是颈椎间盘突出的主要因素，由此推测颈椎退行性变可能为颈椎外伤长久后之继发性改变。早在 1944 年 Spurling 等报道了 12 例颈椎间盘突出的病例，他们认为中央型者，其发病往往由外伤所致，亦说明先有外伤导致髓核突出，可惜数十年还未引起同仁们注意与重视。

（2）骨刺形成：椎间盘突出的相应椎体的下、上后缘常常伴有骨刺形成。多认为是突出的髓核及其引起的骨膜下血肿,久之韧带、椎间隙血肿机化,进而钙化而成。骨刺的早发部位多见于两侧钩突,其次为关节边缘,椎体的下后缘、上后缘、侧后缘及前缘。突向椎管内的骨刺,当椎管矢状径小时易压迫脊髓或脊髓前动脉而出现长束征;突向椎间孔的骨刺致使其矢状径缩小,刺激根袖而出现根性症状,或横突孔横径亦缩小,压迫椎动脉而引起椎-基底动脉缺血症状;钩突的增生限制了颈部的侧屈,患者会感到颈部不适,更重要的是导致椎动脉供血不足的发作;突向前方的巨大骨刺或伴有食管炎症时,易造成食管痉挛或机械性压迫,出现吞咽困难。

(3)韧带钙化

1)前纵韧带钙化:由于椎体间关节的超限运动等引起前纵韧带松弛、韧带下出血及髓核前移、突出,在形成椎节前方骨刺的同时,局部的韧带亦随之钙化。影像学上较常见,有临床症状者仅占 1.0%～3.0%。范围广泛者,主要影响颈椎的伸屈活动。

2)颈部黄韧带钙化:以 $C_{5\sim6}$、$C_{4\sim5}$ 为多见,常与椎管狭窄或椎间隙骨刺形成并存。可有颈痛、上肢麻、木感,待脊髓受压后出现轻重不同的截瘫。

3)颈椎间盘钙化:推测与颈部外伤、供血障碍及感染等有关。患者主要感觉颈部疼痛及活动不适感,偶有吞咽时出现异物感,可伴全身无力。一般为单发,半数以上位于 $C_{3\sim4}$,颈椎正、侧位片上均可清晰显示颈椎间盘有钙化阴影。

4)项韧带钙化:韧带外伤历时较长后的变化,常伴有颈椎其他异常,故难判定。

(4)神经、血管改变

1)神经根:由于钩椎关节与椎体侧面后缘之骨刺、关节不稳及突出的髓核等刺激,压迫神经根而发生病变。早期为根袖处水肿、渗出等反应性无菌性炎症,此为可逆性改变,能及时消除致病因素则症状消失,且不残留后遗症状。如压力持续存在,可继发粘连性蛛网膜炎,而且此处亦是蛛网膜炎最早发生及最好发的部位。根袖在椎管内的正常活动度为 6.4～12.8mm.如蛛网膜粘连形成,当颈椎活动时由于牵拉引起或加重对神经根的刺激。进一步发展,根袖可出现纤维化。这种继发性病理改变又可进一步加重局部的压力,并造成神经根处的缺血性改变。缺血又可加重病情,构成恶性循环,最后神经根本身出现明显的退行性改变,甚至发生变性。位于局部的交感神经节后纤维可同时受累,临床上呈现相应的症状。

2)脊髓:变化复杂,除了后突之髓核和骨刺对脊髓所造成的刺激与压迫外,椎体间关节的前后滑动所出现的“嵌挟”,尤其是在伴有黄韧带肥厚、内陷的情况下,即可引起脊髓受压的病理改变。早期仅仅由于脊髓前中央动脉或沟动脉等血管受压,尽管也可出现严重的症状,但只要除去对血管的致压物即可迅速消失。如果血管受压时间较久,则出现纤维化、管壁增厚、血栓形成等器质性改变而不易恢复。造成这种病变的致压物大多位于椎体后缘中央处,如系中央旁或侧方,则主要压迫脊髓前方的前角与前索,出现一侧或双侧的肌肉萎缩或锥体束征,而来自后方或侧后方的致压物,主要表现以感觉障碍为主。若伴有蛛网膜粘连,粘连着血管呈现脊髓血管病的临床表现,粘连纤维化呈条索状,可压迫脊髓导致脊髓横贯性损伤症状,粘连包裹脑脊液形成囊肿可压迫脊髓出现局部受压征或横贯性损伤征。

脊髓本身病理改变的程度取决于压力的强度与持续时间,超过脊髓的耐受性则逐渐出现变性、软化及纤维化,甚至形成空洞与囊性变。脊髓一旦发生变性,任何疗法均难以根治,最多只能使其停止发展或延缓发展。

3)椎动脉:在涉及椎动脉病理改变判定之前,必须对患者全身的血管情况加以详细了解,以排除由于血管粥样硬化或高血压动脉硬化所产生的局部症状。

椎动脉较为深在,钩突关节增生或变位易导致其血液循环障碍。寰枢椎半脱位所致者很常见,以前常被忽视。尤其青、少年的发作性头晕,除去后颅凹病变之外,应首先考虑到是由于寰枢椎半脱位刺激、牵拉或压迫交感神经传出纤维,交感神经功能失常,继而导致椎动脉舒缩障碍而产生前庭系统等缺血症状。另外由于椎间盘变性,颈椎长度缩短或颈椎顺列不良而致椎动脉折曲、牵拉、管腔狭窄,也可引起颅内供血减少而出现症状,如锥体交叉处突然缺血而发生猝倒症。

(三)颈椎病的疼痛特点及发病机制

颈椎病易引起疼痛。按部位分,有局部痛,亦可表现为全身性疼痛;按疼痛性质分,有肌肉性、血管性、骨质性、神经性。神经性又分自主神经性和躯体神经性,或二者均有。

1.局部痛　分头部痛、颈部痛、头颈部痛。

(1)头痛:可表现为颞部、额部、眶部、鼻部、一侧头部、后枕部、头顶部、全头不定处痛或全头痛。引起疼痛的因素有交感性、躯体神经性和血管性。其疼痛性质复杂多样,可有跳痛、胀痛、隐痛、串痛、牵拉性痛和放射性痛。

1)交感神经性头痛:多见于有颅颈外伤史的青、少年患者,常由于寰枢椎半脱位或颈椎螺旋式移位,刺激、牵拉及压迫上颈节或中颈节交感神经传出纤维直接引起头痛,或由于交感神经功能失调,进而导致颅内血管舒缩障碍,表现为血管性头痛,或由于两者之因素致使脑内 β-内啡肽等内源性镇痛物质分泌减少,痛阈降低,一些轻微诱因即可引起关痛。

2)躯体神经性头痛:寰枢椎半脱位或钩突关节增生,刺激 C_1、C_2 躯体感觉纤维,出现后枕部一侧或双侧牵拉性或闪电样痛,可放射到头顶部,如颈椎性枕大神经痛。

3)血管性头痛:主要是颈椎顺列改变,钩突增生,横突孔缩小,椎间盘突出、变性及颈椎螺旋式移位等致使椎动脉受牵拉,扭曲,管腔狭窄,供血不足等,造成一侧发作性头痛。其特点是:①多为局限在一侧颞部或额部短暂发作性跳痛或灼痛;②常伴眩晕;③发作多与旋颈、颈部侧弯有关;④常伴有交感神经功能障碍的其他症状;⑤少数病例偶尔发生猝倒。

(2)颈部痛:颈部局部疼痛的部位较深,多与病变的椎节相一致,常呈钝痛、隐痛或酸痛,少数也可为刺痛。其发病机制为:

1)肌源性:由于椎间关节的变位引起颈部肌肉平衡失调,因此晨起时多见,并与睡眠时姿势不当有密切关系,可反复出现"落枕"症状。

2)窦椎神经受刺激:窦椎神经末梢广泛分散在后纵韧带及根袖处,当髓核后突或侧后突时刺激后纵韧带上的窦椎神经末梢而出现局部疼痛。多为针刺样痛,有时可伴有放射性痛,其中与交感神经传出纤维受刺激亦有关系。若为新发之颈椎间盘突出,在肩胛骨内侧缘之外侧"膀胱经"的经络上常可发现压痛。

3)骨质增生:主要是椎体关节发生的骨刺刺激或压迫交感神经传出纤维及躯体神经后根纤维所致。以此种原因为主者,多于晨起时为重,活动后可以缓解。

2.放射痛　放射痛原称投射性疼痛,现常称之为放射性痛。

(1)躯体性放射痛:躯体性放射痛即沿上臂向前臂及手部放射性疼痛,其走行多与神经分布相一致。主要是脊神经根受刺激、牵拉或压迫所致。有以下 4 个特点:①疼痛的分布区与患节的脊神经分布区相一致;②多为刺痛,常伴有麻、木感觉;③凡进行加重该脊神经受压或牵拉的试验均可诱发及加重疼痛;④在该根节末梢区可查出痛觉过敏或减退。

(2)交感性放射痛:颈椎病患者,若病变刺激了颈交感神经传出纤维,不仅头部、颈部、背部、胸部,而且上、下肢亦会出现放射性疼痛,有的会放射到足外侧缘,出现灼性疼痛,被褥触及即可引起剧痛。按解剖常识分析,足部痛,除了排除局部因素外应首先考虑腰部疾病,此类患者腰骶部及其以下多方面检查均无异常,成为久治不愈的疑难顽症。交感性放射痛的特点:①按一般解剖生理学知识不能解释,只有了解了交感神经传出纤维在全身呈复杂的网络性分布的新见解才能解释;②其疼痛可突然发生,持续数天乃至数月,可不知不觉地消失,且可反复出现;③只有主观的疼痛、麻、木感觉,客观检查多无感觉障碍;④局部检查能除外其他病因;⑤颈椎正规牵引和手法整复治疗或配合理疗疗效可靠。

3.扩散性痛　扩散性痛与放射性痛不同,它是指某一神经分支受累所致的疼痛放散到另一分支支配区。如 C_6 脊膜返回支受刺激或压迫时,不仅出现该支分布区的颈深部痛,而且还扩散到 C_6 脊神经分布区手部桡侧出现疼痛。此扩散性痛,在颈椎病早期较为多见。

4.牵涉痛　牵涉痛指颈髓节段受累引起相应节段内脏区的疼痛,例如,下颈椎病变时,在上肢出现症状的同时,还伴发心绞痛、胃痛等。这与内脏病刺激感受器,经交感神经纤维走入交感总干,再经交通支进入后根和脊髓后角的感觉细胞,疼痛发生在相应节所投射的皮肤分布区的牵涉痛的机制恰相反。所以牵涉痛也是刺激扩散的结果,后者是由交感神经扩散到躯体感觉神经的皮肤分布区,前者是刺激了躯体感觉神经纤维扩散到交感神经传出纤维的分布区,或是交感神经传出纤维同节段直接扩散的结果。

二、颈椎病治疗学

颈椎病的治疗分手术治疗法和非手术治疗法两大类。而手术疗法虽然逐年改进,近年来有长足发展,而颈椎病需要手术治疗者仅为少数,但是,临床过度手术者颇为常见。有关内容在脊髓型颈椎病和暴力性颈椎外伤等章节内叙述。本章重点介绍颈椎病的非手术疗法。非手术治疗总有效率可达 98.6%,疗效优良者可达 70.0%～80.8%。特别是中西医结合治疗,为本病开辟了广阔的治疗前景。非手术治疗有其独特的优点,多数不需要住院,患者痛苦小、花费少,不破坏正常解剖结构,可选定一种方法或多种方法综合治疗。

(一)牵引治疗

牵引治疗是治疗颈椎病的常用有效措施之一,已被国内外广泛采用,牵引的效果与牵引方法、牵引力、牵引角度和时间等因素有密切关系。

1.作用机制　牵引治疗的主要目的是纠正已破坏的颈椎内外平衡,恢复颈椎的正常解剖关系和功能,其作用机制是:

(1)解除颈部肌肉痉挛。

(2)纠正寰枢椎及下段颈椎半脱位,减缓其对交感神经纤维的压迫、牵拉与刺激。

(3)使椎间隙增宽,负压增大,缓冲椎间盘组织向周缘的外突力,有利于已外突的髓核及纤维环复位,经观察牵引后椎间隙可增宽 2.5～5mm,有利于突出的椎间盘复位。

(4)增大椎间孔使神经根所受的挤压得以缓解,松解神经根和关节囊的粘连。

(5)促使水肿消退,改善和恢复钩椎关节与神经根、交感神经传出纤维间位置关系,起到减压作用。

(6)拉开被嵌顿的小关节囊,纠正小关节错位。

(7)拉长颈椎管纵径,总长度可增加 10mm 以上,使迂曲的颈脊髓和椎动脉得以伸展,改善椎-基底动脉的血液循环。

(8)使迂曲、皱褶或钙化韧带减张,减缓对脊髓及脊髓动脉的压迫。

(9)由于纠正了颈椎的异常改变,缓解其对交感神经传出纤维刺激及压迫,使交感神经功能恢复正常,缓解了头痛、心前区痛、胸痛、背痛与肢体痛,进而使椎-基底动脉供血改善,缓解头晕、睡眠障碍及记忆力减退等。

2.适应证　分绝对适应证与相对适应证:

(1)绝对适应证

1)颈椎性头痛。

2）颈椎性头晕。

3）颈椎性神经症群。

4）颈椎性肢体麻、木、痛等感觉异常。

5）颈椎性肢体无力与肌肉萎缩等。

6）交感型颈椎痛。

7）早期脊髓型颈椎病。

8）椎-基底动脉型颈椎病。

9）混合型颈椎病。

10）颈椎性眼、耳鼻喉、皮肤、口腔、心血管、呼吸、消化、内分泌、血液、妇、儿、普外、骨外、神外、神内与精神等各种有关病症。

（2）相对适应证

1）椎管狭窄。

2）中、重度椎-基底动脉供血不足。

3）椎体大型骨赘及骨桥形成。

4）椎体先天性分割不全。

5）棘突先天性分割不全。

6）晚期脊髓型颈椎病。

3.禁忌证

（1）绝对禁忌证

1）颈椎肿瘤。

2）颈椎结核。

3）颈椎各种化脓性感染。

（2）相对禁忌证

1）重度椎管狭窄。

2）重度椎-基底动脉供血不足。

3）局部感染。

4）下颌关节炎。

5）颈椎严重畸形。

4.牵引姿势　分坐式、卧式和吊式3种。

（1）坐式：简便易行，多采用。其优点是：①易于调整重量与角度；②有利于配合手法复位和按摩。

（2）卧式：对颈椎合并急性损伤者较为方便。

（3）吊式：很少使用，但等重量牵引时可以采用，而且节省时间。

5.牵引器具　牵引器具种类繁多，市场出售的有颈部支架、充气囊、四头带、杠杆-滑轮-四头带、颅骨牵引、机械式及电子式牵引等。

（1）颈部支架：颈部支架比较方便，可在门诊，亦可在家牵引，但实践证明效果多不好，现门诊已不再用。

（2）充气囊：充气囊亦较方便，但由于充气后患者头部处于后仰位，对于颈椎间盘突出及齿突后方半脱位者可以应用，对于齿突侧方半脱位或双相半脱位非但效果不佳，甚至牵后症状加重。

（3）四头带家庭牵引：四头带家庭牵引一般都吊在门头上，牵引角度难以掌握。

(4)杠杆-滑轮-四头带牵引：这种索引多在门诊或住院时采用，杠杆的前臂以 50cm 长为宜，坐椅高以患者坐上后双足平放地板上，下肢能放松为宜，腿短者在足下垫木盒，个高者可在椅子上加坐垫。当患者背靠椅背时能保持头前倾 15°为好，当需要取水平位牵引(外耳道与外眦连线呈水平线)或后仰牵引时分别在患者背部垫一薄或较厚的靠垫或将椅子适当前移来调整。

(5)机械牵引：机械牵引分手摇式和电动式，均需借助四头带固定头颈部来完成，虽操作方便，但重力不易掌握，头部位置不能因需要而变更，因之难以普及。

(6)电子牵引：电子牵引由微机控制全自动化完成。

6.牵引重量和时间

(1)小重量：小重量一般从 2～3kg 开始，逐渐增加重量，增加到患者症状完全缓解而无不适为度，2次/d。

(2)中等重量：中等重量开始剂量为患者体重的 1/13～1/10，逐渐加大重量，以患者的体质和耐受力不同，其所用重量差异很大，重者可达 12～15kg。

(3)等重量：等重量即采用与患者体重相等的重量，只适于吊式，时间由 30s 至 1min。

7.牵引角度

(1)前倾 15°牵引：前倾 15°牵引，外耳道与外眦连线呈前倾 15°，适于寰枢椎侧方半脱位。

(2)前倾 8°牵引：前倾 8°牵引，适于齿突侧方半脱位明显，而同时伴有的齿突后脱位或生理曲度变直或颈椎间盘突出较轻。

(3)水平位牵引：水平位牵引，外耳道与外眦连线呈水平位，适于寰枢椎双相半脱位、齿突侧方半脱位与颈椎生理曲度消失并存、齿突侧方半脱位和颈椎间盘突出同时存在、颈椎间孔缩小、椎体滑脱及骨质增生等。

(4)后仰 15°牵引：后仰 15°牵引，外耳道与外眦连线呈后仰 15°，适于齿突后脱位、颈椎间盘突出和生理曲度消失。

(5)后仰 8°牵引：后仰 8°牵引，适于生理曲度消失及后凸或颈椎间盘突出明显或齿突后脱位明显或多发性颈椎间盘突出或上述两者、三者均有，同时伴有齿突侧方半脱位。

8.牵引时注意事项　牵引初期，个别患者可能出现头昏、头痛、恶心、呕吐、颈部酸困、肢体疼痛等。掌握好开始重量(应小、勿大)多可避免。即使仍有少数出现，症状轻者，可通过调整角度后继续牵引，多可消失。

若反应较重，可暂停牵引，休息后减少重量、调整角度后再试牵，多数可以适应。切记重量递增的速度不宜过快。

有严重的心、肺和脑部疾患者，血压过高或过低者，久病体弱者及有明显骨质疏松者，脊髓长束征明显者均不可牵引治疗。

(二)手法治疗

手法治疗在颈椎病的治疗方法中为一重要手段。它有舒筋通络、理筋整复和活血祛瘀的作用。手法治疗要求定位准确，操作灵巧，力度适宜，免用暴力。

1.手法治疗的作用机制

(1)纠整解剖位置的失常：因有关组织解剖位置失常而致的关节错位、肌腱滑脱等疾患，均可采用手法治疗加以纠正。

(2)改变有关系统的内能：某一系统内能失调，可导致该系统出现病变，而某一系统病变也必然引起该系统内能的失常，通过对失调的系统内能进行调节，使其恢复正常。

（3）调整信息：人体的脏腑之间，肢体之间，是通过一定的信息通道来联系和沟通，传达各种生理和病理的信号，当脏器发生病变时有关的生理信息就会发生变化，这种改变进一步影响到整个系统乃至全身的内环境稳定及功能平衡，通过不同强度、频率的手法刺激，作用于体表的特定部位，产生特定的生物信息，经过信息通道输入到有关脏器，对失常的生物信息加以调节，从而起到治疗作用。

（4）纠正解剖位置与转变系统内能的结合：任何解剖位置的失常，均可造成系统内能的改变，出现一系列临床症状，通过手法复位相应的症状也就得到缓解。

（5）纠正解剖位置与调整信息相结合：某种病因造成的位置异常，可直接影响到信息通道的畅通或信息的异常，导致相应的临床症状。如颈椎位置异常导致的颈椎病，可使上肢体感诱发电位的传导速度减慢，引起临床上一系统症状，通过治疗颈椎，恢复了正常的神经传导速度，临床症状亦随之消失。

总之手法治疗是通过力作用于体表和骨质，使体内的信息和能量发生变化，来实现其治疗作用。目前对体表与内脏之间的关系，主要是研究内脏病变在体表所反映出的症状，刺激躯体的一定部位，对内脏功能活动所产生的影响。

2.手法治疗的种类

（1）按摩治疗及其分类：医疗按摩能调节身体内部功能增强抗病力，调节血液循环，依照经络学说，循经取穴是我国按摩的特点。按摩的适应证很广，可治疗内、外、妇、儿多种疾患，颈椎病和神经系统疾患所致的各种瘫痪都可选用。按摩种类繁多，归纳起来有五大类。

1）推揉类

①推法：用手指或手掌在一个部位、穴位或沿一条经络向前推。推法的特点是作用力较深。欲在小范围内起作用，可用"一指弹"的拇指推法。其中又分 3 种，即用指面的平推法、用拇指侧面的侧推法和用拇指尖的指尖推法。想在大范围内起作用，可选择掌推法。其中亦分 3 种，即手掌推法、大鱼际肌部推法和小鱼际肌部推法。

②揉法：用手指或手掌紧贴皮肤在治疗部位作揉动，其作用力可达皮下组织，深揉可作用到肌肉。

③搓法：用手掌放在肢体的相对部位用力搓动。

④滚法：用手背在治疗部位滚动，分单手和双手滚动 2 种。作用范围大且部位深，适于腰背部和大腿。

2）按拿类

①拿法：用手指拿住肌肉等软组织向上提。适于软组织较多的穴位。

②按法：在穴位上用力向下按压，作用可达深部。根据需要可选择指按法、掌按法或肘按法。

③掐法：用拇指尖在穴位上做深入的下掐，有酸胀感觉为之"得气"，此又叫指针法。

④捏法：用拇、示指捏挤软组织，可沿肌群，边捏边向前移动。

⑤拨法：用拇指端嵌入软组织缝隙中作横向拨动。

⑥踩跷法：用脚掌踩搓。

3）摩擦类

①摩法：用手指或手掌在皮肤上摩动，由于不紧贴皮肤，作用较表浅。依所用部位不同，分为指摩、掌摩、掌根摩 3 种。

②抹法：用双手拇指指面向两边分开抹动。适于头、面、手、臂和穴位。

③擦法：用手掌侧面在治疗部位作急速的擦动，擦至皮肤发红，但不能擦破，也可用三指擦。

4）摇动类

①伸屈法对：活动有障碍的关节作伸展和屈曲的被动活动。活动必须顺其势，不可用暴力。常用于肩、肘、髋、膝关节，亦可用于腕、指和踝、趾关节。

②摇法：顺势轻巧的摇动各关节。

③抖法：手拉指端像抖绳子一样抖动肢体。

④引伸法：在机体肌肉放松时，突然牵拉一下，手法要轻巧、顺势，不可用暴力。

5)拍震类

①拍法：用手指(背、掌面皆可)拍打患处，动作应轻巧，有节律。

②捶法：用空心拳或拳侧轻巧而用节律的捶击患处。此法比拍法着力重而深。

③震法：用指或掌按紧治疗处，整个手的肌肉紧张起来作震动动作。用于止痛和放松肌肉痉挛。

④弹法：用手指弹击患处。分中指拨动示指弹、拇指拨动示指弹和拇指拨动中指弹3种。

此5类21法，互相结合应用，则可形成许多种治疗方法。如把推法和拿法结合起来形成推拿治疗法。但是，近年来有些中医院校或中医师将"推拿"代替"按摩"，把上述5类21法总称为推拿，而把"按摩"降低为推拿治疗中的一种方法，望读者看其他著作时需加注意。

(2)按摩的适应证：很广，可治疗内、外、妇、儿多种疾患，颈椎病和神经系统疾患所致的各种瘫痪、感觉障碍或感觉异常都可选用。

3.正骨推拿法　正骨推拿法是关节功能紊乱的主治法。它是以中国医学传统的伤科正骨、内科推拿法为基础，与现代脊柱生理解剖学、生物力学相结合，研究脊柱小关节错位的病理变化，而创立出的一套治疗脊柱关节错位、椎旁软组织劳损、关节滑膜嵌顿和椎间盘突出等病症的有效手法。这套手法既治骨又治软组织，具有准确、轻巧、无痛、安全和有效的特点。正骨推拿法的手法操作分为四步，即放松手法、正骨手法、强壮手法和痛区手法。

(1)放松手法：其目的是使患椎上下6个椎间以内的软组织充分放松。主要手法有掌揉法和拇指揉法，也可采用滚法、按法和摩擦法，在棘突、横突附着的肌腱紧张压痛点做震法，手法应柔和轻巧，避开椎小关节肿痛处，或者使用轻手法。

(2)正骨手法：正骨手法分快速复位法和缓慢复位法两种。

1)快速复位法：适于青壮年和健壮者，快速复位法首先选好"定点"和"动点"，在操作中加一个有限制的"闪动力"，以便椎关节因受快速有力的"闪动力"而复位。

2)缓慢复位法：适于儿童及有骨质疏松的老年人，对体质虚弱和急性期疼痛剧烈不能接受快速复位手法者，也需采用缓慢复位法。缓慢复位法的动作与快速复位法相仿，只是不用"闪动力"，而用重复3~5次的连续动作，让关节在运动中受到"定点"的阻力和"动点"的动力而还纳复位。

(3)强壮手法：强壮手法对于椎旁硬结粘连的组织，可用弹拨、手捏、推擦等分筋理筋法，以散结、调理软组织的平衡功能；对于松弛、萎缩的软组织，可用手指点、捻、叩打、摩擦生热等手法，以温热补气与强壮，并选取一组穴位行调和阴阳、行气活血的补益法。强壮手法对病程长、体质虚、弱不禁风者和老年患者很有必要，对椎关节失稳有康复作用。

(4)痛区手法：颈椎病除椎旁疼痛外，由于神经尤其是交感神经和血管继发性损害，还可在四肢、头、胸、背、腹出现症状，痛区手法，即针对病症所在区域采取的对应手法。传统推拿以病症局部治疗为主，治疗颈椎病的正骨推拿法则是以颈椎部治疗为重点，只要祛除或改善颈椎病的骨性压迫，临床症状常可很快地减轻或消失，远隔的局部病症也可不治而愈。但对于病程较长、症状较重的患者，在结束治疗之前，颈椎复位之后，于痛区局部常规施行简易手法，可以起到促进康复的作用。常用的手法有揉捏法、搓擦法、捻弹法、提拿法、震颤法、叩打法、点穴法和运动法，这些补虚泻实手法，可以随证选用。

4.颈椎的正骨手法　颈椎的正骨手法共有仰头摇正法、低头摇正法、侧头摇正法、侧卧摇肩法、侧向搬按法、挎角搬按法、俯卧冲击法、侧卧推正法、反向运动法与牵引下正骨法等。

5.牵引下正骨法　牵引下正骨法适于颈椎间盘突出、颈椎间盘变性并发错位、多关节多型式错位、倾位仰位式错位、侧位仰位式错位及骨质增生合并错位者。利用牵引使椎间隙相应增宽,加大3条纵韧带的拉力,有利于前后滑脱式错位的复位,牵引后选用推正法、摇正法、扳按法复位,对小关节有绞锁和滑脱嵌顿者较为安全而适用。

患者坐于固定有杠杆-滑轮-四头带的牵引椅上,头部套入四头带内,并给予适当重量、适当角度的牵引。术者站在患者身后,双手扶患者双肩缓慢向后拉至一定角度,再缓慢向前推回中立位,嘱患者双手随身体前后摆动,颈肌放松,此为预备,即放松手法。

(1)牵引下推正法:适于前后滑脱式,倾位仰位式和左右旋转式错位者。术者双手拇指"定点"于后突之棘突旁椎板处(滑脱、倾仰者"定点"于同一棘突旁,旋转者"定点"于棘突偏歪处左右不同棘突部),双手拉其双肩到最大角度,向前推动时双手拇指加力推正之。若颈椎为前滑脱,则改为由前向后推,拇指"定点"于前滑脱的横突前侧,左右侧分别进行,术后站于患者的侧方。

(2)牵引下摇正法:适于 $C_2 \sim T_2$ 旋转式错位者,或作为颈椎关节紊乱的常规调整法。手法与徒手低头摇正法及摇肩法相同,选好复位角度后,让患者双手抓住坐椅后部以保持颈部前屈位,术者一手拇指按压于选好的"定点"隆起横突后侧,另一手用摇头或摇肩法完成正骨。以 $C_{4\sim5}$ 椎间左右旋转式错位为例:触诊横突部 C_4 右侧后突,C_5 左侧后突,取 $30°$ 牵引角度,左手拇指"定点"于 C_4 右侧后突的横突,右手扶下颌作摇头动作,在头右转达最大活动度时,左手拇指加阻力,以迫使 $C_{3\sim4}$ 椎间复位,可重复 $2\sim3$ 次(缓慢复位法)或加"闪动力"(快速复位法)。术后改用右手拇指"定点" C_5 左右隆起之横突后侧,左手托扶下颌作摇头活动,当左转头达最大角度时,右手拇指加阻力,迫使 $C_{4\sim5}$ 椎间关节复位,可加"闪动力"或重复 $2\sim3$ 次。如错位在颈胸交界处,则改用摇肩法,以拇指按于横突后侧或棘突偏歪处为"定点",另一手掌由前向后推肩(单侧肩后旋使上肢活动),重复 $3\sim5$ 次,再如法作另一侧。

(3)牵引下扳按法:适于侧弯侧摆式错位(钩突关节错位)。术者一手虎口挟于错位椎旁隆起之横突侧方(力点以第2掌指关节处为主)作"定点",另一手握患者对侧肘部或腕部,徐徐用力向下拉,使患者颈部侧屈 $20°$ 左右,此时"定点"手加力推按,然后还原,重复 $3\sim5$ 次,侧摆椎关节复位即告完成。若为系列"C"形侧弯或"S"形侧弯,则应按序列逐个按压复位,先作健侧(无症状侧),后作患侧(有症状侧),效果较好。

5.棘突移位的手法复位　按摩疗法是祖国医学宝贵遗产之一,近年来,医务工作者用按摩治疗颈椎病,取得了良好效果,并有所创新,如冯天友"新正骨疗法"等,这些中西医结合新手法的共同特点是手法简化、节省时间,国内外均已注意到这种方法。在按摩手法整复时,手法必须轻柔,酌情用力,切忌暴力,要掌握稳、轻、准三原则,术者对颈椎的解剖结构、正常力学运动及颈椎病的病理,应充分了解,这是提高疗效,防止意外的关键。手法不当或患者体弱,可因椎动脉或颈髓受刺激、牵拉与压迫,引起脑缺血或脊髓休克,甚至出现虚脱和昏迷,遇此情况应立即停止操作,严密观察并做必要地对症处理。有人提出,手法整复可引起中风,因此认为对椎动脉型颈椎病手法复位应慎用,实质上这种看法忽略了重要一点,即颈椎病变是急性脑血管病即中风的常见病因之一。

棘突复位力在 $1\sim9kg$,其中复位力在 $2\sim4kg$ 者复位概率为 50.0%。男性复位力较女性为大,男性一般需用 $3\sim5kg$,女性只需 $1\sim3kg$。

(1)棘突复位前的准备

1)触摸棘突及棘间隙大小的变化:可用下列方法:

①双拇指触诊法,术者双手四指微屈,拇指轻度背伸外展,成"八"字形,用双拇指指腹桡侧在患处与肌纤维、韧带、颈椎纵轴方向垂直按序依次左右分拨,检查有无纤维剥离、组织肿胀以及棘突移位和棘间隙大

小变化等。

②单指触诊法，术者用一手拇指指腹桡侧在患处与肌纤维、韧带、沿颈椎纵轴方向垂直按序依次左右分拨、按、摸，检查有无软组织损伤及棘突等位置变异。

棘突偏移方向的确定，一般需要用触摸法比较4条线来确定：

a.中心轴线，即通过颈椎中心的一条想象垂直线。

b.棘突侧线，即通过各棘突侧缘的连线。

c.棘突顶线，即每个棘突上、下角的连线，各棘突顶线重叠或平行于中心轴线。

d.棘突间线，即上一棘突下角与下一棘突上角间的连线。

正常人，两棘突侧线均应与中心轴线平行，棘突顶线和间线应与中心轴线重合或平行。当棘突偏歪时，其顶线偏离中心轴线，侧线在此处成角而呈一曲线，间线则呈斜行方向与中心轴线相交。若有颈椎正位片，棘突之偏歪程度则清晰可见，不需用触摸法而直接按2、3、4项的准备手法进行。

2)分筋手法：用双拇指或单拇指在患处与纤维方向垂直左右弹拨，达到分离粘连、疏通经络、促进局部血液循环的作用，同时又能使颈部肌肉松弛。

3)理筋法：用双拇指或单拇指将移位的软组织扶正，再按纤维方向按压、复平，使组织恢复正常生理功能，同时放松局部的肌肉。

4)镇定手法：在分筋、理筋手法使肌肉恢复正常生理解剖位置后，再用单拇指在患处按压10~20s，可使之解痉、镇痛。

（2）棘突复位法

1)头颈旋转复位：法用一手拇指顶住偏歪的棘突向健侧推，另一手使头颈向健则旋转，两手协同动作，将歪的棘突拨正，使相邻椎体恢复正常力的平衡，若有2个或3个棘突偏歪，须由上而下依次进行。

2)借助叩诊锤的旋转复位法：以C$_5$棘突向右偏歪为例，术者立于患者后方，以左手握住装有橡皮头之"T"形叩诊锤的交接部，锤柄向左后方，锤之一端斜置于C$_5$棘突之右侧，尖端指向右前方。术者拇指把住锤之另一端，令患者屈颈并向后靠于术者之胸腹部，放松颈部肌肉，术者右手掌置于患者左侧下颌角部用力将其头部向右侧旋转，同时利用左拇指及身体的力量推动叩诊锤将C$_5$棘突推向左侧。在旋转过程中，一般可以听到清脆的响声，此时再查看棘突偏歪的征象已消失，表明棘突偏歪已得到矫正。若棘突偏歪倘未矫正，可重复上述操作一次。若同时有2~3个棘突同时向侧面偏歪，可用叩诊锤放平顶着2个或3个棘突，取一次性复位，如发现其中某个棘突复位不满意可改用头颈旋转复位法。

3)牵引下一人整复法：术者用单拇指触摸患椎棘突一侧高隆处，于棘突间可触及一条梭形软组织条索凸起，此时可让患者取站立位，颈部自然放松，颈向运动受限侧旋转至最大角度，术者一手拇指顶住高起之棘突，其余四指扶住颈部，另一手掌心对准下颌，五指握住下颌骨（或术者前臂掌面紧贴下颌体，手掌心握住后枕部），施术时，抱头之手向直上牵提同时向受限侧旋转头颅，与此同时另手拇指向颈前方轻微顶住棘突高隆处，这时多可听到一响声，指下感觉棘突轻度移位、对缝。嘱患者颈处中立位，用单拇指触诊法复查棘突，如已属正常，手法完毕。

4)寰枢椎侧方半脱位牵引下整复法：前倾位（若伴有重生理曲度消失与椎间盘突出可取后仰8°）牵引下非用手托着患者下巴向偏移侧后上托，用手中、示指夹着枢椎棘突向上与齿突偏移的对侧转。

（张海涛）

第二节　颈椎管狭窄症

一、概述

构成颈椎管的各解剖结构因发育或退变因素造成骨性或纤维性退变引起一个或多个平面管腔狭窄导致脊髓血液循环障碍、脊髓及神经根受压迫症状者为颈椎管狭窄症。根据病因将颈椎管狭窄分为四类：

1.发育性颈椎管狭窄。

2.退变性颈椎管狭窄。

3.医源性颈椎管狭窄。

4.其他病变和创伤所致的颈椎管狭窄，如颈椎病、颈椎间盘突出症、后纵韧带骨化症、颈椎结核、肿瘤和创伤等所致的颈椎管狭窄，但上述各疾病均属不同颈椎疾病类别。

本病多见于中老年人。随着社会人口的老龄化、诊断技术的发展和认识水平的提高，颈椎管狭窄症将会逐渐增多。颈管狭窄症是以颈椎发育性椎管狭窄为解剖特点，以颈髓受压迫症为临床表现的颈椎疾病。发育性颈椎管狭窄并非一定属于临床上的颈椎管狭窄症。退行性变和损伤等因素是导致发病的主要诱因。因此，有些颈椎管狭窄症患者同时伴有腰椎管狭窄症，个别患者伴有胸椎管狭窄症。

二、病因病理

造成颈椎管狭窄的因素主要有发育性因素、退变性因素、医源性因素、其他病变和创伤性因素。根据其发病因素，临床上一般将颈椎管狭窄症分为以下四种类型。

1.发育性颈椎管狭窄症　颈椎在胚胎发生和发育过程中，由于某种原因造成椎弓发育过短，导致椎管矢状径小于正常长度。在幼年时无症状，但随着发育过程和其内容物逐渐不相适应时，则出现狭窄症状。

2.退变性颈椎管狭窄症　Nathan 与 Israel 通过对 346 例脊柱标本的观察，发现在 20 岁即有骨赘发生。虽然骨赘的发生在腰椎及胸椎较颈椎早，但在 50 岁时，颈椎退变加速，骨赘的发生也加快，从而在 70 岁时颈椎的骨赘发生率与腰椎、胸椎相同。即在颈椎间盘退变的基础上，如同腰椎一样，通过各种机制，产生椎体上的骨赘。在颈椎以 C6 骨赘的发生率最高，但骨赘最易波及的椎体为 C_5 下缘。在 40～49 岁组，骨赘发生率在 74%，但Ⅲ度以上的骨赘基本没有，颈椎骨赘的发生多在椎体后缘，在骨赘较大时，即可对脊髓构成危害。由于退变、颈椎不稳，从而导致颈椎管容积明显减少，从而造成对脊髓的压迫。尤其是在颈椎背伸时，黄韧带皱褶突入椎管，而此处也是椎间盘所在，从而对脊髓造成嵌压而发病。

三、临床表现

颈椎管狭窄症多见于中老年人。好发部位为下颈椎，以 $C_{4\sim6}$ 节段为最多见，发病缓慢。因男性椎管稍窄于女性，故发病率以男性较多，统计男女之比为 5∶2，根据有无诱发原因，可分为急性发病和慢性发病两种类型。

（一）临床表现

1.感觉障碍　主要表现为四肢麻木、过敏或疼痛。大多数患者具有上述症状，且为始发症状，主要是脊髓丘脑束受累所致。四肢可同时发病，也可一侧肢体先出现症状，但大多数患者感觉障碍先从上肢开始，尤以手臂部多发。躯干部症状有第二肋或第四肋以下感觉障碍，胸、腹或骨盆区发紧，谓之"束带感"，严重者可出现呼吸困难。

2.运动障碍　多在感觉障碍之后出现，表现为锥体束症，为四肢无力、僵硬不灵活，大多数从下肢无力、沉重及脚落地似踩棉花感开始。重者步态不稳，易跪地，需扶墙或双拐行走，随着症状逐渐加重出现四肢瘫痪。

3.大小便障碍　一般出现较晚，早期为大小便无力，以尿频、尿急以及便秘多见，晚期可出现尿潴留、大小便失禁。

4.体征　颈部症状不多，颈椎活动受限不明显，颈棘突或其旁肌肉可有轻压痛，躯干及四肢常有感觉障碍，但不很规律，躯干两侧可不在一个平面，也可能有一段区域的感觉减退，而腰以下正常。浅反射如腹壁反射、提睾反射多减弱或消失，深感觉如位置觉、振动觉仍存在。肛门反射常存在，腱反射多明显活跃或亢进，霍夫曼征单侧或双侧阳性，这是 C_6 以上脊髓受压的重要体征。下肢肌肉痉挛侧可出现巴宾斯基征阳性，髌、踝阵挛阳性。四肢肌肉萎缩、肌力减退，肌张力增高。肌萎缩出现较早且范围较广泛，尤其是发育性颈椎管狭窄的患者，因病变基础为多节段之故，因而颈脊髓一旦受累，往往为多节段。但其平面一般不会超过颈椎管狭窄最高节段的神经支配区。多数患者呈痉挛步态，行走缓慢不稳。颈椎多无压痛。

5.植物神经症状　以胃肠及心血管症状为多，约占全部病例的 30%（多从术后获得证实）。

6.颈部防卫征　此类患者常使颈部保持自然仰伸位（功能位），怕仰伸，亦怕前屈。

（二）影像学检查

1.X 线平片检查　在 X 线平片上，分别测量椎体和椎管的矢状径，对判断是否有颈椎管狭窄具有重要价值。

除椎管测量外，X 线平片还可观察到以下改变：

（1）颈椎生理前屈减小或消失；

（2）椎间隙变窄，提示椎间盘病变，系引起退变性颈椎管狭窄的重要因素；

（3）椎体后缘骨质增生，可呈广泛性，也可为 1～2 个节段；

（4）椎弓根短而厚及内聚。这些 X 线表现对颈椎管狭窄症的诊断均有一定意义。

2.CT 扫描　CT 检查直观率高，可直接测量颈椎管的各种径线，并显示其横断面形态，为诊断颈椎管狭窄症提供良好的诊断依据。还可以直接观察椎管内情况，观察脊髓大小，排除其他疾病，从而得出比较准确的诊断。但 CT 很难与椎管绝对垂直，CTM 则更有利于颈椎疾病的鉴别诊断。

3.椎管造影　颈椎管造影术对确定颈椎管狭窄的部位和范围及手术方案制订具有重要意义。颈椎管造影可采取两个途径：腰椎穿刺椎管造影和小脑延髓池穿刺造影。前者为上行性，后者为下行性。常用的椎管造影剂为 Amipaque 和 Qmnipaque。椎管造影可出现两种主要表现：

（1）完全性梗阻，较少见，正位上可见碘柱呈毛刷状，侧位片上呈鸟嘴状，碘柱前方或后方有明显压迹；

（2）不完全性梗阻，可见碘柱呈节段性充盈缺损，外观呈串珠状，此种改变较常见，提示椎管前方及后方均有压迫存在。

4.磁共振检查　MRI 检查可显示颈椎的三维结构，对了解颈椎管内外的解剖情况、确定椎管的矢状径、椎体后缘骨质增生程度、椎间盘退变程度及局部脊髓受压情况等可提供准确依据。但 MRI 不能清晰显示椎体、椎板骨皮质及骨化的韧带。本病的主要 MRI 改变为：

（1）椎管均匀性狭窄，构成椎管的结构除退变性变化外，几乎无脊髓局限性受压存在。这种变化在 MRI 上无法显示狭窄椎管与脊髓病变的关系。

（2）黄韧带退变增厚，形成皱褶并突入椎管，在多节段受累时，可见搓板样影像。

（3）椎间盘突出伴骨赘形成，单一节段受累者呈半月状，多节段受累时为花边状。

（4）黄韧带皱褶和椎间盘突出并压迫硬膜和脊髓，导致金狭窄的椎管在某节段形成前后嵌夹或狭窄，呈现蜂腰状或串珠样改变。

四、治疗

对于轻型病例以及手术疗法前后可采用理疗及对症治疗等非手术疗法，包括药物治疗、理疗、按摩、牵引、支架等。非手术疗法的目的是缓解软组织劳损、肌筋膜疼痛，使脊髓暂时性脱水，可缓解部分症状。在非手术疗法过程中，应以颈部保护为主，辅以药物及一般对症措施。

（一）手法治疗

对于推拿疗法治疗颈椎管狭窄症，临床医师必须详细了解患者病情轻重和患病部位，因为手法使用不当或手法粗暴，可致使本已狭窄的椎管容积进一步减少，出现更广泛的压迫症状甚至截瘫的病例并不少见，故许多学者把其列入手法治疗的禁忌证。我们认为推拿疗法主要用于脊髓轻微受压和出现四肢感觉麻木运动不利时，施手法于肩部和四肢，疏通四肢的气血筋脉，作为一种辅助疗法配合其他疗法治疗颈椎管狭窄症。病情轻者，颈部可用轻柔手法；病情重者，对于颈部一般禁止施术，以防万一。主要运用以下几种常用方法。

1.方法一

（1）治则：疏风散寒，调和气血，通络止痛。

（2）取穴及部位：风池穴、哑门穴、天柱穴、大椎穴、颈夹脊穴、阿是穴、肩中俞穴、曲池穴、外关穴。

（3）手法：提捏法、点按法、拨筋法、捻散法、顺法。

（4）操作

1）提捏法：拇指、食指拿揉僵硬的肌肉，向上提捏，以放松颈肩部肌肉。

2）点穴开筋法：点风池穴、哑门穴、天柱穴、大椎穴、颈夹脊穴、阿是穴、肩井穴、肩中俞穴。

3）拨筋法：一手托肘，弹拨上肢内外侧肌肉，以使患者舒适为度。

4）捻散法：用大鱼际按压肩部肌肉。

5）顺法：一手拿住腕部，一手由肩部沿上肢外侧向下顺，直手指，再由内侧自下向上顺之到达肩部，并点按曲池穴、外炎穴、合谷穴。

2.方法二

（1）拿法：医者用手指提起颈部、上肢或下肢肌肉丰厚的部位，如上臂内侧、小腿后侧，提拿时方向与肌束垂直，拿起后维持片刻，让肌肉松开复原，以患者不感明显疼痛为度。

（2）捋顺法：患者端坐，医者用手掌由肢体的近端向远端推摩，再由肢体远端向近端推摩，多用于肢体外侧。

（3）深度按摩法：患者取俯卧位，医者用手指、掌根或全掌进行按摩，也可双手重叠在一起操作，按摩力量较大，要求用力达深部软组织，用于大腿和小腿肌肉丰富处。

（4）拨络法：患者取卧位或医者根据施术部位变换患者体位，用拇指加大劲力用强而快的手法于经络循行方向横向揉动，或拇指不动，其他四指取与肌束、肌腱、韧带等垂直方向、单向或反复揉拨，类似拨琴弦拨动四指筋络和肌肉。

（5）擦法：患者取卧位，医者用手掌、大小鱼际、掌根或手指在皮肤上摩擦，用力均匀，颈部、上下肢均可运用,以皮肤微红为度。

(6)搓法:患者端坐,医师双手掌面夹紧患肢快速搓动,由肩部向腕部移动,连续做3遍。

(二)中药离子导入法

本法可以改善局部血液循环和代谢状态,消除神经根和脊髓水肿,从而有效缓解颈椎管狭窄的一系列症状。

(三)药物治疗

1.中药内治法

(1)实证的治疗

1)外邪侵袭

治则:散寒除湿,补肝益肾。

方药:独活寄生汤化裁。

组成:羌活9g,秦艽12g,川芎9g,葛根15g,杜仲12g,桂枝12g,桑寄生15g,细辛3g,防风9g,赤勺9g,熟地黄18g,党参9g,茯苓9g,炙甘草6g。

2)气滞血瘀

治则:行气活血祛瘀。

方药:血府逐淤汤加减。

组成:柴胡9g,枳壳6g,红花6g,当归9g,赤芍9g,川芎9g,葛根15g,牛膝9g,炙甘草6g,羌活9g,桃仁6g,桂枝6g。

3)湿热浸淫

治则:清热利湿。

方药:加味二妙散加减。

组成:黄柏6g,苍术10g,牛膝10g,防己10g,萆解10g,术瓜10g,木通6g,薏苡仁15g,龟甲6g。

4)风痰阻络:

治则:燥湿化痰,平肝息风通络。

方药:半夏白术天麻汤加减。

组成:半夏9g,天麻10g,橘红10g,茯苓10g,甘草4g,菖蒲15g,制南星6g,川芎6g。

(2)虚症的治疗

1)气血亏虚

治则:补气生血。

方药:归脾汤化裁。

组成:人参6g,黄芪20g,炒白术10g,茯神6g,远志10g,小香6g,酸枣仁5g,龙眼肉10g,熟地黄20g,陈皮6g。

若中气不足,证有滑泄不禁、内脏下垂者,用补中益气汤裁:柴胡5g,党参15g,升麻5g,陈皮5g,白术10g,当归10g,炙甘草6g,黄芪20g。

2)肝肾亏虚

A.肝肾阴虚

治则:滋水涵木,填精生髓。

方药:左归丸化裁。

组成:怀熟地黄20g,山药12g,枸杞子12g,山茱萸12g,菟丝子12g,龟甲胶12g。

B.肝肾阴虚、阴损及阳

治则:补益肝肾,湿肾益精。

方药:右归丸化裁。

组成:山药 12g,枸杞子 12g,熟地黄 20g,山茱萸 12g,菟丝子 12g,杜仲 12g,当归 9g,鹿角胶 12g,制附子 6g。

C.肺热津伤

治则:清解肺热,养阴生津。

方药:清燥救肺汤加减。

组成:冬桑叶 9g,石膏 7.5g,人参 3g,甘草 3g 胡麻仁 3g,阿胶 3g,麦门冬 4g,杏仁 2g,枇杷叶 3g。

D.脾胃气虚

治则:补气健脾和胃。

方药:六君子汤化裁。

组成:陈皮 9g,半夏 12g,人参 10g,茯苓 10g,甘草 6g,白术 10g,豆蔻 6g。

2.中药外治法　颈椎管狭窄症除中药内服治疗外,也可以根据患者的具体病情,适当使用中药外治疗配合其他疗法,以求达到更好的治疗效果,主要包括熨敷法、敷法及洗法 3 种药外治方法。

(四)针灸疗法

针灸疗法治疗颈椎管狭窄症,也是一种较好的辅助治疗方法,本病因颈椎管狭窄压迫颈髓出现上、下肢感觉运动障碍,和手三阳经、足三阳经及手三阴经均有关系,主要表现为经络受阻、气血瘀滞,或气血亏虚、血不荣经等证。治则当以调和气血,疏通经络,活血疏筋。

(五)康复治疗

1.心理疗法　掌握心理疗法,重视心理疗法的作用,合理运用心理疗法,是颈椎管狭窄症康复过程中的一个重要方面。

(1)劝导释疑:颈椎管狭窄症患者,尤其是对疼痛敏感的患者,往往对该病可能致残、致瘫看得相当严重,忧心忡忡,到处寻医觅药,当服药效果不佳时,则产生悲观厌世情绪。因此,医师要以诚相待,做患者的知己朋友,取得患者的信任。这样.可让他把心中的疑虑讲出来,然后耐心解释,消除其疑虑,配以相应的康复措施。另外,患者对疾病有正确的认识,消除其悲伤的心理状态,树立起战胜疾病的信心,密切地配合各种康复措施,能使患者的心情舒畅,性格开朗,气血畅通,有利于康复。

(2)调畅情志:当颈椎管狭窄症出现肢体麻木、瘫软、活动障碍或二便失禁时,常有情绪改变。或忧虑,或悲观,致使心情抑郁,影响病情的康复。此时医师要分散患者的注意力,不要让患者整日考虑自己的病情,而应开拓其思路,使其思想焦点转移到他处。常用的方法有养花、养鸟、绘画等各种有益的文娱活动,患者可根据具体情况分别选用,以调畅情志,行气活血,振奋精神。

2.饮食疗法　中医学在疾病康复过程中应用食物来进行"食疗"或"食养"的历史十分悠久。本病为慢性病,病程长,迁延难愈,中医学认为"久病必虚"、"邪之所凑,其气必虚",根据中医学"虚则补之"、"损则益之"的理论及不同的体质和病情,选择不同性质的食物进补,对本病的康复治疗也十分有利。

3.自我保健法

(1)功能锻炼

1)头颈部不适患者取坐位,背靠椅背,双目闭合,头部先屈后伸,左右侧屈侧旋,再旋转头部,逆、顺时针各 1 圈,反复 3~5 次,动作要稳、慢、轻。

2)肩背部不适患者取站位,双肩上提,头部后仰回缩,上下同时发力,以颈部有酸楚感为度,一般 4~6

次,双上肢再做轮旋转式及大鹏展翅式,各 4~6 下,每天 3~4 次。

(2)自我按摩:五指并拢,从上到下按摩颈后 10~20 次;捏耳垂 10~20 次;双手擦面部 8~10 次;点按风池穴 10~20 次;拿按肩井穴、肩髃穴各 10~20 次;按揉双侧曲池穴、足三时穴、外关穴及合谷穴各 10~20 次;擦双上肢各 10~20 次,自我按摩每天 2~3 次。

(张　鹏)

第三节　胸椎间盘突出症

一、流行病学与病因病机

【发病情况】

胸椎间盘突出症(TDH)患者 80% 的发病年龄在 40~60 岁,男女发病率为 1.5∶1。胸椎间盘突出引起症状的发生率远低于颈椎间盘突出和腰椎间盘突出。文献记载胸椎间盘突出发生率为每年人口的 1/100 万,仅占所有椎间盘突出的 0.25%~0.75%。近年来,随着对本病认识的不断深入及影像学诊断技术的不断发展,尤其是磁共振(MRI)检查应用的日益广泛,目前本病的诊断率有上升的趋势。采用 CT 扫描胸椎间盘突出的发生率为每年人口的 1/10 万,而 MRI 问世后,这一数字提高了 14.5%,从而证实胸椎间盘突出有相当高的发病率。

胸椎间盘突出的节段分布很不均衡,下胸段胸椎间盘突出明显多于上胸段。与无症状性胸椎间盘突出相比,有症状性胸椎间盘突出发生在下胸段的比例更高。国内文献报道资料的汇总分析显示,下胸段(第 10~11 胸椎)占 TDH 的 70.9%,上中胸段(第 1~9 胸椎)占 TDH 的 29.1%。脊柱的生物力学作用可能是造成这种差别的原因。胸椎结构有其独特性,上 10 个胸椎与肋骨和胸骨一道组成笼状结构,增加了结构内胸椎的稳定性,笼状结构内的椎间活动受到限制。而笼状结构外的下胸段活动度较大,且笼状结构内的脊柱作为一个整体运动容易使位于胸腰结合部的下胸段产生应力集中,使其容易遭受轻强应力的急慢性损害。其次,不同性别 TDH 的节段分布特点显示,在上中胸段 TDH 发生率女性与男性相近,而下胸段 TDH 发生率男性明显大于女性。由于在工作和生活中,一般来说男性的劳动强度和脊柱的实际活动度均大于女性,因而在更容易遭受活动性损伤的下胸段,男性比女性有遭受急慢性损伤的可能性更大。上述不同性别 TDH 的节段分布特点似乎也提示,TDH 的发生可能与椎间盘所遭受的急、慢性活动性损伤有关。

【发病机制】

同颈、腰椎间盘突出一样,椎间盘退变是其主要致病的因素。损伤在胸椎间盘突出发病机制中的作用尚不确定,Arseni 和 Nash 认为损伤在本病中起明显作用。胸椎间盘突出常出现于严重脊柱外伤后的患者,多于外伤后立即或较短时间内出现,而发展到出现明显的脊髓受压症状则需几个月或几年时间。此种情况多见于青年人。

脊柱畸形的患者易出现损伤性胸椎间盘突出,以脊柱呈锐角后凸畸形者多见。常继发于 Scheuermann 病、结核性脊柱畸形或其他原因出现脊柱后凸畸形的患者。

胸、腰椎退行性病变伴发 Scheuermann 病概率较高。Tavers 和 Wood 研究指出青少年的胸椎间盘突出常见于伴有明显胸椎后突的 Scheuermann 病患者,其突出常位于胸椎后突的顶点,同时其他椎间盘退变的发生率也明显高于无 Scheuermann 病患者。Paajunen 报道 21 例 Scheuermann 病患者,其中 55％病例 MRI 显示其椎间盘异常,而对照组仅有 10％出现异常。Scheuermann 病患者的流行病学调查发现, Scheuermann 病患者的胸椎椎间盘在早期即出现退行性改变,并继而出现椎体骨质增生,可能的致病原因 为:①单纯由简单的压力性脊柱营养不良引起,即脊柱长期在屈曲位受静止负荷压力的作用,致使椎体终 板生长停止,出现损伤;②椎间盘组织从椎体终板处疝入椎体,导致缺损区域的力学强度减少;③脊柱轴位 压力导致施莫尔结节形成,椎体萎缩后椎间盘变得更干燥、易损。因此,Scheuermann 病是胸椎退行性变 重要的致病原因之一,青少年患者表现尤为明显。

二、治疗

【非手术治疗】

如果患者在诊断时没有明显的神经缺陷的临床表现,那么应像治疗其他背部疾病那样,最初采用非手 术治疗通常有效,但至今尚无一个科学的控制治疗程序。非甾体类的抗炎镇痛药物,改变体力的活动,低 氧耗量锻炼、经皮电神经刺激器等,并可试用其他物理方法,如果可能,这些治疗措施通常持续 6～12 周。 待症状缓解后,在指导下逐渐恢复活动,可重新开始剧烈运动。目前尚未证明牵引有治疗价值。

对于一些初期,症状较轻,或者年迈体弱的患者来说,采用非手术治疗胸椎间盘突出症是最佳选择。

1.休息　视病情而选择绝对卧床休息、一般休息或限制活动量等,前者主要用于急性期患者,或是病情 突然加剧者。

2.胸部制动　因胸廓的作用胸椎本身活动度甚微但为安全起见,对活动型病例可辅加胸背支架予以固 定,此对病情逆转或防止恶化将具有积极意义。

3.对症处理　包括口服镇静药、外敷镇痛消炎药膏理疗、活血化淤类药物及其他有效的治疗措施等,均 可酌情选用。

总的来说,胸椎间盘突出症的早期治疗疗效还是比较满意的,根据胸椎间盘突出不同类型其治疗方法 也有相应的差异,对具体的患者应该根据专业的检查,患者自身状况,医师应综合各种因素选择来分型,并 采取治疗方案,不能单一地只看一个因素。只要方法得当,治疗及时,就可以很好地控制病情,抑制病情 发展。

【胶原酶化学溶解术】

1.术前准备

(1)术前 30min 静脉推注 50％葡萄糖溶液 20ml、地塞米松 5mg。

(2)行碘过敏试验。

2.术中操作步骤

(1)患者俯卧于有 C 形臂 X 线电视监视的手术床。

(2)常规消毒、铺巾、局部麻醉。

(3)从突出椎间隙后正中线旁开 3cm 与躯干矢状面成 5°～10°进针。

(4)当透视下显示针尖正位于椎弓根与椎板夹角内,侧位于椎间孔中下 1/3 处时停止进针,并行 负压试验及抽吸无脑脊液以便初步判断针尖位于硬膜外间隙。

(5)从穿刺针注入碘曲仑 2ml 行硬膜外造影,并行 C 形臂透视显示正位像见造影剂位于椎管内,未沿 神经根流向侧方;侧位见造影剂沿椎管前壁后方呈线状分布。

(6)将 1200U 胶原酶溶于 3ml 生理盐水内,缓慢注入至胸椎硬膜外。

(7)留针 5min 后退出穿刺针。

3.术后处理

(1)术后保持俯卧位 8h。

(2)静脉滴注抗生素 3d 以预防感染。

(3)定期进行随访。

【经皮穿刺胸椎间盘激光减压术】

PLDD 主要应用于腰及颈椎间盘突出症的治疗,应用于胸椎间盘突出的报道较少。因此,对该病的治疗尚处于探索阶段。

(一)适应证与禁忌证

1.适应证　CT 或 MRI 检查显示有胸椎间盘突出压迫脊髓或神经根的征象,且有影像学表现相一致的下列 1 项或多项症状,经过 8~10 周正规的保守治疗仍无效者。

(1)胸腹部束带感。

(2)下肢麻木、无力、行走不稳或有踩棉感。

(3)肋间神经痛。

(4)大小便功能障碍。

(5)查体躯干部出现感觉异常平面,下肢肌张力增高,腱反射亢进或病理征阳性,腹壁反射减弱。

2.禁忌证

(1)颈椎间盘突出合并有骨质增生压迫脊髓或神经根者。

(2)胸椎间盘突出游离或突出物过大,超过 6mm 者。

(3)胸椎畸形或肿瘤等。

(4)心肺功能差者。

(5)凝血功能障碍者。

(二)手术方法

1.患者俯卧于 CT 床上,胸部垫软枕,使胸椎后凸增加,以张开胸椎间隙的后方。

2.在病变椎间隙的患侧椎旁放置穿刺定位器,用 CT 对靶椎间盘做 2mm 层厚扫描,并与术前 CT 或 MRI 核对,确定椎间隙无误。以突出椎间隙正中的层面作为穿刺层面,在 CT 图像的椎间盘中心断面上确定烧灼的靶点,从靶点经小关节外缘达皮肤确定体表的穿刺点。利用 CT 测量功能测出穿刺点与定位器的距离、穿刺路径的距离及其与水平面的夹角。将 CT 床退回至穿刺层面,打开 CT 定位灯,标记皮肤进针点。进针点一般距后正中线旁开距离 4cm 左右,穿刺路径与水平面的夹角一般为 45°~70°。

3.常规消毒,铺无菌巾,用 2% 盐酸利多卡因行穿刺点皮肤、皮下和肌肉浅层的局部麻醉。

4.用 18G 穿刺针按设计好的穿刺路径进针,边进针边对穿刺针进行 CT 扫描,根据 CT 扫描的进针深度和角度适时评估穿刺针能否进入胸腔,如果可能进入胸腔则应及时退针调整方向和角度后重新穿刺。要高度注意穿刺针误入胸腔引起气胸等并发症。当穿刺针从上下椎弓根内侧及肋骨头外侧抵达椎间盘纤维环后外侧缘时,继续进针至椎间盘内,CT 扫描显示穿针位于椎间盘中心后,将穿刺针后退 5mm。

5.将光导纤维通过穿刺针进入椎间盘内中心,光纤尖端超过穿刺针尖 5mm,使光纤尖端恰好位于髓核中央。设定激光功率为 15W,单脉冲工作模式,持续时间 1s。开启激光进行汽化,当穿刺针尾处出现沸腾的水泡或有青烟冒出并能闻到焦煳味后,及时抽吸椎间盘内的气体。为扩大减压范围,可以前后移动穿刺针和光纤,进行多点烧灼髓核。在改变穿刺针深度时一定要注意 CT 扫描观察针尖位置,严防针尖穿透椎间盘前部的纤维环而误伤椎体前方的脏器或退出纤维环引起神经根的热损伤。

6.根据 CT 扫描显示的椎间盘汽化后形成空洞大小的情况适时停止烧灼汽化,退出光纤和穿刺针。局部压迫 10～15min 以防出血。

(三)术后处理

1.卧床休息,严密观察有无气胸、椎旁血肿、神经根损伤等并发症。

2.给予抗生素预防感染,并给予 20%甘露醇 250ml＋地塞米松 5mg 静脉滴注,每日 2 次,连用 3d。

3.3d 后可下床锻炼。

【手术治疗】

(一)经胸腔途径

该手术入路包括经胸膜内和经胸膜外两种方式。两种方式大体相同,但是前者手术野开阔清晰、操作简便,对脊髓无牵拉,相对安全等方面优点。而后者较前者创伤小干扰小且术后无需放置胸腔闭式引流管。两者均为目前临床上最常被采用的术式。

1.适应证　广泛适用于第 4～12 胸椎的胸椎间盘突出,尤其是在切除中央型椎间盘突出及伴有钙化、骨化时,优点更为突出。

2.麻醉　气管内双腔插管全身麻醉。

3.体位　患者取侧卧位。对于中、下段胸椎,为避免对下腔静脉和肝脏的干扰,建议从左侧切口进入;而对上段胸椎,可以从右侧切口进入,以避免对心脏及颈部、锁骨下血管的影响。对侧于上胸壁腋部垫以薄枕,使腋动脉、腋静脉和臂丛神经避免受压。体位固定后,检查上肢有无色泽变紫,静脉充血现象,动脉搏动是否正常。

4.操作步骤

(1)显露:经胸腔手术途径,主要适用于第 4～10 胸椎椎间盘突出,切口一般以病变间隙上位第 2 肋。切口沿肋骨方向后侧开始于竖脊肌外缘,前至腋前线,在所定肋骨上切口,切开皮肤皮下组织和深筋膜,然后依次切开肌肉。第一层切开背阔肌,高位沿肩胛骨内缘者,同时切开斜方肌和大、小菱形肌。第二层切开前锯肌、腹外斜肌起点及竖脊肌外缘。低位者则切断部分后下锯肌。

显露所需切除的肋骨。用肩肋骨拉钩,向上提肩胛骨,在肩胛骨下用手摁到的最上的肋骨即第 2 肋,以此为准即可确定需切除的肋骨。切开肋骨骨膜,用骨膜剥离器分离切开的肋骨骨膜。从肋骨下缘由前向后剥离肋间内肌及肋床。从肋骨上缘由后向前剥离肋间外肌。剥离肋骨前端时,不要露出肋软骨。然后用肋剪,在肋骨前、后两端剪断取出。若从肋间入路,即直接由选择的肋间,由外向内切开肋间外肌和肋间内肌。避免损伤位于肋骨下缘的肋间神经和肋间动、静脉,显露胸膜壁层。此时,根据术者习惯或手术操作方便,选择经胸膜内或胸膜外,以下按经胸膜内叙述。将肋骨床和膜壁层或仅胸膜壁层切开一小口,空气随即进入。肺组织即逐渐完全萎陷。若肺组织与胸壁有粘连,用剪刀剪断带状或膜状粘连,使肺完全萎陷。用盐水纱布垫保护胸壁,置开胸器逐渐将胸廓撑开,显露胸腔内手术野。

用盐水纱布垫覆盖肺组织并将其牵向中线。即显露胸椎体的侧前方及后纵隔。若需要显露椎弓根部,则需将与病椎相邻的肋骨近段 5cm,从肋椎关节和肋横关节处分离切断取出。

纵行切开纵隔胸膜,即可见位于左侧的胸主动脉和半奇静脉,位于右侧的奇静脉以及肋间动、静脉,将肋间动、静脉或左、右侧半奇静脉、奇静脉予以结扎切断。切断肋间动脉要远离椎间孔,并且不要超过 3 根,以免损害脊髓的血液供应。然后于胸膜外用骨膜剥离器,将纵隔中的食管或主动脉从椎体前方推开,即显露椎体正前方、椎间盘和前纵韧带。依据手术要求,在此处进行手术。若手术需要探查椎管,则应保留肋间神经近端,以此为引导,切除一侧椎弓根,扩大一侧椎管探查脊髓。

(2)手术定位:能否确定正确的手术节段至关重要,直接影响到手术的成败。确定方法包括参照切除的肋骨和对应的椎节来确定正确的手术节段;还可以进行术中透视或拍片,根据第5腰椎、第12胸椎或第1~2颈椎影像标志来进行手术定位。通常情况下,需将上述方法结合起来进行判断;有时尚需根据局部的解剖学特点,如某一椎节的特殊形态、骨赘大小或局部曲度情况等,结合术中所见进行反复推断。尤其在存在有移行椎的情况下,更应提高警惕。

(3)切除椎间盘组织:先切除椎间盘大部,然后使用长柄窄骨刀楔形切除相邻椎体后角,即上位椎体的后下角和下位椎体的后上角,深达椎管对侧壁,然后逐层由前向后切削至椎体后缘。用神经剥离子探及椎间盘后缘及椎体后壁,以指导骨刀切骨的方向及进刀深度。于椎间盘纤维环在椎体上、下缘附着点以远切断椎体后壁,用窄骨刀或配合应用长柄刮匙将部分后壁连同椎间盘组织由后向前撬拨切除或刮除,用刮匙刮残存椎管内的椎间盘及骨赘,直至胸脊髓前部硬膜囊完全清晰地显露出来。也可以先咬椎弓根,显露出硬膜囊和椎体后壁,再用刮匙逐步将椎间盘刮除。

(4)植骨融合和固定:椎间盘切除和胸脊髓减压后,是否需要同时进行椎间植骨融合内固定,对此问题目前尚有争议。考虑到有利于早期功能锻炼,提高植骨融合率,以及避免椎间隙狭窄带来的远期问题,建议同时行植骨和内固定。

(5)切口引流及闭合:经胸膜途径或经胸膜外途径但胸膜已破者,均须放置胸腔闭式引流。常规方法逐层闭合切口。

(6)术后处理:预防感染应用抗生素3~5d;密切观察胸腔引流量和性状,若24h内引流量少于60ml时,摄X线胸片核实无误后可去除胸腔闭式引流管。术后7d复查胸椎X线平片了解椎体间植骨和内固定情况,并开始下床行走。

(7)并发症及处理:①术中出血,若为节段血管出血,需立即重新予以结扎或电灼止血。若为椎管静脉丛出血,可以用双极电灼止血或用吸收性明胶海绵填塞压迫出血。如果是骨壁渗血,则可用骨蜡涂抹进行止血。②术中硬脊膜破裂脑脊液漏:若裂口较小可填以吸收性明胶海绵;若破损较大,则应尽可能地进行缝合修补(6-0尼龙缝线)。有时需扩大骨性结构的切除,以便有必备空间进行破损硬膜的缝合修补。③术中脊髓或神经根损伤:术中仔细辨认、松解神经粘连以减少神经损伤的发生。一旦发生,可予以脱水、激素和神经营养药物等。术后积极进行有关康复功能练习。④肺部并发症:诸如术后气胸、胸腔积液或乳糜胸等,可行相应处理。

(二)经胸骨切开前方显露径路

该术式适用于其他术式难以显露的第1~4胸椎的胸椎间盘突出。

颈胸联合切口,切开胸骨,经上部纵隔可显露第7颈椎~第4胸椎前方,是比较困难的显露途径。切开胸骨有3种不同方法,一是纵向劈开胸骨;二是倒T形切开胸骨上段;三是切除一侧胸锁关节及胸骨柄的半侧。3种方法都曾被应用。

一侧胸锁关节与胸骨柄半侧切除显露途径:仰卧位,头偏向对侧。气管内插管全身麻醉。根据显露需要,可选择左或右侧。以左侧为例进行介绍。下颈横切口,连接胸骨中线纵切口,切开皮肤、皮下及颈阔肌。在颈阔肌深面游离皮瓣,显露胸骨柄,左侧胸锁关节与锁骨内1/3段。骨膜下剥离将上述深面结构深面与上、下侧面游离。在骨面附着点上切断胸锁乳突肌的胸骨头与锁骨头,并向上推开。切除胸锁关节,胸骨柄半侧,与第一肋的胸骨端,第2肋软骨,进入上纵隔。在儿童的胸骨后侧有胸腺,成年人已萎缩,其深面为气管、食管、主动脉弓、锁骨下动/静脉、喉返神经、胸导管等。在气管、食管侧面,与血管之间向深处钝性分离,轻柔解剖达椎体前面。并用平滑拉钩向两侧拉开,加以保护。将椎体前面筋膜切开,可见颈长肌在椎体前面的两侧部。第1~4胸椎椎体前面显露于手术野。

(三)经肋横突关节切除径路

该术式为侧后方经胸膜外的一种显露方法。

1.适应证 可广泛地用于第1~2胸椎外侧型胸椎间盘突出。但对于中央型和旁中央型的胸椎间盘突出来说,由于术野和视野角度的限制,若要彻底切除椎间盘则难以避免对脊髓造成牵拉和干扰,即存在着损伤神经的风险,故建议不选用此入路。

2.麻醉 气管内插管全身麻醉。

3.体位 患者取侧卧位,患侧在上,对侧胸部垫枕。

4.操作步骤

(1)切口:根据胸椎间盘突出的节段不同,所取皮肤切口略有变化。通常为脊后正中线旁开2cm的纵切口;若突出节段在第7胸椎以上,其切口远端应拐向肩胛骨的下缘顶点并向前下。

(2)显露:使用电刀切开上方的斜方肌和菱形肌,切开下方的斜方肌外侧缘及背阔肌内侧缘,此时便可见到清晰的肋骨。将椎旁肌牵向背侧进而显露肋横突关节和横突。切开肋骨骨膜,并沿其走向行骨膜下剥离接近肋横突关节处。切断肋横突间的前、后韧带,然后将该段肋骨和横突分别予以切除。上述操作始终在胸膜外进行。通常需在椎体水平结扎肋间血管,并可借助肋间神经走行来确定椎间孔的位置。用撑开器撑开肋骨,用"花生米"或骨膜剥离器将胸膜壁层及椎前筋膜推开,使用拉钩将胸膜和肺牵向前侧,显露出椎体的侧方。将椎旁肌向背侧进一步剥开,显露出同侧椎板,将同一侧椎弓根、关节突切除后,即可显露出突向外侧或极外侧的椎间盘,小心剥离硬脊膜与椎间盘之间的粘连,切除突出的椎间盘组织。冲洗切口后,用胶海绵覆盖硬脊膜囊。

(3)切口闭合及引流:留置负压引流管,常规方法逐层关闭切口。

(四)胸膜外、腹膜后径路

1.适应证 本入路可显露第11~12胸椎。通常采用左侧入路。

2.麻醉 宜采用气管插管全身麻醉。

3.体位 患者侧卧,左侧在上。双上肢向前平伸,置于双层上肢托架上,右侧腋下垫薄软枕,以免右侧肩部及腋下的神经血管受压。腰下垫枕或摇起手术床的腰桥,使患侧脊肋与髂嵴分开。骨盆前后置卡板。手术中可根据显露需要使床位向一侧倾斜而改变患者卧姿(对地面而言)为斜俯卧位或斜仰卧位。

4.操作步骤

(1)切口:先从第10胸椎棘突旁开5cm处向下做短段直线切开,然后沿第11肋向前下方斜行,切口下端止于第11肋软骨前段。

(2)手术方法

1)切开皮肤和浅筋膜:沿第11肋行走方向切断背阔肌,切断下后脊肌及竖脊肌的外侧部(髂肋肌)。将竖脊肌由第11肋骨剥离并向后牵拉,切除第11胸椎的横突。

2)切除第11肋骨:沿第11骨中轴线切开其骨膜,仔细做肋骨的骨膜下剥离。注意肋骨上缘由后向前剥离、肋骨下缘由前向后剥离的原则,保持肋骨肌膜的完整性。在第11肋骨大部分游离后,即可切断肋骨头上附着的韧带而切除第11肋骨。

3)胸膜的剥离:以利刀仔细在肋骨床上做小切口,只切透肋骨骨膜,提起肋骨骨膜切缘,用弯止血钳夹住"花生米"样小纱布球推开其下的胸膜。顺肋骨床中轴线逐步剪开肋骨骨膜并逐步推开胸膜,操作必须轻揉,勿使胸膜破裂。

到达腹膜后,为了显露第1腰椎椎体常需扩大手术野,切口前端在第11肋骨尖端向前下方顺延3cm,以中号止血钳在第11肋软骨前方分开腹侧壁的三层肌肉和腹横筋膜,推开其深面的腹膜,术者的示指深入达肋软骨深面,然后沿其中轴线切开第11肋软骨。在此处胸膜外间隙与腹膜后间隙已相通。

切开膈肌的内侧弓状韧带进一步作胸膜外和膈肌下的腹膜后分离时,膈肌的肋部起点常随之与第11、

12 肋骨深面分离。将胸膜囊推向上、向前,剪断膈肌起点(膈肌在此处通过内、外侧弓状韧带起于第 1 腰椎,第 2 腰椎横突),剪开内侧弓状韧带即到达椎体旁。在使用胸腔自持拉钩撑开切口之前,还需在胸膜外向上多分离 5～6cm 使胸膜囊充分游离,以免撑开时撕破胸膜。

4)椎旁的解剖:切开膈肌的内侧弓状韧带后,即可分离腰大肌前方的筋膜,把肾周脂肪连同肾脏向中线推开,到达第 1 腰椎椎体侧方;即可用胸腔自持拉钩向前上与后下方向撑开切口。摸清第 11 胸椎,第 12 胸椎椎体,在椎体侧方结扎肋间动、静脉,然后可经骨膜下剥离椎体;为显露第 12 胸椎椎体后部还需切除第 12 肋骨头颈部分。切断并向后分离腰大肌的起点,直到显露椎体后部、椎弓根及横突的前面。追踪第 12 肋间神经(肋下神经),到达相应的神经孔,作为进一步手术操作的指标。

5)缝合:将弓状韧带与相应膈肌做几针间断缝合。在胸膜外间隙放置引流管,由切口下方另做小戳口引出体外,术后负压吸引 2d,缝合第 11 肋骨床,分层缝合肌肉、皮下、皮肤。

6)注意事项:术中若发现胸膜破裂已成气胸,则宜常规安放胸腔闭式引流管。尽可能缝合胸膜破口,然后逐层缝合切口。

(五)经胸、腹膜后径路

1.适应证　本途径可显露第 10 胸椎到第 4 腰椎椎体。适用于胸腰椎多节段病变切除和椎体重建及胸腰段脊柱侧弯或后凸畸形的前路矫正术。

2.麻醉　气管插管全身麻醉。

3.体位　采用胸侧卧位,腋下垫软枕。以卡板及沙袋把患者固定在端正的侧卧位上。不使躯干前俯或后仰。摇起手术台的腰桥,使腰椎平直。

4.操作步骤

(1)切口:手术入路宜选在椎体破坏严重的一侧,或下肢瘫痪较重的一侧,或脊柱侧弯的凸侧,或椎体一侧病变压缩而继发的侧凸畸形的凹侧。

(2)手术方法

1)经第 10 肋的切口可以显露第 9～12 胸椎及第 1～2 胸椎椎体;若将切口前端顺腹直肌外缘向下延长 5～6cm,则可以同时显露第 3～5 胸椎椎体。

顺第 10 肋做切口,后方达棘突旁开 5cm,前方达肋缘下。切开皮肤和浅筋膜,并沿第 10 肋浅面切断背阔及腹外斜肌。沿第 10 肋中轴线切开骨膜,行骨膜下剥离,切除第 10 肋骨后,切开肋骨床开胸。

2)切开膈肌:在第 10 肋软骨的前下方分开腹壁三层肌肉,做腹膜外分离,到达第 10 肋软骨深面,用锐刀顺其中轴线将第 10 肋软骨切开,使分为上、下两半,分离其深面的腹横肌纤维,即到达腹膜后。在腹膜后,向后方钝性分离,使腹膜后脂肪组织及肾脏等与膈肌分开。此时经胸腔及腹膜后可以从上、下两方看清膈肌的肋部起点,沿胸壁上的膈肋肌部附着点旁 1cm 逐步剪断膈肌。

3)椎旁的解剖:在第 1 腰椎椎体旁,切开膈肌的内侧弓状韧带,在第 10～12 胸椎椎体侧方纵行切开壁层胸膜。将椎旁疏松组织稍向前后分离,向前暂勿达到椎体前面,向后要显露出相应的肋骨头。紧贴椎体分离,食管、胸导管和迷走神经等均连同椎前组织一并推向前方,并自然向对侧移位,不必逐一寻找这些结构。

寻找结构扎节血管在胸椎椎体侧方可清楚看见肋间血管,而在腰椎较难寻找腰动、静脉。腰血管紧贴第 1～2 腰椎椎体中部横向行走,经膈肌脚深面向外后行达腰大肌之下。在第 1～2 腰椎椎体侧方切断腰大肌起点并从腰大肌前缘将肌肉向后外拉开,即可见到椎间盘的膨隆、其色白,摁之有柔韧感,而椎体相对凹陷。在椎体侧方分离血管,然后钳夹切断,逐一结扎。清楚地显露术区的椎体侧壁和椎间盘后,按该手术要求做进一步操作。

4)缝合:经第 8 肋间隙腋中线安放胸腔引流管。先间断缝合椎旁的胸膜壁层,若因植骨与骨固定器占位而不能缝闭,可牵开切口上方皮肤与皮下组织,切取一薄片背阔肌筋膜缝补胸膜裂口处。缝合内侧弓状韧带,然后由深到浅地缝合膈肌。按常规关胸。

(六)经椎板切除或椎弓根切除径路

该术式是脊柱外科领域非常经典的术式。遗憾的是若试图从后方行胸椎间盘的切除,则术中势必借助对脊髓的牵拉才能实施椎间盘的切除,此操作常常造成脊髓损害的进一步加重。以此术式来治疗胸椎间盘突出,术后患者的神经损害加重比例高达 50% 以上。目前认为选择该术式治疗胸椎间盘突出具有高度的危险性,临床上已渐被淘汰,故不主张临床治疗中继续采用此术式。

(七)经胸腔镜径路

胸腔镜手术开始于 20 世纪初,当时 Jacobeus 用局部麻醉在床边进行了胸腔镜下的诊断性操作。现代胸腔镜手术,必须使用全身麻醉、在手术室进行。胸腔镜下椎间盘切除术是一种安全、可靠、并发症少的术式。

胸椎椎间盘突出,若位于椎管的侧方或椎间孔内,特别是"软性突出"时,适于采用后路或后外侧入路。后路或后外侧入路的缺点是不能显露硬膜腹侧。对钙化的胸椎椎间盘突出、巨大椎间盘突出、中央型突出、横跨整个椎管基底部的宽大椎间盘突出,需采用前路手术。这样,医师才可能在直视下保护脊髓腹侧面。没有暴露硬膜腹侧,试图盲视下切除胸椎椎间盘,这是非常危险的。与开胸术相比,胸腔镜可清楚看到脊髓前侧,并发症较少。

1.适应证　胸腔镜能广泛适用于第 1~12 胸椎胸椎间盘突出的切除术。

2.麻醉　气管内双腔插管全身麻醉。

3.患者体位的摆放　手术开始前,患者先仰卧在手术台上。麻醉师插好双腔气管内导管。麻醉完成后,患者改为侧卧位,术侧在上,一旦患者处于侧卧位,就应该在非手术侧的腋窝处放置一个泡沫垫衬垫好。非手术侧大腿屈曲,患者双膝和骨突部位均用靠垫或泡沫垫垫好。臀部应该牢固地绑在手术床上,以保证术中手术床向前倾斜时的安全。在胸腔镜手术操作过程中,往往要采用向前倾斜的方法来使萎陷的肺从脊柱表面移开。在被动造成气胸和肺不张的情况下,依靠重力作用可以增加术野显露。利用重力作用牵开肺叶,可以避免机械性牵拉肺叶。

靠近手术床的上肢通常放在一个垫好的上肢板上,术侧的上肢放在一个靠垫上抬高,或将其用悬带保护起来,也可以将其放置在乙醚过滤器上。将术侧上臂外展,使肩胛骨向背侧移动,可以给胸壁提供更多的显露空间。如果要在中、下胸椎水平入路进行手术,将上肢放到一个靠垫上抬高,提供的显露空间就足够了。但是如果需要显露上胸椎(第 1~5 胸椎),则上肢就需要外展,并且用带子绑到乙醚过滤器上,这样,可以为在腋部的上方肋骨间隙选择套管提供空间。

接下来,放置 C 形臂 X 线机的位置,要保证能够提供清晰的胸椎前后位图像。通过透视下数患者的肋骨,确定患者的病变部位。第 7 肋骨发自第 6~7 胸椎椎间盘平面,第 8 肋骨发自第 7~8 胸椎椎间盘平面,依此类推。在透视下确定好病变的部位后,用不褪色的墨水在术侧皮肤上做标记,这样,可以帮助在术中进行定位以及规划套管的位置。除了套管入口的位置、肩胛骨的位置要标记好外,还要标记好万一需要开胸操作的手术切口位置,以备开胸使用。

如可能,所选择的 1~2 个套管入口应该位于拟进行开胸操作的手术切口线上。这样,一旦术中中转开胸手术,可以将手术切口的数目减至最少。如果在内镜下进行螺钉钢板内固定,那么套管的位置就要与计划固定的螺钉、螺栓的走行在同一条轴线上。进行前后位或侧位透视,可以确定套管的位置。

患者的整个胸部、腋窝、上肢的近端、背部及腹部都要进行消毒。如果准备行自体骨移植,髂嵴的皮肤也要做同样的准备。将无菌单及无菌巾铺好,以保证胸部手术的进行。无菌区域范围要够大,以保证能够进行可能的开胸手术。C形臂机要用无菌单包好,放置到合适的位置以供术中透视使用。

术者和助手应该都站在患者的前方,正对着患者胸廓的前侧。在这个位置,术者辨认脊柱解剖和进行脊柱部位的分离操作较为容易。如果助手站在患者的背侧,也就是和术者面对面,这种情况下,助手的分离及移动操作与监视器内见到的运动方向刚好相反。这样因为助手的视觉方位刚好同术者内镜下的方位相反。如果这样的话,就会使助手发生错觉,妨碍术中的正确操作。

4.操作步骤

(1)套管摆放原则:胸腔镜套管位置的选择和摆放是胸腔镜手术的关键,术前需要制定相应方案。如摆放错误,手术将难以顺利进行。正确摆放套管位置,可使镜下操作容易进行。

各套管必须均匀分散摆放在胸廓的大部分表面,防止术者的双手相互靠得太近,或离内镜太近。进行精确暴露过程中,如各套管太过于集中,则会影响术者操作。

因为术者在术中常面对患者胸腔,所以各种器械(如牵开器、吸引器)用的套管最好位于患者的前侧方向,在腋中线及腋前线之间。内镜用套管最好放在腋后线与腋中线之间,即所谓脊柱的可视区内。胸腔镜套管插入部位与术者双手活动范围分开,可使术者操作自如,有利于术者无阻碍、无限制地进行分离和暴露操作。前外侧摆放操作套管可使术者在分离、暴露时双手及上臂能自然垂放。

胸腔镜进入胸腔后,首先使用0°胸腔镜,该套管必须直视脊柱病变节段。如使用30°内镜,套管必须上下偏离病变椎体节段,这样内镜才可有一定倾斜角度而直视脊柱。使用30°内镜可使其镜头远离操作套管,使术者在胸廓表面有更多的操作区域。

如胸腔镜镜头术中不经意转换方向,30°镜头视野的方向和范围可能改变,这样会影响手术操作。因此,在置入胸腔镜前,术者应仔细检查30°胸腔镜的角度,必要情况下,还要将胸腔镜取出重新置入。

操作套管的摆放呈三角形,理想的位置是在病变部位的上下等距离摆放。在分离暴露的过程中,术者应调整自己的位置使其舒适,其双手等距向内。这种形状类似于垒球场,术者位于本垒,病变部位位于二垒,操作套管位于第一及第三垒。如操作套管均位于术野直线的上下,术者必须扭转患者身体,这种姿势使术者操作困难。如操作套管太靠后方,术者必须抬高自己的肩膀,这种姿势不稳定且易疲劳。自然舒适姿势是术者在前后方向操作器械,而患者位于向前倾斜30°～40°的位置。

如需用扇形肺拉钩挡住肺脏暴露脊柱,牵开器可放于腋前、中线之间,位于操作套管前后。牵开器斜向置入胸腔,即可遮挡住肺脏且不影响术者的操作。一旦肺脏被轻柔地牵开,可将患者向前旋转,借重力使肺脏离开脊柱。

(2)套管的选择:一般选择软性而不是硬质套管,以防止肋间神经受压,导致术后肋间神经痛。套管多为保护性塑料衬管,以维持通往胸腔的路径。在内镜插入部位需摆放套管,可使内镜不被血液及术中从套管带出的切除物质干扰,还可在操作区内摆放套管便于反复置入或移出器械。如仅为单个器械置入的部位(如吸引器或牵开器),多不用套管。这些器械可直接以小切口经肋间隙进入胸腔。

软性套管的直径需要能容纳器械和置入物,一般直径为11mm或15mm的导管适合进行胸腔镜下的多种操作。直径为7mm的套管可用来置入吸引灌洗装置。如需要植骨或置入内植物,则需直径为20mm的套管。置入直径较大的物体,则需要扩张套管或延长胸廓切口2.54～5.08cm(小切口开胸手术)。直径为7mm和11mm的套管是圆形的。直径为15mm和20mm的套管为扁椭圆形,不会压迫肋间神经。

(3)套管放置:安装套管前,以1%布比卡因加肾上腺素,于皮肤、肌肉、肋间神经行局部浸润麻醉。局部麻醉可减少套管插入部肋间神经痛的发生。

置入第一个套管时,平行于肋骨上缘,做10～15mm长切口,注意勿损伤血管神经束。用止血钳于肋骨上缘穿过肋间肌。闭合止血钳的尖部穿过壁层胸膜到达胸腔。然后张开止血钳的尖部,尽量分开肋间肌肉,让套管通过。术者可用手指穿过切口探查有无肺脏粘连。除套管不必做斜形隧道式切口外,套管置入的方法与胸腔引流管的置入方法无明显差别。套管在皮肤切口内,经肋间隙插入。

术者确认无胸膜粘连后,将套管置入胸腔。第一个套管和内芯就置于胸腔内。从套管内拔出内芯,将软性套管留于胸壁内。套管的长度可因患者情况而定。如有必要,可将套管的尖端剪去。套管的外部可缝于皮肤上,保证术中套管稳定。

放置完第一个套管后,将内镜置入胸腔,检查肺萎陷情况及胸腔内各脏器情况。其他所有套管可按第一个套管置入方法在胸腔镜直视下完成。胸腔镜直视下操作可防止膈肌穿孔或损伤脏器。如套管置入位置低于第7胸椎,术者必须防止膈肌穿孔。尽量避免方向靠前置入套管,以防止损伤大血管或纵隔组织。避免于第1或第2肋间隙置入套管,以防止锁骨下动、静脉损伤。

(4)各胸段套管位置的选择:要方便地进行胸腔镜脊柱手术,最重要的就是正确放置套管。套管的位置不好,就会妨碍医师的操作,干扰手术的进行。

上段胸椎第1~5胸椎的入路可选择在腋窝下缘。上臂外展固定,维持腋窝入路,肩胛骨旋向后,使其远离套管。不可进入腋窝,以免损伤腋动、静脉及臂丛神经。不可经第1或第2肋间隙进入,以免损伤锁骨下动、静脉。操作套管选择在第3和第5肋间隙。内镜套管选择在第4或第5肋间隙稍后,位于背阔肌前缘。中段胸椎第5~10胸椎位于胸腔中部,且不需牵开膈肌暴露脊柱,该入路是最容易的一种。下段胸椎第9胸椎~第1腰椎接近膈肌,在脊柱暴露过程中需要牵开。反向Trendelenburg体位(手术床的头部抬起)可利用重力将肝脏、脾脏和其他腹腔内脏器向尾侧移位,减少膈肌的牵拉。在暴露第12胸椎及第1腰椎椎体时,需要剥离肺韧带。

在进入胸膜后间隙时也需要将胸膜游离。切除膈肌时,使膈肌向尾侧牵引。这些方法可使术者经胸腔内暴露第12胸椎及第1腰椎而无需在腹膜后间隙内用附加套管。如需进行脊柱重建手术,往往需要一些附加的腹膜后套管。通常情况下,可应用"L"形或"T"形套管设计。

(5)胸椎的显露:进行胸腔镜脊柱外科手术,医师要非常熟悉胸椎、脊髓、胸腔和纵隔的解剖,到底是取右侧入路,还是取左侧入路,取决于多种因素,包括病变位置、侧别、范围。大动脉的位置也是非常重要的因素,这可通过术前CT或MRI来决定。大多数情况下,脊柱的表面,在奇静脉之后的部分比在主动脉之后的部分要多,所以,对于中线的病变,使用右侧入路较多。如果病变偏向左侧,使用左侧入路更加合适。如果病变位于第9胸椎以下,左侧入路更可取,这是因为膈肌右侧的位置较高。通常情况下,胸腔镜可以暴露到第1~2胸椎和第12胸椎~第1腰椎椎间隙。

阻断通气后,不通气的肺脏几分钟内就会萎缩。肺脏上可能会有影响脊柱显露的粘连存在,用钝性分离、剪刀或电凝剪可以非常容易地分离纤维性粘连推开肺脏。然而,对于广泛、致密的粘连(硬化疗法、肺炎、支气管哮喘、血胸、开胸手术、胸腔镜检查造成),它可以造成肺脏大面积的僵硬瘢痕,就会妨碍内镜进入胸腔,这种情况下须中转开胸手术。但是,要避免进入肺实质,防止肺脏漏气。然后,可以用工具牵开肺脏,也可向前转动患者,通过重力作用将肺脏牵开。要机械性牵开肺脏的话,需要小心进行,避免损伤肺实质。要进入下胸腔的椎间隙,还需要牵开膈肌。

(6)脊柱定位:术中,要确保暴露的椎间隙正确,需要在直视和电透下仔细确定椎间隙的水平,这样就可以避免定位错误。

正确确定椎间隙的水平比较困难。在胸腔内,内镜下数肋骨是一种非常好的定位方法。通常,在胸腔顶,第1根可以看到的肋骨为第2肋,下面的每一根肋骨都可以直接看到、触摸到,这样就能够数清楚。接下来,可以将一根长而钝的针插入椎间隙,进行电透。对于确定肋骨的水平,前后位图像比侧位图像更加可靠。要首先确定第 12 肋,然后,依次向上记数确定相邻的肋骨。

(7)胸膜切开:切开壁层胸膜,将胸膜从手术部位向外翻,暴露椎骨表面、血管、交感干。

可以使用剪刀和单极电凝切开胸膜,切口要位于肋骨头或椎间隙水平,这样能避免损伤节段血管。可以使用内镜剪或胸膜分离器掀起胸膜,将胸膜从脊柱表面推离节段血管,然后,将胸膜从术野中推开。

手术结束后,有时可以缝合壁层胸膜(如果患者年轻而且胸膜较厚),以减少脊柱表现的出血。然而,对大多数患者来说,胸膜较薄,切开后就会回缩,这种情况下,术者无法闭合胸膜。

(8)分离结扎血管:在椎体中分的凹陷,有节段血管,它直接与主动脉以及奇静脉、半奇静脉相连,中间没有其他结构来缓冲血管内压。在侧方,节段血管分出分支,穿过神经根孔,供应神经根和脊髓。节段血管向外侧走行时,有肋间神经伴行。节段血管和肋间神经组成神经血管束,走行于肋骨尾侧面的神经血管沟内。

如果可能的话,应该保护并保留节段血管,但是,大多数情况下,必须分离并结扎节段血管。分离节段血管时,用 Debakev 钳轻轻地抓起节段血管,用直角钳分离。节段血管一旦分离清楚,可以用血管夹来结扎。通常情况下,沿着椎体侧面的中点分离节段血管最容易,该部位在大血管和神经根孔的中间。对于这些血管,需要用血管夹来安全地进行永久性止血。血管夹之间的距离要足够大(即 1cm),这样才能在两个血管夹之间锐性横断血管。没有确定性结扎前,不要横断血管。

为了暴露椎弓根和椎管,切除近端肋骨的时候,要与肋间神经一起保留节段血管。用 Cobb 分离器、弯刮勺、肋骨切断器将血管和神经小心地从肋骨上分离开。在分离神经血管束时,如果发生出血,为了避免损伤肋间神经,需要用双极电凝进行止血。

为了暴露脊柱,偶尔需要分离主动脉和奇静脉,通过结扎几支相邻节段血管,用海绵棒轻轻地向前牵拉,可以分离这些血管。为了维持血管和脊柱之间的空隙,可以将纱布海绵置于其间。左侧入路椎间盘切除术、椎体切除术、前路松解术中,可能需要分离奇静脉。右侧入路的前路松解术中,必须分离奇静脉,但是,右侧入路椎间盘切除术和椎体切除术很少需要分离奇静脉。前路松解术中,需要分离的血管范围更为广泛,因为术中需要暴露脊柱的整个腹侧面。为了松解方便,需要在多个节段横行切断前纵韧带。

如果要结扎多支节段血管(特别是下胸腔左侧),就有 Adamkiewicz 动脉和其侧支血管阻塞,造成脊髓坏死的危险。因为动脉对脊髓的血供具有多节段的侧支循环,所以,如果只结扎一或两根节段血管,脊髓发生坏死的机会并不常见。脊髓坏死的并发症,更常见于前路松解需要结扎多支节段血管时。结扎、横断节段行之有效管前,暂时性阻断节段血管,如果诱发电位消失,则恢复血供并保留节段血管,这样,就会将脊髓坏死的危险降到最低的程度。

(9)暴露椎管切除椎间盘:切除椎间盘之前先暴露椎管十分必要。神经根孔内有韧带、神经根、大量血管丛、硬膜外脂肪,通过神经根孔并不能清楚地暴露椎管。要暴露椎管,最可靠的方法就是从硬膜侧面切除肋骨和椎弓根。

为了暴露椎弓根,需要切除肋骨近端 2cm 和肋骨头。首先,从肋骨下壁小心地将神经血管束分离出来,用骨膜剥离器和直角肋骨切除器将肋间肌肉从肋骨上分离开。用直角肋骨切除器将肋横突韧带切断。将 Cobb 骨膜剥离器平行于关节软骨面插入肋椎关节,切断肋椎韧带。如果能看到肋椎关节发亮的关节面,就能确定已经完全切除了肋骨头。

神经血管束、韧带、软组织都从肋骨上分离开后,切除肋骨近端 2cm,暴露椎弓根和椎管。近端肋骨的切除,可以使用骨钻或咬骨钳等一块一块地进行,也可用骨钻、骨刀、肋骨切除工具、咬骨钳或者摆锯等先横断,然后再整块切除。如果需要的话,可以将切除的肋骨作为植骨来源。

切除近端肋骨后,辨认椎弓根。用骨膜剥离器暴露椎弓根的侧面,用小的弯微创刮勺探清椎弓根的上侧面。为了暴露硬膜外间隙,从椎弓根的上侧面切断神经根孔韧带。一旦确定上椎弓根的上侧面,可以用咬骨钳来切除椎弓根,从而暴露硬膜外间隙。如果椎弓根较宽,可以用骨钻将其侧壁打薄。然后用咬骨钳将椎弓根的内侧部分切除。

切除椎弓根的过程中,硬膜外静脉可能会发生小的出血,需要使吸引器来清理术野。切除椎弓根后,可以使用双极电凝或脑棉来达到硬膜止血的目的,这与开放手术中使用的方法相同。如果使用脑棉,应当在套管外用止血钳将脑棉的线头抓住,防止丢失到胸腔内。清楚辨认硬膜外间隙,可以使减压过程在直视下安全地进行。

下一步也很关键。为了从硬膜外腔取出致压物,在椎间隙背侧和相邻椎体,必须先咬出一空腔,空腔需足够大,才能保护神经功能。此操作空间应能允许医师将器械伸入压迫处的硬膜外腔,用小显微外科器械将椎间盘组织取出。此空腔需足够深,应能显露整个椎管的硬膜腹侧面和对侧椎弓根内侧面。若胸椎椎间盘突出较小或中等大小或为软性突出物,为了安全显露脊髓腹侧和减压,在椎体上做一锥形空腔。操作空腔可做成锥形。如需显露较大的突出椎间盘、骨化椎间盘或硬膜内椎间盘,则需做更大的操作空腔,常需做部分椎体切除术。

(10)关闭套管:脊柱暴露及止血完毕后,仔细冲洗胸腔,清除残余物质,检查肺脏有无损害,随后移除套管。内镜仍需留在胸腔以从内向外检查套管。如套管处有明显出血可用胸腔镜找到出血血管而止血。胸腔手术完成后,于原胸腔镜套处插入胸腔闭式引流管并用粗丝线缝合固定。术者可用一单独切口斜形经皮下插入胸腔闭式引流管,其余套管可直接紧密关闭。为减轻术后疼痛,可用1%布比卡因局部封闭。皮下及真皮需分别间断缝合以保持密闭。

术后胸腔闭式引流1~2d,待引流量<60ml/d时,拔管。

胸腔镜下椎间盘切除术后的临床和神经学的结果均非常满意。与胸椎的后外侧入路相比,胸腔镜可更加直观地观察和显露脊柱和脊髓的腹侧面。另外,还可更加彻底地切除位于中线和已钙化的椎间盘。与开胸术相比,除了可更直观地观察和显露脊柱和脊髓外,胸腔镜手术的并发症明显减少,患者痛苦小,住院时间短和恢复快。

(巴昭臣)

第四节 腰椎间盘突出症

一、流行病学与病因病机

(一)发病情况

1.发病率 目前在国内外很少见到报道关于腰椎间盘突出症大宗人群发病率的精确统计,但由于腰痛的主要病因是腰椎间盘突出,故腰椎间盘突出症的发病率通常是通过对腰腿痛的流行病学调查来进行初步估计的。Gaskill综合国际上多方面报道发现,无论是发达国家或是发展中国家,均有60%~80%成年人在他们一生中的某一时期发生过腰腿痛,复发率占60%~85%。Recoules-Arche等多数学者强调此病的主要病因是腰椎间盘突出。

对于性别与腰椎间盘突出症发病率的关系,各家报道相差较大。一般认为,男女发病率之比为(7~12):1(个别报道甚至达到30:1)。其原因与男性通常劳动强度比女性大有关。

　　国内有学者统计,腰腿痛患者约占外科门诊患者的 50%,占骨科门诊患者的 70%左右。而腰椎间盘突出症占腰腿痛门诊患者的 20%左右。因腰骶部活动度大,正处于活动的腰椎与固定的骶椎和骨盆的交界处,承受垂直压力和剪切应力最大,椎间盘易于退变或损伤,所以第 4~5 腰椎和第 5 腰椎~第 1 骶椎椎间盘突出症发病率最高。国内外文献报道,第 4~5 腰椎和第 5 腰椎~第 1 骶椎椎间盘突出症约占本病的95%,部分患者可以同时有 2 个或 3 个平面的突出。所不同的是,国外以第 5 腰椎~第 1 骶椎椎间盘突出症最多;而国内却以第 4~5 腰椎椎间盘突出症居多。

　　多数统计资料表明腰椎间盘突出症左侧发病多于右侧,左右之比约为 15:1。据推测可能是因为右手用力者其右侧腰背肌张力较强的原因,因而髓核易被挤至左侧。

　　CT 和 MRI 扫描的广泛应用,使腰椎间盘突出症有了更现代化的检查方法,但随之而来的是,一些无症状的腰椎间盘突出症也明显增多。Boder 等(1990 年)应用 MRI 对 67 名无症状者检查发现,60 岁以下组腰椎间盘膨隆或突出者占 20%,60 岁或 60 岁以上组则占 36%,说明无临床症状的正常人椎间盘膨隆或突出的发生率较高,同时与年龄有关。因此,必须仔细、正规地体检。只有确认有相应神经根症状或体征时,才能诊断为腰椎间盘突出症。否则,仅说明存在突出而不是突出症。在腰痛的研究中多为回顾性样本选择,很难对有症状者和无症状者进行统计对比研究,但是有症状的腰椎间盘突出症的发生率要明显高于无症状者。

　　2.相关因素　以下因素与腰椎间盘突出症的发病有不同程度的相关性。

　　(1)不良体位的影响:人在完成各种工作时,需要不断变换各种体位,包括坐、站、卧及难以避免的各种非生理性姿势,这就要求脊椎及椎间盘应随时承受各种不同的外来压力。如超出其承受能力或一时未能适应外力的传导,则可遭受外伤或累积性损伤。例如抬举重物时的姿势十分重要,不良姿势常诱发本病的发生。

　　(2)脊柱畸形或脊柱生理曲度的改变:脊柱畸形、脊柱生理曲度的改变易诱发椎间盘退变。脊柱侧弯症,原发性侧弯与继发性侧弯处,椎间隙不仅是不等宽,并且常扭转,这使纤维环承受的压力不一,致使纤维环在脊柱的凸侧承受更大的应力,加速退变。此外,有腰椎单侧骶化时,当发生椎间盘突出常可为多发突出。

　　(3)过度负荷:如长期从事弯腰工作如煤矿工人或建筑工人,需经常弯腰提取重物。Galante(1967 年)测定了纤维环后侧部分纤维的强度低于 100kp/cm^2。当双下肢直立弯腰提取 20kg 的重物时,椎间盘内压力增加到 30kg/cm^2 以上,如长期处于如此大的椎间盘压力时,即易在早期使纤维环破裂。故从事重体力劳动和举重运动者常因过度负荷造成椎间盘早期退变。当脊柱负重 100kg 时,正常的椎间盘间隙变窄1.0mm,向侧方膨出 0.5mm。而当椎间盘退变时,负同样的重量,则椎间盘压缩 1.5~2mm,向侧方膨出1mm。但 Kelsey(1975 年)的调查未能证明从事重体力劳动者易产生椎间盘突出。

　　(4)医源性损伤:诊断性治疗、腰穿和腰麻误伤椎间盘也可增加其突出的危险性。早在 1935 年 Pease首先报道在腰穿后发现椎间盘狭窄,以后陆续有些病例报道,在进行腰穿或腰麻以后发生椎间隙狭窄。这些病例多为少年甚至是 4 岁儿童。患者在腰穿后数天之内,严重腰痛,脊背部肌肉强直,一系列摄的 X 线片显示椎间隙比较迅速地狭窄。原因是在腰穿时,穿刺针穿破纤维环,髓核从针眼处漏出。但是,近年来自开展椎间盘造影和经皮腰椎间盘切除术以来,多数学者认为穿刺针通过纤维进入髓核,并不能导致髓核继发突出,特别在穿刺针较细和从旁侧入路穿刺时更是如此。

　　(5)急性损伤:急性损伤如腰背扭伤或挫伤,并不能引起腰椎间盘突出。但是在失去腰背部肌肉保护的情况下,极易造成椎间盘突出。临床上严重的脊柱骨折,椎体压缩 1/3~1/2 或以上,亦少有椎间盘纤维环破裂,使椎间盘向椎管内突出。但是,可使椎间盘软骨终板破裂,使髓核突入椎体内。Martin(1978 年)

认为外伤只是引起椎间盘突出的诱因,原始病变在于无痛的髓核突入内层纤维环,而外伤使髓核进一步突出到外面有神经支配的 5 层纤维引起疼痛。

(6)长期震动:汽车和拖拉机驾驶员在驾驶过程中,长期处于坐位及颠簸状态时,腰椎间盘承受的压力较大。Nachemsonn测定驾驶汽车时的椎间盘压力为 $0.5kp/cm^2$,当踩离合器时,压力增加 1 倍。长期反复的椎间盘压力增高,可加速椎间盘退变或突出。同时震动亦影响椎间盘的营养。实验中显示,震动频率为 5Hz,随震动时间增长,髓核、内层纤维环和外层纤维环的水含量亦随之逐渐减少,特别是髓核内。同时椎间盘内的氧张力及细胞活动度亦明显减低。这些亦是震动通过对微血管的影响而发生的变化。

(7)年龄:腰椎间盘突出症多发于 25~50 岁的人群,占整个患者数的 75% 以上。虽然这个年龄段是人的青壮年时期,但是椎间盘的退化已经开始了。

(8)身高:超过正常男、女的平均高度以及较大的腰椎指数,腰椎间盘突出症的发病率高。

(9)性别:腰椎间盘突出症多见于男性。这是由于男性在社会工作中从事体力劳动的比例大于女性,腰椎负荷亦长期大于女性,从而导致诱发腰椎间盘突出症的机会也较多。

(10)心理因素:对从事的职业长期厌烦、焦虑或紧张,有恐惧心理的人群,发生腰椎间盘突出症的概率高。

(11)职业:本病为常见病、多发病,广泛地存在于各行各业中,但仍以劳动强度较大的产业多见。此外,长期处于坐位工作的人员亦有相当大的比例患病。

(12)环境:长期工作或居住于潮湿及寒冷环境中的人,比较容易发生腰椎间盘突出症。据统计长年从事矿井井下作业的人,患本病的比例较高。

(13)种族:印第安人、爱斯基摩人和非洲黑种人发病率较其他民族的发病率明显为低。

(14)遗传因素:腰椎间盘突出症是否与遗传因素有关,目前尚无定论,但可以肯定的是某些腰椎先天性发育不良的人,如患脊椎侧弯、先天性脊椎裂等疾病的人,同时并发椎间盘突出症的机会较多。遗传的因素也可能是病因学中要加以考虑的方面。

(15)妊娠:妊娠女性,由于特殊的生理原因,导致体重突然增长,加之肌肉相对乏力及韧带松弛,亦是诱发本病的危险时期。后纵韧带在原先退变的基础上使椎间盘膨出。

(16)吸烟:由于吸烟影响溶质运输率,营养物质不能进入椎间盘,代谢物质不能排出。长此以往,椎间盘营养不足,细胞功能不良,酶的降解促进椎间盘的退变。

(17)糖尿病:常致动脉硬化加剧,易引起血循环障碍。从动物实验已证明糖尿病对椎间盘的影响,其主要影响营养椎间盘的周围动脉壁结构,降低血流量,减少了椎间盘组织的代谢要求,最终引起椎间盘组织的破裂。

(二)常见病因

腰椎间盘在脊柱的负荷与运动中承受强大的压力。在 20 岁以后开始持续退变,为腰椎间盘突出症的基本病因。腰椎间盘突出与下列因素有关。

1.外伤 外伤是椎间盘突出的重要因素,特别是儿童与青少年的发病,与之密切相关。在脊柱轻变度负荷和快速旋转时,可以引起纤维环的水平破裂,而压力主要使软骨终板破裂。Martin(1978)认为,外伤只是引起椎间盘突出的诱因,原始病变在于无痛的髓核突入内层纤维环,而外伤使髓核进一步突出到外面有神经支配的 5 层纤维环,从而引起疼痛。

2.职业 汽车和拖拉机驾驶员长期处于坐位和颠簸状态,驾驶车时,椎间盘内压力为 $0.5kPa/cm^2$,在踩离合器时压力可增加至 $1kPa/cm^2$。从事重体力劳动和举重运动者因过度负荷造成椎间盘早期退变,从事弯腰工作者,如果提 20kg 的重物时,椎间盘内压力可增加到 $3kg/cm^2$ 以上,如煤矿工人或建筑工人,长期处于较大的椎间盘内压,也容易造成腰椎间盘突出。长期或突然的较大应力,使椎间盘在原先退变的基础上,诱发椎间盘突出。

3.妊娠　妊娠期间整个韧带系统处于松弛状态,后从韧带松弛易于使椎间盘膨出。对此我们进行了有关的调查研究,发现在此时,孕妇腰背痛的发生率明显高于正常人。

4.遗传因素　腰椎间盘突出症有家族发病报道,印第安人、爱斯基摩人和非洲黑种人发病率较其他民族的发病率明显为低。

5.腰骶先天异常　腰椎骶化、骶椎腰化和关节突不对称,使下腰椎承受异常应力,是构成椎间盘旋转性损伤的因素之一。

6.无诱发因素者　常为腰椎间盘严重退变,在自身体重下发生纤维环破裂和髓核突出。

(三)发病机制

1.纤维环型椎间盘突出的发生机制　关于突出椎间盘物质的组成已争论了半个世纪。Mixter 等研究了手术切除的突出椎间盘碎片,发现 11 个碎片中 4 个由纤维组成,2 个由髓核组成,5 个由髓核和纤维环组成。Deucher 等研究了 100 例突出椎间盘物质,没有 1 例不含纤维环成分,髓核和纤维环以各种不同比例组成,因这两种结构成分的分界并不明确,有时很难区分。Saunder 等报道,在大多数病例,突出椎间盘是髓核和纤维环的混合物。Peacock 检查了手术切除的 20～40 岁患者的突出椎间盘,发现碎片中包含髓核和纤维环,偶尔有软骨板和骨碎片。他指出,随着椎间盘逐渐转变纤维软骨,在年龄较大的患者,髓核的真正突出是很少见的。Taylor 等指出,虽然"髓核突出"一词已应用了很长时间,且在许多情况下是正确的,但它并不占突出椎间盘病例中的很大比例。Yasuma 等研究表明,完全脱出的游离物,其组织几乎完全由纤维环组成。这对经典观点认为椎间盘突出是髓核脱出所引起的提出怀疑。

髓核的退行性变最早发生在 20 岁之前,而纤维环退变的首先变化是出现裂隙,这出现在 40 岁之后。纤维环破裂和放射状裂隙的形成分别来自于机械撕裂和退行性变。Adams 等指出,低负荷活动作用于脊柱,可以导致纤维环慢性机械疲劳,而慢性进展则产生椎间盘突出。Vernon-robrets 等提示纤维环放射状裂隙可能来自于剪力作用的结果,而不是本身的退变。Osti 等实验研究表明,纤维环边缘损伤可以启动放射状撕裂的形成。损伤的纤维环是很难愈合的,有时甚至会在裂口处长出一层内皮而形成管腔,从而成为髓核突出的通道。另外,纤维环的损伤往往是引发椎间盘退变的启动因素。Kaapa 等的实验研究发现,外层纤维环损伤后,在裂口处长满肉芽组织,而整个椎间盘组织的生化组成发生明显变化。这与退变椎间盘的生化特性是一致的。当纤维环发生撕裂后,血管肉芽组织试图去愈合裂口,同时血管肉芽组织带来一些与椎间盘退变有关的生化因子如基质降解酶和生长因子等,这导致椎间盘的进展性退变。当纤维环发生损伤性破裂后,在压力下充盈的髓核发生脱出,这可以解释一些青年人的椎间盘突出。临床上症状性椎间盘膨出的平均年龄超过 40 岁,此时,髓核已失去高度充盈性,这强烈表明在中年以后的脱出是与年龄相关的椎间盘退变有关。当大的外部力量作用于已经发生退变的椎间盘后,一些退变的髓核可以通过纤维环的裂隙突出。Moore 等研究提示,成年人腰椎间盘突出是由于退行性变化所致。髓核脱水和碎裂导致纤维环裂隙形成,这些裂隙是髓核物突出的通道。他们认为髓核是突出椎间盘的主要物质。当有纤维环成分存在时,是来自于纤维环的过渡区,在髓核退变后,它已成为分离物。软骨终板在很多摘除物被发现,但所占比例有限,它黏附到髓核物上,这与椎间盘的病理表现一致。椎间盘退变后,可见髓核裂隙通过中央软骨板和沿着软骨-骨交界处延伸。虽然在一些突出的碎片中可见部分纤维软骨化生,但它不是发生在退变髓核中的一个常见特点。这样,他们不同意 Lipson 认为的突出物是新合成的纤维软骨的观点。如上所述,可以很好地解释髓核型椎间盘突出的发生机制,但不能解释完全脱出或游离物型突出的椎间盘分离碎片几乎完全由纤维环组成的突出。

Yasuma 等对大样本尸检椎间盘进行了组织病理学研究,他们发现随着年龄增长,纤维环黏液瘤变性增加,内层纤维束排列方向反转。对手术摘除的脱出椎间盘分离物研究发现,大多数纤维环样本都有黏液瘤变性。Yasuma 等进一步对 60 岁以上老年人手术摘除的突出椎间盘组织进行了研究,并与 60 岁以下年轻组进行了比较,结果发现所有脱出椎间盘样本都出现黏液瘤变性。纤维环的黏液瘤变性经常见于 20 岁以后的个体。纤维环的黏液瘤变性伴随囊肿形成,见于 70％～100％的完全脱出或游离物椎间盘中。酸性黏多糖具有 alcianblue 染色阳性的性质,在正常椎间盘中随年龄增长而减少,它偶尔不规则或部分集中分布于纤维环中。Yasuma 等认为黏液瘤变性是椎间盘突出物的组织学特征,纤维环纤维反转方向正是以变性的黏液瘤为中心。当黏液瘤变性引起纤维环纤维肿胀时,直接的力量引起纤维束分离;同时,髓核由于退变、脱水、坏死,出现裂隙,内部压力减小。这样较大的力量作用于这样的纤维环,它的外层纤维可以被撕裂开,一部分纤维环组织可以形成突出物。这种纤维环单独突出,与髓核没有任何直接关系。这样的突出明显由于退变所引起,它可解释一些突出物主要由纤维环组成的机制。

2.软骨终板型椎间盘突出的发生机制　　Eekert 等检查了 182 例手术切除的腰椎间盘,60％样本包含软骨终板碎片。Taniguchi 研究了 66 个手术切除的腰椎间盘突出症样本,27 例(41％)含有软骨终板,甚至见于青年人中。Brock 等报道,在脱出型椎间盘突出样本中,44％主要由软骨终板组成。Kokubun 等研究了手术切除的 21 例颈椎间盘突出样本,发现 21 个样本中都有软骨终板碎片。因为颈椎有 Luschka 关节保护,所以颈椎间盘承受压力相对腰椎间盘小,退变较晚。在颈椎间盘突出过程中,损伤因素较退变因素为小。软骨终板型椎间盘突出是由于椎间盘随着退变在水平和垂直方向出现裂隙以及软骨终板与椎体分离的结果。

Harada 等用组织学方法研究了 60 岁以上老年人突出腰椎间盘的碎片,并与 60 岁以下年轻组进行比较,他们发现 60～69 岁患者的 70％、70 岁以上患者的 80％椎间盘碎片由纤维环和软骨终板组织构成。这种类型的突出是 30 岁以上人群中最常见的突出类型。这种突出可能是由于软骨终板先从椎体上分离,然后与纤维环一起形成突出物。Tanaka 等对老年椎间盘尸体标本研究发现,在严重退变的椎间盘,软骨终板大都有破裂,50％以上的老年椎间盘中,终板从椎体分离。在终板与椎体的分离间隙中充满肉芽组织,且伴有新血管的形成。一些碎片终板与椎体先分离的情况下,然后从椎体上撕脱,伴随锚靠的纤维环脱出。这种形成的脱出在老年人更为常见。

Ishikawa 等研究指出,软骨终板的退变在椎间盘突出的发展过程中起重要作用。Hashimot 指出,椎间盘退变的首先变化发生在软骨终板。最近,Nerlich 等研究发现,人类在 2 岁时椎间盘软骨终板就已开始退变,而髓核的退变在 10 岁以后。椎间盘退变的首先组织学改变是软骨终板的钙化。Higuchi 等对不同年龄的小鼠椎间盘组织学研究后发现,小鼠终板外区深层的钙化发生于出生后 1 周,这可导致髓核和终板表层软骨营养物质和水分的弥散发生困难。而髓核的退变发生于出生后的 8 周,这明显迟于软骨终板的钙化。椎间盘的退变导致椎体间连接的失稳,在椎体承受负荷时,椎间盘内压力明显增加。椎间盘内增加的压应力可引起软骨终板的破裂,椎间盘物质通过裂口脱入椎体,此即 Schmorl 结节。终板的破裂可发生在任何部位,它从椎体分离妨碍了椎间盘营养的供应,更加快了椎间盘退变和突出的发展。

Saunders 等报道软骨终板的纤维与纤维环的纤维在终板边缘部位相互融合。软骨终板与椎体连接的表面,骨小梁间隔部位的骨髓直接与终板接触。Coventry 等发现软骨终板在中心部位穿透骨性终板,它仅靠一薄层钙盐与终板下骨形成松弛的连接。Inoue 用扫描电镜观察了腰椎间盘胶原网架,判定终板的纤维丝网和包绕髓核的纤维环纤维丝网紧密相接。软骨终板是由密集的水平排列的胶原网构成,在软骨终板和软骨下骨板胶原之间没有相互连接,纤维环内 1/3 斜行排列的纤丝板层与终板相互连接,外 2/3 则与椎体形成紧密的锚靠。软骨终板与椎体之间缺乏相互连接,椎间盘生物力学上对抗水平剪力作用减弱,可使软骨终板与椎体分离,与锚靠的纤维环一起突出。Yasuma 等报道纤维环内层纤维束排列反向,向内凸起,这样,外部直接力量更强地作用于外纤维环,导致纤维环破裂突出。Tanaka 等发现,椎间盘退变越严重,软骨终板与椎体的分离程度越大。他们断定,在老年软骨终板与椎体的分离或前分离阶段的存在,是软骨终板与锚靠的纤维环一起突出的先决条件。相反,如果椎间盘退变不严重,这种类型的突出在青年患者没有强大的外部力量是不会发生的。在老年人,已经撕裂或正要撕裂的碎片可以在很小的轴向压力下引起严重退变椎间盘的突出。

3.椎间盘突出是由于纤维软骨的化生增殖　椎间盘退变的动物模型已经显示椎间盘组织形态学改变是由于纤维环纤维软骨增生的结果。基于动物模型结果,Lipson 对 21 个手术切除的腰椎间盘突出组织进行了组织学和生物化学研究。组织学研究证明突出椎间盘周边组织有密集的成纤维细胞分布,内部组织细胞很少,且呈组织退变状态,未发现髓核组织。生化结果表明纤维环组织胶原羟脯氨酸交叉连接数量明显多于突出组织,说明纤维环是更成熟组织,而突出组织是较新组织。据此推断,纤维环成纤维细胞化生增殖的纤维软骨组织是突出椎间盘组织的起源,而不是传统认为的是预先存在的椎间盘组织的突出。

已有一些研究支持 Lipson 的观点。Miyamoto 等实验研究显示纤维环细胞的增殖是椎间盘退变的早期组织学特点。Nagano 等的研究也发现椎间盘退变和软骨增殖之间的关系。随着椎间盘退变,纤维环成纤维细胞化生为软骨细胞,软骨细胞增殖和围绕这些细胞的细胞外基质合成增加可能是椎间盘突出的原因,因为除了突出部位,椎间盘结构并没有很严重的扭曲。

4.腰椎间盘突出与神经根的关系　任何一个椎间盘都可以因退变劳损而产生突出。但由于最下两个腰椎间盘的劳损重,退变重,故临床上最下两个椎间盘突出占腰椎间盘突出症的 90% 以上。

应当指出的是,腰椎间盘突出的病理过程,可同时发生在腰椎的多个节段或全部节段,在不同的节段,其进展的速度可能不同。然而,髓核物质在两个以上节段的突出并不常见(占所有腰椎间盘突出症的 10%～20%),而且不一定发生在相邻或同侧的节段。

(1)腰神经根发出水平与椎间盘及突出椎间盘的关系:腰神经根自硬膜发出后斜向外下绕椎弓根下出各自的椎间孔。第 1 骶椎神经根发出点位于第 5 腰椎弓根下缘与第 5 腰椎～第 1 骶椎椎间盘上缘之间,其外侧有第 5 腰椎神经根走行,发出后斜向外下,越第 5 腰椎～第 1 骶椎椎间盘及第 1 骶椎椎体后上缘入第 1 骶椎椎间孔,第 5 腰椎神经根发自第 4～5 腰椎椎间盘及其上下缘水平,斜向外下出椎间孔。第 4 腰椎及以上神经根则皆发自相应椎间盘之下,椎弓根内侧,并沿椎弓根之内下出椎间孔。因此,各神经根只有第 1 骶椎及第 5 腰椎神经根在椎管内与椎间盘的后外部相邻。基于上述神经根与椎间盘的比邻关系,突出的椎间盘可压迫或刺激神经根的起始段,或自硬膜囊发出处,或将离开硬膜囊进入单独神经根鞘的马尾神经。当第 4～5 腰椎椎间盘突出时,多侵及第 5 腰椎神经根的发出处。当第 5 腰椎～第 1 骶椎椎间盘突出时,则可压迫第 1 骶椎神经根的起始段,或第 2 骶椎神经根的硬膜内部分,第 3～4 腰椎及上位腰椎间盘突出时,则只能侵及下一条神经根的硬膜内部分,突出椎间盘向上潜行压迫出同一椎间孔神经的机会是极少的,因而突出的腰椎间盘常是影响下一个椎间孔的神经根,甚至更下一个椎间孔的马尾神经而不是同一椎间孔的神经。

(2)突出椎间盘与神经根的相对位置:虽然侧隐窝较小而部分突出较大,可占满侧隐窝,以致难于区分突出物与神经根的相对位置,但突出常为半球形隆起,区别其顶点与神经根的相对位置还是很有意义的。

基于神经根的发出点和行径与椎间盘的比邻关系,在第 3～4 腰椎及以上的腰椎间盘突出,都是通过硬膜压迫将要发出的上一条神经及马尾神经。第 4～5 腰椎椎间盘突出的后外侧型压迫第 5 腰椎神经根,第 5 腰椎～第 1 骶椎椎间盘突出,则损及第 1 骶椎神经根。如为偏中央或中央型,则可影响再下一条或更多的马尾神经,因而常见的神经和功能障碍,在第 5 腰椎神经根为小腿前外侧及足背痛觉减退。踇及趾背伸力弱,在第1骶椎神经根则为足背外侧及小腿后外侧痛觉减退,踇趾屈力减低。跟腱反射减弱或消失,如涉及更多的骶神经,则会产生鞍区麻木、阳萎及直肠、膀胱括约肌功能障碍。

5.腰椎间盘突出产生腰腿痛的机制　腰椎间盘突出后引起腰腿痛的机制尚不完全清楚,传统的观点认为突出的椎间盘对神经根的机械压迫是引起腰腿痛的原因。随着基础医学与临床医学研究的深入,新的研究成果动摇了许多传统的观点。对腰椎间盘突出引起腰腿痛目前比较一致的看法有两种机制,即椎间盘的机械压迫和继发性的炎症反应。

(1)机械压迫反应:一般认为,神经根受到突出椎间盘的急性机械压迫不会导致腰腿痛症状的出现。神经根受到压迫后的功能改变可能表现为两种不同形式:①神经根功能衰减,可有感觉障碍及肌力减退,反射减弱等;②神经组织过敏,即神经组织容易被进一步的一般性的机械性脉冲刺激所激动,从而神经根可产生异位的脉冲,这可能与疼痛相关。

此两种功能性的改变可同时发生。机械压迫引起神经根反应异常的机制可能有二:一是神经根传导特性的损害;二是神经根营养的障碍。突出越大,张力就越大,疼痛也就越严重。而在髓核化学溶解术及经皮穿刺椎间盘切除术后,虽然髓核突出并没有去除,但由于椎间隙狭窄,使得神经根的张力明显松弛,因而患者的神经根性疼痛也就会明显的得到缓解。而在老年人,因为存在有腰椎管狭窄,即侧隐窝狭窄,突出的椎间盘将神经根顶到狭窄的侧隐窝后壁上,产生挤压性压迫,造成患者的神经疼痛与神经症状。

突出的椎间盘压迫或刺激了相邻的神经根,刺激神经根较细的向心性纤维,产生疼痛。压迫还使神经根缺血、缺氧产生反应性水肿,加重对疼痛敏感性。持续性压迫,则使神经根萎缩,其支配供应区感觉运动丧失。除非及时减压,否则会使损害成为不可逆,一条神经根损害,可由相邻的神经代偿,两条以上的损害,则会出现难于代偿的感觉运动丧失的征象。

(2)炎症反应:腰椎间盘突出经常伴随炎症反应,突出的椎间盘作为生物化学和免疫学刺激物,可能是引起患者临床表现的原因。神经生理学的研究表明,椎间盘对机械刺激不敏感。Yamashita 等认为,椎间盘可能含有"静止伤害感受器",在正常情况下不易被激发兴奋,但在组织损伤或炎症时易被致痛物质所激发,这些致痛化学物质可能来源于突出的椎间盘组织。

最近的一系列研究表明,正常腰椎间盘髓核可引起组织炎症反应。自体髓核物质对硬膜囊和神经根有化学性致炎作用。当致炎物质释放刺激神经根,但无椎间盘压迫神经根时,就会出现虽然影像学检查和手术探查阴性,却有神经根放射痛的情况。另外,椎间盘造影术显示出髓核组织由纤维环漏出的诊断意义。一组腰椎间盘造影病例显示,如果椎间盘造影只显示退行性变,而无造影剂的漏出,患者多数无放射痛;相反,如果造影显示正常的椎间盘结构但有造影剂漏出,则患者多有疼痛。因此提出,神经根性疼痛是由经纤维环破裂处漏出的髓核物质刺激硬膜囊和神经根袖所引起的,这些漏出物质中所含的内源性化学炎症介质,不但可以引起炎症,还可致痛。总之,由突出椎间盘组织诱导产生的炎症反应可能在腰椎间盘突出产生腰腿痛的过程中起主要作用。

二、治疗

(一)非手术治疗

腰椎间盘突出症的治疗方法选择,取决于不同病理阶段和临床表现。手术和非手术疗法各有指征,大多数腰椎间盘突出症经非手术疗法能治愈。对于骨科医生来说,要求详细询问病史,仔细检查身体,熟悉各种检查项目,如常用检查方法及其意义、肌电图、脊柱的 X 线征象、椎管造影和 CT、MRI 等,对疾病不同的病理过程全面深入透彻的了解,以便采用适当的治疗方法。

明确诊断后,除有大小便功能障碍、广泛肌力和感觉减退或瘫痪的病例(可能为中央性突出或疑为破裂型、游离型突出)外,均可先采用非手术疗法,包括卧硬床休息、牵引、手法复位、按摩推拿、理疗及硬膜外腔注射类固醇治疗等。

1.非手术疗法原理　有两类:一是手法治疗,通过牵引推拿旋转复位,卧床休息,理疗等,可使肌肉放松,椎间盘内压降低,使突出的髓核部分还纳缓解症状。另一类是硬膜外腔类固醇注射,消除或减轻神经根炎症水肿,减轻突出的髓核对神经根的压迫,使症状缓解或治愈。

(1)手法治疗的原理:是牵引使椎间隙增大及后纵韧带紧张,有利于突出物的还纳。卧床休息,可减少椎间隙承受的压力,有利于水肿消退和纤维环的修复和突出物的部分还纳。按摩推拿可缓解肌肉痉挛,松解神经根粘连,或改变髓核与神经根的关系,减轻压迫。

(2)硬膜外腔注射类固醇疗法原理:硬膜外腔是位于椎管内的一个潜在腔隙,其中充满疏松结缔组织,有动脉、静脉、淋巴管及 31 对脊神经从此腔经过。在脊神经及神经壳的剖面,后纵韧带及黄韧带的内面,有丰富的神经纤维及末梢分布,这些纤维均属于细纤维,主要来自脊神经的窦椎支。腔壁和其中结缔组织的慢性劳损、急性损伤、椎间盘膨出和髓核突出等引起的椎管狭窄,都可引起硬脊膜外腔的组织无菌性炎症。

硬膜外腔注入普鲁卡因类麻醉药物及少量类固醇药物,可抑制神经末梢的兴奋性,同时改善局部血液循环,使局部代谢产物易于从血循环中被带走,减轻局部酸中毒,从而起到消炎作用,阻断疼痛的恶性循环,达到止痛的目的。此外,注射液体,起"液体剥离粘连的作用",可能使椎间盘组织从神经根上剥离。

2.具体方法

(1)卧床:腰椎间盘突出症的非手术疗法首选是卧床,并且最好是绝对卧床 1～2 周。大部分患者症状得到缓解。

(2)牵引疗法:牵引疗法可使椎间隙增大及后纵韧带紧张,有利于突出的髓核部分还纳,从而减轻对神经根的挤压。常用方法有手法牵引、门框牵引、骨盆牵引、机械牵引等。体位有坐位、卧床和立体牵引。机械牵引种类也很多,有自控脉冲牵引治疗床,振动牵引床,XQ 立式自动控制腰牵引器等。

(3)手法复位疗法:推拿按摩,常用方法有以下几种。

1)俯卧牵引按压法:患者俯卧,两手把住床头,一助手双握患者两踝部做对拉牵引约 10min,术者位于患者一侧,用手掌或指腹按压椎旁压痛点,压力由轻至重。

2)单腿后伸压腰法:此方法可按上法进行,患者俯卧,术者立于患者病侧,一手将患肢提起后伸,一手压于腰部压痛点,将患肢做上下起落数十次。

3)人工牵引按抖复位法:患者俯卧,轻者不用麻醉,症状重者可肌内注射哌替啶(杜冷丁)50～100mg,有肌肉痉挛者,将 0.25％～0.5％普鲁卡因 50～100ml 注射于病变部位两侧肌肉至椎板处。在胸及髂腹部各垫一枕,使腹部稍悬空,用大被单折叠后分别绕过骨盆及双肩,腋部用棉垫保护,由两助手分别向上、下牵引,术者双手重叠对正突出部位,做有节律的快速按抖,每分钟 120 次,持续 5min,使其复位。按抖后应卧床休息 10～14d,起床后腰围保护,积极腰背肌锻炼,不宜弯腰和抬重物。

4)其他:如屈髋屈膝伸腿足背屈法和旋转复位法等,应用适当也可缓解症状,但有很大的盲目性和加重损伤的可能性,应慎重选择病例。

(4)硬膜外类固醇注射疗法:自从 1953 年,Lievre 等首先应用此法以来,由于方法安全,操作方便,疗效肯定,近年来已被广泛用于治疗难治性腰腿痛患者。经过多种非手术疗法失败的患者,可作为手术前的一种治疗方法。

1)常用药物和剂量:氢化可的松 15mg 加 2％普鲁卡因 8ml;醋酸泼尼松龙 25mg 加普鲁卡因 8ml;1％

普鲁卡因 15～20ml 加地塞米松(氟美松)4mg 椎管注射,5～7d 注射 1 次,4～5 次为 1 个疗程。

2)操作方法:包括硬膜外注射和骶管注射。注意穿刺时,严防注入蛛网膜下腔,发生全脊髓麻醉。如发生,应争分夺秒地就地抢救,并通知麻醉师协助抢救,建立有效的呼吸和循环功能。

(5)药物治疗:药物治疗腰椎间盘突出症是综合治疗措施中不可缺少的一部分,合理的药物治疗不仅可以消炎消肿,缓解疼痛,而且可以改善局部血液循环,促进破损组织修复,加快损伤组织的愈合,维持正常的新陈代谢和生理功能。

1)西药治疗:主要是用来消炎镇痛、镇静、消除紧张,主要药物为非甾体类消炎药、镇静药、肌肉松弛药、激素类和维生素等药物。给药途径根据患者的病情和实际情况选用不同的剂型。如口服用药、外涂药、肌内注射药、静脉滴注用药等。

2)中药疗法:许多中药具有可靠的镇痛消炎抗粘连效果,药源广泛经济,治疗方便安全,有效率高,而且临床上中医药疗法丰富多彩,形式多样,既有内服药,又有外用药。目前,中医药疗法已经成为临床治疗腰椎间盘突出症不可缺少的方法。

以上药物治疗要遵循的用药原则:对症用药;个体化用药;中西药联合应用和综合治疗原则。取长补短,取得更好疗效,从而达到改善症状,提高生活质量,防止复发的目的。

(二)髓核化学溶解疗法

这些年来,随着微创技术的加入应用,腰椎间盘突出症的治疗从以往的非手术治疗或手术治疗两者择一的时代进入了多元化时期。腰椎间盘突出症的微创疗法具有方法简便、治疗有效、恢复迅速、椎管内干扰少等优点,微创治疗使用的器械和方式不同,命名不一,主要归纳为经皮穿刺椎间盘切除术和椎间盘注射疗法两大类。椎间盘注射疗法是向椎间盘内注射某种物质,通过改变椎间盘的内环境、结构或组织含量以及椎间盘内压力,达到缓解或解除临床症状的目的。其中,将使用蛋白溶解酶作为注入物的方法又称髓核化学溶解疗法,由于髓核化学溶解法不需要特殊器械,操作时间短,患者容易接受,因此,得以迅速推广,在临床上大量开展使用。

1.适应证　髓核化学溶解疗法是一种有效的治疗措施,但是对腰椎滑脱症、退行性腰椎骨性病变无作用,仅适应于引起坐骨神经痛且经非手术疗法无效的腰椎间盘突出症的治疗,不能用于其他腰腿痛,而且也并非对各种类型的椎间盘突出症都有效,同时考虑到该疗法可能产生的各种不良反应,国内外对其临床应用都制定了严格的规定,McCulloch 则主张仅用作非手术治疗的最后一种手段。

适应证具体为:①年龄在 18～50 岁。②腰椎间盘突出症引起的单侧性坐骨神经痛和下腰痛,并且下肢痛明显,为主要症状。③直腿抬高试验阳性(70°)或者两侧比较相差 30°以上。④神经学检查至少具有一项体征者:踝反射或者膝反射减弱或消失、神经受压相应区域的浅感觉障碍、肌力减弱。⑤椎管造影、CT或 MRI 等影像学明确诊断为椎间盘突出症,其神经受压部位与临床表现相一致。按胡有谷的区域定位法则更为明确,椎间盘突出在旁正中区(2 区)和外侧区(3 区)、a 和 b 域为适应证。⑥单节段的椎间盘突出,并且临床症状与检查结果相符合。⑦至少经过 3 周时间的严格非手术治疗无效或再度复发者。

2.禁忌证　禁忌证分为相对禁忌证和绝对禁忌证。

(1)相对禁忌证:多半为经临床应用证实无治疗效果或疗效不佳者,分别为:①同一椎间隙有手术既往史或经过髓核切吸、成形、经皮穿刺激光椎间盘切除术等各种经皮腰椎间盘切除治疗史;②兼有腰椎管狭窄症、侧隐窝狭窄症等其他腰椎疾病或已有腰椎不稳表现;③多发性椎间盘退行性病变或多节段椎间盘突出且症状不典型和定位不明确者;④椎间盘突出坏死型、影像矢状面显示椎间盘向后突入椎管,占位 50%以上的巨大型突出、椎间盘钙化或椎间隙明显狭窄;⑤椎间盘突出已发生足下垂、肌萎缩等严重神经障碍或膀胱直肠功能障碍。

(2)绝对禁忌证:①对碘和注入的酶剂有过敏反应;②孕妇或哺乳期以及 14 岁以下患者;③兼患有严重心血管疾病或精神不正常、肝肾功能障碍;④腰部有感染灶或创面者。

3.治疗方法

(1)术前准备:治疗中需造影确定穿刺位置,术前须做碘过敏试验。由于木瓜凝乳蛋白酶可引起严重过敏性休克,须常规做皮内过敏试验,阳性者不能使用木瓜凝乳蛋白酶。胶原酶尚未要求做过敏试验。术前接受椎管造影或椎间盘造影检查者,为避免毒性反应,至少间隔 3d 方可施行注射治疗,椎间盘造影检查注入的造影剂量和显示的椎间盘内部病变对注射治疗有参考意义。腰骶肌痉挛或症状严重者可给予肌内注射地西泮 10mg。为预防过敏反应,治疗前 1h 静脉给予地塞米松 5mg。开放静脉通道,以便治疗中应急时能迅速给药。另外,尚应备妥复苏抢救药品和施行气管插管所需器具,以备急需。

(2)麻醉:麻醉方式不受限制,各有利弊。使用全身麻醉可以在一旦发生休克等严重过敏反应或脑、脊髓损害时,有利于处理呼吸、循环危象;神经阻滞麻醉可以避免腰骶部肌痉挛造成的治疗不便;局部浸润麻醉最为安全、方便,既可及时发现注射不当引起的神经刺激或损害,又有利于治疗中变换体位和观察,目前大多数采用局部麻醉方式。

(3)注射方法:治疗过程中需要 X 线透视和摄片,应在具有透视条件的手术室或放射科进行,必须保持无菌操作。患者体位完全根据操作者的习惯,可以采取侧卧位、半侧卧位或俯卧位等姿势。但是,俯卧位不利于并发症发生时的处理,侧卧位比较安全、方便,也有利于透视定位。使患者侧卧于透视床,腰部尽量后凸。操作分为穿刺定位和酶剂注入两个步骤,穿刺通常采取后外侧进路,使用 22 号 15cm 长双套穿刺针(内针实心,针尖圆钝略伸出外套针尖 1mm)。根据酶注入部位的不同,分椎间盘内注射和硬膜外注射两种方法。

1)椎间盘内注射法:如同椎间盘造影术,体表进针点在脊柱中线侧方 8～10cm,并且与病变椎间隙同一水平,然后在透视导引下与躯干矢状面呈 50°～60°缓慢进针,有沙砾样轻微阻力感时,提示已刺入纤维环。透视或摄片确认位置,前后位像针尖应在椎弓根影内侧,侧位像在椎体前后径的中央 1/3 内,抽除内针,注入离子型水溶性有机碘造影剂 0.2～0.5ml 呈髓核显影。由于髂骨翼妨碍第 5 腰椎～第 1 骶椎穿刺,体表进针点宜向内上方偏移 1cm 或略减小进针角度。穿刺针遇到神经根时患者有下肢触电感,这时须立即退针至皮下,调整进针角度再刺入。穿刺到位后缓慢地(至少 3min)或间歇性注入酶液,酶液的注入量取决于髓核腔容积或椎间盘退变程度,一般一个椎间盘注入 1.5～2.0ml,不加压注射为原则。注入的酶剂量则因酶种而异,通常木瓜凝乳蛋白酶一次注入 2000～4000U;胶原酶 300～600U,均先溶于注射用水,摇匀溶化后注射。

2)硬膜外注射法:如同硬膜外造影术,进针点与前相同,但进针角度宜增加 5°～10°经横突间刺入椎间孔内,侧位透视下使针尖到达椎间盘层面的后缘,抽出内针,回吸试验无脑脊液,再注入 1ml 造影剂呈现硬膜外腔显影像,确认针尖位置在硬膜外腔如经多次调整穿刺到位或穿刺中出现下肢触电感时须做蛛网膜下隙阻滞试验,注入 100mg 普鲁卡因液,观察 15min,如无蛛网膜下隙阻滞发生,说明硬膜完整无损,排除药液渗入膜内可能。硬膜外穿刺部位贴近神经根,容易造成根性刺激,因此针刺推进宜缓慢,如神经刺激严重或多次出现,宜暂行放弃操作。遇有脑脊液流出,必须立即拔针,不可继续定位及注入酶液,休息 1 周后再施行髓核化学溶解治疗。定位满意后将胶原酶 600～1200U 溶于 4ml 注射用水,摇匀溶化,缓慢无压力注入。

(4)术后处理:注射治疗后静卧 10～20min,如无不适送返病室或观察室,继续卧床休息 4～6h,然后允许下床自由活动。术后反应各不相同,一般不需要常规用药和特殊处理。但是术后观察十分重要,尤其是在治疗后 1～2 周,主要目的在于及时发现、处理各种不良反应。观察方法宜在术后连续 3d,然后逐周随访至1～2个月，以后顺时延长。观察内容着重于过敏反应和腰痛反应、神经功能的变化以及临床演变。

4.并发症　并发症发生率在2%～3%。Watts对并发症曾详细报道，酶自身的不良反应和操作不当是产生并发症的根本原因。综合文献，13700例的并发症为3%，其中，过敏反应占1.5%，神经并发症0.4%，心血管反应0.3%，其他各种不良反应为0.8%。国内关于并发症的报道不多见，在1800例胶原酶注射的发生率为3.84%。

(1)神经损害：国内胶原酶硬膜外注射的发生率在0.22%，然而实际发生的可能还要多且严重。神经损害主要由于穿刺不当造成，硬膜损伤酶液漏入或误注入蛛网膜下隙引起脑或蛛网膜下腔出血、蛛网膜炎、横断性脊髓炎、膀胱功能障碍等，有关症状大多在注射后4～6h出现。神经根损害造成灼性神经痛、肌萎缩、足下垂等，多在注射后1～2个月逐渐出现。酶的化学性神经损害不可逆，早期给予大量激素、脱水和辅以支持、抗感染控制症状，后期矫形、康复减轻功能障碍。预防的关键是规范、熟练操作。有学者采取后正中进路经硬膜、蛛网膜下隙穿刺注射，这种做法十分不安全，不宜采用。

(2)过敏反应：皮肤反应多发生在注射后数天，出现皮肤发红、瘙痒、皮疹或紫癜，能自行消退。过敏性反应的发生率约0.5%，再次注射时增高到9%，女性多于男性。一般在注射后数小时内发生，全身状态差，迅速出现休克，病死率为0.03%。须紧急给予肾上腺素、激素和大量补液，注射前使用少量激素有预防作用。胶原酶的过敏反应发生率为0.61%，多为皮肤反应，症状轻微。尚未有引起过敏性休克的报道。

(3)腰痛刺激反应：椎间盘内注射可引起暂时性腰痛加重，伴腰背肌痉挛。有时还累及下肢，这是最常见的并发症。腰痛加重原因尚不确切，电镜观察发现酶注入后椎间盘组织像吸水海绵一样膨胀；CT见到椎间盘密度降低、体积增大；也有学者认为是渗透性提高或者酶溶解过程的炎性刺激所致。临床观察，反应程度似与酶种、酶量、纤维环破裂程度有关。腰痛大多出现在注射中或注射后6h内，轻者1d内自行缓解，严重时持续1～3周。牵引、理疗无作用，可给予消炎镇痛药和肌松药，最好的办法是减少刺激，卧床休息。用硬膜外注射可避免严重腰痛刺激。

(4)心血管反应：多在注射后1～2h发生，表现为心悸、气急和血压升高等，给予吸氧和镇静药物，约6h后得以缓解。至于血栓性静脉炎、肺栓塞、心肌梗死等大多由于治疗后长时间卧床造成，多伴有既往相关病史。

(5)椎间盘炎：感染或化学性原因引起，由于普遍重视无菌操作，化脓性椎间盘炎已少见。化学性椎间盘炎主要表现为持久腰痛，但不严重，与体位无关，休息或卧床不改善，X线检查可见椎间隙狭窄改变。可口服消炎镇痛药和少量激素，腰围制动，症状消失需4～6个月。

(6)椎间隙狭窄和腰椎管狭窄：椎间盘内酶注射实质上是加速椎间盘退变的一个过程，注射后再生取代的是类似瘢痕样的纤维化组织，椎间盘的膨胀能减弱造成椎间隙窄变，其程度取决于酶的溶解率和注入量。狭窄明显时发生腰椎不稳并发腰痛，类似退行性脊柱炎。硬膜外注射方法造成椎间隙狭窄不明显，但可由于注射局部的纤维增生引起硬膜囊缩窄和神经根粘连，且可累及数个椎间隙。

总之，髓核化学溶解疗法是一种治疗腰椎间盘突出症的有效方法，但鉴于酶剂自身存在的一些问题及造成的并发症尚难以克服，目前仍应谨慎对待，不宜扩大或首选使用。必须规范操作，控制酶注入量，治疗后严密观察。

（三）经皮椎间盘内臭氧气体注射术

1.适应证与禁忌证

(1)适应证

1)主要为轻至中度的单纯性包容性腰椎间盘突出合并相应的神经功能障碍，经CT或MRI检查证实者，非包容性中度突出者(突出<5mm)亦在适应证之列。

2)临床表现为腰背痛和(或)坐骨神经痛、神经根受压体征明显、无或仅有轻度神经功能缺失,经保守治疗至少8～12周或以上无效者。

3)CT或MRI检查应与临床定位症状一致,且临床症状与腰椎退行性改变关系不大者。

4)外科手术治疗后出现FBSS者。

(2)禁忌证

1)临床检查示严重运动神经功能损伤者。

2)非椎间盘源性坐骨神经痛者。

3)合并椎管狭窄、侧隐窝狭窄及椎体Ⅱ度以上滑脱者。

4)椎间盘突出伴大部分钙化者。

5)突出物大、压迫硬脊膜囊大于50%者。

6)纤维环及后纵韧带破裂致髓核形成游离体进入椎管内或硬脊膜囊内者。

7)合并重要器官严重疾病,手术有风险者。

8)甲状腺功能亢进症患者、蚕豆病患者及有出血倾向者。

9)有严重心理障碍者及有手术风险者。

2.设备与材料

(1)X线机:C形臂X线机,能进行正侧位透视,电视监视,清晰度高;或者CT机也可。

(2)臭氧发生器:能产生浓度至少为$30\mu g/ml$的臭氧,能实时显示臭氧浓度及压力。臭氧浓度稳定,有氧化还原系统。

(3)穿刺针:最佳穿刺针为锥形多侧孔空心针,头端封闭,外径为20～22G;或者弯套针;如果用椎间盘内置管法,应有加长短硬膜外穿刺针、多孔硬膜外导管。

(4)注射器:2～20ml各种规格注射器,螺口注射器为佳。

(5)其他:瓶装医用纯氧、无菌手术包、消毒用材料。

3.术前准备

(1)详细查体和做必要的特殊检查,包括血尿常规、凝血功能、心电图、肝肾功能、心肺透视等,以便发现和及时处理对治疗有影响或可能带来潜在风险的疾病。

(2)向患者及其家属说明病情,介绍手术过程,征得患者及家属的同意,并要求签字。

(3)对手术室或CT室预先进行正规消毒,注意室内通风,预防臭氧对医务人员及患者的眼结膜和呼吸道产生严重刺激。

(4)对患者做好心理疏导,对于精神紧张的患者应给予适量的镇静药。

4.操作方法

(1)传统侧后路注射法:患者患侧向上侧卧位或俯卧位,髂骨过高者可采取下侧肢体屈曲、上侧肢体伸直、腰下垫一薄枕。通常取突出椎间隙水平距脊柱中线旁开7～10cm处为穿刺点,常规消毒铺洞巾,2%利多卡因局部麻醉。在C形臂X线机或CT监视下,用21G多侧孔乙醇注射针刺入皮肤,针尖斜向椎间盘方向,与矢状面成40°～55°进针,紧贴后关节外缘进入安全三角区,继续向前进入病变椎间盘内,正位透视定位针尖位于椎间隙中央而侧位透视定位针尖位于椎间隙中后1/3区域表示穿刺位置正确。为避免增加椎间盘压力,常规不做髓核造影。按操作常规将O_3发生器与医用纯氧连接,设定其输出的O_2、O_3混合气体中O_3浓度为30～$60\mu g/ml$。接通O_3发生器电源开关,数秒钟后可闻及刺激性强烈的气体味。用注射器抽取O_2、O_3混合气体5ml在较短时间内(一般不超过30s)匀速注入椎间盘内。包容性椎间盘突出者推注时阻力较高,可见气体在盘内呈水滴状或裂隙状分布。而纤维环破裂者气体易进入硬脊膜前间隙,透视下显示为椎体后缘线状透光影。退针至椎间孔后缘,在确保不注入蛛网膜下腔的情况下,注入混合气体 10～15ml。可见气体在腰大肌间隙弥散。再注入刺激性较小的糖皮质激素及利多卡因混合液行局部封闭后即可拔针。

(2)第 5 腰椎～第 1 骶椎椎间盘进针方法:对于第 5 腰椎～第 1 骶椎椎间盘突出的患者,由于有髂翼阻挡,使第 5 腰椎～第 1 骶椎椎间盘进针往往比较困难,但只要采取适当的体位和进针角度,绝大多数均能顺利进入第 5 腰椎～第 1 骶椎椎间盘。人体由于腰骶角的存在,所以在侧位如第 5 腰椎～第 1 骶椎椎间盘所在平面往往是由后上方向前下方即向人体足端倾斜,呈一个较大的角度,穿刺时可以利用这一角度。手术者要同时把握好两个穿刺角度,即穿刺针与人体矢状面的夹角和针尾向头侧倾斜的角度。

(3)双针注射法:该方法将 2 根穿刺针同时刺入椎间盘内的不同部位,目的是增大臭氧在椎间盘内的分布面积,使髓核氧化更充分,达到提高疗效的目的。其穿刺方法与传统侧后路注射法基本相同,根据穿刺针所在部位可分为同侧进针法和双侧进针法。同侧进针时,患者健侧向下侧卧位或俯卧位,通常取突出椎间隙水平距脊柱中线旁开 7～8cm 处为穿刺点,常规消毒铺洞巾,2% 利多卡因局部麻醉。在 C 形臂 X 线机或 CT 监视下,用 21G 多侧孔酒精注射针刺入皮肤,针尖斜向椎间盘方向,与矢状面成 50°～60° 进针,紧贴后关节外缘进入安全三角区,继续向前进入病变椎间盘内。然后在距第 1 根针的穿刺点向外旁开 1～1.5cm 处为第 2 穿刺点,使第 2 根穿刺针与矢状面成 40°～50° 紧贴后关节外缘向同一椎间盘穿刺。2 根穿刺针尽量从椎间盘的不同层面进入,达到理想位置后注射臭氧。

双侧进针法是在病变椎间盘间隙水平距脊柱中线旁开 7～10cm 处为穿刺点,分别从患侧和健侧向突出的椎间盘穿刺进行臭氧注射。具体进针方法与传统侧后路注射法相同。

(4)经小关节内侧入路注射法:该方法一般在 CT 引导下更为安全。患者俯卧于 CT 扫描床上,腹部垫高,使腰椎生理前凸消失或稍后凸,行突出节段椎间盘常规 CT 扫描,确定椎间盘突出最明显的部位为穿刺平面,设计穿刺途径为侧后方,需要求黄韧带、神经根内侧间隙、突出物、椎间盘中央为一平面,必要时可倾斜机架角度选择最佳路径,退床至该层面,打开激光定位灯放置金属标志物后再次扫描,确认路径无误,选择穿刺点并测量穿刺路径的角度及深度,打开激光定位灯标记穿刺点。常规消毒铺巾,局部浸润麻醉,用 22G 带侧孔穿刺针在穿刺点根据设计的深度及角度沿小关节内侧缘进针,当针尖抵达黄韧带有坚韧感时,经 CT 扫描证实穿刺针尖位于黄韧带内,抽出针芯连接含 5ml 过滤空气的注射器,进针时给予注射器轻度压力,当针尖穿过黄韧带达硬膜外腔时,注射阻力骤减,停止进针,行 CT 扫描确认针尖位置无误并回抽无血液及脑脊液后,将注射器中气体注入 3～5ml,再次行 CT 扫描确认气体已将硬膜囊推至健侧,继续进针至盘内,经 CT 扫描确认无误后,用 5ml 注射器吸取浓度为 30～60μg/ml 臭氧,首先在椎间盘髓核腔内分次反复注射,经扫描观察盘内臭氧分布,直至臭氧在椎间盘内呈弥散状分布时,然后按照 CT 测量针尖至突出物中央的距离缓慢将针退到突出物中央,再次扫描确定针尖位置,缓慢注射臭氧 5ml。对于神经根增粗明显者将针尖退至侧隐窝,再次回抽无血液及脑脊液后,注入浓度为 30～40μg/ml 臭氧 5ml。退出穿刺针,用创可贴敷贴针眼,并用平板车送患者返回病房。

如果在 X 线透视下进行穿刺,应于距脊柱中线 1～1.5cm 的患侧相应椎间隙作为穿刺点,透视下沿该点垂直进针,紧贴小关节内侧缘进入侧隐窝,并注射 1～2ml 非离子型造影剂,证实针尖未刺破硬脊膜,注射适量空气将硬膜囊向健侧推移以扩大进针间隙,然后将针尖刺入椎间盘内。其他操作方法与在 CT 下相同。

(5)经小关节间隙入路注射法:该方法适用于 X 线正位片显示小关节间隙清晰或下关节突外缘可辨者。在 C 形臂透视下首先确定好小关节间隙在体表的投影作为穿刺点,一般距后正中线的距离为 1.5～2.2(1.8±0.6)cm。用 22G 带侧孔穿刺针经穿刺点快速刺入皮下,垂直进针至针尖下有韧感时即达小关节囊,继续进针进入小关节间隙,再继续进针遇到阻力时即为小关节囊前壁和黄韧带,边加压边进针,一旦阻力消失即进入侧隐窝。回抽无血液及脑脊液后,将注射器中气体注入 3～5ml,将硬膜囊推至健侧,继续进针至盘内。臭氧注射方法与经小关节内侧入路注射法相同。

(6)椎间盘内置管法:以 CT 引导下穿刺为例,患者俯卧在 CT 床上,腹部垫一软枕,CT 平行于椎间隙扫描,选取突出物最大层面,由椎间盘后中 1/3 点紧贴后关节前外缘引直线至患侧皮肤表面作为穿刺点,测量穿刺点至脊柱正中旁开距离,打开 CT 定位灯,在患者皮肤表面确定穿刺点,甲紫标记。常规消毒铺无菌洞巾,2％利多卡因局部麻醉,用加长硬膜外穿刺针刺入皮肤,针尖斜向椎间盘方向,与矢状面成 40°～60°进针,紧贴后关节外缘进入安全三角区,继续进针入病变椎间盘内,CT 平扫确认穿刺针针尖位于椎间盘后中 1/3 点,拔除穿刺针内针芯,用 5ml 一次性注射器分次抽取 60μg/ml 臭氧气体 5～15ml 注入椎间盘内,CT 扫描观察气体在椎间盘内的分布情况,然后由穿刺针置入带钢丝的多孔硬膜外导管,右手固定导管,左手缓慢撤出穿刺针,再次行 CT 扫描,确认带钢丝硬膜外导管在椎间盘内的正确位置后,拔除钢丝,由多孔硬膜外导管注入 30～60μg/ml 臭氧气体 5～15ml,CT 扫描椎间盘,比较前后 2 次臭氧分布情况,封闭硬膜外导管口,胶布固定导管,平车推送患者回病房。分别在第 4～7 天由多孔硬膜外导管注入臭氧气体 5～30ml,第 7 天注射臭氧气体后,拔除硬膜外导管,操作过程严格无菌操作,患者绝对卧床休息。

(7)弯套针旋转注射法

1)弯套针的构成:由一根直针和多根弯针组成,直针尖端呈弧形并向一侧开口,也可由 16 号 Tuohy 针替代;弯针较细,由弹性良好的不锈钢制成,可插入直针芯内,弯针比直针长 2.5cm,直行部分与直针等长,超出直针部分有 10°～50°不同角度的弯曲,当弯针进入直针时其弯曲的方向应与直针或 Tuohy 针的针尖的弧形方向一致。

2)注射方法:让患者俯卧于治疗床上,从椎间盘突出间隙的患侧旁开 6～10cm,在 CT 或者 C 形臂 X线机引导下将直针经安全三角区穿刺至椎间盘后外侧缘,当直针针尖抵住纤维环后,不刺破纤维环,再从直针中插入弯针,并将弯针前端超出直针的部分刺入椎间盘内,然后边注射 30～50μg/ml 臭氧边向后退针,当弯针退回到直针针尖位置时完成了对椎间盘第一个方向的注射,O_3 沿着弯针在盘内的穿刺路径弥散于椎间盘内。然后将直针旋转一定角度,再次将弯针刺入椎间盘,重复上述过程。如果在 CT 引导下,可根据 CT 扫描所显示的 O_3 在椎间盘内的分布情况,可以旋转到不同角度多次注射,直到 O_3 在椎间盘内的分布较理想或突出物明显缩小。如果在 C 形臂 X 线机引导下,一般每次旋转 90°,分 4 个方向注射即可。

如果要进行突出物内注射,可以选取合适弧度的弯针,使针尖进入突出物内注射。上述操作 O_3 总量一般不超过 30ml。对于根性症状严重的患者在盘内注射完毕后退出弯针,从直针中注入 40μg/ml 臭氧约10ml 至椎旁间隙。

5.术后处理 经皮腰椎间盘内臭氧气体注射术后患者应卧床休息 1d,并静脉滴注抗生素 3d 预防感染。一般主张术后患者应住院观察和治疗。临床症状较轻者也可回家休养,以卧床休息和口服维生素 B_1、维生素 B_6 等为主。症状较重者须用 20％甘露醇 250ml、地塞米松 5mg 及神经营养药静脉滴注 3d,必要时可给予镇痛药。出院后休息 2 周,并应按计划进行康复锻炼。6 个月内禁止负重及参加剧烈的体育活动。

经皮腰椎间盘 O_3 注射术后康复计划如下:

1.术后 1～3d 睡硬板床,绝对卧床休息 1d。平卧时双膝下垫一枕头使腰部充分休息。尽量减少活动范围,坐立、行走时宜加用护腰带。

2.4d 至 2 周 避免长时间坐立,一次坐立时间在 15min 之内。可进行轻微腰部伸展运动,严禁提举重物。

3.3～4 周 腰背及腹肌锻炼;步行锻炼,可根据情况爬一定坡度。游泳锻炼(每周 3 次,每次 15～

30min)。

4.4周至3个月 多数患者可恢复轻体力工作。

5.6个月 经循序渐进的腰背肌锻炼,部分患者可恢复重体力劳动。

(四)经皮穿刺椎间盘切除术

经皮穿刺椎间盘切除术(PN)是治疗腰椎间盘突出的一种介入疗法,从20世纪70年代后期起PN受到重视,逐渐在欧美以及日本各国开始使用,其后30余年与胶原酶化学髓核溶解术以及激光髓核气化法曾被各国普遍临床应用。

1.经皮穿刺椎间盘切除术的适应证

(1)主要指征:经皮穿刺椎间盘切除术的主要指征包括:①患者发病年龄<40岁。②CTD检查椎间盘的突出组织未穿破后纵韧带。③CT显示未有退变引起的椎管狭窄存在。④无神经根畸形。⑤肌力检查4级以上。⑥除严重急性症状外,非手术治疗3个月以上无效者。

选择40岁以下病例作为适应证与CT检查排除椎间盘退变引起的椎管狭窄也有一定的关联。通常在施行后路髓核摘除术时,可观察到约占70%的40岁以上患者存在由于关节病变引起的骨赘和黄韧带肥厚,这时病变神经根同时受到前方椎间盘突出组织和后方骨性或韧带组织的挤压,即通常所说的神经根狭窄性受压类型。PN的作用机制是通过减低椎间盘内压获得相对减压效果,对这种前后狭窄的难以达到改善神经根受压的目的。通过MRI矢状面显示也能诊断椎间孔的狭窄,这与CT检查有无侧隐窝狭窄同样重要。

通过CTD可以明确椎间盘突出物是否穿破后纵韧带,依据椎间盘内的造影剂向后侧椎管方向溢漏的流向和位置可以分为3种类型。①纤维环内渗漏:造影剂溢流未超越椎间盘纤维环的后缘;②纤维环外渗漏:造影剂溢流超越纤维环后缘流向椎管,但尚未到达硬膜囊后侧;③硬膜外渗漏:硬膜囊周围及后侧均可见到造影剂。纤维环内渗漏和纤维环外渗漏都判断为椎间盘突出物未穿破后纵韧带。比较术中所见实际椎间盘突出类型与CTD的对应关系,突出型相当于纤维环内渗漏,韧带下脱出型相当于纤维环外渗漏,经韧带脱出型和脱出游离型与硬膜外渗漏对应为主。从椎间盘突出类型来理解PN适应用于纤维环内渗漏和纤维环外渗漏比较容易,但即便是属于纤维环外渗漏的话,如椎间盘突出组织向上、下椎体后方移动较大(经韧带脱出游离)时,也不宜使用PN方法治疗。

然而也有报道指出,决不能仅根据影像上显示的椎间盘突出是否穿破后纵韧带来决定PN的适应证,因为在解剖上后纵韧带并非完全覆盖椎体和椎间盘的后侧,其在椎体部位窄细,并且在椎间盘的外侧结构疏松。但是在对椎间盘突出施行的CTD检查结果,约68%椎间盘突出先发生在后方中央部位,然后突出组织再逐渐移向左、右两侧,所以按照PN的降低椎间盘内压作用机制,椎间盘突出时是否有后纵韧带阻挡覆盖依然非常重要。

现在通过MRI检查表明椎间盘突出穿破后纵韧带后,主要为髓核成分的突出组织可在硬膜外腔被自然吸收,临床上在非手术治疗1年内常发生突出组织自行吸收的变化,对这些病例已无再行PN治疗的必要,因此决定使用PN治疗前正确诊断椎间盘突出是否穿破后纵韧带非常关键。

PN方法比较安全,对椎管内神经和血管组织无侵袭,但是当插入导管在经过椎间孔外侧部位时仍有盲目性,有可能因此损伤神经,尤其是当神经形态存在异常时。关于发生马尾神经根形态异常的比率各家报道不一,一般在0.4%~3%,随着MRI检查技术的进展,在其横断面、额状面上可以发现椎间孔外部位的神经根形态异常,但是确诊率尚较低,因此重要的是通过掌握椎管内马尾、神经根的异常来诊断椎间孔外的神经异常。如存在神经根分支异常、双重神经根等异常时,为安全起见应避免施行PN治疗方法。腰骶椎移行部有骨性形态异常时,也往往伴有神经走行异常,必须引起注意。PN操作中虽然要选择良好的插管位置,但是一旦患者诉说出现强烈的 F 肢痛或腰痛时,要考虑有神经根形态异常的可能。

对于肌力检查在 3 级以下的病例,手术探查结果绝大多数为神经根的绞窄压迫型,而且神经根与周围组织明显粘连并呈萎缩状态,在这种状况下 PN 治疗无效,治疗后大多需要再施行后路髓核摘除手术,因此,选择 PN 方法治疗时必须遵守肌力大于 4 级的原则。

关于采取 PN 治疗的时间,按照 1992 年制定的标准,定为从发病起经非手术治疗 6 个月无效者。但是实际上在临床往往由于疼痛治疗无效难以持久等待,而且考虑到经后纵韧带穿破的突出组织从发病 3 个月起即可开始被自然吸收的因素,现在改定非手术治疗时间为 3 个月,如届时仍无疗效则可采取 PN 方法治疗。

(2)次要指征:与后路髓核摘除术比较,PN 的治疗有效率相对较低,约为 75%,为了获得较为稳定的治疗结果并提高疗效,根据临床经验再进一步细化制定 3 项次要适应证:①当腰痛和下肢痛症状同时存在时以下肢痛为主;②CT 或 MRI 横断面显示为单侧压迫型;③椎间盘造影侧位像显示椎间盘髓核的母体和脱出部分之间的显影较粗大(提示突出组织与母体间分离较少)。符合第 3 项的病例在 PN 治疗后症状能够较早获得改善,病例的满意度较高。第 1 项的内容由于易受到患者主观因素的影响难以对治疗结果作出评价,但是在基本没有腰痛病例的治疗结果要优于有腰痛而下肢症状不明显的病例。同时符合 3 项次要指征和 6 项主要指征病例的 PN 治疗有效率可提高至 82%。

2.经皮穿刺椎间盘切除术操作　患者取侧卧位,患侧在上,腰部垫枕使腰椎凸向患侧。C 形臂 X 线机定位并标记,自后正中线沿标记线向患侧旁开 8～10cm 定点穿刺,第 5 腰椎～第 1 骶椎位 6～8cm。局部麻醉,穿刺针沿横向标记线平面,与躯干正中矢状面成 45°～60°方向进入。插入导针并保持固定,拔除穿刺针。以导针插入处为中心做 1cm 长的皮肤切口,沿着导针由细到粗依次旋入、置换套管,使套管顶端抵达纤维环。把持固定外套管后拔除内置的导针和其他导管,再经外套管插入环锯,旋转环锯切割纤维环。切割完纤维环后退出环锯,再插入髓核钳切除髓核组织,最后冲洗创口并缝合皮肤。

(五)经皮穿刺腰椎间盘激光减压术

1.适应证与禁忌证

(1)适应证

1)MRI、CT 等影像学检查确诊为腰椎间盘膨出或突出者。

2)经正规保守治疗至少 3 个月无效的患者。

3)临床根性疼痛及其他症状和体征与突出的椎间盘水平相一致者。

(2)禁忌证

1)经后纵韧带突出型及游离型腰离型腰椎间盘突出症患者。

2)存在其他相关骨关节疾病,如腰椎管狭窄、侧隐窝狭窄、椎间盘钙化、后纵韧带钙化、强直性脊柱炎、广泛性骨关节炎、腰椎小关节紊乱、腰椎滑脱、进展性退行性椎间盘病变等。

3)既往有该节段椎间盘手术史。

4)存在出血倾向、心功能不全等严重全身性疾病。

2.PLDD 手术过程

(1)术前准备

1)患者准备与 PLD 术前相同。若患者紧张可在术前使用镇静药。

2)术前进行 X 线平片、CT、MRI 等必要的影像学检查,选择适应证,排除禁忌证。

3)器械设备准备:激光器种类不同,调试方法也不尽相同,原则是保证正确的治疗功率输出。

4)穿刺针准备:采用脊柱穿刺针或 PTC 针。根据所用光纤直径选择穿刺针大小,一般 400μm 光纤用

18G 穿刺针,600μm 光纤用 16G 穿刺针,采用 15～16G 前端带有侧孔的穿刺针有利于术中排气。

(2)操作方法

1)体位:患者可取健侧卧位或俯卧位。

2)定位:术前应先根据 CT 或 MRI 测量定位,再采用 C 形臂 X 线机透视下确认目标椎间盘、椎体、椎弓根,确定最佳刺入点与刺入角度。也可直接采用 CT 定位,利用 CT 良好的空间分辨力和组织分辨力,可明确观察到目标椎间盘的椎体、神经根、邻近的肌肉、血管、腹部脏器等结构,精确测量穿刺距离和角度,使穿刺更为准确和安全。进针点一般在突出部位间隙水平向患侧后正中线旁 8～10cm 处。

3)穿刺:皮肤常规消毒铺巾后,在进针点处用 0.5%利多卡因局部浸润麻醉,将 16G 或 18G 穿刺针与躯干正中矢状面成 45°进针,在 C 形臂 X 线机透视下确认穿刺位置。穿刺针由上关节突前外缘、神经根下方穿破纤维环进入椎间盘内。在此过程中如患者有下肢放射性麻木或疼痛等异常感觉应重新调整穿刺针方向和角度,以防损伤神经根。穿刺针尖端应位于椎间盘髓核中央偏后外份 5～10mm。

4)插入光纤或置入套管及激光手具:抽出针芯,顺针道置入光纤,光纤尖端超过针尖 0.5cm,使光纤尖端恰好位于髓核中央。目前,随着内镜技术的发展使 PLDD 手术有了质的飞跃,医生可通过放大的显示器清楚地看到髓核组织和激光烧灼过程。最新的钬激光手具集照明探头、摄像探头、注水管道及激光光纤为一体。沿穿刺针植入套管,套管进入椎间隙 0.5～1.0cm 为宜。固定套管,再置入激光手具,其穿入不宜超出套管 1cm。

5)激光汽化切割(以钬激光为例):钬激光采用脉冲发射,汽化烧灼髓核组织。一般使用能量 2J,脉冲频率 10/s,功率 20W,总能量 10～15kJ。在治疗过程中可看到轻微烟雾冒出针管并闻及焦味。若患者胀痛明显则可用注射器经三通管抽取气体,以减低椎间盘内压力,也可采取延长脉冲间隔的方法。如果是在 CT 引导下穿刺手术,可以观察穿刺针的位置、光纤位置、盘内气体及空洞、椎间盘回纳情况等,并根据这些情况决定是否继续烧灼。如果在内镜下操作,烧灼切割时使激光手具前端与间盘组织接触,此时可感觉到有弹性活动的感觉。烧灼过程中要不断地调整激光的方向、角度及深度,直到监视器上可见烧灼的空洞不再有椎间盘组织回缩时,其洞穴直径为 0.7～1.0cm 为宜。手术中要不断用生理盐水冲洗,这样不仅及时冲走了椎间盘组织的碎屑,而且可降低术野温度,防止烧灼面积扩大。

6)减压完毕,拔出光纤,拔出穿刺针,皮肤用创可贴覆盖。也有学者在拔针前向穿刺部位注入地塞米松 5mg+1%利多卡因 1ml,以预防术后腰痛发生。

(3)术后处理

1)口服或静脉给予广谱抗生素预防感染。如有神经根刺激症状,可选用 20%甘露醇 250ml/d 及七叶皂苷钠针 20mg 加生理盐水 250ml 静脉滴注,每天 1 次,连续 3d。

2)腰椎佩戴腰围保护。

3)指导患者进行循序渐进的功能训练:术后第 1 天卧床休息;术后第 2～4 天每天进行 15～20min 短距离步行锻炼;术后第 5 天可正常活动;轻体力劳动者可于术后 1 周工作;术后 1 个月开始进行腰背肌训练。

4)在术后第 1、7 天及 1、3、6、12 个月进行随访。

(六)腰椎间盘显微外科切除术

腰椎间盘显微外科切除术具有切口小、对腰椎肌肉创伤小、容易分辨深在的结构、对神经结构牵拉损伤小以及可以在直视下工作等显著的优点,能够使瘢痕最小化且更快恢复劳动能力。随着显微外科技术的迅速发展,国内外采用显微外科技术椎间盘摘除的报道越来越多,有关这方面的治疗积累了不少经验。就用显微外科技术进行腰椎间盘摘除是为了尽可能减少创伤,最大限度保留脊柱的稳定性,减少神经损伤等并发症。

1.适应证和禁忌证

(1)适应证:腰椎间盘显微外科切除术经过众多专家多年的不懈探索和完善,已由 Williams 早期保留关节突关节并通常保留椎板的显微腰椎间盘切除方法发展到后来可切除某些骨性结构,甚至必要时进行棘突切除、全椎板切除等改良了的 Williams 腰椎间盘显微切除方法,故大多数学者认为该技术适合于几乎全部的传统腰椎间盘髓核摘除术的适应证,即使伴严重的腰椎管狭窄也可采取显微腰椎间盘切除术的方法。

1)传统的腰椎间盘突出手术的绝对指征

①马尾综合征:表现为大、小便功能障碍,鞍区感觉减退,双侧腿痛,多为脱出巨大的髓核对马尾形成压迫,应尽早手术。

②进行性神经功能障碍,下肢肌力减弱,应早期手术干预防止下肢力量的进一步减退,促进神经功能恢复正常。

2)相对指征

①急性神经根性压迫症状首次发病,经 3 个月保守治疗,症状不缓解,则应外科干预。

②保守治疗虽有效,但短期内反复的坐骨神经痛复发。

③下肢疼痛剧烈,严重影响工作、生活者。

(2)禁忌证:腰椎间盘显微外科切除术没有绝对的禁忌证,但由于应用显微外科技术行腰椎间盘摘除,手术暴露较局限,故下列情况应谨慎选择显微外科手术。

1)体型过度肥胖患者,因术野深在,显微镜焦距相对缩短,不便镜下操作,易造成神经损伤。

2)合并脊柱滑脱、不稳的腰椎间盘突出,或减压可能造成不稳,需要内固定稳定脊柱者。

3)多个椎间盘突出者,其椎管内病理变化复杂,显微外科处理困难。

4)诊断不能完全明确者,手术需椎管内探查。

5)凝血功能障碍者。

6)全身状况差,年老体弱或合并重要脏器功能障碍而不能耐受手术者。

2.术前准备　一般准备与传统外科手术相同。此外,为了尽量争取手术成功,腰椎间盘显微外科摘除术前必须详细地询问病史,进行体格检查及影像学检查,明确神经受压部位,相邻解剖关系以及是否合并移行椎等,对手术范围和方式进行详细的计划。

(1)X 线片:术前必须有比较清晰的前后位和侧位 X 线片以反映腰椎弯曲程度、椎间隙高度、脊椎关节病变程度、椎板间隙的大小和形状。由此预测是否有必要扩大椎板间隙,确定术中选择合适的椎间融合器。对于腰椎高度前突的患者,尤其在第 2 腰椎～第 1 骶椎,误入上一节段的危险性较高,术前一定要用穿刺针在透视下进行标记。

(2)CT 扫描:CT 扫描可以明确了解椎间盘与椎管的骨性变化以及椎管、神经根管横截面上的变化,更能从骨窗像上了解椎体骨性变化,确定选择不同大小的椎间融合器,同时可以二维或三维重建脊椎。对于不复杂的病例进行 CT 检查就已能满足术前准备的需要。

(3)MRI 扫描:MRI 成像已成腰椎间盘突出诊断的标准手段。MRI 扫描不仅可以明确反映突出椎间盘的大小、形态、部位等基础病变影像,还可以反映椎间小关节形状和大小、黄韧带的厚度和形状、侧隐窝和椎管的容积,也可以反映硬膜外脂肪、脊髓神经及硬膜外静脉系统的情况。

(4)椎管造影术或椎间盘造影术:脊髓造影由于对偏外侧的椎间盘突出、侧隐窝狭窄等不能显示,因此可能遗漏重要的病理改变,如手术时未能同时处理,必将影响手术效果。所以对于多数病例不必常规行椎管造影术或椎间盘造影术检查。

(5)其他:要特别重视对病史、体征及影像学表现进行综合分析,做好充分的术前计划。

1)要精确判断突出椎间盘的性质及分类。需要手术切除的椎间盘是否完整;是否经韧带下向硬膜外凸起;游离的椎间盘碎片位于后纵韧带之下还是超过了后纵韧带;脱出的椎间盘所处的椎间隙;椎间盘脱出是向头端还是尾端;脱出椎间盘的大小甚至成分等。这些问题手术医生在术前均应明确。

2)对于位于中央、旁中央型(在中线与椎弓根内侧缘之间)、或椎间孔内型(在椎弓根的内侧和外侧缘之间)的椎间盘突出,需从距脊柱棘突向患侧旁开 0.5cm 的旁正中线经椎板间开窗入路进行手术;对于椎间孔外型椎间盘突出,应从距中线向患侧旁开 3～5cm 处切口,从椎旁后外侧经肌肉入路到达椎间孔外侧进行手术;对于椎间孔内和孔外联合椎间盘脱出,则建议采用旁正中一椎板间入路与后外侧椎间孔外入路联合进行。

3)术前应标明椎间盘脱出的范围并计划好手术入路的扩大情况。如脱出物位于椎间隙的头端时应增加椎板切除量,扩大开窗;侧隐窝脱出时应扩大关节下减压。

4)仔细阅读 MRI 以确认椎间盘脱出是否位于神经根腋部,如果是腋下型椎间盘突出,要从神经根外侧进入椎间盘显得非常困难。

5)如果是复发型腰椎间盘突出症患者,则应明确瘢痕组织的大小以及保留的椎板、小关节等骨性结构的多少,因为这些骨性结构是复发性椎间盘突出症显微外科分离时的唯一可靠标志。

3.手术方法

(1)旁正中椎板间入路

1)麻醉:根据手术者的习惯选择气管内插管全身麻醉、持续硬膜外麻醉或局部麻醉。

2)体位:通常可采用胸-膝俯卧位或常规俯卧位中的一种,原则是避免压迫腹腔引起腹压增高,椎管内静脉丛充血,造成术中出血增加和影响椎管内的显微镜下分离。

①胸膝俯卧位:髋关节和膝关节弯曲 90°,保证下肢静脉回流,减少下肢深静脉血栓形成的危险性。患者的支撑点在膝、臀和胸部,这些部位均需用气垫或凝胶软垫加以保护,以防压疮形成。适当倾斜手术台后部,减少或完全代偿腰椎前凸,这不仅可以扩大椎管体积还可以张开椎间隙。患者腹部必须悬空,避免受压,胸廓下垫软垫。头面前额部垫软圈,防止眼、鼻、下颌受压损伤。两上臂外展屈肘 90°并检查手臂有无过度外展及腋窝是否受压,以防臂丛损伤。

②常规俯卧位:患者前胸和髂嵴部各垫软垫 1 个,使腹部悬空,前胸软垫不得太靠前,以防压迫气管影响两肺通气。两髂嵴垫枕不能太靠中线以防腹部压迫影响静脉回流,增加术中出血,前额部垫软圈,防止眼、鼻及下颌受压,导致失明或压迫性溃疡。两前臂不得过于外展以防臂丛损伤。手术台折刀位,以增加椎板间隙张开度,减少腰椎前凸。

3)定位:首先在 C 形臂 X 线机透视下确定椎间盘突出间隙在后腰部皮肤上的投影并做好标记。然后皮肤常规消毒,将穿刺针与棘突平行刺入病变椎间隙作为标记,注意椎板间隙略低于此标记。穿刺针最好从手术入路的对侧刺入,以避免皮下和肌肉血肿妨碍手术入路的分离。

4)切口:以病变椎间盘为中心,从正中向患侧旁开 1cm 处做纵行切口,长 2.5～4cm。对不太胖的患者,中线旁做 2cm 的皮肤切口即可。为减少出血及良好止血,从皮下至骶棘肌腱于棘突上的附着均应用电刀切割。

5)暴露椎板及棘间孔:为了保留棘上、棘间韧带,于中线旁 1cm 处切开腰背筋膜,注意保留棘上、棘间韧带的完整,将骶棘肌从棘突、椎板上骨膜下钝性分离,直至关节突内侧充分暴露。先用鞍形拉钩将外侧骶棘肌拉开,随即插入半圆形双面撑开器,上下扩大创口后用骶棘肌辅助撑开器将骶棘肌向外撑开暴露整个椎板间隙,并校正显微镜。

6)暴露切除椎间盘:用 45°显微椎板咬骨钳咬除上位椎板下缘,用直骨刀凿除下关节突内侧部分骨质,然后再用显微椎板咬骨钳咬除上关节突内侧份,以扩大椎板间隙。在第 5 腰椎～第 1 骶椎椎间盘突出,一般不需咬除骨性组织或只需咬除第 5 腰椎椎板下缘少许骨组织,切除黄韧带即可暴露第 5 腰椎～第 1 骶椎。椎间盘。第 4～5 腰椎椎间盘突出时需咬第 4 腰椎下 1/3 椎板始能暴露腰椎间盘。韧带切除用血管钳钳夹并提取黄韧带,用尖刀切开,用椎板咬骨钳咬除。暴露椎间盘并摘除髓核,将神经根轻轻移向内侧,即可见突出的椎间盘。置入神经拉钩,纤维环于放大镜下有时可见小裂孔。置入显微髓核钳夹出退变的髓核组织。如椎间盘突出处纤维环或后纵韧带无裂口,可用尖刀切一小孔,将退变的髓核夹出。除非髓核已游离,一般仅取出同侧后 1/4 象限内的髓核。尽量避免于纤维环上行大切口或广泛切除纤维环,尽量避免损伤软骨板。常规检查神经根周围有无合并狭窄等病变,如有上述病变应予相应处理。硬膜及神经根表面用从切口处切取相应大小的游离脂肪片覆盖。

暴露切除椎间盘过程中应注意如下几点。

①手术切口必须以病变的椎间盘为中心,而椎间盘并不总是与椎板间隙相对应。腰椎间盘间隙与腰椎板间隙的关系是:随着腰椎向近端移行上位椎板对椎间隙的覆盖越来越多。第 5 腰椎～第 1 骶椎椎间盘与第 5 腰椎～第 1 骶椎椎板间隙上缘、第 4～5 腰椎椎间盘与第 4 腰椎椎板下缘、第 3～4 腰椎椎间盘与第 3 腰椎椎板中下 1/3 交界分别对应。所以要注意不同间隙的椎间盘突出需要切除的上位椎板的量不同,越高的椎间盘突出需要咬除更多的上位椎体的椎板才能暴露出相应的椎间隙。

②在插入扩张器牵拉椎板间隙肌肉,应旋转 90°朝向助手打开,注意不要过度牵拉,以避免皮肤坏死。并使椎板间窗、黄韧带和上位椎板的下部处于视野中央。

③切开黄韧带时注意勿刺破硬脊膜。

④在显露神经根时,最好在 6 点位置开始显露,切除上位相邻椎骨的下关节突内侧部分,咬骨钳应始终保持与神经根走向平行使用,否则有硬膜撕破的可能。上位椎板的下缘和外侧缘可广泛切除,但必须不能切除小关节之间的峡部。如果上位椎板切除范围超过 10mm,造成峡部区域破坏的危险性将增加。

⑤尽量保留硬膜外脂肪。如遇硬膜外静脉尽量予以保留。如有硬膜外静脉丛出血,严禁用单极电凝止血,也尽量少用双极电凝止血,应用双极电凝止血时注意保护神经根勿使受损。硬膜外最好的止血方式是暂时用吸收性明胶海绵或氧化纤维素填塞,注入冷盐水,等待 1～2min 出血即可停止,然后仔细除去吸收性明胶海绵或氧化纤维素等止血药。但由于脆性的硬膜外静脉常与止血药粘在一起,所以在除去止血药时很可能导致再次出血,如果在去除的时候持续注入盐水可松动粘连,以避免出血。

⑥进行神经根减压和纤维环切开时,必须找到神经根的外侧缘并将其牵向内侧。如果术中神经根寻找失败可能有以下几种可能:腋下型椎间盘突出将神经根挤到外侧;没有把上关节突内侧骨赘全部咬除;神经根粘连;解剖变异。在没有找到神经根之前最好不要使用尖锐的器械。寻找神经根的关键就是要明确椎弓根的位置。第 3 腰椎及第 4 腰椎神经根皆自相应的椎体上 1/3 或中 1/3 水平出硬膜囊紧贴椎弓根入椎间孔。第 5 腰椎神经根自第 4～5 腰椎椎间盘水平或其上缘出硬膜囊向外下走行越过第 5 腰椎椎体后上部绕椎弓根入第 5 腰椎～第 1 骶椎椎间孔。第 1 骶椎神经根发自第 5 腰椎～第 1 骶椎椎间盘的上缘或第 4 腰椎椎体下 1/3 水平,向下外走行越过第 5 腰椎～第 1 骶椎椎间盘的外 1/3,绕第 1 骶椎椎弓根入第 1 骶后孔。如髓核突出于神经根内侧,不宜过度牵拉神经根,以免发生神经根牵拉性损伤。可于神经根内侧摘除髓核。

⑦硬膜外瘢痕组织增生,是手术分离神经根的最大障碍,瘢痕组织分离和切除必须从正常硬膜外逐渐向上或向下仔细而小心地分离,不得动作粗暴,以免损伤神经根或硬膜。

7)闭合伤口。用庆大霉素盐水彻底冲洗整个伤口,特别是椎间隙。用可吸收缝线逐层关闭伤口,2-0线缝合筋膜,3-0线缝合皮下组织,1-0线缝合皮肤。无菌纱布覆盖伤口。

闭合伤口前应注意以下几点。

①必须仔细止血,但不能将吸收性明胶海绵或其他止血药留在椎管内。

②用显微外科分离法分离硬膜外脂肪组织,并将其覆盖脊神经以消除硬膜外纤维粘连的可能。

③为防止在缝合时血液从椎旁肌流入椎管中,可以在用可吸收线缝合筋膜时在椎管中放入两个神经拭子,在缝合最后一针前取出神经拭子。

(2)后外侧椎间孔入路

1)麻醉:最好选择气管内插管、全身麻醉。也可选择持续硬膜外麻醉。

2)体位:可根据手术者的习惯选取膝胸位、跪卧位或俯卧位置一支架支撑位。注意使腹部悬空,以减轻静脉充血并使横突间间隙张开,便于手术时达到椎间孔的外口。

3)定位:皮肤切口定位应在C形臂X光机透视下定位。首先在标准侧位透视下,将细金属直条沿突出椎间盘所在椎间隙的下缘垂直置于患者身体侧面皮肤处,然后将一直尺与细金属条垂直相交紧贴患者腰后部皮肤放好,用甲紫沿直尺在皮肤上画一条水平直线A线。再将C形臂X线机调至后前位投影,将细金属条沿突出间隙的上位横突下缘水平放置于腰后部皮肤并沿此金属条画一条平行于A线的直线B。然后沿脊柱中轴的棘突连线画一条与A、B线垂直相交的C线,再沿病变椎间隙患侧的上或下位椎弓根的外缘画一条平行于C线的D线。D线与A线和B线分别交于E、F两点,EF线段之间的距离即为皮肤切口,一般旁开3~4cm,长亦为3~4cm。

4)分离软组织:沿上述标记好的切口定位切开皮下组织和腰背筋膜的后层,纵行切开竖脊肌腱膜,用示指沿多裂肌和最长肌之间钝性分离。如果不能触及这一纤维性分隔,就向下方分离肌肉直至横突外侧末端,这样就暴露了横突的中1/3部分。

5)暴露手术野:将扩张器-拉钩插入肌间牵开,将扩张器尖部支撑在横突上,从而暴露手术野上下界,即暴露上位横突下半部与下位横突上半部。而关节突间部分的外表面和横突末端分别代表手术野中间界和外侧界。此时应做侧位X线透视进一步核实椎间隙是否正确。如果是第5腰椎~第1骶椎椎间盘突出,侧位透视还可以确定需要切除多少骨质才能进入椎间孔外口。

6)显微减压:将手术床倾斜15°~20°,使手术通道与显微镜的视角一致,以便可以更好地观察椎弓根的外侧区域。除第5腰椎~第1骶椎,椎间盘突出外,一般无需切除骨质,但如果小关节有过度增生可以切除骨赘。切开横突间肌肉的中间部分,并将其牵向外侧,从而暴露横突间韧带,切开横突间韧带即可看到包绕神经根的脂肪。避免过度牵拉背根神经节,以免术后出现烧灼痛。对腰动脉的分支应尽量保护并仔细分离,如果并行的静脉有碍摘除椎间孔碎片,可以对其烧灼。通常情况下神经根和神经节被非常游离的椎间盘碎片推向外侧和头侧,只需要单纯摘除碎片。但如果纤维环已完全破裂,清理椎间隙的髓核以防从破裂口再突出。为了彻底清理椎间孔内的突出物碎片,需用双角度钝性拉钩对神经根管探查,探查后可用浸泡类固醇的凝胶海绵覆盖神经。

7)关闭伤口:将伤口逐层关闭,可以视情况选择性放置或不放置引流,肌肉无需缝合,筋膜和腱膜用可吸收线缝合。

4.术后处理

(1)术后严密观察生命体征及双下肢运动、感觉和括约肌情况。

(2)手术前1d和手术后均要用广谱抗生素以预防感染。

(3)术后第1天开始进行等长肌肉练习,指导患者随意自由活动。只要不引起或加重下腰部疼痛或坐骨神经痛,可以让患者起床活动。

(4)6周后可以恢复工作。

5.并发症防治　显微外科技术椎间盘切除术的并发症与传统开放性手术并发症相似,但比传统手术的发生率要低得多。据文献报道,显微外科椎间盘切除术并发症总体发生率为1.5%~15.8%,平均7.8%;与非显微外科椎间盘摘除术相比,术后发生严重并发症的概率明显减低,术后发生脊椎关节炎的概率也较低。据1986年的一项研究报道平均为0.8%(对比常规手术为2.8%)。

(1)定位错误:由于术前X线透视时没有准确安置好体位或X线机位置,体表投影与切口不符合,导致间隙定位错误。所以要高度重视体表定位,透视时应注意在标准的正侧位下进行;尤其是第5腰椎~第1骶椎间隙解剖结构发生腰椎骶化、骶椎腰化等变异时,易引起定位错误。

(2)神经根损伤:特别在侧隐窝狭窄的扩大手术,在切除小关节突内侧骨赘时,采用枪式咬骨钳扩大易导致神经根损伤。在黄韧带相当肥厚时做切除也易损伤神经根。在接近神经根的部位切除骨质时应采用高速磨钻切除,且一定要握牢握稳,不能用力过猛。

(3)术中硬膜外出血:当椎管内减压时,有时产生脊膜外出血难以止血。主要原因是腹部压力增高,硬膜外静脉丛淤血,减压时易撕破静脉丛,或电凝后的硬膜外静脉电凝结痂脱落继之出血。由于硬膜外静脉丛壁薄,交通支无静脉瓣,出血量大,暂时性止血后易产生再出血。长时间俯卧位,手术干扰内环境,以及腹压增高,均可导硬膜外出血。硬膜外出血的最佳处理方法是用吸收性明胶海绵或氧化纤维素填塞加冷盐水灌注。

(4)腹膜后血管或肠管损伤:如果手术中髓核钳等工具插入椎间盘时位置过深,透穿前方或侧方纤维环及前纵韧带而将血管或肠管误认为髓核摘除,将会引发严重后果。一旦损伤,必须紧急仔细进行修补,必要时应施行传统切口,进行血管修复。预防腹膜后脏器损伤最可靠的措施是在C形臂X线机的侧位透视下将髓核钳插入椎间隙内进行钳夹,通过透视确定髓核钳头的位置,并标记好髓核钳插入的安全深度。钳夹时应禁止粗暴撕拉。

(5)术中硬脊膜撕裂:体位不正确,腹部受压,脑脊液压力增高,硬脊膜处于紧张饱满状态,硬膜外严重粘连,分离时动作粗暴,器械划伤或夹伤等均可能导致硬脊膜撕裂。特别是椎管狭窄减压术中容易出现此并发症,导致假性脑膜炎或脑脊液漏,其发生率13%。一旦硬脊膜被撕破,减压完成后应在显微镜下进行修补,一般采用8-0~10-0无损伤缝线修补。

(6)术后脑脊液漏:锐利的骨片刺伤、手术操作时的损伤未正确修补,术中未观察到的硬膜损伤等多种原因均可导致脑脊液漏发生。临床表现为术后患者有恶心、呕吐、头晕和头痛等症状,有些在创口处有澄清脑脊液溢出或引流管引流出澄清液体。多数患者采取头低足高位卧床休息,局部加压2~3d可以停止漏液。如果仍有渗液则需做创口外深缝合或拆开创口做深部组织缝合。如果仍有脑脊液漏则需做另处脊膜下穿刺置细软的引流管引流脑脊液,待创口漏液完全消失后,再拆除置放的引流管。

(7)深静脉血栓:如果术后患者出现下肢肿胀疼痛伴有不明原因的发热及白细胞计数增高应注意可能有深静脉血栓,应进行超声检查或肢体深静脉造影进一步明确诊断。血栓多发生于股静脉、髂股静脉或腘静脉,产生原因与术中长时间牵拉或压迫血管有关。此并发症重在预防,应经常测量肢体围径,观察有无肿胀,及时行血流动力学检查,鼓励患者积极活动肢体,肝素有预防血栓形成的作用。一旦血栓形成应禁止剧烈活动,以防血栓脱落引起脑梗死而致猝死。并应用尿激酶、双嘧达莫、阿司匹林或右旋糖酐静脉滴注,肢体肿胀一般可在2~3周消退。

(8)椎间隙感染:在显微外科手术中,很少发生椎间隙感染。这是一种深部的亚急性或慢性感染。

(9)马尾综合征:术中电凝损伤马尾神经或脊髓血供,或术中过度牵拉马尾神经等,术后应用干扰凝血的药物(非甾体消炎药、阿司匹林、肝素等)、血肿等均或导致马尾神经损伤。主要表现为急性尿潴留伴有鞍区麻痹、严重坐骨神经痛、下肢无力以及腿和足部的感觉障碍。检查生殖器官感觉和直肠括约肌的收缩功能对诊断马尾综合征具有重要意义。对马尾综合征应按急诊处理,一般均需在24h内进行手术探查。探查前需做 MRI、脊髓造影等影像学诊断,同时可酌情选用大剂量皮质类固醇与脊髓损伤同等处理。

(10)继发性蛛网膜炎:继发性蛛网膜炎是指覆盖脊髓或马尾表面的软脑膜炎症,产生炎症的主要原因是蛛网膜下腔出血,手术后的感染及脊髓造影等因素,多属医源性。轻微的蛛网膜炎没有临床症状,严重的可出现背痛和腿痛,个别病例可出现痉挛性瘫痪。MRI 检查、腰椎穿刺脑脊液检查对该病有诊断意义。继发性蛛网膜炎的治疗仍以保守疗法为主,如胎盘组织液、α-糜蛋白酶、胰蛋白酶应用,消除粘连物。椎管内推注消毒氧气 40~60ml 有一定疗效。消炎镇痛药物及中草药治疗亦有效果。对非手术治疗无效且症状加重者可行手术治疗,其方法有根性减压、松解粘连。该病预后一般较好,化脓性感染或全椎管蛛网膜下广泛粘连引起瘫痪可致死亡。

(11)相邻椎节不稳:如果后路腰椎手术广泛切除椎板、破坏小关节或对退变性椎体滑脱进行减压而又没有进行有效融合和内固定,术后相邻椎节或手术椎节相应产生生物力学上的不稳定,后关节及椎间关节受力不均匀,相邻椎节退变增快,可产生不稳。所以手术时应尽量减少椎板、小关节突关节的切除,对不稳的椎节除摘除椎间盘还应做椎间融合,但尽量避免多节段椎间融合。

Caspar 报道术后效果满意者为 92%,术后感染率为 2.0%。通过应用显微外科技术对 354 例腰椎间盘突出症患者施行手术,有效率达 98%。其优点是:手术切口小,出血少,脊柱稳定性不受影响,术后恢复快。

(七)手术治疗

1.手术治疗的原则

(1)根据突出类型和位置选择术式:腰椎间盘突出在临床上分为椎体内型、突出型、脱出型和游离型,但是从选择手术方式的角度出发,尚需要结合考虑在横断面上椎间盘突出组织所在的位置。在横断面上突出组织所在位置分为:①正中型;②旁正中型,突出组织位于神经根分叉或神经根的下方;③后侧方型,突出组织位于神经根的后侧方;④椎间孔内型,突出组织位于椎间孔的内侧;⑤椎间孔外型,突出组织位于椎间孔的外侧;⑥椎体内型;⑦前侧型,突出组织突向椎体前方。椎间盘突出的椎体内型(即具有病理性意义的施莫尔结节)和前侧型可加速促进与年龄不相符的椎间盘变性而导致腰痛,但基本上不会由于突出物造成神经根或脊髓受压变形。

椎间盘突出手术治疗的基本理念向来都是以摘除突出组织、解除神经根压迫变形为目的,当然采取的手术进路要根据突出组织所在的具体位置做出相应的改变,进而涉及对椎间盘变性的病理、病变状态、形态学、生化学、生物力学以及生理学等各方面知识的理解掌握,同时考虑到对椎节运动单位的影响,采取多样化最适宜的手术方式。

腰椎间盘突出的手术大致分为后路法和前路法。后路法最大的优点在于能直视突出物和神经根等神经要素,适宜于椎管内的椎间盘突出(后方突出),用于突出、脱出和游离各型,后路法是大多数椎间盘突出的基本术式。但是后路法的缺点在于:①椎管外的突出切除困难;②对神经组织有侵袭;③髓核(突出组织)摘除不完全可能引起复发;④术后硬膜外形成血肿或瘢痕粘连;⑤可能损伤腹部大血管、肠管;⑥可能损伤或影响后方支持结构。②~⑥点的问题有待通过提高操作技能得以克服。

与上相反,前路法能够切除在横断面上通过后路不能摘除的突出物。除此以外,尚能在不侵袭神经组织的前提下完全切除椎间盘,并且施行椎体间融合固定后,一般不会发生椎管狭窄,可使局部保持永久性稳定,这是前路法的重要特点。如果将椎间盘突出理解为是在椎间盘变性的病理基础上导致的一种疾病的话,那么由前路施行椎间盘切除并做椎体间融合固定非常符合逻辑。但是该方法并非适用于所有向后方突出的类型,对伴有软骨板后移的青少年椎间盘突出、游离移位的突出以及向硬膜内脱出等类型不宜使用前路手术方法。另外,第 5 腰椎～第 1 骶椎椎间的展开具有技术难度,需要加以训练掌握。

(2)根据突出局部病态选择术式:简单地以突出物的形态、与神经根相互位置关系来认知、解析椎间盘后方突出的局部病态及其产生症状的机制是不全面的,造成神经根受压变形最终还是与椎管尤其是空间有限的侧隐窝有关,并且作为脊椎的运动单位,从横断面上看椎管是个形态不断发生变化的空间。就治疗学的角度而言,椎间盘突出的局部病态一般分为以下 4 种形式。

形式 A 是椎间盘突出物造成神经根的单方向压迫,对神经根来说,椎间盘突出物是来自前方的压迫因素,临床上通常见于少年至青壮年时期的典型的椎间盘突出。

形式 B 多见于老年患者的椎间盘突出,由于年龄老化,脊柱发生退行性增生变化,关节突关节和椎板等骨组织变性肥大、黄韧带肥厚隆起引起椎管侧隐窝狭窄,神经根同时受到前方的椎间盘突出组织和以上退变产生的后方压迫因素的对向挤压。

形式 C 是椎间盘突出同时伴有椎间运动单位的不稳定,对此治疗原则宜施行脊椎融合固定手术。

形式 D 是指后方压迫和脊椎不稳定两种因素同时存在的椎间盘突出。

形式 A 最为常见,以突出型和脱出型居多,突出组织直接位于神经根下位,从前向后造成神经根压迫变形,临床特点是直腿抬高试验阳性,出现神经根刺激症状,治疗原则是摘除突出组织和髓核。形式 B 神经根被前、后挤压呈扁平形状,几乎均见于中老年患者,如有髓核脱出移位可造成更广范围的神经根挤压。临床表现为下肢放射痛和神经功能障碍,除外尚出现间歇性跛行。因此手术治疗至少要施行后路开窗减压或椎板切除减压,但一般不适宜使用前路方法。形式 C 是形式 A 合并有脊椎节段性不稳,神经根遭受前方的压迫变形,并且常受到动态刺激,除了由于运动节段不稳引起椎间盘源性疼痛(主要是窦椎神经所支配范围的疼痛感受)外,也有来自关节突关节囊的刺激。除了诉说椎间盘突出特有的下肢放射痛外,主要表现在躯体运动、劳作诱发腰痛或者明显腰部僵硬。治疗原则为合并施行脊椎固定手术。形式 D 多为退变性腰椎管狭窄、脊椎变性滑脱和椎间盘突出数种病变同时合并存在,原则上考虑在椎板切除减压或开窗减压的基础上加以脊椎固定手术,但是对>65 岁的老年患者,必须充分考虑具体的年龄、机体活动能力和强度、主观意愿以及全身状况来决定手术方法和大小。总之,根据以上所述突出部位的病变状态(归属于哪种形式)作为采取手术治疗的基准。

(3)临床症状和手术应用:腰椎间盘突出的发病初期多以腰痛为主,不久随病程延伸出现下肢痛(放射痛、下肢麻木、感觉异常)等神经根刺激症状,演变成典型的椎间盘突出表现。

手术疗法以经过一定期间的非手术治疗无效,仍有疼痛等症状者为对象,务必遵守这个原则,但是疼痛持续难忍、明显活动限制、出现下肢运动麻痹以及排尿障碍者则作为手术的绝对指征。然而,有时在慢性病变过程中逐渐发生下肢肌群的明显弛缓型麻痹,特别是下垂足,到这时下肢痛的主观不适往往有所减轻,即便是这种情况也作为手术治疗的绝对适应证,而手术的目的与患者的病痛无关。

2.手术方法

(1)后路髓核摘除术:早在 1939 年神经外科医师 Love 发表了摘除椎间盘突出的开窗手术,因此又称之为 Love 法。Love 法最初的方法是仅切除椎板间的黄韧带,完全不涉及椎板以保持脊椎骨性结构的完整性。以后 Love 又认为拘泥于黄韧带的切除并无必要,并对手术方式进行了改良,采取在必要时一并切除部分椎板的做法。迄今,Love 法已成为腰椎间盘突出后路手术的主流方法。

Love 法手术特点是侵袭性较小,但是这并不意味强调局限于黄韧带的切除,如果必要的话也可以合并切除单侧的一部分椎板,即通常的开窗术。然而,单侧的部分椎板切除范围不涉及关节突关节,以不减弱脊柱的力学结构为原则,而如必须施行侧隐窝彻底减压时可消除关节突关节的内侧缘。针对腰椎间盘突出的 Love 手术方法在临床上最为普及应用,并取得优良的疗效,但是术后因该手术方式引起疗效不佳而再次手术的病例也时有发生,必须谨慎选择病例,掌握操作技巧。

腰椎间盘突出经后路施行髓核摘除手术时,在突出的椎间盘组织摘除后宜进一步将髓核钳插入椎间盘腔内,插入 5mm 以上的深度,尽可能地摘除大量的髓核,称之为髓核摘除术,而平林等主张尽量努力将突出的组织整块取出,如果完整取出有困难则不必强求,髓核钳插入也不宜过深,一般<5mm 深度,最大限度地保留残存的髓核和纤维环,这种方法称为突出物摘除术。

(2)腰椎后侧方固定术:腰椎后侧方固定手术主要存在骨融合率的问题,并且为了达到骨融合需要卧床制动,躯干石膏固定以及硬性腰围外固定,术后处理较为复杂。为此,现在常在植骨同时合并施行脊柱器械内植物固定,以减少植骨不能融合失败的比例和骨融合所需要的制动措施和时间。

(3)后路腰椎椎体间融合术:后路腰椎椎体间融合术(PLIF)是对神经组织进行全方位减压,同时施行椎体间融合固定的较受推崇的手术方法,适用于需要固定的所有腰骶椎退行性疾病,其中对于腰椎间盘突出症则有进一步的适应指征。随着现在各种椎间融合器、脊椎器械内固定的迅速开发应用,明显降低了PLIF 手术时间和术后并发症,有效提高了手术疗效。

(4)前路固定术:一般而言,前路固定术适用于以椎间盘变性严重、椎体间不稳定为主要病因且伴有腰痛的病例,对于腰椎间盘突出,适用于椎间不稳、伴有椎体边缘损伤、腰椎后路手术后需要再次手术以及中央型巨大突出的病例。手术与否必须综合考虑到患者的全身状况、年龄、所处的社会情况等各种因素,通常应用于以腰痛为主诉的重体力劳动者(如运输、建筑、制造业),多从事弯腰姿势作业,腰部载荷较大的职业。

前路固定手术不适用于多节段障碍、后方因素为主的椎管狭窄以及游离脱出型的腰椎间盘突出的病例。

前路固定术还可根据具体手术进路分为腹膜外进路和经腹进路 2 种方法。腹膜外进路皮肤切开可有斜切口或侧切口 2 种,也有从腹部正中切口的腹膜外进路,但腹膜在正中部较薄,剥离困难,通常多采取斜切口。腹膜外进路的切口高度相当于第 4~5 腰椎椎间或略微向上一些的平面较适宜。经腹进路切口则选择相当于第 5 腰椎~第 1 骶椎椎间平面为妥,尤其是在第 5 腰椎滑脱时可直接扩大术野。

前路固定术的优点在于不损伤腰背肌,也不侵袭椎管内神经组织,可切除椎间盘,增大椎体的间隙,随着水平、垂直方向的减压能够施行强固的椎体间融合固定,能较好地改善包含腰痛在内的症状,长期疗效稳定。缺点在于对腹部脏器、大血管的处理颇为繁琐,手术侵袭较大,术后处置时间长。尚可发生特有的并发症,如在男性病例可由于上腹下神经丛损伤引起性功能障碍,下肢血栓性静脉炎以及经腹膜进路导致的肠梗阻等,还可由于交感神经干损伤引起下肢皮肤温度的升高(较少见)。

(李锦华)

第五节　腰椎椎管狭窄症

一、概论

腰椎管为一骨性纤维性管道,其内容纳脊髓、神经根及马尾。因各种原因发生骨性或纤维性结构异常,可导致一处或多处椎管狭窄,压迫上述内容物引起症状,即为椎管狭窄症。向椎管内的突出物除椎间盘外,结构性的突出物还有骨化或钙化的后纵韧带、增厚的黄韧带、增厚的椎板、关节突骨质增生、椎体后缘骨质增生等,而这些又常继发于椎间盘退变或外伤性因素。

早在 1802 年,法国的解剖学家 Antoine Portal 通过尸解发现脊柱畸形可以产生一节或者多节椎体相应的椎管狭窄,压迫椎管内结构;1910 年 Sumita 报道了软骨发育不良引起的椎管狭窄;1937 年 Parker 报道黄韧带肥厚产生的狭窄;1945 年和 1947 年,Sarpyener 报道先天性生长障碍及畸形导致的婴儿椎管狭窄。但真正讨论此症还是丹麦医生 Verbiest 在 1949 年开始用"椎管狭窄症"即椎管梗阻来命名此症,而未用"narrowing"命名。1954 年,荷兰神经外科医师 Henk 系统研究了椎管狭窄症并将椎管狭窄定义为:椎管、神经根管或者神经孔的狭窄。除发育性椎管狭窄外,其他因素也可以造成椎管狭窄,并首先对其引起的双下肢神经根性疼痛、小腿感觉障碍与肌力减退、神经性间歇性跛行进行了描述,使人们对腰椎管狭窄症有了真正意义上的认识。1972 年,Epstein 认为椎管狭窄可以分为发育性或者退变性,后者更常见,并详尽地报道了继发于创伤或者退行性改变的关节突对神经根的卡压征(称为上关节突综合征),对侧隐窝的定义、解剖结构、发病机制做了介绍。至此,腰椎管狭窄症(LSS)从腰椎疾患中分离出来,作为一种独立的疾病。

本病的现代概念是由各种原因引起的骨质增生或者纤维组织增生肥厚,导致椎管或者神经根管的矢状径较正常者狭窄,刺激或者压迫由此通过的脊神经根或者马尾神经引起的一系列临床症状,但不包括单纯椎间盘突出、感染或者新生物所致的椎管内占位性病变所引起的狭窄。

退变性腰椎管狭窄症是腰椎椎管、神经根管侧隐窝或者椎间孔因退行性改变,导致骨性或者纤维结构形态和容积异常,单一平面或者多平面的一处或者多处管腔内径狭窄,引起神经根、马尾及血管受压出现临床症状。与传统概念相比,现代概念强调以下三个方面:①神经根管(包括侧隐窝)狭窄的概念;②构成椎管的软组织在病程变化中的作用和神经以外的因素(血管)的作用;③由于退变因素导致椎管狭窄的同时可以合并下腰椎稳定性的丧失。

二、腰椎管的应用解剖

腰椎管呈三角形,横断面积比颈椎和胸椎都大,且以 L_5 处最大,L_4 处最小,故腰椎管狭窄症以 L_4 处最多。腰椎椎管可分为中央椎管、侧隐窝和椎间孔三部分。

(一)中央椎管

中央椎管指椎管中央部分,为硬膜囊存在的部位,其前方为椎体、椎间盘和后纵韧带,后方为椎板及黄韧带,两侧为侧隐窝的内侧面,此界限是人为划分的。测量椎管矢状径对诊断椎管狭窄有参考意义,国人腰椎管矢状径 X 线片测量平均为 17mm,女性略小,通常以 15mm 为临界值,小于 15mm 为不正常,小于 12mm 为狭窄。中央椎管内有硬膜囊及其内的马尾神经走行,在硬膜和黄韧带之间也存在着硬膜黄韧带连接结构,以 L_5、S_1 节段恒定存在,L_4、L_5 常见,L_3、L_4 少见。此结构正常生理作用是悬吊硬膜,使之紧贴椎管后壁。由于此结构的存在,使腰椎活动时硬膜囊更加适应体位的变化,但手术时未注意此结构的存在,是造成椎管手术硬膜撕裂或形成假性脊膜囊肿的原因之一,故手术中应切断此连接结构,防止硬膜撕裂。中央椎管后壁为椎板及黄韧带,在退变时椎板或黄韧带肥厚,可突入椎管而压迫硬膜囊,这在伸位时更加明显。一般认为,椎板厚度超过 8mm,中线部位黄韧带厚度超过 4mm 即为异常。多节段的黄韧带肥厚是造成腰椎管狭窄的因素之一,这种卡压可导致马尾神经缺血、变性。

观察表明,椎管容积随体位改变而变化。腰椎管屈位容积加大,伸位时因后壁缩短而容积缩小,椎间盘后突、黄韧带变厚、皱褶前突使本已受压的神经根压力加重,症状更为明显。

腰管内除容纳脊髓、马尾和神经根外,还容纳动脉、静脉丛、脊膜及其内的脑脊液。硬脊膜与椎管壁之间、血管丛的周围,充填有丰富的脂肪组织。在狭窄受压处,脂肪可完全消失,硬膜与骨膜紧密粘连,手术分离困难。粘连狭窄还使正常可见的硬脊膜波动消失,临床上常以硬膜囊波动完全恢复作为减压是否彻底和充分的标志。

(二)侧隐窝

侧隐窝是椎管最狭窄的部分,分上下两部分。上部为平对椎间盘的腰椎管两侧的部分,即盘黄间隙,也就是说椎间盘与黄韧带之间的间隙,其前壁为椎间盘的侧部,后壁为上关节突、关节突关节的关节囊及其前面的黄韧带,向外连通椎间孔,向下延续于侧隐窝下部。侧隐窝下部是指平对椎弓根内面的腰椎管的侧面部分,其前壁为椎体后缘,后壁是上关节突及椎板上部,外侧壁为椎弓根内壁,内侧与中央椎管相通。侧隐窝内走行着相同序数的神经根,如 L_4 的侧隐窝内走行 L_4 神经根,向下穿出 $L_{4,5}$ 椎间孔,L_5 侧隐窝内走行 L_5 神经根,向下穿出 L_5/S_1 椎间孔。

腰椎有无侧隐窝及侧隐窝的深浅,与椎孔的解剖学形态有关。L_1 椎孔以椭圆形为主,基本上无侧隐窝;L_2、L_3。椎孔以三角形为主,侧隐窝也不明显;L_4、L_5 椎孔以三叶草形为主,故侧隐窝较明显。上关节突增生、椎间盘突出或膨出、小关节囊前方的黄韧带肥厚等是造成侧隐窝狭窄的主要原因。在腰椎,上关节突由于腰椎前曲而向头侧倾斜,上关节突增生卡压其内的神经根。一般情况下,$L_{4/5}$ 椎间盘正对 L_5 神经根,而;L_5 上关节突正对 L_5 神经根,故在两种病变同时存在时可造成神经根的双重卡压,此种卡压引起的临床症状、体征较重。手术如单纯做椎间盘切除或侧隐窝扩大,症状均有可能复发,只有受卡压的数处均减压,才能彻底松解神经根。

临床上应注意侧隐窝狭窄与侧隐窝狭窄症的区别。侧隐窝狭窄主要以测量侧隐窝的矢状径作为参考指标,一般测量椎弓根上缘水平处上关节突前缘与椎体后缘之间的距离,5mm 以上为正常,4mm 为临界状态,3mm 以下为狭窄。但不能根据这些数据就诊断为侧隐窝狭窄症,因为有时侧隐窝虽狭窄,但神经根却不在侧隐窝内,并没有造成卡压,不产生神经根卡压的临床症状。

(三)椎间孔

相邻两椎弓根之间形成椎间孔,其前壁为上位椎体的下后部、椎间盘侧后部。后壁为上下关节突形成的关节突关节及黄韧带。上壁为椎弓根上切迹,下壁为椎弓根下切迹,椎间孔内有上位序数的神经根及伴行根动、静脉穿行,如 $L_{4/5}$ 椎间孔穿出的是 L_4 神经根,L_5/S_1 椎间孔是穿出 L_5 神经根,椎间孔内有横行的椎间孔韧带将椎间孔分为上下两部分或三部分,神经、血管各自走行在一部分中。一般状态下,神经根位于上部分,血管及脂肪位于下部,有时椎间孔韧带也是造成椎间孔狭窄的因素之一,从而引起神经根卡压症状。在腰椎,$L_{1/2}$ 椎间孔至 L_5/S_1 椎间孔逐渐变小,而在其中走行的神经根自 L_1 至 L_5 却逐渐变粗,至 $L_{4/5}$ 神经根已很少有前后活动的余地,故下位腰椎椎间孔处造成神经根卡压的可能性较大,当腰椎间盘极外侧型突出或腰椎滑脱时,可压迫神经根,引起症状和体征。由于 $L_{4/5}$ 椎间孔走行为 L_4 神经根,故引起 L_4 神经根受损症状和体征,这和 $L_{4/5}$ 椎间盘后外侧突出压迫 L_5 神经根出现的症状、体征有所不同,应注意鉴别。

三、病因与病理

(一)先天性腰椎管狭窄症

此类的主要病理改变是先天性小椎管、软骨发育不全、脊椎裂、先天性峡部裂等因素原发或继发改变引起椎管容积的变小。一般前后径的改变大于横径的改变,椎弓根短缩,而且狭窄所累及的节段较多。正常椎管正中矢状径大于 12mm,面积大于 1.5cm²;正中矢状径小于 12mm 即为椎管狭窄。上述数据仅仅具有一定参考作用,很多情况下症状的严重程度与该数据不一致,重要的是骨或者软组织对神经根的压迫程度。

(二)退变性腰椎管狭窄症

此类的主要病理改变是三关节复合体(椎间盘、与其相连的上下方椎体和关节突关节)的退变。退变可以开始于任何一个关节,通常始于椎间盘,但是最终影响到三个关节。椎间盘因为退变而塌陷,椎间隙变狭窄后,上关节突上移前倾,因摩擦进而增生肥大,椎间孔可以出现狭窄;椎间盘向后膨出也造成椎管容积减小、椎间高度的丧失使椎体周围韧带松弛、椎体间异常活动度增加、关节囊周围韧带压力增加,导致关节突滑膜炎,滑膜炎进一步发展使软骨变薄、关节囊松弛甚至撕裂,进一步增加了脊柱的异常活动度。脊柱活动度增加使骨赘增生和黄韧带增厚加快,后两者是机体对异常活动的代偿性反应,目的是获得脊柱异常活动节段的"二次稳定",如果机体可以耐受增生的程度,增生的骨赘未对神经组织及其血供形成压迫,并达到了增加稳定性的要求,则不会出现椎管狭窄的症状;如果过度增生,则可造成椎管狭窄。随着中央椎管和神经根管容积减小,对神经及其血供的压力不断增加,最终发生缺血性神经炎,引起椎管狭窄的临床症状。此外,持续性的缺血或者供血不足可以造成神经根的脱髓鞘改变,引起持续性的疼痛症状。

(三)医源性椎管狭窄

医源性椎管狭窄多由手术所致,常见于以下情况:①手术创伤及出血引起的椎管内瘢痕组织增生及粘连;②手术破坏了脊柱的稳定性,引起脊柱滑移;③手术引起的脊柱生物力学改变继发骨纤维结构增生;④椎板切除后,后方软组织突入椎管并与硬膜粘连;⑤脊柱后路融合引进的椎板增厚;⑥术中不慎,椎管内遗留碎骨块;⑦反复的暴力推拿可致椎管内粘连及骨与纤维结构增生。

四、临床表现、诊断和鉴别诊断

(一)临床表现

腰椎管狭窄症以退变性居多,这决定了患者人群以中老年为主。随着社会老龄化,发病率有增高的趋势。随着现代化社会生活、工作节奏的加快,也有部分较年轻患者因该病就诊。最常见的发病节段是腰 4/5,其次是腰 5/骶 1 和腰 3/4,常呈对称性发病。主要症状为腰腿痛和间歇性跛行,严重者还会出现马尾神经综合征等表现。约 5% 的患者同时合并有颈椎管狭窄,表现为颈腰综合征。

1.症状　中年以上患者多见,起病缓慢,遇外伤或劳累后加重。最典型的表现即为腰痛、下肢放射性痛和神经源性间歇性跛行。多数患者都有腰腿痛病史,表现为慢性的腰背部、臀部、大腿及小腿的酸沉、疼痛;在休息或弯腰后缓解或消失,站立、腰部后伸或步行则加重。常伴有较广泛的下肢痛,疼痛常涉及骶部及臀部。夜间平卧位睡眠时,腰椎前凸逐渐增大,也容易诱发症状,但是这种夜间痛的性质和程度与腰椎结核及肿瘤均有明显区别。腰椎屈曲位可以使症状缓解的原因是屈曲位黄韧带被拉紧、变薄,椎管容积相对增大,神经缺血逐渐得到改善。

神经源性间歇性跛行表现为:患者站立、行走时,腰背部及下肢疼痛加重;坐位、卧位、屈髋、脊柱前屈时疼痛症状明显缓解或者消失。患者自述行走一段距离后,出现下肢沉重、乏力、胀麻、疼痛、麻木的症状或者造成该症状逐渐加重,坐下或者蹲踞休息、腰椎前屈几分钟后,症状可以完全缓解或者减轻,又可以站立、行走,行走一段距离后症状复发,行走距离越来越短,而休息期越来越长。行走距离的长短与患病时间和椎管狭窄的严重程度有关。我国北方患者常自述骑自行车无碍,但步行时则出现间歇性跛行;在南方,患者常自述上坡无碍或者步行的距离较长,而下坡步行较短距离即可诱发症状。分析其原因也是骑车时及上坡时腰椎处于屈曲状态,而下坡时腰椎处于直立或后伸位。产生间歇性跛行的机制目前尚不十分清楚。多数学者认为与以下三种因素有关。

(1)机械压迫:腰椎管狭窄造成的神经根或马尾的压迫,从而产生神经传导功能障碍已被许多实验研究和临床证实。即行走或站立时,腰椎需伸直甚至后仰,症状立即发生。坐、卧或下蹲位时,腰椎处于屈曲状态,症状缓解或消失。这种症状对姿势的依赖性与椎管容量有关。椎管容量的变化可引起硬膜囊内压力的改变。Magnaes 研究发现腰椎管狭窄症病人体位由屈曲变为伸直时,狭窄处硬膜囊内压力逐渐升高,至完全伸直时可达 80～170mmHg,绝大多数病人超过了其平均动脉压。行走时甚至可高达 190mmHg。说明体位变化是造成硬膜囊内、外压力改变的重要因素。这种狭窄处硬膜囊内、外压力间歇性升高造成了神经根间歇性的压迫,导致腰椎管狭窄病人神经源性间歇性跛行。目前认为压迫只能导致神经功能的损害,如感觉、肌力减弱,腱反射减弱,但压迫并不能单独引起疼痛。因此,间歇性下肢疼痛可能还有其他因素。

(2)血液循环障碍:神经受压时,首先是静脉回流受阻、静脉充血,其次是毛细血管血流障碍,最后才影响到动脉供血,神经根内血流量减少,造成神经部分缺血。因此无论是静脉瘀血或动脉缺血,均可造成神经功能损害。

(3)炎性刺激:神经根受到压迫后静脉血流受阻,引起充血和水肿等炎性反应。炎性反应释放缓激肽、组胺、前列腺素 E_1 和 E_2 等炎症介质引起强烈的疼痛。因此,发生在脊神经根、马尾的不同程度的压迫所致血液循环改变加上炎性反应,诱发了神经源性间歇性跛行。

随着病情进一步发展,行走的距离越来越短,坐或者蹲踞的频率越来越高,休息的时间越来越长,发展到最终,坐位或者腰椎前屈均不能缓解症状,腰腿痛症状为持续性,说明椎管狭窄及缺血性神经炎的程度严重。部分患者还可以出现马尾综合征,如尿急、尿频或者尿失禁等,咳嗽、喷嚏甚至大笑时即可发生尿失禁,有时需要坐在厕所门口以做好去厕所的准备,无法正常生活;甚至有的患者需要弯腰90°左右才能完成短距离的行走,恢复躯干的直立状态即可造成腰腿痛症状加重到无法忍受的程度。严重病例还会出现以鞍区感觉障碍、括约肌功能障碍及男性性功能障碍为三主征的马尾神经综合征的临床主要表现。

2.体征　腰椎管狭窄症患者的症状多、体征少或较轻,特别是在患者充分休息后更难以查到阳性体征。常见的体征为腰椎前凸减小,矢状位上变得平直;脊柱活动受限较少,典型患者"腰椎过伸实验"通常为阳性,即嘱患者做脊柱过伸动作或者保持在脊柱过伸位置一段时间后可以诱发相同的下肢根性症状,但并非每个患者均为阳性。弯腰试验多为阳性,即嘱患者尽快步行,则疼痛出现。如果继续行走,患者需要采取弯腰姿势来减轻疼痛,或坐位时腰部向前弯曲亦可减轻症状,该试验阳性提示腰椎管狭窄。直腿抬高试验通常为阴性,严重者也可为阳性,但不如腰椎间盘突出症者典型。下肢感觉运动功能检查一般也正常,但是可以通过症状诱发测试,如剧烈的运动发现下肢神经根支配区的感觉及运动功能障碍。

(二)诊断

经过详细的病史询问和体格检查,对于典型患者作出定性及定位诊断并不困难。对于临床诊断不确定的患者,应该进行影像学检查。

1.X 线片　X 线平片可对椎管狭窄作出初步估计。有发育性椎管狭窄因素者,正位片可见两侧椎弓根间距小,小关节肥大且向中线偏移,椎板间隙窄;侧位片表现为椎弓根发育短,关节突大,椎间孔小。退变性椎管狭窄者,常常存在腰椎椎体边缘骨赘增生、椎间隙狭窄、退行性滑脱、小关节肥大及椎间孔狭窄等表现。另外,X 线平片还可以同时观察是否存在脊柱侧凸、滑脱,动力位摄片还可以观察有无脊柱不稳。虽然这些表现不足以确诊椎管狭窄,但常提示椎管狭窄的可能性。此外,还可以排除肿瘤或者炎症。

另外,还可以对 X 线平片进行测量,从而推断椎管狭窄情况。以往对椎管狭窄的诊断,主要靠骨性椎管的矢径短小来推断。矢径指两侧椎板后联合的前缘与椎体后面的垂直距离。椎板后缘显示不清晰者,取上、下关节突尖端的连线作为后界。青岛医学院周秉文等在 X 线片的测量值为:矢径 15mm 以下者为狭窄,15～17mm 之间者为相对狭窄,称狭小椎管,在附加因素下可出现狭窄症状。但是,由于各院 X 线片放大率不一致,造成测量有较大的误差。Jones 及 Thomson 利用椎管的矢径(A)及横径(B)的乘积与椎体的矢径(C)及横径(D)的乘积比,来判断椎管的大小,即 CD/AB>1.45 以上为狭窄椎管。此法虽不受放大率的影响,但不能提供狭窄的确切程度及范围,仅可作为日常诊疗时的参考。

2.脊髓造影　脊髓造影(蛛网膜下腔造影)可直接显示硬膜囊形状及有无狭窄,并通过观察椎管横径和前后径的变化诊断中央型椎管狭窄,但是对侧隐窝狭窄的诊断价值有限。注射水溶性碘剂后,取头高足低位观察造影剂流动情况,并拍照正、侧及斜位片。全梗阻者出现尖形或梳状中断影,不全梗阻者硬膜囊出现压迹,多节段狭窄者硬膜囊呈蜂腰状。若采用"回灌"的方法(先取头略低位,使造影剂向胸段流动,然后再转为头高位,使造影剂回流至腰段),可在正位片上显示神经根袖受压而充盈缺损,侧位上有时候可见背侧充盈缺损。另外,脊髓造影可以排除椎管内肿瘤。由于脊髓造影是有创检查,目前应用逐渐减少,有被MRI 取代的趋势。但对于脊柱畸形患者、体内有金属内植物的患者仍不失为一种有效的方法。

3.CT　CT 扫描可以为诊断腰椎管狭窄提供可靠依据,可以清楚地显示椎管前后径和横径大小、侧隐窝及神经根的情况、椎体后缘骨赘、关节突内聚及黄韧带肥厚的情况。需要注意的是对于怀疑椎管狭窄的患者行 CT 扫描时,应避免只扫描椎间盘平面,必须包括椎管、侧隐窝和神经根管。近年来利用 CT 对腰椎管横截面扫描,以计算机图像测算技术测量椎管横截面积和硬膜囊横截面积的变化来评估椎管狭窄症,认为硬膜囊横截面积减小是椎管狭窄的可靠征象,该数据<100mm² 时诊断为椎管狭窄,100～130mm²。表明有椎管狭窄。CT 扫描对侧隐窝狭窄的诊断有重要的参考价值,它可以从横截面观察侧隐窝的形态和结构的变化,并能测量矢状径大小。根据测量结果,侧隐窝前后径>5mm 为正常,4～5mm 为临界状态,<3mm 为狭窄。需要注意的是这是以纯骨性标志为准的数据,未考虑软组织因素。如果侧隐窝前后径>5mm 而患者有神经根受累症状的时候,应该考虑到椎间盘-黄韧带间隙软组织压迫神经根的可能,这种情况下症状往往与体位有明显关系。但有时对硬膜囊的显示不清,且观察平面不足,不如椎管造影,可在椎管造影后再作 CT(CTM),可直接显示硬膜囊及神经根的情况。

4.MRI　MRI 图像清晰,立体感强,可以从矢状位及断层切片直接显示椎管狭窄的部位、程度及范围,并可显示导致狭窄的组织来源,且对人体无伤害。其检查效果与 CT 扫描和椎管造影相比,在显示组织结构清晰度和组织结构间的关系远比 CT 和椎管造影效果好,目前成为诊断椎管狭窄的常规手段之一,诊断符合率 82%～91%。MRI 的缺点是对骨组织的分辨率不如 CT。

(三)鉴别诊断

腰椎管狭窄症以慢性腰腿痛症状为主,因此应与腰椎间盘突出症进行鉴别。另外,其特点症状是间歇性跛行,因此也应与引起间歇性跛行的其他疾病相鉴别。间歇性跛行有神经源性和血管源性,神经源又可分为马尾神经性、腰神经根性和脊髓性,三者的表现又不相同,应注意区别。

1.腰椎间盘突出症　腰椎间盘突出症常常发生于相对年轻的患者,常常单侧下肢疼痛,发病较急,常有神经定位体征。腰椎管狭窄症常缓慢起病,逐渐发展,表现有双侧症状,体征较少或者阴性。

2.马尾神经源性间歇性跛行　由腰椎中央椎管狭窄或腰椎椎管内占位性病变所致,累及多数马尾神经,在行走时马尾神经负荷增加、需氧增加、神经血管扩张而导致的积压加重和缺氧功能障碍,出现下肢功能障碍较广泛。

3.神经根性间歇性跛行　多发生于腰椎间盘突出症或侧隐窝狭窄症。单条神经根受压导致缺血、缺氧及炎症引起的神经分布区的疼痛,被迫停步休息。

4.脊髓源性间歇性跛行　由脊髓受压迫所致的间歇性跛行,多为颈椎或胸椎退变性疾患长期压迫脊髓,导致供血障碍、缺氧所致。步行时间较久时出现胸、腹或下肢的束带感,以致不能长期行走,需要休息几分钟后症状改善,方可继续步行。此类病人有锥体束征阳性表现,平时走路即有步态不稳,或足底踩棉花感,想到此症时容易区别。在病变早期,锥体束征不明显,但在出现间歇性跛行期可为阳性。对于同时存在颈椎、腰椎狭窄的病例,可通过病史及体格检查鉴别引起症状的病变部位。

5.血管性间歇性跛行　见于下肢血管功能不全或闭塞性脉管炎的病人,多为糖尿病的并发症。表现为行走时小腿部发凉、疼痛,易与腰椎管狭窄症混淆。查体可有腓肠肌压痛,足部皮肤温度低,足背动脉搏动减弱或摸不到。与腰椎管狭窄症引起的间歇性跛行不同之处在于血管性疼痛者以足痛为主,夜间更重。另外,可通过骑车的方法进行鉴别:让患者骑自行车,椎管狭窄症患者不会因运动而出现症状发作或者加重,而下肢血管功能不全患者则会随着下肢运动、对血液供应需求的增加而出现供血相对不足的疼痛症状。

其他还应注意与脊髓肿瘤、原发性或者继发性脊柱肿瘤、感染、陈旧性骨折等进行鉴别诊断。

五、腰椎管狭窄症的治疗

(一)非手术治疗
大多数腰椎管狭窄症患者均可以采用非手术治疗,仅有 10%～15% 的患者需要手术治疗。可有 15%～43% 的患者获得长期稳定效果。非手术治疗方法主要包括:①卧床休息,以利于神经根恢复血运和消除炎症。②药物治疗,包括非甾体类抗炎镇痛药物,以促进神经组织消除炎症,并减缓症状;改善微循环药物。脱水药物:静滴甘露醇,或七叶皂甙钠,配合短期应用地塞米松,以消除神经炎症及水肿。③硬膜外类固醇药物封闭,可促成炎症消退,改善神经血运。④功能锻炼,加强腹部肌肉力量训练,有利于减少腰椎前凸,扩大椎管;同时增加腹压,迫使下肢静脉血经椎管静脉系统回流,以扩大椎管有效容积。腹肌力量加强后自觉或者不自觉地处于腰椎前屈位,有助于稍增加腰部向前的屈曲,以减轻症状。⑤推拿按摩、使用腰围也可使症状有所缓解。

(二)手术治疗
手术是通过对受压的马尾神经和神经根组织进行充分、有效的减压,以达到改善患者症状,提高生活质量的目的。根据患者的不同情况,可行广泛椎板切除减压和有限减压,必要时可在减压同时融合内固定。

1.适应证　①腰椎管狭窄症患者有持续性的坐骨神经痛,下肢麻木、间歇性跛行持续加重,经过正规非手术治疗无效者;②腰椎管狭窄症患者有马尾神经综合征;③腰椎管狭窄症患者腰腿痛症状严重,影响工作生活,患者要求改善生活质量者;④进行性加重的滑脱、侧凸伴相应的临床症状和体征。

2.手术方式　手术方式的选择要在彻底减压与维持脊柱稳定性之间均衡考虑,尽可能达到以最少的创伤满足彻底减压的目标。腰椎管减压术式文献报道很多,基本上分为广泛椎板切除、有限减压、椎管成形等。

(1)广泛椎板切除减压:目前,全椎板切除减压术还是腰椎管狭窄症标准的减压手术方式。主要适用于:①多种原因造成的单一平面的严重椎管狭窄,硬膜囊需要足够的减压者;②多节段、多平面严重椎管狭窄;③狭窄节段腰椎不稳,需要行植骨融合内固定者。全椎板切除术破坏了腰椎后柱结构,有时术中需切除椎间盘,部分小关节突则进一步影响了脊柱的稳定性,从而个别患者术后会产生腰椎不稳的症状;再者,手术部位的瘢痕可引起椎管的再度狭窄,并出现临床症状,引起远期疗效下降。因此,有的学者倾向于用有限减压的方法进行治疗。

（2）有限椎板切除减压：近年来，单一的全椎板切除、大范围减压的手术方式开始改进为有限减压的方法，主张以较小的手术创伤，达到神经彻底减压，同时能维持腰椎的稳定性。可针对不同的病因采用有限手术。有限减压可以对单一平面或单一神经根进行减压，尽可能保留腰椎后柱结构，从而减少术后脊柱不稳定的发生。对单侧症状明显者，可行半椎板切除、椎板开窗减压；双侧症状者可行保留棘突的双侧椎板间开窗、半椎板切除、桥式开窗等方法对侧隐窝、神经根管进行潜行性扩大，从而达到对神经根进行减压的目的。该方式虽保留了脊柱后部结构，手术创伤较小，但有减压不彻底的可能。

（3）椎管成形术：为了避免全椎板切除术影响脊柱稳定、有限椎板切除减压不彻底的缺陷，一些学者采取了椎管成形的方式治疗腰椎管狭窄症。手术方式包括翻转椎板成形术、椎板切除回植成形椎管扩大术、棘突截骨椎管成形术等，术后效果优于全椎板切除术。

（4）微创手术：近年来，随着高分辨率内镜的出现，脊柱微创手术得到很大发展。可以通过后路椎间盘镜进行椎管减压，同时可进行小关节切除和神经根管切开减压并进行椎弓根内固定、椎间植骨融合。脊柱后路显微内镜手术具有时间短、出血量少、恢复快的优点，近期疗效满意，远期效果有待进一步观察。

3.手术方法

（1）全椎板切除式腰椎管扩大减压术：适用于中央椎管狭窄的患者，术中根据需要切除足够的椎板，直至受压的硬膜囊完全膨隆或者恢复搏动为止，这种情况一般不需要切除关节突，很少需要同时进行稳定性重建。一般采用硬膜外阻滞麻醉或者全麻，俯卧位，腹部悬空，后正中切口显露减压节段的棘突、椎板和关节突内侧部分，切除拟减压节段棘突，然后从棘突之间的间隙用椎板咬骨钳蚕食状咬除椎板。对于椎板异常增厚者，要先用磨钻或者鹰嘴咬骨钳将椎板打薄，再用椎板咬骨钳切除椎板，常规进行椎管内探查，包括有无侧隐窝狭窄、神经根管狭窄，有无椎间盘突出及椎体后缘骨赘突入椎管，并进行根据情况扩大侧隐窝、神经根管、切除突入椎管内的椎间盘组织及骨赘，严密止血后，切取皮下脂肪片覆盖于硬膜囊表面，放置引流后缝合伤口。

（2）腰椎管侧方减压术：适用于侧隐窝狭窄及神经根管狭窄病例。麻醉、体位、切口、棘突及椎板暴露均与中央椎管减压术相同，区别之处在于减压的重点不同。本术式减压的重点在于侧隐窝和神经根，因此一般需要切除部分关节突内侧份。以腰5～骶1椎管狭窄为例说明，用锐利的骨刀切除腰5下关节突内侧份，但不宜超过1/2，以免引起术后腰椎失稳，若必须切除较多骨质方可使神经根充分减压时，应考虑进行内固定并植骨。将骶1神经根向内拉开，再切除骶1上关节突内侧缘，直至骶1神经根能够被轻松地向内牵拉移位1cm。用神经剥离子的球探探查神经根管向外走行的部分，如果有软组织或者骨性致压物，可以用薄形椎板咬骨钳或者锐利的小刮匙进行潜行性减压。注意应将神经根的侧隐窝段、椎间孔段均充分减压，彻底减压的标志是神经根能够被轻松地牵拉移位超过1cm。减压完成后以游离自体脂肪片覆盖于硬膜及神经根的背侧面，放置引流后缝合伤口。

（3）腰椎管减压、植骨融合、内固定术：对于腰椎不稳、滑脱、腰椎管狭窄阶段多或者需大范围减压、侧隐窝或神经根管严重狭窄行椎管侧方减压时须切除较多关节突方能彻底减压、术后可能出现腰椎不稳的腰椎管狭窄症患者，进行植骨融合是必需的，植骨是纠正原有腰椎不稳和减压后可能出现不稳的重要措施，尤其对广泛的减压患者，有利于改善临床症状。融合的具体指征主要有：①全椎板切除后，同时伴有50%以上的小关节突切除者；②双侧50%以上关节突切除或单侧全关节突切除；③术前行腰椎过伸、过屈位摄片提示有腰椎不稳者（椎体平移超过4mm，成角大于10°）；④相同节段再次手术者。融合的方法通常为横突间植骨原位融合、前路椎体间用或不用cage的融合（AIJIF）、后路或侧后路椎间用或不用cage的植骨融合（PLIF）以及360°的环形融合等。退行性腰椎狭窄常合并退变性滑脱，多数学者认为若无不稳定征象，可行单纯减压治疗；若存在不稳定则需在减压同时进行融合和（或）辅以内固定。

植骨融合的同时是否应用内固定仍有一定争议。目前认为内固定的目的为：①术前已有明确的滑脱或失稳者，需重建腰椎稳定，以利植骨融合，减少假关节形成；②纠正腰椎退变性畸形，恢复正常的椎体序列，使腰椎生物力学和生理功能正常化；③保护神经组织；④缩短术后康复时间，利于术后早期活动及功能锻炼。目前常采用的内固定方法是短节段椎弓根内固定技术，椎弓根螺钉可以方便地复位、滑脱或失稳，同时能起到三维固定作用。同时应用椎间融合器及椎弓根钉棒系统可撑开椎间隙，恢复生理性前突，扩大椎间孔，并具有很好的即刻稳定性和固定作用，融合率高，允许术后在腰围保护下早期活动，对术前稳定性差及术中后柱结构破坏较多者主张应用，但较多地增加手术创伤及费用使其应用受到限制。鉴于内固定使手术复杂化，增加了手术难度，延长了手术时间，增加了失血量，术后并发症发生率增加，被固定阶段相邻椎间盘的加速退化等问题，许多学者建议对于腰椎管狭窄症要慎重考虑。

总之，腰椎管狭窄症是临床常见病之一，多见于中老年人，多数可经非手术治疗取得良好的疗效。对于非手术治疗无效的患者可选择手术治疗，但应根据患者的临床症状、体征及影像学综合考虑选择手术减压的范围和植骨融合或内固定与否；只有慎重选择方可提高腰椎管狭窄症的临床治疗效果，避免下腰椎手术失败综合征的发生，从而改善中老年退变性腰椎管狭窄患者的临床症状，并提高其生活质量。

（张海涛）

第六节　腰椎滑脱症

一、定义

1.腰椎滑脱症　一个椎体在另一椎体上的移位。
2.腰椎峡部裂　峡部的断裂，峡部是指上、下关节突之间的区域。

二、概述

1.遗传因素
(1)与峡部裂型脊柱滑脱相比(32%)，发育不良型脊柱滑脱(94%)发病的家族因素更强。
(2)白种男性(6.4%)比黑人女性(1.1%)更多见，爱斯基摩人群中发生率较高(高达45%)。
(3)严重发育不良型脊柱滑脱中，往往会合并有骶骨脊柱裂及骨性结构的发育异常。
2.流行病学
(1)男性较女性更多见。
(2)足球运动员、女子体操运动员及常需背负重物训练的士兵发生率很高。
(3)卧床、不能行走的病人中发生率低。

三、生物力学机制

(一)腰骶交界区脊柱的力学强度突然改变
1.峡部骨质较硬，但对疲劳骨折敏感，特别是反复后伸应力。

2.髋部屈曲挛缩,进而引起腰椎前凸加大时,峡部所受剪切应力增加。S_1 上关节突和 L_4 下关节突会对 L_5 峡部产生钳夹效应。

四、分型

(一)改良 Wiltse 分型

见表 10-1。

表 10-1　Wiltse 腰椎滑脱分型

分型	名称	简述	常累及节段
I	先天性/发育不良	骶骨、第五腰椎椎弓、关节突关节发育不良	$L_5 \sim S_1$
II	峡部裂性	椎弓根峡部缺损	$L_5 \sim S_1$
III	退行性	关节突关节和椎间盘退行性改变	$L_4 \sim L_5$(90%) $L_3 \sim L_4$ 或 $L_5 \sim S_1$(10%)
IV	创伤性	除峡部骨折外的神经弓骨折	$L_5 \sim S_1$
V	病理性	病变或全身代谢疾患改变	任何节段
VI	医源性	关节突关节、韧带、椎间盘或脊柱骨医源性损伤	任何节段

(二)Marchetti-Bartolozzi 腰椎滑脱分型

1.发育性　"骨钩"缺失,L_5 椎弓根、峡部、下关节突解剖形态异常。

(1)高度发育不良:骨结构严重异常、伴有明显局部后凸畸形;常见于 7~20 岁;腰椎代偿性前凸加大。

(2)低度发育不良:进展缓慢;通常无明显症状;椎间盘退变会加重运动节段不稳定。

2.获得性

(1)创伤性(急性创伤或慢性应力性骨折)。

(2)手术后。

(3)病理性。

(4)退变性。

五、各类脊柱滑脱的诊治(按改良 Wiltse 分型)

(一)先天性或发育不良型(14%)

1.流行病学

(1)通常早期就会发生脊柱滑移。

1)最常见于青春发育高峰期。

2)发生率性别比例,女:男比为 2:1。

3)具有遗传因素,第一代直系亲属患病风险增加。

2.病因

(1)$L_5 \sim S_1$ 关节突关节先天性异常或发育不良。

1)关节突关节结构异常。

2)很早即出现脊柱滑移,但由于后方完整神经弓的限制,其滑移亦有限,但出现神经症状的概率较高

（25%～35%）。

（2）峡部完整,但是发育不良或被拉长。

3.临床症状

（1）下肢放射痛,很少或完全无腰痛。

（2）马尾功能受损。

4.治疗 对先天性脊柱滑脱患者,如果滑脱不断进展,需要行减压及融合术。

（二）峡部裂型腰椎滑脱

1.流行病学 大多数发生在儿童和青年。

（1）7～20岁常见。

（2）起病常与青少年发育高峰一致,10～15岁疾病进展。

（3）最常见发生于 L_5～S_1 节段（95%）。

（4）通常无症状,也可能会出现腰痛和神经根性症状（L_5 神经根）。

2.临床表现

（1）髋及腰背前屈受限。

（2）腘绳肌紧张。

（3）臀部外形扁平（因骶骨变得垂直引起）。

（4）腰骶部后凸。

（5）腰椎代偿性前凸加大。

（6）骨盆前突。

（7）骨盆摇摆步态。

3.影像学检查

（1）峡部缺损:斜位片检查,注意观察"斯科特狗征"颈部有无断裂。

（2）按 Meyerding 标准进行滑脱分级,测量滑脱角度。

（3）注意 L_5 椎体楔形变,骶骨穹窿亦会变圆,在正位片上,表现为反"拿破仑帽"征。

（4）CT 扫描能够清楚发现峡部缺损和椎管狭窄情况。

（5）单光子发射断层扫描（SPECT）能够检测峡部缺损的代谢活性。

（6）使用 MRI 检查评估椎管狭窄情况:可能会出现"椎管变宽征",提示双侧峡部断裂。

（7）影像学测量。

1）Meyerding 滑脱分级。

Ⅰ级:滑移 0%～25%。

Ⅱ级:滑移 26%～50%。

Ⅲ级:滑移 51%～75%。

Ⅳ级:滑移 76%～100%。

Ⅴ级:滑脱≥100%。

2）滑脱角度的测量。

L_5 上终板与骶骨后缘垂线之间的后凸角度,即为滑脱角。它是反应脊柱稳定性较为敏感的指标。滑脱角的纠正是脊柱滑脱手术复位非常重要的目标,相比之下,滑脱的纠正对获得满意的临床疗效并不重要。高度腰椎滑脱中,椎体间植骨融合有助于滑脱复位。

3）腰椎指数:测量 L_5 椎体前后方向的楔形变,滑脱椎体前、后椎高的比值即为腰椎指数。

4.治疗

(1)锻炼(非手术治疗)

1)背部和腹肌功能锻炼。

2)腘绳肌牵伸锻炼。

3)如果加强锻炼后疼痛仍持续,可佩戴支具。

如果骨扫描或 SPECT 扫描阳性,提示通过制动、峡部断裂有骨愈合的可能。

(2)手术治疗

1)手术目的:消除疼痛;防止进一步滑脱;恢复正常姿势;防止神经功能损伤。

2)手术技术:峡部直接修复;伴或不伴减压的脊柱后外侧融合,根据情况进行滑脱复位、内固定,可以进行椎间融合。

(3)假关节形成

1)与非吸烟者(95%)相比,吸烟者(57%)融合率降低。

2)常见于仅行原位融合而未行内固定者,此时植骨块所受应力较大影响融合另外 L_5 横突显露较为困难,影响植骨融合。

(4)滑脱进展:无内固定情况下,即使最终获得牢固融合,但其间 33% 的病会出现滑脱进展。其影响因素有:

1)滑脱程度高。

2)进行了 Gill 椎板切除减压术。

3)术后未行辅助外固定。

(5)高度滑脱复位后可能造成 L_5 神经根麻痹,因此严重的滑脱并不需要完全复位,最重要的是纠正后凸畸形。但滑脱复位能提高增加融合率。

(三)退行性腰椎滑脱症

1.流行病学

(1)通常发生在 $L_4 \sim L_5$ 水平。

(2)妇女比一般人群发病率高约 5 倍。

(3)症状通常 40 岁以后出现。

2.临床表现

(1)腰痛伴双下肢放射痛,50% 患者有神经根性症状,通常出现在 L_5 神经根配区。

(5)腰椎代偿性前凸加大。

(6)骨盆前突。

(7)骨盆摇摆步态。

3.影像学检查

(1)峡部缺损:斜位片检查,注意观察"斯科特狗征"颈部有无断裂。

(2)按 Meyerding 标准进行滑脱分级,测量滑脱角度。

(3)注意 Ls 椎体楔形变,骶骨穹窿亦会变圆,在正位片上,表现为反"拿破仑帽"征。

(4)CT 扫描能够清楚发现峡部缺损和椎管狭窄情况。

(5)单光子发射断层扫描(SPECT)能够检测峡部缺损的代谢活性。

(6)使用 MRI 检查评估椎管狭窄情况:可能会出现"椎管变宽征",提示双侧峡部断裂。

（7）影像学测量

1）Meyerding 滑脱分级。

Ⅰ级：滑移 0%～25%。

Ⅱ级：滑移 26%～50%。

Ⅲ级：滑移 51%～75%。

Ⅳ级：滑移 76%～100%。

Ⅴ级：滑脱≥100%。

2）滑脱角度的测量：L_5 上终板与骶骨后缘垂线之间的后凸角度，即为滑脱角。它是反应脊柱稳定性较为敏感的指标。滑脱角的纠正是脊柱滑脱手术复位非常重要的目标，相比之下，滑脱的纠正对获得满意的临床疗效并不重要。高度腰椎滑脱中，椎体间植骨融合有助于滑脱复位。

3）腰椎指数：测量 L_5 椎体前后方向的楔形变，滑脱椎体前、后椎高的比值即为腰椎指数。

4.治疗

（1）锻炼（非手术治疗）

1）背部和腹肌功能锻炼。

2）腘绳肌牵伸锻炼。

3）如果加强锻炼后疼痛仍持续，可佩戴支具。

如果骨扫描或 SPECT 扫描阳性，提示通过制动、峡部断裂有骨愈合的可能。

（2）手术治疗

1）手术目的：消除疼痛；防止进一步滑脱；恢复正常姿势；防止神经功能损伤。

2）手术技术：峡部直接修复；伴或不伴减压的脊柱后外侧融合，根据情况进行滑脱复位、内固定，可以进行椎间融合。

（3）假关节形成

1）与非吸烟者（95%）相比，吸烟者（57%）融合率降低。

2）常见于仅行原位融合而未行内固定者，此时植骨块所受应力较大影响融合。另外 L_5 横突显露较为困难，影响植骨融合。

（4）滑脱进展：无内固定情况下，即使最终获得牢固融合，但其间 33% 的病例会出现滑脱进展。其影响因素有：

1）滑脱程度高。

2）进行了 Gill 椎板切除减压术。

3）术后未行辅助外固定。

（5）高度滑脱复位后可能造成 L_5 神经根麻痹，因此严重的滑脱并不需要完全复位，最重要的是纠正后凸畸形。但滑脱复位能提高增加融合率。

（三）退行性腰椎滑脱症

1.流行病学

（1）通常发生在 L_4～L_5 水平。

（2）妇女比一般人群发病率高约 5 倍。

（3）症状通常 40 岁以后出现。

2.临床表现

（1）腰痛伴双下肢放射痛，50%患者有神经根性症状，通常出现在 L_5 神经根支配区。

(2)腰背部僵硬感少见，大多数病人腰部活动度反而加大。

(3)通常伴有椎管狭窄症状。

1)下肢近端肌肉无力。

2)神经源性跛行：购物车征，向前弯腰症状缓解。

3.影像学检查

(1)X线片

1)站立位行侧位片检查，比卧位不负重的检查对发现滑脱更敏感。

2)屈曲—过伸动力片：如果腰椎滑移超过4mm就可认为动态不稳定；成角变化超过10°，也认为不稳定。

(2)CT脊髓造影

1)可判断椎管狭窄程度。

2)可评估骨质疏松程度。

3)能清楚观察关节突关节肥大情况。

4)有助于发现穿行神经根被下位脊椎上关节突致压情况。

(3)MRI检查

1)是检查椎间盘、韧带和神经结构的金标准。

2)提供神经结构受压的详细信息。

3)显示关节突关节滑液囊肿形成及黄韧带肥大情况。

4.治疗

(1)非手术治疗

1)短期卧床休息(1～2d)。

2)非甾体类抗炎药。

3)口服激素，但仅在腿痛急性恶化加重的情况下使用。

4)理疗：腰部活动度锻炼，有氧锻炼。

(2)手术治疗

1)适应证：腿痛较重、持续存在或反复发作；进行性的神经功能障碍。

2)治疗方案的选择见表10-2。

表10-2　成人腰椎滑脱的各种术式

手术	优点	缺点	并发症
椎板切除术	疼痛缓解迅速 避免腰椎融合带来的副作用	对脊柱不稳定未进行处理	滑脱加重(25%～50%)
椎板切除、后外侧融合术	如果获得了融合，脊柱滑脱将会停止进展	有脊柱融合失败的可能	与辅以内固定相比，不进行内固定其假关节形成率较高
椎板切除、融合及内固定	能增加融合率 能部分进行滑脱复位 允许广泛的减压 对高度腰椎滑脱可联合使用椎体间融合装置	手术时间较长 增加了医疗费用	需要进行内固定器置入操作 增加了感染风险 有内植物松动移位或断裂的风险

（四）创伤性腰椎滑脱

1.极为少见。

2.因脊椎后部结构骨折引起，可能是严重多发创伤的一部分.要注意有无脊柱骨折或脱位。

（五）病理性腰椎滑脱

1.一些全身骨病引起：骨质疏松和软骨病，因应力骨折不断发生、愈合，引起峡部拉长，出现脊柱滑脱不稳。

2.Paget 病和成骨不全症引起。

（李东方）

第七节　脊柱感染

一、脊椎骨髓炎

（一）发病率及危险因素

1.占所有骨髓炎的 $2\%\sim7\%$（儿童该比例为 $1\%\sim2\%$）。

2.发病部位：腰椎＞胸椎＞颈椎。

3.男性＞女性（2∶1）。

4.50 岁后常见（50％以上患者发病年龄为 50 岁以上）。

5.静脉吸毒者、糖尿病患者以及免疫缺陷病人（长期服用类固醇药物、HIV、营养不良）常见。

（二）病因学

1.血行感染是脊柱骨髓炎最常见的感染途径，感染源可来自：

(1)泌尿道是最常见的感染源（泌尿道感染、泌尿生殖系统隐匿性感染）。

(2)软组织感染。

(3)呼吸系统感染。

2.有些感染来源不明。

3.直接感染（脊柱穿通伤、脊柱侵袭性操作）。

4.致病菌（按发生率由高向低排列）。

(1)革兰阳性需氧球菌（＞80％）。

1)金黄色葡萄球菌（＞50％），耐甲氧西林金黄色葡萄球菌（7％）。

2)链球菌（10％～20％）。

3)凝固酶阴性的葡萄球菌（10％）。

(2)革兰阴性需氧菌（15％～20％）：泌尿道是最常见的来源地（大肠埃希菌、铜绿假单胞菌、变形杆菌）。

(3)胃肠道的微生物：沙门菌（一般罕见），但镰状细胞贫血的患者中较多见。

（三）病理改变

1.细菌的种植　细菌主要是经由血流丰富的椎体滋养动脉网血行蔓延至椎体干骺部。

(1)Batson 无静脉瓣的静脉丛在细菌的血行蔓延中并不起到重要作用。

(2)椎体干骺端内血流速度很慢，细菌可直接蔓延进入椎间盘、或跨过椎间盘进入邻近脊椎。

2.蔓延到椎间盘，引起骨/椎间盘破坏　细菌产生酶溶解椎间盘组织，通过各种炎性介质激活破骨细胞，引起骨吸收。

3.扩散到软组织

(1)腰大肌脓肿。

(2)椎旁肌脓肿。

(3)硬膜外脓肿:可能直接压迫脊髓和神经根引起神经功能受损。

(四)临床表现

1.诊断延误的情况很常见。

2.腰背痛或颈部疼痛是最常见的主诉(90%)。

(1)50%患者就诊时上述症状出现已超过3个月。

(2)因出现急性败血症或脓毒血症就诊的病例罕见。

3.局部压痛并脊柱活动度降低是最常见的体征。

4.超过50%病人有高热的病史[高于100°F(约37.8℃)、伴或不伴寒战]。

5.儿童脊柱骨髓炎特征性表现是跛行或不愿步行。

(五)实验室检查(表 10-3)

表 10-3　脊柱感染的实验室检查

检查	结果
血沉(ESR)	80%以上患者会升高
	2/3 病人充分治疗后,ESR 会恢复正常
血白细胞计数(WBC)	超过 50%病例>10000/mm³
	白细胞计数对诊断的敏感性较低
C 反应蛋白(CRP)	对脊柱感染术后的疗效判断上在敏感性和特异性上均优于 ESR
血培养	儿童化脓性脊柱炎更有用
	只在约 35%的病人为阳性
	对受累的器官直接取标本培养更可靠
细针穿刺活检	病人如已使用抗生素治疗,易出现假阴性
开放活检	如果细针穿刺活检结果阴性和(或)缺乏诊断意义,但临床上高度怀疑感染可能,可进行该检查
	比闭合活检假阴性率低

(六)影像学检查(表 10-4)

表 10-4　脊柱感染的影像学诊断

影像学检查	表现
X 线片	感染的临床症状发生约 2 周之后 X 线片才会出现异常表现
	椎间隙狭窄、侵蚀的表现(75%)
	溶骨表现、弥漫性骨质疏松、局部缺损(骨小梁的破坏达到 50%平片上才会显现骨破坏的表现)
	骨硬化(11%)
	慢性病例可能会出现自发性骨融合(50%)
核素显像	作为初筛检查比较有效:与平片相比,能更早地发现感染并明确病灶位置
	联合使用镓(炎症)和锝(骨)扫描感染诊断的准确率>90%

续表

影像学检查	表现
	^{111}In标记的白细胞扫描对脊柱感染并不敏感：可能因为白细胞减少的原因引起假阴性率高
CT	显示骨质破坏最好的检查方法
MRI	脊柱感染较好的影像学检查手段
	T_1加权像——椎间盘及相邻的终板信号降低
	T_2加权像——椎间盘、终板及邻近的部分椎体信号增加终板的界限模糊不清
	钆增强扫描，病变的椎间盘和毗邻的部分椎体信号增强
	能显示受累的软组织（椎旁、腰大肌是脓肿）
	鉴别感染与肿瘤最好的检查方法

（七）治疗

1.目的

（1）获得组织学确切诊断并确定致病菌。

（2）清除感染。

（3）解除疼痛。

（4）预防或处理神经功能损害。

（5）重建脊柱稳定性及正常序列排列。

2.原则

（1）改善患者一般情况。

1）营养支持。

2）纠正实验室检查发现的异常情况。

（2）治疗脊柱外的感染源，包括泌尿道、心血管系统（感染性栓子）、胃肠道感染。

（3）如果可能，在确定致病菌之前不要使用抗生素，但对出现脓毒血症的患者可以先使用广谱抗生素。

（4）使用致病菌敏感的抗生素治疗。

（5）治疗前注意检查患者血沉（ESR）和C反应蛋白：根据上述指标的动态变化可评价疗效。

3.手术治疗

（1）适应证

1）非手术治疗失败的病例。

2）进行性的神经功能障碍：可能因为感染直接压迫引起，也可能因为进行性的脊柱畸形或不稳定而引起。

3）脓肿或肉芽肿形成，这种情况下抗生素效果不佳。

4）非手术治疗难以控制的顽固性疼痛。

（2）手术技术

1）前路手术（椎体切除术）是进行椎体病灶清除最佳的入路，禁忌单行椎板切除减压，有引起脊柱不稳风险。

2）自体骨移植是重建的金标准（取髂嵴、肋骨或腓骨），但自体骨填充的钛网重建和带皮质的异体骨支撑植骨也显示了很好的临床疗效。

3）胸椎和腰椎骨髓炎可以使用单纯后路手术（清创和固定），手术时要经后路进行前方椎间隙感染的清创及融合。

二、硬膜外脓肿

（一）病因学

1.28％病例常合并有脊椎化脓性骨髓炎。

2.金黄色葡萄球菌是最常见的致病菌(约60％)。

3.常见的部位。

(1)胸椎(50％)：容易发生神经功能受损。

(2)腰椎(35％)。

(3)颈椎(14％)。

4.成年人多见(儿童患病很少)，术后硬膜外脓肿发生率为16％。

（二）临床表现

1.由于临床表现多样，超过50％病例会有误诊及治疗延误的情况。

2.常有脊柱局部压痛。

3.可能会有颈项强直及其他脑膜刺激征。

4.伴或不伴神经功能受损。

（三）诊断

1.超过98％的病例会有血沉升高。

2.白细胞计数并不可靠。

3.MRI是最常使用的影像学检查。

(1)T_2上病灶局部信号增高。

(2)应注意鉴别硬膜外转移瘤、硬膜下脓肿。

（四）治疗

1.硬膜外脓肿需要紧急进行手术。

2.硬膜外脓肿伴神经功能损伤是急诊手术适应证。但下述情况除外：如果患者难以耐受手术打击、手术可能会影响患者生命，可先行抗生素等非手术治疗并密切观察患者病情变化。

三、椎间隙感染

（一）流行病学/病因学

1.细菌直接种植引起：一些手术操作容易引起椎间隙感染，如椎间盘造影术、椎间盘摘除手术、椎间盘内电热治疗。

2.细菌血源性扩散：这是儿童最常见的传播途径，椎间盘的血供来源于邻近椎体表面。

3.腰椎最常累及。

（二）临床表现

1.一般为2～7岁患儿。

(1)可能没有腰背痛。

(2)症状有患儿跛行、拒绝行走或髋部疼痛。

2.血沉及白细胞升高。

3.MRI 和骨扫描在疾病早期即能发现病变。

4.X 线片可能表现出椎间隙狭窄、椎体边缘骨质硬化及破坏。

（三）治疗

1.很少需要手术。

2.佩戴支具制动。

3.抗感染治疗。

4.如果抗感染治疗无效,需要进行活检以明确诊断。

四、脊柱结核

（一）流行病学/病因学

1.世界上最常见的肉芽肿性感染。

2.最常见的播散方式为血行播散(肺或胃肠道为细菌侵入途径)。

3.脊柱是骨骼中最容易受累的部位。

(1)最常累及脊柱前部。

(2)可通过椎间隙播散到邻近节段。

(3)50％为局部感染,可进行以下分型。

1)椎间盘周围型(最常见):从干骺端开始,沿前纵韧带下方蔓延。

2)中央型(少见):从一个椎体内起病。

3)前方型(少见):从前纵韧带下方起病。

（二）临床表现及诊断

1.疼痛,以及疾病的全身系统性表现,如发热、乏力和体重减轻。

2.局部压痛、肌肉痉挛和活动度受限。

3.因为结核杆菌培养时间很长,利用软组织活检进行细菌培养来进行确诊很困难,细菌培养有 55％的假阴性率。

4.鉴别诊断。

(1)肿瘤。

(2)结节病。

(3)夏科特脊柱病。

（三）影像学检查

MRI 是重要的检查手段,结核与化脓性感染有明显区别

1.椎间隙常受累。

2.连续多个节段椎体前部受累。

3.钆增强 MRI 扫描可清楚显示椎旁脓肿和肉芽肿组织。

（四）手术治疗

1.香港手术

(1)前方的病变使用前路手术。

(2)病灶清除,彻底去除所有坏死组织。

（3）使用自体骨或异体骨进行支撑植骨/融合重建脊柱前柱。

（4）前方脊柱受累超过两个节段,要辅以后路器械内固定。

2.禁忌行单纯椎板切除术。

五、手术后感染

（一）可为早期、也可为晚期感染

1.早期感染　一般因全身系统感染症状而发现,症状有发热、寒战、伤口局部红肿、局部溢液、腰痛加重。

2.晚期感染

（1）更常见,特别是有内植物存在的情况下。

（2）诊断比较困难,如果存在明显的危险因素,应考虑该诊断可能。

（二）可为浅表、也可为深部感染

查体很难进行鉴别,因此所有的病例进行清创及灌洗手术时,均应打开深筋膜以检查是否有隐匿性深部感染（表 10-5）。

表 10-5　术后感染的危险因素

糖尿病
长期使用皮质激素
化疗
翻修手术
手术时间过长（>4h）
病态肥胖
术前/术后其他部位存在/发生感染
牙周脓肿
尿道感染
肺炎
压疮
手术创口放置引流时间过长

（周　勇）

第八节　强直性脊柱炎

一、发病率与患病率

（一）流行病学相关定义

在经典范畴内流行病学的概念表示对疾病分布及易感因素的研究,在更广义的范畴内,它还包括诊断、分析及防治的科学办法。流行病学数据的分析有赖于疾病的诊断标准如何,以及各种不同研究之间如何进行比较。在描述一个群体中某种疾病的存在状况时会用到两个概念：发病率和患病率。疾病发病率指一定时期内特定人群中某病新病例出现的频率，是测量新发病例的频率指标。疾病的发病率调查需要界定某一群体后，在一定时间内对该群体进行随访，这决定了发病率调查的难度，随访的过程将影响发病率调查研究的结果。而患病率的概念就简单得多了，仅仅指在一个人群中患某种疾病个体的比例。

AS的诊断标准主要根据临床特征，虽然慢性炎症性下腰背痛及晨僵是AS诊断中最重要的初筛指标，但是临床上单独一个指标的诊断价值非常有限。AS几乎没有特异性的实验室检查指标，放射学骶髂关节炎是确定AS最好的非临床参数。目前人们已经建立了多个AS分类标准，用于临床诊断和科学研究，应用最广泛的是1984年修订的纽约标准。

（二）强直性脊柱炎的发病率

目前为止只有少数几个研究报道了AS的发病率，具体详见表10-6。总体来看，在HLA-B27被广泛用于临床前的1935～1973年间，一般白种人年发病率经过年龄和性别校正后是6.6/10万，而在罗切斯特的白种人进行的一项研究中，虽然用了不一样的诊断标准，报道的1935～1989年间年发病率约为7.3/10万。有意思的是，年龄和性别校正后的发病率在两个研究中非常接近，而且在1935～1989年长达55年的时间内，发病率都是稳定的。

表 10-6　强直性脊柱炎的发病率（每10万人年发病率）

国家/人群	调查人群年龄	诊断标准	平均发病率（男性）	平均发病率（女性）	校正后总体发病率
美国	所有年龄	临床＋放射学	10.7	3.6	6.6
美国	所有年龄	修订纽约标准	11.7	2.9	7.3
芬兰	≥16 岁	临床＋放射学	10.2	4.0	6.9
芬兰	≥16 岁	临床＋放射学	8.1	4.6	6.3
芬兰（库奥皮奥）	≥16 岁	临床＋放射学	12.3	8.2	5.8
希腊西北部	≥16 岁	修订纽约标准	2.4	0.5	1.5

芬兰一项研究在大约100万例16岁及以上成年人中，用全国疾病保险的数据统计了多种慢性疾病包括慢性炎症性风湿病的情况，AS的诊断基于临床和放射学。AS年均发病率为6.9/10万，和美国的数据相当，而且从1980～1995年基本稳定。

另一项来自芬兰库奥皮奥市的医院内数据的研究显示，AS年发病率为5.8/10万，诊断标准是下腰背痛至少3个月，以及放射学骶髂关节炎或方椎改变。相比之下，希腊的AS发病率就要低得多，大约是每年1.5/10万，数据来自希腊西北部地区，患者来源是医院病例的回顾以及8个私人机构；AS诊断标准使用的是1984年修订纽约标准，如果仅仅是既往的炎性腰背痛，则不被纳入进一步分析。

来自日本两项全国性问卷研究的结果显示，日本的AS发病率也是很低的，第一项研究持续5年，第二项持续7年，研究选择了有专科风湿科医生的医疗机构作为入组机构，如果患者在医院没有记录则不会被纳入研究。应答率相对较低，第一个为58%，第二个为74%。AS的诊断基于罗马标准或纽约标准，其他SpA的诊断根据各自标准。结果显示SpA的年发病率不超过0.48/10万，其中68.3%是AS。

以上数据显示AS在不同地区和人种之间的发病率相差很大，但是多数研究结果均显示男性发病率是女性的3～5倍，平均发病年龄20多岁，延迟诊断时间达到5～10年。

（三）强直性脊柱炎的患病率

关于AS患病率的研究很多，原因见前述。当分析某一个地方AS患病率的时候，需要考虑的一个重要因素是HLA-B27的阳性率及其亚型分布。HLA-B27在世界各地均有分布，但是地区间及人种间差异很大,而且看起来 AS 患病率和 HLA-B27 阳性率呈明显的正相关,当然也有例外。HLA-B27 阳性率最高的是巴布亚新几内亚的 Pawaia 人达到 53%,其次是加拿大西部夏洛特皇后岛的海达土著印第安人(50%)和俄罗斯的因纽特人(40%)。相反,在澳大利亚土著、东波利尼西亚群岛、南非等地的人 HLA-B27 的阳性率几乎为 0,在西欧一般人群大概是 8%,部分斯堪的纳维亚以及东欧人的 B27 阳性率是 10%~16%。

在上面提到的明尼苏达罗切斯特人群中进行的研究数据中 AS 患病率预计是 0.13%。该研究覆盖了 1935~1973 年,这个时候 HLA-27 监测还没有在临床上应用,因此也避免了因为 HLA-B27 检查而造成的诊断偏倚。作者同时还指出 AS 在 45~64 岁人群的患病率是 0.4%,由于 45 岁基本上是 AS 患者发病的上限年龄,所以该患病率在临床上更加具有可信度。

在美国国家卫生统计中心的研究中,Lawrence 等人给出了各个研究人群的 AS 患病率资料,例如前面提到的罗切斯特市的数据,而没有整个国家的总体数据。但是要知道的是,罗切斯特研究中共有 68 例 AS 患者,而整个城市在 1973 年的人口为 52000 人,因此患病率即 1.29%,这是整个人群的数据,而不是 15 岁以上人群的患病率数据。然后 Lawrence 等人也提供了荷兰的人群数据,发现携带 HLA-B27 的人群只有 1.3% 发展为 AS,这个数据明显是偏低的。这是因为 AS 的诊断依赖于临床医生的检查和放射学骶髂关节炎,如果仅有单侧轻度骶髂关节炎就被排除了。在非洲裔美国男性中,有来自 6 个医疗机构的数据,但是对于非洲裔美国女性、美国印第安女性、西班牙裔和亚裔美国人,则没有研究数据,所以 Lawrence 的数据也是不完整的。最后据他们保守估计,美国 15 岁以上人群的 AS 患病率为 0.10%~0.12%。

在欧洲有若干个 AS 患病率研究,这些研究也用了不同的研究方法,比如在 HLA-B27 阳性的个体中进行筛选,这部分多数是献血者和患者家属,另外还有医疗机构数据及人群的流行病学调查。这就使得不同研究的数据对比起来很困难,需要非常仔细地对方法学应用做出评价。

在针对献血者的几个研究中就显示了相互矛盾的结果,无论是 HLA-B27 阳性人群还是阴性人群。结果方面,HLA-B27 阳性的群体患病率为 0~20%,阴性人群的患病率为 0~3%,造成这些研究数据不一致的原因可能是研究人群太小、患者选择标准不同及骶髂关节炎评定标准不同等;也有人认为献血者不能代表整个人群。在有的研究中报道献血者的患病率还是比较高的,其中就包括德国柏林的一项研究。在这项研究中,纳入了 384 例献血者,HLA-B27 阳性及阴性率各半。AS 筛选标准为修订纽约标准,结果在柏林 18~65 岁成年人中,AS 患病率是 0.86%,而人群 HLA-B27 阳性率为 9.5%。对 HLA-B27 阳性健康人群的研究也显示 HLA-B27 阳性的 AS 家属日后发展为 AS 的风险较一般阳性健康人群上升,另一项德国的研究显示,HLA-B27 阳性 AS 患者的 HLA-B227 阳性家属中有 21% 日后发展为 AS。

几项来自不同国家的医院的研究数据,包括英格兰、荷兰、挪威、保加利亚、罗马尼亚等的研究数据显示,AS 的患病率为 0.1%~0.8%。但是,医院来源的数据通常低估了真正的 AS 的患病率,因为这些研究通常只能反映比较严重和典型的患者,而不能包括轻症的患者。希腊西北部的一项研究显示 AS 患病率仅有 0.02%,而希腊和意大利的研究都显示这两个地区的 AS 与 HLA-B27 的关系不如北欧人群来的紧密。

欧洲国家中进行的人群调查结果如表 10-7 所示,可见观察到的患病率最高的人群出现在挪威北部的萨米人,约 1.8%,11 例 AS 患者有 10 例为 HLA-B27 阳性,而且预计 HLA-B27 阳性个体有 6.8% 日后发展为 AS。同样地,在挪威北部的斯堪的纳维亚高加索人群的 AS 患病率也较高,人群 HLA-B27 阳性率为 16%。该研究调查了当地 21329 名特罗姆瑟居民中的 14539 名,其中有 2907 名主诉有慢性腰背痛伴晨僵,再从 2907 名中随机抽取 806 名进行临床的各项检查,最后 449 名完成了临床检查,375 名进行了骨盆 X 线检查,最终在这 375 名被调查者中有 27 名被确定为 AS。最终通过计算,AS 的患病率为 1.1%~1.4%(男性 1.9%~2.2%,女性 0.3%~0.6%);同时通过计算,分别有 6.7% 的 HLA-B27 阳性个体和 0.2% 的阴性个体发展为 AS,而如果是 HLA-B27 阳性并且有慢性下腰背痛伴晨僵的个体,发展为 AS 的概率达到

22.5%。

表 10-7　欧洲地区人群 AS 患病率调查情况

国家/人群	调查人群年龄	调查人数	诊断标准	患病率（%）			HLA-B27 阳性率（%）
				男性	女性	总体	
挪威萨米人	20~62 岁	836	纽约标准	2.7	1	1.8	24
挪威	20~54 岁	14539	纽约标准	1.9~2.2	0.3~0.6	1.1~1.4	16
芬兰	≥30 岁	7217	临床＋放射学	0.23	0.08	0.15	12~16
匈牙利	≥15 岁	6469	纽约标准	0.4	0.08	0.23	13
希腊	≥19 岁	8740	修订纽约标准	0.4	0.04	0.24	5.4
土耳其	18~40 岁男性	1436	临床＋放射学	0.14	—	—	7~8

芬兰和匈牙利的人群研究中 AS 患病率相对较低，分别为 0.15% 和 0.23%，HLA-B27 人群阳性率分别为 12%~16% 和 13%。在土耳其的人群研究中，对军队中年轻男性进行临床及放射学检查，发现 AS 在非常年轻的"健康"男性中患病率为 0.14%，大多数被调查者的年龄都比 AS 发病高峰年龄年轻，初看来似乎低估了人群患病率，但是也有的批评认为那些明显的 AS 患者早在军队入选体检时就被剔除掉了，因此从这个患病率实际上是很难估算一般人群患病的。法国布雷塔尼的一项人群研究则显示 AS 患病率和 RA 相当，但是比柏林献血者的研究要低。

在北极圈附近的北美和俄罗斯西伯利亚地区的人群中，HLA-B27 阳性率相当高，最高的是居住在加拿大北部夏洛特皇后群岛的海达印第安人，达到 50%，当地男性的 AS 患病率也达到 10% 左右。一项美国国家研究计划资助的调查发现，在北美阿拉斯加的因纽特人中，HLA-B27 阳性率为 25%~40%，AS 患病率为 0.4%，其他 SpA 亚型患病率也相当高。

拉丁美洲的关于风湿性疾病的患病率调查很少，亚太抗风湿联盟组织的"面向社区的风湿性疾病控制计划（COPCORD）"在墨西哥和巴西组织了两项研究，在墨西哥的 2500 名被调查者中仅有 2 例被确认为 AS，HLA-B27 阳性率为 4%，而巴西的研究并不针对 AS 进行。

亚洲地区的患病率研究相对较多，在前面提到的一项日本国内的医院内进行的研究显示，日本的 AS 以及 SpA 的患病率都是很低的，且日本国内人群的 HLA-B27 阳性率只有 0.5%。虽然 HLA-B27 阳性率很低，但日本 AS 的患者中 HLAB27 阳性率还是达到了 83%。

亚洲范围内很多国家关于 AS 的流行病学调查很多是 COPCORD 的研究，这项计划是国际抗风湿联盟（ILAR）和世界卫生组织（WHO）发起的，目的在于了解社区肌肉关节疾病的流行情况，尤其在东南亚国家进行了很多研究。其中一项在菲律宾农村的研究调查了 1685 名受访者，但是这项研究没有发现 AS 患者。另外，马来西亚和印度尼西亚也有 COPCORD 的流行病学调查，其中印度尼西亚的研究纳入了 4683 例农村和 1071 例城市居民，都没有发现 AS 患者。由于上述几个国家主要是马来人种，因此推测这些人群的 AS 患病率应该比较低。泰国农村一项研究调查了 2455 例，显示 SpA 的患病率为 0.12%，但其中没有 AS 患者。越南的 COPCORD 研究显示 SpA 患病率为 0.28%，总计 6 例 SpA 患者只有 1 例是 AS。

亚洲国家和地区的 AS 流行病学调查还是以中国大陆及台湾地区的最多，患病率也较高。由于国内的数据在后面有专门章节叙述，此处不再重复。在大洋洲地区，COPCORD 进行的一项回顾性研究在澳大利亚土著居民中没有发现 AS 患者，但是发现了 4 例银屑病关节炎患者。而在巴布亚新几内亚地区，HLA-B27 阳性率比较高（12%~26%），Pawaia 地区甚至高达 53%。但该地区 AS 患病率不高，而 HLA-B27 相关的其他疾病倒是比较常见。

中东地区的 AS 亦相当少见。在科威特进行的一项 COPCORD 研究调查了 2500 名 15 岁以上科威特人,只发现 1 例 AS。其他阿拉伯国家如阿联酋、沙特阿拉伯和约旦的 AS 患病率都相对较低,而 HLA-B27 和 AS 的关系与欧洲相比也不那么密切。

撒哈拉以南非洲地区的 AS 非常少见。最大的几个研究分别在南非、赞比亚和多哥进行,分别发现了 8 例、9 例和 9 例患者。南非的研究是在一个教学医院历经 4 年完成,发现 8 例黑种人患者,其中 7 例男性,均为晚期严重的患者;赞比亚的研究是一项前瞻性的研究,在哈拉雷大学的一个风湿病研究中心进行;多哥的研究发现在 2030 例前来就诊的患者中有 9 例 AS 患者。这 3 项研究中的患者临床表现和经典的 AS 表现类似,但 HLA-B27 阳性率较低,南非的 8 例患者只有 1 例阳性,赞比亚的 9 例则无 1 例阳性。在多哥另一项流行病学调查中,HLA-B27 只在 1 例 AS 患者中出现,倒是 HLA-B14 在 62.5％的患者中是阳性的,而健康对照阳性率只有 2％。

在非洲其他研究中发现的 AS 患者也都很少,刚果的一项风湿病医疗机构内进行的调查在 11 年内约 1 万例来诊的患者中只发现了 4 例 AS。AS 在撒哈拉以南非洲地区的罕见现象是由于该地区 HLA-B27 的低阳性率,刚果、南非和尼日利亚的人群 HLA-B27 阳性率都低于 1％,前面几项研究也提到在 AS 患者中 HLA-B27 阳性率也很低。在西非国家,HLA-B27 还算比较常见,AS 患病率也没有这么低,例如在马里,82 例健康对照者中有 8 例 HLA-B27 阳性,冈比亚一项研究中的 702 例则有 2.6％阳性,另外一项研究虽然发现了大约 6％的 HLA-B27 阳性率,但是没有发现 AS 患者。

二、强直性脊柱炎的一般情况和全身症状

【强直性脊柱炎的一般情况】

强直性脊柱炎(AS)属于脊柱关节炎的范畴,是一种累及脊柱及外周关节的慢性炎症,常表现为颈、胸、腰椎及骶髂关节的炎症及骨化,伴或不伴髋关节受累。此病多见于男性,起病隐匿,发展缓慢,发病年龄多在 10～40 岁,以 20～30 岁为高峰。16 岁以前发病者称幼年型 AS,45～50 岁以后发病者称为晚发型 AS,两种特殊类型的临床表现均不典型。

强直性脊柱炎实际上是一种很古老的疾病,虽然中医早期并无"强直性脊柱炎"的诊断,但《素问·痹论》有云:"风寒湿三气杂至,合而为痹也……帝曰:其有五者何也? 岐伯曰:以冬遇此者为骨痹……骨痹不已,复感于邪,内舍于肾……所谓痹者,各以其时重感于风寒湿之气也。凡痹之客五脏者……肾痹者,善胀,尻以代踵,脊以代头"。后几句形象地描述了晚期强直性脊柱炎患者脊柱、髋关节畸形改变及行走受限的现象。几千年前从古埃及人的骨骼亦发现有强直性脊柱炎的证据。距今 2000 年以前,希腊名医希波克拉底也有过相关的描述,患病者有骶骨、脊椎、颈椎的疼痛。

(一)强直性脊柱炎在临床表现上具有 SpA 的共同特征

作为脊柱关节炎(SpA)的一种亚型,强直性脊柱炎在临床表现上具有 SpA 的共同特征,主要包括:

1.血清 RF 为阴性,即阳性率和健康人群相似,一般不超过 5％。

2.均可影响脊柱,X 线显示不同程度的骶髂关节炎。

3.非对称性外周关节炎,下肢关节多于上肢关节。

4.基本病理改变为附着点病变,即肌腱、韧带、筋膜与骨连接的附着点的炎症,足跟痛、足掌痛亦为附着点炎的表现。

5.不同程度的家族聚集性,且银屑病关节炎患者可有 AS 家族史。

6.临床表现常互相重叠。

7.均与 HLA-B27 呈不同程度的相关。

(二)哪些症状出现时应警惕有强直性脊柱炎可能性

强直性脊柱炎是常见病,慢性病程,且易造成残疾,故应争取早期诊断,早期治疗。对 16～25 岁青年,尤其是青年男性,如出现下述症状,则应特别警惕有无强直性脊柱炎可能性:

1.持续性或间歇性腰痛伴僵硬,休息不能缓解,活动后减轻。

2.单侧或对称性臀部或大腿内侧痛,无明显外伤史、扭伤史和感染史。

3.反复发作的跟骨结节肿痛或足跟痛。

4.腰痛和(或)关节痛伴反复发作的虹膜炎。

5.无咳嗽等呼吸道症状,无外伤史的胸部疼痛及束带感,胸廓活动受限。

6.脊柱疼痛、僵硬感甚至活动功能受限,无明显外伤史、扭伤史。

7.双侧髋关节疼痛,无明显外伤史及劳损史。

8.持续性或间歇性单侧大关节疼痛、肿胀、活动功能障碍。

本病有明显的家族聚集倾向,所以,我们建议应该对强直性脊柱炎患者的血亲或子女高度警惕,密切注意各种发病迹象,以便早期诊断,及早治疗,改善预后,特别是年轻男性以膝关节肿痛为首发症状,而无典型中轴关节病变却有家族史者,应高度怀疑强直性脊柱炎的可能,力争早期诊断、早期治疗。

在强直性脊柱炎的患者当中,HLA-B27 阳性者高达 90％以上,阴性者只占不到 10％。HLA-B27 阳性者,发病年龄较早,以青年男性多见,有的甚至在儿童时期发病,有明显的家族聚集倾向,临床症状典型,脊柱受累明显,髋关节受累严重,容易致残,预后较差;而 HLA-B27 阴性者,发病年龄相对较晚,家族聚集倾向较少见,中轴关节病变也较轻,累及眼部发生急性虹膜炎者不常见,预后也较好。

值得注意的是,有些患者在偶然的一次外伤、受凉或受潮、消化道或呼吸道感染之后随即发病,此时应提醒广大医务工作者、患者以及家属注意,不能掉以轻心,如果当时不能确诊,也应密切观察,定期随访,以期早期诊断,及时治疗。

【强直性脊柱炎患者的全身症状】

强直性脊柱炎一般起病比较隐匿,早期可无任何临床症状。AS 的全身表现多数较轻微,有些患者在早期可表现出轻度的全身症状,如乏力、消瘦、长期或间断低热、厌食、轻度贫血等。由于病情较轻和全身症状隐匿,患者大多不能早期发现,致使病情延误,失去最佳治疗时机。

少数重症者有高热、疲倦、消瘦、贫血或其他器官受累。可侵犯全身多个系统,包括心脏、肺、眼、耳及神经系统,AS 可并发 IgA 肾病和淀粉样变性,并发慢性前列腺炎较对照组增高。

部分患者初期临床表现颇似急性风湿热,或出现大关节肿痛,或伴有长期低热、体重减轻,以高热和外周关节急性炎症为首发症状的也不少见,此类患者多见于青少年,也容易被长期误诊。隐袭发病者约 80％,进展缓慢,在某学者报道 318 例 AS 中,确诊时没有体温增高者 67.7％,37～38℃者 21.3％,大于 38℃者 11％。AS 早期可有低热、厌食、乏力、消瘦,除儿童外,一般不重。少数年轻患者有长期低热、关节痛、体重减轻明显。

个别患者先有发热、盗汗、乏力、贫血、单侧髋关节炎似结核。出现这种情况时,如果抗结核治疗无效,而患者对吲哚美辛等非甾体抗炎药反应良好,应考虑到强直性脊柱炎的可能。

急性发病约占 20％,表现为体温高,全身症状明显,除骶髂关节和脊柱外,四肢关节也常同时累及。男性比女性发病早、症状重、进展快,中轴关节受累多,儿童患者以髋关节受累多。

(一)发热

发热可见于强直性脊柱炎早期或疾病活动期,多表现为不规则的低热,体温为 37～38℃,时间不固定,午后和夜间发热较常见，一般晨起体温降至正常。也有的患者出现上午低热。这种发热对解热镇痛药反应良好。如果患者出现持续发热或高热，而解热镇痛药效果不佳，应注意查血象，以除外合并感染。

1.发热的定义　正常人的体温受体温调节中枢所调控，并通过神经、体液因素使产热和散热过程呈动态平衡，保持体温在相对恒定的范围内。当机体在致热原作用下或各种原因引起体温调节中枢的功能障碍时，体温升高超出正常范围，称为发热。

正常人体温一般为 36～37℃，正常体温在不同个体之间略有差异，且常受机体内、外因素的影响稍有波动。在 24 小时内下午体温较早晨稍高，剧烈运动、劳动或进餐后体温也可略升高，一般波动范围不超过1℃。妇女月经前及妊娠期体温略高于正常。老年人因代谢率偏低，体温相对低于青壮年。另外，在高温环境下体温也可稍升高。因此判定是否发热，最好是和自己平时同样条件下的体温相比较。

2.发热的发生机制　在正常情况下，人体的产热和散热保持动态平衡。由于各种原因导致产热增加或散热减少，则出现发热，是下丘脑前部对炎症介质所产生的反应。刺激体温调定点升高的介质有白介素-1(IL-1)、肿瘤坏死因子-α(TNF-α)、白介素-6(IL-6)和干扰素-γ(IFN-γ)。当各种病原体入侵和其他炎症刺激时，单核细胞和巨噬细胞释放上述细胞因子。它们作用于视交叉附近的视周器，激活磷脂酶 A_2(PLA$_2$)，通过环氧合酶(COX)途径，产生高水平的前列腺素 E_2(PGE$_2$)。PGEl 是一种小分子，能透过血-脑屏障，刺激下丘脑前部和脑干负责体温调节的神经元。强直性脊柱炎早期或疾病活动期，有研究提示，上述的多数炎症因子增高，可能是导致发热的原因。有关的可能机制包括以下几种。

(1)致热原性发热：包括外源性和内源性两大类。

1)外源性致热原：外源性致热原的种类甚多，包括：①各种微生物病原体及其产物，如细菌、病毒、真菌及细菌毒素等；AS 有研究报道其发病与某些细菌和支原体感染有关，是否涉及有关的发热值得探讨。②炎症渗出物，淋巴细胞激活因子等。外源性致热原多为大分子物质，特别是细菌内毒素分子质量非常大，不能通过血脑屏障直接作用于体温调节中枢，而是通过激活血液中的中性粒细胞、嗜酸粒细胞和单核一吞噬细胞系统，使其产生并释放内源性致热原，通过下述机制引起发热。

2)内源性致热原：又称白细胞致热原，如白介素(IL-1)、肿瘤坏死因子(TNF)和干扰素等。通过血脑屏障直接作用于体温调节中枢的体温调定点，使调定点(温阈)上升，体温调节中枢必须对体温加以重新调节发出冲动，并通过垂体内分泌因素使代谢增加或通过运动神经使骨骼肌阵缩(临床表现为寒战)，使产热增多；另一方面，可通过交感神经使皮肤血管及竖毛肌收缩，停止排汗，散热减少。这一综合调节作用使产热大于散热，体温升高而引起发热。

(2)非致热原性发热：常见于以下几种情况：①体温调节中枢直接受损，如炎症等。②合并产热过多的病变，如 RA，甲状腺功能亢进症等。③合并散热减少的病变，如广泛性皮肤病、心力衰竭等。

3.病因与分类　发热的病因有很多，临床上可分为感染性与非感染性两大类，而以前者多见。

(1)感染性发热：各种病原体如病毒、细菌和支原体等引起的感染或免疫反应，无论是急性、亚急性或慢性，局部性或全身性，均可出现发热。

(2)非感染性发热：主要有下列几类原因。

1)无菌性坏死物质的吸收：常见于①机械性、物理或化学性损害。②因血管炎症、栓塞或血栓形成而引起。③组织炎症坏死细胞破坏。

2)抗原-抗体反应。

3)合并内分泌与代谢疾病：如甲状腺功能亢进、重度脱水等。

4)皮肤散热减少：如皮炎等而引起的发热，一般为低热。

5)体温调节中枢功能失常：有些致热因素不通过内源性致热原而直接损害体温调节中枢，使体温调定点上移后发生调节冲动,造成产热大于散热,体温升高,称为中枢性发热,高热无汗是这类发热的特点。

6)自主神经功能紊乱:由于自主神经功能紊乱,影响正常的体温调节过程,使产热大于散热,体温升高,多为低热,常伴有自主神经功能紊乱的其他表现,属功能性发热范畴。常见的功能性低热有:①原发性低热:由于自主神经功能紊乱所致的体温调节障碍或体质异常,低热可持续数个月甚至数年之久,热型较规则,体温波动范围较小,多在0.5℃以内。②感染后低热:由于病毒、细菌、原虫等感染致发热后,低热不退,而原有感染已愈。此系体温调节功能仍未恢复正常所致,但必须与因机体抵抗力降低导致潜在的病灶(如结核)活动或其他新感染所致的发热相区别。③夏季低热:低热仅发生于夏季,秋凉后自行退热,每年如此反复出现,连续多年后多可自愈。多见于幼儿,因体温调节中枢功能不完善,夏季身体虚弱,且多于营养不良或脑发育不全者发生。④生理性低热:如精神紧张、剧烈运动后均可出现低热。月经前及妊娠初期也可有低热现象。

4.发热的诊断及鉴别诊断 以口腔温度为例,发热程度可划分为:低热37.3~38℃;中等热38.1~39℃;高热39.1~41℃;超高热41℃及以上。

热型及临床意义:发热患者在不同时间测得的体温数值分别记录在体温单上,将各体温数值点连接起来成体温曲线,该曲线的不同形态(形状)称为热型。其他疾病中不同的病因所致发热的热型也常不同。如临床上AS常见的热型有不规则热,即发热的体温曲线无一定规律,这种热型也可见于结核病、风湿热、支气管肺炎、渗出性胸膜炎等,需进行鉴别。

不同的发热性疾病各具有相应的热型,根据热型的不同有助于发热病因的诊断和鉴别诊断。但必须注意:①由于抗生素的广泛应用,及时控制了感染,或因解热药或糖皮质激素的应用,可使某些疾病的特征性热型变得不典型或呈不规则热型;②热型也与个体反应的强弱有关,如老年人休克型肺炎时可仅有低热或无发热,而不具备肺炎的典型热型。

5.AS与发热 AS患者以发热为首发表现者少见,国内外的文献报道亦不多。发热可见于强直性脊柱炎早期或疾病活动期,多表现为不规则的低热,体温为37~38℃,时间不固定,午后和夜间发热较常见,一般晨起体温降至正常。也有的患者出现上午低热。这种发热对解热镇痛药反应良好。如果患者出现持续发热或高热,而解热镇痛药效果不佳,应注意查血象,以除外合并感染。

不明原因的发热多为结缔组织病引起,因此临床医生应注意发热患者合并强直性脊柱炎的可能,注意追问患者有无腰背疼痛的病史。

6.处理原则及治疗 AS患者的发热一般对解热镇痛药反应良好,服药后退热较快。若长期治疗无效应注意合并感染的可能,根据病情选用相应的抗生素治疗。

(二)贫血

据世界卫生组织统计,全球约有30亿人有不同程度贫血,每年因患贫血引致各类疾病而死亡的人数上千万。不同疾病的贫血患病率并不一致,其中女性患病率明显高于男性,老人和儿童高于中青年。强直性脊柱炎患者可出现慢性单纯性贫血,这种贫血程度较轻,且长期保持稳定,一般无需特殊治疗。实验室检查通常为正细胞正色素性,偶呈小细胞低色素性,白细胞总数和血小板计数一般均正常,而血清和总铁结合力下降。

1.贫血的定义 贫血是指人体外周血红细胞容量减少,低于正常范围下限的一种常见的临床症状。但由于全身循环血液中红细胞总量的测定技术比较复杂,所以临床上一般指外周血中血红蛋白(Hb)的浓度低于患者同年龄组、同性别和同地区的正常标准。贫血不是一种独立的疾病。

2.贫血的诊断 是1972年WHO制订的诊断标准认为,在海平面地区Hb低于下述水平诊断为贫血,6个月~6岁儿童110g/L,6~14岁儿童120g/L,成年男性130g/L,成年女性120g/L,孕妇110g/L。

国内的正常标准比国外的标准略低。我国海平面地区,成年男性 Hb<120g/L,成年女性(非妊娠)Hb<110g/L,孕妇 Hb<100g/L 可诊断为贫血。12 岁以下儿童比成年男子的血红蛋白正常值约低 15%,男孩和女孩无明显差别。

应注意,久居高原地区居民的血红蛋白正常值较海平面居民为高,在妊娠、低蛋白血症、充血性心力衰竭、脾大及巨球蛋白血症时,血浆容量增加,此时即使红细胞容量是正常的,但因血液被稀释,血红蛋白浓度降低,容易被误诊为贫血;在脱水或失血等循环血容量减少时,由于血液浓缩,即使红细胞容量偏低,但因血红蛋白浓度增高,贫血易误诊。

3.贫血的鉴别诊断　临床上根据红细胞、血细胞比容、血红蛋白计算出来的平均红细胞容积(MCV)、平均红细胞血红蛋白(MCH)和平均红细胞血红蛋白浓度(MCHC)3 项指标可将贫血分为小细胞低色素性贫血、正细胞正色素性贫血、大细胞贫血等。①小细胞低色素性贫血常见病因是缺铁性贫血、铁幼粒细胞贫血、铁细胞生成障碍性贫血;②正细胞性贫血多见于再生障碍性贫血、纯红细胞再生障碍性贫血、溶血性贫血、骨髓病性贫血、急性失血等;③大细胞性贫血多见于巨幼细胞贫血、伴网织红细胞大量增生的溶血性贫血、骨髓增生异常综合征、肝疾病。

临床上更常用的是从发病机制和病因的分类,也是贫血主要需要鉴别的。其可分为:①造血干祖细胞异常所致的贫血;②造血微环境异常所致贫血;③造血原料不足或利用障碍所致贫血;如叶酸或维生素 B_{12} 缺乏或利用障碍所致贫血;缺铁或铁利用障碍性贫血。部分 AS 患者的贫血原因可能与此原因相关。

外周血液涂片上的红细胞形态对诊断贫血类型有一定价值,比如,网织红细胞与有核红细胞增多,常是血细胞再生活跃的表现;小红细胞占多数者,多为营养性缺铁性贫血。

4.AS 与贫血　关于强直性脊柱炎患者出现贫血的报道并不多见,外文文献可见零星报道,其发生率大概为 6%～25%。且 AS 合并贫血的发生率远远小于类风湿关节炎,贫血程度也往往要轻。严重的贫血罕见,甚至中度贫血也很少见。如 AS 患者出现严重的贫血,需先排除其他合并症引起,尤其是服用 NSAIDs 类药物引起的胃肠道出血,或者是 AS 合并的炎症性肠病。

AS 引起的慢性病性贫血往往呈正细胞正色素性,偶为类似于缺铁性贫血的小细胞低色素性贫血。早期表现为血清铁浓度降低,随着病情进展,血清铁浓度进一步降低,转铁蛋白饱和度也降低,当转铁蛋白饱和度低于 16%时,则发生贫血。不过这种假性“缺铁性贫血”与我们平时所说的缺铁性贫血又有不同,其总铁结合力降低,铁蛋白浓度正常,而且铁剂治疗无效。

这种慢性单纯性贫血主要病因是网状内皮系统受损,从而影响铁的分泌。这一过程中,促炎因子 IL-1、IL-6、TNF-α、IL-6 起关键作用,它可导致肝的铁调素分泌减少,铁调素连接铁分泌所必需的转铁蛋白,从而影响铁的代谢,目前认为治疗 AS 引起的慢性单纯性贫血最好的方法是治疗基础疾病。AS 患者的 TNF-α、IL-6 水平均升高,其中 IL-6 水乎与疾病活动度及贫血的发生紧密相连。最近 Braun 等报道了一组 AS 患者,其中 20%合并轻度贫血,70%经过英夫利西单抗治疗后贫血纠正,在后续的研究当中,可见对于 CRP 和 IL-6 升高的患者,与 CRP 和 IL-6 正常水平的患者相比,给予英夫利西单抗治疗后,其对贫血的纠正效果甚至要好于其降低 CRP 和 IL-6 的效果。

TamarTadmor 报道了 1 例以严重贫血为首发症状的 AS 患者,此患者为一名 26 岁的男性,6 个月内其 Hb 由 126g/L 下降到 87g/L,贫血呈小细胞低色素性,网织红细胞为 0.9%,其 CRP 仅有轻度升高(8mg/L),Coombs 试验为阴性,血清铁、叶酸、维生素 B_{12}、促甲状腺素浓度均在正常范围内。各种纠正贫血的治疗,包括补铁、维生素 B_{12}、叶酸、促红细胞生成素,效果均不明显,后通过追问病史发现该患者有 AS 家族史,且其这 6 个月亦合并有腰背痛,后通过影像学的检查确诊 AS。通过柳氮磺吡啶等抗炎治疗后其腰背痛症状缓解,贫血消失。这个病例报道显示,对经验治疗无效的严重贫血可能成为 AS 的首发症状。

临床医生必须对这种罕见病例保持警惕,即使是严重的贫血。在这种情况下,一旦 AS 的诊断确定,应迅速给予抗炎治疗纠正贫血。

因为严重贫血并不是 AS 的常见特征,故贫血时需排除伴随的炎症性肠病可能,尤其是怀疑有合并铁的缺乏。不过,在这个病例中,如果诊断不正确,单纯补铁是不够的。柳氮磺吡啶能够降低血清的 TNF-α 及 IL-6 浓度,因此对这种慢性贫血有直接的治疗作用。也可能与对核因子 NF-κB 的抑制作用有关,不过这只是一种推测,尚未得到证实。临床医生需要对这种极端病例保持警惕,且这种 AS 引起的严重贫血,一般在给予抗炎治疗后能得到快速、有效的纠正。

(三)疲劳或乏力

疲劳是 AS 临床较常见的全身临床表现,在疾病的活动性和疗效如 BASDAI 等多种评价病情的核心参数中均强调应包含该症状的评估和随访。

1.乏力的定义 乏力是一种非特异性的症状,临床上常见。国外资料显示,在社区医疗服务中,55%的患者因乏力而就诊。这类患者在体力上表现为对日常生活力不从心,以及活动前后身体的疲倦与不适。患者表现的疲惫的感觉,主要是根据与平时的日常活动相比得出的,如平时可以上 3 层楼,现在上一层楼即感气喘,双腿发软,懒动等。乏力的病因错综复杂,可由多种因素引起,确诊需要依赖详细的病史、体检及相应检查。

2.乏力的病因 几乎所有的人都有过乏力的经历。临床上最常见的乏力原因包括精神应激、过度劳累、身体素质较差及睡眠不足等。有些乏力缘于不同的躯体疾病,或者因为服用了某些导致乏力的药物。假如乏力持续数日或者已影响原有的正常生活,则需考虑合并严重性疾病的可能性。乏力的病因分类见附表。包括:

(1)生理性:过度劳累、睡眠不足、应激状态、妊娠、其他。

(2)药物性(副作用、中毒或药物撤离反应):抗炎镇痛类;甾体类激素和其他药物等。

(3)中毒:药物中毒等。

(4)心因性疾病:抑郁症和焦虑躁狂症、神经性厌食/贪食综合征、张力性头痛。

(5)躯体性疾病:①感染,如急性病毒、细菌或慢性感染,病毒性肝炎和其他感染等;②内分泌代谢性疾病,如甲亢或电解质紊乱和肥胖等;③血液系统疾病,如贫血或白细胞减少或缺乏;④心血管系统疾病,如先天性心脏病等;⑤呼吸系统疾病;⑥消化系统疾病,如炎症性肠病、脂肪肝等;⑦泌尿系统感染等疾病;⑧合并其他风湿免疫性疾病,如纤维性肌痛病、类风湿关节炎等;⑨骨骼肌肉系统病变,如慢性肌劳损;⑩慢性疲劳综合征等。

3.乏力的机制 根据病因的不同而异。心因性疾病或药物可以通过影响睡眠,或者导致激素分泌或作用异常,继而引起乏力;药物还可以通过诱导贫血、白细胞减少等而导致乏力;感染的微生物释放毒素可直接引起乏力,感染也可引起血液系统异常,继而导致机体疲乏无力;内分泌疾病因为激素分泌或作用异常而伴发乏力;合并一些系统性疾病则可以通过其他机制引起乏力症状。

4.乏力的诊断 乏力的诊断依靠详细的病史询问、全面的体格检查,并根据具体病情,选择适宜的辅助检查,包括生化指标、激素谱以及影像学检查等。

临床上要诊断乏力,首先需要排除生理性因素导致的乏力,然后确认患者有无心因性疾病,并明确是否药物或其他毒物所致乏力,最后再锚定在躯体性疾病方面。

病史询问上,要了解乏力的病程,诱发因素,每次发作的时段和持续时间;要询问患者日常生活起居规律,家庭、婚姻和工作状况,了解疾病和用药史;还要关注既往身体情况、乏力的伴随症状等。

在辅助检查方面,首先要完成血常规、尿常规、大便常规、血电解质、血生化(包括肝、肾功能,血糖等)、甲状腺激素谱、妊娠试验等检查。必要时,需要施行肿瘤相关指标的检查,如肿瘤标志物、乳腺显影、肠镜等。

此后,根据病史与体检结果进行针对性的检查,如心电图、心动图、胸部 X 线片、病毒学或细菌学检查、免疫学指标测定等。

根据初步检查结果,再进一步实施其他较为特异或者能够确定病因的检查,如贫血、肝病、激素异常等相关疾病的针对性检查,包括骨髓穿刺、肝功能与激素谱测定、超声、核素以及 CT 或 MRI 等。

5.乏力的鉴别诊断

(1)生理性乏力:睡眠不足、劳累过度、妊娠等引起的疲劳,可以通过病史询问,非常容易地找出原因。对于应激状态导致的疲劳,病史相对比较隐蔽,需要耐心、细致地与患者交谈,并通过综合分析,排除其他病理性因素,方可明确诊断。这类疾病的最大特点是各项辅助检查都没有明显特征性的异常。

(2)药物性乏力:许多药物都可以出现疲劳的副作用,而且,一些药物则会因为突然的撤离而导致身体倦怠不适。只要仔细询问病史,了解药物的作用机制和毒副作用,就可确立疲倦的原因,假如停药后乏力消失,对明确诊断更有价值。疑有重金属或有机溶剂等物质慢性中毒者,需要明确工作环境与毒物接触史,必要时可以行相关毒物检测。

(3)心因性疾病:这类疾病往往伴随着疲劳的出现,但患者有典型的厌食、焦虑等,可助鉴别。但对于抑郁症患者,疲劳可能是首发表现,或者是最主要的症状,对这类患者,一方面需要排除甲状腺功能减退等原因导致的忧郁;另一方面,需要结合病史特征,及时明确疲劳是否缘于患者固有的抑郁症。一般而言,辅助检查都没有明显异常。

(4)感染:各种类型的感染都可以出现疲乏的表现,但患者往往伴随明显的感染特征,如发热、白细胞增多等。值得注意的是,对一些隐匿性感染灶,如牙周炎、中耳炎、结核、病毒性感染等,患者可以没有明显的其他临床表现,而以疲倦无力为主要特点。

(5)其他原因:体力劳动者饮食太淡易致疲劳,是因为盐中的钠能加强神经肌肉的兴奋性。

睡眠不足可使人感到乏力,但神经衰弱者如长期服用安眠药,也会感到软弱无力,引起疲乏的药物还有苯海拉明等抗组胺药物。

嗜好饮酒者常有疲倦感;饥饿的人因缺乏蛋白质和缺钾也感乏力。

疲乏软弱有时是维生素 B_1 缺乏症者的前驱症状,嗜酒者易患此病。

体力或脑力劳动者的疲乏是一种正常的生理现象,但在稍微劳动后即感疲乏则需重视。频繁吐泻和大量用利尿药者因血钾低而致全身无力;但血钾过高时患者也感软弱,故需验血鉴别。

糖尿病和慢性肾炎患者也常感疲倦和乏力,而且因他们需长期吃低盐或无盐饮食,又容易缺钾,故乏力、失眠、腰酸常是他们就医的主诉。

患了感冒和各种感染性疾病的人几乎都有疲乏无力的体验。心力衰竭患者因进食少、镁摄入少,提供能量的 ATP 不能被激活,故有乏力现象。

如果自己感觉经常毫无原因(如过劳、睡眠不足、天气闷热、饥饿等)的软弱无力时,一方面要及时就诊,把乏力的感觉及其他不适无遗漏地告诉医生。另一方面不要过于紧张,因为病态的乏力,必然伴有其他的不适。重要的是需与医生很好地合作,做各种必要的血液化验及其他检查,以及早查明病情,及时治疗。

6.AS 与乏力　乏力在 AS 患者中很普遍。很多 AS 患者都会或多或少地存在乏力的问题。日常生活中,每个人偶尔都会感到疲劳或者精疲力尽,但是通常经过几个晚上良好的休息或者调整之后就能重新恢复活力。而 AS 患者的长期慢性的乏力症状与之不同,它一次会持续数天甚至数周,无论多久的睡眠和休息都不能缓解。很多患者会形容它为"无法忍受"。

(1)临床症状和评价:根据临床上 AS 患者的描述,其乏力主要表现为以下特征:①这是与你以前经历过的"疲劳"是完全不同的乏力感觉;②睡眠不能缓解乏力;③这种乏力感不会导致精疲力竭;这种乏力不仅导致行动上的懒怠,也是与抑郁症患者的症状不同的地方。

根据一些 AS 患者的叙述,反映较轻的乏力对他们生活的影响有:"在第一次出现症状的时候我就感到疲乏,到现在我大部分时间仍感到乏力。它常常让我无法忍受,无论睡多久都缓解不了,但现在情况也没有太过糟糕"。"很多时候午后我就很难受,如果在工作的话我通常进展缓慢,效率比任何时候都要低下,如果在家我会蒙头大睡几个小时"。

严重的 AS 患者可以主诉为"我是一个理疗师,但刚刚因为乏力而终止了一天的工作,我努力维持工作所需要的体力,我觉得很多时候过度疲劳。工作之余我的其他活动量明显减少,与家人和朋友的交际也少了,以前我很活跃,常常晚上出去。现在我晚上很早休息。我的丈夫形容我像僵尸一样,因为我太累了,晚上不怎么爱说话"。"感觉就像我的眼皮上吊了个铅垂"。

疲劳不是某种疾病特有的症状,可以由多种疾病引起,且有多种对疲劳的评定方法,这些方法大多数可以对不同疾病所致的疲劳进行评定。但是,不同疾病的疲劳症状的特点可能不同,评定方法不同可能增加评定结果的差异性,所以,需要针对特定疾病的专门评估方法。BASDAI 量表是一项专门评价 AS 疾病活动性的量表,BASDAI 量表中的疲劳项目评分可较好地进行疲劳症状的量化评定。陈小云等观察到,疲劳症状和疾病活动性、患者躯体功能及夜间痛有显著的相关性,研究证实疲劳经常发生在 AS 疾病活动期。另外,疾病的活动性进一步体现在功能障碍方面,功能障碍可能也是导致疲劳症状发生的原因。夜间痛与疲乏症状相关,原因可能是夜间痛引起了睡眠障碍,而研究显示睡眠障碍可以引起 AS 疲劳症状。另外,夜间痛与疾病活动性相关,AS 疾病活动可以使疲乏症状加重,本研究也证实夜间痛与疲劳症状有很强的相关性。

(2)AS 导致乏力的相关因素

1)AS 本身的病理进程,体内潜在的炎症,分泌多种炎症因子,可以导致极度的乏力。

2)贫血通常发现与炎症共同存在,这也是导致乏力的一个原因。

3)疼痛,尤其是长期的疼痛,会让患者心烦意乱甚至夜间痛醒,增加疲劳感。

4)由于夜间的疼痛和僵硬导致的睡眠障碍也会导致乏力。

5)一些治疗关节炎的药物也可能导致嗜睡,影响注意力的集中,导致更加乏力。含有可待因和阿片类成分的药物如阿米替林最常导致这种副作用。

6)AS 患者偶伴有肌肉无力,它也会导致乏力。

7)任何一种长期的症状都可能引起悲伤感和对未来的不确定感,这些都能导致失望、抑郁的情绪。这不仅是情绪方面的低落,而且与各种物理症状相关联,其中就包括乏力。

(3)治疗策略

1)积极治疗原发病,NSAIDs 等能够控制 AS 炎症的药物,都能通过减少疼痛和僵硬而缓解疲劳。如果之前有合并使用可能导致嗜睡和注意力不集中的药物,需选择其他的替代治疗。

2)详细检查,确定有无合并贫血。AS 引起的贫血为慢性病性贫血,一般经过抗炎治疗,贫血会自愈。如果有 NSAIDs 长期服用导致的胃肠道出血或者合并炎症性肠病引起的贫血,则需根据病因进行治疗。另合并缺铁性贫血也常见,可以铁剂补充治疗,同时加以饮食补铁,以恢复身体内的铁容量。一般贫血纠正后,乏力会得到很好的缓解。

3)如果患者情绪焦虑、抑郁,影响到正常生活,可通过抗抑郁药物治疗。同时鼓励患者充分倾诉你的焦虑和不适感,利于医生充分了解其感受和想法,治疗时也更有针对性。

4)正确的运动治疗能够改善肌肉的力量、关节的灵活性、情绪以及睡眠等。一般来说,专业的风湿理疗师均可教授正确的治疗方法。近期水疗和健身房的物理方法亦开展于 AS 患者的治疗中。

5)患者的自我调节:劳逸结合、适当的放松有利于患者体力的回复及改善睡眠。嘱其合理安排时间、合理作息、工作的强度适宜、健康饮食、营养均衡。

(四)消瘦

1.消瘦的流行病学情况及发病机制　　AS 合并消瘦非常常见,与其余所有慢性疾病一样,其发生与多种因素有关,并无明显特异性。

炎症引起的疼痛占主要原因。由于病情活动,炎症引起机体不适,疼痛剧烈时患者睡眠受到影响,食欲减轻,活动严重受限,情绪低落,均是造成消瘦的"罪魁祸首"。

临床上亦可见到非常多的患者,询问 AS 的饮食注意事项,由于网上及民间一些观点的影响,患者往往对饮食方面充满疑虑,认为许多食物会加重病情,从而导致严重的偏食挑食,从而导致消瘦。

AS 患者常有合并感染或者炎症性肠病,部分患者有贫血,这些也都是导致消瘦的原因。

2.消瘦的诊断和鉴别诊断　　AS 患者导致消瘦无明显特异性,诊断时主要参考患者的基础体重,一般通过症状及相关体征即可做出诊断。鉴别诊断主要考虑与其余慢性疾病引起的消瘦相鉴别,如已是确诊的 AS 患者,注意有无合并炎症性肠病、缺铁性贫血、感染等;若是以消瘦为首发症状的患者,尤其是年轻男性患者出现低热、乏力等,要注意结核与强直性脊柱炎的可能,询问病史,有无合并腰背痛、AS 家族史的情况,如若影像学检查有骶髂关节的病变,可确诊。

3.消瘦的处理原则和治疗

(1)合理饮食,保证营养均衡,注意维生素和钙的补充。禁烟,控制饮酒量。

(2)注意休息、保证充足的睡眠。保持心情愉快。

(3)积极配合医生的治疗,坚持服药和体育锻炼。

(4)其他全身症状:由于发热或其他原因,患者有时会出现食欲缺乏、身体虚弱、自汗或盗汗等症状,但一般处于一种相对稳定状态,不呈进行性加重的趋势。

三、诊断分类标准

强直性脊柱炎是一种很古老的疾病,从几千年前古埃及人的骨骼中就发现了强直性脊柱炎的证据。无独有偶,距今 2000 年以前,希腊名医希波克拉底描述了一种疾病,患病者有骶骨、脊椎、颈椎部的疼痛。然而,这一古老的疾病,直至 1961 年才有首个国际通用诊断标准,即强直性脊柱炎的罗马分类标准。自这一标准诞生之日起,脊柱关节炎的诊断随着检查、诊断手段的发展而不断进步。

(一)强直性脊柱炎诊断标准

1.强直性脊柱炎的罗马标准(1961 年)。

2.强直性脊柱炎的纽约标准(1966 年)。

3.强直性脊柱炎的纽约修订标准(1984 年)。

(二)依赖放射学证据的分类诊断标准

强直性脊柱炎的分类标准是基于放射学证据的诊断标准,对强直性脊柱炎的诊断具有较高的特异性,因而一直都处在不可取代的位置。绝大多数强直性脊柱炎患者均会出现炎症导致的骶髂关节和(或)脊柱关节的结构破坏。在对强直性脊柱炎确诊病例的长期随访中,可以观察到 90% 以上的患者会出现骶髂关节的放射学改变,50%～70%的患者则会在疾病晚期出现放射学可见的邻近椎骨的骨性强直或椎间小关节的强直。放射学改变在强直性脊柱炎患病人群中的发生率很高,这也奠定了放射学在强直性脊柱炎诊断中不可动摇的地位;而基于放射学改变对强直性脊柱炎进行诊断,无疑具有较高的特异性。

然而,强直性脊柱炎的平均发病年龄为24～28岁,但初次诊断的平均年龄却在33～39岁;该病从起病开始,需要经历8～11年的时间,才能获得明确的诊断。产生这种诊断延迟的原因之一,即是脊柱关节炎患者从出现临床症状到发生放射学上确定的骶髂关节炎,需要经历一定的时间;而脊柱关节炎的诊断又在很大程度上依赖于放射学证据,包括1984年的纽约修订标准亦是如此(明确诊断仍然依赖于X线平片的双侧2级以上或单侧3级以上的骶髂关节炎)。只有部分强直性脊柱炎患者在出现症状后10年内发生骶髂关节的放射学改变。由于强直性脊柱炎临床症状与放射学改变之间存在时间差;依靠放射学改变作出诊断明显延迟了疾病的诊断时间。也就是说,患者得到诊断的时间往往已不是疾病早期,由此造成了该疾病早期诊断的延误,也致使这部分患者错过了早期治疗的机会。

(三)综合运用多个诊断参数利于 AS 的早期诊断

ESSG 及 ASAS 对 AS/SpA 分类标准参数定义见表 10-8 和表 10-9。

表 10-8 用于欧洲脊柱关节病研究小组(ESSG)标准的变量详述

变量	定义
炎性脊柱疼痛	过去或目前有颈背部脊柱疼痛症状,且至少符合以下各项中的 4 项:①发病年龄在 45 岁之前;②发病隐匿;③锻炼后改善;④引起晨僵;⑤至少持续了 3 个月
滑膜炎	过去或目前有非对称性关节炎,或主要发生于下肢的关节炎
家族史	一级或二级亲属有以下任何一项:①强直性脊柱炎;②银屑病;③急性葡萄膜炎;④反应性关节炎;⑤炎症性肠病
银屑病	过去或目前有医生诊断的银屑病
炎症性肠病	过去或目前有医生诊断且放射影像学检查或内镜检查证实的克罗恩病或溃疡性结肠炎
交替的臀部疼痛	过去或目前有左右臀部的交替疼痛
末端病	过去或目前有跟腱或足底筋膜止点自发性疼痛或检查时压痛
急性腹泻	关节炎发作前 1 个月内有腹泻
尿道炎/宫颈炎	关节炎发作前 1 个月内有非淋菌性尿道炎或宫颈炎
骶髂关节炎	根据以下放射影像学分级系统,双侧分级 2～4,或单侧分级 3～4;0=正常,1=可能,2=轻度,3=中度,4=关节强直

* 相当于炎性背痛(IBP)。

表 10-9 中轴型脊柱关节炎分类的国际脊柱关节炎评估协会(ASAS)标准的变量

临床标准	定义
IBP	专家判断的 IBP(也可见方框 5);符合以下 5 项中的 4 项:①发病年龄<40 岁;②发病隐匿;③锻炼后改善;④休息时无缓解;⑤夜间疼痛(起床时改善)
关节炎	过去或目前有医生诊断的活动性滑膜炎
家族史	一级或二级亲属有以下任何一项:①强直性脊柱炎;②银屑病;③急性葡萄膜炎;④反应性关节炎;⑤炎症性肠病
银屑病	过去或目前有医生诊断的银屑病
炎症性肠病	过去或目前有医生诊断的克罗恩病或溃疡性结肠炎

续表

临床标准	定义
指(趾)炎	过去或目前有医生诊断的指(趾)炎
附着点炎	足跟附着点炎:过去或目前有跟腱或足底筋膜跟骨止点自发性疼痛或检查时压痛
前葡萄膜炎	过去或目前有眼科医生确认的前葡萄膜炎
对 ISAIDs 有良好反应	NSAIDs 足量用药 24～48 小时后,不再有背部疼痛或背部疼痛明显缓解
HLA-B27	采用标准实验室检测技术,检测结果为阳性
CRP 升高	排除引起 CRP 升高的其他原因后,有背痛的情况,CRP 高于正常值上限
X 线检查提示骶髂关节炎	根据改良纽约标准,双侧分级 2～4;单侧分级 3～4
MRI 检查提示骶髂关节炎	骶髂关节的活动性炎性病变,伴明确的骨髓水肿/骨炎,提示与脊柱关节炎相关的骶髂关节炎

注:CRP,C 反应蛋白;HLA,人白细胞抗原;IBP,炎性背痛;NSAIDs,非甾体抗炎药。

现对部分临床特征参数详述如下。

【特征性临床症状】

1.炎性背痛(IBP)　强直性脊柱炎多初发于腰骶部,隐匿性起病的慢性下腰背部疼痛,伴晨僵,由此成为强直性脊柱炎最具特征的早期症状。这种疼痛主要以难以精确定位的钝性疼痛为主,可为单侧或双侧起病,间断性或持续性,逐渐进展为双侧持续性疼痛,伴僵硬感,晨起时为著,或夜间痛,活动后可缓解。针对炎性背痛的诊断标准主要有如下 3 个。

(1)Calmn 炎性背痛诊断标准

1)发病年龄<40 岁。

2)背痛时间>3 个月。

3)隐袭发病。

4)晨僵。

5)运动后改善。

以上 5 项中满足 4 项可诊断。

(2)Berlin 炎性背痛诊断标准

1)晨僵>30 分钟。

2)运动后改善,休息不能改善。

3)后半夜痛醒。

4)交替的臀部疼痛。

以上 4 项至少满足 2 项可诊断。

(3)ASAS 炎性背痛标准

1)发病年龄<40 岁。

2)隐袭发病。

3)运动后改善。

4)休息不能改善。

5)夜间痛(起床后改善)。

以上 5 项中满足 4 项可诊断。

不难发现，3个诊断标准均强调了疼痛于运动后缓解、休息后不缓解，且伴有晨僵现象；这也是炎性背痛区别于机械性背痛的核心内容。以上3个标准对AS诊断的优势各异，Calmn标准以灵敏性为最，Berlin标准以特异性为首，ASAS标准则以似然比取胜。

2.滑膜炎　高达75%的强直性脊柱炎患者有外周关节受累，尤以髋关节为著，致残率也最高；除此之外，膝、肘及手足小关节均可受累。受累外周关节病理显示滑膜增生、淋巴样浸润、血管翳形成及软骨下肉芽组织增生，即滑膜炎表现；但并未发现诸如滑膜绒毛增殖、纤维原沉积和溃疡形成等表现。迄今对AS滑膜炎的诊断缺乏明确的诊断标准，仍以经验性诊断为主，确诊仍需依赖病理结果。

3.肌腱端炎　肌腱端炎是指韧带、肌腱、关节腔或骨的附着点部位的炎症；它与强直性脊柱炎有着密切的关系。肌腱端炎可发生在身体的不同部位，其中以跟腱部位最为常见，表现为足跟部疼痛及压痛；其诊断的敏感性为37%，特异性为89%。另一个较为典型的肌腱端炎表现为腊样指（趾），它以指（趾）的肿胀为主要表现，而非疼痛，这一点有别于跟腱炎，这种肿胀也有别于滑膜炎引起的肿胀；它对强直性脊柱炎诊断的灵敏度较低，仅为18%，却具有高达96%的诊断特异性。

4.前葡萄膜炎　急性前葡萄膜炎，包括虹膜炎、睫状体炎、脉络膜炎，是强直性脊柱炎特征性的眼部表现，见于约20%的AS患者。目前诊断仍以眼科专科裂隙灯显微镜检查为主，对AS诊断有较高的特异性（97%）。

【实验室检查】

1.HLA-B27　HLA-B27与AS的发病有较强的关联性，AS患者人群中HLA-B27阳性率远高于正常人群。HLA-B27在AS起病过程中所起的作用仍无定论，主要假说为：HLA-B27可能为某致病病原体的受体；参与结合抗原肽，并将其递呈给抗原特异的CD8-T细胞；HLA-B27与某些微生物产生的多肽有免疫学相似结构，引发自身免疫反应。HLA-B27与强直性脊柱炎较强的相关性奠定了其在AS诊断中的重要作用；HLA-B27在强直性脊柱炎的诊断中，灵敏性和特异性均在90%以上，似然比也高达9.0，对强直性脊柱炎的诊断和排除均有较重要的意义。

2.CRP升高　作为一个影响因素较多的炎症指标，CRP在强直性脊柱炎的诊断中特异性较差，但却作为一个较为灵敏的诊断线索，有一定的诊断价值。

【影像学表现】

现就近年国际专家的共识推荐的影像学改变叙述如下：

1.X线所示AS改变　近半个世纪以来，国内外的临床医生们就开始采用骶髂关节和脊柱的X线检查对AS患者进行诊断和分期。与MRI不同，X线检查只能检出慢性骨改变（破坏），这些改变是炎症的后果，而不是炎症本身。因此，X线检查不适合用于脊柱关节炎的早期诊断，但仍是检测慢性改变的一种选择，因此，被广泛用于有明确疾病的患者的诊断。

2.MRI所示AS改变　AS作为一种炎症性疾病，其伴随有新骨的生成和原有结构的破坏。根据近年新的SpA分类标准，AS的疾病早期表现为中轴关节的急性/亚急性炎症，最早开始于骨-软骨面，可见单核细胞浸润和破骨细胞数目增加，随后纤维组织替代纤维软骨细胞及骨组织，发生纤维强直；MRI可以很好地呈现这一阶段的病理变化。疾病发展的终末期则出现成骨细胞的骨化和骨强直，这时发生明显的放射学改变。也就是说，放射学反映的往往是炎症带来的结构破坏，而MRI却能反映炎症本身的情况，这是MRI优于普通X线的方面。

至今有4种MRI序列用于脊柱关节炎的显像，T_1、T_2、T_2压脂序列（如STIR）和钆造影剂注射后的T_1序列。T_1用于评估结构的破坏，而STIR和注射钆造影剂后的T_1显像则用于发现急性炎症。MRI是AS早期诊断较好的工具之一。一方面，MRI对发现AS改变有较高的敏感性和特异性，两者均在90%左右，较放射学有较大的优势;另一方面,对于尚未出现放射学变化的早期 AS 患者,骶髂关节及脊柱关节的水肿及脂肪变均可通过 MRI 得到很好的体现,因此 MRI 对早期 AS 的诊断,具有 X 线远不能及的价值(表 10-10)。

表 10-10　用于脊柱和骶髂关节成像的 MRI 序列信号特点

序列	脊髓液 (含水量)	椎间盘 (含水量)	皮下脂 肪组织	活动性炎 性病变
T_1 加权	低强度[1]	低强度[1]	高强度[1]	低强度[1]
注射钆造影剂后的 T_1 加权	低强度[2]	低强度[2]	高强度[2]	
有脂肪饱和			低强度[2a]	
无脂肪饱和(不推荐)	高强度[2b]			
短时间反转恢复(STIR)	高强度[3]	高强度[3](如果椎间盘 退变,则为低强度)	低强度[3]	高强度[3]

(1)骶髂关节改变:MRI 对骨髓水肿和放射学难以发现的骨破坏很敏感。炎症细胞浸润表现为 T_1 增强下的强化信号和 STIR 序列中的高信号。针对骶髂关节改变的 MRI 评分,但有关的研究提示,这些评分没有显著差异。

骶髂关节典型 MRI 病变的类型包括:①活动性炎性病变(STIR/注射钆造影剂后的 T_1):骨髓水肿(骨炎)、滑膜炎、关节囊炎、附着点炎;②慢性炎性病变(正常为 T_1):硬化、侵蚀、脂肪沉积、骨桥/强直。

1)活动性炎性病变:骨髓水肿(骨炎)的 MRI 特点为:STIR 图像上的高强度信号(骨髓水肿)和(或)增强 T_1 加权脂肪饱和图像上的高强度信号(骨炎);骨髓水肿(BME)是 AS 活动性骶髂关节炎的标志,值得注意的是,这些改变也可见于其他疾病的病理改变中;受影响的骨髓区域位于关节周围;有研究提示 BME 可引起结构改变,如骨侵蚀。

滑膜炎的 MRI 特点为:对比增强 T_1 加权脂肪饱和图像上骶髂关节滑膜部分的高强度信号(与血管类似)。STIR 序列无法区别滑膜炎和关节腔液体;MRI 图像上滑膜炎常常伴随骨炎,单一滑膜炎改变的情况较罕见,仅此也不足以作出骶髂关节炎的影像学诊断。

关节囊炎的 MRI 特点为:在信号特征方面与滑膜炎类似,但这些改变累及前、后关节囊;在前部,关节囊逐渐延续为骶骨和髂骨的骨膜,因此相当于末端病;关节囊炎可远远超出关节囊的范围,向中线和侧面延伸到骨膜中;相比 STIR,增强 T_1 加权脂肪饱和序列能够更好地检查出关节囊炎。

附着点炎的 MRI 特点为:STIR 图像和(或)增强 T_1 加权脂肪饱和图像上,韧带和肌腱附着于骨骼处[包括关节后间隙(骨间韧带)]的高强度信号;此信号可延伸到骨髓和软组织中。

如何定义 MRI 上与脊柱关节炎相关的骶髂关节活动性炎性病变(骶髂关节炎)?①必须有高度提示骶髂关节炎的软骨下骨髓水肿/骨炎;②仅有滑膜炎、关节囊炎或附着点炎但不伴有软骨下水肿/骨炎符合骶髂关节炎的表现,但不足以作出活动性骶髂关节炎的诊断;③技术方面:STIR 图像通常足以诊断活动性(急性)炎性病变,例外:滑膜炎(单用 STIR 无法检出,需要注射钆造影剂后的 T_1 图像);④所需信号的数量:如果仅有一处信号,则此信号必须至少出现于 2 个层面上;如果一个层面上有多处信号,则一个层面已经足够。

活动性炎性病变的鉴别诊断和误区:①SpA 中骶髂关节的炎症通常局限于此处骨骼/骶髂关节,不会越过解剖边界;②其他病理改变可引起反应性(继发性)病变,表现为炎症;③被血管包围的韧带可表现为活动性炎症;④线圈效应(伪影)。

2)慢性炎性病变:T_1 序列通常足以检出结构性病变(硬化,侵蚀、脂肪沉积,粘连融合);T_1 脂肪抑制(FS)或 T_2 梯度回波序列也许能够更好地检测病变。

软骨下硬化的 MRI 特点为：硬化区域在所有序列（T_1，STIR，注射钆造影剂后的 T_1）上均表现为低强度或无信号的条带，而且注射造影剂后信号未见强化；源于 SpA 的硬化应从骶髂关节的关节间隙向外延伸至少 5mm。

侵蚀的 MRI 特点为：侵蚀如果为活动性，在 T_1 图像上为低强度信号，在 STIR 图像上为高强度信号；T_2 梯度回波或 T_1 脂肪饱和序列用于检测侵蚀病变可能更有用；侵蚀是关节边缘的骨缺损；关节的整个软骨面都可能发生侵蚀；侵蚀最初表现为单个病变，侵蚀的融合可能会被看做是骶髂关节间隙的假性扩大。

关节周围脂肪沉积的 MRI 特点为：T_1 加权图像上的信号增强；脂肪沉积是由于炎性（通常是关节周围）骨髓区域内的脂肪酸酯化导致；一般来说，脂肪沉积是非特异性表现；在 SpA 中，脂肪沉积通常提示过去有炎症。

粘连融合的 MRI 特点为：所有 MRI 序列上都是低信号强度，有时 T_1 图像上周围有高强度信号（骨髓的脂肪变性）；互相直接面对的骨芽融合成横跨关节的骨桥；有多条邻接的骨桥时，关节腔变模糊。

3）适用于 ASAS 新分类标准的高度提示 SpA 的骶髂关节炎定义为：①确定骶髂关节炎所需的 MRI 表现的类型：①确定"MRI 上的骶髂关节炎"要求有骶髂关节的活动性炎性病变，这是中轴型 SpA 的 ASAS 分类标准中 2 个影像学表现之一；②必须有明显的 BME（STIR）或骨炎（注射钆造影剂后的 T_1），而且位于典型的解剖部位（软骨下或关节周骨髓）；③只存在其他活动性炎性病变，如滑膜炎、附着点炎或关节囊炎，但不伴有 BME/骨炎，则不足以作出 MRI 骶髂关节炎的诊断；④结构性病变，如脂肪沉积、硬化、侵蚀或骨性粘连.可能反映的是既往有炎症，不过，在中轴型 SpA 的 ASAS 分类标准中，目前认为只存在结构性病变但不伴有 BME/骨炎，不足以作出 MRI 骶髂关节炎的诊断。②要求的信号数量：如果每个 MRI 层面上只有一处提示活动性炎症的信号（病变），则此信号应至少出现于连续 2 个 MRI 层面上。如果一个层面上有多处信号（病变），则一个层面已经足够。

（2）脊柱改变：脊柱不同部位的炎症活动均可在 MRI 有所反映，包括椎间盘、椎体、椎间韧带、椎间关节及肋椎关节。MRI 显示的关节面炎症活动与组织学炎症相关。针对脊椎改变的急性炎症活动和慢性炎症破坏，MRI 均能较好地反映。急性炎症活动表现为椎体单位的组织水肿和炎症侵蚀的程度；慢性炎症破坏则用于衡量结构的破坏，包括炎症侵蚀破坏、硬化、方椎、韧带骨赘、椎体融合等。

表 10-11　脊柱关节炎中活动性炎症和慢性改变的典型部位

部位	描述
脊柱炎（累及椎体）	通常位于椎体 4 个角的骨髓内。如果位于角内：前部脊柱炎（Romanus 病灶）或后部脊柱炎
椎骨椎间盘炎（累及椎间盘）	位于与椎间盘相邻的皮质骨板的骨髓内（Andersson 病灶）
椎间关节突关节炎（椎间小关节炎）	可累及从 C_2 到 S_1 的任何椎间小关节，通常会引起脊柱椎弓根内的骨髓水肿（椎管的后部）
肋椎关节（CV）的关节炎	可累及从 Th1 到 Th12 的任何一个肋椎关节；引起 CV 关节附近的骨髓水肿，可延伸到椎弓根，椎体的后部（椎管侧方）和相邻的肋骨
脊柱韧带的附着点炎	可能受累的附着点：棘上韧带，棘间韧带，黄韧带
韧带骨赘/粘连	慢性疾病中发生桥接（在椎体的 4 个角）或融合（椎间盘内新骨形成）

（3）其他部位的改变：据部分全身 MRI 运用于早期 SpA 患者的个案报道显示，除骶髂关节、脊椎以外的疼痛部位，如膝关节、踝关节，同样存在 MRI 可见的骨髓水肿、附着点炎症等炎症浸润表现。

【对 NSAIDs 治疗反应好】

NSAIDs 作为能改善强直性脊柱炎预后的药物之一，许多研究均将对 NSAIDs 类药物反应良好列入强直性脊柱炎的特征参数之列。无论是急性发病或慢性病程中，NSAIDs 类药物均可以明显改善疼痛症状和僵硬感，同时能延缓病情进展。其诊断的特异性及灵敏性分别为 85％、77％。

【阳性家族史】

强直性脊柱炎具有高度的遗传倾向，强直性脊柱炎先证者的亲属发病概率为正常人的 23 倍。这里所说的阳性家族史指一代或二代亲属有以下任一种疾病：

1.强直性脊柱炎。

2.银屑病。

3.葡萄膜炎。

4.反应性关节炎。

5.炎症性肠病。

从 1961 年脊柱关节炎的首个国际通用诊断标准在罗马诞生开始，强直性脊柱炎的诊断方法不断进步。实验室检测技术的进步、MRI 等影像学技术的发展以及在临床实践中对多个强直性脊柱炎诊断参数不断地观察验证，为早期 AS 及未分化型 SpA 的诊断创造了可能。2004 年世界脊柱关节炎联盟（ASAS）为了改进现行的 SpA 诊断标准，并将其应用范围扩大至疾病的早期阶段，作出一系列努力；并于 2009 年提出中轴型脊柱关节炎分类标准，将其与现行的 Amor 分类标准和 ESSG 分类标准进行比较。新的 ASAS 标准在早期 AS 及未分化型 SpA 的诊断方面有较高的敏感性和特异性，为早期 AS 及未分化型 SpA 的分类诊断提供了一定的指导作用。

四、强直性脊柱炎的治疗

2010 年 ASAS/EULAR 对强直性脊柱炎的治疗建议总的原则是：①AS 是一种多种临床表现并具有潜在严重后果的疾病，需要在风湿科医生协调下多学科联合治疗；②AS 的主要治疗目标是通过控制症状和炎症来最大限度地提高生活质量，避免远期关节畸形，保持社交能力；③AS 的治疗目的是在医生和患者共同决策下对患者进行最好的照顾；④同时兼顾药物和非药物治疗。

（一）强直性脊柱炎的非药物治疗

【病友教育、患者协会和自助组织】

1.病友健康教育　强直性脊柱炎（以下简称 AS）。目前尚无根治方法，AS 作为一种慢性病，整个疾病过程常常是反复发作与缓解的交替，并进行性加重为特点，国内外近年来均强调要提高早期诊断和治疗水平，因为大多数患者如能得到早期诊断及综合治疗，可以有效控制症状并改善预后。

（1）病友健康教育的共识：在 ASAS/EULAR 关于 AS 的管理推荐中，健康教育、运动治疗被置于首要位置。可见，加强对 AS 患者的健康教育及患者自身的积极运动锻炼是治疗 AS 的重要手段，并强调健康教育不仅在患者住院的整个过程中应用，还必须延续到出院后及门诊，不遵医嘱而自行停止用药及康复锻炼是 AS 复发和病情加重的主要原因之一。故 AS 的治疗原则中，长期的功能康复锻炼是很重要的环节。MauW 等指出，强直性脊柱炎患者日常生活方式中应当有每日进行的运动疗法和接受其他适当的物理治疗方法。适当的运动疗法有助于缓解肌肉痉挛，减轻疼痛，防止或减轻脊柱及外周关节的强直、畸形，保持良好的胸廓活动度，维持骨密度和强度。

然而，目前我国的医疗服务和资源仍然呈现出供不应求的状态，无论从专业人员数量还是服务质量，都难以达到国家和患者的需求，健康教育长期处于被动地位。尤其是注重早期诊断与治疗的，病程延绵难缠的强直性脊柱炎，所需的专业健康教育、康复锻炼指导更为迫切。由于缺乏健康教育，许多 AS 患者及家属对 AS 的治疗存在着错误的认识,甚至有人以为活动会加重病情,因而使病变关节长期处于完全或基本不活动状态,导致肌肉萎缩或关节融合强直。有些患者没有意识到运动锻炼的重要性,或虽然知晓运动治疗的重要性,但对运动治疗的具体方式、强度、注意事项和康复转归等认识不足,所了解的运动疗法方面的知识往往缺乏系统性、针对性,并不能进行有效的康复治疗。有研究表明,70% 的 AS 患者功能锻炼的强度、时间和动作幅度不符合康复锻炼要求,多数患者仍依赖于药物治疗,故对 AS 患者进行健康教育、康复锻炼指导显得尤为重要。已有研究表明,对 AS 患者进行疾病知识的健康教育,有助于患者与医生合作,调动患者治疗的积极性,参与各种治疗,有助于指导 AS 患者进行运动功能锻炼,可以达到保持脊柱和外周关节良好功能状态的目的,延缓病情恶化,甚至认为效果和药物治疗并举一样重要。

(2)AS 患者健康教育的方法和内容:对 AS 患者进行健康教育,主要形式有常规教育、个体教育、群体教育等形式。目前比较常见的是医生及护士对住院患者进行康复锻炼指导的辅助治疗,此种方式可以加强系统性、针对性,制定针对个体患者的康复锻炼计划,达到更好的宣教目的。其次,还有常规的宣传栏、印制健康手册、健康教育处方等方式对患者进行健康教育;群体教育是一种更为有效的教育方式。如组织成立病友会,定期举行健康讲座等,按不同主题、不同人群举办病友活动,邀请风湿科专家讲授 AS 的防治、康复锻炼等知识,解答患者的疑问,病友之间还可以相互交流,相互鼓励,有利于增强患者对治疗的恒心和信心。

AS 的健康教育,内容包括用药指导、饮食指导、自我护理及运动锻炼及心理指导。大部分患者认为,是药三分毒,医生开的止痛药能不吃就不吃,痛时再吃。然而 AS 的药物常常不仅有止痛作用,还有抗炎作用,有抑制病情发展的疗效,患者若擅自停药,会引起病情恶化,脊柱僵直等严重后果。

在对 AS 患者的健康教育中,加强运动锻炼的教育尤为重要。AS 的功能锻炼要注重一个"早"字,在关节可以活动的时期,一定要活动,运动要循序渐进,持之以恒,坚持功能锻炼是保存和恢复关节功能的重要手段。

2.患者协会及自助组织　我国现至少有 400 万～500 万强直性脊柱炎患者,急切需要得到更好的诊断和治疗服务,但我们的医疗资源远远无法满足需求。患者了解、获取相关疾病知识的途径非常有限,而网络、各种社会团体,如协会、病友会、基金会等起到重要的补充作用,是专家学者和患者加强沟通交流,是社会了解及帮助 AS 患者的重要平台。

AS 是一种迁延难愈的疾病,在整个病程中的复发和缓解交替出现,给患者带来极大的精神痛苦,容易产生悲观失望的情绪。这时,患者协会可以起到积极的作用,如通过协会,可以把专家学者、志愿者组织起来,为患者提供咨询及帮助;可提供有针对性的康复锻炼或把患者聚集起来,交流经验,传递关怀、信心和希望,可以消除患者的悲观情绪,增强其战胜疾病,提高生活质量的信心。

目前,世界多个国家都建立起自己的病友组织,并且成立了国际组织 ASIF(AS 国际联合会),参与到病友教育、关怀行动当中,我国在这方面有系统、有组织的多学科一起参与的工作还有待建立和提高。"中国健康促进基金会强直性脊柱炎慈善活动"专项行动于 2011 年 4 月正式启动,该行动由中国健康促进基金会组织发起,并任命中山大学附属第三医院风湿科古洁若教授担任专项行动管理委员会主任委员。该组织的宗旨是加强社会对强直性脊柱炎的关注,同时借助社会各界的力量,协助政府开展形式多样的强直性脊柱炎防治、相关的教育及救助活动,为强直性脊柱炎诊治创造良好的社会环境。该行动设立了 AS 病友会及专家顾问会,专家顾问会成员由相关医学领域有影响力的 17 人组成,不仅为国内 AS 领域的合作创造机会,也为我国 AS 领域的国际合作搭建了桥梁。此外,该病友会加入了 ASIF 组织,这意味着中国将与该组织其他 30 个成员国共享 ASIF 资源,共同携手为提高预防、诊断和治疗 AS 水平努力,其中通过进行病友教育,提高我国 AS 的诊治水平为其主要任务之一。

在互联网上,也出现一些 AS 病友论坛,让 AS 患者在网络上找到归属,让困苦无助的患者有一个交流经验,抒发心情的平台,也有利于患者的自我护理、康复锻炼及持续治疗。"中国健康促进基金会强直性脊柱炎慈善活动"专项行动所属的强直性脊柱炎交互网站"强直性脊柱炎关爱网"也已成立,AS 病友可登录网站注册成为病友会会员,病友会可为符合条件的特困 AS 患者进行诊断和治疗,建立长期观测档案,提供药物和手术治疗以及康复治疗等机会。

总之。病友教育是 AS 治疗的重要内容之一,内容和形式可多样,系统和有针对性的教育是重点,期望我国的 AS 病友教育在医患携手和共同努力下越办越好。

【康复治疗、物理治疗和职业治疗】

康复治疗是康复医学的主要内容,是使病、伤、残者身心功能恢复的重要手段。康复治疗是以患者身心功能障碍的康复为治疗目标,实施过程中往往是根据康复评定所明确的功能障碍及其程度制定康复目标和设计治疗方案,然后综合协调地运用各种治疗手段来完成治疗,康复治疗中常用的治疗方法有:物理疗法、职业疗法、语言治疗、心理治疗、文体治疗、中国传统康复治疗、康复工程、康复护理、社会康复服务和职业康复治疗等。

强直性脊柱炎(AS)是一种以中轴关节慢性炎症为主,也可累及内脏及其他组织的慢性进展性风湿性疾病。早期脊柱活动度的下降是 AS 的一个重要诊断指标。同时,脊柱活动度的早期受限是预后的重要因素之一。AS 治疗的主要目的之一是避免关节强直和畸形,保持患者健康的身体和心理状态。

1.物理疗法　物理疗法是 AS 康复治疗的重要组成部分。它起到保持脊柱弹性、预防姿势改变、提高肌力及减轻疼痛的作用。在新的 AS 治疗指南中,为了说明物理治疗对 AS 患者的重要作用,AS 评估工作组(ASAS)和欧洲抗风湿联盟(EULAR)的评估专家委员会在 2010 年最新推荐的 AS 治疗的 11 条建议中就包括物理疗法,强调药物治疗应结合物理治疗,此乃当前 AS 患者标准治疗的推荐策略。为了给临床医生提供 AS 的物理疗法指南,ASAS 成立了一个专门的研究组,对 AS 物理疗法的疗效进行每 4 年一次的规律的系统性回顾。

(1)物理治疗疗效评估:大多采用包括脊柱弹性、疾病活动度和功能指数的评价。大部分评估是根据 BASDAI、BASFI、BASMI 和 DFI 评分系统。BASDAI 是一个由 6 个问题组成的患者调查问卷,根据一个可视的模拟量范围来评估疲劳、中柱和外周关节疼痛、触痛和晨僵的持续时间及严重程度。对强直性脊柱炎症状的评估而言,这是一种可靠而又有效的测量方法。BASFI 评价疼痛、晨僵和疲劳以及脊柱活动度和急性期阶段的客观评估。在提高患者的功能方面有显著的敏感性。BSAMI 主要用于评估 AS 患者中柱骨的状态,它包含 5 种临床测量指标:耳壁距、Schober(脊柱前屈活动度)、颈椎活动度、腰椎侧弯弹性和踝间距。

(2)物理疗法(PT)内容:包括运动疗法和物理因子疗法。从事物理疗法的康复治疗技术人员称为物理治疗师(士)。

各种运动和物理因子治疗方法已在临床研究中被证实疗效。家庭运动疗法已被证实可以改善症状、脊柱活动度、功能和几乎所有的生活质量。正式的在理疗师监督下的物理治疗可以改善姿势、适应性、活动性、功能和情绪。水疗可以改善症状、功能和健康感。对于严重的病情或正在活动的 AS 患者,住院康复治疗可以短期内快速改善疼痛和晨僵、关节活动度、功能和生活质量。

1)运动疗法:人体的运动系统主要包括骨、关节和肌肉三大部分,肌肉是肢体运动的动力,关节是框架连接处运动的枢纽,骨骼系统为人的框架,它提供组织的坚韧性和节段的稳定性。AS 主要病理改变是以中轴关节为中心的韧带、关节囊的骨附着点和肌腱附着部发生炎症反应,并常发生椎间盘纤维环及其附近韧带钙化和骨性强直,导致脊柱的功能障碍,受累的关节活动受限。

运动疗法,是指针对患者的功能障碍状况,通过徒手或借助器械让患者进行的各种改善功能的运动方法,包括体位变换、姿势改善、关节活动度和肌力的维持与增强、改善或增强运动的协调性、改善机体平衡的运动训练等。这些都能有效地、有针对性地、循序渐进地恢复丧失的或改善减弱的运动功能,同时可以预防和治疗肌肉萎缩、关节僵直、骨质疏松、局部或全身畸形等并发症,还能将不正常的运动模式转变为正常或接近正常的运动模式,增强对肢体运动的控制能力及运动耐力,改善运动协调性和平衡等。

目前文献报道主要用于 AS 治疗的运动疗法包括:家庭运动疗法、有监督的运动疗法、多形式运动疗法、姿势重塑运动疗法及各种形式群体运动。

2010 年 ASAS/EULAR 推荐的 AS 的非药物治疗中,以患者教育和规律的运动为基础。家庭运动疗法是有效的。

①家庭运动疗法:是一种经济、有效、对患者最方便的运动疗法,因此也是 AS 患者较易接受的一种运动疗法。家庭锻炼由娱乐运动和背部运动组成。两种运动均能缓解疼痛和晨僵,然而只有背部运动可以提高机体功能。2010 年 ASAS/EULAR 推荐的 AS 的非药物治疗认为,家庭运动疗法对 AS 患者是有效的。

患者进行家庭运动疗法需考虑一下几个问题。

病程:不同病程的患者运动方式的选择可能有所不同。病程超过 15 年的患者,背部疗法疗效较好,可以减轻疼痛并提高机体功能,特殊的背部运动对背部活动软组织和关节更有益,缓解机械性和炎性背痛症状效果较佳。病程不超过 15 年的患者,娱乐疗法对减轻疼痛和晨僵的严重程度更有效。

运动频率和持续时间:资料显示,运动"持续时间"比"运动量"更重要。与没有参加运动或参加强化运动的患者(每周 10 小时或更多)相比,持续缓和运动的患者(每周 2~4 小时)功能状态和疾病活动度改善较明显。同时,持续运动有助于稳定病情和降低残疾的进程。回顾性文献显示,AS 患者应坚持每天至少 30分钟的运动和每周至少 5 天的背部运动。运动锻炼的坚持,单独的家庭运动与家庭运动加上每周集体运动取得的效果是相似的。因此,AS 患者选择家庭运动,因为它经济、省时且容易实施。同时,持续运动有助于稳定病情和降低残疾的进程。AS 患者应坚持每天至少 30 分钟的运动和每周至少 5 天的背部运动。

提高患者对家庭运动的动力、信任度和依从性的策略:家庭运动疗法最大的困难是患者失去运动的动力(失去依从性和信任)。同时,因为 AS 是一个终身性疾病,随着病情的进展,患者也会逐渐失去动力。文献显示,9 个月家庭运动结合每周集体运动,疗效显著高于单独的家庭运动治疗。坚持 9 个月家庭运动疗法结合每周集体运动的患者症状持续改善,而没有坚持运动治疗的患者病情较前进展。因此,建议结合数周的集体运动,增强患者对运动的动力,同时,患者可以感受到治疗师和病友的鼓励和支持。研究发现,有风湿病学家跟踪的患者、相信运动有益的患者和高教育水平的患者能更好地坚持规律运动。

②有指导的运动疗法:AS 早期选择最多。这项运动的主要目的是教育患者适当的运动方式、娱乐活动和运动姿势,以提高运动的疗效,从而使患者可以独立在家运动。2010 年 ASAS/EULAR 推荐认为,有指导的运动疗法,无论是陆上的,水上的,自己还是群体活动,都会比自己在家锻炼的疗法更行之有效。患者协会和自助团体可能也会有帮助。

③多形式运动疗法:多形式运动疗法包括有氧运动、伸展运动和肺部运动。

运动为 50 分钟,包含 3 个阶段:a.热身运动阶段:15 分钟,包括 10 分钟踏步运动和 5 分钟伸展运动;b.主要阶段:20 分钟的低张力踏步有氧运动;c.降温阶段:15 分钟,包括 10 分钟肺部运动和 5 分钟伸展运动。适当的有氧运动加规律的多形式运动,同时结合规律的药物治疗,患者的脊柱活动度、劳动能力及胸廓活动度均显著改善。文献显示,多形式运动显著提高了患者的胸廓活动度、颌胸距、枕墙距和 MSFT。同时能增加患者臀部和胸部的弹性，显著降低 PMC 测量结果，维持肺活量。因此，多形式运动疗法提高了 AS 患者的 QOL。

④总体姿势重塑运动疗法（GPR）：该运动疗法的概念由法国科学家 Philippe Souchard 教授基于多年的研究于 1980 年首先描述，原则是根据生物力学的原理解决不同肌肉群的协同功能。它的产生基于 3 个概念：个体化、因果关系和整体性。Am J Phys Med Rehabil 中记录：根据总体姿势重塑（GPR）的原则，伸展和加强 AS 患者短肌肉群，从而解决不同肌肉群的协同功能。肌组织存在两种不同的类型，即静止型和运动型，而细微的差别来自两者比值的双极性（静止型/运动型）。

研究显示，AS 患者接受以 GPR 为基础的运动治疗比传统的运动疗法效果更好，患者保持了更好的临床改善，这种效果的持续时间需要进一步研究。

2）物理因子疗法：简称理疗，是指利用电、光、声、磁、冷、热、力等物理因子进行治疗的方法。这些物理治疗对减轻炎症、缓解疼痛、改善肌肉萎缩、抑制痉挛、防止瘢痕的产生以及促进局部血液循环等均有较好效果。

目前用于 AS 治疗的运动主要包括水浴疗法、斯坦杰浴、游泳和散步、运动联合 SpA 治疗等。

①水浴疗法：患者每天早上在门诊进行 39℃ SpA 水池中进行 30 分钟的水浴疗法，然后进行 30 分钟的运动。临床研究显示，水浴疗法短时间内提高了 AS 患者的疾病活动度和功能指数参数，提高了患者体力活动、生活质量，改善了疼痛和晨僵等症状方面短期和中期治疗的疗效。

②斯坦杰浴：斯坦杰浴是电疗和水疗结合的一种疗法，用于治疗疼痛症状（肌痉挛，扭伤）和肌肉骨骼疾病如骨关节炎和脊柱关节病。研究显示，斯坦杰浴联合传统运动疗法比单纯的运动疗法在强直性脊柱炎的脊柱活动度、功能、疾病活动性和患者生活质量的短期疗效，显著改善 BASMI、BASFI、BASDAI 和 ASQoL 等参数。应该推荐 AS 患者进行短期的斯坦杰浴治疗，长期疗效有待进一步研究。

③游泳和散步等有氧运动：曾被推荐用于 AS 的治疗，尤其游泳作为一项全身运动，我们在常规的医嘱中也会告知患者。资料显示，游泳或散步等有氧运动比常规运动更有益于 AS 患者的肺功能。

④运动联合 SpA 治疗：有研究显示，运动联合 SpA 治疗比仅接受运动治疗取得了更加显著的临床疗效。

3）运动疗法和物理因子疗法可能的止痛机制：运动的镇痛作用可能与内源性阿片样系统和非阿片系统有关。研究显示，运动后血清中 IGF-1 水平在 RA 和 AS 患者中有所提高，在健康对照组 IGF-1 水平却显著下降。IGF-1 水平的提高可能在运动疗法的有益效果中发挥着重要作用。运动量（强度、持续时间）与提高 IGF-1 水平的关系尚需进一步研究。

浴疗法的止痛作用可能是热量对中枢神经效应（取出疼痛刺激物质）、通过刺激 I b 纤维、降低肌肉 γ 神经元的活性和降低神经腱索反射。在 SpA 治疗之后，AS 患者循环中 TGF-β$_1$ 的水平增高了 17 倍，同时疼痛显著减轻；而疼痛没有明显改善的患者，循环中 TGF-β$_1$ 的水平仅增高了 7 倍，这个结果同时也说明了 TGF-β$_1$ 的抗炎症作用。

运动联合 SpA 治疗的疗效可能与特殊的和非特殊的因素有关。特殊的因素可能是温水的生理效应及暴露于氡气。据报道，氡气可以影响免疫系统，降低自身免疫性疾病的疾病活动度，因此，可能减轻疼痛和炎症。非特殊因素可能是环境的改变、愉快的场合、非竞争的气氛、没有工作的压力以及坚信 SpA 能改善症状的积极效应。氡气、SpA、运动和气候的联合及单独作用尚待进一步研究。

2.职业疗法　职业疗法（OT）是指针对患者的功能障碍，有目的地选择一些日常生活活动、职业劳动、文体活动和认知活动职业进行训练，以缓解症状，改善功能，增强患者适应环境、参与社会活动能力的治疗方法。作业治疗的内容包括：功能性职业治疗、日常生活活动训练、心理职业治疗、就业前评定和训练等。

如在日常生活方面选择进食、梳洗、穿衣、从床上转移到轮椅上等活动；在职业劳动方面选择木工、纺织、刺绣、工艺品制作等；在文体方面选择七巧板、书法绘画、棋类等。对活动困难的患者，还要为他们制作自助器具；对装配假肢、矫形器、轮椅的患者，要训练他们学会使用；对于有心理和认知能力障碍的患者，要对他们进行心理辅导和提高认知的职业训练。

具体的职业治疗训练项目应根据患者的性别、年龄、兴趣、原来的职业和障碍的情况进行选择。从事职业疗法的康复治疗技术人员称为作业治疗师(士)。

3.中国传统康复治疗　中国传统康复治疗(TCM)措施包括中药及中药熏洗、针灸、电针、推拿按摩、气功、武术、五禽戏、八段锦等治疗手段。以中医的理论为依据，将上述方法合理地应用于康复治疗中，在调整机体整体功能、疼痛处理与控制、身体平衡和协调功能改善，以及运动养生和饮食养生等方面具有独特的作用，从而促进功能康复。

从事中医康复治疗的人员称为中医康复医师或技师(士)。

临床上经常用于 AS 治疗的传统的物理治疗包括中药熏洗、针灸、按摩，均取得了较为肯定的疗效。在改善患者生活质量、疼痛、心理和身体素质的效果仍需进一步研究。

【强直性脊柱炎患者的心理评估和治疗】

1.强直性脊柱炎患者心理评估的意义　强直性脊柱炎造成患者的生理和心理障碍已严重影响到患者的生活质量，如前所述，根据患者病情不断调整综合性的治疗和护理方案，将综合治疗的策略贯穿全过程，以改善患者的社会功能和提高生活质量，是临床上提高治疗水平近年来很强调需要关注的环节。

随着医学科学的发展，现代医学模式已从单纯的"生物医学模式"逐渐扩展为"生物-心理-社会医学模式"。临床实践中，医学心理学越来越具有重要的价值和意义，因此心理治疗是不可缺少的一方面。已有不少研究表明，在常规治疗的同时给予强直性脊柱炎患者心理干预可以缓解患者的焦虑、抑郁情绪，对于改善强直性脊柱炎患者长期治疗的依从性，提高生活质量具有重要意义。

2.强直性脊柱炎患者的心理治疗

(1)心理健康教育：首先要帮助患者提高对疾病的认识。针对患者不同层次的文化程度和自身素质，对其进行健康教育，有的放矢地向患者阐述疾病的发生、发展、治疗、预后以及遗传等有关常识，使其对自己所患疾病有一个正确的了解，并且对患者提出的问题给予耐心解答，缓解其焦虑、抑郁情绪，鼓励患者树立战胜疾病的信心，指导其合理安排生活。

同时要给予患者及时、细致、专业的用药指导。在我国，相当多强直性脊柱炎患者迷信虚假广告，对西药治疗存在畏惧心理，加上药物不良反应和药品价格昂贵，患者难以坚持长期服药，治疗依从性较差。很多年轻的患者到正规医院就诊时已经走了很多弯路，延误了最佳的治疗时机，对身体造成了不可挽回的严重损害。患者不仅经受身体和精神上的折磨，也遭受了不同程度的经济损失，因此对治疗越发丧失信心。因此医务人员必须要加强与患者的沟通，帮助患者正确了解正规药物所能起到的作用、起效时间、注意事项和可能发生的副作用及其处理方法，打消疑虑，重新树立治疗的信心。

对于患者饮食、起居、运动、生育、学习、工作等各方面需要注意的细节问题，都需要医生给予热情的解答和细致入微的关怀，使其意识到自己完全可以以一个普通人的身份享受美好的生活，鼓励其积极参加社会活动并且加强与亲友的交流与沟通，帮助患者营造一个全方位有利于身心康复的环境。

(2)认知-行为疗法：按照生物医学模式的理论，强直性脊柱炎患者感受到的关节痛和功能障碍只是由疾病活动本身造成的，但这无法解释为什么疾病严重程度相同的患者，对疼痛的程度以及与疼痛相关的功能障碍的感受却很不相同。较为先进的疼痛理论认为，疼痛是一个复杂的过程，负责认知和情绪的大脑中枢能够影响痛觉信号(如来自炎症关节的信号)在到达大脑之前是否能在脊髓水平被阻断。受其影响发展起来的认知-行为疗法,主张认知因素(如信念、处理策略、评估)和行为因素(如家庭和工作环境)与生物医学因素具有同样重要的地位。

认知-行为治疗将以往单独的认知治疗和行为治疗有机结合在一起,通过学习新的认知和行为应对技巧而改变自己已经掌握的调节疼痛等身体不适的模式,从而增强对躯体不适的控制,治疗由疾病所带来的种种行为、认知和情感方面的问题。作为医学治疗的补充治疗,认知-行为治疗在强直性脊柱炎等以慢性疼痛和功能障碍为特点的风湿性疾病中的治疗作用已经得到越来越多的肯定和重视。它包括 3 个基本要素:治疗理念、应对技能训练以及不断使用应对技巧以防止疾病复发的方法训练。

1)首先要使患者充分认识理解并信任其治疗理念,包括教育患者认识到认知-行为因素对疼痛和其他关节症状的影响,强调应对技巧培训在治疗疼痛和减轻与疼痛相关的身心障碍中的作用,以及增强对疼痛的控制。负面的情绪使得患者对自身功能的认知产生负面的影响,患者只有在充分理解认知-行为的治疗理念的前提下,才能从治疗中受益。

2)应对技能的训练换言之就是提供多种多样的疼痛应对技巧。例如,肌肉的进行性放松训练,能够降低肌肉的紧张程度以减轻疼痛、转移对疼痛的注意力并且提高休息和睡眠质量;想像训练让患者在特定时间内集中精力想像一些美景来转移疼痛,并享受控制的过程;活动-休息循环训练打破患者活动耐受性降低和活动量减少的不良模式,教育患者更好地安排日常计划,适当活动和休息,减少疼痛和疲乏,更多地参加日常活动以提高控制不适的能力。

3)认知再建的目的在于帮助患者意识到疼痛等躯体不适相关的消极思想的危害,去重新建立起他们的态度和信念。由于很多患者会夸大疼痛所带来的威胁,这种对治疗疼痛的负面影响会抵消患者对付疼痛的能力。这种趋势也已经在相关的更剧烈的疼痛和身心障碍上表现出来了。在认知再建过程中,通过增加自我监督的方式让患者去意识到消极想法的出现,并鼓励患者去认识疼痛加重、消极想法和情感三者之间的关系。通过与患者的交流,使其确认、挑战及改变一些自然产生的可能会加重疼痛、使情绪压抑的消极想法。

(3)集体疗法:家庭社会支持系统对疾病转归的作用已受到国内外学者的重视,良好的家庭社会支持会给患者带来很多希望,从而能够推动患者积极应对,有利于疾病的康复,劣性关系的存在则有损身心健康。集体疗法主要包括医患合作知识、患者之间及家庭间的交流等。如国内许多城市都建立了强直性脊柱炎病友会等组织,实质上是集体疗法的一种模式。定期组织患者病友会活动,通过专家答疑、患者现身说法、集体学习康复操等方式,来加强患者之间及医患之间的交流,达到减少不良情绪,改善不良行为的效果。同时加强对家属的宣传工作,使他们明白自己的言行对患者的影响,教会家属控制自己的不良情绪,帮助督促、观察、安慰患者,强化心理干预的效果。强直性脊柱炎患者获得的社会支持越多,其身心共同康复的机会就越多。

(4)药物治疗:临床上强直性脊柱炎引起的中重度的精神障碍,在正规心理治疗无效的情况下,为避免出现较为严重的突发心理问题,应该在积极治疗原发病的基础上给予药物治疗来控制精神症状。如强直性脊柱炎患者常见的焦虑和抑郁症状,可以选择相应的抗焦虑药物和抗抑郁药物治疗。

1)抗焦虑药:临床应用最为广泛的是苯二氮䓬类,如阿普唑仑和劳拉西泮,通过选择性抑制边缘系统的海马、杏仁核而产生抗焦虑作用,同时也能抑制脑干网状结构,使大脑皮质的兴奋性下降,产生镇静催眠的作用。这类抗焦虑药物起效快、作用强,但存在嗜睡、眩晕、乏力、困倦、震颤、视物模糊、共济失调等不良反应。长期用药后突然停药会出现原有症状加重、兴奋、失眠等戒断症状。

2)抗抑郁药:根据化学结构的不同,主要分为 3 类:单胺氧化酶抑制剂、三环类抗抑郁药和杂环类抗抑郁药。单胺氧化酶抑制剂是最早发现并应用的抗抑郁药,引起严重的毒副作用,很快被三环类抗抑郁药所取代。后者虽然目前应用较为广泛,却也存在起效慢、部分难治性抑郁症疗效欠佳等缺点。目前发展比较迅速的选择性 5-羟色胺再摄取抑制剂,疗效与三环类抗抑郁药接近,耐受性强,用药简便,适用于各种年龄、合并各种疾病的抑郁症患者。其不良反应与剂量呈正相关。

与控制本病的药物一样,这些治疗精神障碍的药物也存在较多的副作用和不良反应,难免会不同程度地加重患者的焦虑、抑郁症状。因此也有人提出中西医结合治疗此类心理障碍较单纯西药治疗有一定的优势,配合中药治疗,能减少不良反应,提高治疗依从性,增加疗效。值得注意的是,精神障碍的诊断及药物治疗,均应该在心理科医生协助下进行。

【强直性脊柱炎的饮食和生活注意事项】

1.饮食指导　饮食指导应遵循个体化、多样化原则。结合每位患者的用药情况及基础疾病、并发症等实际情况,制定有针对性、个体化、均衡的饮食方案。例如,需长期服用非甾体类抗炎药时,注意进食保护胃的食物如牛奶、稀粥等,避免进食韭菜、地瓜等刺激胃酸分泌的食物,还应忌辛辣、煎炸、刺激性食物,以免损伤胃黏膜。

近年来研究发现,维生素 D 的活性代谢产物 $1,25-(OH)_2D_3$ 除了能在钙和骨骼的新陈代谢中起作用外,还能通过抑制过度活跃的炎症反应参与免疫调节。活性维生素 D 通过抑制强直性脊柱炎患者体内肿瘤坏死因子-α、白介素-1、白介素-6 等炎症因子的表达,抑制 T 细胞活化和增殖,可能参与强直性脊柱炎发病机制。国外研究提示活性维生素 D 跟强直性脊柱炎病情活动度呈负相关,低维生素 D 水平可能会对病情活动、功能状态和生活质量产生负面影响。

继发性骨质疏松症在强直性脊柱炎的早期就可发生,并可能引起脊椎骨折,有关文献报道其发病率为 $18.7\%\sim62\%$,多见于男性。随着年龄和病程增加,发病率也随之上升。研究表明患有骨质疏松症的强直性脊柱炎患者,预示疾病活动的 C 反应蛋白和红细胞沉降率均升高,而总钙离子和游离钙离子浓度显著降低。因此,应适当地补充钙和维生素 D,经常进行户外运动,戒烟戒酒,并定期检测血钙和尿钙水平。

另外,需特别注意,强直性脊柱炎的发病与肠道感染密切相关。因此,强直性脊柱炎患者饮食要有规律、注意卫生。暴饮暴食、食不洁食物会增加肠道疾病的机会,增加强直性脊柱炎的发病概率和加重病情。

2.日常生活指导

(1)保持良好姿势:日常生活中要随时保持良好的姿势。站立时应尽量保持挺胸、收腹和双眼平视前方的姿势。坐位也应保持胸部直立,宜用直背硬椅,尽量避免坐矮的、软的椅子和沙发,因为它们会造成不好的姿势并加重疼痛。应睡硬板床,最好是仰卧位,避免蜷曲侧卧,枕头要矮,一旦出现上胸或颈椎受累,应停用枕头。

此外,要减少或避免引起持续性疼痛的体力活动,如长时间固定一个姿势、长时间的弯腰、搬运或提重物等。定期测量身高,保持身高记录是防止并发现早期脊柱弯曲的一个较好措施。

(2)参加适宜的运动:在日常生活中可适当参加一些活动,如游泳、柔软的体操、瑜伽、倒走、太极拳、伏地挺身、适度仰卧起坐等。不要参加对关节有冲击性、爆发性、高负荷性质的运动,如篮球比赛、跑步等。

(3)坚持进行康复运动治疗:在康复治疗师的指导下,持之以恒地进行个体化的康复运动治疗。每天定时锻炼,以取得和维持脊柱关节的最好位置,加强椎旁肌肉和增加肺活量。

运动治疗应遵循循序渐进、量力而行的原则。在患者疼痛稍缓解时进行,以运动后疲劳感在 2 小时以内恢复为运动量标准,动作难度由易渐难。病变急性期,除了药物治疗外,尽量轻柔地帮助关节活动,能起到控制关节疼痛、减轻关节挛缩的作用,在不做运动时,应将有急性症状的关节置于功能位。疾病慢性期,要坚持脊柱和四肢的伸展运动,如转头、转体、屈膝、屈髋、扩胸等。

通过康复训练,可以增强患者全身关节如颈椎、肩关节、腰椎、髋关节、膝关节等的活动,增强肌肉的收缩和舒张,改善血液循环,缓解肌肉痉挛或紧张引起的疼痛,对患者日常生活能力的恢复有很好的帮助。在运动治疗的同时配合进行器械治疗、手法治疗,则有事半功倍的效果。

近年来相关研究表明,康复运动对于强直性脊柱炎的治疗是相当重要的,康复师指导下的群体的物理治疗比起在家个人锻炼在改善脊柱活动方面效果更好,可能跟在同类疾病的群体中患者能得到更多的正面支持和尊重有关。

(4)严格戒烟:相关研究表明吸烟对强直性脊柱炎患者的病情活动、功能状态、疼痛、生活质量均有负面作用。最新的研究表明,在早期的中轴型脊柱关节病患者中,吸烟跟炎性背痛的早期出现、疾病活动度增高、MRI 显示的中轴炎症的增高、MRI 或 X 线平片显示中轴结构的破坏增加、功能状态和生活质量更差有关。吸烟可加速炎症的进程,使肿瘤坏死因子-α、白介素-1、白介素-6 等炎症介质增加,从而使强直性脊柱炎患者病情加重。另外有研究表明 C 反应蛋白升高与心血管疾病发生增加有关,而不控制吸烟可能会导致病情活动,C 反应蛋白升高,从而增加发生心血管疾病的危险。

(5)预防感染等并发症:胸廓活动度的降低,免疫抑制剂、生物制剂等药物的使用等因素,使强直性脊柱炎患者极易面临感染的威胁。因此,应指导患者每日进行深呼吸及扩胸运动,严格禁烟,保证居住环境整洁通风,避免出入公众场所,以预防感染。如发生感染应及时积极治疗。

(6)提高用药依从性:让患者明白规律用药的重要意义,做到按时按量服药。并定期复查血常规及肝、肾功能,以监测药物不良反应。

3.性生活与妊娠指导　急性期不鼓励进行性生活,但在疾病缓解期,适度的性生活可以减轻疼痛,愉悦心情。强直性脊柱炎虽有一定的遗传性,但不会影响男或女性患者的生育能力。相关研究表明女性妊娠并不会引起疾病活动或加重病情,尽管在妊娠 32 周时停用非甾体抗炎药,大多数强直性脊柱炎患者在妊娠晚期疼痛和晨僵均有所减轻。因此,应结合患者的疾病恢复情况、用药情况及生育要求来综合考虑是否能够妊娠,并结合实际情况给予个体化的妊娠指导。

4.心理护理　多通过交谈、倾听、长期随访、举办病友分享活动、建立网络交流平台等方式对患者进行心理护理。不仅能帮助患者宣泄不良情绪,加强对疾病的认知,还能建立良好的医患和护患关系,最终使患者消除不良情绪,并积极接受治疗,达到控制疾病并改善预后的目的。其次,也要对患者家属进行相关宣教,让他们了解强直性脊柱炎的性质、病程、治疗和预后,增强他们对抗疾病的信心和耐心,取得他们的理解和配合,更好地帮助患者的治疗和康复。

【强直性脊柱炎的康复护理注意事项】

强直性脊柱炎康复护理时,首先要求护理人员掌握基本康复项目的内容,其中,物理治疗(PT):主要是指一种借助自然界中的物理因子(声、光、水、冷、电、热),运用人体生理学原理法则等,针对人体局部或全身性的功能障碍或病变,施予适当的非侵入性、非药物性治疗,以减轻患者身体不适和病痛,使其尽可能地恢复其原有的生理功能的治疗方法。

在强直性脊柱炎的康复治疗方案中,最常用的物理治疗方法包括运动治疗、器械治疗、手法治疗,人称三大项(3M)。

1.运动治疗　运动治疗是指利用器械、徒手或患者自身力量,通过某些运动方式(主动或被动运动等),使患者获得全身或局部运动功能、感觉功能恢复的训练方法。在恢复、重建功能中起着极为重要的作用,逐渐成为物理治疗的主体。

强直性脊柱炎的运动治疗在临床应用得最广、最成熟的就是徒手体操训练,包括站姿训练、坐姿训练、颈部运动、扩胸运动、腹肌运动、猫背运动、髋背伸展运动等。徒手体操需每天练习 2～3 次，每个动作重复 10～20 次，坚持 3 个月以上。动作要平稳缓慢，配合呼吸，充分用力，练习时必须姿势正确，用力恰当，以不引起或加重疼痛为度。

2.器械治疗　包括电疗法、光疗法、超声波疗法、磁疗法、水疗法、热疗法、冷疗法、压力疗法等。强直性脊柱炎患者伴有关节疼痛或肿胀时，可给予低频脉冲电疗法及中药熏蒸治疗，每日 1 次，每次 15～30 分钟。

3.手法治疗　在强直性脊柱炎患者康复治疗中，应用最多的手法治疗是关节松动技术，是指治疗者在关节活动允许范围内完成的一种针对性很高的手法操作技术。具体应用时常选择关节的生理运动和附属运动作为治疗手段。关节的生理运动是指关节在生理范围内完成的运动，可主动或被动完成，在关节松动技术中属于被动运动；关节的附属运动是指关节在自身及其周围组织允许的范围内完成的运动，是维持关节正常活动不可缺少的一种运动，一般不能主动完成，需他人或本人对侧肢体协助才能完成。

关节松动技术除了能缓解疼痛、改善关节活动范围，还能增加本体反馈。当关节因肿胀或疼痛不能进行全范围活动时，关节松动可以促进关节液的流动，增加关节软骨和软骨盘无血管区的营养，缓解疼痛；同时防止因活动减少引起的关节退变，这是关节松动技术的力学作用。关节松动技术的神经学作用表现在可以抑制脊髓和脑干致痛物质的释放，提高痛阈。由于其直接牵拉作用，关节松动还能保持或改善关节的伸展性，改善关节活动度。

关节松动技术将操作时的手法分为 4 级，1 级为小范围节律性推动关节，然后逐级递增关节活动范围，4 级时每次推动关节均应接触到关节活动的末端。

4.职业治疗　职业治疗（OT）是应用有目的的、经过选择的职业活动，对于身体上、精神上、发育上有功能障碍或残疾，以致不同程度地丧失生活自理和职业能力的患者，进行治疗和训练，使其恢复、改善和增强生活、学习和劳动能力，作为家庭和社会的一员，过着有意义的生活。

职业治疗内容丰富，形式多样，根据治疗目的，可以分为针对功能障碍的功能性作业训练和提高生活自理能力的技能性作业训练。具体包括：肢体功能训练、感知训练、认知训练、日常生活活动训练等。强直性脊柱炎患者的作业治疗以日常生活活动能力训练为主。例如训练患者用新的活动方式或应用辅助器具以完成进食、穿衣、轮椅移动、洗浴、如厕等日常生活活动。

上述治疗的时候，护理的配合很重要，国内有关的专科护理建议见下面第六点建议。

5.心理治疗　心理治疗又称精神治疗，是指以临床心理学的理论系统为指导，以良好的医患关系为桥梁，运用临床心理学的技术与方法治疗患者心理疾病的过程。广义的心理治疗包括对患者所处环境的改善，生活方式的改变，周围人（包括医生）语言、行为的影响（如安慰、鼓励、暗示、示范等），特殊的环境布置等一切有助于疾患治愈的方法；狭义的心理治疗指由心理医师专门实施的治疗。心理治疗的技术和方法有认知疗法、暗示、催眠术、精神分析、行为矫正、家庭治疗、团体治疗、生物反馈、气功、瑜伽、体育运动、音乐、绘画、心理剧等，为了配合医生的药物等治疗措施，护理人员也要掌握好上述的基本知识。

可见，强直性脊柱炎是一种慢性进行性疾病，其预后差，病程长的特点以及长期慢性疼痛、关节畸形甚至致残的折磨，导致患者极易出现抑郁、焦虑、恐惧等不良情绪。因此，心理治疗是强直性脊柱炎患者康复治疗中不可或缺的一部分。系统性、个体化的心理治疗不仅有助于帮助患者建立对抗病魔的信心，还有助于建立互信合作的医患关系。

【强直性脊柱炎专科护理的建议】

AS 是慢性病，目前无特效的治疗方法，且部分 AS 累及全身多组织和脏器系统，严重威胁健康，致残率高，并给个人、家庭和社会带来沉重的经济负担。有效的 AS 管理应该是由药物、心理和社会因素组成的综合干预方式，不仅注重对疾病的管理，还应注重 AS 患者对所患病的认知、患者因所患病而引起的消极心态、与所患病相关的行为方式等,加强 AS 管理和护理,不仅能够减轻患者的症状,还能增加患者的自我满足感,提高患者的生活质量。

有关 AS 专科护理的建议,国内外已有研究和一定的经验,主要包括以下方面。

1.建立 AS 患者电子健康档案　参照卫生部 2009 年颁布的《居民电子健康档案标准》,对 AS/SpA 患者建立电子档案,包括个人基本信息、诊疗记录和疾病管理三部分。有人力时定期对电子档案内的患者经行电话随访,了解患者健康状况、饮食、运动、日常生活活动能力、关节功能锻炼、用药依从性等情况,长期观察、连续追踪 AS|SpA 风湿病的发展过程,为实施有针对性、系统性的医疗护理措施提供可靠依据。

2.规范患者健康教育　通过集中式与个体化等多种形式结合的健康教育模式,加强对患者认知行为的干预,除了传统的床边健康教育方式,还系统地展开更加形式多样、具有专科特色的健康教育来帮助患者,包括定制内容丰富多彩的健康教育板报、健康宣传资料册、实物/模型的展示、健康教育视频、关节功能健康锻炼运动的示范、AS 病友交流会等,以提高患者对疾病的认识,进而改变患者的行为。对于心理动力不足的患者,在集中式健康教育的基础上,则采用心理学动机谈话技术帮助患者发现内心矛盾,制定行动策略,增强其改变不健康生活方式、行为方式、遵医行为及功能锻炼等愿望和毅力,促进患者行为方式的改变,达到加强对患者认知行为干预的作用。

3.开设 AS 患者教育咨询门诊　开设 AS 患者教育咨询门诊是解决临床误诊误治这一难题的有效途径。由于医生短缺且工作繁忙,常常不能为患者尤其是门诊患者提供足够的关于其疾病的相关信息。AS 咨询门诊由经过专业培训的资深护理人员坐诊,为有需要的患者提供疾病有关知识、用药、饮食及日常生活指导、功能锻炼等教育咨询服务,并对有心理障碍的患者及时进行心理疏导,引导和纠正不良情绪,提高心理健康水平。这是使 AS 专科护理得于实现的重要方面。

4.开展 AS 社区护理　国外有很多制度健全的在社区开展的 AS 患者保健护理经验,因为社区 AS 患者意识较淡薄,对病情持任其发展的态度,治疗、护理时断时续,甚至没有接受正规的治疗和健康教育,这种情况对 AS 患者的康复及长期预后十分不利。加强与社区的合作及联系,介入社区 AS 患者的慢性病管理,组织医护人员定期到社区医院或社区甚至深入到家庭作健康教育宣传,加强随访,加强患者自我管理。这些工作依托 AS 的病友协会和患者自发组织帮助的经验值得推广。

5.依托网络和微博等平台,拓展 AS 护理服务范围　目前依托医院网站和微博等平台,建设 AS 专病频道,为患者提供疾病相关知识,并针对患者及家属关心的热点为题进行定期更新。依托已经建立和即将建立的中国 AS 疾病专网,开展远程交流与会诊平台,增加健康教育模块,将已经得到专家共识的健康教育课程通过网络和微博等平台传送给各地区 AS 病友,建立国内 AS 网络护理健康教育渠道。

6.加快建立 AS 专科护士等护理人员培训和认证　AS 护理专业化发展需提供专业人才支持,随着诊疗技术的发展和医学分科的不断细化,建立和发展常见疾病如 AS 专病护理制度,是提高护理专业技术水平和促进护理专业发展的重要途径。目前,国内已经开始在糖尿病专科护理、造口治疗师、骨关节术后等领域发展专科护士的培训。风湿病包括常见病 AS 专科护理的发展还需大力倡导和建立。国际上已有 SpA/AS 的专题国际会议,专科或专病护理的培训包括学习班的举办等,将是今后我们需要促进和开展的重要工作。因为要促进 AS 护理专业化发展,系统和规范的 AS 专科护士培训是必要的。探索 AS 专科护士培训模式、理论及临床实践课程,并建设 AS 治疗的护士培训基地,是我们今后需要探索的提高专科 AS 诊治水平的关键环节之一。

（王海荣）

第九节　脊柱退行性变

一、椎间盘退变的生物化学

1.椎间盘细胞

(1)胚胎期存在脊索细胞,但成年后消失。

(2)髓核及纤维环内存在一些类软骨样细胞,可能源自软骨终板的软骨细胞。

(3)不存在明显的细胞更新。

(4)随着增龄及椎间盘退变,细胞逐渐凋亡。

2.椎间盘大体结构(从周边到中央)

(1)纤维环外层:主要为胶原纤维,斜形分层排列。血运及神经支配有限,后方由窦椎神经支配,前方由交感神经支配。

(2)纤维环内层:为纤维软骨样组织。

(3)移行区:位于纤维环内层与髓核之间菲薄的纤维组织区域。

(4)最核心为髓核。

3.基质成分

(1)胶原

1)纤维环(70%)主要为Ⅰ型胶原,共有Ⅰ、Ⅱ、Ⅲ、Ⅴ、Ⅵ、Ⅸ、Ⅺ等各型胶原。

2)髓核(20%)主要为Ⅱ型胶原,共有Ⅱ、Ⅵ、Ⅸ、Ⅺ等各型胶原。

3)胶原提供椎间盘的抗牵张强度。

4)通过赖氨酸/羟赖氨酸残基的共价键形成胶原交联。

5)髓核中的胶原交联浓度最高。

6)椎间盘退变时,髓核中的胶原合成和含量增加,而纤维环中的胶原交联减少。

(2)蛋白多糖:蛋白多糖中心为透明质酸纤维,交联蛋白连结于黏多糖分子链上。

1)大的蛋白多糖:聚集蛋白聚糖:与关节软骨内的蛋白多糖相似;但为关节软骨内蛋白多糖的一半大小;椎间盘内的蛋白多糖其硫酸角蛋白/硫酸软骨素的比值更高;硫酸角蛋白盐的分子量更大;透明质酸酶含量更多;对保持水分具有重要作用;提供椎间盘抗压强度。

2)小的蛋白多糖:包括二聚糖、核心蛋白聚糖、基膜聚糖及调节纤维;参与胶原纤维的形成及组织排列;蛋白多糖的含量和合成因年龄、不同部位及退变程度不同而各异;与关节软骨及年轻人相比,成年人正常纤维环内的蛋白多糖合成活性要低1/3;纤维环内层,蛋白多糖的合成活性最高。

4.椎间盘老化、退变

(1)硫酸角蛋白/硫酸软骨素比值增加。

(2)非聚合或不能结合透明质酸的蛋白多糖含量增加。

5.椎间盘代谢的动态平衡

(1)细胞及基质的合成代谢

1)促进合成代谢的生长因子主要有:转化生长因子-β(TGF-β)、成纤维细胞生长因子-β(FGF)、胰岛素样生长因子-1(IGF)、血小板衍生生长因子(PDGF)、骨形态发生蛋白-2(BMP)、BMP-4、BMP-7。

2)IGF-1、表皮生长因子(EGF)、FGF 和 TGF-β 能刺激基质合成。

3)FGF 能促进退变椎间盘内软骨细胞的增殖。

4)IGF-1 能刺激髓核细胞蛋白多糖的合成。

5)BMPs、如 BMP-2、BMP-7、潜伏膜蛋白(LMP)-1 等在体外和体内实验中均发现能上调蛋白多糖的合成。

(2)分解代谢

1)基质金属蛋白酶,包括胶原酶、明胶酶、基质分解素可使基质降解。

2)退变椎间盘内炎症因子和自由基含量增加。

①退变椎间盘内一氧化氮、前列腺素 E_2(PGE$_2$)、白介素(IL)-6 含量增加。

②椎间盘突出并出现神经根病变症状时,磷脂酶 A_2、肿瘤坏死因子(TNF)-α、IL-1 的含量增加。

3)细胞因子受体阻滞剂,例如白介素-1、肿瘤坏死因子阻滞剂、金属蛋白酶组织抑制剂能通过阻止分解代谢过程上调蛋白多糖的合成。

6.终板渗透提供营养　随着年龄增大,终板及外层纤维环的血供逐步减少,会发生:

(1)乳酸浓度增加。

(2)pH 降低。

(3)营养供应的减少会影响细胞代谢。

7.椎间盘退变的生物修复或再生策略

(1)使用生长因子:BMPs 或其他一些能阻滞炎性通路的因子。

(2)治疗性基因转导:使用病毒转导或使用非病毒途径转导。

(3)细胞移植:椎间盘细胞、软骨细胞或间充质干细胞移植。

(4)细胞和基质移植。

8.椎间盘的生物再生

(1)增加蛋白多糖及胶原的合成代谢及含量。

(2)在椎间盘退变早期,生物治疗可能会提高椎间盘或运动节段的生物力学性能。

1)如果椎间盘退变严重且后方结构亦有受累,则不会奏效。

2)使用生长因子(骨形态发生蛋白-1)可以恢复髓核高度及其代谢功能。

(3)生物疗法对疼痛感受器可能无作用。

9.利用生长因子修复椎间盘存在的潜在限制问题或尚需解答的问题

(1)体内疗效能保持多长时间?

(2)最佳的剂量多少?

(3)最佳传导途径:注射?缓释系统?利用载体传导?多种蛋白质联用?

(4)生物应力对椎间盘代谢的影响,以及生长因子对细胞的影响?

(5)是否需要联合使用一些缓解疼痛的疗法:化学髓核溶解术、椎间盘内电热疗法。

二、颈椎退行性疾病:手术和非手术治疗

(一)颈椎退行性疾病临床分类

1.颈椎间盘源性轴性疼痛,伴或不伴牵涉痛。

2.颈椎间盘突出症

(1)脊髓型。

(2)神经根型。

3.颈椎病

(1)神经根型(椎间孔狭窄引起)。

(2)脊髓型。

(二)病史及检查

1.神经根型颈椎病

(1)疼痛按皮节分布,可有以下体征。

1)Spurling 征:颈部后伸并向患侧旋转时疼痛加重。

2)肩外展疼痛缓解征:屈颈、肩外展能够缓解疼痛。

(2)神经病学查体发现:包括麻木、感觉异常、无力、反射减退,按神经根支配区域分布。

2.脊髓型颈椎病

(1)通常疼痛症状不明显,患者有不适感,有的为钝痛、有的为锐痛。

(2)常见症状有:宽基、不稳步态;手的灵活性降低,难以完成系纽扣、写字、拿咖啡杯等动作。

(3)查体:反射亢进,Hoffman 征、Babinski 征、Lhermitte 征阳性。

(4)脊髓病手综合征

1)鱼际肌萎缩。

2)手指逃逸征阳性。

3)手握-伸试验阳性。

4)轮替动作障碍:在快速运动过程中,手的协调性和灵巧性丧失(表 10-12)。

表 10-12　两种颈椎疾患的特点

	颈椎病	颈椎间盘突出症
年龄	>50	<50
性别	男性>女性	男性=女性
发病	隐匿	急性
疼痛部位	颈部和上肢	上肢
颈部是否僵硬	有	无
肌肉无力	有	可能有也可能无
脊髓病	更常见	较少见
神经症状的皮节分布	多节段	单节段

(三)影像学检查

1.X 线片　摄颈椎正位、侧位和斜位片,注意观察:

(1)颈椎整体对线情况,颈椎病患者往往会有颈椎前凸减小或脊椎滑移。

(2)有无椎间隙变窄。

(3)有无小关节突关节退行性变并出现骨赘。

(4)斜位片上注意观察有无椎间孔狭窄。

2.脊髓造影及 CT 脊髓造影

(1)在患者无法行 MRI 检查情况下,可选择该方法。

（2）适合体内有植入物的患者术后复查。

（3）该方法的缺点是有创。

3.MRI

（1）MRI是颈椎椎间盘疾病首选的检查方法。

（2）MRI能很好地观察脊髓可容纳空间大小：$>13mm$ 为相对椎管狭窄，$<10mm$ 为重度狭窄。

（3）对排除脊髓空洞症、肿瘤和脊髓软化等脊髓病变特别有帮助。

（4）单纯依靠MRI进行诊断假阳性率很高，一定要结合临床症状。

（四）鉴别诊断

1.创伤　如颈部扭伤、创伤性神经炎（臂丛损伤）、创伤后颈椎不稳。

2.肿瘤　如肺沟瘤（该肿瘤的压迫可引起 C_8 神经根症状及 Horner 综合征）、脊髓肿瘤、转移瘤、原发性颈椎骨肿瘤。

3.炎症性疾病　如风湿性关节炎、强直性脊柱炎。

4.感染　如椎间盘炎、脊椎骨髓炎、软组织脓肿。

5.肩部疾病　如肩袖撕裂、肩撞击综合征。

6.神经疾患　如脱髓鞘病变（吉兰-巴雷综合征）、肌萎缩侧索硬化症。

7.其他　如胸廓出口综合征、反射性交感神经营养不良、心绞痛、周围神经卡压症。

（五）神经根型颈椎病的治疗

1.非手术治疗　2～3个月的非手术治疗后，一般 70%～80% 患者会有明显疗效。

（1）早期（头2周）：使用非甾体类抗炎药、口服激素类药物、短期使用麻醉镇痛药、冰敷或热敷、颈部活动调节、佩戴软颈围或家庭进行颈椎牵引。

（2）康复中期（3～4周）：伸展和等长收缩锻炼、规范理疗，如果神经根性疼痛持续存在，可考虑行硬膜外激素注射封闭。

（3）康复后期（4周后）：心血管功能锻炼、积极力量锻炼。

2.手术适应证

（1）神经根或脊髓病变持续进展。

（2）非手术治疗无效，无法解除神经根痛及神经功能障碍。

（3）仅有轴性症状、不伴神经根病变的患者应行非手术治疗，其手术疗效不确定。

（六）颈椎病手术技术

1.颈椎前路手术

（1）适应证

1）软性颈椎间盘中央型突出。

2）同一节段的双侧神经根病。

3）单侧软性椎间盘突出或椎间孔狭窄：对神经根病患者，如有严重的颈部轴性症状，首选前路手术。

4）单、双节段的脊髓型颈椎病。

5）矢状面存在后凸畸形。

（2）经前路颈椎椎间盘切除及融合术

1）可使用三面皮质的髂骨进行椎间融合（前路融合技术）、佩戴颈部支具6周。

2）单节段融合术可使用异体骨植骨，但要进行内固定。异体骨植骨融合可避免取自体骨并发症，但长期吸烟为相对禁忌证。

3)前路内固定钢板的使用:单节段椎间融合其稳定性相对较高,如使用自体骨植骨融合可不行内固定。

下述情况下建议使用内固定:

1.单节段的异体骨植骨融合。

2.术后不愿意进行支具外固定者。

3.多节段的椎间融合手术。

4.一些假关节形成高风险患者(翻修手术、吸烟者)。

5.前方颈椎椎体次全切除融合术(该术式往往需要进行内固定,可以避免术后 Halo 架外固定,能提高融合率)。

2.颈椎后路手术

(1)适应证

1)单侧软性椎间盘突出或椎间孔狭窄,患者有神经根性症状,但无颈椎轴性疼痛。

2)脊髓型颈椎病(病变超过 3 节段)。

3)后纵韧带骨化。

4)矢状面上颈椎无后凸(颈椎仍保持前凸或中立位)。

(2)椎板-椎间孔切开减压术:是一种脊柱运动功能保留手术,无明显轴性症状的神经根型颈椎病可选择该术式。

(3)颈椎管成形术

1)与颈椎板切除、融合术相比,该术式并发症发生率相对较低,因此应用越来越多。

2)本手术是一种脊柱运动功能保留手术。

3)与颈椎板切除、融合术的手术适应证相同。

4)有多种手术技术,有些术式进行内固定、有些不行内固定。

①双开门术式,即法式开门术:从棘突中线打开、两侧为铰链。

②单开门术式:一侧为开门侧,另一侧为铰链侧。

(4)颈椎板切除、融合、内固定术:当行颈椎板切除术时,为避免椎板切除术后出现颈椎后凸畸形,建议进行内固定,可行侧块螺钉固定,C_2、C_7、T_1 可行椎弓根螺钉内固定。

（七）并发症

1.颈椎前路手术

(1)假关节形成。

(2)植骨块脱出、吸收或塌陷。

(3)吞咽困难。

(4)声音嘶哑。

(5)椎动脉或颈动脉损伤。

(6)硬脊膜撕裂。

(7)食管或气管损伤。

(8)神经损伤。

2.颈椎后路手术

(1)神经功能障碍。

(2)C_5 神经根麻痹:一般认为是由于术后脊髓向后漂移引起 C_5 神经根牵拉伤所致。

（八）术后处理

1.单节段手术、未进行内固定者术后用硬质颈围行外固定，前路手术术后 24h 内应抬高床头 30°以防止血肿形成，术后 6 周应摘除硬质颈围。

2.椎板成形术并行内固定者术后不需要使用硬质颈托外固定，术后应迅速开始颈椎活动度功能锻炼。

三、胸椎退行性疾病

（一）概述

1.胸部疼痛病因很多　病因见表 10-13。发生率约为 15％，发病年龄大多为 40～60 岁。临床可表现为神经根性症状，也可为脊髓压迫症状。由于胸椎管相对较小，脊髓的轻度受压也会有明显的症状表现。神经根性疼痛往往会有相近肋骨的放散痛。

表 10-13　胸痛的鉴别诊断

分类	病因
心血管	心绞痛
	心肌梗死
	二尖瓣脱垂
	心包炎
	主动脉瘤
肺	肺炎
	肺癌
	胸膜炎
	肺栓塞
	胸腔积液
纵隔	食管炎
	肿瘤
腹腔	肝炎
	腹腔脓肿
	胆囊炎
胃肠道	消化道溃疡
	食管裂孔疝
	胰腺炎
腹膜后	肾盂肾炎
	肾结石
	动脉瘤
神经病变	脊髓内囊肿/肿瘤
	脱髓鞘病变

分类	病因
感染	横贯性脊髓炎
	骨髓炎
	椎间盘炎
	硬膜外脓肿
	结核
创伤	脊柱压缩性骨折
	肋骨骨折
肿瘤	转移瘤
	多发性骨髓瘤
	硬膜内肿瘤
代谢性疾病	骨质疏松
	骨软化症
	Paget 病
其他	带状疱疹
	风湿炎症性疾病
	风湿性多肌痛

2.辅助检查

（1）MRI 是最有用的检查方法，能显示椎间盘退变、突出及椎管受压的程度，但有一定的假阳性率。另外，MRI 检查有助于排除脊柱感染和肿瘤的诊断。

（2）脊髓造影/CT 脊髓造影：可更准确地显示椎管受压情况。

3.胸椎管狭窄症　其病因包括：

（1）后纵韧带骨化：常见于亚洲人群。

（2）黄韧带骨化：会导致脊髓后方受压，需进行后路胸椎管减压术。

（3）胸椎骨关节病。

（二）胸椎间盘疾病的治疗

1.非手术治疗　如患者无脊髓受压症状，至少要先进行非手术治疗 6 个月。可以口服非甾体类抗炎药、运动锻炼、肌肉锻炼和心血管功能锻炼、根据需要进行理疗。

2.手术治疗

（1）适应证

1）胸椎椎间盘突出伴脊髓受压。

2）对仅有神经根性疼痛，但无脊髓受压症状的患者，至少先非手术治疗 6 个月，疗效不佳方考虑手术。

（2）手术技术

1）单行后路胸椎板切除减压术不恰当。

2）经肋-横突切除入路可用于治疗后外侧胸椎间盘突出。

（3）大多数病例需行前路手术，伴或不伴融合术。下述情况建议进行融合手术：背痛明显、脊柱不稳、椎间盘或骨切除减压后发现有医源性脊柱不稳、存在后凸畸形。

（4）对存在后凸畸形的病例可进行前路内固定。

（5）胸腔镜下胸椎间盘摘除术可以减低手术并发症发生率，但对医生手术技术要求很高，学习曲线陡峭。

（马红林）

第十节　特发性脊柱侧凸

Galen 在公元前 180 年首次对脊柱侧凸进行了描述，scoliosis 来源于希腊，为弯曲的意思。在我国曾将 scoliosis 译为脊柱侧弯，目前常用脊柱侧凸。事实上，脊柱侧凸是一症状或检查发现的体征。引起脊柱侧凸的原因各不同。在青少年期，特发性脊柱侧凸最常见。

一、分类

有多种方法对脊柱侧凸进行分类。脊柱联合命名委员会对脊柱畸形做了较为仔细的定义和描述。这样规范了用语，是在该领域的研究和交流更为准确。这也要求各学者应用标准的定义进行学术研究和交流。脊柱最基本的畸形分为侧凸、前凸和后凸。另外，还可根据脊柱畸形的大小、部位和病因进行分类。

（一）不同的分类方法

1.根据解剖分类　脊柱分为颈、胸、腰、骶尾。根据侧凸顶椎的解剖部位、侧凸的左右，对脊柱侧凸进行分类，可分为胸段脊椎侧凸和腰段脊柱侧凸，进一步分为上胸段脊柱侧凸、下胸段脊柱侧凸、胸腰段脊柱侧凸、腰段脊柱侧凸及混合型脊柱侧凸。

2.病理分类　①先天性椎体病变。②胸廓的疾病如感染性疾病、胸廓矫形术后。③神经系统疾病如脊髓灰质炎后、神经纤维瘤病、脊髓空洞症等。④肌疾病：先天性肌疾病，肌营养不良。⑤特发性：不能确定特定的病变组织。

3.病因分类　这种分类方法是根据引起脊柱侧凸的直接原因进行分类，如神经肌肉性脊柱侧凸、肌疾病性脊柱侧凸、纤维结缔组织性脊柱侧凸等。

4.脊柱联合学会分类　标准化了脊柱畸形的术语，并结合病因和病理的分类方法将脊柱畸形分为脊柱侧凸、脊柱前凸和脊柱后凸。

（二）脊柱研究联合学会分类

1.非结构性脊柱侧凸　①姿势性脊柱侧凸。②癔症性脊柱侧凸。③神经根受刺激：椎间盘脱出；肿瘤。④炎症。⑤下肢不等长。⑥髋关节挛缩。

2.结构性脊柱侧凸　①特发性脊柱侧凸：婴儿（0～3 岁）；幼儿（4～9 岁）；青少年（10～18 岁）；成人（>18 岁）。②先天性脊柱侧凸：椎体形成异常（楔形椎体、半椎体）；椎体分节异常（单侧条状、双侧融合）；椎体形成异常。③神经肌肉组织病变：神经病变；肌肉组织病变。④神经纤维瘤病。⑤间叶组织异常。⑥风湿病。⑦创伤。⑧脊柱外挛缩。⑨骨软骨发育不良。⑩骨感染。⑪代谢性疾病：维生素 D 缺乏病（佝偻病）；幼年性骨质疏松症；成骨发育不全。⑫腰骶关节异常。⑬肿瘤。

二、病因与病理

在临床工作中,最常见的脊柱侧凸是先天性脊柱侧凸、神经肌肉性脊柱侧凸、特发性脊柱侧凸和混合性脊柱侧凸。由于特发性脊柱侧凸最为常见,目前研究最多,故重点论述该病。

(一)先天性脊柱侧凸

先天性脊柱侧凸是由于脊柱胚胎发育异常引起。有两种基本类型:一种是椎体发育分节异常。分节异常是脊柱椎体和小关节突之间,在一侧未分节形成一条骨性连接,而另一侧相对正常。骨性连接侧并无生长能力,相对正常侧能正常生长,这样脊柱侧凸就能形成。该畸形常伴有肋骨的异常,在未分节的脊柱段形成肋骨融合。脊柱畸形的程度取决于病侧脊柱骨性连接的程度和对侧的生长能力。

另一种是椎体形成异常。椎体形成异常是一侧椎体形成障碍,表现为不同形状的楔形椎,严重者为半椎体。这类异常可影响一个或多个椎体,发生于脊柱的任何阶段。根据异常的程度和部位,畸形有不同的类型。一侧椎体完全形成异常,形成半椎体,半椎体常在上方或下方缺少椎间盘,生长不平衡导致脊柱侧凸形成。一侧椎体部分形成异常,形成楔形椎体。

(二)神经肌肉性脊柱侧凸

肌营养不良、脊髓肌肉萎缩、脊髓肌膜突出、脊髓灰质炎和大脑性瘫痪等均有脊柱侧凸异常。大脑性瘫痪是由于上运动神经元的异常,脊髓空洞症、脊髓脊膜膨出、脊柱裂和脊髓灰质炎是由于下运动神经元的异常。肌肉的疾病有肌营养不良、椎旁肌肉萎缩等。

(三)混合性脊柱侧凸

这类脊柱侧凸是疾病表现的一部分如马方综合征、肢体不等长和椎板切除术后等。

(四)特发性脊柱侧凸

在脊柱侧凸中,常见的是特发性脊柱侧凸,根据年龄分为婴儿、幼儿和青少年特发性脊柱侧凸,其中以青少年特发性脊柱侧凸最常见。该类患儿除脊柱侧凸外,找不到致病原因,X线片上无椎体的异常。近50年,虽有数千篇有关 ASI 的论文在国内外发表,但其病因仍然不清楚。目前有各种器械用于治疗该病,但这些方法非针对该病的病因和发病机制,只能采取早发现、早诊断,预防侧凸的加重。近年来虽脊柱畸形的研究逐渐成为儿童骨科的热线问题,但如何从病因入手、从生理上矫正侧凸还需要继续努力。要达到此目的,就需要加强对该病的基础研究,只有对该病的病因和发病机制研究有突破,才能够找到新的治疗方法。

1.基因因素　近年来,虽然普遍认为基因和遗传因素在 AIS 的发生中扮演重要角色,但其遗传模式尚不清楚。在临床观察中,与一般群体比较,该病在家庭成员中有高发的表现。在双胞胎的研究中,Carr AJ(1990)报道了三对同卵双生均发生 AIS,而三对异卵双生的小儿,仅有一对发病。在更多的病例研究中,Kesling KL(1997)报道 37 对同卵双生中,有 27 对(73％)同时发病。临床观察到同卵双生比异卵双生同时发病高出很多,提示基因在 AIS 发病中有肯定作用。在对其遗传方式的研究中,Wynne Davues R(1968)进行了家系研究,发现第一代发生 AIS 为 7％,第二代为 3.7％,第三代为 1.6％,认为 AIS 是显性遗传。Riseborough EG(1973)发现 AIS 在家族三代的发病成指数下降,提示 AIS 为多基因遗传,并与环境因素有关,临床可能表现为不同的亚型。对群体研究,从该病的表现特征推测 AIS 可能是单基因异常。因为单基因病传代易出现可变性及异质性,对具有类特性的疾病进行研究,要求研究的人群量要足够大,才能对遗传方式更为准确定位及发现病变基因,在 AIS 的研究中要达到此目的还需大量的工作。

1970 年,Cowell HR 研究了 17 个家庭 192 个个体,发现了该病有男性到男性的遗传现象,考虑 ALS

为性链显性遗传。基因聚链分析是对家系进行调查,试图定位出可能的病变基因,这种基因可能是 ALS 的发病原因。Justice CM(2003)采用模型独立聚链分析,用 X 染色体连接标志物,对 202 个家庭中 1198 个个体进行分析,将患者按性链显形和常染色体显形遗传分层,提示 X 染色体与家庭性特发性脊柱侧凸有关。然而,AIS 不具备性链显形遗传的临床特点,男性病者严重程度低于女性。近年来,我们对雌激素受体基因 Pvull 酶切受限片段长度的多态性(RELP)与生长发育指标进行了研究。其中 ALS 有 79 例,对照组76 例。发现 ALS 患者等位基因 pp 型臂间距较 pp 型和 Pp 型长,其差别有显著性。与正常比较,pp 型 ALS 的身高超过正常组 PP 和 Pp 型的身高。我们认为雌激素受体等位基因的变量与身高和臂间距有关。雌激素受体基因的多态性与 ALS 的生长发育有关,推测 ALS 发病可能与雌激素受体基因的多态性有关。

在探索基因在该病中的角色时,学者遇到很多困难。其中之一是如何确定患病个体。在文献中,一些学者将 Cobb 角>15°定为异常,而另一些学者定为 10°。事实上,对是否将 Cobb 角>10°定为脊柱侧凸还有争论,对 Cobb 角<10°,如果无一定时间的随访,也不能除外 AIS。在基因研究的另一障碍是目前对引起侧凸的基本病变组织还缺乏认识。诊断资料准确及方法可靠是进行研究的关键。所以,严格掌握诊断标准,是研究该病遗传的关键。如能增大研究群体的量,将会对该病遗传特性获得更多更可靠的结果。理论上,在儿童的生长发育过程中,相关基因表达的异常,不同基因表达的多态性的差异,在一定环境因素的相互作用下就可能引起脊柱侧凸的发生。

2.生长异常　对 AIS 的自然病史的研究发现该病在青春期出现及加重。在 AIS 发病中,已认识到生长发育扮演重要角色。另外,脊柱侧凸的畸形越重,女性患者越多,男女比可达到 1：10。Caivo(1957)注意到脊柱的生长速度降低后,脊柱侧凸畸形不再加重。AIS 患儿的身高高于同龄儿,这一现象已被许多学者注意。由于脊柱侧凸的畸形影响患儿的身高,也有研究发现 AIS 与对照组身高之间差距不大。在对中国人的研究中,IJeong JC(1.982)发现 AIS 的身高高于对照组。总之,生长发育与该病有肯定的关系,首先,生长发育是该病发生的必要条件;其次,畸形加重多出现在患儿快速生长期,即在儿童快速生长期,侧凸加重的可能性很大;第三,生长发育停止后,不严重的畸形并不加重。

虽然有较多的文献报道 AIS 有生长异常,但这些研究的样本量不够大,人体生长发育测量的资料不全,对青春期无明确的分期。近年来,在香港威尔斯医院 AIS 中心,对 598 例 AIS 和 307 例年龄性别配对的正常青少年进行了生长发育的研究,测量了身高、体重、身体密度指数(BMI)、臂长、坐高和腿长。青春期发育行 Tanner 分期。在青春期发育的第一期,甚至发现 AIS 在身高、臂间距、坐高和下肢的长度还明显短于正常组($P<0.05$)。当发育进入青春期分组的 2～5 期和年龄分组的 13～15 岁组,纠正的身高和臂间距在 AIS 明显高于对照组。AIS 身体指数比正常低。从青春期发育的时期上看,两组无差别。但月经初潮的时间在 AIS 明显延迟。本研究中另一个明显的发现是,严重组脊柱侧凸的臂间距和下肢的长度较中等和轻微组的患儿长。

此研究揭示 AIS 在青春期有异常的生长发育现象。如果这样,那么在脊柱中有无生长的异常? 为回答这个问题,我们做了进一步的研究。为研究胸椎椎体前后的生长,用 MRI 对胸椎的形态进行测量,并且比较 AIS 和正常青少年之间的差别,对 83 例 AIS,年龄 12～14 岁,22 例正常对照的脊柱行 MRI 检查,在矢状面上测量椎体的高度,与正常脊柱比较,AIS 的第 1 胸椎到第 12 胸椎的椎体较正常组高,但椎弓根较正常短,椎弓根间距长。在 AIS 发病有关每个胸椎前侧的椎体与后侧的附件生长明显不同。而且,脊柱侧凸的严重性与胸椎前后结构生长的比例有关。与正常比较,AIS 有椎体生长过快,而后侧的附件相对较慢。椎体的生长为软骨内化骨的过程,而附件为膜内化骨的过程。曾有文献报道胸椎前后不平衡可能是 AIS 的发病因素,结合本研究推测 AIS 发生可能是由于这两种化骨的不平衡所致。

3.激素

(1)生长激素:由于 AIS 有生长发育的异常,而激素在生长发育中起重要作用,有学者对 AIS 是否有激素的异常进行了研究,其中对黑色素和生长激素的研究最多。生长激素在人体中分泌是成脉冲样的,在青春期分泌最多,以后逐渐下降。IGF-I 是生长激素生物活性的中介。Willner S 等(1976)发现 GH 在血中的水平 AIS 高过对照组。在血浆中 AIS 女孩生长调节素也较高。Dym-ling TF(1978)报道用 GH 治疗 AIS,其胸段的侧凸由 15°加重到了 27°。停用 GH,则侧凸就稳定。在青春前期(7～12 岁),AIS 有高的 GH 释放性。Willner S 等(1981)发现了早晨 GH、生长调节素和 17 羟-类固醇增加。然而,在 Tanner Ⅲ期和Ⅳ期的 AIS,AhIT(1988)发现 AIS 与对照组之间 24 小时的 GH 无异常;在 Tanner Ⅱ期,GH 在 ALS 中高过了对照组。当然,目前还不知道为什么 GH 在 AIS 中高,也不知道 GH 是如何致病的。

(2)褪黑激素:另一个引起人们关注的激素是褪黑激素。有几个研究小组,通过松果体切除术,做出了脊柱侧凸的动物模型。这些文献中存在一些矛盾点,松果体切除术的方法在不同的文献中相似,但发生侧凸的动物比例不同。在不同种类的动物间,该术诱导侧凸发生的比例也不同。至于发病的原因,目前的文献还不能回答为什么松果体切除术后能诱导脊柱侧凸。在 AIS 的研究中,还未发现 AIS 患者有褪黑激素分泌异常的证据,AIS 发病不像是缺褪黑激素所致。

4.中枢神经系统　虽然对神经系统异常与 AIS 的发病关系还不太清楚,但随着影像技术和神经传导技术的发展,目前的研究已揭示 AIS 伴有 Chiari Ⅰ型脑畸形和 SSEP 异常的概率高。

(1)磁共振(MRI):小脑扁桃体异位(Chiari Ⅰ型脑畸形)是小脑扁桃体疝出枕骨大孔,常伴有脊髓空洞症。一些学者指出脑干和脊髓异常可能与 AIS 发病有关。1983 年,Baker AS 首次提出了 Chiari Ⅰ型脑畸形与 AIS 有关。Chuma A(1997)研究发现实验性狗脊髓空洞症可发生脊柱侧凸,提示中枢神经系统异常可能与脊柱畸形有关。2000 年,Porter RW 发现 50%(20/50)AIS 的小脑扁桃体低于枕骨大孔。我们今年的研究有类似的发现,而且对中国青少年小脑扁桃体的正常位置作了研究。当把 MRI 与临床相结合,试图探讨 Chiari Ⅰ型脑畸形在 AIS 发病中的作用时,发现了许多疑点。也就是说,Chiari Ⅰ型脑畸形、脊髓异常、SEP 异常和侧凸的严重程度间有无关系,还需进一步研究。

(2)体感诱发电位(SEP):SEP 广泛用于脊柱手术中,监测脊髓的可能损伤。但在术前行 SEP 检查的患儿中,部分患儿已有 SEP 的异常。这就提出一个有趣的问题,异常的 SEP 与脊柱侧凸的关系是什么?SEP 能够检查中枢神经系统传导通路的功能。当胫后神经受到刺激,在头皮记录大脑的体感诱导电位,通过观察波峰潜伏期的变化,定位周围神经和中枢神经传导通路的结构有无异常,有无损伤和病变。我们对正常青少年和 AIS 进行了研究。在 147 例 AIS 中,发现了 17 位患儿有 SEP 的异常是 AIS 原发原因而非继发于侧凸本身,但该组为原发患儿,SEP 异常可能为其内在原因,另外,SEP 术前检查有利于术中的监检。根据 SEP 对 AIS 的检查结果,AIS 可分为有本体感觉障碍和无本体感觉障碍,这为进一步研究 AIS 分类是否有一亚组存在打下了基础。另一个有趣的问题是侧凸的严重程度、SEP 和 MRI 的异常之间有何关系?在 1999 年,Cheng JC 对 MRI、SEP 和侧凸严重程度间的关系做了前瞻性的研究。在 AIS 患儿侧凸严重组、轻度组和正常组间,发现 MRI 和异常的可能性分别为 33.3%、27.6% 和 2.9%。SEP 异常可能与小脑扁桃体异位有关。

(3)姿势不平衡:人体平衡系统的功能就是对抗外力,控制运动及眼睛的位置,这个系统处在一个动态调节之中,受到来自于韧带、关节囊、肌腱和肌肉以及眼和前庭系统的调控。来自外界的这些冲动经传入纤维融合集中到脑干和小脑,经过处理后,效应信息再被发回到同一组织,已达到动态平衡。虽然在不同层面上对 AIS 伴有的姿势不平衡进行了研究,但目前的研究还不能揭示姿势不平衡与 AIS 的确切关系。目前的假说是:任何因素影响了人体平衡系统传入和传出过程,就可能影响肌组织的张力,继而影响人体外形,发生畸形。这种假说引起一个有趣的问题,那就是能否找到与人体平衡系统相关的因子,预测畸形的变化。已有文献对肌力平衡、韧带松弛程度、异常的反射和功能进行了研究。

1981年,Gregoric M报道了神经肌肉性和特发性脊柱侧凸的姿势控制问题。采用眼运动测量仪器,在闭眼和开眼的情况下,测量人体重力中心的位置及变化。在神经肌肉性脊柱侧凸中,未发现差异。将AIS与正常组比较,也未发现重力中心的异常。由于眼运动测量仪器测量中不行干扰平衡的试验,对测量姿势的敏感性较差。

1985年,Herman R发现在无干扰的平衡测量中,AIS与正常对照无差别。但实行干扰后,AIS出现明显的姿势不稳,Sahlstrand T(1980)报道的结果相同。1984年,Yamada K检查了150位患者的平衡系统与脊柱侧凸的关系,发现79%的患者伴有平衡系统功能障碍,而且随侧凸加重而加重。虽然,这些研究显示AIS患者维持身体平衡较正常人差,但目前仍不清楚这种缺陷是原发因素,还是继发于脊柱侧凸。要回答这种问题,有必要行长期随访研究。

在动物实验中,通过分开后根神经节造成感觉上的错乱,可以产生脊柱侧凸。通过破坏髓质以切断本体感觉冲动可以诱发动物脊柱侧凸,发生率达53%。从组织学角度分析,破坏髓质上传导神经纤维和后角,一般均会导致侧凸发生,而损伤前角往往与脊柱侧凸的产生是肌力不平衡所致有关。

5.结缔组织　随着对一些遗传性结缔组织疾病的认识提高,人们推测AIS可能与结缔组织的异常有关。在结缔组织中,如果酶、蛋白质有不同程度的异常,脊柱侧凸可能是其表现之一。马方综合征、羟赖氨酸缺乏性胶原病,这两种已知结缔组织异常的病,都有脊柱侧凸畸形。在AIS的研究中,有较多的文献报道结缔组织异常可能为其始发病变。

通过间接的免疫荧光方法,在椎间盘的髓核和纤维环中,对4例脊髓灰质炎、1例Pottis病、5例先天性和7例特发性脊柱侧凸进行胶原和蛋白多糖表达的研究(Beard HK etal,1981),发现Ⅰ、Ⅱ、Ⅲ胶原和蛋白多糖在AIS与其他脊柱侧凸间无差异。与此相反,在1973年,Pedrini VA研究了椎间盘中的黏多糖发现在AIS中较低。Oegema TR(1983)比较正常人、AIS和大脑性瘫痪椎间盘中蛋白多糖的含量,在脑瘫和AIS间无差别。但脑瘫、AIS与正常间比较,蛋白多糖的聚合性较差,认为有进一步在不同层面研究的必要。在对脊髓脊膜突出性侧凸和AIS的椎间盘中氨基己糖和羟基脯氨酸的含量进行研究中,Zaleske DJ(1980)发现氨基己糖和羟基脯氨酸在髓核中这两种脊柱侧凸均较正常低,但这两种侧凸间无差异。作者推测这种改变可能为继发性改变,还不清楚与侧凸加重有何关系。对韧带中原纤维的研究,Hadiey-Miller N(1994)发现纤维的排列和密度异常。

在皮肤的研究中,Francis MJ(1976)发现胶原聚合体在15岁组的AIS患儿中明显降低,在19岁的AIS患儿中不明显。而且Marfan syndrome无此改变。在34例AIS组织化学和电镜的研究中,发现28例皮肤中弹力纤维有排列不等和撕裂。

总之,在AIS中发现了结缔组织的异常,这些异常是原发还是继发需进一步研究。

6.肌组织和血小板　AIS患儿肌电图检查(EMG)显示凸侧椎旁肌的活性增加,在凹侧由于受到牵拉,肌电的振幅和自发性活动也增加。这就是说,如果椎旁肌活动增加是脊柱侧凸的原因,则应在凹侧检查到肌活性增加。Zetterberg C(1984)在侧凸不重的患儿中也未发现EMG的异常。故还缺乏椎旁肌活性改变是AIS直接原因的证据。

对肌组织形态的研究,早期注重肌纤维形态的改变。1976年,Spencer GS报道了AIS患儿Ⅱ型纤维降低。Fidler MW(1976)报道了AIS在凸侧和凹侧肌纤维类型不同。Ⅰ型纤维在凸侧的顶椎处增加;Ⅱ型纤维在凹侧顶椎处减少。为进一步研究AIS是否有全身组织异常,一些学者对臀肌、三角肌和斜方肌进行了研究,在这些肌组织中发现了肌病和肌肉组织类型的改变。电镜检查发现肌组织中线粒体肿胀、肌纤维破坏、糖原增加和肌原纤维缺失。

在对 AIS 肌组织的生化研究分析中,发现钙的含量增加。在肌激酶中,发现磷酸丙糖脱氢酶和乳酸脱氢酶在凹侧的肌组织中增加。正常组织 ATP 酶活性较 AIS 增加 3 倍。然而,这些改变可能是继发于脊柱畸形的本身。

血小板与肌组织有相似之处,均有肌动蛋白和肌球蛋白。一些学者把血小板视为肌肉模型研究 AIS 的发病机制。由于血小板在血中无附着,不受脊柱畸形的直接影响。Yarom R(1980)用电镜 X 线微量分析法和 X 线荧光光谱测定检查肌萎缩性脊柱侧凸和 AIS,均发现磷酸浓度在致密小体中增加。但 Kahmann RD(1992)在超微结构下未见致密小体的异常。Under A,et al.(1980,1982)发现 AIS 患儿的筋膜比正常儿聚集血小板的能力差,出血时间比正常长。有学者发现血小板的聚集功能较低,也有学者发现 AIS 与正常间无差异。1989 年,Peleg I 发现 AIS 患儿血小板中 Myosin 的多肽不正常,ATP 酶的活性较低。Kindsfater K(1994)在侧凸进行性加重的患儿中,发现调钙蛋白高过侧凸稳定的患儿。2002 年,Thomas Lowe 随访了 55 位 AIS 患者的 X 线片和血小板中的调钙蛋白,发现在 13 例进行性加重的 AIS 患者中,该蛋白增加;15 例侧凸稳定的 AIS,11 位均不增加。在侧凸>30°的患者中,调钙蛋白处于高水平。行支具和脊柱融合治疗的患者,该蛋白下降。作者推算该蛋白可能与侧凸加重有关。

总之,在 AIS 中发现一些血小板的改变,这些改变在 AIS 与脊柱侧凸的发病关系还需进一步研究。

7.骨质疏松和异常骨矿化　　AIS 有低骨密度已引起人们的注意。1987 年,Cook SD 研究了 4 例 9~20 岁女性的骨密度。采用了双光子吸收法,并与同龄、同性别和同种族的正常儿做比较,发现 AIS 腰椎的密度明显低。该组患儿随访 30 个月后,DEXA 测定仍为低骨密度状态。Cheng JC(1997,1999)设计了配对和长期随访研究,对 AIS 和年龄、性别和种族与配对的正常人进行了研究,发现了 AIS 患者骨密度在脊柱和骨转子均较正常组低,长期随访发现这种低骨密度状态持续存在。

用于测量 AIS 骨密度的仪器有 Gadolinium153,为放射源双能量扫描仪、双能量 X 线吸光测定法(DEXA)\周围定量计算机断层扫描仪、双能量 X 线吸光测定法(PQCT)。DEXA 测量面积骨密度(gm/cm)、PQCT 测量体积骨密度(gm/cm)、PQCT 测量体积骨密度(gm/cm),分辨度高,可分别测量骨皮质和骨松质骨密度,目前用此方法研究 AIS 骨密度的文献报道还不多,由于 PQCT 不受骨生长和骨畸形的影响,这是用于 AIS 骨密度研究较敏感和准确的方法。

低骨密度状态不仅存在于 9~20 岁的 AIS,而且在 20~35 岁的 AIS 中亦存在。虽然还没有研究随访 AIS 骨密度到成人,但长达 3 年的随访研究,发现 AIS 患者持续低骨密度,支持低骨密度状态在 AIS 不是一个暂时的现象。另外,比较股骨近段左右两侧的骨密度,在 AIS 中两侧均未发现统计学上的差别。说明低骨密度未受脊柱畸形的影响。然而,要回答为什么 AIS 有低骨密度,还需要更多的研究。

低骨密度状态提示骨的再塑有异常。组织形态学是研究骨代谢的常用方法,通过此方法,Cheng(2001)发现 AIS 的髂骨中骨细胞数减少,静态的代谢指标减少,骨小梁表面的骨母细胞减少。这些改变与低骨密度相一致,推测 AIS 可能存在骨生长和代谢的异常。这也促使进一步研究 AIS 骨代谢动力学改变和骨细胞超微结构的改变。

从手术治疗的患儿中获取髂骨小关节突和棘突,电镜显示骨细胞发生变性,这种变性可在细胞膜、细胞核及胞浆中观察到。软骨细胞的形态较正常。TUNEL 显示小关节突中骨细胞发生凋亡较明显。用免疫组织化学的方法,进一步探讨非胶原骨基质蛋白的表达,对双糖链蛋白多糖和核心蛋白聚糖在 AIS 髂骨中的表达进行了初试验,发现在骨小梁中,AIS 表达低于对照组。这些发现将进一步促使我们研究骨生长和脊柱生长与 AIS 发病的关系。

8.生物力学　　虽然目前还没有发现特有的生物力学因素与 AIS 病因的直接关系,但在理论上推测各种病因造成脊柱中骨和软组织的性质改变,在脊柱承受的机械力的作用下,引起脊柱侧凸,这可能是其发生的基本原因。

生物力学因素可能影响脊柱排列。脊柱中骨或软组织性质改变,影响各组织本身机械性能,各椎体之间排列关系也可能发生改变,在外力作用下,可引起脊柱侧凸。在动物试验中,固定脊柱的一侧,随着脊柱生长,将诱发脊柱侧凸。

在正常青春期小儿第5胸椎、第10胸椎及第3腰椎 X 线片形态研究中发生,12～16 岁女性椎体生长后明显变细,这种变化与男性同龄儿之间有明显差异。在 AIS 患儿亦有胸椎椎体生长变得细长,与正常组之间差异明显的报道。而且,侧位 X 线片发现 AIS 患儿胸椎后凸减少与脊柱侧凸之间存在一定的关系。

在 AIS,顶椎椎体前部分高度大于后部分。脊柱前部分生长过速,则脊柱前凸增加,发生脊柱侧凸,增加脊柱的后凸可以增加脊柱的稳定性。这样是说,在椎体生长中,如果椎体生长不等速,椎体上下生长板软骨内化骨比椎体膜内化骨快,椎体逐渐成细长状,脊柱后凸将消失,脊柱内在的生物力学性质将改变,这些变化可能是脊柱侧凸发生的原因。从整体上看,临床上已发现 AIS 患儿的身高较高,肢体细长,说明 AIS 有生长不平衡问题。当然,要回答为什么会出现这种生长异常,还需更多的研究工作。

三、脊柱解剖与生物力学

生物力学是研究脊柱的运动和平衡。脊柱生物力学变化可能在脊柱畸形的发生中扮演重要角色。有利于更好地了解脊柱在正常外力作用下,运动和形态的变化,在病理情况下畸形的形成,更为准确地掌握脊柱的机械性能,更好地认识和发明各种矫形器械和支具。

(一)脊柱的生物力学基础

1.历史　早在 1543 年,开始了对脊柱的解剖和功能的研究。随着尸体解剖的增多和对活体的观察,以及 X 线检查的出现,立体放射学的建立,脊柱运动学的知识大为丰富。进而,对脊柱细微结构分析,通过模具,能够了解内在的力量对脊柱的各种结构的作用。虽然生物组织对外力的反应是非线性的,脊柱的数学模型对生物组织虽有局限性,但在一定程度上可以分析脊柱可能发生的畸形。

2.脊柱解剖　在描述上脊柱常分为前后两部分。前部分脊柱包括椎体的后纵韧带、椎间盘、椎体和前纵韧带。脊柱的后部分包括椎弓根、椎板、横突、棘突、小关节及韧带(棘上韧带、棘间韧带和横韧带),这些结构在脊柱的稳定和运动中起重要作用。

脊柱的胸段最长,通常由 12 个椎体组成,每一椎体与一对肋骨形成关节。第 1～10 胸椎与其配对的肋骨和胸骨形成胸廓,从结构上看,胸段比颈和腰段稳定。矢状面上,胸段有 20°～40°的后凸。胸椎椎体成圆形或心行,前后径长于左右径。由于主动脉的原因,左侧胸椎较扁。椎体的组织结构为骨松质,但两侧的骨皮质为前路螺丝钉固定效果满意。胸段中最下段椎弓根直径最大,中段最细,上段居中。在一组 AIS 的研究中,发现脊柱侧凸的直径变化与正常相似,T_1 直径为 7mm,T_{12} 为 8.5mm,T_4 和 T_5 为直径最小。不同胸椎的椎弓根横向成角亦不同。T_1 有 30°,到 T_{12} 处逐渐减少。后侧的投影是横突上缘的平行线与椎板外侧缘的垂线的交点,呈 20°向前下方成角。椎弓根的内侧壁为神经根和硬膜,外侧有椎韧带、关节和肋骨,上下形成神经根孔,并有神经根通过。近年来,胸段椎弓根螺丝钉器械已用于脊椎矫形固定中。从整体上看,用于胸椎的椎弓根螺丝钉直径为 4～6mm。但是,对胸椎的放射学研究发现有的椎弓根不能穿过 4mm 的螺丝钉。胸段的小关节突使脊柱能侧曲和旋转,其上关节突形成神经孔的顶,内侧与脊髓相邻。横突为重要的生物力学结构和手术标志,T_1 横突最大,T_{12} 最小。在横突面的成角由 T_1 的 4、8 点位到 T_{12} 的 5、7

点位。近年来,横突已作为常用的器械固定点,经横突上方的挂钩,能够提供较为满意的固定。值得注意的是,AIS患儿有整体骨密度低的状况,横突可能没有足够的强度承受挂钩的外力。操作中应注意保护横突完整。胸段棘突较长、较窄。椎板由上前后下方向倾斜,上椎板紧贴下椎板,不易进入髓腔。从解剖的角度上看,棘突和椎板是较好的固定点。椎板下穿钢丝是节段固定的方法,棘突也是穿钢丝固定点,椎板挂钩也广泛应用。然而,这些技术均经过椎管,有损伤脊髓的可能。近年来已被其他方法所取代。腰椎常有5个,其主要功能是提供屈曲和伸展运动,在矢状面上,传递重力到股骨,保持身体平衡。椎体成肾形,腰椎椎体高度为20~30mm,前侧比后侧高,能够承受两个螺丝钉置入。腰椎椎弓根的定位是:①横突中线通过椎弓根的中点;②椎骨关节突线,为最内侧入点;③乳突或上关节突的外缘侧;④副突于横突的根部。在AIS,由于脊柱旋转,凸侧的椎弓根较大,暴露好,椎弓根螺丝顶易定位。凹侧则较小,定位较困难,软组织暴露要充分。

3.脊柱的生物力学与生长 在三维空间上认识脊柱的解剖部位、大小、形状、运动和受到的外力,发现脊柱任何一个节段运动均不会是单方向的。

骨的生长受到基因、营养、激素生物力学的影响。虽然机械因素与生长的关系还不太清楚,但一般认为椎体纵向生长来源于椎体上下的生长板,并受外力的影响。椎间盘在脊柱畸形的发生中扮演一定作用,但对椎间盘外力与生物力学间的关系还所知甚少。在动物实验中,长骨在一定的张力和应力下生长的调节与脊柱侧凸的非手术治疗和运动理疗有关。

在脊柱后份的解剖中,小关节突能够承受压力、剪力和扭转力。由于神经弓具有一定的韧性,所以无论是固定小关节突或将小关节突去除,均会影响脊柱的韧性。脊柱的扭转韧性中小关节突占了18%,其余的是椎间盘提供。这就是说,在椎间盘在脊柱中是机械运动的重要部分,但脊柱后侧结构能够保护脊柱的节段和预防椎间盘的损伤。由于脊柱的肌肉提供了协作和对抗的力量,在研究中很难找到一个生物功能模型与活体情况相似;而且,脊柱韧带的结构也是一个复杂的因素。在脊柱的生长和发生中,必须有一个良好的控制。目前还难以解释脊柱生长是否是侧凸发生的直接原因,但研究发现脊柱生长发育与脊柱侧凸加重有关。另外,目前还不知道为什么AIS女性多见,可能女性AIS的椎体比较细长有关。而且关节松弛和神经因素等也与生物力学有关。脊柱由前侧的椎体和后侧的附件组成,威尔斯亲王医院脊柱侧凸研究治疗中心用MRI对胸段的脊柱生长进行了研究。一组是83例AIS,另一组是22例年龄、性别和种族相同的正常对照,年龄均在12~14岁。在矢状面和水平面,对胸段的椎体和附近进行了测量,发现AIS组椎体比正常组高,而椎弓根较短较粗,其差别有显著性($P<0.05$),揭示AIS椎体前后的生长与正常组不同,而且在AIS前后生长的比例与脊柱侧凸严重程度呈正相关性。这就是说,与正常比较,AIS的椎体生长较快,后侧的附件生长较慢,而椎体是软骨内化骨形成,附件是膜内化骨形成。该研究的结果揭示AIS有软骨内化骨的生长不平衡,这种生长的不平衡可能是AIS发病的原因。

(二)生物力学原理与三度空间矫正畸形

1.影像诊断在脊柱畸形的应用

(1)X线特点:检查脊柱的畸形常需要用长片(91cm×36cm),常规的X线平片包括正侧位。一张长片上,能得到所需的放射征象。患者直立,不要穿鞋,这样可以注意到肢体的长短。正位片上,可知侧凸的类型,是特发性还是先天性,整个脊柱躯干的平衡状态,骨骼发育成熟度,骨盆的位置和有无肢体不等长。Risser征、三角软骨和股骨头的骨化中心是判断骨发育成熟的标志。侧位片的检查脊柱的矢状面,可以发现后凸和前凸的程度,也可以除外脊柱滑脱和椎体前移。术前需要做侧凸矫正摄片,这样可以帮助术中决定融合的节段。需要注意的是,脊柱侧凸患者由于经过多次X线检查,患乳腺癌和甲状腺癌的可能性较一般人高,摄片中,可采用一些防护的方法。目前数码技术的应用,使放射量大为减少。多数X线检查间隔的时间是 4～6 个月。

（2）CT 重建：CT 并非是常规的检查。但 CT 能够帮助决定先天性的畸形。对术后的患儿，CT 能够显示有无假性关节形成、骨融合的程度、椎弓根螺丝钉的位置。脊柱内有金属置入物时，CT 能代替 MRI。

（3）MRI：在脊柱侧凸的检查中，MRI 能够清楚地显示椎管内的异常。通过检查能发现脊髓空洞症、阿若尔德-希阿利变性、脑干异常、脊髓积水、脊髓肿瘤、脊髓栓系和脊髓纵裂等。对 MRI 是否作为常规检查还有争议，但对不典型的 AIS，如患儿有右侧胸段侧凸、头痛、异常的神经系统发现、侧凸突发性加重、足的畸形加重和腹部的反射异常，常有必要做 MRI 的检查。对典型的 AIS，如果无神经系统的异常，一般不常规做 MRI。

2.非手术治疗　由于目前对 AIS 的病因和病理均不清楚，所以还无针对性的治疗方法。非手术治疗或手术治疗的方法均靠外力去矫正畸形。这种靠机械外力矫正畸形的方法，包括在矢状面上水平的外力、分散的外力、侧屈和屈伸的运动和水平面上的运动。用支具治疗 AIS，通常要提供三方面的力量。在侧凸的顶点为一作用点，其上、其下有反作用点。这样试图在正面和矢状面上控制侧凸。但在临床的实际治疗中已认识到支具难以在三维空间矫正畸形。

3.外科矫正的生物力学原理和器械　在 1960 年前，外科治疗 AIS 的方法仅能行后侧脊柱融合术，在脊柱融合发生之前，靠延长外固定的时间。1960 年，Harrington 器械的出现使外科治疗 AIS 发生了革命性的进展，并广泛地用于临床。在过去的 40 年，其他器械相继出现，各自的组合与结构做了相应的改进，从整体上可分为两大类，一类为前侧的矫正器械；另一类为后侧器械。在后侧的矫正器械中分为三代，第一代为 Harrington 器械；第二代为 Luque 器械和它的变形 Harr-Luque 器械和 Harr-Wisconsin 器械；第三代有 Cotrel Doubousset、TSRH、ISOLA 和 Moss-Miami 等。前路的矫正器械有 Dwyer、Zielke、TSRH、ISOLA、Kaneda、Halm-Zielke 等。

各种手术治疗 AIS 的器械的基本原理是通过器械对脊柱畸形施加矫形的外力，畸形在不同程度上得到矫正，为脊柱融合提供一个矫正的环境。各种器械是否能在三维空间上矫正畸形还有争议。由于 Harrington 棒引起背部扁平，现多用弧形棒，防止生理曲度的消失。从力学的角度看作用力和反作用力是相等的，故通过器械提供的主要矫形力应该均等。Harrington 棒的主要弱点是：所有的矫正力均集中在两个钩上，这就易造成骨撕裂和脱钩，为防止这种并发症的发生，术后常需要矫形支具保护。Harrington 棒之后各种器械均采用多点固定脊柱，这样使矫形的力量分散，矫形的效果就更好，固定就更稳定。

通过椎板下钢丝、棘突穿钢丝、多钩和螺丝钉，多种固定手段的脊柱器械可以达到分节和多点固定脊柱的目的。为进一步使固定矫形可靠，近年来，各种器械均采用了双棒，两棒间用横向连接，使整个器械形成一个稳定的结构。这样就能对抗矫形，保护矫形的效果，术后也不需要支具保护。从解剖上看，可置入固定脊柱的点有椎弓根、椎板、棘突和椎体。目前认为固定最牢固的点是椎弓根。在胸段，椎弓根钩是一个好的固定点；在腰段，椎弓根螺丝钉具有很大的矫形力，有利于矫正畸形。

四、特发性脊柱侧凸的手术治疗

脊柱侧凸影响外观，严重胸段的畸形影响心肺功能。严重胸腰段或腰段脊柱侧凸会伴发长期腰背疼痛，加速腰骶椎退变。一旦发现该病，治疗的首要目的是找一个合适的治疗方法，防止畸形加重，尽可能地矫正已发生的畸形。通过各种方法，使脊柱、骨盆和肩部在冠状面和矢状面上达到平衡，保留和维持下腰段的运动。当然治疗也可使脊柱的高度增加和改善外观。从整体上看，治疗方法可分为非手术治疗和手术治疗。

（一）非手术治疗

1.自然病程　对该病的自然病程史深入了解是设计治疗方案的前提。目前认为如果 Cobbs 角在随访增加 5°,可视为侧凸在加重。需要注意的是轻微的脊柱侧凸并不明显影响患者的生活。<20°的侧凸,如果骨发育已成熟,进一步加重的可能性较小。然而,一些侧凸会加重,所以如何预测脊柱侧凸是否加重就显得很重要。能够帮助预测脊柱侧凸是否加重的因素有性别、生长的潜能、侧凸的严重程度和类型。临床观察发现较多的女性患者易于加重,这可能与激素有关。Risser 征和女性患者的月经是帮助判断生长潜能的方法。在脊柱常规前后位摄片中,骨盆正位片显示髂骨嵴的骨化状态。该处骨化由外向内,将其分 4 等份,当无骨化出现时为 O 期,由外向内,有骨化出现分 1、2、3 和 4 期。Risser 4 期为整个骨化中心出现于髂嵴,Risser 5 期为骨化中心与髂骨完全融合。Risser 1 期和 2 期的患者,侧凸加重的可能性极大。对于女性患儿,通过询问病史,了解月经的状态,这样可以推测生长发育。对于无月经的患儿,处于生长发育的高峰期,侧凸加重的可能性大,月经出现后,生长发育减慢,侧凸加重的可能性较小。另外,Tanner 分期也用于判定生长发育状态。

对于定期随访的患儿,观察生长发育的高度变化,测定高峰生长发育速度。男性儿童达到此速度是 9.5cm,女性为每年 8.0cm。PHK 是判断生长发育状态的最好指标,从而可以推测侧凸的变化。

发现脊柱侧凸后,现有侧凸的大小结合生长发育的状态能够帮助推测侧凸的可能变化。如果患儿为 Risser 0 期,侧凸又超过 20°,则有极大的可能性加重。需要及时提供矫正治疗的方法。在脊柱侧凸的类型中,具有双侧侧凸的患者,侧凸加重的可能性最大,其次是胸腰段的侧凸,腰段侧凸加重可能性则相对较小。骨发育成熟的患儿,脊柱侧凸是否加重主要与侧凸的大小有关。<30°的患儿,侧凸加重的可能性较小,大于此度数的患儿多数发生每年 1°的加重,未治的脊柱侧凸,其病死率高过一般的人群,常有慢性的腰背疼痛。

2.观察　一般认为,首次发现的患儿,其 Cobbs 角<20°,可采用观察的方法。也就是说,多数患儿不需要治疗。当患儿年龄较小,Risser 征为 0 期或 1 期,观察的间隔为 3 个月,侧凸加重,要考虑支具治疗,对年龄较大的患儿,Risser 征为 2 期或 2 期以上,则观察的间隔为 6 个月。一般认为,Cobb 角>45°须行手术治疗。对 20°～45°的患者,是否采用观察的方法要看患儿的年龄、生长发育的状态。对骨发育成熟的患儿,可采用观察的方法。任何患儿在观察中,如果侧凸加重 5°～6°,提示侧凸在进行性加重,应考虑退出观察,采用适当的治疗方法。

3.非手术支具治疗　非手术治疗的目的:防止侧凸继续加重;对所有侧凸类型有效;治疗能达到满意的外观;减少手术的可能。其方法包括支具、电刺激、生物反馈治疗。支具治疗目前最常见,应用最广泛。

（1）支具类型:1946 年,Milwaukee 支具用于固定脊柱术后的患者,之后作为非手术方法用于治疗 AIS,可用于顶椎在 T7 以上的胸段侧凸。1960 年热塑料用于临床,发明了目前常用的胸腰髂骨型矫形支具。另外,腋下矫形支具包括 Boston,Wilmington 和 Miami。Boston 支具是一种上方在腋下,下方贴附于骨盆之上的一种带状支具。因预制外壳有不同规格,能选用适合于不同患儿的型别,这种支具在双臂以下,易被患者接受。当然这种支具仍然存在美容问题,佩戴时可能有心理的影响和限制生理活动。Charleston 夜间支具是根据患儿侧凸的矫正位置制作模型,戴上支具后对侧凸有较大的矫正力。

（2）Spincor 矫形带:这是一种动力性支具。近年在支具治疗上提出了新概念,希望设计一种矫形方法既能防止侧凸加重,又能让小儿正常运动的支具。Spincor 矫形带就是近年用于临床的动力性矫正的方法。这种方法试图既能固定脊柱侧凸,又能让患者躯干运动。该治疗方法近年开始运用。设计上分为两部分,第一部分为锚定点,包括骨盆点,大腿带和交叉带;矫正部分为一短上衣和矫正带。其基本原理是:对右侧胸段的侧凸,施加外力在胸和肩部,使侧凸变直;对左侧的胸腰段侧凸,外力来于骨盆;对左腰侧凸,来于骨盆的外力使躯干右移;对右胸段侧凸和左腰段侧凸,肩和骨盆的外力在水平方向使侧凸变直。本中心对这种动力性的矫正方法与传统的支具进行了比较,选择 10～16 岁的 AIS,Cobb 角为 20°～25°,Risser 征≤2°发现动力性的固定方法与支具治疗效果相似。另有医师用 Spincor 治疗了 195 例 AIS,并随访了 2 年,结果显示 55％的患儿有＞5°矫正,38％稳定,只有 7％进行性加重。

(3)指征:用支具的指征是:未成熟的 AIS,Cobb 角＞20°,Risser 征≤2;未成熟的 AIS,脊柱侧凸进行性增加 5°或 5°以上;患者能够接受这种治疗方法。由于目前常用臂下支具,故要求顶椎需在胸 7 或胸 7 以下。值得一提的是,支具治疗不适应于 Cobb 角＞45°的未成熟的 AIS,支具不能控制侧凸加重;患儿如果对采用支具治疗有严重的心理障碍,也不适宜支具治疗;对胸段侧凸的 AIS,如果胸段后凸明显减少到 20°以下,矫正外力应向外侧,避免前方的矫正力;对生长发育已成熟的患儿,支具治疗效果差。

(4)并发症:支具设计不当,在胸段侧凸,前凸可能加重;佩戴过程中肌肉可能萎缩;躯干变得僵硬;早期患儿可能感觉不适应和不舒服;可能造成压迫性的溃疡;有的患儿可能对支具有不同程度的敏感;由于佩戴支具,使腹部的压力增加,可能发生胃食道反流,造成食道炎。对行支具治疗的患儿,应定期随访,发现问题,及时解决,防止各种并发症的加重。

(5)结果:目前认为支具治疗 AIS,只要制作好,佩戴方法和时间正确,一般认为该方法是有效的。近年来的研究分析,支持了支具治疗的有效性。对 247 位 AIS 女孩支具治疗的研究,随访到了发育成熟期,发现支具治疗成功率达 74.0％,而电刺激仅有 33.0％。在 1994 年,Lonsten JE 报道了 Miwaukee 支具治疗 1020 例 AIS,随访时间长达 6.2 年,78.0％侧凸治疗后稳定,仅有 22％需手术治疗。Meta 分析是一种特殊的研究方法,对文献上已有的研究结果进行分析。对 1910 位患儿的研究,采用 Meta 分析,其中支具治疗 1459 例,电刺激 322 例,观察组 129 例,结果显示全均数比例在电刺激组是 0.39,观察组是 0.49,每日 8 小时治疗组 0.60,16 小时支具治疗组为 0.63,23 小时组与其他组之间差异有显著性意义。在 2001 年,Danielsson AJ 长期随访,发现 31％的患儿需要手术治疗,显示支具治疗能够较有效地控制侧凸。

当然,支具治疗 AIS 的有效性也存在争议。在临床中,有部分患儿支具治疗不能控制侧凸加重。还没有足够的证据证明支具治疗能够改变该病的自然病程。在男性的 AIS,支具的效果较差。

掌握好支具治疗的指征是获得较好支具治疗的前提。制备支具应有良好的技能,如采用电脑度身,使支具能更好地适应于不同的畸形,这样才能提高外固定的效果。患儿需接受医师的治疗安排,必须有足够佩戴支具的时间,在佩戴期间家庭成员要有足够的支持,帮助患儿克服佩戴中出现的不适。在我们的临床实践中,注意提高患儿对佩戴支具的认识能力,这样多数患儿能够从短时间佩戴到长时间佩戴,最后达到每天佩戴达 20～22 小时。在随访中,医师和支具制作者应通力合作,共同对患儿随诊,评价疗效,及时发现问题,改进制作,这样才能使疗效提高。佩戴治疗的终止时间应到患儿生长发育停止,出现月经后 18 个月,Risser 征达四级,则可停止支具的治疗。在治疗过程中注意支具可能对心理和生理造成的影响。家长及医务人员注意支具固定位置是否正确,对生长发育快的患儿,要及时更换支具,避免引起并发症。

(二)手术治疗

1.手术指征和目的　是否采用手术治疗需要分析多种因素,了解侧凸的大小和三维空间的变化、患儿的骨龄、自然病程和美容外观等。如果胸段的畸形超过了 50°,即使骨发育已成熟,侧凸仍然有进一步加重的可能性;如果胸段的侧凸超过了 45°并有前凸,肺功能将受到影响。基于对自然病程的认识和对成人患者的观察,胸腰段侧凸或腰段侧凸＜45°可不手术,如果侧凸更大伴有躯干不平衡、侧移和明显背部疼痛,则需要手术治疗。

双主弧的侧凸,相互能达到一个平衡,这样没有明显的外观畸形,如果侧凸没有超过 60°,骨成熟后进一步加重的可能性较小。对于决定是否外科手术,正确地随访记录侧凸的变化是必要的。对于年龄小的患者,器械可用于矫正胸段侧凸,而腰段侧凸可用支具。对严重的侧凸和后期的患者,即使已知脊柱会僵硬、功能受限和出现疼痛等问题,也只能将器械矫形用于整个脊柱。医师在手术前应与患者和家长广泛沟通。一般的情况下,手术指征是:侧凸>45°～50°,并有明显的躯干旋转;在特殊的情况下,腰部侧凸和胸腰侧凸有明显的躯干偏移,有时未达 45°,仍需手术治疗。患者的年龄也是决定是否手术的重要因素,对于在骨骼成熟前的青少年,有较强的手术指征,防止侧凸加重,对成人患者,如果侧凸有 45°～50°,定期随访侧凸是否加重,有利于决定是否需行手术治疗。手术前必须告诉患者和家长,为什么建议行手术治疗,手术潜在的并发症和脊柱融合后要影响脊柱的运动。对于胸段的脊柱侧凸,如果侧凸进行性加重,Cobbs 角超过80°就会发生心肺衰竭,手术的目的防止侧凸加重,心肺功能不受损害。对于胸段的侧凸,手术的主要目的是防止侧凸进行性加重、躯干偏移和退行性变,如果侧凸超过 45°～50°,出现这些并发症将导致难以治疗的腰背疼痛。

总之,手术的目的是安全地矫正畸形;在三维空间上平衡躯干;尽可能短地融合脊柱;尽可能地矫正畸形,将脊柱融合,防止脊柱进一步加重;术后躯干与骨盆保持平衡。

2.器械　1962 年,Harrington 首次报道了用器械固定,在凹侧撑开,在凸侧加压治疗脊柱侧凸。该方法对畸形的矫正率达 30%～40%。然而,该器械仅固定于上下两点,对畸形仅在两度空间产生矫正力,在有的患者,过度的矫正可使胸段脊柱过分前凸,出现平背现象。随着对脊柱侧凸畸形在三度空间上改变的认识,1980 年以来,各种器械相继问世。Luque 报道了棒和椎板下钢丝矫正脊柱侧凸,该方法固定的点较多,矫正效果较满意,但神经系统的并发症较多。结合 Harrington 和 Luque 的优点,Drummond DS(1984)设计了棘突穿钢丝,加 L 棒和 Harrington 棒分节段矫正脊柱侧凸畸形,该方法并发症少,对 AIS 矫正效果较满意,尤其在矢状面上可获得较满意的外观。在 20 世纪 80 年代中期,CD 器械开始用于各种脊柱侧凸的矫形。该器械可在侧凸的顶椎处撑开和加压,近年改进,该器械可与骶椎和髂骨固定,可用于脊柱畸形和创伤中。CD 器械的优点是能在三维空间上矫正畸形,但操作比较复杂,医师需要培训。与此同时TSRH 器械(TSRH)也用于临床,该器械较易使用,将器械可能引起的并发症降到最低。1990 年,ISOLA器械报道用于临床。该器械强调术前要仔细设计,精细操作,简化器械,使其具有通用性,螺丝钉具有多向和兼容性,有开口和闭口之分。整个系统强调钢丝、螺丝钉和钩相结合。用于各种脊柱畸形。

3.手术类型　与成人脊柱侧凸比较,对于 AIS,采用前路或后路的方法,用一定的矫形器械,使脊柱融合,足以达到矫正畸形和稳定脊柱融合。可采用一次进行,也可分为两期。使用器械的目的是矫正侧凸,恢复躯干平衡,使脊柱稳定,从而有利脊柱融合术后不需要矫形支具,尽可能保留脊柱的节段。

(1)后路:自 1920 年,后路治疗脊柱侧凸的方法包括体内融合脊柱、融合加矫形架、Hibbs 脊柱融合技术、Harrington 器械、Moe 小关节突融合、Luque 器械、Harri-Luque 结合器械和多钩螺丝钉器械(如 CD、TSRH,ISOLA)。其基本的矫形原理是:在凹侧产生分散的撑开力量,在凸侧产生加压力。这两种力的结合加上棒的作用,产生横向力和悬臂的作用。与脊柱产生锚定的方式通常有三种,即钩、螺丝钉和钢丝。1984 年随 CD 系统出现,钩作为一个与脊柱锚定方法应用于临床。钩锚定的位置有多种,胸段的横突和小关节突下是目前常用的点。远端的腰段在 ISOLA 中常用椎弓根螺丝钉。也有学者完全用椎弓根螺丝钉作为锚定点,认为这种方法在冠状面和矢状面上的矫形效果都比较好,可达到 80%的矫正效果,而且脊柱融合的节段较少。

从技术上讲,在后路的术式中要彻底松解软组织,是获得冠状面和矢状面最大的矫形效果的前提。需要松解的组织包括脊柱间韧带和小关节突,需充分暴露横突。腰段椎弓根螺丝钉的置入通常在 L_1 和 L_2,此处椎弓根较 $T_{10～12}$ 狭窄。常选用 4.35mm 或 5mm 的螺丝钉定好点后,用锥子开口,然后用钝性探针,确定钉道在骨松质内,操作中需用 SEP 检测。后路手术效果与所有的固定方法有关。Suk S(2001)报道用椎弓根螺丝钉,可达到72%的矫形效果,而用钩为52%,无神经系统并发症。腰段脊柱用椎弓根螺丝钉,在冠状面的矫正度数可达80%,脊柱融合于矫正水平。我们用ISOLA器械治疗小儿脊柱侧凸,获得了55%矫正效果。

(2)前路:前路途径用于单纯胸段侧凸、单纯的腰段侧凸、单纯的胸腰联合侧凸。前路也可作为一种松解的方法,用于各种侧凸,作为后路矫形的一部分。

到目前为止,前路的器械还未能很好地分类。对于单纯的胸腰段或腰段脊柱侧凸(VDS)系统可达到满意的治疗效果。该系统的优点是能矫正60%~90%的侧凸,矫正旋转可达40%。该系统的主要缺陷是入路需前方胸腹,固定的稳定性不够,术后还需要外固定达6个月,有可能出现置入器械失败,后期断棒、螺丝钉脱出和假关节形成等。由于VDS固定有造成后凸的趋势,对保留腰段前凸,该系统没有目前的器械效果好。目前改进的前路器械有TSRH,ISOLA,Kaneda和Halm-Zieke双棒系统,前路手术矫正脊柱侧凸10位女性,年龄在12.5~18.4岁,术前侧凸Cobb角平均57.1°,术后14.2°,矫正率为75.1%,脊柱旋转畸形的程度(NashMoe法)术前平均2.3°,术后0.6°,平均矫正1.7°,有1例轻度泌尿道感染,无脊髓神经等其他并发症。我们初步的经验是,前路Haml-Zielke手术,如果患者选择得当,矫正脊柱侧凸疗效较满意,置入物稳定性好,并发症少,术后无需支架外固定。

在过去几年,胸腔镜前路松解,器械置入已在一些中心试验性地使用,目前还无长期随访的结果。目前使用该方法的指征还没有确定。

4.术前检查

(1)临床检查与手术方案:术前应仔细了解患儿的全身情况,明确侧凸类型,了解脊柱的平衡状态,侧凸的僵硬程度,有无神经系统异常,肋骨有无畸形,患儿的成熟程度和有无生长的潜能。由于术中出血多,尽可能地使用血液回输技术。明确移植骨的来源,准备术中脊髓检测的设备。手术器械的选择可根据地区和医师的经验而定。术前设计好脊柱融合的节段,术中应准确判断脊柱的节段。当发现任何神经系统异常时,应行MRI检查,除外脊髓栓系、脊髓纵裂和椎管异常。

(2)放射学检查:91cm直立的前后和侧位X线片,平卧位左右屈曲摄片,可以预测侧凸的可能矫正的情况。通过整个脊柱X线片,了解脊柱侧凸的类型,这是选择器械和设计脊柱融合的前提。在X线片上对侧凸有多种分类,其中King Moe分类方法是常用的一种,这种方法将侧凸分为五类,不同的类型,手术的设计和脊柱融合节段有区别。

King HA(1983)将脊柱侧凸分为五型。第一型,S型脊柱侧凸,胸段侧凸与腰段侧凸均通过中线,腰段侧凸大过胸段;第二型,也是S型脊柱侧凸,胸段侧凸与腰段侧凸均通过中线,胸段侧凸大过腰段;第三型,胸段侧凸,腰段侧凸不通过中线;第四型,长的胸段侧凸,其中腰4也斜向胸侧凸;第五型,胸段双侧凸,其中腰1也斜向侧凸方。这种分类有利于选择融合的节段。

虽然冠状面的King分类方法广泛被应用于临床,但有局限性。Lenke对AIS提出了新的分类方法。该方法基于三方面:侧凸的类型;腰段代偿;矢状面胸段代偿。在冠状面整个脊柱的X线长片上,侧凸分为六型,第一型侧凸以胸段为主;第二型为双胸段侧凸;第三型为有两个明显主弧的侧凸;第四型为脊柱有3个侧凸;第五型为胸段和腰段侧凸;第六型为胸腰侧凸,胸腰为主弧。患儿亦同时在矫正下摄片和矢状面摄片,这样可以判断侧凸是否为结构性的。根据骶骨的垂直中线与腰段侧凸顶椎的关系来揭示腰段侧凸的严重性,矢状面胸段侧凸的Cobb角(胸5~12)<10为脊柱后凸不足;10~40为正常后凸;>40为过后凸。这是二维分类的方法,对手术治疗有帮助。术前做侧凸矫正摄片,可以帮助术中决定融合的节段。

(3)其他:肺功能检查应作为术前常规,这有利于术中和术后的管理。由于手术出血量大,一些学者主张术前抽取自身血,这就可以防止因输异体血所致的传染性疾病。

　　术中静脉通道要足够,并做动脉压的监测,留置导尿管,监测心电、血压。患者在手术台上的体位非常重要,为降低腹压,手术中患儿常俯卧于 Relton-Hall 架上,髋关节伸直以维持腰椎的前凸。双臂外展不超过 90°以防止臂丛受牵拉,肘关节屈曲,下方用软垫保护。

　　5.脊柱融合　脊柱侧凸手术的基本目的是病变脊柱完全融合,如果不能达到此目的,任何内固定系统均都意味着失败。Harrington 稳定椎体定位原则是后路手术确定脊柱融合节段的方法。KingHA(1983)确定下位椎体稳定的方法是,两髂肌连线,经髂骨中线画一直线与髂肌连线垂直,与此线最近的为下位稳定椎体。对青春期的患者,要避免腰 4 及腰 4 以下的融合,使脊柱保留一定的运动。要达到脊柱融合的目的,必须小心清除脊柱两侧的软组织,切除融合范围内的小关节突,去皮质,选择骨移植供体。自身骨移植仍被广泛使用,骨的来源包括髂骨、棘突、肋骨。在过去的 10 余年中,随着各结构的建立,异体骨也被广泛应用于临床。与自体骨比较,异体骨的优点是不增加手术出血,减少手术时间,避免自体骨引起的各种并发症。为减少和防止传播 HIV、各型肝炎和其他潜在的病原菌,供体的血液和骨组织均需严格检查。为避免这些可能的弊端,近年来,生物材料在骨融合中的作用已引起人们的广泛关注。骨形态蛋白(BMPs)是转移生长因子(TGF-β)家族的成员,能够在体内诱导骨形成。人类重组骨形态蛋白(rhBMPs)已用于动物的脊柱融合中,发现能够增加骨形成,加快脊柱融合。随着生物技术不断发展,用于骨移植的生物材料将在不远的将来用于临床。

　　6.术中特殊检测　术中已广泛地使用体感诱导电位(SSEPs)检测。这种方法检测和记录脊髓的感觉功能,可在整个手术中进行检测,了解脊髓的功能状态。在手术进行时,下肢神经受到刺激,在头端记录,这样帮助医师了解神经传导通路。值得注意的是 SSEP 有出现假阴性和假阳性的可能,故术中仍应进行唤醒试验,这是判断术中有无神经损伤的可靠指标。在我们的临床工作中,所有的患者手术中均采用 SSEP,器械置入后,即使 SSEP 正常,也行唤醒试验。

　　7.血液回收技术　血液回收技术的应用也减少了输血的机会。该技术回收正常的红细胞,过滤破碎和陈旧的细胞,可以回收到 50% 的红细胞。虽然该技术增加手术的费用,但因术中出血多,用该技术也是值得的。减少失血的方法还有低血压麻醉,快速正常血液稀释法,这种方法是在手术室,抽取患者的静脉血,抽取的量应以血红蛋白不低于 9g/dl 为准。有效循环血量由晶体维持,术后或术中将血回输。

　　8.麻醉技术的进步和重症监护　近年来,为降低出血,已用术中低血压麻醉,维持血压在 65mmHg 水平,在具体使用中应注意防止低血压对脊髓的损伤,手术结束后,患者需在重症监护室密切监护,24 小时平稳后回病房。

　　9.术后镇痛　目前常用的方法有患者控制镇痛(PCA)和硬膜外镇痛。PCA 通过静脉泵,剂量设定为一定大的程序,患者自行给阿片类止痛药,由于程序设定有安全机制,能够防止药物过量。硬膜外止痛近年也广泛用于临床,在后路手术的脊柱侧凸患儿,手术结束后,在缝合创面前,插入硬膜外管,保留到术后 48～72 小时,同时监测患者的呼吸和血氧饱和度。

　　10.并发症

　　(1)手术中出血:出血是手术医师和麻醉医师术中面临的第一个问题,脊柱手术总是伴有出血。出血的程度在神经肌肉性脊柱侧凸中较严重。手术中通常是渗血。如果手术中损伤了肋间神经、臀上血管(取自体骨时)或髂血管(前路手术),则可能造成大出血。手术中应仔细操作,避免损伤大血管,应密切观察出血的量和湿纱布的重量变化,做好记录。同时手术中应针对出血的量进行恰当的治疗。低血容量和有效循环血量不足,可能导致休克、心脏停搏和脑缺血。如果血容量补得过多,则中心静脉压增高,可能导致心脏失代偿和肺水肿。由此可见,术中对出血、循环血量监测,保证有效的血液循环是手术成功的一个关键环节。如果手术中输血，从冰箱中取出的血应升温后补给患儿，因为输入大量冷的血，可能导致体温降低，心脏冷却可导致心脏停搏。

(2)神经系统损伤：瘫痪是脊柱手术最严重和难以预测的并发症。由于各种器械应用，矫正侧凸的力量增加，发生瘫痪的患儿在增加。损伤脊髓的原因可能是器械进入椎管，损伤脊髓；脊髓有栓系或其他异常存在增加脊髓损伤的风险。手术中应注意，当撑开脊柱凹侧时，器械对周围所有的组织均有拉开伸长的作用，包括脊髓。通常认为脊髓的血供受到影响是瘫痪的原因。在先天性脊柱侧凸和僵硬性脊柱侧凸中，发生瘫痪的可能性较高。瘫痪可在手术中发生，也可能发生在术后 8～12 小时，甚至在术后 72 小时。手术后发生瘫痪首先的表现是肌力下降，膀胱麻痹，感觉改变，也可能突然出现完全瘫痪。一旦发现瘫痪，在治疗上应尽早取出置入的器械，改善血循环。预防瘫痪发生最为关键，术前应对患儿仔细检查，对高危瘫痪的患者应做 MIR 和脊髓造影检查。术中应仔细操作，密切监测。

(3)感染：明显的感染在术后 2～5 天出现高热，累及整个伤口。不明显的感染，温度轻微增高，伤口红肿不显，伸直无明显压痛。常见的致病菌是金黄色葡萄球菌，其次是革兰阴性菌。一旦发现感染，应对伤口进行彻底冲洗，扩创引流。有的学者主张取出置入器械和移植的骨组织。目前主张术前、术中和术后应用抗菌术，严格的无菌技术，脊柱手术的感染率可降到 1% 以下。

(4)肠梗阻：脊柱手术肠梗阻较常见，术后禁饮食时间应到术后 72 小时。肠系膜上动脉综合征是由于十二指肠受压所致，十二指肠横部位于脊柱主动脉和肠系膜上动脉之间。如果脊柱畸形矫正后使其间隔减少，则十二指肠会受到压迫，出现梗阻。早期行胃肠减压，症状不改善，则有手术指征。

(5)肺鼓胀不全：常由于术后发热引起。术后多翻身和深呼吸可以预防。肺鼓胀不全可用吸入方法治疗。

(6)气胸：行后路脊柱暴露中，横突间过深可能损伤胸膜。如果对剃刀背矫形，切除肋骨时对胸膜损伤的可能性较大。引起气胸的原因还可能是呼吸机的异常工作，压力过高或肺囊肿破裂。如果气胸<20%，可观察，否则需要行胸腔引流。

(7)硬脊膜撕破：棘突钢丝和置入钩可能撕破硬脊膜，发生后应及时修补。

(8)主动脉受伤：椎弓根螺丝钉过长或置入方向有误，误伤主动脉。

(9)泌尿系统并发症：抗利尿激素分泌不当发生在术后，夜间较明显。当血浆中的 Na^+ 浓度降低，尿 Na^+ 浓度增加时，应考虑诊断。一旦发生，应避免过量补液。一般情况下，术后 2～3 天可恢复。

(10)远期并发症：①假关节形成：可通过斜位摄片、CT 或骨扫描诊断假关节。当脊柱后侧行骨融合后，由于椎体生长，椎间盘的间隔变窄。故如果椎间盘仍较宽，提示可能有假关节形成。在胸腰连接处的假关节，易出现腰疼痛，已矫正的侧凸再现。②腰椎前凸降低：常由于后路手术中腰段受到器械撑开的力量，发生后腰部疼痛。预防的方法是手术中要防止腰段脊柱被过度撑开。③远期感染：手术后几个月到几年仍可能发生感染，发生的部位常位于引流的窦道口，也可能发生于置入器械的深处。对窦道感染，应行窦道造影，掌握范围，行手术彻底清除。对深部感染，要彻底引流冲洗。抗生素剂量要足够，时间为 6 周。④后期发生的器械问题有脱钩和断棒：脱钩可高达 10%，这些问题发生常常与假关节形成有关。当发生断棒时，我们首先要考虑的是手术后脊柱融合不好，有假关节形成，而不能简单地认为是器械问题。棘突钢丝断裂可能与过度拉紧有关。如果棒、钩或钢丝突于皮下，常引起疼痛，甚至皮肤破裂，则需要手术清除。⑤曲轴现象：后路手术脊柱融合，虽然后路脊柱已满意融合，但前侧的椎体持续生长，脊柱畸形仍然不断加重，这种现象发生与患儿的生长密切相关，对于年龄<10 岁的患者，如果行后路脊柱融合，则要考虑到此现象有很大发生的可能。

（张海涛）

第十一节　脊柱肿瘤

一、评估

(一)病史

1.疼痛(局部疼痛与放射痛)　是最常见的主诉(85%),其他常见的主诉有活动无力(41%)和触及包块(16%)。

2.脊柱肿瘤引起的疼痛　常为局部疼痛、进行性加重、不能缓解、与应力无关。

(1)夜间疼痛加重。

(2)患者休息后疼痛不能缓解。

3.全身系统症状和体征

(1)发热、寒战。

(2)常感无精神、无生气。

(3)难以解释的体重减轻。

4.可能会出现一些神经系统症状　例如肌肉无力、感觉异常或者大小便功能障碍。

5.患者的发病年龄有助于缩小鉴别诊断范围　如老年病人转移瘤或多发性骨髓瘤多见。

6.患者既往如有其他部位的肿瘤史　要注意脊柱转移性瘤的可能。各种肿瘤发病的危险因素见表10-14。

表 10-14　常见的脊柱转移肿瘤

原发肿瘤	肿瘤的危险因素
乳腺癌	一级亲属患有该肿瘤
	雌激素水平高(初潮早、绝经晚、无生育、长期激素替代疗法)辐射
前列腺癌	年龄>45 岁
	膀胱排尿梗阻
甲状腺癌	碘摄入过多/缺乏
	辐照
肺癌	吸烟史
肾细胞癌	吸烟

(二)脊柱的查体包括触诊、脊柱活动度检查以及神经功能检查

1.神经功能检查

(1)运动功能检查。

(2)感觉功能检查,包括轻触觉、针刺觉、振动觉。

(3)反射检查,进行腱反射功能检查,反应脊髓长传导束功能。

2.原发灶的检查(表 10-15)

表 10-15 脊柱转移瘤原发肿瘤的查体表现

原发肿瘤	查体发现
乳腺癌	质硬、固定、无弹性的乳房包块
	乳头受牵拉不居中
	皮肤红斑或水肿
前列腺癌	肛门指检发现较大、质硬的前列腺包块
甲状腺癌	可触及无痛的甲状腺包块
肺癌	咳嗽性质改变
	咯血
肾细胞癌	血尿、腰痛及腹腔包块"三联征"
	吸烟

(三)实验室检查

1.化验检查有助于鉴别肿瘤和感染:感染时白细胞计数、血沉和 C 反应蛋白会升高,但肿瘤上述指标正常或轻度升高,然而淋巴瘤除外,该病白细胞会升高。

2.多发性骨髓瘤尿液或血清蛋白电泳会出现异常蛋白峰(本-周蛋白)。

3.促甲状腺激素和游离 T_4 水平对鉴别甲状腺疾病有帮助。

4.前列腺特异性抗原(PSA)对检查前列腺癌有帮助。

5.患者常有钙、磷电解质水平异常,需要进行纠正。

(四)影像学检查(表 10-16)

MRI 对感染、骨折和肿瘤的鉴别有较大帮助(表 10-17)。

(五)常见的各种肿瘤(表 10-18~表 10-21)

(六)肿瘤分期

Weinstein-Boriani-Biagini 脊柱肿瘤分期系统,是反应肿瘤侵袭程度的三维空间分期,包括三方面内容。

1.肿瘤所处的解剖部位 从棘突开始沿顺时针分为 12 个等份的区域。

2.横断面上肿瘤累及的不同层面

(1)向外侵犯到骨外的软组织中。

(2)局限在骨内(浅层)。

表 10-16 脊柱肿瘤的影像学检查

影像学检查	优点	缺点
X 线平片	简便的筛查方法对诊断有帮助(良性或恶性)	敏感性低(松质骨破坏要达到 50%以上,该检查才能看到骨破坏影)
骨扫描	对转移瘤的诊断敏感性较高(溶骨病变)	特异性低(不能鉴别骨折、感染以及肿瘤)
CT	评估骨破坏情况最好的工具,对术前计划很重要	不宜作为初筛检查方法,其效率差
MRI	敏感性高,特别是使用钆造影剂进行增强扫描能够显示软组织情况 能很好地显示脊髓受压情况	影像学上脊髓受压的程度与患者的症状或预后并非往往一致
脊髓造影	能较好地显示硬膜外转移瘤和脊髓受压情况	侵入性操作
血管造影	肿瘤血管进行选择性栓塞能减少术中出血	侵入性操作

表 10-17　脊柱感染、肿瘤、压缩性骨折的 MRI 表现比较

诊断	T$_1$	T$_2$	鉴别诊断要点
骨髓炎	椎间盘和终板内信号降低 终板结构模糊不清	椎间盘和终板内信号增高 终板结构模糊不清	椎间盘/终板受累＞椎体 T$_2$ 像上可有高信号脓肿 影脊柱结核常可连续累及多个节段软组织包块界限不清
骨质疏松压缩性骨折	受累椎体信号降低骨髓信号不均匀	受累椎体信号增高骨髓信号不均匀	骨折愈合后，T$_1$ 和 T$_2$ 相上能恢复正常椎体信号 椎体后 1/3 骨髓信号正常
肿瘤	信号降低 病变周围水肿带界限清楚 椎弓根亦受累	信号增高 病变周围水肿带界限清楚 椎弓根亦受累	不波及椎间盘或软骨 跳跃性转移较常见 不像骨折一样最终愈合后能恢复椎体正常信号 软组织包块呈偏心状、较大、界限较明晰

表 10-18　原发性良性骨肿瘤

肿瘤名称	年龄（岁）	性别	椎体容易波及的部位	影像学表现	症状/体征	治疗
骨样骨瘤	＜30	男性居多	后方结构	局灶性透光影伴周缘硬化，直径＜2cm	疼痛性脊柱侧凸，典型表现为服用水杨酸类药物后疼痛缓解	边界切除，射频消融
成骨细胞瘤	＜20	男性居多	后方结构	透亮影、膨胀性病灶，伴或不伴周缘硬化，直径＞2cm	疼痛性脊柱侧凸	边界切除
血管瘤	多变	男女无差别	椎体骨小梁	垂直的条纹，蜂窝样改变	大多数缺乏典型症状	通常无意中发现、不需要处理。如果需要手术切除的话，可以术前进行栓塞以便减少术中出血
骨巨细胞瘤	＜30	女性较多	椎体和骶骨	溶骨性、膨胀样病灶，基质内可有钙化	切除不充分的话，容易复发	放疗后 10% 可能转为恶性
动脉瘤样骨囊肿	＜25	女性较多	后方结构	溶骨性、膨胀样病灶，其内可见液平	疼痛	切除，术前进行血管造影并栓塞，或注射硬化剂治疗
嗜酸性细胞肉芽肿	＜20	男性较多	椎体	扁平椎	很少有症状	自限性疾病佩戴支具非手术治疗
骨软骨瘤	＜30	男性较多	后方结构	X 线片上难以发现	有症状，多数位于颈椎	如有症状需手术切除

表 10-19　原发性恶性骨肿瘤

肿瘤名称	年龄（岁）	性别	椎体部位	影像学表现	体征和症状	治疗
孤立性浆细胞瘤	＞50	男性居多	椎体	凿孔状边缘病灶	腰背或下肢痛	放疗（高度敏感）脊柱不稳定可手术固定 血清蛋白电泳 M 轻链水平可判断疗效

肿瘤名称	年龄（岁）	性别	椎体部位	影像学表现	体征和症状	治疗
脊索瘤	50～70	男性居多	骶骨，C_1～C_2	要行 MRI 检查，T_2 像高信号影	症状主要是因包块压迫引起，如便秘、尿频、脊髓受压症状	广泛、根治性切除，应尽量保留骶神经根以保留大小便功能
淋巴瘤	＞20	男性居多	椎体	溶骨性病变，象牙椎	局部疼痛	孤立性病变进行放疗，播散性的淋巴瘤进行放疗及辅助化疗
软骨肉瘤	＞35	男女性无明显差别	椎体	椎体广泛破坏周围有软组织包块、其内基质可有钙化灶	疼痛触及包块	广泛切除对放疗和化疗不敏感
骨肉瘤	＞20	男性居多	椎体	象牙、硬化病灶与皮质破坏灶混杂存在，有软组织包块、其内有钙化灶	疼痛及神经功能受损	广泛切除化疗和放疗联合使用
Ewing 瘤	＞40	男女性无明显差别	椎体	硬化性病变伴有针状骨质增生软组织包块	疼痛及神经功能受损	放疗和化疗联合应用脊柱不稳及神经功能受损可手术治疗

表 10-20　椎管内肿瘤或囊肿

肿瘤名称	年龄（岁）	性别	影像学表现	治疗	评论
施万细胞瘤	20～50	无明显性别差别	脊髓造影显示圆形充盈缺损	切除术	最常见的脊神经根肿瘤；常见于外周主要神经主干及肢体的屈侧；外周神经该肿瘤的典型症状是触及肿瘤包块引起剧烈刺痛和感觉异常；神经纤维瘤病患者其中 2/3 会出现该肿瘤
神经纤维瘤	20～30		圆形缺损，哑铃状肿瘤	切除术	大多数是孤立病变（90%）；主要发生在外周皮神经；触及包块不会引起像施万细胞瘤样疼痛；神经纤维瘤与施万细胞瘤不同，主要波及多根神经分支，走向与神经平行
脊膜瘤	50～60 或以上	女性多见	与硬脊膜相连的圆形缺损	切除术；肿瘤如位于脊髓背侧，手术比较方便	80%～90% 发生于胸椎；一般认为起源蛛网膜帽的脊膜细胞；最常见的是位于颅内的脑膜瘤；疼痛为最常见的初始症状

表 10-21　硬膜囊内脊髓内肿瘤

肿瘤名称	年龄（岁）	性别	影像学表现	治疗	评论
室管膜瘤	20～60	女性多见	室管膜内高信号脊髓中央的环形病变	切除术	是由方形室管膜细胞发展而来；是最常见的成人原发性脊髓内实质病变；疼痛是最常见的症状；往往会出现受累脊髓以远支配的肢体无力
星形细胞瘤	20～50	无明显性别差异	浸润病变，与室管膜瘤不同，该肿瘤无明显边界	切除术	由胶质细胞转变而来；大多数星形细胞为低分化病变；和室管膜瘤临床表现相似

(3)局限在骨内(深层)。

(4)向内侵犯到骨外(椎管内硬膜外)。

(5)向内侵犯到骨外(进入硬膜内)。

3.脊柱肿瘤所位于的脊柱节段范围。

二、治疗

(一)目标

1.获得确切诊断。

2.保持神经功能。

3.维持脊柱稳定。

4.缓解疼痛。

5.控制局部肿瘤、预防远处转移。

(二)治疗方法选择

根据肿瘤的诊断、肿瘤部位以及患者全身情况综合决定治疗方法。

(三)放射治疗

以下情况可酌情放疗。

1.脊髓致压物为对放疗敏感的软组织肿瘤,周围骨性结构未受累。

2.对放疗敏感的肿瘤包括:

(1)血液系统肿瘤。

(2)前列腺肿瘤。

(3)乳腺肿瘤。

(四)手术治疗

1.适应证

(1)用于确诊。

(2)根治性切除以获得治愈(良性肿瘤和某些恶性肿瘤)。

(3)肿瘤骨破坏引起的继发性脊柱不稳或畸形。

(4)神经功能受损。

(5)既往放疗失败。

(6)对放疗不敏感的肿瘤。

(7)顽固疼痛。

2.手术方案设计需要考虑的因素

(1)肿瘤性质。

1)良性还是恶性。

2)原发还是转移。

(2)肿瘤的分级。

1)脊柱受累的程度。

2)有无全身潜在转移灶。

(3)神经功能情况是手术疗效的主要判定因子:症状快速进展(<1周内出现神经功能障碍)提示预后

差;神经功能障碍受损严重(不能行走、大小便功能丧失)术后很少能够恢复。

(4)预后如何。

(5)脊柱稳定性情况。

(6)疼痛情况。

3.手术入路

(1)如有可能,应切除全部病变。

全脊椎切除术:可以经由后路进行全脊椎切除,如果肿瘤的病理性质有治愈希望,进行该手术非常有意义,比如用于脊柱软骨肉瘤的手术。

(2)根据肿瘤所在部位判断使用前路还是后路还是联合手术。注意不能使用后路椎板切除减压术来处理前方病变,可能会导致患者术后脊柱不稳。

(3)转移性肿瘤在脊髓前方受压的情况下通常采用前路手术。

切除后脊柱重建的材料可用自体骨、异体骨、骨水泥或人工合成材料;使用自体骨或异体骨重建有骨愈合的可能性;骨水泥可以获得即刻稳定性,但对预期生存期较长(>1 年)病人,晚期可能会失败;术后还要进行放疗的患者,植骨融合的概率下降。

(张　鹏)

第十一章　关节损伤

第一节　肩关节脱位

肩关节脱位(盂肱关节脱位)是全身大关节脱位中最常见的部位。

一、肩关节脱位的分类

根据关节不稳定的程度可以分为肩关节脱位和半脱位,关节脱位是指肱骨头与肩盂关节面完全分离,不能即刻自动复位。而肩关节半脱位是肩关节活动至某一位置的瞬间,肱骨头与盂的关系发生一定程度的错位,产生一定的症状,并可自动恢复到正常的位置。患者有时可感到肩关节有暂时的错动不稳的感觉,此种疾患可发生于原始肩脱位治疗后、手术治疗后。也可伴发于复发性肩脱位。

根据关节脱位的时间及发作的次数可分为新鲜脱位、陈旧脱位和复发脱位等。文献中有的将脱位时间超过24h者称为陈旧性脱位。但从创伤病理变化以及治疗方法考虑,将脱位时间超过2～3周者称为陈旧性脱位较为合理。

复发性肩脱位是指原始创伤脱位复位后的一段时间内(一般在伤后两年以内),肩部受轻微的外力或肩关节在一定位置活动中即又发生脱位。而且在类似条件下反复发生脱位时称为复发性脱位。

根据肩关节不稳定的方向可分为前脱位、后脱位、上脱位及下脱位等。

前脱位是最为常见的肩关节脱位类型,约占肩关节脱位的95%以上。直接外力虽可造成肱骨头脱位,但主要发生机制是肩外展、后伸伴外旋的外力,由于肱骨头的顶压,造成前关节囊和韧带以及盂唇软骨的损伤,外力继续作用可使肱骨头脱向前方。常伴有肱骨大结节或肩袖的损伤。根据肱骨头脱位后的位置不同,前脱位又可分为如下几种类型。

喙突下型:肱骨头脱位至喙突下方。

盂下型:肱骨头脱向前下,位于盂下缘。

锁骨下型:肱骨头脱位后向内侧明显移位,至喙突的内侧、锁骨下方。

胸内脱位型:是较为少见的类型。肱骨头移位通过肋间进入胸腔。常合并肺及神经、血管损伤。

后脱位是较为少见的损伤。发生率约占肩关节脱位的1.5%～3.8%。当肩关节在内收、内旋位肱骨遭受由下向上的轴向外力时,可造成盂肱关节后脱位。

此外当癫痫发作、电休克治疗时,由于肌肉痉挛收缩也可造成关节脱位。肩部内旋肌群的肌力(胸大肌、背阔肌及肩胛下肌)明显强于外旋肌群的肌力(冈下肌、小圆肌),因此发生后脱位的概率高于前脱位。

直接外力作用于肩前方也可造成后脱位。

后脱位造成后方关节囊以及盂唇软骨的损伤,常合并小结节骨折。后脱位又可分为肩峰下脱位(占后脱位的98%)、后方盂下脱位及肩胛冈下脱位。

肩关节下脱位是罕见的脱位类型。发生机制为肩部遭受过度外展的外力,使肱骨颈与肩峰顶触并形成一个支点,将肱骨头自关节囊下方撬出关节。使肱骨头关节面顶端向下,头绞锁于盂窝下,肱骨下端竖直向上。因此也称为垂直脱位。常合并有严重的软组织损伤。

上脱位是更为罕见的脱位类型。外伤机理是肩在内收位遭受向上方的外力引起。肱骨头向上移位,可造成肩峰、锁骨、喙突或肱骨结节的骨折,以及肩锁关节、肩袖和其他软组织损伤。

二、临床诊断

对疑为肩关节不稳的患者应详细询问有关的病史。应了解是否为第一次发作,以及首次发作的时间。首次脱位年龄越小者,以后成为复发脱位的发生率越高。年龄20岁以下的患者,首次脱位以后变成复发脱位的发生率为80%～95%。其次应询问致伤外力的大小以及外伤机理。复发脱位发生率与原始损伤程度成反比。轻微外力即造成脱位者,说明肩关节稳定因素有缺陷,易转化为复发不稳定。而严重外伤引起脱位者,由于软组织损伤较重,经修复形成瘢痕组织,可使盂肱关节变得更为稳定。

外伤的原因、外伤时肩关节的位置以及外力作用的方向,有助于对以往脱位方向的分析。此外有无原始脱位的病历资料、X线检查,是否易于复位,都有助于对盂肱关节不稳定的分析判断。

急性前脱位的临床表现为肩部疼痛、畸形、活动受限、患者常以健手扶持患肢前臂、头倾向患侧以缓解疼痛症状。上臂处于轻度外展、外旋、前屈位。肩部失去圆钝平滑的曲线轮廓,形成典型的方肩畸形。患肩呈弹性固定状态位于外展约30°位。试图任何方向的活动都可引起疼痛加重。触诊肩峰下空虚,常可在喙突下、腋窝部位触到脱位的肱骨头。患肩不能内旋、内收。当患肢手掌放在对侧肩上,患肢肘关节不能贴近胸壁。或患肘先贴近胸壁,患侧手掌则不能触及对侧肩,即所谓Dugas阳性体征。

诊断脱位时应注意合并肱骨颈骨折和结节骨折的可能。合并大结节骨折的发生率较高。此外应常规检查神经、血管。

陈旧性肩脱位的体征基本同于新鲜脱位,唯肿胀、疼痛较轻,依脱位时间长短和肢体使用情况不同,肩关节可有不同程度的活动范围。肩部肌肉萎缩明显,尤以冈上肌及三角肌为著。

陈旧性肩关节前脱位的病理改变是在新鲜脱位病理损伤基础上,随着时间的迁延,一些损伤组织得到修复,一些组织由于废用和挛缩发生了相应的继发病理改变。

1.关节内和关节周围血肿机化,形成大量纤维瘢痕组织填充肩盂,并与关节囊、肩袖结构和肱骨头紧密粘连,将肱骨头固定于脱位的部位。

2.关节周围肌肉发生废用性肌肉萎缩,关节囊、韧带和一些肌肉发生挛缩并与周围组织粘连。以肩胛下肌、胸大肌及肩袖结构尤为明显。

3.原始损伤合并肱骨大结节骨折者,可发生畸形愈合。骨折周围可有大量骨痂以及关节周围骨化。

4.关节长期脱位后,肱骨头及肩及关节软骨发生变性、剥脱、关节发生退行性改变。

5.肱骨上端、肱骨头以及肩盂由于长期失用,可发生骨质疏松,骨结构强度减低。

以上病理改变增加了闭合复位的困难,脱位时间越久,粘连牢固程度越重,越不容易复位。强力手法复位,不但易于造成肱骨上端骨折,而且由于臂丛神经及腋部血管与瘢痕组织紧密粘连,也易造成损伤。即使采用切开复位,也需由有经验医师谨慎操作。

急性后脱位的体征一般不如前脱位明显、典型。很容易造成误诊。因此肩关节后脱位有"诊断的陷阱"之称。容易形成误诊或漏诊有如下几方面的原因：

1.肩后脱位绝大多数为肩峰下脱位，而这种类型的脱位没有前脱位时明显的方肩畸形以及肩关节弹性绞锁现象。患侧上臂可靠于胸侧。

2.只拍摄前后位 X 线片时，X 线片中肱骨头没有明显脱位的表现。骨科医师只依赖于正位片表现排除了脱位的可能是造成误诊的主要原因。

3.X 线片上发现一些骨折，并主观认为这些损伤就是引起肩部症状的全部原因从而不再认真检查主要的损伤。

4.肩关节后脱位是较为少见的损伤，一些医师缺乏体检和诊断的经验，因此易于误诊。

下方脱位的临床体征非常明显、典型。上臂上举过头，可达 110°～160°外展位。因此也称为竖直性脱位。肘关节保持在屈曲位，前臂靠于头上或头后。疼痛症状明显。腋窝下可触及脱位的肱骨头。常合并神经、血管损伤。在老年人中多见。

上方脱位时上臂在内收位靠于胸侧。上臂外形变短、肱骨头上移，肩关节活动明显受限。活动时疼痛加重。易合并神经、血管损伤。

外伤后怀疑有肩关节脱位时，需拍摄 X 线片确定诊断。以明确脱位的方向、移位的程度、有无合并骨折。更为重要的是明确有无合并肱骨颈的骨折，不能将其相混临床典型的体征做出脱位的诊断，更不能不经 X 线检查就采取手法复位治疗。否则不仅复位会遇到困难，也有可能造成医源性骨折，使治疗更为复杂、困难，形成医疗上的纠纷。

由于肩胛平面与胸壁平面有 30°～45°成角，因此通常的肩正位片实际是盂肱关节的斜位片。肱骨头与盂面有 6/8～7/8 相重叠，肩峰下后脱位时肩正位 X 线片常给以正常表现的假象。从而使经验不足或粗心大意的医师落入"诊断的陷阱"之中。实际在肩关节正位 X 线片中肱骨头与肩盂大部分相重叠，形成一椭圆形阴影。头关节面与盂前缘的影像均为光滑弧形曲线，彼此成平行关系。头关节面影像与盂前缘影像之间的距离较小。

而肩峰下后脱位时，由于肱骨头内旋并移向盂的后外上方，因此在正位 X 线片上的影像发生一定的改变。肱骨头与肩盂重叠的椭圆形阴影明显减少或消失。由于上臂内旋畸形，大结节影像消失，小结节影像突向内侧，因此肱骨头关节面内缘的影像不再是光滑的弧形曲线，与盂前缘弧形失去平行关系。头关节面与盂前缘距离增宽。给以盂窝空虚的外形。头关节面与盂前缘距离＞6mm 时，则高度可疑为后脱位。后脱位时，由于上臂处于内旋位，颈干角的投影减少或消失，从而使头、颈的轴线在一条直线上。

肱骨头后脱位时，肱骨头的前内侧被盂后缘嵌压形成压缩骨折。在 X 线上显示为一平行于盂后缘的密度增高的弧形线，其内侧为相对密度减低区，后脱位时有 75％的发生率。

由于普通肩前后位 X 线片易于漏诊肩关节后脱位的诊断，因此目前建议对肩部骨折脱位采用创伤系列 X 线片投照，即肩胛面正位、肩胛侧位和腋位。肩胛面正位片投照时，将片匣与肩胛骨平面平行放置，X 线垂直投照，中心指向喙突。正常肩关节的影像表现为头的关节面与盂关节面相平行，显示有关节的间隙。肩关节脱位时，头盂之间的间隙消失，出现重叠影像。

肩胛侧位像是盂肱关节的真正侧位投影。正常肩关节影像为肱骨头位于盂窝中央。肱骨头脱位时，在肩胛侧位上可清楚显示前、后的移位。

腋位 X 线片也是盂肱关节的侧位投影，对于盂肱关节的骨折或脱位可以提供更为清晰、明确的影像。可清楚显示头与盂的前后关系以及肱骨头、结节的骨折。

新鲜肩部损伤患者因为疼痛往往不能使患肩外展达到需要的角度，因此影响腋位片的拍摄。可采用改良腋位投照。不需外展上臂，可仰卧位拍照，也可采用站立位，身体向后仰斜 30°位拍照。也称为

Velpeau 腋位。

　　有时也可采用穿胸位 X 线片为诊断盂肱关节的损伤。拍片时患肩侧方贴近片匣,健侧上臂上举过头,X 线自健侧通过胸廓投照。所得影像为肩关节的斜位片。肩胛骨腋窝缘与肱骨上端后内缘的影像形成一光滑的弧形线,称为 Moloney 线,肱骨头前脱位时,由于头向前移,肱骨头外旋,使颈干角及肱骨颈的轮廓充分显现,因此在穿胸位 X 线片上 Moloney 顶端弧线增宽。而后脱位时,由于肱骨头及颈向后上方移位,因此使 Moloney 弧形变窄,顶上变尖。

　　必要时行 CT 检查可清楚显示盂肱关节脱位的方向以及合并的骨折。

三、治疗

(一)新鲜肩脱位

　　新鲜肩脱位的治疗原则应当是尽早行闭合复位。不仅可及时缓解患者痛苦,而且易于复位。一般复位前应给予适当的麻醉。复位手法分为以牵引手法为主或以杠杆方法为主两种。一般以牵引手法较为安全。利用杠杆手法较易发生软组织损伤及骨折。

　　新鲜前脱位常用如下几种方法复位:

　　Hippocratic 复位法:是最为古老的复位方法,至今仍被广泛应用。只需一人即可操作。患者仰卧位,术者站于床旁,术者以靠近患肩的足蹬于患肩腋下侧胸壁处,双手牵引患肢腕部,逐渐增加牵引力量,同时可轻微内、外旋上肢,解脱头与盂的绞锁并逐渐内收上臂。时常可感到肱骨头复位的滑动感和复位的响声。复位后肩部恢复饱满的外形。此时复查 Dugas 征变为阴性,肩关节恢复一定的活动范围。

　　Stimson 牵引复位法:患者俯卧于床上,患肢腕部系一宽带,悬 2.268kg(5 磅)重物垂于床旁。根据患者体质量及肌肉发达情况可适当增减重量。依自然下垂位牵引约 15min。肩部肌肉松弛后往往可自行复位。

　　有时需术者帮助内收上臂或以双手自腋窝向外上方轻推肱骨头,或轻轻旋转上臂,肱骨头即可复位。此种方法是一种安全、有效、以逸待劳的复位方法。一般不需麻醉即可实行。

　　Kocher 方法:是一种利用杠杆手法达到复位的操作。需有助手以布单绕过患者腋部及侧胸部行反牵引,然后术者沿患肢上臂方向行牵引,松脱肱骨头与肩盂的嵌压。然后使肱骨干顶于前侧胸壁形成支点,内收、内旋上臂,使肱骨头复位。操作时手法应轻柔,动作均匀缓慢,严禁采用粗暴、突然的发力,否则易于造成肱骨颈骨折或引起神经、血管损伤。

　　屈肘坐位牵引法:笔者 2003 年首次报道采用此法复位新鲜肩关节前脱位。由于此体位关节囊周围肌肉组织处于相对松弛状态,不易阻挡,使复位简单、副损伤小、患者痛苦小,成功率较高。以右肩为例,患者坐于直背木椅,背部紧贴椅背,助手站于患者左后,左臂绕过患者左肩前,右臂绕过患者身后,双手交叉于患者右侧腋下胸壁抱紧,术者半蹲于患者右前,右手握住患者右腕,使患肩内旋 45°,屈肘 90°,以左手或左肘持续向下用力按压患者前臂上端,持续 30s 左右即可复位。若此时尚未复位,可在保持持续用力的同时,缓慢将患肩作内、外旋运动,一般均可复位。肩关节脱位合并外科颈骨折时,可先试行闭合复位。不能复位时再行切开复位。

　　手法复位后应常规拍摄 X 线片,以证实肱骨头确已复位,同时也可观察有无新的骨折。此外应复查肢体的神经、血管情况。患肩复位后,将患肩制动于内收、内旋位。腋窝垫一薄棉垫。可以颈腕吊带或三角巾固定。制动时间可依患者年龄而异。患者年龄越小,形成复发脱位的概率越大。30 岁以下者可制动 3～5 周。年龄较大的患者,易发生关节功能受限,因此应适当减少制动的时间。早期开始肩关节功能锻炼。

新鲜脱位闭合复位不成功时,有可能是移位的大结节骨块阻挡或关节囊、肩袖、二头肌腱嵌入阻碍复位。此时需行手术复位。此外当肱骨头脱位合并肩盂大块移位骨折、肱骨颈骨折时,多需手术切开复位。

对新鲜肩关节后脱位的复位时,患者仰卧位,沿肱骨轴线方向牵引,如肱骨头与盂后缘有绞锁,则需轻柔内旋上臂,同时给予侧方牵引力以松脱开头与盂缘的嵌插绞锁。此时从后方推肱骨头向前,同时外旋肱骨即可复位。复位成功的关键是肌肉应完全松弛,因此应在充分的麻醉下进行。复位手法力求轻柔,避免强力外旋,以免造成肱骨头或颈部骨折。

复位后如较为稳定,可用吊带或包扎固定于胸侧。将上臂固定于轻度后伸旋转中立位3周。如复位后肱骨头不稳定,则需将上臂置于外旋、轻后伸位以肩人字石膏或支具固定。也可在复位后以克氏针通过肩峰交叉固定肱骨头。3周后去除固定开始练习肩关节活动。

闭合复位不成功时,或合并小结节骨折头复位后骨折仍有明显移位、复位后不稳,需行切开复位固定。肱骨头骨折缺损较大时,可用肩胛下肌或连同小结节填充缺损处。

肩关节下脱位时应先行闭合复位。沿上臂畸形方向向外上方牵引,以折叠的布单绕过患肩向下方做反牵引。术者自腋窝部向上推挤肱骨头,同时逐渐内收上臂以达复位。有时由于肱骨头穿破关节囊不能闭合复位时,则需切开复位。

肩关节上脱位更为少见,一般采用闭合复位治疗。如合并肩峰骨折使关节复位后不稳时,则需手术治疗,固定移位的骨折。

(二)陈旧性肩关节脱位

陈旧性肩关节脱位的治疗方法是难以确定的。一般应根据患者的年龄、全身状况、脱位的时间、损伤的病理、症状的程度以及肩活动范围等因素综合分析决定。首先确定脱位是否还需要复位。如需复位,能否行闭合复位。如需手术治疗采用何种手术方式。如下几种治疗方法可供做治疗参考。

1.功能治疗   首先提出功能治疗作为一种治疗方法,是因为很多病例经过一段时间的功能锻炼后,肩部功能活动可以得到明显的改进。因此在陈旧性肩脱位时,医师和患者不要把脱位的复位作为唯一目的,而应以最后的功能恢复结果作为治疗的目的。不要把功能治疗看成是一种消极的、无能为力的方法。在一定条件下,对于一些病例,功能锻炼可能是较为合理、有效的治疗方法。

功能锻炼适于年老、体弱、骨质疏松者。脱位时间超过两个月以上的中年患者或半年以上的青年病例,由于软组织粘连,关节软骨的退变,难以手术复位并取得满意的手术治疗效果。一般通过2～3个月的功能锻炼,肩关节的功能活动可得到明显改进,可胜任日常的生活和工作。

2.闭合复位   一般适用于脱位时间在1个月以内,无神经、血管受损的青壮年患者。合并有骨折者一般应行手术复位。脱位时间在1～2个月者也偶有闭合复位成功的机会。脱位时间越长,闭合复位越困难。

陈旧脱位行闭合复位时,必须在麻醉下进行,以使肌肉完全松弛。复位时先行手法松动肱骨头周围的粘连。一助手固定住肩胛骨,另一助手握住患肢前臂行轻柔牵引。术者握住患者上臂轻轻摇动并旋转肱骨头,逐渐增大活动范围松解开肱骨头周围的粘连。在牵引下肱骨头已达到肩盂水平,且头与盂之间无骨性嵌插挡时,可根据不同脱位的方向试行复位的手法。推挤和旋转肱骨头使其复位。复位中禁用暴力和杠杆应力,以免造成骨折。如肱骨头达不到松动程度,或试行1～2次操作仍不能复位时。则应适可而止,放弃复位或改行切开复位。不要把复位的力量逐步升级反复整复,以免造成骨折或引发神经、血管损伤。

3.切开复位   适用于脱位时间半年以内的青壮年患者,或脱位时间虽短,但合并有大、小结节骨折或肱骨颈骨折者。陈旧性脱位后,由于软组织损伤、瘢痕粘连,使肱骨头固定。腋动脉及臂丛神经变位并与瘢痕组织粘连,因此陈旧性盂肱关节脱位切开复位的手术是困难而复杂的手术。很容易造成神经、血管的损伤。行切开复位时应靠近肱骨头处切断肩胛下肌肌腱和关节囊,松解出肱骨头。复位后如不稳定,可用克氏针交叉固定。

4.人工肱骨头置换术　适用于脱位时间较长,关节软骨面已软化,或肱骨头骨缺损大于30%～40%的病例。

由于人工关节置换术的进展,目前已很少采用单纯肱骨头切除术和肩融合术来治疗陈旧性肩脱位。

四、肩关节脱位的并发症

1.肩袖损伤　前脱位时合并肩袖损伤较为多见。后脱位时则较少发生。并指出随年龄增加,发生率有增加趋势。肩袖损伤时肩外展、外旋活动受限,活动时疼痛。超声波检查及关节造影或关节镜检查有助于诊断。症状明显时需行手术治疗。

2.血管损伤　肩脱位可合并腋动脉、静脉或腋动脉分支的损伤。常见于老年人,血管硬化者。可发生于脱位时,或闭合复位时,也可发生于手术切开复位时,陈旧性脱位切开复位时,由于血管解剖位置移位和粘连,更易遭受损伤。

腋动脉依其与胸小肌的解剖关系可分为三部分:

第一部分位于胸小肌内侧。第二部分位于胸小肌后方。胸小肌的外侧为腋动脉的第三部分。腋动脉行径胸小肌下缘时,受到该肌肉的束缚作用。肩关节脱位后,肱骨头顶压腋动脉向前移位,使腋动脉在胸小肌下缘受到剪式应力的作用。因此在该处易受损伤。可造成血管断裂、撕裂或血管内膜损伤而致栓塞。

腋动脉损伤时肩部肿胀明显。腋窝部尤甚。患肢皮肤苍白或紫绀,皮肤温度低,桡动脉搏动消失,肢体麻痹。腋部有时可听到动脉搏动性杂音。严重时可有休克表现。血管造影可诊断损伤的部位。

确定诊断后必须行手术治疗。多需行人造血管移植或大隐静脉移植修复。不宜采用血管结扎治疗。否则可造成上肢的功能障碍甚至坏死。

3.神经损伤　肩关节前脱位合并神经损伤比较常见。

肩部骨折、脱位合并神经损伤容易漏诊。尤其在老年患者,关节的功能活动受限往往归因于制动引起关节僵直所致。只根据皮肤感觉障碍来诊断有无神经损伤是不准确的。一些患者有皮肤感觉丧失,但肌肉运动正常。也有的患者有肌肉运动丧失,但相应支配区的皮肤感觉正常。因此神经损伤诊断主要应以肌肉运动和肌电图检查来确定诊断。

由于腋神经的局部解剖特点,其损伤多为牵拉伤,大多数病例在4个月内可恢复。神经损伤应早期诊断,密切观察,积极进行理疗。腋神经损伤完全恢复可迟至伤后1年。如果伤后10周仍无恢复迹象,则预后不好。

4.肩关节复发脱位　复发性脱位是急性创伤性肩脱位的常见并发症。尤其多见于年轻患者。

创伤性肩关节脱位后,使关节囊、盂唇软骨撕脱、肱骨头发生嵌压骨折,从而改变了关节的稳定性,形成了复发脱位的病理基础。

创伤性原始脱位复位后的制动时间及制动方式与复发脱位发生率的关系仍有不同观点。一些学者认为制动时间与复发脱位发生率无关。一些学者报道制动时间短于3周者复发率高。一般认为根据患者不同年龄,复位后采用不同时间的制动,对损伤的软组织的修复,对恢复肩关节的稳定性是有益的。

5.肱二头肌腱滑脱　肱骨头向前脱位时可使连接大、小结节的肩横韧带损伤。造成二头肌腱滑向头的后外侧。有时可成为阻碍肱骨头复位的因素。常需手术切开复位,修复肩横韧带。如果肩横韧带不能正常修复,可形成晚期复发性二头肌腱长头滑脱,肩关节屈伸、旋转活动时二头肌腱反复脱位与复位可造成弹响及疼痛,需行手术治疗。

6.合并肩部骨折

(1)大结节骨折:肩关节前脱位约有 15%～35% 的病例合并有肱骨大结节骨折。可由肩袖撕脱或肩盂撞击引起。绝大多数病例当脱位复位后,大结节骨块也得到复位。因此可采用非手术方法治疗。如肱骨头复位后,大结节仍有明显移位(>1cm),则会明显影响肩关节功能,应行手术复位,以螺钉或张力带钢丝固定。

(2)小结节骨折:常合并于后脱位时发生,由撞击或肩胛下肌牵拉所致。一般脱位复位后骨折也即复位,不需特殊处理。如骨块较大或复位不良时,需行手术复位固定。

(3)肱骨头骨折:前脱位时头后外侧与盂前缘相撞击可形成头的压缩骨折,称为 Hill-Sachs 损伤。有的报道新鲜前脱位的发生率为 27%～38%,但在复发性肩关节前脱位的病例中,头骨折的发生率可高至64%～82%。肱骨头压缩骨折是肩脱位的并发症,同时又可成为复发脱位的因素。后脱位时可发生肱骨头前内侧的压缩骨折,可形成肩后方不稳,可行肩胛下肌腱及小结节移位治疗。

(张　超)

第二节　肩袖损伤

肩袖损伤是肩关节外科的常见病,其发病率依据不同的文献报道为 5%～39%。作为上肢的活动枢纽,肩关节决定了整个上肢的活动范围和活动的空间精确度。而肩袖肌群作为肩关节空间位置精确控制的主要动力因素之一,对肩关节的功能发挥起着至关重要的作用。因此肩袖损伤会使肩关节产生不同程度的功能障碍并伴有疼痛,严重影响患者的日常生活能力和生活质量。然而,目前在国内对于该疾病的认识还处于相对滞后的阶段。

(一)肩袖的解剖和功能

1.解剖　肩袖由前方的肩胛下肌(止于肱骨小结节),上方的冈上肌(止于肱骨大结节的上部),后方的冈下肌(止于肱骨大结节的中部)和小圆肌(止于肱骨大结节的下部)构成。在接近止点的位置与关节囊相愈着并相互融合形成袖套样结构包绕在盂肱关节的周围。

2.功能　同髋关节相比,肩关节活动度更大,但内在稳定性低。肩袖的存在为肩关节提供了良好的内在稳定性和精确的空间位置控制能力。力偶平衡包括了两个方面的内容。

(1)在冠状面上的平衡:位于肩关节旋转中心下方的肩袖肌肉,包括肩胛下肌的下部、冈下肌的下部和小圆肌的全部,所产生的力矩能够与三角肌产生的力矩平衡,使合力的方向指向关节盂的中心,抵抗三角肌收缩产生的向上的牵引力,维持了肩关节在上举过程中的稳定。

(2)在轴面上的平衡:指位于前方的肩胛下肌与位于后方的冈下肌和小圆肌的力矩平衡。也即所产生的合力方向指向关节盂的中心。使肩关节能够在活动范围内的任意空间位置保持稳定性。

肩袖的功能就是提供以上两个平面上的力偶平衡,满足肩关节的功能要求。

(二)肩袖损伤的病因学

1.撞击　1972 年 Neer 提出了喙肩弓下撞击的概念,并提出通过喙肩韧带的切除和前肩峰成型来治疗。1965～1970 年 Neer 通过这种方法(少数病例加用了肩锁关节的切除)治疗了 50 肩的冈上肌肌腱炎/部分断裂/全层断裂。在获得随访的 47 肩中 38 肩的疗效满意。1986 年 Bigliani 报道了肩峰形态同肩袖断裂的关系。按形态(在肩袖的出口位上)将肩峰分为三个类型:平面型、弯曲型和钩型。在钩型肩峰肩袖损伤的发生率高于前两者。该研究似乎进一步明确了撞击是肩袖损伤的原因。但其他的一些研究表明在不同年龄段的人群中肩峰形态的构成比例是不同的。因此,在肩峰形态是肩袖损伤(肩峰下撞击)的原因还是结果方面,一直存在争论。

2.局部的应力环境、血供以及退变　更多的肩袖部分损伤不是发生在滑囊侧而发生在关节侧。SekiN等的三维有限元分析表明在肩关节外展的过程中冈上肌腱的最大张力出现于肌腱前部的关节侧(肌腱前部关节侧和滑囊侧的张力分别为15.0MPa和1.8MPa)。而冈上肌腱的前部关节侧正是肩袖损伤最常见的首发部位。肩袖的血液供应来自于旋肱前动脉的外侧升支、胸肩峰动脉的肩峰支、肩胛上动脉以及旋肱后动脉。Codman在1934年就提出了冈上肌腱的最远端10mm为缺血区。随后的组织学研究证实了这一缺血区的存在,在这一区域的关节侧只有散在的血管分布,血液供应显著弱于同一区域的滑囊侧。冈下肌肌腱的近止点区域同样也为血液供应缺乏区。而且随着年龄的增长,肩袖的血液供应有降低的趋势。

以上的理论都支持劳损和随着年龄增长的退行性变是肩袖损伤的病因之一。

3.外伤　外伤直接导致的肩袖损伤很少,一般都是在退变的基础上肩袖的强度减低后发生外伤而导致肩袖的断裂。

4.职业因素　从事上肢过头工作及上肢高强度作业的人群容易发生肩袖损伤。一项研究调查了在12个不同工作岗位工作的733名工人肩袖病变的发病情况,发现以下为肩袖病变的职业性危险因素:上臂在大于等于15%的工作时间内屈曲超过45°;上肢高强度作业大于等于9%的工作时间。

5.其他的危险因素　吸烟、遗传因素等。有研究表明临床确诊为肩袖全层断裂患者的兄弟姐妹与对照人群相比其罹患该病变的相对风险为2.42。

(三)肩袖损伤的诊断

1.症状

(1)疼痛:运动时疼痛和夜间痛多见。疼痛的评价采用VAS评分。疼痛的量化便于对病情变化和治疗效果的评价。

(2)肌力降低:主要为外展、外旋和内旋力量的减弱。表现为洗脸、梳头、穿衣、拿放高处的物品以及驾驶等日常活动的困难。

(3)活动度降低:主要为上举(包括外展和屈曲)、外旋和内旋活动度的降低。活动度降低的显著特点是主、被动活动度的差异,显示肌力的减低是活动度降低的原因。长时间的活动受限也可以继发肩关节周围软组织的挛缩,但一般认为在肩袖完全断裂的患者一般不容易出现肩关节周围的粘连,因为此时盂肱关节腔已经与肩峰下滑囊相交通,关节滑液会发生组织粘连。

2.体格检查

(1)视诊:冈上肌和冈下肌的萎缩,肩峰下滑囊饱满等。

(2)触诊:"Tent test",为上臂置于体侧,肩关节略后伸,检查者一手内外旋肩关节,另一手置于肩峰前角的外侧,在冈上肌腱断裂的肩关节可触及三角肌深面的凹陷。该试验诊断肩袖损伤的敏感性和特异性都很高。触痛:大结节、小结节以及结节间沟等部位的触痛。

(3)活动度检查:美国肩肘外科医师学会推荐的检查步骤为屈曲,外展,后伸,内旋,外旋,外展90°位的外旋和内旋。

(4)肌力检查:肩胛骨平面的外展肌力;肩关节中立和外展90°位的外旋肌力;内旋肌力的检查:liftoff test(抬离试验)和belly press test(压腹试验)。

(5)撞击实验:痛弧征为在冠状面上肩关节外展60°~100°过程中出现肩关节部位的疼痛;Neer撞击试

验为在矢状面上屈曲肩关节,出现肩关节部位的疼痛为阳性;Hawkins撞击实验为肩关节屈曲90°、同时肘关节屈曲90°,在此位置内外旋肩关节,出现肩关节部位的疼痛为阳性。

(6)神经功能检查:与颈椎病、臂丛神经损伤所导致的肌力障碍相鉴别,并明确肩胛上神经的功能状态。

3.X线片 标准的线片包括:肩关节的真正前后位片,标准肩胛骨侧位片(又称为"Y"位)和腋位片。存在肩袖损伤的间接征象为:肱骨头的上移,AHI(肩峰肱骨头间隙)的减小;大结节和肩峰的骨质硬化。关节造影检查可以发现造影剂进入肩峰下滑囊。可以用来鉴别肩袖损伤和冻结肩,后者表现为关节腔容积的缩小,而无造影剂的外溢。

4.超声检查 很多的对照研究显示,对于经验丰富的操作者,超声对于肩袖断裂诊断的敏感性和特异性与核磁相当。而且超声检查的费用低廉而且可以进行实时的动态检查。肩袖断裂在超声图像上的表现为肩袖局部的凹陷和低信号。

5.核磁共振检查 为诊断肩袖损伤的主要检查手段,其敏感性和特异性均很高。肩袖断裂主要依据T_2加权像斜冠状面(与肩胛骨平面平行)、斜矢状面(与肩胛骨平面垂直)以及轴面上肩袖的正常信号中断并被液性的高信号取代来诊断。核磁共振造影检查:与传统MRI相比,MRI关节造影能够提高肩袖损伤的诊断的敏感性和特异性,尤其在诊断肩袖的部分断裂方面。

(四)肩袖损伤的分类

首先需要明确的是肩袖断裂是部分断裂还是全层断裂。在部分断裂,首先根据断裂的部位分为:关节侧断裂和滑囊侧断裂;而后依据断裂的深度进一步分类:Grade 1(深度<3mm),Grade 2(深度为3~6mm,或接近50%的肌腱厚度),Grade 3(深度>6mm,或超过50%的肌腱厚度)。在全层断裂一般根据断裂的大小来分类:小断裂 small(1cm),中断裂 Medium(1~3cm),大断裂 Large(3~5cm)和巨大断裂 Massive(>5cm)。

(五)肩袖损伤的鉴别诊断

1.冻结肩 肩袖损伤和冻结肩都可能存在肩关节的活动受限。但前者一般被动的活动范围大于主动活动范围;而后者主动、被动活动范围大致相同。

2.肩锁关节病变 肩锁关节病变是肩部疼痛和功能障碍的另一个主要原因。肩锁关节病变的疼痛多发生在肩关节最大上举,水平内收和屈曲内旋时。肩锁关节在上举时的疼痛发生在最大上举时,而肩峰下撞击在上举时的疼痛则发生于上举60°~100°的范围内(痛弧)。肩关节撞击征的 Hawkins 试验是在屈曲位内旋肩关节来检查的,而在这一内收位置有时也会出现肩锁关节的疼痛。因为后者为静态性的检查,一般不会诱发撞击,因而此检查在肩锁关节病变为阳性,而在肩袖病变/肩关节撞击征则为阴性。

3.肱二头肌长头的病变 肩袖病变的疼痛一般发生在肩关节的外侧,肱二头肌长头的病变的疼痛一般则发生在肩关节的前侧。进一步可以通过 Speed 试验和 Yergason 试验来鉴别。

(六)肩袖损伤的治疗

1.保守治疗 肩袖损伤的两个主要问题即疼痛和功能障碍。因而保守治疗的内容也是针对这两个环节。首先针对疼痛可以口服非甾体类抗炎药。局部可以进行肩峰下间隙的注射,应用局麻药、肾上腺皮质激素以及玻璃酸钠。局麻药可以即时缓解疼痛。肾上腺皮质激素可以减轻肩峰下滑囊的炎性反应,但激素的应用次数一般不超过3~5次。研究表明局部应用激素超过5次会降低肌腱的力学强度,增加肌腱断裂的风险;而且激素应用的效果在3次时达到最大,继续应用效果不再明显。玻璃酸钠既有润滑作用,同时又有一定的抗炎作用,因而对于治疗肩袖损伤/肩峰下撞击疼痛的效果很好。

2.手术治疗 对接受系统的保守治疗3个月至半年,病情无明显缓解甚至加重的患者需要采用手术治疗。具体手术适应证的选择还要依据患者的年龄、活动要求断裂部位等因素综合考虑。虽然经过系统的保守治疗很多肩袖断裂的患者会保持良好的活动度,但远期的随访发现肩袖断裂的尺寸会逐渐增大,一些原来可以修复的断裂会转变为不可修复的断裂;同时伴有肩峰/肱骨头(AHI)间隙的减小和骨关节炎表现的加重。因此对年轻和活动要求高的患者手术的适应证更强。

(1)开放手术:传统的开放手术包括开放的前肩峰成型和肩袖断裂的修复手术。肩袖修复时于肩袖的原止点区域开槽,采用经骨缝合的方法进行固定。肌腱缝合的方法有很多,其中经生物力学实验证明强度最高的缝合方法是改进的 Mason Allen 缝合。

(2)关节镜下手术:通过标准的前方、后方和外侧通路插入关节镜和器械进行肩峰下减压和肩袖的修复。肩袖缝合采用缝合锚。与传统的开放手术相比,关节镜下的修复术侵袭性小,尤其对于三角肌于前肩峰的起点。缝合方式有单排缝合和双排缝合。后者使肩袖的断端与原止点区域的接触面积更大,会增加肩袖愈合的概率和强度。

(3)Mini-open:结合了上述两者的优点。采用关节镜下的肩峰下减压,避免和对三角肌起点的损伤。之后采用起自肩峰前角的小切口进行肩袖的修复,这种手术的耗时一般要短于关节镜手术。

(4)对于一些不可修复的肩袖损伤的治疗方法:单纯进行清创:对巨大的肩袖断裂无法进行直接修复,而患者肩关节在轴面和冠状面的力偶很好保存的病例。这些患者主要的症状为疼痛,活动度尚满意,因此可以通过清除增生的滑膜和炎性组织来缓解疼痛。

肌腱转移手术:对于巨大的肩袖断裂无法直接修复,同时患者的外旋力量严重减低的患者可以采用肌肉的转位以增强肩袖缺损部位的覆盖同时使患者重新获得部分外旋力量。常用的用来转位的肌肉包括背阔肌和大圆肌。

(张　超)

第三节　肩锁关节损伤

肩锁关节损伤并不少见,患者多为青壮年。据统计肩锁脱位及胸锁脱位占全身关节脱位的 4.4%。其中以肩锁关节损伤多见。Rowe 和 Marble 报道肩锁关节损伤的发生率为 3.2%。

一、解剖与功能

肩锁关节由锁骨外端与肩峰组成,关节内有纤维软骨盘,外形为盘状或半月形状对关节的活动与稳定起一定作用。年龄超过 40 岁以后,逐渐发生退变。

正位片上肩峰与锁骨的关节面之间有一定的倾斜角度,关节面自外上斜向内下,倾斜角度 $10°\sim50°$。

肩锁关节的神经支配来自腋神经、肩胛上神经和胸外神经。

肩锁关节的稳定主要依赖于肩锁韧带和喙锁韧带。此外附着于肩峰及锁骨的三角肌及斜方肌也有加强稳定肩锁关节的作用。

肩锁韧带是包绕肩锁关节的关节囊增厚部分。上肩锁韧带最为坚固,并与三角肌及斜方肌的肌纤维相混合。

喙锁韧带是一直径较粗、坚硬的韧带,起自锁骨外端下面,止于喙突基底。喙锁韧带分为两组,内侧为锥形韧带,外侧为斜方韧带。

肩锁韧带主要维持肩锁关节水平方向的稳定。切断肩锁韧带及关节囊只发生锁骨外端水平方向前后的移位,锁骨外端没有明显的向上移位,而喙锁韧带主要是维持锁骨外端垂直方向的稳定,切断喙锁韧带后,锁骨外端发生明显的向上移位。

此外喙锁韧带是上肢的悬吊韧带,通过锁骨和喙锁韧带的支撑与悬吊稳定作用,使肩胛骨及上肢与躯干维持一定的距离,使上肢处于更为有利于活动的位置。而且当肩外展活动时,锁骨绕其纵轴旋转 $40°$ ~ $50°$,锁骨旋转时通过喙锁韧带连接带动肩胛骨活动,因此喙锁韧带参与调节肩胛骨、盂肱关节的同步协调活动。

肩锁关节有大约 $20°$ 的活动范围,因此理论上行肩锁关节融合术后或喙锁间以螺钉固定后,会影响锁骨的旋转活动。但临床上肩锁关节融合术后,肩关节活动范围没有明显的受限。目前认为肩外展活动时,锁骨发生的旋转活动不是发生在肩锁关节,而是与肩胛骨发生同步的旋转活动。

二、损伤原因及机制

肩锁关节脱位最常见于摔倒时肩外侧着地,受直接外力引起。外力作用于肩峰,通过肩锁关节传至锁骨,可造成肩锁韧带、喙锁韧带损伤,也可造成锁骨骨折。外力较大时尚可使三角肌及斜方肌损伤。喙突由于受到喙锁韧带的牵拉偶可造成骨折。喙锁韧带完全损伤后,整个上肢及肩胛骨失去肩锁及喙锁韧带的悬吊作用向下垂,而锁骨由于受胸锁关节的约束和斜方肌的牵拉相对只有轻度的上翘。

间接外力也可造成肩锁关节的损伤,一般为上肢伸展位摔倒,手部先着地,外力通过上肢传导到肱骨头及肩峰,使肩胛骨向上移位,并可牵拉损伤肩锁韧带。由于外力的作用方向使喙锁间隙变窄,因此喙锁韧带处于松弛状态,不会受到损伤。外力足够大时除造成肩锁关节损伤外,也可造成肩峰骨折及肩关节上方脱位。

上肢被机器绞伤所致牵拉损伤,也可造成肩锁关节的损伤。

三、损伤分类

1.Tossy 分类法

Ⅰ型:肩锁韧带部分断裂,喙锁韧带完整,肩锁关节轻度移位;

Ⅱ型:肩锁韧带完全断裂,喙锁韧带部分损伤,在应力 X 线片上,锁骨外端直径一半上翘突出超过肩峰;

Ⅲ型:肩锁韧带及喙锁韧带完全断裂,出现钢琴键样体征,X 线片示锁骨远端完全移位。

2.Bockwood 分类法 也是目前被广泛接受且更为精确详细的分类系统。根据肩锁韧带以及喙锁韧带损伤,锁骨移位的方向和移位的程度不同,可分为如下几种类型。

Ⅰ型:肩锁韧带部分损伤,肩锁韧带仍保持完整,肩锁关节稳定。

Ⅱ型:肩锁韧带完全损伤,肩锁关节发生水平方向前后的不稳定,由于喙锁韧带完整,肩锁关节垂直方向仍保持稳定。锁骨外端没有相对向上移位现象。有时喙锁韧带受到部分牵拉损伤,可发生锁骨外端轻度上移表现。

Ⅲ型:肩锁韧带与喙锁韧带均遭受损伤,肩锁关节发生脱位。上肢及肩胛骨下垂,表现为锁骨外端翘起。三角肌和斜方肌在锁骨的附着处可有损伤。

Ⅳ型:肩锁韧带及喙锁带完全断裂,锁骨外端向后方移位穿入到斜方肌内,也称之为锁骨后脱位。

Ⅴ型：实际是更为严重的Ⅲ型损伤，锁骨外端翘起位于颈部的皮下。

Ⅵ型：肩锁关节完全脱位，锁骨外端向下方移位至肩峰下方或喙突下。发生于上臂极度外展、外旋位，遭受牵拉外力所致。

四、临床表现及诊断

外伤后肩部疼痛、肩活动受限。体检时如患者全身情况允许，应采取坐位或站立位检查。患肢受重力的牵引作用，可使畸形表现得更为明显。

1.Ⅰ型损伤　肩锁关节部位有轻度到中等程度的肿胀及压痛。锁骨外端没有移位及不稳定的表现。喙锁韧带部位没有压痛。双肩锁关节对比 X 线检查，锁骨外端无移位，肩锁关节、喙锁间隙无增宽表现。

2.Ⅱ型损伤　肩锁关节部位疼痛、肿胀较重。锁骨外端上翘高于肩峰。局部有压痛，按压锁骨外端有浮动感。锁骨外端水平方向前后移动范围增大。喙锁间隙可有压痛。

X 线检查显示锁骨外端轻度上移，肩锁关节间隙轻度增宽。可伴有锁骨外端或肩峰的骨折。肩关节应力 X 线检查喙锁间隙无明显增宽现象。

3.Ⅲ型损伤　患者疼痛、肩部肿胀更为明显，患者常以健手托住患肢肘部，以减轻疼痛。锁骨外端明显上翘，从而使肩部外形成阶梯状畸形。由于喙锁韧带、斜方肌及三角肌在锁骨的附着处也有损伤，因此锁骨外 1/4 均有压痛。锁骨外端按压时上下浮动。可出现钢琴键体征。X 线片显示锁骨外端明显上移，喙锁间隙增宽。对不能肯定诊断是否为Ⅲ型损伤时，可拍双肩应力 X 线片。如显示喙锁间隙增宽，则有助于诊断。

4.Ⅳ型损伤　临床表现与Ⅲ型损伤相似，惟锁骨外端明显向后方移位，有时锁骨外端卡入斜方肌肌腹内。肩活动时疼痛症状明显。

X 线片显示有锁骨外端上移，喙锁间隙增宽。在腋位 X 线片显示有锁骨外端明显向后移位。不能拍摄腋位片时，可行 CT 检查，帮助诊断。

5.Ⅴ型损伤　是更为严重的三型损伤，由于软组织损伤严重，上肢下坠，从而使锁骨外端上移更为明显。可引起臂丛神经受牵拉的症状。X 线片显示锁骨上移明显，喙锁间隙较正常增加 2～3 倍，锁骨外端上移的表现主要是由于肩胛骨下坠移位所致。

6.Ⅵ型损伤　由于锁骨外端向下方移位，因此不显示有阶梯状畸形。由于肩部软组织损伤重，因此肩部肿胀、疼痛明显。可合并锁骨、肋骨骨折以及臂丛神经损伤。

X 线片显示锁骨外端向下方移位。可分为肩峰下脱位及喙突下脱位两种。肩峰下脱位表现为喙锁间隙变窄。而喙突下脱位时，使喙锁间隙变成相反方向的间隙。

拍摄肩锁关节 X 线片时，应使患者站位或坐位，以使畸形明显。拍摄双肩对比。必要时牵引下拍摄 X 线片，以使诊断更为准确。

正位拍摄双肩 X 线片时，锁骨、肩胛冈、肩峰的影像有时会重叠，影响诊断。因此建议拍摄向头倾斜 10°的双肩正位 X 线片，以便清楚显示双侧肩锁关节间隙。

为了显示锁骨外端前、后移位，应拍摄肩腋位。

其他诊断方法有超声波检查，CT、磁共振等诊断方法，但是普通 X 线片仍是最为常用、可靠的诊断方法。

五、治疗

对 I 型损伤主要采用症状治疗并保护患肩免遭受外伤。可休息或用吊带保护患肢 1 周。疼痛症状消失以前，功能活动未完全恢复时，避免肩部剧烈运动。以免加重损伤。

II 型损伤时，一般采用非手术方法治疗，可使用三角巾或吊带保护，症状减轻后可早期开始肩关节功能锻炼。对于年老体弱者尤应早期开始肩关节功能锻炼。治疗后仍持续疼痛，肩关节功能活动受限时，可能为关节内纤维软骨盘或关节软骨碎裂残留于关节内或由于损伤的关节囊卷入关节所致。行关节造影有助于诊断。症状持续不减时，可行肩锁关节成形术。清除关节内游离碎片，如锁骨端关节面已有退行性改变，则可行锁骨外端切除术。因喙锁韧带完整，肩胛骨不会发生明显下坠。

有关 III 型损伤的治疗方法，一直存有不同的观点，很早以前 Hippocra 建议采用非手术方法治疗，并指出最终总要残存一定的畸形，但功能结果良好，19 世纪中叶以后，随着麻醉学和外科学的发展，手术治疗成为主流的治疗方法。报道了很多肩锁关节以及喙锁韧带修复固定的方法。到 20 世纪 30～40 年代，非手术治疗方法又再度兴起，成为治疗的主导方法，设计发展了不同类型的石膏、夹板以及固定带等外固定方法。50 年代以后，手术治疗又逐渐普及推广，大多数骨科医师仍以手术方法治疗 III 型损伤。近年来推崇非手术治疗者又再度兴起。一些研究报道非手术治疗与手术治疗效果近似。目前，对于 III 型肩锁关节脱位的治疗，对年老、体弱或非体力劳动者宜采用非手术方法治疗。虽然推荐固定方法很多，但实际上任何外固定都难以维持历时数周的复位。患者也难以接受长时间的固定。因此非手术治疗实际是接受锁骨外端的移位。早期开始肩关节功能锻炼，恢复肩关节的功能活动为目标。一般可用三角巾或颈腕吊带保护患肩，同时辅以症状治疗。当疼痛症状减轻后，鼓励患者练习使用上肢，开始进行肩关节功能锻炼。伤后 2～3 周患肩可逐渐达到正常活动范围。

对于青年患者或体力劳动者，可采用手术治疗。手术治疗有四种基本方式：①肩锁关节切开复位内固定，韧带修补或重建。②喙突锁骨间内固定，韧带修复或重建。③锁骨外端切除。④动力肌肉移位。

目前对 III 型新鲜损伤较为常用的手术方法为切开复位，以克氏针张力带钢丝或锁骨钩钢板固定肩锁关节，同时修复肩锁韧带及喙锁韧带。或以拉力螺钉固定锁骨及喙突，同时修复肩锁及喙锁韧带。术中注意清除肩关节内破损的纤维软骨板，修复关节囊。同时对三角肌及斜方肌在锁骨上的损伤部位进行修复，以达到增强关节的稳定，并有利于肩部肌肉力量的恢复。

术后采用颈腕吊带保护 1～2 周，如内固定较为牢固，可早期使用患肢进行日常活动。两周后可间断去除吊带进行功能锻炼。3 个月内避免患肢用力进行提拉活动。一般于术后 6～8 周去除内固定。

对于 IV、V、VI 型损伤原则上均应手术治疗。尤其 V 型损伤，由于损伤严重，锁骨外端移位较大，需手术复位，以拉力螺钉固定锁骨及喙突。IV 及 VI 型损伤如能经手法复位，可行非手术方法治疗。对青年患者、体力劳动者宜行手术复位固定。

对陈旧性肩锁关节脱位的患者，如肩部疼痛、肩锁关节有退行性改变者，一般应行锁骨外端切除术治疗。切除范围至少应为 2cm。切除太少，肩外展活动时，锁骨外端可与肩峰相顶撞，仍会引起疼痛。陈旧性 II 型损伤切除锁骨外端时，应保留喙突至锁骨的锥形韧带，以免锁骨外端过度向上翘起。

其他类型的陈旧损伤，由于喙锁韧带均已断裂，锁骨外端切除后须重建喙锁韧带稳定锁骨外端，否则锁骨端可刺激周围的软组织引起疼痛症状。一般可用喙肩韧带重建喙锁韧带，同时用拉力螺钉固定锁骨及喙突。

也可采用动力肌肉移位方法治疗，即将喙肱肌、肱二头肌短头连同喙突移位至锁骨，并以螺钉固定。

达到利用肌肉动力稳定锁骨的目的。可同时切除锁骨外端。

近年来,随着关节镜技术的迅速发展,关节镜下喙锁韧带成形、重建或微型钛板固定技术陆续有报道。如关节镜下使用 Tight Rope 系统治疗肩锁关节脱位。近期效果令人满意,远期疗效有待进一步总结。

六、并发症

(一)非手术治疗的并发症

1.外固定压迫造成皮肤溃疡。

2.残留肩锁关节脱位或半脱位畸形。

3.肩锁关节周围和喙锁间隙骨化。伤后 3～4 周即可出现,一般对肩功能无明显影响。

4.肩锁关节退行性关节炎,造成肩关节疼痛、肩锁关节僵直。

(二)手术治疗的并发症

1.手术切口感染或骨髓炎。

2.内固定物松动、折断,使固定不牢、畸形复发。内固定物游走移位。

3.内固定物对骨的侵蚀,可造成骨折。

4.肩锁关节、喙锁间隙骨化。

5.肩锁关节退行性关节炎,肩锁关节疼痛以及活动受限。

（张　超）

第四节　胸锁关节损伤

胸锁关节脱位是比较少见的损伤。

一、损伤机制

胸锁关节脱位常由于较大外力引起。最常见的致伤原因是交通事故,其次为运动创伤。直接外力和间接外力均可引起胸锁关节脱位。

1.间接外力　外力从前外侧或后外侧作用于肩部,通过锁骨传至胸锁关节,可造成韧带结构的损伤,发生相应的前脱位或后脱位。是造成胸锁关节脱位的主要机制。

2.直接外力　外力直接作用于锁骨前方内侧,锁骨近端被推向胸骨后方,进入纵隔。

二、损伤类型

1.根据锁骨内端移位的方向可分为前脱位及后脱位。

(1)前脱位:是最常见的胸锁脱位类型。锁骨内端移向胸骨前缘的前方或前上方。

(2)后脱位:后脱位较少见,锁骨内端移位至胸骨的后方或后上方。

2.根据损伤程度及损伤时间可分为如下几种类型:

(1)胸锁关节轻度扭伤:胸锁韧带部分发生损伤,不影响胸锁关节的稳定性。

（2）中度扭伤：关节囊、盘状软骨和肋锁韧带可发生部分损伤。胸锁关节可发生前、后半脱位现象。

（3）重度扭伤：胸锁关节囊韧带以及其他相关的稳定结构损伤，锁骨内端不稳，可发生前脱位或后脱位。

（4）复发胸锁关节脱位：急性胸锁关节脱位损伤的韧带未经正常修复，以致胸锁关节在轻微外力作用下即可发生再脱位。

（5）陈旧脱位：原始脱位未经及时诊断或未能复位者，锁骨内端保持在脱位的状态。

除上述外伤原因可致胸锁关节脱位外，非外伤原因也可造成胸锁关节畸形、脱位，需与创伤性胸锁关节脱位相鉴别。

三、临床表现及诊断

1.轻度扭伤　外伤后患者主诉胸锁关节部位疼痛。活动上肢时疼痛加重。局部轻度肿胀及压痛。由于韧带为部分损伤，胸锁关节保持稳定。

2.中度扭伤　由于韧带受到较重的部分损伤，因此局部肿胀及疼痛较为明显。检查时可发现锁骨内端前后有半脱位现象。

3.急性脱位　由于胸锁关节的韧带损伤，锁骨内端发生向前或后的脱位。症状和体征更为严重、明显。患者常以健侧手托住患肢以减轻疼痛症状。由于锁骨内端移位，患肩宽度变短。仰卧位或双肩对向挤压时均可使疼痛加重。前脱位时可触及向前方移位的锁骨端，并有一定的活动度。后脱位时疼痛症状更为明显。胸锁关节处变平，锁骨内端不可触及。锁骨内端向后移位可压迫重要组织结构，因此可出现相应的呼吸困难、气喘或窒息感。压迫大血管可出现颈部或上肢静脉充血、血循障碍。患者可主诉吞咽困难、胸部紧迫感，也可产生气胸或休克现象。

胸锁关节损伤需拍X线片帮助诊断。普通前后位X线片难以显示出锁骨内端的移位，因此需拍摄特殊位置的X线片。由于锁骨内端主要为前后方向的移位，因此胸锁关节在头足方向的侧位X线片，可清楚显示锁骨的前后移位。

Hobbs投照位是近于头足方向成90°的投照方法。

向头倾斜40°X线片，投照中心指向胸骨，比较双侧锁骨内端的位置也可帮助诊断。

此外断层摄影、CT能以更清楚显示胸锁关节的损伤。

四、治疗

1.保守治疗　对胸锁关节轻度扭伤的患者只需采用对症治疗。可用三角巾或吊带保护5～7d。然后每天可逐渐使用患肢进行活动锻炼。

胸锁关节中度扭伤时，可用手法复位半脱位，然后以8字形绷带固定双肩，保持复位。一般维持2～3周后，患者可逐步恢复日常活动。

胸锁关节前脱位手法复位时，患者可采用仰卧位，双肩胛间以折叠的布单垫起，上肢外展位，沿锁骨轴线方向牵引，同时向后推压锁骨内端一般皆可复位。复位后如比较稳定，可用8字绷带固定维持复位，固定6周。去除固定后，练习肩关节活动。如果复位后不稳定，则无需长时间固定，只用吊带保护1周，早期开始肩关节功能锻炼。胸锁关节后脱位常有较严重的并发症。在行治疗前需请有关专业科室的医师会诊。

治疗方法应以闭合复位治疗为首选，一旦复位成功，位置多较稳定。复位时应在适当麻醉下进行。患者仰卧，肩胛间以布单垫起。患肢沿锁骨方向进行牵引，并逐渐后伸上臂，此时常听到复位的响声。如果仍不能复位时，助手可以手指抓住锁骨帮助复位，或用一巾钳夹住锁骨内侧协助复位。复位后以8字绷带维持复位3～4周。

2.手术治疗 不能复位的后脱位，而且有压迫症状时，应行切开复位。胸锁关节采用金属内固定有较多的严重并发症。因此切开复位后如不稳定，则行锁骨内端切除术。切除范围为2.5～3.5cm。如果前侧关节囊完整，复位后稳定，则手术后再以8字绷带保护4～6周。

陈旧性胸锁关节前脱位，如经早期功能治疗，仍有疼痛症状已达半年以上，经局部封闭试验治疗有效，则可考虑行锁骨内端切除术。为防止锁骨内端上翘，可用涤纶带修复固定第一肋与锁骨内端。也可游离胸锁乳突肌在锁骨上的止点，以减轻锁骨上翘的趋势。

陈旧性后脱位有压迫症状时，应行手术切除锁骨内端。

胸锁关节韧带重建术的应用前景有待进一步研究证实。T型钢板近年临床应用较多，尤其适用于伴有锁骨近端骨折的胸锁关节脱位。但因限制了关节微动，可能产生顽固疼痛，术中钻尖和术后穿透皮质的螺钉尖端有损伤重要器官的风险。在钻孔时小心操作，并使用锁定型T板做单皮质固定能相对降低副损伤风险。

五、并发症

主要见于胸锁关节后脱位时，锁骨内端后移可造成气管、肺的损伤，形成气胸、皮下气肿。压迫食道，造成吞咽困难或食道破裂。也可压迫大血管和臂丛神经。手术的并发症是金属内固定物的游走、折断，可造成重要器官的损伤甚至死亡。

（张　超）

第五节　桡骨头半脱位

本病的诊断名称很多，又名牵拉肘、保姆肘和环状韧带半脱位。本病为幼儿常见损伤，1～2岁是发病高峰。4岁以下占90％。

一、病因与发病机制

牵拉肘乃肘受牵拉致伤，常发生于家长牵着孩子手走路时，在其要跌倒瞬间猛然用力向上拽其胳膊，或给幼儿穿窄袖衣服时用力猛拉出其手所致，手提幼儿双腕悬空摆动戏要亦可引发此损伤。

此病仅发生于幼儿，与其肌肉、关节囊韧带薄弱、松弛和富于弹性的特点有关。

二、临床表现与诊断

患儿受伤后啼哭或喊痛，患肢不敢动，害怕触碰，不愿伸手拿物。大多数家属能明确指出症状是由于胳膊被拽后引起，否认跌碰致伤。检查可见患肢半屈肘位前臂旋前垂于身旁，或用对侧手扶患肢。肘部无肿胀，桡骨头可有压痛，肘被动屈伸尚可。有少许旋前活动，旋后因痛受限，有交锁感。施力抗阻旋后引起患儿瞬间剧痛,可感关节内有一弹响。随着弹响出现疼痛消失,前臂旋转自如。

根据牵拉伤史和局部检查无明显骨折征象便可初步诊断,手法复位后症状消失便能确诊。本病影像学检查骨关节无明显改变,诊断价值不大,仅对个别伤因不明确或临床表现不典型患者须拍片排除骨折。对可疑病例拍片前应先试行手法复位,以免在拍片过程无意中复位而失去诊断依据。

三、治疗

本病治疗比较简单,手法复位容易,操作前最好先哄得患儿合作。术者两手同时分别握持患儿肱骨下段与前臂远端,并小心保持前臂旋前位置不变,缓缓屈肘至90°,在两手对抗牵引下迅速施力使前臂旋后,此时常可感觉关节内有一弹响,随着弹响出现,旋转交锁解脱,疼痛消失,患肢活动自如。

个别患儿前臂旋后时无复位感觉,弹响可能在反复旋转前臂1～2次后出现。

大多数患儿手法复位后症状马上消失,若患肢活动完全恢复正常则无需制动,但要避免再受牵拉。个别患儿复位后局部仍有疼痛不适,或患肢尚不敢随意活动,可能是就诊晚,复位距受伤时间太长,或合并环状韧带撕裂,故症状还会持续3～5d,宜用颈腕带或长臂后托固定1～2周,直至症状消失。

本损伤预后良好,两岁以下容易复发。随着年龄长大,肌肉与关节囊韧带增强则对此病有自限能力,5岁发病已很少见。

(田　广)

第六节　肘关节脱位

肘关节脱位是肘部常见损伤,多发于青少年,常合并其他损伤,在诊治中应提高警惕,防止漏诊漏治。

一、损伤机制及分类

肘关节脱位多由间接暴力引起,常发生在坠落时上肢外展着地时,是由剪切力造成的。大多数脱位为后脱位。近尺桡关节向后移位时造成桡骨头骨折、桡骨颈骨折和(或)尺骨喙突骨折,外翻的应力还可造成肱骨内上髁的撕脱骨折。

肘关节脱位分类如下

1.肘关节后脱位　最常见的一型,表现为尺骨鹰嘴向后移位,肱骨远端向前移位的肘关节脱位。

2.肘关节前脱位　较少见的一型,常合并尺骨鹰嘴骨折,表现为尺骨鹰嘴骨折和尺骨近端向前移位。

3.肘关节侧位脱位　常见于青少年,暴力致肘关节侧副韧带和关节囊撕裂,肱骨远端向尺侧或桡侧移位,常伴内或外上髁撕脱骨折。

4.肘关节分裂脱位　极少见的一型,表现为尺骨鹰嘴向后脱位,而桡骨小头向前移位,肱骨远端便嵌插在二骨端之间。

二、临床表现及诊断

明确外伤史,肘关节肿胀,肘关节呈半屈曲状,伸屈功能障碍,肘后三角形骨性标志紊乱。如为肘关节后脱位,尺骨鹰嘴向后明显突出,肘关节后方空虚。如为肘关节侧方脱位,肘关节呈内或外翻畸形。X线可以明确诊断。需注意仔细检查上肢的神经、血管功能。

三、并发症

1.肱动脉损伤   在肘关节脱位时肱动脉损伤是严重的并发症,较为罕见。血管受到牵拉造成内膜撕裂以致断裂,早期诊断非常重要。如果闭合复位后动脉循环未恢复,则需立即进行动脉修复,通常要用大隐静脉移植修复动脉缺损。如果延迟进行手术治疗,需要切开前臂筋膜防止筋膜间隙综合征的发生。内膜撕裂可导致动脉迟发的血栓形成,肘关节脱位复位后要密切观察患肢循环。

2.筋膜间室综合征   复位后通常有严重肿胀,需严密观测防止筋膜间室综合征的发生。

3.神经损伤   肘关节脱位时可造成神经损伤,多为牵拉伤,经保守治疗可恢复其功能。

4.肘关节不稳   肘关节反复脱位造成肘关节周围组织愈合不良、韧带松弛或复位而未能修复损伤的侧副韧带时可导致肘关节不稳。需手术修复侧副韧带。

四、治疗

1.手法复位   新鲜肘关节脱位或合并骨折的脱位主要治疗方法为手法复位,石膏托固定 3 周。麻醉下取坐位进行牵引与反牵引,将肘关节屈曲 $60°\sim90°$,并可稍加旋前,常有复位感。合并骨折时,先复位关节,再复位骨折。超过 3 周的陈旧性脱位亦可试行手法复位,固定时肘关节要 $<90°$。

2.手术治疗

(1)适应证:①闭合复位失败或不宜进行闭合复位;②合并骨折时,关节复位后骨折不能复位;③陈旧性脱位,不宜进行手法复位者;④某些习惯性肘关节脱位。

(2)开放复位:取肘关节后侧入路,保护尺神经,为防止再脱位,用一枚克氏针固定肘关节 $1\sim2$ 周。

(3)关节形成术:适用于肘关节陈旧性脱位、软骨面已经破坏或肘关节已强直者。

3.复杂性肘关节骨折脱位及其治疗

(1)肘关节脱位合并桡骨小头或肱骨小头骨折:手法复位肘关节,如果桡骨小头骨折无移位或复位成功,上肢石膏固定 3 周。如果桡骨小头粉碎骨折或复位失败,则手术切除桡骨小头。

(2)肘关节脱位合并桡骨干骨折:手法复位效果较满意。肘关节复位后,如果桡骨干骨折再经手法复位成功,则上肢石膏固定 $4\sim6$ 周。如果桡骨干骨折复位失败,则手术复位内固定。

(3)肘关节脱位合并肱骨外髁、桡骨颈骨折:采用手法复位,如果肱骨外髁外翻 $90°$,则不能用牵引方法复位肘关节;如果肱骨外髁、桡骨颈骨折复位成功,则上肢石膏固定 $4\sim6$ 周;如果肱骨外髁、桡骨颈骨折复位失败,则采用手术复位。

(4)肘关节侧方脱位合并肱骨外髁骨折:如果肱骨外髁无外翻,应手法复位,避免牵引,将肘关节稍屈曲并稍内翻,用鱼际推按尺桡骨近端及外髁骨折块即可复位。如果外髁骨折块未复位,再试用手法复位。如果肱骨外髁复位失败,则采用手术复位。

(5)肘关节脱位合并上尺桡关节分离及肱骨外髁骨折:该损伤较复杂,可行手法复位。

(6)肘关节伸展性半脱位:该损伤少见,因此易于误诊和漏诊。有跌倒手掌着地外伤史,肘关节疼痛、肿胀,肘关节呈超伸展位僵直,不能屈曲活动,伸屈功能障碍 X 线可以发现肱骨滑车向掌侧明显突出并外旋,尺骨明显后伸,尺骨、肱骨干呈一 $20°\sim35°$ 角,鹰嘴关节面离开了与滑车关节面的正常对合关系。牵引下屈曲肘关节即可复位,上肢石膏固定 3 周。

(雷晓宇)

第七节 膝关节韧带损伤

稳定膝关节的韧带包括关节囊内的前后交叉韧带和关节囊外的内外侧副韧带。大多数观点认为,囊外韧带损伤(特别是内侧副韧带)有较强的自愈能力,而囊内韧带断裂则不能自发性修复,一般需外科手术修复。

一、交叉韧带损伤

交叉韧带损伤属于较严重的损伤,对膝关节的活动影响较大,如能及时诊断和早期治疗,多数膝关节功能可得到较好的恢复。

1.病因

(1)强力减速外翻外旋。

(2)强力减速内旋和过度后伸。

2.机制　前交叉韧带与胫侧副韧带或半月板损伤,或三者联合损伤较常见,因外力大小和作用点不同,交叉韧带损伤本身分为完全断裂和部分断裂,由于损伤机理不同,可造成六种类型的交叉韧带损伤。

(1)前交叉韧带下附着点胫骨棘撕脱骨折。

(2)前交叉韧带上附着点撕脱。

(3)前交叉韧带中部断裂。

(4)后交叉韧带下附着点胫骨棘撕脱骨折。

(5)后交叉韧带上附着点撕脱。

(6)后交叉韧带中部断裂。

3.临床表现与诊断

(1)外伤史:伤者自觉膝关节内有撕裂感。

(2)疼痛肿胀:膝关节内剧痛,腿软无力而跌倒,同时膝关节内积血而迅速肿胀。

(3)行走不稳:完全断裂,常伴有胫骨髁间棘骨折行走困难,不完全断裂者症状较轻,可坚持走路,但有膝软、跛行等。

(4)抽屉试验:呈阳性。

(5)外展分离试验:阳性时,表明胫侧副韧带和前交叉韧带同时断裂。

(6)X线片:如发现股骨髁间棘前部,胫骨后缘或股骨髁间凹处有小骨折片,则应考虑交叉韧带损伤的可能性。

4.治疗

(1)非手术治疗:适用于部分断裂的交叉韧带损伤,抬高患肢,长腿石膏前后托固定膝关节于30°位6周,部分前交叉韧带完全断裂,但其附着点骨折无明显移位的,可伸膝石膏托固定。

(2)手术治疗:这种治疗方法适用于完全断裂的交叉韧带损伤,特别是新鲜的前交叉韧带断裂,合并胫侧副韧带或半月板损伤的患者。一经确诊,就应争取早日手术对全部损伤尽可能做到合理的修复,缝合或切除断裂的半月板,修补交叉韧带和侧副韧带,只有早期施行全面和妥善的治疗才能使膝关节功能得到较好的恢复。

新鲜前交叉韧带断裂,应尽早行关节锁下韧带修复、重建。

陈旧的交叉韧带断裂,可用髂胫束或半月板代交叉韧带行静力性重建和用髌腱代交叉韧带行动力性重建手术。

5.术后处理　术后用长腿管型石膏固定膝关节于屈 20°位 4～5 周。

二、侧副韧带损伤

1.病因

(1)间接暴力:外力作用于小腿或膝外侧,使股骨内收,内旋和胫骨外展造成胫侧副韧带损伤。

(2)直接暴力:膝半屈位强力内收致膝侧副韧带损伤。

2.机制　侧副韧带损伤根据程度可分为部分断裂和完全断裂两种。完全断裂可分为以下四种类型。

(1)胫侧副韧带完全断裂。

(2)韧带断端嵌夹在关节之间。

(3)膝关节损伤三联症,即胫侧副韧带损伤、合并半月板与交叉韧带损伤。

(4)腓侧副韧带完全断裂。

3.临床表现与诊断

(1)外伤史:膝部或小腿部受外力直接打击。

(2)肿胀疼痛:肿胀的程度与韧带损伤的轻重有关,严重的可合并有关节内积血。

(3)关节活动受限:韧带破裂,出血、疼痛,关节内积血或撕裂的韧带挤夹在关节间,活动明显受限。

(4)局部压痛:根据压痛点的位置和疼痛轻重。可确定韧带损伤的部位和破裂的程度。

(5)分离试验:确定胫腓侧副韧带的损伤程度。

(6)X 线检查:加拍膝关节的应力片,确定胫腓侧副韧带的断裂。

4.治疗

(1)非手术治疗:适用于侧副韧带局限性纤维断裂或部分断裂。治疗目的在于减轻疼痛,消除肿胀。为促使损伤早期愈合与肢体功能的早期恢复创造条件。根据情况可采用卧床休息,石膏固定等方法。

(2)手术治疗:主要适用于侧副韧带完全断裂,或不能排除韧带完全断裂的患者,通过早期手术恢复韧带固有的连续性和完整性。

对新鲜断裂的韧带可对端缝合,重叠缝合。合并有骨块撕脱的,可给予固定,必要时可用半腱肌,股薄肌予以加强。

陈旧性的韧带断裂,膝关节仍不稳定的可行手术治疗,较多用的有:胫侧副韧带附着部移位术,半腱肌肌腱移位术,髂胫束与股二头肌腱韧带重建术。

(3)术后处理:术后屈膝 20°,石膏托固定 4～6 周。

(周　勇)

第八节　膝关节脱位

膝关节脱位是比较少见的,只有在强大的暴力作用下,膝关节周围的软组织几乎完全被破坏时,才能造成膝关节骨端分离脱位。膝关节脱位的严重性,不仅是因为关节及周围软组织损伤广泛和严重,而是常合并血管和神经的损伤,如不早期治疗或处理不当,容易造成不良后果。

1.病因

(1)直接暴力。

(2)间接暴力旋转力、杠杆力作用。

2.机制　根据外力作用和胫骨在股骨下移动的方向,膝关节脱位可分为五种类型。

(1)前脱位:多为膝关节强烈的过伸性扣伤所致,屈膝时,外力向后作用于股骨下端或外力向前作用于胫骨上端,使胫骨向前移位,较多见。

(2)后脱位:向后的外力作用于胫骨上端,造成胫骨向后脱位,多合并动脉损伤。

(3)外侧脱位:为强大外翻力或外力直接作用在股骨下端使胫骨向外侧移位。

(4)内侧脱位:强大外翻压力使胫骨向内移位,较少见。

(5)旋转脱位:由于强大旋转外力的作用,胫骨向两侧旋转脱位少见,特点是移动幅度小,很少合并血管与神经的损伤。

另外,根据膝关节股骨髁与胫骨髁完全分离或部分分离,可将膝关节脱位分为完全脱位或部分脱位。

3.临床表现与诊断

(1)严重的膝部外伤史。

(2)伤后膝关节剧烈疼痛,膝部畸形、肿胀,关节活动受限。

(3)检查时膝关节有明显的异常活动。

(4)若合并有神经、血管损伤时,则可出现远端的神经、血管症状。

4.治疗

(1)初步治疗:通过轴向牵引及手法推挤多可直接复位。关节复位后,需要重复神经血管检查。膝关节用夹板制动并行冷敷。避免残留半脱位,特别是在需要延期手术治疗的情况下。绝大多数病例需要通过测量踝臂指数(ABI)及系列查体排除动脉损伤。

(2)最终治疗

1)手术时机:膝关节脱位的急性期(损伤后14d内)关节镜检查是禁忌,因为破损的关节囊易造成液体外渗。随着自体韧带移植等韧带修复及重建技术的发展,建议延至膝关节恢复功能性活动度后再考虑手术。术者的经验及习惯也要考虑,但伤后早期重建前交叉韧带(ACL)会增加关节粘连的风险。ACL撕脱是例外情况,早期重建能够增加膝关节稳定性而不增加手术的复杂性或延长手术时间。合并后外侧角(PLC)损伤同样需要早期(伤后1个月内)重建或修复。修复侧副韧带能够提高关节稳定性,对治疗PLC损伤特别有用。

尚无明确数据支持膝关节脱位时修复还是重建侧副韧带及后外侧角更为有利。除合并撕脱骨折外,均应重建交叉韧带。存在合并损伤(软组织损伤、多发伤、感染)时,偶尔采取保守治疗。

保守治疗指在麻醉下用外固定器将膝关节固定于伸直位7~8周,随后手法锻炼、关节镜下松解及活动度锻炼。这一时间确保后交叉韧带(PCL)获得充分愈合。常需要在硬膜外麻醉下手法恢复最大活动范围。佩带支具后膝关节如能维持复位,也可选择支具治疗。

2)手术治疗:膝关节脱位时PCL或ACL可保持完整。其意义在于有功能的PCL可指导术中对ACL的处理。相反,前后交叉韧带均撕裂是更复杂、更不稳定的类型,需要同时处理两条韧带。

同样,膝关节脱位可造成一侧或双侧侧副韧带撕裂。侧副韧带撕裂提示相应的关节内结构损伤,有助于指导韧带修复或韧带重建(更多采用)。

手术治疗的基本技术及原则如下:尽量采用中线切口,减少将来进行其他膝关节手术时出现切口并发症的风险。采用 Krachow(1988)报道的提拉锁定方法固定撕脱的韧带。缝合或用螺钉固定骨性撕脱。不提倡直接修复,而应重建前交叉韧带,但当侧副韧带撕裂及后外侧角撕裂时,修复还是重建取决于残留的组织多少。自起止点撕脱的韧带,用螺钉或带垫圈的长钉固定,或手术重建。通过股骨及胫骨的隧道固定自体或异位韧带。膝关节脱位重建韧带的关键是 PCL。同时重建多条韧带时,最好选择异体材料,优点是材料来源充分,避免自体取材时的进一步创伤。

术后用特制的支具制动。以活动度为核心的功能锻炼非常重要。足下垂时使用踝足矫形器。

(张　超)

第九节　髋关节脱位

外伤性髋关节脱位和骨折脱位是一种严重损伤,患者大多为活动力很强的青壮年。脱位的同时,软组织损伤通常亦较严重,且往往合并其他部位或多发损伤。

一般可分为三种类型:后脱位、前脱位及中心脱位。考虑到中心脱位的主要损伤部位为髋臼骨折,其病理改变、治疗方法及预后均与前两种不同,而且其骨折范围常涉及髂骨或骨盆的其他部位。

髋关节后脱位与前脱位的区分用髂前上棘与坐骨结节的连线为标准,脱位后的股骨头位于该线后方者,为后脱位;位于该线前方者,为前脱位。对这种损伤均应按急症处理,复位越早疗效越好。

一、髋关节后脱位

后脱位是髋关节脱位中最常见的类型,其发生率为前脱位的 10～20 倍。

(一)损伤机制

当髋关节处于屈曲位,外力使大腿急剧内收并内旋时,股骨颈前缘抵于髋臼前缘形成一个支点,因杠杆作用迫使股骨头向后上方脱位。

当髋及膝两关节均处于屈曲位时,外力由前向后作用于膝部,再经股骨干而达髋部,如汽车在高速行进中突然刹车,由于惯性使坐位乘客膝部受到外力撞击而脱位。或外力由后向前作用于骨盆,亦可发生股骨头后脱位。如在屈髋弯腰劳动时,被塌下的土方或煤块由后向前砸击骨盆,使股骨头相对后移而脱位。如髋关节同时处于轻度外展位,则易于合并髋臼后上缘骨折。

股骨头向后脱位时,多由髂股与坐股韧带之间的薄弱区穿出,后关节囊及圆韧带均撕裂,而前关节囊及髂股韧带多保持完整。

(二)类型

1.Epstein 分类法　共分为五型。临床上多采用。

Ⅰ型:单纯脱位或只有小骨折片。

Ⅱ型:股骨头脱位,合并髋臼后唇一大块骨折。

Ⅲ型:股骨头脱位,合并髋臼后唇粉碎骨折,有或无一个主要骨折块。

Ⅳ型:股骨头脱位,合并髋臼唇和顶部骨折。

Ⅴ型:股骨头脱位,合并股骨头骨折。

这种分型原则主要是反映关节面的完整性及复位后股骨头的稳定性。无论是涉及髋臼还是股骨头的骨折,均说明关节失去其完整性,处理不当,可能导致创伤性关节炎,在 X 线上是比较容易判断的。但股骨头是否稳定,往往只靠 X 线片上显示的髋臼骨折片的大小是不准确的。

2.Levin 分类法(1998) 该分类法充分考虑到复位前后的临床表现及影像,包括 X 线、CT 甚至 MRI 检查。

Ⅰ型:单纯脱位,无明显骨折,复位后关节稳定;

Ⅱ型:难复性脱位,若尝试复位需在全麻下进行;

Ⅲ型:脱位复位后不稳定或关节间隙内嵌入软骨、撕裂的盂唇或碎骨块等;

Ⅳ型:脱位伴髋臼骨折。该骨折需手术修复,以恢复关节形状与稳定;

Ⅴ型:脱位伴股骨头或股骨颈骨折。

(三)临床表现与诊断

伤后患髋痛,患肢呈现屈曲、内收、内旋及缩短的典型畸形。大粗隆向后上移位,常于臀部触知隆起的股骨头。髋关节主动活动丧失;被动活动时,出现疼痛加重及保护性肌痉挛。X 线正侧位及斜位片可证实诊断,并显示有无合并骨折。对每一例髋关节后脱位的患者,都应该认真检查有无坐骨神经损伤。

单独髋关节脱位的诊断并无困难,但应注意常为多发损伤的一部分,有漏诊的可能性,特别当有同侧股骨干骨折时,由于脱位的典型畸形被股骨干骨折的移位所掩盖,在临床上经常发生漏诊,应引起足够重视。

近年来,计算机断层扫描(CT)诊断逐渐用于髋部损伤,使诊断水平得以提高。

(四)治疗

对于单纯脱位(Ⅰ型)的治疗意见是完全一致的,以急症闭合复位为原则。

对于合并有骨折(Ⅱ~Ⅴ型)的治疗意见则不完全一致。其中多数学者皆主张早期手术切开复位和内固定。因为将主要骨折块行内固定后,可恢复关节的平滑和稳定性;同时还可探查关节内有无碎小骨折片,如有,应清除。

1.闭合复位方法

(1)Allis 法:麻醉下使肌肉充分松弛。患者仰卧于低检查台或地上,术者立于患者伤侧,一助手用两手固定患者骨盆向下按牢或用一宽大布单将骨盆固定于检查台上,术者用一手握住患肢踝部,另一前臂置于患肢腘窝处,缓慢地将患髋和膝皆屈至 90°,以放松髂股韧带和髋部肌肉。最后,用置于腘窝处的前臂沿股骨干长轴方向用力向上牵引,同时用握踝的手下压患者小腿,以保持膝关节处于 90°屈曲位,并增强杠杆力量。于用力牵引的同时,向内、外旋转股骨,此时多可感到或听到股骨头纳入髋臼时的弹响,然后伸直患肢,畸形消失,即已复位。

用上法复位时,术者需要有较大的臂力,如不能胜任,可在 Allis 法的原理下加以改良,则大为省力。术者双足跨立于患者骨盆两侧,面对患者头侧,使患侧髋和膝各屈 90°,将患者足踝抵于术者会阴部,用双手合抱患肢小腿近端,用力向上提拉,同时一助手向下按压骨盆,当可复位。可以看出,除臂力外,主要借助于腰背伸直的力量,复位自易。

(2)Stimson 法:实际上与前法的机理相同,令患者俯卧于检查台上,患髋及下肢悬空,髋及膝各屈曲 90°,一助手固定骨盆。术者用一手握持患者足踝部,以保持膝处于 90°屈曲位,然后术者亦屈膝 90°,用自己的膝置于患者的小腿近端,用力沿股骨干长轴向下跪压或用手下压小腿近端,即可复位。

(3)Bigelow 法:患者仰卧,术者立于患侧,一手握住患者足踝,另侧前臂置于患者腘窝处,先沿大腿纵轴方向牵引,在继续保持前臂牵引力的同时,将患髋依次做内收;极度屈曲,然后再外展、外旋并伸直。此复位的轨道,左髋如"?",而右髋则为"S"。在复位过程中,如感到或听到弹响,患肢伸直后畸形消失,即已复位。

对髋关节脱位的复位应注意:麻醉应能使肌肉充分松弛;复位手法用力虽大,但应由轻到重,缓缓持续用力,防止使用突发的瞬间暴力。复位后,应立即摄 X 线片证实复位是否满意,并注意有无碎骨片。用皮牵引保持患肢伸直和外展位 3 周,然后开始扶拐下地活动。

2.闭合复位失败的原因和处理　在对急性髋脱位进行复位时,除由于麻醉和复位技术失当外,有 2%～4% 的失败率。失败的原因有:梨状肌阻挡、关节囊钮孔式嵌夹或外旋肌撕脱进入关节内等。如闭合复位未成功,不应勉强多次复位,以改行手术复位为宜。

经 X 线检查股骨头虽已纳入髋臼,但应仔细检查关节面是否相称,如发现有任何不相称,即证明未完全复位,可能由于关节盂唇卷入或有碎小的骨、软骨游离块所致。应及时手术探查,否则延误治疗,影响疗效。

3.合并髋臼骨折　合并髋臼骨折(即Ⅱ～Ⅳ型)的预后较单纯脱位者为差,这是由于较大的髋臼骨折影响关节的稳定性;另一方面,因骨折通过关节面,有后遗创伤性关节炎的可能。故当前的治疗原则多倾向于准确复位,同时行内固定,以保持关节的稳定,并减少创伤性关节炎的发生。特别当应用 CT 诊断后,使一些在常规 X 线片上不能发现的髋臼骨折得以发现,从而将治疗水平提高一步。

手术多采用后切口,在显露骨折时,应特别注意保护坐骨神经。如股骨头已在术前复位,应将之再脱出,以探查有无骨软骨片遗留于关节内,如有,则清除之。然后将股骨头及髋臼骨折准确复位,用松质骨螺丝钉或小钢板行内固定。

如当股骨头闭合复位后,髋臼骨折亦达到近解剖复位,亦有学者主张不再进行切开复位和内固定。但应注意观察有无坐骨神经损伤的迹象和复位后的股骨头、髋臼骨折是否稳定。如发现有坐骨神经损伤的新体征,或骨折再移位,仍应及时手术探查。

4.合并股骨头骨折　在髋关节后脱位中,约有 7% 的患者合并股骨头骨折。这类损伤皆由较大暴力引起,且有一定的特殊体位。典型的机制是乘车时屈髋坐位,突然撞击膝部,如当时屈膝 90°,易发生髋臼骨折;如屈髋<60°,则脱位时股骨头下方被髋臼缘撞击而发生股骨头骨折。由于股骨头骨折块常与髋臼或股骨头的阴影重叠,如不仔细辨认 X 线片,则有漏诊的可能。

1957 年 Pipkin 将髋关节脱位合并股骨头骨折分为四种类型。

Ⅰ型:股骨头骨折位于中央凹的远侧。

Ⅱ型:股骨头骨折位于中央凹的近侧。

Ⅲ型:股骨头骨折合并股骨颈骨折。

Ⅳ型:股骨头骨折合并髋臼骨折。

此种骨折脱位的治疗较为复杂,对Ⅰ、Ⅱ型骨折,有学者主张可先试行闭合复位,如股骨头复位后,其骨折片亦达到解剖复位,则可行保守治疗;否则,应立即行手术切开复位和内固定,不应犹豫和拖延,因为只有早期达到解剖复位,才能获得优良结果。但亦有学者主张皆行切开复位,因为 X 线所显示的解剖复位并不准确,同时容易遗漏关节内的碎小骨、软骨块等,如不及时发现并处理,会影响疗效。我院的临床经验亦证明,切开复位内固定的优越疗效。

对于Ⅲ型者,治疗更为困难,一般需行切开复位。由于股骨头血运损伤甚重,不但愈合困难,且股骨头缺血坏死率亦较高,故如欲保留股骨头,除行两处内固定外,可加用植骨术。而对高龄患者,宜采用人工股骨头置换术。

对于Ⅳ型者,应行切开复位和内固定,而对高龄患者,可行人工股骨头或全髋关节置换术。

二、髋关节前脱位

（一）损伤机制

多以杠杆作用为主，当股骨强力急骤外展并外旋时，大粗隆与髋臼上缘相顶撞，以此为支点形成杠杆作用，迫使股骨头穿破关节囊，由髂股韧带与耻股韧带之间的薄弱区脱出。或当股骨外展、外旋时，外力由体侧向内下方直接作用于大腿近端，亦可发生前脱位。

（二）类型

1972 年 Epstein 提出分两型：如脱位的股骨头停留于闭孔处，称闭孔型或低位型；如股骨头上移于耻骨横支水平，则称为耻骨型或高位型。

Levin 的综合分类方法同样适用于髋关节前脱位。但前脱位合并邻近部位骨折者少见。

（三）临床表现与诊断

伤后，患肢疼痛，呈现外展、外旋和轻度屈曲的典型畸形，并较健肢显长。有时于髋前方可看到局部隆起，或触知脱位的股骨头。髋关节功能丧失，被动活动时，引起疼痛和肌肉痉挛。摄 X 线片可证实诊断。

（四）治疗

应尽早在麻醉下行手法闭合复位，一般无太大困难，且由于不合并骨折，故预后较好。

复位方法：患者仰卧，一助手握住患者小腿近端，保持屈膝，顺原畸形方向用力向外下方牵引，并内旋；术者用手向髋臼方向推挤股骨头，与此同时，令助手在持续牵引下内收患肢，常可听到或感到股骨头纳入髋臼的弹响，畸形消失，当即复位。摄 X 线片证实之。

对极少数闭合复位失败者，不宜多次重复，应立即切开复位，手术宜用前切口。复位后行皮牵引 3 周，然后扶拐下地逐步负重行走。

三、合并损伤

（一）神经损伤

髋关节后脱位合并坐骨神经损伤较为多见，特别是有髋臼后上缘骨折者更易发生，据文献报道，其发生率约为 10%。损伤后，多表现以腓神经为主的体征，出现足下垂、趾背伸无力和足背外侧感觉障碍等典型体征。

由于这类损伤多为受牵拉引起暂时性功能障碍，或受到股骨头、髋臼骨折块的轻度捻挫所致。大多数患者可于伤后逐渐恢复，故不急于单为神经损伤而施行手术。如 Epstein 报道 53 例神经损伤，其中 34 例（64%）在 3～20 个月内恢复正常。Hunter 报道 6 例，其中 5 例完全恢复，1 例不全恢复。因此，如骨折脱位本身不需手术者，对神经损伤可暂行观察，经 2～3 个月仍无恢复迹象者，再考虑手术探查。

探查坐骨神经时，患者取俯卧位，后侧切口，首先解除骨性压迫，并松解神经周围的瘢痕粘连。可见损伤段的神经外膜多失去光泽，增粗或变细，触之发硬，无柔韧感。将损伤段切除，直至远、近两端均显示正常的神经断面。如神经缺损不多，可充分游离神经干。并屈曲膝关节，将两断端直接吻合。术后，用石膏保持患肢于伸髋屈膝位 6 周。如缺损过多，不能直接吻合，可行神经移植术，但实际效果不够理想。因此，亦有学者主张于晚期行三关节融合术等，以改进功能。

髋关节前脱位合并股神经损伤者罕见，表现为不同程度的股四头肌麻痹。当关节复位后，多可自行恢复，极少需要手术治疗。

（二）同侧股骨干骨折

髋关节脱位合并同侧股骨干骨折并非罕见，主要见于后脱位，前脱位很少合并此种损伤。一般致伤外力强大，多为交通损伤或塌方砸伤等。

1.临床表现　主要特点为漏诊率高，经常因股骨干骨折而漏诊髋脱位。文献报道中，漏诊率多在50%以上，报道33例，发现漏诊率为67%。发生漏诊的主要原因是髋关节后脱位的典型体征被股骨干骨折所掩盖，髋关节后脱位应有大腿内收、内旋和屈曲的典型畸形，但由于股骨干骨折后，这些畸形只表现在近骨折段，而远骨折段反而可表现为成角和外旋等畸形，使髋关节脱位的体征隐而不显。另一方面，因股骨干骨折的症状及体征均甚明显，吸引了医师的注意力，致使发生髋脱位漏诊，有的甚至数月之后才发现。

2.防止髋脱位漏诊的主要措施

（1）注意受伤机理，对于外力较大而有股骨干骨折的患者，应想到髋脱位的可能性，应注意检查有无大粗隆上移，臀部能否扪及股骨头突出和有无淤血斑等。

（2）在股骨干骨折的X线片上，如发现股骨近段的典型移位（向外成角）消失，而代之以向内、向前移位，则应考虑到髋关节脱位的可能性，应摄X线片证实之。

（3）股骨干骨折同时出现坐骨神经损伤的体征，亦应注意排除髋关节后脱位。

（4）对中1/3以上的股骨干骨折，在摄X线片时，应常规包括髋关节。

3.治疗　两处损伤的处理顺序，应视具体情况而定，在多数情况下，以先处理髋关节脱位为宜。复位方法，有学者用一斯氏针穿过股骨粗隆部，进行牵引复位。也有学者用一螺丝装置拧入股骨近端，用以牵拉复位。有研究指出，即使合并同侧股骨干骨折，在充分麻醉下，仍有可能通过徒手牵引，同时推挤股骨头而获得复位，并非必须使用辅助牵引装置。但复位时不宜采用Bigelow法。对股骨干骨折，多主张行切开复位内固定。陈旧性脱位，一般应行手术治疗。

四、后遗症

（一）股骨头缺血坏死

髋关节脱位及骨折脱位后，股骨头缺血坏死率在10%～20%，但根据损伤的具体情况，可有较大的差异。一般单纯脱位而又及时复位者，其缺血坏死率均在10%以下；而合并骨折，损伤严重者，则坏死率增高。因此，对髋关节脱位，特别是骨折脱位的患者，应进行较长时间的随诊观察。

（二）创伤性关节炎

单纯髋关节脱位复位后，很少诱发创伤性关节炎，但如为骨折脱位，则发生率大增，一般文献报道多在25%以上。可因关节内骨折复位不良而直接发生；亦可因股骨头缺血坏死后继发创伤性关节炎。

主要的病理变化表现在三个方面。

1.关节软骨发生退行性改变，失去光泽和弹性，逐渐变薄、变硬，可脱落成为关节内游离体。

2.关节周缘发生骨与软骨的代偿性增生，软骨下骨质可有囊性变。

3.关节滑膜呈现水肿、渗液和肥厚。

临床的主要表现为进行性疼痛、肌痉挛和关节活动限制。X线片显示关节周缘骨增生，关节腔狭窄，关节面不平整，软骨下骨质硬化和囊性变等，有时可发现游离体。

在治疗上较为困难，大多先采取保守措施，适当减轻关节负担，在急性发作期间，可进行理疗。对于晚期而严重者，则可分情况采取手术治疗。对高龄患者，可以全髋置换为主；而对青壮年患者，则可考虑关节清扫或融合术。

（三）关节周围钙化

髋关节损伤后，有时在关节周围发生钙化，但不多见。发生原因不明。钙化范围小者多不影响功能，亦无任何症状。钙化范围广泛而影响关节功能者，则可等钙化成熟，界限清楚后行手术切除。手术时应细致，并注意彻底止血，否则有再发的可能。

五、陈旧性脱位

一般来讲，脱位未超过 2 个月者，仍存在闭合复位的可能性，可先试行手法复位。在行手法复位前，先用大重量骨牵引 1～2 周，加重 10～20 磅，由原来的内收、内旋和屈髋位逐渐改变牵引方向，至伸直和外展位，俟股骨头牵至髋臼水平或更低，即可在麻醉下行手法复位。施行手法时，用力应由轻到重，活动范围应由小到大，逐步解除股骨头周围的粘连。松动至最大限度，再按新鲜脱位的手法复位。切忌使用暴力，以防发生股骨头塌陷或股骨颈骨折等并发症。于复位前后，可配合使用舒筋活血的外用中药。

如手法复位遭遇困难，不应勉强反复进行，而应改行手术治疗。对于合并骨折的陈旧脱位，虽在 2 个月以内，多难以闭合复位，即使复位，疗效亦不满意。

脱位时间在 3～6 个月者，以及上述闭合复位失败者，可行手术切开复位。为便于手术，术前亦宜先行骨牵引 1～2 周，术中将股骨头周围及髋臼内的瘢痕组织全部切除，显露关节软骨面，如大部分完整，可行复位；如大部分破坏，则应改行其他治疗方法。

脱位时间已超过 6 个月以及上述不适于再复位的患者，在处理上更应慎重对待。截骨术往往是首先考虑的治疗方法，此法简便易行，可通过截骨矫正畸形，恢复负重力线，改进功能。对后脱位者，可行粗隆下外展截骨术，由内收、内旋和屈曲位改为功能位。对前脱位者，可沿股骨颈基底部行截骨术，以矫正畸形，使截骨近段与股骨干呈 90°角，负重线通过股骨头和粗隆部之间，据文献报道曾获得较满意的疗效。

对于高龄患者，如脱位已久，症状不重者，可不做处理；症状及病残严重者，可考虑行关节成形术。

髋关节习惯性脱位罕见。

（张　超）

第十二章　关节疾病

第一节　化脓性关节炎

化脓性关节炎通常指因各种不同致病细菌引起关节化脓性炎症反应。常见于儿童。但近年来报告，成人发病率有所增加。在成人它通常影响到负重关节，如膝关节。而在儿童，它通常发生在肩、髋和膝关节。在成人常发生在免疫功能低下、酒精中毒、糖尿病、镰状细胞贫血、红斑狼疮、静脉注射吸毒者以及类风湿关节炎人群中。随着关节成形手术普及，术后并发化脓性关节炎的病例也有所增加。化脓性关节炎感染的途径常起自身体其他部位化脓病灶的细菌，经血液循环扩散至关节腔，即所谓血源性播散；有时为关节附近的化脓性骨髓炎，直接蔓延所致。最典型例子是，股骨头或颈部骨髓炎未得到控制，病灶内细菌直接蔓延到髋关节，造成髋关节化脓性炎症；偶尔可因外伤，细菌直接进入关节，引发化脓性关节炎。临床上最常见的致病菌为金黄色葡萄球菌、溶血性链球菌、白色葡萄球菌、肺炎球菌、大肠杆菌等。

一、发病机制

绝大多数引发化脓性关节炎的致病细菌经过血源播散，临床出现一个菌血症或败血症过渡阶段，最后侵犯关节，造成关节化脓性反应。导致关节软骨破坏、关节纤维或骨性强直，带来严重病变。关节炎症反应虽然与侵犯关节细菌的量、细菌毒力有关，与机体防御机制、免疫功能有关，但关节本身解剖结构起着关键作用。滑膜型关节内壁覆盖着含有丰富血供的滑膜组织，因此，关节容易受到循环系统内细菌的侵入，并在关节腔内生长、繁殖。与此同时，外来细菌被滑膜衬里细胞和炎性细胞所吞噬，在吞噬过程中，蛋白溶解释放，引起进一步炎性反应。在炎性病变的后期，滑膜衬里细胞可出现修复、再生、增生，呈现慢性炎性肉芽肿反应。如果炎症过程未加入为控制与治疗，炎症细胞蛋白溶解酶大量释放，关节软骨浸润破坏，软骨消失，最终关节的纤维连接或骨性强直必将产生。

关节破坏速度取决于很多因素，其中最重要的是与细菌菌种有关。例如金黄色葡萄球菌或革兰阴性杆菌，关节发生破坏迅速，相反另一些细菌，例如，淋病奈瑟菌和大多数病毒，通常并不引起不可逆的关节破坏。

体内防御机制、免疫功能同样与化脓性关节炎发生着密切关系。如果机体本身存在慢性疾病或因药物因素影响，化脓性关节炎的发生可增加，甚至在菌血症阶段过程中，即可发生关节破坏。这种情况特别在已有类风湿关节炎或神经性病变、关节严重破坏的病例中尤为明显。其他一些因素可影响机体容易发生感染的还有关节近期接受手术，或关节局部外伤等。此外，临床更为多见的情况是关节内注射激素类药物，它所产生的感染机会或感染的严重程度明显增加。

二、病理

化脓性关节炎病理发展可分三个阶段：

1.早期 又称为浆液性渗出期,关节滑膜充血、水肿,有大量白细胞浸润。关节腔内有浆液性渗出液。其中有大量的白细胞。此阶段关节软骨尚未破坏。如能恰当治疗,及时控制病情,浆液性渗出液可完全吸收,关节功能可完全恢复,不留任何损害。

2.中期 又称浆液纤维蛋白渗出期。渗出液明显增多,渗出液内细胞成分与含量显著增加。随着滑膜炎反应加剧,滑膜血管通透性增加,大量纤维蛋白、血浆蛋白进入并沉积在关节腔与关节软骨表面。这不但干扰软骨正常代谢,并且大量白细胞所释放的各种溶解酶破坏软骨基质,使胶原纤维失去支持,关节体软骨表面失去光泽,关节面软化。因此,该期临床最大特点是感染关节腔内含有大量的黏稠、混浊液体,关节软骨面同时出现损害。纤维蛋白剧烈渗出,量增加,最终出现关节内纤维粘连。因此,即使在该期得到有效治疗,残留关节功能必将受损。

3.后期 又称脓性渗出期。炎症反应加剧,滑膜与关节软骨面进一步破坏,炎性细胞向关节软骨、关节囊和周围软组织浸润。关节渗出液内含有大量脓性细胞和坏死脱落物质。关节腔内积聚黄白色脓液。与此同时,修复也将出现,表现为邻近骨质增生。由于关节软骨面继发性碎裂、破坏、消化、吸收,即使病情得到控制与治愈,关节活动将受到严重影响。

三、症状与体征

化脓性关节炎好发于儿童。一个典型的血源性播散化脓性关节感染病例为:发病前,躯干其他部位往往有感染病灶,如中耳炎、皮肤脓肿、疖、痈或有外伤史。该病起病急骤,突然发热、发冷、寒战、高热,常达38.5℃持续不退,脉搏增快,呼吸急促,食欲减退,出现全身乏力、头痛、盗汗和急性贫血症状。如儿童,常因高热而出现惊厥,过分虚弱或循环欠佳的病孩可不发热,或体温不升,四肢冷,甚至出现意识不清、谵妄等神经精神症状。而成年发病者,全身毒血症状相对较轻,而以局部症状表现更为突出。受累关节疼痛、压痛、红肿、皮温增高、患肢不能负重、关节周围肌肉保护性屈曲痉挛使关节常处于半屈曲状态。如受累关节较表浅,如膝、肘、踝、腕关节等,局部红、肿、痛、热、关节积液均较明显。相反,化脓性髋关节炎由于髋周围肌肉丰富,早起局部症状表现较少,但因关节积液增多,而使髋部呈外展、外旋、屈曲状态。此外,常有沿大腿内侧向膝内侧的放射痛。由于关节内积液,关节囊扩大,加上关节周围肌肉痉挛,常可发生病理性脱位或半脱位。

婴儿化脓性髋关节炎是化脓性关节炎中特殊类型。这类婴儿往往未获得母系抗体,常可因流感嗜血杆菌感染引起化脓性关节炎。有些临床报告指出,新生儿化脓性关节炎其感染可来自公共场所或医院。婴儿患病,主要表现为全身症状明显,常出现烦躁、恐惧、纳呆或高热惊厥,但有一些婴儿发病可不发热,甚至体温不升,以神委虚弱为主。化脓性关节炎局部症状往往不太明显,表现为肢体不愿活动,拒按。但仔细观察,仍可发现患病部位压痛,关节被动活动时疼痛,婴儿化脓性髋关节炎的另一特点是当病情静止,后期稳定时,股骨头、颈完全吸收消失,形成假关节。

四、实验室辅助检查

化脓性关节炎病例常表现为白细胞总数增加、中性粒细胞数增多、血沉加快、C反应蛋白试验阳性。凝固酶试验阳性是葡萄球菌致病的一个重要生物特性，它比菌落颜色和溶血性质更有意义。关节穿刺对化脓性关节炎诊断与治疗都起到重要作用。根据化脓性关节炎处于不同严重程度，关节液可以从早期浆液性渗出，发展到关节液黏稠、混浊，最终关节液完全呈脓性分泌物。而且还可根据关节液所含白细胞计数、葡萄糖含量高低，与其他类型关节炎如类风湿关节炎、结核性关节炎、痛风等相鉴别。

X影像学检查：影像学检查对化脓性关节炎诊断必不可少。早期仅可见到关节周围软骨组织阴影扩大或关节囊膨胀（关节外脂肪阴影移位）、关节间隙增宽，稍后可见邻近骨组织稀疏。后期关节软骨被破坏，关节间隙变狭窄或消失，关节软骨面粗糙。当感染侵犯软骨下骨膜时，可有骨质破坏和增生。在病变晚期，关节发生纤维或骨性融合，间隙完全消失，甚至可看到骨小梁跨越关节面，邻近骨质有硬化。偶然可看到化脓性关节炎早前的一些X线表现，例如病理性脱位。CT、MRI等影像学检查是近10年来发展异常迅速的高科技诊断手段，它对诊断组织炎症感染病灶有极高的敏感性，常在病程早期即可出现异常信号，但特异性较差。^{99m}Tc检查有相类似的优缺点，作为一种临床检查方法，只有合理选择与应用，才能体现它的自身价值。

五、诊断与鉴别诊断

任何类型化脓性关节炎只有从病变关节滑膜或关节液内找到感染菌种，那么诊断方可确立。因此，关节穿刺术不可避免。如怀疑关节感染，应在无菌条件下做关节穿刺，一部分关节穿刺液立刻送检实验室做培养和药敏检测。而部分采样标本应立刻做涂片细胞计数、分类计数、黏蛋白凝块试验、涂片革兰染色检查。厌氧菌感染近年来有增加趋势，因此，必须做厌氧菌培养。如为结核菌感染，因结核菌常规培养方式不易成功，故一旦怀疑结核感染，可采用豚鼠接种方法，或采用罗詹改良培养法，以帮助明确诊断。

由于抗生素广泛使用，往往在没有获得明确诊断前，大量抗生素已广泛使用，因此，细菌培养阳性率不高，这应该引起临床医师的重视。

典型的化脓性关节炎诊断并不困难，但某些部位，特别是感染位于深部，例如髋部感染炎症，诊断会发生问题。此外，化脓性关节炎还需要与风湿性关节炎、类风湿关节炎、损伤性关节炎、结核性骨关节炎等相鉴别。风湿性关节炎也可表现为关节的红、肿、发热，但该病为多关节游走性肿痛，关节液内无脓细胞、无细菌生长，血清抗链球菌溶血素"O"试验阳性。类风湿临床表现为关节发病，以侵犯四肢小关节、对称性发作为特征。病程后期往往出现关节畸形、功能障碍。关节液检查与化脓性关节液有显著差异，结核性骨关节炎也表现为单关节感染，也有大量脓液，但结核性感染的发病演进过程、全身的结核中毒症状、慢性消耗性病态与化脓性感染是截然不同的。

关节液的检查对化脓性关节炎鉴别诊断有重要参考价值。

六、并发症

如果化脓性关节炎只局限在关节内，并能够得到及时引流、清创，病灶可得到有效控制。然而，临床往往由于各种不同原因，在病程中会发生如下并发症：

1.病理性脱位　病理性脱位主要发生在儿童，成年人发生机会很少。由于关节炎症，关节腔内大量渗出，关节容量急骤增加，造成张力性疼痛，关节周围肌肉保护性痉挛，如关节未加以保护，往往会发生病理性脱位，导致治疗上的困难。

2.骨髓炎　由于解剖结构上的特殊性，容易引起位于关节腔内的骨组织感染。例如髋关节，股骨头、颈完全置于髋关节囊内,一旦髋关节化脓性感染未得到及时治疗,炎性感染病灶向股骨头、颈直接蔓延浸润,造成股骨头、颈部感染炎症病变。12 岁以下儿童骨髓炎引起的股骨头死骨形成,可完全被吸收,并为新骨修复所替代,而成年人遗留下来的死骨,往往需要待病情稳定后,手术摘除。髋关节化脓性关节炎还可并发髂骨骨髓炎,如病灶形成,应手术治疗,切开引流清创。

3.脓肿、瘘管形成　　如果化脓性关节炎未得到有效治疗与控制,脓液可向关节周围间隙蔓延,造成关节周围脓肿积聚,例如,腋窝、盆腔、腘窝等脓肿形成。脓液不但可穿透皮肤形成瘘管,而且可向深层组织间隙浸润,形成蜂窝状组织坏死,造成手术清创难度增大。脓液、感染坏死组织对周围邻近组织直接浸润破坏、造成大血管破裂、粪瘘形成,尽管发生机会很少,但一旦发生,处理极为困难,应引起警惕。

七、治疗

对任何一个怀疑急性化脓性关节炎患者,尽可能早地做关节穿刺,既达到早期诊断、早期治疗的目的,又可最大限度保持关节日后功能。急性化脓性关节炎处理原则与所有感染病灶处理一样,应做到病灶充分引流,应用有效足量的抗生素,患肢制动固定。

1.全身支持疗法　　急性化脓性关节炎往往是躯干其他病灶内细菌经血源性播散所致。不少病员,特别儿童或老年体弱病人,全身情况虚弱,处于急性细菌毒素中毒状态或出现败血症,因此,全身支持治疗,降温,补液,水、电解质代谢紊乱的纠正,适当的营养,显得十分重要,必要时可少量输血、给予人体白蛋白等,以增强全身抗感染能力。

2.全身有效足量抗生素　　化脓性关节感染,抗生素治疗是必不可少的药物。给药前,特别对有高热持续不退的病例,必须做血培养。在没有获得脓液细菌培养结果和药敏报告时,通常可选用最常见的感染菌种的有效药物来治疗。婴儿和儿童的化脓性关节感染的病因通常是金黄色葡萄球菌、流感嗜血杆菌和革兰阴性杆菌。在成人和年龄较大的儿童常见的病菌是淋球菌、金黄色葡萄球菌、链球菌、分枝杆菌,那些引起 Lyme 病的芽胞螺旋杆菌细菌也可以引起化脓性关节感染。吸毒者和免疫系统有缺陷者,例如 HIV,容易发生革兰阴性杆菌的化脓性关节炎。金黄色葡萄球菌也可以通过关节镜手术和关节置换术侵入到关节。金黄色葡萄球菌是最常见的致病菌,因此可选用青霉素类药物,也有人主张青霉素类药物和氨基糖苷类抗生素联合治疗更为有效,以后可根据细菌培养和药敏报告更换合适的有效抗生素。金黄色葡萄球菌是引起关节感染的最常见菌种,由于耐药菌种出现,给抗生素使用带来一定难度。对于这类病例,在抗生素使用问题上应注意以下几点:①选用抗生素时,应结合病员耐药情况来考虑,如病员来自城市郊县,不常用抗生素者,可先使用对葡萄球菌感染有效的抗生素,如红霉素或较大量青霉素。如考虑到多种抗生素耐药的菌株感染,可选用近期内对葡萄球菌疗效最明显的抗生素。葡萄球菌的耐药性在不同地区、不同期间和不同情况下并不一致。因此,应根据具体情况而定。②通常采用两类不同药物的联合应用,例如青霉素类与氨基糖苷类的联合应用能起到协同作用,减少副作用。③如果因使用了过多广谱抗生素,造成体内菌群失调,则应停止当时所用的一切抗生素,不要选用一种近期内公认的对葡萄球菌疗效最好的抗生素单独使用。

一般认为,铜绿假单胞菌所致关节感染宜选用多黏菌素 B 或羧苄西林、万古霉素。对链球菌、肺炎球菌所致感染,可用青霉素加有效的磺胺类药物。

药敏试验对指导临床医师如何选择抗生素有一定帮助,但也可能与临床疗效不符合。因此,如果应用某一种抗生素,确有明显疗效,即应继续使用,不必因为药敏试验阴性而摒弃不同。反之,用某种抗生素 3 天以上不见有效,亦不能因其高度敏感而坚持不换其他抗生素。

关于抗生素使用持续时间,有很大争论。对关节感染病例,用药持续时间应在临床症状完全控制后,继续静脉给药2周,随后改为口服有效抗生素持续6周。以避免好转后又出现复发或恶化。甚至有报道认为应延长至2个月或更长。

3.局部抗生素治疗　　全身抗生素应用后,能进入关节内的量是临床医师所关心的问题。有报道认为,滑膜炎症反应时,滑膜对抗生素的通透性可显著增加,关节液内的抗生素浓度与血清内浓度相同,甚至略高,超过体外试验中足以抑制同类致病菌的浓度。因此,有人主张全身使用抗生素,关节液内足以达到所需要浓度而不必关节内局部注射。但关节内局部应用仍有很多优点,可及时清除浓度,清除关节内纤维蛋白以及白细胞所释放的大量溶酶体,避免对关节软骨造成不可逆的损害。鉴于这些优点,仍有不少学者认为,在全身抗生素控制下,关节局部使用含抗生素溶液持续灌注冲洗。通常生理盐水500ml加入庆大霉素4万U。24小时内灌注液可达5000~10000ml,如此连续冲洗吸收,直至关节炎完全控制。

4.手术治疗　　多数关节感染病例,经上述处理,症状可迅速控制。但如果仍有大量脓性渗出液,或某些深部关节感染,例如髋关节,应做关节切开,吸尽关节内渗出液,关节内清创除去炎性物质,清创后缝合关节囊,关节内置冲洗引流管,持续灌注冲洗。

5.局部休息制动　　制动是抗感染的重要治疗原则。局部固定可使患部得到充分休息,使因炎症而损伤的关节面不因受压而变形,缓解肌痉挛,减轻疼痛,并可防止畸形或纠正畸形,制动方法可采用皮肤牵引或石膏托固定于功能位。

6.后期治疗　　化脓性关节感染,除非早期病例得到有效控制,否则后期必将会造成关节病变。导致后期需要治疗的原因不外乎有化脓性关节炎并发病理性脱位、骨髓炎、瘘管形成、非功能位关节固定畸形、病理性的纤维关节强直、下肢不等长等。

针对上述各种不同情况,应有相应措施和治疗。关节感染引起病理性脱位主要发生于儿童,成年人发生机会很少。如果脱位发生在软组织严重萎缩之前并能及时做出诊断,应在处理关节感染的同时做骨牵引,或手法闭合复位,可能获得成功。如在病程后期才发现,或同时关节面已有破坏,唯一的处理方法是手术清创,最终将关节骨性强直在功能位。关节感染并发邻近骨组织炎症感染,或死骨形成,病程后期瘘管、窦道形成,则应根据慢性骨髓炎处理原则进行治疗。如病情已得到完全控制,而出现关节强直在非功能位,或痛性的纤维强直,则应根据具体情况施行关节内或关节外截骨矫正术,或关节融合术。

近年来,全髋关节置换术手术有很大发展,初次全髋置换术术后并发感染发生率约1%~2%,如果早期及时发现,在有效抗生素控制下保留关节假体彻底清创,术后冲洗引流有可能获得成功。如果无效,或发现较迟,可考虑施行髋关节切除形成术(Girdlestone术),即去除假体。彻底清创包括骨水泥、坏死感染组织,直至确信髋关节包括股骨髓腔已充分引流,保留有血供的松质骨面。清创术后,伤口可工期缝合,残留腔内置负压引流管,或抗生素溶液持续滴注冲洗,患髋屈曲20°~30°,下肢骨牵引3~6周。

(贺文涛)

第二节　化脓性骨髓炎

一、急性血源性骨髓炎

急性血源性骨髓炎为细菌从体内其他感染灶,如疖、扁桃体等经血运到达骨组织,并在机体抵抗力下降情况下发生的骨髓炎。

【病因】

急性血源性骨髓炎多源于败血症,常发生在儿童长骨的干骺端。因为此处有许多终末小动脉,循环丰富、血流缓慢,故细菌易于停留、繁殖。最常见的细菌是金黄色葡萄球菌,而此菌常集成团块,在细小动脉内形成阻塞,导致组织坏死,更利于细菌生长及感染发生。

【病理】

病理特点是骨质破坏、坏死和由此诱发的修复反应。早期以破坏和坏死为主,后期以增生为主。

【诊断】

1.全身症状 起病急,有明显中毒症状。全身不适、食欲减退、头痛、高热,体温在39℃以上,伴寒战、脉快及口干。

2.局部症状 早期患处持续剧痛,肌肉有保护性痉挛、拒动。几天后脓肿穿破骨膜,进入软组织后,压力减轻,疼痛反而减轻。

3.化验检查 白细胞计数增多,可达$(20\sim40)\times10^9/L$。中性粒细胞计数升高,血培养可为阳性。穿刺抽出脓液可培养出致病菌。

4.早期局部分层穿刺可了解脓肿部位。

5.X线片 在起病10～14天内X线片无异常。10～14天后,骨松质呈虫蛀样改变,有明显骨膜反应。

6.CT检查可提早发现病灶 对骨膜新骨形成和病变实际范围显示相当精确。

7.近年来应用放射性核素检查与CT相结合的方法,对早期诊断极有价值。

【诊断标准】

1.好发年龄 最常见于3～15岁儿童和少年,男多于女。

2.好发部位 好发于长骨干骺端,胫骨与股骨占60%,其次为肱骨、桡骨。

3.发病急,全身有中毒症状,体温可达39～40℃。局部剧痛,肌肉痉挛。

4.白细胞总数及中性粒细胞计数升高,血培养阳性。

5.骨穿刺如有脓液或混浊液而涂片检查有脓细胞或细菌,即可确诊。

6.影像学检查发现有骨质破坏。

【鉴别诊断】

1.软组织炎症 是软组织病变,炎症范围大而浅,红、肿、热、痛较明显,全身中毒症状轻。

2.急性风湿热 多为多发性关节炎,肿胀在关节处,不在骨端,全身症状轻。

3.化脓性关节炎 压痛在关节,不在干骺端,关节穿刺可明确诊断。

4.骨肿瘤 急性发病现象较少见或病理检查可找到肿瘤细胞。

【治疗】

1.全身治疗 高热时降温,补液纠正酸中毒,补充营养,必要时少量多次输新鲜血,以增强患者的抵抗力。

2.早期联合应用大剂量抗生素 有可能使病变痊愈,体温下降后需继续使用抗生素2～3周。近年来,由于金黄色葡萄球菌耐药性增加,可根据药物敏感试验选择合适的抗生素。

3.局部减压和引流 诊断一经明确,必须尽早切开减压,开窗引流或行闭式冲洗,每日用1500～2000ml抗生素液体持续冲洗。

4.局部固定 早期可用皮牵引或石膏托固定,以防止病理骨折。

【疗效标准及预后】

经过早期大量有效的药物治疗及正确的局部处理和支持疗法,病变吸收痊愈。如治疗不当,轻者可转为慢性骨髓炎,重者可引起败血症而危及生命。

二、慢性骨髓炎

多数慢性骨髓炎是因急性骨髓炎治疗不当或不及时引起的。若急性骨髓炎的致病菌毒力较低、患者抵抗力较强或由皮肤创口感染的骨髓炎,也可能一开始既为亚急性或慢性骨髓炎而无急性期症状。

【病因病理】

当急性炎症消退后,若留有无效腔,即为慢性骨髓炎。无效腔内含有炎性肉芽组织、脓液、死骨、瘢痕组织和残留细菌。有时窦道虽能暂时愈合,但当患者抵抗力下降时,急性炎症即可发作,待脓液穿破皮肤后,炎症又消退。如此反复发作,使骨质增生硬化、皮肤色素沉着、窦道皮肤长期受炎性分泌物刺激,久之可发生鳞状细胞癌。

【诊断】

1.既往有急性血源性骨髓炎史或有开放性外伤史。

2.有反复发作的窦道,窦道长期流脓,有时流出小死骨或死骨暴露于伤口外。

3.局部肢体增粗、变形,皮肤色素沉着。

4.急性发作时,窦道瘢痕处红、肿、热、痛,有波动感,破后可流出小死骨。

5.患者全身消瘦,贫血,呈慢性病容。

6.X线片可见死骨及死腔,整个长骨增粗,密度不均匀。小儿有时可见骨骺被破坏,甚至消失。对于经久不愈窦道,可行窦道造影,以了解其深度、分布范围等以便手术。

【治疗】

慢性化脓性骨髓炎治疗原则是摘除死骨、清除瘢痕及肉芽组织。消灭无效腔是防止复发的重要手段,消灭无效腔有多种方法。

1.蝶形手术　将骨死腔周围骨质凿去一部分,使之呈碟形,也称 Orr 疗法。

2.肌瓣填塞　可将附近肌肉做带蒂肌瓣填塞之,消灭死腔,增加血液供应。

3.庆大霉素链珠植入　将直径为 6～8mm 的庆大霉素-聚甲基丙烯酸甲酯链珠放入无效腔内,可消灭无效腔,局部释放庆大霉素,以消灭残存细菌。术后 5 天开始拔出链珠,残留小无效腔很快被肉芽组织充填,每天拔出 1～2 个,拔完为止,同时链珠还有引流作用。

4.不重要部位出现骨髓炎(如肋骨、腓骨),可将病骨段全部切除,一期缝合伤口。

5.骨外露的慢性骨髓炎,可在外露骨质上钻数个小洞,通入骨髓腔,促进肉芽生长。

6.病程较长窦口皮肤疑有恶变者或严重畸形患肢失用者可行截肢术。

慢性骨髓炎急性发作时只能行脓肿切排术后,待急性炎症静止才能行根治术。

【疗效及预后】

肌肉较丰富部分,手术效果好。胫骨中、下段效果较差。应定期随诊,防止骨折。

三、慢性局限性骨髓炎

本病是急性骨髓炎形成骨脓肿后局限于干骺端所致,为 Brodie 骨脓肿。

【诊断】

1.一般无急性化脓性骨髓炎全身症状。

2.劳累后局部疼痛明显,红肿不太明显。

3.常见部位是胫骨上、下端,无窦道,局部皮肤完好。

4.X线检查:可见长骨干骺端有1～2cm圆形病变,四周为密度增高的硬化骨。

5.需与骨囊肿鉴别。

【治疗】

在抗生素辅助下,将脓肿及肉芽清除,一期缝合伤口。

【疗效标准及预后】

疼痛消失,伤口一期愈合,预后好。

四、硬化性骨髓炎

硬化性骨髓炎病因尚未明确,可能由于致病菌毒力较低,仅引起强烈成骨反应而致骨硬化,无脓肿及死骨形成。

【诊断】

1.起病时可有畏寒、发热,但病情较轻,自觉患处有钝痛,局部有压痛。

2.常见于股骨或胫骨,仅一般肢体增粗。

3.X线检查:可见骨干增粗、硬化,髓腔亦封闭,无死骨。

【治疗】

1.早期制动,大量抗生素治疗。

2.在硬化骨质部分进行开窗手术,疏通骨髓腔,髓腔内置庆大霉素-聚甲基丙烯酸甲酯链珠,一期缝合伤口。

【疗效标准及预后】

疼痛消失,体温下降,伤口一期愈合。

(高琦炜)

第三节　椎间隙感染

临床上,椎间隙感染并不多见,但由于病灶比较隐匿,对诊断、治疗带来一定困难。椎间隙感染以腰椎最为多见。

一、发病机制

椎间隙感染途径主要由下列两种原因所造成。

1.由脊柱诊断性操作或手术过程中细菌直接污染、接种所致。例如,椎板切除减压、髓核摘除手术、诊断或麻醉需要施行腰椎穿刺,或椎间盘造影术穿刺针直接进入椎间盘内感染所致,这种感染细菌以金黄色或白色葡萄球菌最常见。

2.由盆腔内或泌尿生殖系统感染播散所引起,已有大量研究报告证实存在盆腔与椎旁静脉系统通道,感染细菌或肿瘤栓子可经该途径直接蔓延侵犯脊柱。如该途径发生椎间隙感染,细菌菌种以革兰阴性杆菌为主。

椎间盘本身是一个无血供组织,因此,如经血源感染,病原菌必须停留在邻近椎体骺板。该部位血流缓慢,细菌容易停留造成毛细胞血管栓塞,形成局部脓肿,而椎间盘感染是继发的。缺血性感染的椎间盘组织逐渐发生液化,需要经过几个月的时间才能被吸收,感染坏死组织停留在局部,很少超出椎间盘本身结构,因此,绝不会发生硬脊膜周围脓肿,经过一定治疗,感染逐渐吸收,自行愈合。

二、临床表现

椎间盘感染通常在脊柱手术操作后几天至几周时间出现脊柱症状。如果继发于盆腔或尿路感染,则脊柱间隙感染发作潜伏期可能更长,可以几天至几个月,甚至达几年。腰背部疼痛症状往往突然发作,症状迅速加剧,病人往往不愿移动,甚至轻微移动即可能触发剧烈疼痛,需大剂量止痛剂解痛。疼痛常局限于脊柱背部,也可以向一侧或双侧下肢放射。局部肌痉挛、压痛、叩痛明显,感染的全身症状较轻微,体温正常或低热,高热罕见。疼痛或不适症状可能持续相当长时期,从数月至一年后,症状逐渐缓解。

三、辅助检查

血白细胞分类检查正常,唯一有价值表现为 ESR 升高,穿刺活检或培养常可提供诊断依据。感染发作几周或几个月时,X 线检查仍可无特征性变化,最早的 X 线征象是感染的椎间隙狭窄,跟随出现邻近椎体部分不规则吸收破坏。经过相当一段时间间隔,骨修复愈合逐渐明显,表现为沿着椎体缘硬化骨形成,新骨增生。当病灶完全稳定,椎间隙可完全消失,上下椎体连接融合。

四、诊断与鉴别诊断

椎间盘感染发生率并不高,该病有一些特征性的临床和 X 线表现,为正确诊断提供线索,从某种意义上,鉴别诊断更重要。

1.化脓性脊柱炎　化脓性脊柱炎临床表现与椎间隙感染极为相似,除了一部分病员可表现急性中毒症状外,有相当一部分人仅表现为局部脊柱痛,持续加剧,也可出现放射痛。唯一区别是,如发生化脓性脊柱炎,其感染脓肿波及椎管内,可引起脊髓和神经根压迫症状,截瘫发生率约 15%,甚至更高。如果脊柱炎发生在颈椎,椎旁脓肿可压迫气管、食管,如发生在腰椎,会出现腰大肌脓肿刺激症状。化脓性脊柱炎 X 线征象具有 4 种特征性表现:①病变起自椎体中心,出现骨破坏吸收,而上下椎间隙保持正常。②病变起自骨膜下,位于多个椎体前缘,前方皮质骨被侵蚀,骨吸收边缘骨增生。③病变侵犯椎弓或附件。④病变起自椎体终板附近,早期出现骨质稀疏,随后为虫蚀样或锯齿状骨破坏,最后炎性病灶可扩散到椎体中央,但也可向椎间盘侵犯,造成椎间盘狭窄、破坏、吸收、边缘出现骨增生。最后一种 X 线表现与化脓性椎间隙感染的 X 线表现相似,应引起重视。

2.脊柱结核　近年来,脊柱结核发生率有所增加,脊柱结核起病缓慢,全身结核中毒症状明显,局部疼痛,椎旁脓肿发生率较高,少数病人可出现脊髓压迫症状。X 线征象具有特征表现,病变早期常表现椎间盘间隙狭窄,邻近椎体骨疏松脱钙,但很快出现以椎体破坏椎旁脓肿为主的 X 线表现,很少出现骨质增生、骨桥形成,椎体附件结核发生较少,必要时可行穿刺活检,明确诊断。

3.脊柱转移性肿瘤　脊柱转移性骨肿瘤发生率极高,常表现为椎体溶骨性或增生性骨破坏,可侵犯单一椎体或出现跳跃式椎体破坏,脊柱转移性骨肿瘤很少出现间隙狭窄,这是转移性脊椎肿瘤的特点,这与椎间隙感染椎间隙狭窄截然不同。

五、治疗

1.非手术治疗　全身支持、局部制动以及抗生素应用是保守治疗主要三大措施。

(1)抗生素应用:感染源的识别,对了解感染菌种有帮助。如继发于盆腔,泌尿道的感染,往往以革兰阴性杆菌感染为主,而因脊柱手术操作引起的椎间隙感染往往以金黄色葡萄球菌感染为主。因此,根据可能的菌种感染选择有效抗生素。用药时应掌握各类抗生素的药理作用,不仅增加药物的疗效,而且可减少毒性,防止产生耐药性。抗生素治疗应足量、有效,直至感染症状完全消退,以后再改用口服抗生素持续6周。

(2)制动:硬板床或石膏床制动是必要的,直至临床症状完全消失。病情稳定通常需要3个月。症状减轻后可用支架、腰围保护。

(3)全身支持疗法:急性期显得十分必要,加强营养,及时补充和纠正水、盐、电解质紊乱。急性期疼痛是突出矛盾,因此药物使用十分必要。

2.手术治疗　如果病灶未及时早期发现,病变范围广泛破坏严重,或难以承受疼痛得不到有效控制,可考虑手术治疗,切除感染椎间盘、坏死组织,彻底清创使病灶得到控制与稳定。

(贺文涛)

第四节　痛风

一、概述

痛风是男性中最常见的炎症性关节炎:高尿酸血症是痛风的主要生化致病因子,急性痛风是由尿酸结晶的炎性反应引发的严重关节炎,尿酸钠单水化物结晶的聚集物(痛风石)主要沉积在关节内及关节周围,严重时导致受累关节畸形和功能丧失。最初临床表现是突然发作的急性痛风性关节炎,具有骤然发作、疼痛剧烈的特征,而且多数患者关节炎反复发作、迁延不愈。整个病程表现为急性发作期、间歇期和慢性痛风石性痛风。

流行病学调查资料显示,本病是一种全球性的常见病,在所有关节炎中约占5.0%。患病率与当地经济和医学水平及依据的诊断标准有关。第一次世界大战以前,痛风主要流行于欧洲和美洲,患病率占地区总人口的0.13%～0.37%,年患病率为0.20%～0.35%。20世纪80年代以来,由于经济的迅速发展,食物中蛋白含量增高,痛风的发病率呈急剧上升,已成为世界性流行病。近年来我国的痛风住院患者人数呈急剧上升,南方上升的趋势比北方更明显,与全国经济和生活水平的变化相一致。我国痛风的发病人数将会逐年上升,因此痛风的预防和早期诊断不容忽视。目前全球经济发展的不平衡性决定了痛风的主要流行区仍以欧美国家为主。

人一生中的血尿酸的浓度与体重相血压一样存在着变化规律。从婴幼儿至青春期,男女两性血尿酸均较低。青春期后,随着年龄增加男女两性的血尿酸水平均有升高,男性的血尿酸升高更为明显。成年男

性的血尿酸水平为 $6.9\sim7.7mg/dl$，女性为 $5.7\sim6.6mg/dl$，男性痛风发病率也高于女性，约为 $(9\sim10):1$。由于女性绝经期后雌激素水平明显降低，肾脏对尿酸的排泄减少，两性的发病率比较接近。痛风起病的平均年龄在 $40\sim55$ 岁，青少年痛风大约占全部痛风患者的 1%。近年来，随着我国人民的饮食结构和生活方式的西方化，痛风的发病年龄明显提前，40 岁以前发病者并非少见，临床上甚至见到 20 多岁即发病的病例。可能由于卵巢功能的变化及激素分泌水平的变化，月经期和妊娠期妇女患痛风性关节炎的危险性明显降低。

目前发现痛风患者呈全球性分布。大部分地区正常成年人血尿酸水平无明显差异，但新西兰的毛利族、移居夏威夷的菲律宾人、马里亚纳群岛的土著人、澳洲人和马来西亚的华裔等血尿酸水平较高，尚未找到合理的解释。有研究者发现来自平原的高原痛风性关节炎患者，返回原居住地后，大部分患者均可恢复正常；而世代居住在高原者痛风发病率相对较低。由此分析生活地理位置的快速明显变他可能导致生活方式和饮食习惯的迅速改变，与其身体固有的代谢率产生了不相适应，可能是环境因素与遗传体质的不匹配影响了血尿酸的浓度，从而导致了痛风的发病。大量研究表明，血尿酸的水平与接受教育程度、智能和社会地位等有明显的关系。在古代就发现痛风有家族性发病的倾向，而且有家族史者病情也比较重，男性患病率明显高于女性。在原发性痛风患者中，$10\%\sim25\%$ 有阳性家族史，而且发现痛风病人近亲中 $15\%\sim25\%$ 有高尿酸血症。原发性痛风属常染色体显性或隐性遗传，部分则为性连锁遗传（即 X 连锁隐形遗传）。有 2 种公认的通过性连锁遗传的先天性酶异常，即次黄嘌呤-鸟嘌呤磷酸核糖转移酶（HGPRT）缺乏，和磷酸核糖焦磷酸合成酶（PRPPS）活性过高，女性为携带者，男性发病，多为隔代遗传，但在原发性痛风中仅占极少数。先天性 HGPRT 缺乏或 PRPP 合成酶活性增加所致的原发性痛风性关节炎，发病年龄多在 30 岁以下。高尿酸血症的遗传情况变异极大，可能属于多基因的共同作用。影响痛风遗传表现形式的因素很多，如年龄、性别、饮食、心脑血管疾病及肾脏功能等等。

痛风古代就有"帝王病、富贵病"之称，在知识阶层和商贾富豪中的患病率明显高子平民和体力劳动者。人们把痛风归罪于这些人的暴饮暴食，同时发现 50% 以上的痛风患者超过标准体重，血尿酸水平与体重呈正相关，$3/4$ 的痛风患者有高血脂或高血压。无论年龄大小和种族区别，体重指数过高、高血压及高血脂是痛风的危险因素。在饮食因素中，高嘌呤、高蛋白及饮酒是影响痛风发病和关节炎发作的重要因素，国内外大量的流行病学调查均证实了这一点。

二、病因病理与发病机制

正常情况下，尿酸由肾小球滤过后 90% 经近曲小管重吸收，再经近曲小管远端分泌而排出体外；最终从尿中排出尿酸的量约为滤过量的 $6\%\sim10\%$。肾脏功能正常时，肾小管分泌尿酸的能力很大，高达滤过率的 85%，肾小管分泌尿酸的多少与血尿酸浓度呈正相关，即当血尿酸水平升高时，近端肾小管分泌尿酸也增加。若体内内源性或外源性有机酸增加时，则可竞争抑制肾小管的尿酸分泌。

1.病因　血尿酸明显升高是痛风的基本生化基础，根据其发生原因可分为原发性和继发性两大类。

（1）原发性：①酶及代谢缺陷：见于 PRPP 合成酶活性增加或 HGPRT 部分或全部缺乏，均使尿酸产生过多，为性连锁遗传，占总数不到 1%；②原因不明：主要指原因不明的肾脏排泄减少和原因不明的尿酸产生过多，力多基因遗传所致，称为特发性痛风。

（2）继发性：①HGPRT 缺乏及葡萄糖-6-磷酸脱氢酶（G6PD）缺乏使尿酸产生增加，如 Lesch-Nyhan 综合征和糖原贮积症Ⅰ型等；②核酸转换增加，常见于外科手术后，放、化疗后，危重病人，慢性溶血，红细胞增多症，恶性肿瘤，骨髓或淋巴增生病等；③嘌呤摄入增加：饮酒及食用高嘌呤食物；④肾清除减少：如药物、中毒或内源性代谢产物如酮体、乳酸等因素使尿酸排泄受抑和（或）吸收增加。多见于伴发慢件肾炎、高血压、脱水、糖尿病酮症或酸中毒、甲状腺功能低下或甲状腺功能亢进、慢性铅和铍中毒、服用祥利尿剂以及胰岛素抵抗等。

2.诱因

（1）膳食因素：远在古罗马时代就认为痛风与暴饮暴食有关。现代的观点认为，高嘌呤膳食，致使体重超重、肥胖、高血脂，不仅使糖尿病、高血压的发病率上升，而且可诱发痛风性关节炎的发作。一般认为，高嘌呤膳食及大量饮酒，能使血尿酸值在短时间内迅速上升，导致痛风性关节炎急性发作。在素食民族罹患痛风者也很多，痛风患者低嘌呤饮食后可使血尿酸下降 2mg/dl。

（2）酒精摄入：大量数据显示，乙醇对痛风的影响比膳食更重要。有人将摄入同样饮食同时大量饮酒与不饮酒者进行对比，发现前者的血尿酸水平上升更显著，尤其是在饥饿状态下进食高蛋白、高嘌呤食物同时大量饮酒，可引起痛风性关节炎的急性发作。由于乙醇代谢使血浆乳酸浓度增高，从而抑制了肾小管分泌尿酸，降低了尿酸的排泄。同时乙醇促进腺嘌呤核苷的转化，导致了尿酸合成增加。

（3）药物：某些药物可导致急性痛风性关节炎发作。在某些情况下可能是个体差异，如维生素 B_1 和维生素 B_{12}、胰岛素、青霉素等。使用促尿酸排泄和抑制尿酸生成的药物治疗期间，由于血尿酸水平突然降低数值过大，促使原有尿酸盐晶体脱落，可导致关节炎加重或转移性痛风的发作。长期使用利尿剂，也可导致痛风的发作，且症状较轻，常为多关节受累。

（4）创伤：长途步行、关节扭伤，鞋袜穿着不当，以及关节过度活动等促进痛风性关节炎急性发作，分析原因可能是局部组织损伤后尿酸盐脱落。第 1 跖趾关节的生理功能决定了它是最易受累的关节。

国内学者对 232 例痛风关节炎发作的诱因进行了分析，疲劳过度占 45.7%，高嘌呤饮食为 43.2%，酗酒占 25.9%，感冒为 18.5%，关节外伤占 15.5%，运动过度为 9.6%。

3.发病机制

（1）嘌呤吸收过多：人体内嘌呤来源的 2 个途径为内源性和外源性。其中 80% 是内源性来源。因此，内源性代谢紊乱是发病的主要因素。近 10% 痛风患者采取限制嘌呤摄入的低嘌呤饮食后，血尿酸水平降低也非常有限，24 小时尿尿酸排泄量依然较高。即使进食无嘌呤饮食，仍不能完全纠正高尿酸血症，摄入高嘌呤饮食并不是痛风的重点所在。

（2）体内嘌呤合成代谢增加：摄入低嘌呤饮食 5 天后，测定 24 小时尿尿酸总量高于 600mg（3.6mmol）或在口服/静脉注射^{15}N 或^{14}C 甘氨酸后，尿中同位素标记的尿酸盐含量增高，表明嘌呤生物合成增加。部分痛风患者表现为体内嘌呤生物合成增加。

（3）尿酸排泄障碍：目前认为尿酸排泄障碍是高尿酸血症的直接原因。约占痛风的 90%，在尿酸合成代谢正常的患者更是如此。研究显示，痛风患者既有肾小管分泌尿酸障碍，也有对尿酸的重吸收增加，前者更为重要。

目前认为，高尿酸血症与痛风之间没有本质上的区别，属于疾病发展的不同阶段。临床上只有 5%～12% 的高尿酸血症患者发展为痛风，各家报道不一。痛风发作与否与血尿酸水平高低及高尿酸血症持续时间，以及与患者年龄有直接关系。单纯高尿酸血症没有临床症状的患者，只是其关节组织或肾脏尿酸沉积引起的组织损害轻微，尚未造成明显的临床症状而已。

急性痛风性关节炎的发作是由于尿酸浓度过高呈过饱和状态，尿酸钠微晶体沉积在软骨、滑膜及周围组织，巨噬细胞吞噬晶体后释放出多种炎症介质造成关节损伤。临床上观察到，急性痛风性关节炎发作时血尿酸水平可以正常，某些有大量痛风石沉积的患者，缺乏急性痛风性关节炎发作史。应用降低尿酸药物治疗时，血尿酸水平降低过快反而诱发痛风性关节炎的急性发作。

研究显示,痛风性关节炎具有炎症发作、炎症发展及炎症消失的基本过程。急性痛风性关节炎初期,因为关节局部温度降低、血尿酸突然升高、体液的 pH 降低,以及沉积晶体的脱落,大量的尿酸钠进入关节腔,尿酸钠与免疫球蛋白结合后被吞噬细胞所吞噬。接着,吞噬细胞在尿酸钠的刺激下,激活坏氧酶和脂氧酶,花生四烯酸转化为前列腺素,以及其他各种致炎物质的作用,炎症得以进一步发展。进而,随着炎症的继续,某些血清因子、某些酶类的影响,以及前列腺素的抗炎作用,抑制了炎症的发展,导致炎症进入缓解期。

三、临床表现

1.症状和体征

(1)急性痛风性关节炎:突然发作的关节剧烈疼痛是本病的一个特征。典型的急性痛风性关节炎特点是起病急骤,呈暴发性,第 1 次发作通常在非常健康的情况下突然出现某个关节红肿、疼痛,接着几小时内皮肤发热、发红及肿胀,24～48 小时达到高峰,关节及其周围软组织明显红、肿、热、痛,痛如刀割样,局部甚至无法忍受覆盖被单和轻微的震动。70%的患者首发于蹬趾、跖趾关节,多为单侧发作,双侧交替出现。最常累及的蹬趾、跖趾关节占受累关节的 90%,其次为跗骨、踝、膝、指及腕等关节。分析关节受累原因为:①末梢小关节皮下脂肪很少,血液循环差,皮肤温度较躯干部位低,血尿酸易于沉积;②由于血液循环差,组织相对缺氧,局部 pH 稍低,也有利于尿酸的沉积。发病前可有乏力、周身不适、及关节局部刺痛等先兆。鞋袜不适、足部劳累、环境湿冷、局部关节、损伤饮食不当等是诱发因素。

急性痛风性关节炎有自限性,轻度发作可在 3～7 天内自然消失,严重者可持续数周。恢复期关节完好无损,是本病的另一个特征。

不典型的急性痛风性关节炎主要见于:①儿童及青少年患者,可先有肾结石,然后出现关节炎,而且症状较重,发作频繁,病情进展迅速,累及多个关节;②多关节炎型多见于绝经后妇女,特别是长期使用利尿剂的患者。

(2)慢性关节炎:随着病程的延长,受累关节逐渐增多,不能完全缓解,最后导致关节畸形和关节功能丧失。体表出现特征性的痛风结节或痛风石,常见部位:耳轮、第 1 跖趾关节、指、腕、膝、肘等处,也可见于任何关节周围。最初小而软,以后变硬,破溃可见白垩状物质。痛风石多出现于关节炎发作 10 年以上者。对于发病年龄早、病程长、血尿酸控制不良者,痛风石出现得更早,体积也较大。

(3)女性痛风:女性患者占痛风人群的不到 1/4,多在绝经后并且多在使用降尿酸药物治疗时发生。与高血压和肾功能障碍有关。少见的幼年性家族性高尿酸血症性肾病患者均为女性,主要表现为儿童期或者青年期的痛风和肾衰。女性急性痛风和慢性痛风的表现与男性类似。女性患者中多发性关节炎型多于男性。女性服用降尿酸药物者痛风发作时容易侵袭 heberden 结节和 bouchard 结节,也易在这些部位形成痛风石。既往关节软骨损伤可能使尿酸盐结晶易于沉积在患骨关节炎的手指,这也是第 1 跖趾关节易患痛风的原因。

(4)老年人痛风:过去一直认为老年很少发生急性痛风,多是单关节炎型、变形性关节炎。老年痛风患者中男女比例大致相仿。可以没有急性单关节炎或者多关节炎病史,在不典型的关节部位可以出现大的痛风石沉积和慢性多关节炎。关节内的痛风石可以造成相当严重的关节畸形。老年痛风患者往往同时患其他疾病包括高血压、肾衰、糖尿病,很多老年痛风患者是由降尿酸药诱发。

2.实验室检查

(1)血尿酸测定:目前国内外普遍采用尿酸酶法测定血尿酸,国内血尿酸值男性为 3.0～7.0mg/dl

（178～416μmol/L），女性为 2.5～6.0mg/d（148～356μmol/L），不同的实验室数值略有出入。未经治疗的痛风患者血尿酸水平多数升高，继发性痛风较原发性痛风升高更为明显。痛风性关节炎急性发作时血尿酸水平低于缓解期。

测定血尿酸时注意：①清晨空腹抽血送检；②抽血前停用影响尿酸排泄的药物如水杨酸类、降压药、利尿剂等，至少 5 天；③抽血前避免剧烈活动；④血尿酸浓度有时呈波动性，一次血尿酸测定正常不能否定增高的可能性，应多查几次。

（2）尿尿酸测定：临床上用来判断高尿酸血症是属于尿酸生成过多还是尿酸排泄减少，抑或是混合型，有利于治疗药物的选择。低嘌呤饮食 5 天后，正常人 24 小时尿尿酸＜600mg，或常规饮食时 24 小时尿尿酸＜1000mg；若血尿酸升高，24 小时尿尿酸＜600mg，则为尿酸排泄不良型。否则可能是产生过多型。

偏振光显微镜下观察晶体时注意：①尿酸盐结晶有折光，折射角为 45°，为棒状或菱形。辅以光学补偿器可明确地将不同晶体区别开来；②玻片和盖玻片必须干净无划痕，否则影响观察结果；③观察玻片的中央部分；④关节液直接滴片，必要时用肝素抗凝。

（4）组织学检查：可取疑有痛风石的组织标本，用无水酒精固定，切片分别在普通显微镜和偏振光显微镜上观察尿酸盐晶体。紫尿酸胺试验呈蓝色者为尿酸盐。

3.影像学检查　痛风患者多在发病数年后才出现骨关节影像学病变，早期无明显 X 线变化。早期急性关节炎仅表现为受累关节周围的软组织肿胀，反复发作时可在软组织内出现不规则团块状致密影"痛风结节"。在痛风结节内可有钙化影"痛风石"。特性慢性痛风性关节炎的改变是，痛风石在软骨沉积，造成软骨破坏和关节间隙狭窄，关节面不规则；在关节边缘可见偏心性半圆性骨质破坏，逐渐向中心扩展，形成穿凿样缺损。

第 1 跖趾关节是痛风性关节炎的好发部位。骨质缺损常见于第 1 跖骨头的远端内侧或背侧，其次是第 1 跖骨的近侧，常合并邻近软组织的肿胀、跗趾外翻畸形、第 1 跖骨头增大。X 线平片可观察到近端和远端指间关节病变，其次是掌指关节、腕骨间关节及腕掌关节破坏，膝关节同样可以累及。肘关节多表现为滑囊炎，尺骨

（3）关节滑液检查：膝关节正常滑液呈草黄色，不超过 4ml，清亮而透明。镜下观察白细胞数＜200/mm³，中性粒细胞比例＜25％。痛风性关节炎患者滑液的主要特征是：滑液量增多，外观呈白色而不透亮，粘性低，白细胞计数＞500/mm³，中性粒细胞比例＞75％。在偏振光显微镜下可见到白细胞内或呈游离状态的尿酸钠盐晶体，呈针状（5～20μm），并有负性双折光现象，关节炎急性期的阳性率约为 95％。在高分辨数字影像显微镜下可显示细胞内和细胞外的尿酸盐晶体。鹰嘴骨质破坏。

临床上发现，痛风年龄发病早、病情进展较快、肾功能产重受损者，骨质破坏还可以见于肩关节、胸锁关节等。

由于尿酸盐结石属于阴性结石，腹部平片无法显影痛风性肾结石和肾间质病变，需要 B 超检查或肾盂造影确定。部分痛风患者双肾 B 超检查可以见到结晶物，重症患者可以发现结石样改变。

四、诊断标准

1.诊断　当前国内外多采用美国风湿病协会于 1977 年制定的痛风性关节炎的诊断标准：

（1）急性关节炎发作 1 次以上，在 1 天内即达到发作高峰。

（2）急性关节炎局限于个别关节。

（3）整个关节呈暗红色。

（4）第 1 姆趾关节肿痛。

（5）单侧跗骨关节炎急性发作。

（6）有痛风石。

（7）血尿酸增高。

（8）非对称性关节肿痛。

（9）发作可自行停止。

凡具备该标准 3 条以上，并可除外继发性痛风者即可确诊。

2.鉴别诊断　典型发作时诊断不难，急性痛风性关节炎注意与下列疾病鉴别：

（1）蜂窝织炎及丹毒：痛风急性发作时关节周围软组织发红、发热、肿胀和疼痛。下肢蜂窝织炎及丹毒也有局部皮肤发红、发热，但局部皮下软组织肿胀明显而无关节压痛，沿淋巴管走行，血尿酸不高以及无自发缓解趋势。

（2）其他晶体性关节炎：晶体性关节炎是由于代谢紊乱、遗传、劳损等因素导致体内晶体形成，并在关节及其周围组织沉积所引起的一组疾病。也常见于老年人。较多见的晶体除了尿酸盐晶体外，还有焦磷酸钙、磷灰石、胆固醇、类固醇，以及较少见的 Charcot-Leyden 晶体。几种晶体性关节炎的临床鉴别要点见表 12-1。

表 12-1　晶体性关节炎的临床鉴别要点

鉴别要点	痛风性关节炎	假性痛风	磷灰石沉积症	类固醇晶体性关节炎
性别分布	男＞女	男＞女	女＞男	女＞男
好发年龄	中老年	老年	老年	任何年龄
遗传方式	常染色体显性	性染色体显性	常染色体显性	无
好发关节	第 1 跖趾、跗骨	膝、髋、椎间	肩、膝、髋	用药关节
发病特点	特别急，有间歇期	急	时轻时重	急
疼痛程度	剧烈	较重	时轻时重	较重
病程	1～2 周	半天～数周	较长	较长
晶体类型	尿酸盐	焦磷酸钙	磷灰石	类固醇
X 级表现	骨呈穿凿样	软骨钙化	软骨钙化	软骨钙化
血尿酸水平	多升高	正常	正常	正常

特别是焦磷酸钙引起的类似痛风性关节炎发作（假性痛风）。此类关节炎起病突然而严重，呈反复发作和自限性，症状很像痛风性关节炎，其主要特点为：①几乎累及所有滑膜关节，半数以上在膝关节；②X 线片显示软骨斑点或线形钙化；③偏振光显微镜下显示晶体呈菱形或棒状，正性双折光或无折光，折射角 $20°\sim30°$；④无血尿酸水平升高。

（3）强直性脊柱炎：多见于男性青壮年，有腰背痛和晨僵，以非对称性的下肢大关节炎为主。急性发作时有关节肿胀、发热，非急剧性疼痛，局部皮肤颜色正常。X 线显示典型的骶髂关节炎改变。90％以上患者 HLA-B27 阳性。

（4）Reiter 综合征：有急性关节炎的特点，伴有眼葡萄膜炎以及尿道炎的临床表现。

（5）反应性关节炎：常见于前驱感染之后，以非对称性的急性下肢大关节炎为主，元明显的关节周围组织发红。

（6）风湿性关节炎：多见于青少年。有明显的链球菌感染史，可见四肢大关节游走性关节肿痛。伴有发热、咽痛、心肌炎、皮下结节、环形红斑等。如患者为成人,则关节外症状常不明显。血清 ASO 滴度明显升高。

(7)骨关节炎:多见于 50 岁以上的病人,女性多见,关节疼痛较轻,累及负重关节如膝、髋为主。手指远端指间关节出现骨性增殖和结节为特点,形成"方形手"。X 线平片显示软骨退行性改变同时伴有新骨形成。注意与慢性痛风性关节炎相鉴别。

(8)银屑病关节炎:多有典型的皮肤银屑疹和指甲病变,为非发作性慢性关节炎,主要侵犯四肢小关节,可见腊肠样指(趾),手、足 X 线平片显示特征性"杯中铅笔"样改变。注意与慢性痛风性关节炎相鉴别。

五、治疗方法

痛风的治疗方法是综合性的,主要包括一般治疗、关节炎急性发作期的治疗、间歇期的治疗、慢性关节炎期和痛风结节的治疗,以及痛风并发症的处理。

1.一般治疗

(1)低嘌呤饮食:高嘌呤饮食能使血尿酸暂时升高,可诱发关节炎急性发作。因而,控制饮食是必需的,避免高嘌呤饮食(主要包括动物内脏,水产品如沙丁鱼、虾、蟹等,火锅中的肉类、海鲜和青菜等,海鲜汤和浓肉汁)。适宜食用牛奶、豆制品、鸡蛋、各类蔬菜和谷类制品等。

(2)严格戒酒:乙醇能使体内产生乳酸,降低尿酸的排出,尤其是啤酒中含有大量的嘌呤。有研究报道因大量饮用啤酒导致痛风的发病率明显上升。多饮水可以增加尿量,促进尿酸排出。

(3)多食碱性食物:黄绿色蔬菜——油菜、白菜、胡萝卜与瓜类等为碱性食物,可碱化尿液,提高尿液中尿酸的溶解度,增加尿酸排出量,预防肾脏尿酸结石形成。

(4)活动和锻炼:关节肿痛明显时,注意保证休息和关节制动直至症状完全缓解。关节肿痛缓解后,强调多活动和关节功能锻炼。

(5)减少用药:避免使用抑制尿酸排泄的药物,如呋塞米(速尿)、阿司匹林、维生素 B_1、维生素 B_{12} 等。

(6)改善日常生活方式:避免急性痛风性关节炎发作的诱因,如过度劳累、精神紧张、环境湿冷、鞋袜不舒适、走路过多及关节损伤等。

(7)积极治疗痛风伴发疾病:治疗高脂血症、高血压病、冠心病及糖尿病,防止体重超重。肥胖者要强调控制体重。低体重患者,强调严格控制高嘌呤食物的摄入。

2.药物治疗

(1)急性期的治疗:痛风性关节炎急性期不主张使用降尿酸药物,治疗原则是尽早使用抗炎止痛药,缓解症状。血尿酸下降过快,可诱使关节内痛风石表面溶解,形成不溶性晶体,加重炎症反应或引起转移性痛风性关节炎发作。同时,及时妥善处理诱发因素如急性感染、外科手术、精神过度紧张等,强调多饮水及注意休息也十分重要。常用药物分为 3 类。

1)秋水仙碱:是治疗急性痛风性关节炎的经典药物。作用机制是通过抑制中性粒细胞趋化,抑制浸润和吞噬,阻止其分泌细胞因子,从而减轻尿酸晶体引起的炎症反应,终止急性发作。一般初次规律用药数小时内关节的红、肿、热、疼痛即消失。口服首次剂量 1mg,每隔 1~2 小时服用 0.5mg,直至剧痛缓解为止,或出现胃肠道症状时立即停药。用药 6~12 小时症状减轻,24~48 小时病情控制。每日总量不能超过 4mg。对老年人及肾功能不全者应减量为每次 0.5mg,每日 1~2 次,24 小时内不超过 3mg。因毒性较大,秋水仙碱已不作为首选药物治疗关节炎的急性发作。

2)非甾类抗炎药:具有抗炎止痛和解热作用。药物疗效肯定,短期服用不良反应少,已成为治疗痛风性关节炎的首选药物。常用的有双氯芬酸钠、舒林酸、依托度酸、昔康和昔布类等。选择这类药物时强调肾脏的安全性,老年人服用要特别注意肾脏功能的变化。

3)肾上腺皮质激素:用于关节炎反复发作且症状较重、非甾类抗炎药和秋水仙碱治疗无效或存在使用禁忌证者。可选择泼尼松短期口服,剂量(一般<15mg/d)强调个体化治疗,症状控制即可停用。单关节肿痛时,可行关节腔内注射糖皮质激素治疗。

(2)间歇期及慢性期的治疗:高尿酸血症是痛风性关节炎急性发作的根本原因。间歇期的治疗目的是降低血尿酸水平,预防急性关节炎发作,防止痛风石形成及保护肾功能。

降低血尿酸水平的药物有2类:一类是促进尿酸排泄的药物,另一类是抑制尿酸生成的嘌呤氧化酶抑制剂。降低血尿酸药物的应用原则:从小剂量开始,逐渐加量;合理选择降低血尿酸药物。

1)促尿酸排泄药:经饮食控制血尿酸仍>9mg/dl,急性痛风每年发作在2次以上,有痛风石,肾功能正常或仅有轻度损害者可选用此类药物。

丙磺舒:首选药物,开始剂量为0.25~0.50g,每日1~2次;根据血尿酸水平,每隔1周每日可增加0.5g,直至维持1.0~2.0g/d,每日最大剂量为3.0g。然后以最小有效剂量长期维持,并定期监测血和尿尿酸。该药的作用部位在肾脏,肾功能良好的患者方可使用。不良反应较低,一般可长期使用。应注意以下4点:①饭后服用,同时大量喝水;②同时加用碳酸氢钠,根据尿pH值的变化调整碱性药物用量。维持尿pH值在6.5~7.0,以防结石形成;③对活动性溃疡、磺胺药物过敏、痛风性关节炎急性发作期及肾功能低下者不宜使用或慎用;④有复发性肾结石及尿酸排出增多的患者也应慎用。

苯溴马隆:是目前常用的促尿酸排泄药物。主要通过抑制近曲小管对尿酸的重吸收从而达到降尿酸的作用。每日早餐时服用50mg,一般维持量为50~100mg。其主要毒副作用与丙磺舒相似。

水杨酸类:有一定的促尿酸排泄作用,起效的剂量较大,每次1.0~1.5g,每日3~4次。明确指出的是小剂量的阿司匹林抑制尿酸的排泄。由于治疗剂量较大,不良反应也相对较大,水杨酸及阿司匹林不作为常规降尿酸药物使用。

2)抑制尿酸生成药:别嘌醇可减少尿酸合成。用于24小时尿尿酸明显升高的尿酸产生过多型或肾功能中度以上(肌酐清除率<35ml/min)损害时;血尿酸升高特别明显,有大量痛风石沉积于肾脏,对大剂量的促尿酸排泄药物反应不佳时可合并使用。从小剂量开始,0.1g/d,逐渐可加至0.3~0.6g/d,分2~3次服用。血尿酸降至正常后,逐渐减少剂量,直到最低的有效维持量。该药对有肾结石的痛风患者疗效较好。较多见的不良反应有胃肠道反应(如恶心、食欲不振)、皮疹、药物热等。不良反应的发生与服用剂量及个体差异有关。应定期复查肝肾功能和血象。

有学者认为,小剂量秋水仙碱具有预防痛风发作的功效。由于毒副作用大,长期使用要体现个体化治疗原则。

(3)慢性痛风性关节炎的治疗:此时期的治疗方式包括一般治疗和药物治疗的所有内容。常常需要同时服用降低血尿酸的药物及控制急性发作的药物。此外,适时配合应用物理治疗和外科手术治疗。

1)物理疗法:透热疗法、离子透入疗法、红外线照射、矿泉浴、泥疗及推拿等。

2)手术疗法:以下情况可考虑外科手术处理:①痛风结节巨大,影响穿鞋;②疼痛症状明显而药物疗效不满意者;③侵犯肌腱影响关节活劫或对附近神经有压迫症状者;④关节破坏导致关节不稳定者。手术治疗可使患者减轻症状,恢复关节活动,矫正畸形,同时也有减少尿酸池的作用。

3.老年痛风的治疗　由于过分强调规避老年人胃肠道出血和发生急性肾衰的风险,加之部分病人使用了抗凝治疗,限制了非甾体抗炎药的常规使用。对于年龄大于75岁的痛风患者,建议短期使用糖皮质激素并迅速减量,或者肌内注射长效糖皮质激素或者关节内注射。老年人很难耐受秋水仙碱,故而痛风急性发作不推荐使用秋水仙碱。对于老年人来说,选择别嘌呤醇降低血尿酸比较安全,剂量为每日 50～100mg。若因服用噻嗪类利尿剂后血尿酸浓度升高者,则改用呋喃苯胺酸类利尿剂。老年人痛风的另一特点是继发性痛风较多,累及踝关节、踇趾关节以及足关节。由于治疗存在一定困难,应慎重选择药物和剂量,特别要注意:

(1)除戒酒和不能暴饮暴食外,对体重指数不超标的老年患者,不强调严格的低嘌呤饮食。

(2)区别使用治疗痛风性关节炎发作的药物和用于降低血尿酸的药物。

(3)严密观察药物疗效和不良反应。

六、预后与康复

痛风是一种慢性疾病,不仅损害关节还可能导致肾脏损伤。大多数患者随着发作越来越频繁,症状越来越重,导致残疾,严重者影响生命。

影响痛风性关节炎预后的主要因素有:①病程长,血尿酸长期增高,降尿酸药物疗效不佳;②起病年龄小;③有阳性家族史;④未控制饮食;⑤伴发肾脏疾病;⑥急性发作期未及时控制症状,间歇期未坚持服药,发作次数频繁;⑦较早出现痛风结节且数量较多、体积较大。出现以上情形者预后较差。

痛风本身并不致死,但其合并症却能致命。主要死亡原因是:①肾功能受损导致慢性肾衰竭,有少数患者死于急性肾衰竭,约占 20%～30%;②因皮肤痛风石破溃未及时处理,引起感染血性播散;③伴发疾病如高血压、冠心病、糖尿病等;④痛风性肾结石或肾盂积水导致顽固性尿路感染,特别是坏死性肾乳头炎等等。

痛风是可以预防的疾病,有效途径为:

1.培养良好的生活习惯　尽量避免吃含嘌呤较高的饮食,多饮水;定量进食,不随意增加进餐次数,以免导致营养过剩;戒烟、少饮酒;每年检查 2 次血尿酸,以及时发现早期高尿酸血症,及早采取有效措施使血尿酸尽快恢复正常。

2.开展高危人群的监测　对高危人群进行血尿酸常规检测,积极预防痛风的发生。高危人群包括:

(1)肥胖的中年男性和绝经期后的女性;

(2)高血压、动脉硬化、冠心病、脑血管病患者;

(3)2 型糖尿病患者;

(4)中年以上原因不明的单侧关节炎;

(5)多发性及双侧肾结石患者;

(6)长期嗜食肉类,喜欢饮酒的中老年人。

(巴昭臣)

第五节　骨关节炎

随着人口老龄化,骨关节炎已成为严重影响人们特别是老年人生活质量和活动能力的最常见的关节疾病。骨关节炎是以软骨退变为特征、伴有关节周围骨反应的滑膜关节疾病。这一概念排除了有软骨病变而没有骨增生反应的疾病如类风湿关节炎、多发性软骨炎等,也排除了无软骨病变而单纯骨增生形成骨赘的疾病,其必要条件是二者同时具备。

一、致病因素和发病机制

1.影响骨关节炎发病的全身因素

(1)肥胖:肥胖可以从两个方面引发骨关节炎:①机械性因素;②代谢因素。很明显,肥胖增加关节负荷,过量负荷是骨关节炎的重要诱因。代谢因素与肥胖者的胶原代谢有关,目前认为代谢因素更为重要。

(2)遗传因素:结节性骨关节炎和全身性骨关节炎受遗传因素影响最大。实验证明 HLA-A1、B8 及其 α_1 抗胰蛋白酶 MZ 表型,在软骨自身免疫机制中起重要作用。COL2A1 基因与多关节骨关节炎特异相关,说明 COL2A1 基因决定的 Ⅱ 型胶原缺陷可能是导致骨关节炎的潜在因素。

(3)骨密度:调查显示骨质疏松与骨关节炎负相关,骨密度越高,发生骨关节炎的可能性越大。调查还发现,矮胖型人群的骨密度较高,较易发生骨关节炎,瘦长型人群骨密度较低,较易发生骨质疏松。

(4)性激素:多关节骨关节炎患者中女性占大多数,且常发生于停经后。研究发现,骨关节炎的某些亚型与性激素水平改变有关,在软骨细胞上已经发现一些雌激素受体,这提示骨关节炎可能与激素调节有关。

(5)吸烟:有调查显示,吸烟者较少发生膝关节骨关节炎,有人推测这可能与烟内有抗雌激素成分,影响细胞代谢有关。

(6)另外,有些调查显示,骨关节炎还可能与糖尿病、高血压、高尿酸血症等疾病有关。

2.影响骨关节炎发病的局部因素

(1)创伤:较大的创伤是引起骨关节炎的常见原因,特别是创伤后导致关节结构改变的损伤,更易导致骨关节炎,如经关节骨折、半月板损伤、膝交叉韧带损伤等。长骨骨折引起的骨关节炎常发生在邻近的关节,如股骨骨折易引起髋关节骨关节炎,胫骨骨折易引起踝关节骨关节炎,肱骨骨折易引起肩关节骨关节炎。此外,长期反复的小的疲劳性创伤也是骨关节炎常见病因。

(2)关节形状:关节形态异常容易导致骨关节炎,这在髋关节特别明显,无论先天畸形或后天的发育不良,只要引起髋关节形态异常,继发髋关节骨关节炎的比例非常高。

(3)职业和业余活动:特殊职业如矿工、风钻操作工等很容易发生特定关节的骨关节炎。相反,芭蕾舞演员、长跑运动员、跳伞者等人们想像容易引起骨关节炎的职业人群,骨关节炎发生率并无明显增高。这是否说明职业对骨关节炎的发病更具影响力,其原因还有待这一步调查研究。

3.发病机制　骨关节并非简单的随增龄发生的退变。目前认为有两种情况可导致骨关节炎发病。一种是,软骨发生异常改变,但所受应力正常,软骨不能耐受正常的应力,发生退变,导致骨关节炎。另一种是,软骨本身正常,但承受的应力异常,软骨不能承受过度异常的应力,发生退变,产生骨关节炎。这两种情况的共同结果是软骨的极限强度,特别是其疲劳强度不足以承担其所承受的应力,软骨中胶原纤维网架的化学和物理连续发生松弛,胶原纤维结超微结构遭到破坏,胶原纤维发生疲劳性断裂。

使软骨胶原纤维网架产生损害的另一重要原因是软骨面的粘连性磨损和界面磨损。当软骨受到长时间恒定载荷,软骨内液体被挤出,软骨形变加大。关节相对合的软骨面间的滑液也被挤出,对合的软骨面发生直接接触,此时关节活动可使软骨表面出现明显磨损。软骨表面磨损和胶原纤维网架的松弛断裂,可造成软骨内蛋白聚糖成分漏出,蛋白聚糖漏出又反过来影响胶原纤维网架的稳定性,如此形成的恶性循环使软骨基质进行性破坏。软骨基质是软骨细胞赖以生存的微环境,软骨基质破坏可引起软骨细胞一系列的生物学反应而发生退变或坏死。

在软骨细胞生物学反应中,目前发现一氧化氮(NO)起很重要的介导作用。NO 以游离基团的形式,在组织中迅速弥散并诱导产生 IL-1、TNF-α 和 TNF-β 等细胞因子,这些细胞因子促使软骨细胞产生金属蛋白酶(MMPs)。MMPs 包括胶原酶、明胶酶和间质溶素,这些酶可以降解结缔组织中的大多数大分子物质,包括胶原和蛋白聚糖,同则 MMPs 还抑制软骨细胞合成胶原和蛋白聚糖。

更重要的是,MMPs 不仅能降解软骨的基本成分 II 型胶原和蛋白聚糖,它还能降解对胶原和蛋白聚糖连接起非常重要作用的聚合素、修饰素及 IV 型和 VI 型胶原,如此使胶骨基质的破坏进一步加剧。

在软骨被破坏的同时,骨关节炎的发病过程中始终伴随软骨的修复反应,基质降解引起 TGF-β、IGF-1、FGF 等生长因子释放,这些生长因子可促使软骨细胞增生增殖,促进各种基质大分子合成,特别是促使软骨中、深层内聚合素和修饰素浓度增高。这些软骨的修复反应部分抵消了 MMPs 的分解效应。但是软骨细胞的破坏性反应总是超过或等于修复性反应,当破坏性反应超过修复反应时,软骨进行性破坏,而当两者相等时,软骨维持原状。目前认为,骨关节炎自然发展进程中,修复反应不可能超过破坏性反应,如此软骨发生渐进性破坏,骨关节炎也进行性发展。

在骨关节炎后期,部分软骨完全磨损,软骨下骨裸露,特别是骨髓开放暴露,组织会产生明显的修复反应,但所形成的软骨以纤维软骨为主,缺乏原透明软骨的生理特点。因而实际上仍未修复。

二、病理

骨关节炎的病理学特征是关节软骨退变、软骨下骨改建和骨赘形成,这三者构成了骨关节炎的主要病理变化。除此之外,滑膜、关节液、韧带、关节囊,肌肉都会发生各种病理变化,特别是滑膜及由之产生的关节液成分改变,在骨关节炎病理发展过程中起非常重要的作用。

1.关节软骨退变　关节软骨表面正常为浅蓝色,半透明,软骨退变后,色泽转为白色、暗白色、黄色或褐色,不透明,无光泽。镜下可见软骨表面原纤维暴露,形成所谓原纤维化、随着病情的发展,病变向中、下层侵蚀,形成局灶性溃疡、裂纹、裂隙,以后裂纹、裂隙扩大,溃疡面积增大、深度加深,软骨完全剥脱,软骨下骨暴露。超微结构和生化分析显示,在软骨发生原纤维性变的同时或以前,软骨基质的分子网络出现松弛,蛋白聚糖的浓度和聚集性下降,软骨内水分增加,基质渗透性提高,软骨刚度下降,软骨细胞初期表现为增生、增殖,而后期则表现为明显变性、坏死。

2.软骨下骨改建　骨关节炎另一重要病理变化是软骨下骨改建、硬化。软骨下骨随关节受力的变化而进行的改建,是关节产生畸形的最主要原因。骨的改建和软骨的变化几乎同时出现,有人发现骨改建甚至早于软骨的变化。但大多数学者认为,在软骨发生原纤维化的早期,骨能精确感受骨所传递力的变化,而且骨比软骨对应力改变更为敏感,一旦软骨发生变化,骨不得不承受更为敏感、一旦软骨发生变化,骨不得不承受更大的力,通过骨代偿性改建,增加软骨下骨的密度,以承受较大的力。后期,由于长期的磨损,增厚变硬的骨板也可以变薄甚至出现疏松。

骨关节炎软骨下骨还出现囊性变,囊肿样骨腔内含有黏液样、纤维样或软骨样组织,囊腔边缘骨硬化增厚。

3.骨赘　骨赘是骨关节炎的重要病理特征,这些纤维状、软骨性或骨性突起常形成于关节周围,沿软骨骨交界处生长的为边缘骨赘,沿关节囊附着处生长的是关节囊骨赘,从退变的关节软骨表面向关节腔内突出的叫中央骨赘。多数骨赘骨表面有软骨或纤维软骨覆盖,内为骨性基底,骨赘似乎是关节软骨内的延伸,通常认为是机体试图扩大关节承力面积的代偿性行为的结果。每个关节有各自特征性的骨赘形成方式,如髋关节,典型的骨赘沿髋臼盂唇形成骨赘,而盂肱关节,骨赘常沿肱骨头表面的内缘形成。

骨关节炎的病理变化还包括滑膜、韧带、关节囊及关节周围的肌肉等。骨关节炎早期,滑膜增生、包裹、吞噬脱落的软骨碎屑，导致滑膜炎性反应，产生 IL-1、IL-4、TNF-α、PGE$_2$ 等物质，这些物质进入关节液，并可能通过关节液进行软骨，加速软骨的破坏。骨关节炎后期，滑膜可出现广泛纤维化，增厚成结节样。韧带、关节囊均会发生挛缩，退变肌肉萎缩，纤维化。

三、临床表现

骨关节炎的临床症状主要表现为疼痛、关节僵硬、功能受限和关节畸形。

疼痛是最主要的主诉症状，透明软骨内设有神经纤维，因此，软骨退变本身并不直接引起疼痛，引起疼痛的机制可能有：

1.滑膜增生引起滑液产生增多，导致关节内高压，关节内高压刺激关节囊内痛觉纤维和机构感受器引起疼痛。

2.骨关节炎造成软骨下骨内压增高，刺激骨膜产生疼痛。

3.骨关节炎造成软骨下骨微骨折，引起疼痛。

4.关节畸形、结构改变，肌肉萎缩等原因使肌腱和滑囊的结构和功能发生变化，引起肌腱炎和滑囊炎。

不同机制引起的疼痛特点不同。例如，由机械性原因导致的疼痛和肌腱炎引起的疼痛均主要发生在活动关节时，炎症性机制引起的疼痛发生于休息时，骨内压增高引起的疼痛的夜间痛为主，这种疼痛表明损害严重，预后不良。

疼痛与关节破坏的严重程度并不完全相关，有时 X 线显示关节严重破坏，但疼痛并不明显。疼痛与 X 线表现相关最密切的是髋关节，其次是膝关节，在手和脊柱两者相关程度最差。

僵硬是另一主诉症状，常发生于长时间固定体位后的初始活动时。骨关节炎病人也可发生晨僵，特别是有焦磷酸盐代谢异常的患者，但一般持续时间短，很少超过 30 分钟，程度也不严重。

骨关节炎患者功能障碍的原因有两个：一是由于疼痛，二是由于活动范围减少。与疼痛有关的活动障碍在不同的关节往往具有特征性，如髋关节内旋、膝关节过伸、颈椎后伸、腰椎前屈等均易引起疼痛，因而也最早发生活动障碍。后期随关节畸形、关节周围组织挛缩和肌肉萎缩，关节活动范围越来越小，最严重的可固定于某一姿势。

关节表面不平整引起的关节咔嗒音、研磨感，异常骨改建引起的骨端增大、关节畸形、关节不稳定均是骨关节炎常见体征。不同程度的滑膜炎症可造成关节肿胀、表皮温度升高，以及关节间隙周围普遍压痛。

四、分类

多种不同的体内和体外因素都可引发骨关节炎，发生于不同关节的骨关节炎，由于其解剖结构、功能特点均有不同，因而其临床表现结果，以及治疗原则也不相同。以往的分类方法将骨关节炎分为原发性（无原因的）和继发性（有明显原因的）两种，但在具体工作时很难把握，因为：①不能找到原因的所谓原发性骨关节，实际是由目前尚不能确定的多种病因引起的疾病群。②很难确定"无明显原因"和"有明显原因"的标准，也很难确定继发于骨关节炎的病损是否是引起骨关节炎的真正原因，因而两组疾病间有明显重叠难以区分。

为此，除了从诱因角度，以下的一些特征也被用来作为分类的基础：①累及关节的部位；②累及关节的数量（单关节、少关节，多关节）③是否存在结晶体沉着；④临床是否存在明显炎症；⑤骨反应（萎缩性，增生性)。

据此进行的分类,注重骨关节炎的临床特征,能够区分出一些特殊类型的骨关节炎,但是在各组间仍然没有精确的区分标准,组与组间有重叠。具体分类如下:

1.结节性全身性骨关节炎　这是最容易识别的类型,特征明显:①手指多个指间关节受累;②有 Heberden 结节和 Bouchard 结节;③女性多见;④中年好发;⑤功能预后良好;⑥以后累及膝、髋、脊柱的几率明显增加;⑦有明显的家庭遗传倾向。

2.侵蚀性(炎性)骨关节炎　发病率不高,有如下特征:①手指间关节易受累;②有红肿等炎性表现;③X 线显示软骨下骨侵蚀性表现;④指间关节有明显的强直趋势。

3.大关节骨关节炎

(1)髋关节骨关节炎:髋关节是骨关节炎的好发关节,国外的发病率远高于国内,髋关节骨关节炎还可分成两个不同的类型:

1)上部空洞型:本型多见,典型病例的髋臼顶部局限性软骨缺损,髋臼盂唇骨赘形成,股骨颈内侧骨皮质增厚,软骨下骨硬化,骨囊肿形成。本型的特征为:①男性好发;②多为单侧性;③进行性发展,股骨头向上外或上内侧移位;④通常继发于髋关节发育不完全、解剖结构异常。

2)中央型:本型特征为:①女性好发;②多为双侧性;③与结节性骨关节炎关系密切;④进行性发展趋势不明显,如出现,股骨头呈轴性向内移位。

常见的危险因素包括:以往的髋关节疾病如 Perthe 病、股骨头骨骺滑脱、髋臼发育不良、股骨头无菌性坏死、严重损伤、全身性结节性骨关节炎。

(2)膝关节骨关节炎:膝关节是骨关节炎最常见部位,双侧多见,女性多见。年龄对膝关节骨关节炎发病影响明显,高龄人群中膝关节骨关节炎患者比较很高。内侧胫股关节最易受累,因此,膝内翻畸形的病人较外翻畸形病人明显增多。髌股关节骨关节炎发生比例几乎与内侧胫股关节相等,而且是发生疼痛最主要的原因。

危险因素为创伤后(如半月板切除后)、肥胖、全身性骨关节炎、女性、股骨远端畸形等。

(3)结晶体骨关节炎:已经发现在骨关节炎滑液中有多种颗粒,其中重要的有二羟基焦磷酸钙和磷灰石,这些物质产生的机制尚不明确。与痛风类似,这些颗粒可以造成关节面损伤,并导致所谓结晶体沉积疾病。二羟焦磷酸钙和磷灰石可以导致滑膜炎,沉积于软骨表面的颗粒,造成软骨明显磨损。但是正常关节也可存在这些颗粒,因此,一些人对此损害机制表示怀疑。影响这些结晶体沉积的因素很多,其中代谢和生理因素最为重要。某些情况下,例如,假性痛风,结晶体可激发炎症.但通常情况下这些颗粒有蛋白质保护膜,因而不会直接与细胞接触,对软骨的机械性磨损作用也不像一般所想像的那么严重。

(4)其他关节的骨关节炎:与指间关节、髋关节或膝关节相比,肘关节、盂肱关节或踝关节骨关节炎相对较少。

肘关节骨关节炎与结节性全身性骨关节炎及焦磷酸沉积性骨关节有关,职业性损伤也是引起肘关节的主要危险因素,掌腕关节骨关节炎也有同样的特点。

脊柱的骨关节炎并不少见,特别是下颈椎和下腰椎更为常见。其他如趾关节、掌腕关节都是骨关节炎的好发部位,且均与结节性全身性骨关节炎有关。

五、诊断

骨关节炎没有严格的诊断标准和特异性试验,其诊断主要依据临床表现和放射学检查。骨关节炎 X

线改变非常普遍,但其中大多并无症状。因此,诊断的关键是确定引起症状的原因是否为骨关节炎,这主要依靠临床检查和临床医生的经验判断决定。

1.实验室检查 实验室检查主要用于排除其他疾病。骨关节炎与关节外疾病无关,通常只有轻、中度滑膜炎,免疫学异常不明显,因而很少出现贫血、血小板增多、血沉升高、C反应蛋白阳性、自身抗体、免疫复合物阳性等异常。但是焦磷酸钙沉积的假性痛风在急性期可出现血沉增快和C反应蛋白阳性。而结节性全身性骨关节炎可有类风湿因子阳性,不能据此将其诊断为类风湿关节炎。

2.影像学检查 影像学检查的目的是协助诊断、估计严重性、描述累及范围。影像学检查包括普通X线平片、磁共振、超声和X线断层摄影。

3.X线平片 尽管X线平片不能直接显示关节软骨的损害,不能发现软骨的局限性缺损,X线平片仍是最常用、也是最实用的辅助诊断方法。典型的骨关节炎X线平片可以发现关节间隙狭窄、骨赘、软骨下骨硬化等改变,反映了骨关节炎的主要病理改变。这些改变在大多数骨关节炎患者的X线片中都会出现,只是其程度存在差异。其他的X线表现包括关节内游离体、关节半脱位等,这些表现不会在每个骨关节炎患者的X线片中均出现。

膝关节骨关节炎患者建议加摄应力片,应力片可以更精确地显示关节间隙的距离以推测软骨的厚度,同时应力位片可检测软组织的松弛或挛缩程度,精确估测关节畸形情况。

4.超声 相对价廉且无损伤,可用于了解软骨厚度,在检验早期软骨异常方面有一定价值。

5.磁共振 价格较贵,而且普通的磁共振仍难以清楚区分软骨和滑液。

6.生化检测指标 目前仍处于实验阶段。目的是通过检测某种生化指标,了解软骨破坏和再生活动。检测的基础来自两个假设:①软骨破坏后,其基质成分进入滑液、血清和尿液;②定量测定滑液、血清和尿液中该种基质成分,可以反映软骨代谢状况。这些基质成分包括聚合素、修饰素、硫酸角质素、IV型胶原、VI型胶原、C端多肽II型胶原等。

六、治疗

迄今为止,还没有一种治疗方法可以有效地逆转、终止骨关节炎病程,或改变骨关节炎病理变化,从病因和发病机制上治愈关节炎。但即使这样,我们仍有很多简单有效的手段,使大多患者可以获得一定的改善。骨关节炎治疗原则是:①病人指导;②缓解疼痛;③保持并改善关节和肢体的功能。

1.病人指导 以往常被忽视,但由于骨关节炎是一种长期的慢性疾病,患者平时生活工作中对关节的使用与疾病的发生发展密切关联,因此,病人指导是治疗的重要组成部分。

单纯告诉病人骨关节炎是不可避免的、进行性的、老年性关节磨损性疾病,容易导致患者对疾病产生消极态度。例如,因为害怕磨损而减少一切活动,或为了增加活动度而进行过量的体育锻炼等。

过度和不平衡的负重对骨关节炎的发生发展都有明显的不利影响,肥胖、过度体育锻炼、生活和工作中长时期固定体位的压迫都会加大关节的负担。减肥、使用手杖都可以有效地减轻负荷。避免过度的体育锻炼,特别是避免高负荷情况下的活动,如上、下楼梯,下蹲或负重下蹲等。避免长时间固定体位,避免长时间重复无变化的、机械的活动。对于不平衡的负重,如下肢不等长,可应用矫形鞋、增高鞋跟来解决。

适当的关节活动不仅不会增加磨损,而且还可以通过关节活动,改善关节软骨的营养,舒展挛缩的关节周围软组织。肌肉的等长收缩锻炼可以增强肌力,改善肌肉对关节的控制能力,又不会增加关节的磨损。

2.缓解疼痛　缓解疼痛是治疗骨关节炎最重要也是最核心的问题。缓解疼痛的方法很多,归纳起来有两方面,一是局部治疗,二是全身用药。

局部治疗有局部外用药物、热疗、冷疗、推拿按摩、水疗、局部注射药物、关节腔冲洗、局部神经阻滞等。

骨关节炎局部外用药物主要有中草药和外用消炎镇痛药两种,中草药的作用机制通常是增强局部血液循环,消除肿胀,减轻炎症反应,缓解局部软组织炎症。另一作用机制是通过皮肤刺激,使痛觉弥散,减轻局部疼痛。外用消炎镇痛药是将消炎镇痛药涂敷于局部,通过皮肤局部吸收,减少消炎镇痛药对胃肠道的副作用,但药物局部吸收的能力及效率往往不高。热疗、冷疗、推拿按摩、水疗等的作用机制和局部外用中草药的机理相似,均是试图通过对局部血液循环的刺激来改善症状。这些治疗不能改变骨关节炎的病程,治疗效果因人而异,要特别注意的是,外用药物和推拿按摩时,要保护皮肤,防止破损引起感染。

如果关节周围的肌腱炎或滑囊炎是产生疼痛的主要原因,而且压痛局限,可将局麻和激素类药物进行局部注射,疼痛的缓解即使是暂时的,让病人树立进一步治疗的信心有明显益处。

一些部位例如拇指基底部,单次局部注射就可以获得很好的疗效,缓解的疼痛时间有时相当长。

对于进行关节腔内激素注射有很大争议,一些研究证明,关节腔内注射激素和注射生理盐水的结果无明显差异,而且经常的注射可以导致软骨破坏。但也有实验证实,小剂量的激素注射对焦磷酸盐沉积引起的骨关节炎疗效明显,可以长期有效地控制滑膜炎症,从而缓解症状。

关节腔内注射透明质酸已有很长历史,其治疗的基本原理来自于黏弹补充理论。骨关节炎患者滑液中透明质酸的分子质量及浓度(量)均降低,因而造成滑液的弹性和黏性均低于正常关节滑液,而滑液黏弹性是维持关节内稳定的必要条件。这种内稳定包括三个水平的稳定:一是宏观水平,透明质酸有稳固和保护胶原纤维网状支架系统、细胞和痛觉感受器的作用;其次是局部水平,指关节液的交换、关节液的流动取决于滑液的黏弹性,黏弹性越高,通过组织间隙的液体越少,骨关节炎滑液黏弹性下降,关节液流率是正常关节的4倍以上;第三是微观水平,代表细胞和感觉纤维的微环境,黏弹性物质透明质酸可以抑制细胞移行、吞噬及单核细胞释放前列腺素等。

黏弹性物质的补充,特别是高分子质量的透明质酸(>700000)的局部注射,可以从三个水平提高关节内环境的稳定性,而且还可以抑制关节组织中感觉传入纤维和疼痛受体的兴奋性,抑制由关节活动刺激产生的放电频率及波幅,从而缓解疼痛,改善关节功能,消退炎症。有时关节腔内注射生理盐水同样可以缓解症状,其主要作用机制是关节扩张。在欧洲,对髋关节骨关节炎患者用生理盐水扩张关节,取得了较好的疗效。

关节腔内用生理盐水或其他关节冲洗液灌洗关节也是一种有效的缓解症状的方法,在膝关节尤为常用,关节腔内灌洗的主要目的是消除关节腔内的游离组织碎屑及炎性介质,这些物质的清除可以有效缓解疼痛,疼痛缓解时间通常为几个月。

对于严重的、不能缓解的疼痛,也可考虑进行局部经皮神经电刺激或局部神经阻滞,这种方法在盂肱、髋关节较为有效,盂肱关节骨关节炎可阻滞或刺激冈上神经,而髋关节骨关节炎则阻滞闭孔神经。

解热镇痛药和非甾体类抗炎药,都是常用的缓解骨关节炎患者疼痛的药物。首先必须明确,药物治疗是一种辅助的治疗手段,它不能替代其他的治疗方法,不能消除病因,不能逆转病程。大量的比较研究和我们自己的经验显示,在疗效上非甾体类抗炎药(NSAIDs)并不一定强于解热镇痛药。因此,只要使用恰当,注意副作用,首先可试用简单的解热镇痛药,如果疗效不明显,再按一定的顺序使用各种非甾体类抗炎药。目前还没有令人信服的资料显示哪一种 NSAIDs 在疗效上强于其他各种药物,大多数学者认为,各种不同的 NSAIDs 有其不同的特点,适用于不同的病人个体,作为医生,应帮助病人尽快地发现对其个体敏感的适用药物。各种 NSAIDs 的作用相似,但其副作用的大小相差较大,NSAIDs 的副作用主要为胃肠道反应和肝肾损害,减小副作用的途径,一是改变剂型或加用保护胃肠道的药物,二是选用选择性 COX-2 抑制剂。

必须告知病人,服用药物的目的是减轻疼痛而不是完全消除疼痛,因此只有在症状明显时才可服用。对疗效明显的患者,应建议其尝试停药,以检验是否还需要服药。总之,不宜让病人长期服用 NSAIDs。

骨关节炎治疗最大的进步是手术治疗,尤其是在常见的、导致残疾最严重的髋、膝关节骨关节炎的治疗上,手术治疗取得了相当大的成功。

髋关节骨关节炎的手术治疗方法很多,对于不同年龄和不同程度的病例,有多种不同的手术方法可供选择。对于年轻的、病变程度较轻的病例,主要应选择改善症状、防止病情进一步发展的手术,这类手术包括截骨术、闭孔神经切断术、钻孔减压术、髋关节周围肌肉肌腱松解术、滑膜切除术、滑囊切除术等,其中疗效确切、应用较广泛的是各种类型的截骨术。

截骨术是一种相对较古老的手术,由于人工髋关节置换所取得的巨大成功,使截骨术的应用逐渐减少。但现在人工关节置换面对越来越多翻修术的挑战,截骨术重又受到重视。截骨术可迅速缓解疼痛,而且疗效持久,只要选择病例合适,往往可以取得很好的效果,有效地延迟患者进行人工关节置换的时间,而且其疗效价格比优越。对年龄较小、关节活动范围尚未明显受限(髋关节屈曲大于 70°)、关节存在明显髋内翻或髋外翻畸形或髋臼发育异常的患者,截骨术是有价值的手术。

截骨术包括股骨截骨术和骨盆截骨术,其手术设计思想是改变关节承重部位,使已经磨损、破坏的部位迁移到非承重区,改由原来尚好的软骨部位承重,同时矫正关节畸形,扩大有效承重面积,改善承重力线,减轻肌肉负荷。

对于主要由髋臼发育不良引起的继发性骨关节炎。应选择骨盆截骨术。骨盆截骨术有骨盆内移截骨术和髋臼旋转截骨术两类。骨盆内移截骨术以 Chiari 手术、Colonna-HeyGroves 手术等为代表,手术将髋关节的髋臼和股骨头整体向内移位,扩大股骨头的骨性覆盖,并可改善髋部肌肉的生物力学环境。

髋臼旋转截骨术则有 Salter 髂骨截骨术、Pemberton 髋臼成形术、Steel 三相髂骨截骨术、Sutherland 和 Greenfield 双髂骨截骨术、Eppright 旋转截骨术等多种式式,根据患者的年龄和手术者的经验,可选择其中的一种或几种手术方法对不同的患者进行治疗。

股骨截骨术可分为外翻截骨、内翻截骨和移位截骨等类型,通常对于有髋内翻畸形的患者应该行外翻截骨,而髋外翻的患者则行内翻截骨。截骨的部位一般在转子间或小转子下,无论内翻截骨或外翻截骨,均可将截骨远端的股骨内移后再行固定,以改善髋关节力线,减轻臀中肌、臀小肌的负荷。

人工关节置换术的进步和成功是提高骨关节炎治疗效果的关键。人工髋关节置换术已是成熟而疗效确切的手术。人工髋关节的种类很多,应该根据骨关节炎的程度和范围,以及病人的年龄和对活动的要求,选择假体的类型和固定方式。髋关节骨关节炎一般同时涉及髋关节的髋臼侧和股骨头侧,因此,需要同时置换髋臼和股骨头,单独置换股骨头疗效往往不满意。对于年龄较轻、病变仅限于软骨和软骨下骨、大部分软骨下骨尚完整的中青年患者,可选择髋关节表面置换。髋关节表面置换的优点是手术切除的骨骼少,髋关节的解剖关系和应力分布均接近正常状态,置入的异物量少,且可为二期补救手术包括再次表面置换、全髋置换、关节固定术等留下余地。做翻修术时,去除置于关节表面的杯状假体,也远较去除全髋假体简便得多。

全髋关节置换按假体的固定方式,可分为骨水泥固定型髋假体和非骨水泥假体,以及混合两种固定方式的混合固定全髋假体。骨水泥能充分充填假体-骨界面的空隙,对提高近、中期假体稳定性有良好作用,但现有骨水泥的疲劳寿命尚不足以保证更长期的稳定,而骨水泥本身的聚合热和单体毒性等会带来一系列的并发症。目前认为,骨水泥型髋假体适用于高龄和有明显骨质疏松的病人。非骨水泥髋假体依靠压配合获得初始的机械固定,然后通过骨组织长入假体多孔表面的孔隙内,形成骨与假体间的交叉嵌合固定,或与骨床形成化学结合,达到生物学固定效果以保证假体的长期稳定性。多孔表面的制造材料可以是金属、陶瓷、有机高分子聚合物,羟基磷灰石等,非骨水泥髋假体适用于年龄较轻,没有明显骨质疏松的病人。混合固定型髋假体是近年来出现的一种新的固定方法,主要是基于大宗病例的长时间随访,总结出髋臼侧假体宜采用生物学固定方法,而股骨侧则采用骨水泥固定。

膝关节是骨关节炎的好发部位,对于不同年龄、不同程度的膝关节骨关节炎,有一系列不同的手术治疗方法可供选择,这些手术包括关节镜手术、截骨术和人工膝关节置换术等。

膝关节镜手术是诊断和治疗膝关节疾病的有效手段。对于膝关节骨关节炎,可以进行关节清除术、关节刨削术、钻孔术和软骨移植术等。关节清理术是清除关节腔内增生的滑膜、软骨碎屑,摘除游离体,同时处理并发的半月板和韧带损伤。关节清理术疗效确切,特别是对早、中期的骨关节炎的疗效更佳。清理软骨碎屑和增生滑膜,对关节腔内进行冲洗,可以清除原有关节液内大量的炎性因子,减轻关节内的炎性反应,缓解疼痛。摘除游离体和处理半月板、韧带损害,更是解除了导致骨关节炎进一步恶化的诱因,根据我们的统计和文献复习,伴有游离体和半月板损伤的骨关节炎患者,在关节清理术后的疗效最好、维持缓解的时间最长,关节刨削术在关节清理术的基础上,对软骨退变部位进行刨削。钻孔术是在关节镜监视下,对软骨缺损部位进行磨削、钻孔,钻孔时必须穿透硬化的软骨下骨,至有明显的出血为止。一方面,钻孔术在软骨缺损区制造新鲜创面,使原先难以修复的软骨缺损处出现纤维软骨修复。有人认为,修复的纤维软骨虽然不及透明软骨耐压抗磨,但总比骨组织直接暴露要好。近年来,有人使用在软骨下骨制造微骨折的技术,也可收到同样效果。有研究表明,在钻孔后,加以关节持续被动活动,修复的纤维软骨中Ⅱ型胶原成分明显增加,软骨耐压抗磨能力也增加。另一方面,钻孔术还能同时减低软骨下骨内的高压,从而减轻疼痛。

膝关节骨关节炎很容易出现膝关节内、外翻畸形,其中内翻更为常见。而膝关节内、外翻畸形又进一步加剧骨关节炎。两者的因果关系目前还不明确,但有一点可以肯定,纠正内、外翻畸形可以有效地缓解疼痛、改善症状、防止骨关节炎进一步发展。胫骨高位截骨术是最常用的矫正膝关节内外翻畸形的手术,适用于病变局限于胫股关节的一侧,而另一侧关节未明显受累的病人。胫骨高位截骨平面多选择在胫骨关节面下 2~3cm,截骨时应注意保护髌韧带止点和后方重要的神经血管。截骨后可用支持钢板、专用骑缝钉、角钢板固定,也可使用 Llizarov 外固定架固定或直接用石膏固定。如果病变与畸形主要在股骨髁侧,单纯矫正胫骨反而会使胫骨平台倾斜,此时应该选择股骨髁上截骨矫形。

截骨术通常可以解除疼痛,力线和畸形的纠正可使症状缓解很长一段时间,有效推迟甚至避免进行人工关节置换。膝关节周围的截骨术一般不会影响以后可能进行的人工关节置换术。因此,至今截骨术仍是治疗膝关节骨关节炎的常用手段之一。但合并髋关节畸形、膝关节不稳的病人不适宜进行截骨术。

人工膝关节置换也已经是一种成熟的治疗膝关节骨关节炎的方法,目前,人工膝关节置换术的效果与人工髋关节置换相似,其长期疗效甚至可能超过人工髋关节。

在人工膝关节置换术的所有适应证中,骨关节炎是首选适应证,与其他适应证相比,其近、远期疗效均为最佳。

大多数膝关节骨关节炎患者应选择非制约型假体,因为骨关节炎很少发生侧副韧带严重损害。对于有严重关节内、外翻畸形,软组织平衡困难,或合并侧副韧带损伤的病例,可选择半限制型假体。

(高琦炜)

第六节　Felty 综合征

一、概述

1924 年 Felty 首先描述了 5 例具有破坏性关节炎、脾肿大、白细胞减少的病人，认为是一独立的疾病，后被称为 Feltv 综合征。除了上述三联征外，本病还可见其他症状和体征，如皮肤色素沉着、下肢溃疡、贫血、血小板减少等，且常有高滴度的类风湿因子和自身抗体，因此目前更多的人倾向于将本病看做是类风湿关节炎(RA)的一组严重的关节外表现。

本病患者约 2/3 是女性，多为 50～70 岁的长期患典型 RA 的患者，幼年发病者偶见。

二、病因病理

本病的病因和发病机制尚未阐明，有研究认为与 RA 相近，但有更多的因素参与致病。Feltv 综合征的发生与遗传有一定的关系，与 HAL-DR$_4$ 强相关。白种人较常见，而在美洲黑人及亚洲人中发病率较低。

脾肿大、脾功能亢进常被认为是引起白细胞减少的原因，但脾脏不肿大的病例中也可有白细胞减少。脾切除后白细胞最初升高，此后随访时间越长，再发白细胞减少的频率越高。因此只能说明脾脏是参与致病的因素之一。一些研究显示体液因子在 Felty 综合征的发病中起一定作用，比如将本病患者的血浆输给正常人可引起白细胞下降。还有研究发现粒细胞减少与循环免疫复合物相关。

此外，本病存在白细胞分布异常的现象。大约一半血管内粒细胞贴附在血管内皮上，这种边缘池在几乎所有的 Feltv 综合征中均增加，这可能是循环白细胞减少的主要原因之一。

在大约 25％的 Felty 综合征患者的外周血中，可查到一种异常的淋巴细胞群，与在另一疾病即大颗粒淋巴细胞综合征(LGL 综合征)中见到的细胞相同，LGL 综合征的临床特点与 Felty 综合征有相似之处，如伴有多关节炎、中性粒细胞减低、脾肿大、易于感染等，因此有人将 LGI。综合征称为假性 Felty 综合征，但它们之间亦有许多不同。

三、临床表现

FeltV 综合征的关节病变常较一般 RA 严重，多有骨侵蚀和畸形，但滑膜炎可处于静止期。脾脏大小差别甚大，从刚可触及至巨脾均可出现；1/3 病人可有中性粒细胞减少和破坏性关节炎等典型的 Felty 综合征的特点，但无脾脏肿大。本病白细胞减少是中性粒细胞相对和绝对减少所致，中性粒细胞减低的程度可从轻度减低到完全消失。白细胞计数常有相当程度的波动，在病情缓解或在感染、各种应激状态下，白细胞可恢复正常。除上述三联征外，本病较一般 RA 具有更多的关节外表现：如发热、体重减轻、全身不适和浅表淋巴结肿大；棕色色素沉着多见于四肢的暴露部位也是本病较常见的表现，可能与小血管病变导致的红细胞淤积和外渗有关；小腿溃疡发生率较高，可能是血管炎所致，此外尚有眼表层巩膜炎、周围神经炎和心包炎。

本病中约 60％的病人有一处以上的继发感染，感染部位以皮肤和呼吸道多见，致病菌多为葡萄球菌、链球菌以及革兰阴性杆菌。感染可能与粒细胞减少有关,但粒细胞减少的程度与感染的严重性并无明显关系,因此推测在对抗感染中,中性粒细胞的功能比数量更重要。

Felty 综合征可伴有肝脏损害,组织学上肝脏改变可见于 60% 的患者,肝功能异常或正常。组织异常包括结节再生性增殖、门静脉纤维化、肝窦淋巴细胞浸润、库普弗细胞增殖。门静脉高压、食管静脉曲张和胃肠道出血常见于伴有肝结节再生性增殖的 Felty 综合征患者,但这些病人通常不出现腹水和肝功能恶化,这点与肝硬化不同:血小板正常或减少,但很少引起紫癜,而在活动性 RA 中,血小板往往是增多的。大部分病人有轻度至中度的贫血,可能与红细胞寿命缩短有关:

四、诊断标准

诊断 Felty 综合征的前提是 RA 的存在,大多有高效价的类风湿因子,相当部分的患者抗核抗体阳性。加上破坏性关节炎、脾肿大、白细胞减少三联症,典型病例的诊断并不困难。但应注意部分患者在某个阶段脾大或白细胞减少并不明显。本病应与单核-吞噬细胞系统增生性疾病、结核、RA 合并肝硬化等相鉴别:

五、治疗方法

Felty 综合征的基础治疗与 RA 相同,使用改善病情的药物常使滑膜炎、皮肤血管炎等症状得以改善,且使继发感染减少。

对于脾肿大及白细胞减少的治疗手段不多,既往多采用脾切除术。脾切除的指征是:三系血细胞明显降低;反复感染;脾肿大引起的腹部症状或食管静脉曲张。通常脾切除后数小时或数分钟内可见明显而迅速的血液学改善,但远期疗效尚难评估。88% 的病人有良好的短期疗效,24% 的病人在随访中发现粒细胞减少复发,持续的免疫复合物介导的粒细胞破坏可能是复发的原因。

糖皮质激素也被用来治疗 Felty 综合征,但常规剂量对白细胞减少无作用,大剂量可使白细胞数目增加,但减量时又复发。此外,使用睾酮或粒细胞集落形成因子来升高白细胞,也有成功的报道。

(巴昭臣)

第七节　类风湿关节炎

类风湿关节炎(RA)是一种以慢性多关节炎症为主要表现的全身性自身免疫性疾病,主要侵犯关节的滑膜,从而引起关节软骨、周围韧带及骨质的破坏,最终导致关节畸形、功能障碍。同时,RA 也可侵蚀关节外的其他器官、组织,如心、肺、肾、动脉、神经、眼等,引起相应的病变。1800 年,Beavai 对类风湿关节炎的描述,被认为是人类首次对 RA 进行的较全面的描述。1859 年,Garrod 将这种疾病正式称为类风湿关节炎。1904 年 Strangoways 对 RA 的病理学研究及 1912 年 Billings 对类风湿因子的研究,奠定了现代类风湿学的基础。

经过几代人对 RA 的探索和研究,目前认为 RA 的基本病理是滑膜炎,它所表现出的炎性反应和组织破坏代表了关节局部免疫反应的过程。当 RA 的易感者受到目前尚不清楚的病因侵蚀时,被激活的滑膜淋巴细胞所产生的相应抗体及其抗原结合成免疫复合物,沉积于滑膜,在补体的参与下激活一系列炎性介质,包括前列腺素的合成和各种炎性细胞的浸润,使滑膜血管渗透性增加,关节腔积液,临床表现为关节肿痛。滑膜中的巨噬细胞和淋巴细胞在抗原不断刺激下增殖并分泌多种细胞因子。它们介导关节软骨及骨质的损害,造成关节强直、畸形和功能的丧失。

一、流行病学

RA 是一个世界性的疾病,无论是经济发达的城市还是贫困落后的农村,无论任何人种,都有发生。RA 在发达国家的发生率约为 0.5%～1%,平均为 0.8%。我国流行病学调查为 0.29%,以东北、华北地区为多。过去几十年来,RA 的发病率并无明显变化,但在发达国家中,该病的危害有所降低。

女性的发病率约为男性的 2～3 倍,70 岁以前发病率随年龄的增长而增长,可能是随着年龄的增长,体内的致病危险因素也随之增长,从而最终出现临床症状。

国外的流行病学资料显示,本病在受教育程度较低和收入水平较低的人群中的发病率及病死率均较高。

早在 1948 年,已有流行病学家提出血清中 RF 与 RA 的密切联系,近年来的研究更加证实这一点。研究表明,人类白细胞抗原(HLA)-DR4 的某些亚型与 RA 的发病有关,在 Felty 患者中,有 95% HLA-DR4 阳性。

RA 的发病率因地区的差异而有所不同,说明特殊的基因和环境影响 RA 的发生、发展。

国外有资料显示妊娠和口服避孕药可减轻患者的症状,甚至可以防止发病。

统计分析表明,RA 与痛风之间存在明显的负相关,这与高尿酸状态可能具有的抗炎作用有关。RA 在精神病患者中的发病少见。

二、病因及发病机制

RA 的病因迄今不明。据流行病学调查,内分泌、代谢、营养以及地理、职业及精神社会因素等,可能影响疾病的进程,但不是 RA 的直接原因。目前较公认的观点是,RA 为多种因素诱发遗传易感机体的自身免疫反应而产生的疾病。

微生物感染亦与本病的发生有密切的联系。如约 65%～93% 的 TA 患者血清中可检到 EB 病毒核心抗体,而患者体内培养的 B 淋巴细胞,经 EB 病毒转化后可产生 RF。其他还有 I 型人类 T 细胞白血病病毒、疱疹病毒、风疹病毒、细小病毒、支原体、结核杆菌及奇异变形杆菌等。目前认为某些微生物对 RA 易感者的高免疫反应,与发病有关。

RA 有遗传趋向,同卵双生子共同患病率为 34%,而异卵双生子为 3%。有 RA 史的家族成员发病率高于对照组的 2～10 倍。

近年来发现,RA 与人类白细胞抗原 HLA-DR4 的某些亚型有密切的相关性,尤其是严重的 RA 病例,其相关性更为显著。

RA 属于自身免疫性疾病目前已获公认。但在早期阶段这种自身免疫反应的过程仍不清楚。有多种学说阐述发病机制,其中以分子模拟学说、局部组织的 MHC II 类分子过度表达学说较为流行。

三、病理

滑膜炎症是 RA 最早期的病理变化。正常滑膜光亮,半透明。其表面常可见微血管。镜下可见很薄的滑膜衬里层(通常为1～2层),常包含脂肪或轻度肥大的滑膜细胞。而RA患者的滑膜浑浊,并可见表面颗粒。早期即可见滑膜衬里细胞的增厚。镜下见滑膜下间质层大量炎性细胞浸润,主要为T淋巴细胞聚集于血管周围,形成淋巴小结;B淋巴细胞较少,集中于淋巴滤泡中央,周围分布大量浆细胞和散在的巨噬细胞。急性期内还可见大量的中性粒细胞。

新生的血管和增生的滑膜细胞使滑膜进一步增厚,并形成小绒毛状突起伸向关节腔,滑膜内新生肉芽组织侵入软骨边缘部,形成血管翳。血管翳是一薄层肉芽组织,呈水肿样透明,血管网清晰可见,主要由巨噬细胞和成纤维样细胞组成。常发生于滑膜与软骨或骨的交界处,呈侵袭性生长,由边缘向中心发展。在膝关节,血管翳还可侵及半月板、交叉韧带等。血管翳中的炎性细胞分泌各种胶原酶、蛋白水解酶、细胞坏死因子以及其他炎症介质,分解软骨组织内的胶原、蛋白多糖的多种基质成分,导致软骨细胞死亡。肉眼可见软骨逐渐浑浊,不透明,萎缩变薄。血管翳如侵入软骨下骨,可使骨小梁囊性变,骨端吸收,软骨面失去依托,从而进一步加重软骨破坏。晚期,肉芽组织和血管翳等被修复性的纤维组织和瘢痕所取代,使关节挛缩,造成关节畸形。

RA表现为多脏器损害,病变范围极其广泛。类风湿结节是RA最常见的关节外表现,大约20%～20%的患者有皮下结节,多见于关节周围。结节大小由数毫米到3～4cm,呈灰白色,其中心为黄色的坏死灶,外面包围着"栏栅样"的单核细胞,呈典型的类风湿肉芽肿改变。血管炎也是常见的RA关节外表现之一,主要累及各种动脉。病理特征为血管壁的纤维素样坏死,可伴有血栓形成,引起相应组织的梗死。病变累及心脏时心肌和心内膜可有类风湿肉芽肿形成,炎性细胞浸润导致心肌纤维化。纤维素性心外膜炎导致心外膜增厚甚至心包粘连。肺部亦可见类风湿肉芽肿、肺间质纤维化、纤维素性胸膜炎及胸膜粘连等改变。

四、临床表现

RA的临床过程很不一致,从轻微短暂的少数关节疾病,到不断发展的破坏性关节炎,并伴有全身表现,变化范围很大,病程很难预料,有些可自行缓解,而另一些病变持续发展,出现畸形,生活不能自理。

因RA的基本病变是滑膜炎症,所以主要累及有滑膜覆盖的可活动关节,而脊柱诸关节中除颈椎寰枢关节外,很少有滑膜,故很少受累,病变常呈对称性。常见的受累关节依次为手、腕、膝、肘、足、肩、髋、颈椎的寰枢关节、下颌关节亦可受累,而其他脊柱关节和骶髂关节少见。因此,根据关节分布特点可与其他疾病相鉴别。

约55%～70%的患者有通常持续数周至数月的隐匿发病,在出现关节症状之前有疲乏、全身不适、肌肉酸痛等非特异性的主诉,后出现多关节疼痛、肿胀,在发病早期常难以诊断,尤其对早期出现单关节或少关节病变者,应提高警惕。急性或爆发型发病者,约占8%～15%,常有明显诱因,表现为突发高热,全身与关节症状十分明显,有时要与急性感染相鉴别。介于上述两者之间的中间型,占15%～20%,兼有两型之特点。

1.关节症状 手指小关节的晨僵常出现在关节疼痛之前而成为关节的最早的症状,持续时间常超过1小时,可能与睡眠期间滑膜充血水肿有关,活动后通过淋巴管和小静脉的回流吸收而缓解。部分骨性关节炎患者虽也有晨僵现象,但持续时间较短,通常不超过30分钟。晨僵是判断全身炎症程度的一个很好的指标,RA病情缓解,晨僵持续时间短,反之则长。晨僵和关节疼痛也可进一步发生在其他关节,但与风湿热不同,不会因其他关节的发展而使原发关节的症状消失。邻近关节的肌肉萎缩也是早期变化之一,主要是因疼痛而引起的废用性改变。关节内滑膜肥厚、肿胀,关节腔积液增多,引起关节梭性肿胀,并出现关节局部皮温增高。随着病变的进一步发展,持续的滑膜肥厚和关节腔积液导致关节囊和韧带机械性扩张,造成松弛与薄弱,软骨破坏致使部分关节间隙狭窄,从而进一步加剧关节囊或韧带松弛。病变侵蚀到肌腱、韧带时,引起肌腱粘连、断裂、滑脱,致使关节周围力量不平衡加上晚期关节囊的纤维化和瘢痕形成,最终导致关节脱位、挛缩和畸形。这一过程因病程的长短,治疗及康复锻炼的情况而异。

(1)手和腕关节:RA 早期累及近节指间关节(PIP)、掌指关节(MCP)和腕关节,末节指间关节(DIP)很少受损。表现为近节指间关节梭形改变,掌指关节肿胀、疼痛,晚期可出现掌指关节半脱位而使掌骨头突出。当病变侵及伸肌腱,可使其松弛,出现"锤状指"。尺侧腕伸肌萎缩导致手指代偿性的尺偏。有一半的患者拇指受累出现掌指关节屈曲,指间关节过伸,表现为 Z 字形畸形;病变累及骨间肌时,出现近节指间关节过伸,远端指间关节屈曲的"鹅颈"畸形;伸肌腱中央部撕裂,致伸肌腱向掌侧移位,使近端指间关节固定屈曲位远端指间关节固定于过伸位,表现为"纽扣指"畸形。

腕关节及手的伸肌腱受累时,导致下尺桡关节向背侧脱位严重者出现"琴键征"。随着下尺桡关节掌、背侧韧带和关节盘的破坏,腕关节稳定性破坏,出现尺骨远端背侧脱位,腕关节桡偏畸形,与手指尺偏畸形一道,形成手腕部"之"形畸形。

腕部的滑膜肿胀,腕横韧带增生使腕管容积相应变小,正中神经受压而产生"腕管综合征"出现相应症状。

(2)肘关节:肘关节位置表浅,关节腔积液、滑膜肿胀时较易发现。但由于肩关节和腕关节的代偿作用患者不易察觉肘关节的屈曲挛缩。滑膜肿胀及炎性反应也可造成尺神经在肘部受卡压,主要表现为手部症状,而为患者所忽视。严重病例可产生肘关节半脱位。

(3)肩关节:与肘关节相反,肩关节被诸多肌肉包绕,因此,肩关节受累的早期不易被发现。但因日常生活对肩关节活动范围要求不高,出现肩部活动受限时又易与"肩周炎"混淆。因此早期极易漏检。随着病变发展,可出现肩关节囊的肌腱撕裂,引起肱骨头半脱位,肩关节外展受限。病变累及肩锁关节时,还可能出现肩关节的不稳定。

(4)足和踝:属于负重关节,是 RA 最早侵犯的关节之一。这类关节病变引起的临床症状远较上肢非负重关节严重。足踝部 RA 好发于跖趾关节(MTP)、距舟关节和踝关节。MTP 关节炎造成近节趾骨基底部向跖骨背侧脱位或半脱位。距舟关节 RA 不仅造成关节破坏,同时引起周围肌肉痉挛,出现特征性的足外翻、旋前畸形。RA 早期常不累及踝关节,但踝关节受累后可引起严重的症状,如可发生距骨塌陷,导致踝关节活动严重受限。局部滑膜炎症可压迫胫后神经引起跗管综合征,出现足底麻木、烧灼痛和感觉异常,站立、行走时加重。

(5)膝关节:由于膝关节是人体最大的关节,滑膜占全身滑膜的一半,又是负重关节,因此是最常受累、致残的关节之一。大约 10% 患者以膝关节为首发部位,有 1/3 患者疾病早期即有膝关节受累症状,90% 以上患者最终均累及膝关节。滑膜肥厚、关节积液使得病变关节明显肿胀,关节内压力增加,部分病例可因关节液进入腘窝间隙而继发腘窝囊肿。症状主要为关节僵硬、肿胀、疼痛、行走和坐起困难。早期少见骨侵蚀性病变,晚期可发生关节严重破坏,关节间隙狭窄,侧副韧带相对松弛,产生关节不稳定。当一侧的软骨面和软骨下骨质严重破坏时,可发生内外翻畸形,一般以膝外翻畸形较为多见。股四头肌可在病变数周后发生萎缩,影响伸膝功能,加之患者为减轻疼痛多置患膝于屈膝位,这更加速了固定性膝屈曲挛缩畸形的发生,严重者固定性屈曲挛缩可超过 90°。RA 膝关节不仅屈曲、外翻,而且多有外旋畸形,其周围软组织也呈不同程度的挛缩状态。

(6)髋关节:由于髋关节解剖位置较深,早期关节肿胀、压痛等症状不易发现。患者主诉为髋关节活动受限及活动或负重时疼痛。晚期患肢出现屈曲、外旋、外展畸形,此时 Thomas 征阳性。严重者由于骨盆严重骨质疏松、髋臼变薄,可有股骨头中心型脱位(Otto 骨盆)。

(7)颈椎:由于在脊柱诸关节中,滑膜衬里仅见于颈椎,因此,受累亦主要限于颈椎。在早期约 25% 可发现颈椎病变,晚期则可高达 60%～70%。颈部疼痛、僵硬、颈椎生理前凸消失是早期最主要临床症状,病变进一步发展可产生基底动脉供血不足脊髓压迫等症状。当寰枢椎受累时,病变侵蚀寰椎横韧带,使寰枢椎的稳定性受到影响,引起寰枢关节半脱位。RA 患者如需手术治疗而行全麻时,应对气管插管可能加重的寰枢椎脱位给予足够重视。

2.关节外表现　RA 关节病变只可能致残,而关节外病变及其并发症则可致死。据统计,RA 的死亡原因分别是感染、心血管和肾脏疾病。伴有关节外病变的患者多存在 RF 阳性、HLA-DR4 和 CRP 阳性。

(1)类风湿结节:约 20%～35% 的患者出现皮下结节,常发生在几乎都伴有 RF 阳性。与严重关节破坏,多见于疾病晚期和有全身症状者。好发于伸肌表面,如鹰嘴部、尺骨近端,偶见于脊柱、头部、足跟部。它可以是形状不规则、质软、可移动的团块,也可以是坚硬地附着在骨膜上。临床可被误诊为痛风石、皮脂腺囊肿或黄色瘤。另有一种深部结节发生于多种内脏组织中,引起不同症状,可在尸检中发现。

(2)血管炎:血管炎的发病率约占 RA 患者的 25%,是 RA 的基本病变之一。90% 具有血管炎表现的患者 RF 为阳性,是病变严重的表现。主要累及病变组织的动脉,病理改变为坏死性血管炎。可能是与循环免疫复合物形成及补体激活有关。因侵犯不同组织的动脉而表现出相应的症状。如侵犯心脏出现动脉粥样硬化性心血管病;侵犯肝脾,可引起 Felty 综合征;侵犯肾脏时可致肾功能改变;侵犯肢体末端动脉,可出现末梢坏疽或溃疡。

(3)心脏表现:RA 侵犯心包时引起心包积液,心包肥厚严重者可有心脏压塞和心包缩窄,导致死亡。RA 还可侵犯心脏瓣膜,引起心瓣膜病。而心肌炎的发生较少见,可能与血管炎有关。

(4)肺部表现:RA 累及胸膜、肺血管和肺间质时,出现肺部症状。表现为胸膜炎、胸腔积液、肺内类风湿结节、肺动脉高压,最终导致肺间质性纤维化。患者常有进行性呼吸困难,胸廓活动受限,肺功能检查提示肺组织顺应性降低和通气受限。

(5)肾脏表现:RA 累及肾小球和肾小管,引起相应病变,也可能由药物的毒副作用出现肾功能损害。严重的 RA 患者常发生淀粉样变,预后较差,是 RA 患者的死亡原因之一。

(6)神经系统表现:RA 侵犯周围神经的滋养血管,免疫复合物沉积导致多发性周围神经病,出现相应的感觉、运动障碍。也可由外周神经直接受嵌压引起,如腕管综合征等。另外,RA 病变还可侵及颈椎滑膜,引起颈椎脱位压迫脊髓,出现中枢神经症状。

(7)眼部表现:最常见为角膜和结膜病变,常表现为少泪、干燥、眼内"磨砂"感、发红、但视力正常。当累及巩膜时,可出现黄色类风湿结节,严重时可出现"穿透性巩膜软化"。

(8)血液系统表现:患者常出现贫血,一般属于慢性疾病性贫血,也可由铁代谢异常引起。常为轻、中度贫血。少数患者可合并自身免疫性溶血性贫血。Felty 综合征见于慢性 RA,几乎完全限于 RF 阳性患者,95% 为 HLA-DR4 阳性,表现为脾肿大、淋巴结肿大、贫血、血小板减少及选择性中性粒细胞减少,关节病变严重。

五、实验室检查

1.类风湿因子　RF 是抗 IgG 分子 Fc 片断上抗原决定簇的特异抗体。虽然约 85%RA 患者血清中可检出 RF 因子,但 RF 阳性对 RA 不具有特异性。除 RA 外,RF 阳性还可见于其他多种疾病患者,如干燥综合征、系统性红斑狼疮等风湿性疾病。另外,感染性疾病,如肝炎、结核、麻风、锥虫病等,一般 RF 阳性的

RA患者多伴有严重活动性关节疾病,存在类风湿结节和全身合并症。

2.血沉、C反应蛋白　血沉在RA中多见增高。虽缺乏特异性,但却是判断疾病活动程度的简单而可靠的方法。C反应蛋白是急性期反应物之一,同样可用于检测炎症程度。有人认为它较血沉更为敏感。

3.HLA-DR4临床发现　HLA-DR4阳性,约占全部RA患者的47%,相对危险率为2.7,与RA疾病直接相关。这种患者不仅病程难以控制,而且常伴有严重关节外病变,预后较差。

4.其他实验室检查　可有贫血、高丙种球蛋白血症、低补体血症、血小板增多症及嗜酸细胞增多现象,但这些异常多出现在严重RA患者。

5.关节液检查　滑液浑浊,黏性降低,通常白细胞含量为$(3\sim5)\times10^9/L$。多形核白细胞占绝大多数,但在疾病早期,半数以上为淋巴细胞和其他单核细胞。涂片可见到白细胞胞质内涵物。滑液中补体含量常常低于血清补体的30%,没有结晶。

六、影像学检查

虽然RA早期常缺乏特异性的影像学特点,但是,如果把病史、各种症状和体征、好发部位、实验室检查和影像学结果综合到一起,则能够做出相当可靠的诊断。到晚期,可出现本病特征性的关节畸形,此时仅根据影像学检查,即可做出可靠的诊断。对受累关节的影像学检查,不单纯是为了诊断,还可用作判断疾病严重程度、进展分期和选择手术治疗方法。

从1949年起,美国风湿病学会(ARA)依据X线检查,结合临床表现,对类风湿关节炎的进展分期,至今仍然作为评价标准,并得到全球的普遍认可,见表12-2。

表12-2　类风湿关节炎进展的分类

Ⅰ期:早期

1.X线检查无破坏性改变 *

2.可见骨质疏松的X线证据

Ⅱ期:中期

1.骨质疏松的X线证据,有或没有轻度的软骨下骨质破坏,可有轻度的软骨破坏 *

2.可见关节活动受限,但无关节畸形 *

3.邻近肌肉萎缩

4.有关节外软组织病损,如结节和腱鞘炎

Ⅲ期:严重期

1.骨质疏松加上软骨或骨质破坏的X线证据 *

2.关节畸形,如半脱位、尺侧偏斜,或过度伸展,无纤维性或骨性强直 *

3.广泛的肌萎缩

4.有关节外软组织病损,如结节或腱鞘炎

Ⅳ期:末期

1.纤维性或骨性强直 *

2.Ⅲ期标准内各条

注:* 处于任何一特定期的患者必须具备的分类条件。

RA的X线征象与其病理变化密不可分。早期关节内积液,周围软组织肿胀,X线表现为关节间隙变宽,并可出现骨质疏松,此时通常为Ⅰ期。当病变进一步发展,滑膜折返部血管翳破坏关节边缘部,进而破坏缘软骨或直接破坏无软骨覆盖区时出现边缘性骨侵蚀;血管翳破坏软骨等时,关节间隙变窄;血管翳破坏软骨下骨质时,关节面骨侵蚀及关节面下骨"囊肿"形成,此时的 X 现表现为 Ⅱ 期。当关节囊纤维收缩,韧带松弛,肌肉痉挛或收缩 X 线片表现为关节变形、半脱位、脱位。此时的 X 线片表现为 Ⅲ 期。最终发展到纤维性、骨性强直时为 Ⅳ 期。

小关节如掌指、指间关节是 RA 最先累及的部位。手部的 X 线表现,特别是掌指关节和腕关节的骨质侵蚀破坏,在 RA 疾病早期诊断与疗效监测中占有十分重要的地位。1987 年,美国风湿病协会将其列为 RA 诊断标准之一。手部 RA 骨侵蚀最早多发生在掌指关节,第 2、3 掌骨头的桡掌侧;有时也出现在近节指间关节的两侧、尺骨茎突及下尺桡关节等处。随着病变进展,手、腕关节可出现多种特征性的关节脱位和畸形,如指间关节的纽扣指畸形、鹅颈畸形、近节指骨掌侧半脱位等。异常疏松的骨组织在外界应力持续作用下,可出现压力性骨侵蚀,X 线片上表现为腕骨塌陷。也有人认为足的影像学检查更为敏感,尤其第 4、5 跖趾关节的侵蚀性改变,RA 早期即可发生。

计算机断层扫描(CT)、磁共振(MRI)以其高分辨率的优点,在检查肌肉骨骼系统,特别在脊柱、肌肉韧带等软组织成像方面具有常规 X 线检查无法比拟的优越性。如 MRI 和 CT 能直接观察到齿状突骨侵蚀、关节早期移位、颈椎脊髓受压等情况,MRI 也可较好的显现滑膜炎症和软骨病变程度。

七、诊断与鉴别诊断

RF、HLA-DR4、IgG 等对 RA 的诊断及病情的判断都有很大的帮助,近年来有报告抗 RA33 抗体、抗鼠食管角质层抗体(AKA)、抗核周抗体(APF)等有助于 RA 的早期诊断。所有这些对 RA 的诊断都不具有特异性。RA 的诊断主要以临床表现为基础,结合实验室和影像学检查的结果,综合评估,才能做出正确的诊断。

美国风湿病学会(ARA)经过流行病学的研究制定了数套 RA 的分类标准,最新的标准在 1988 年正式推出,以取代 1958 年标准。1958 年的标准将 RA 分为"典型"RA、"肯定"RA、"可能"RA。此标准 30 年来为全世界广泛采用,许多临床医师发现无法区分"肯定"RA 和"典型"RA,而所谓的"可能"RA 往往被证实为其他疾病。1988 年标准如下(符合四项以上者即可诊断):

1.晨僵至少 1 小时(≥6 周)。

2.3 个或 3 个以上的关节肿胀(≥6 周)。

3.腕、掌指关节或近端指间关节肿胀(≥6 周)。

4.对称性关节肿胀(≥6 周)。

5.手的 X 线片具有典型 RA 改变而且必需包括糜烂和明确的骨质脱钙。

6.类风湿结节。

7.类风湿因子阳性(所用方法在正常人群中的阳性率不超过 5%)。

国外报告此标准敏感性为 91%～94%,特异性为 89%。国内协和医院报告敏感性为 91%,特异性 88%。

RA 在晚期出现特征性表现和畸形时容易诊断,但疾病早期要与多种疾病相鉴别。骨性关节炎、痛风、假性痛风、Lyme 病、系统性红斑狼疮及系统性硬化症是易与 RA 混淆的疾病。而且全身性疾病如结节病、炎性肠病、Whipple 病、淀粉样变、慢性感染及恶性肿瘤都可能与 RA 类似。因此,对所有出现关节症状的患者都应进行完整系统检查,并做必要的辅助化验和影像学分析。

RA 功能评估也是诊断的重要内容,美国风湿病协会将 RA 患者分为 Ⅳ 级:

Ⅰ级:功能状态完好,能完成日常的任务而无困难。

Ⅱ级:能从事正常活动,但有1个或多个关节活动受限或不适。

Ⅲ级:只能胜任一小部分或完全不能胜任一般职业性任务或自理生活。

Ⅳ级:大部分或完全丧失能力,患者需卧床或依靠轮椅,很少或不能自理生活。

八、治疗

在人类发现RA的200多年来,随着对RA这种疾病认识的不断深入,治疗RA的方法和药物也在不断进步,但由于对RA的病因、病理尚未完全被认识,对此病目前尚无特效的治疗药物。其治疗目的是减轻患者的痛苦、控制病情的发展、改善功能、提高患者生活质量。此病也没有固定的治疗方案,要针对患者的不同情况,确定不同的治疗方案。何时制动,何时进行功能锻炼,如何进行功能锻炼,使用何种药物,何时用药,是否需要手术治疗,选择哪种手术方案、术后康复方案及功能锻炼方案,这些问题都需要内科医师、骨科医师、康复工作者共同协作,才能最大限度地控制疾病的发展,减少病残率。同时还要取得患者和家属的配合和支持。对RA的治疗大体上可分为保守(非手术)疗法和外科治疗两类。

(一)保守治疗

1.对患者的心理辅导　许多RA患者由于长期患病而心理承受力差,情绪不稳定,意志薄弱,有负罪感等"类风湿人格"的表现。因此,一方面要让患者对疾病有一个全面的了解,减轻患者的心理负担,消除对疾病的恐惧感,使患者树立与疾病斗争并战胜疾病的信心。另一方面,要让患者参与制定治疗方案,对治疗中可能出现的问题如药物治疗的毒副作用,外科手术治疗后的康复的困难性有一个充分的心理准备。

2.饮食治疗　目前尚无充分的证据说明控制饮食是否能改变RA的病程,但饮食治疗至少可以作为一种能缓解患者症状的辅助治疗。应避免可能加重疾病的食物,如红色肉类、奶制品、蛋白等。而补充对缓解症状有益的食物,如鱼油、维生素、藻类、微量元素硒等。

3.锻炼与理疗　理疗的目的在于改善和恢复肌力;尽可能地使关节保持在伸直位;保持关节的活动。要取得良好的理疗效果,专业人员必须为患者提供一个有效而又可行的康复计划,并辅以热疗、休息和各种小夹板固定。物理疗法必须因人而异,在滑膜炎的急性期,因以休息为主,避免过度锻炼,但亦宜行适当的主动活动,以维持肌力和关节的活动。

在炎症活动期,适当的卧床休息结合全面主动运动的锻炼,对维持和改进关节、肌肉功能,防止因长期卧床休息所造成的不良反应有一定好处。休息时间视病情而定。活动期患者需要完全卧床休息。某些患者持重关节受累即使不是活动期,也需要休息一定的时间。关节处于急性炎症渗出期除卧床休息外,尚须用各种类型夹板作短期固定,一般不超过3周。不论是否用夹板固定,每日均应在床上进行关节训练。对炎症静止期患者,应逐渐转为以运动为主的锻炼,主、被动加大关节活动范围,必要时做牵引。物理治疗一般在关节炎的慢性期进行,急性炎症期渗出明显,有发热等情况,不宜使用,以免加重炎症。选用适当的自助具、支具,可使许多RA患者得以进行日常生活所必需的活动。

4.药物治疗　RA的基本病理是滑膜炎,它所表现出的炎性反应和组织破坏代表了关节局部免疫反应的过程。当RA的易感者受到目前尚不清楚的病因侵蚀时,被激活的滑膜淋巴细胞所产生的相应抗体及其抗原结合成免疫复合物,沉积于滑膜,在补体的参与下激活一系列炎性介质,包括前列腺素的合成和各种炎性细胞的浸润,使滑膜血管渗透性增加,关节腔积液。临床表现为关节肿痛。滑膜中的巨噬细胞和淋巴细胞在抗原不断刺激下增殖并分泌多种细胞因子,如IL-1、TNF、IL-6等,它们介导关节软骨及骨质的损害,造成关节强直、畸形和功能的丧失。因此,体液免疫和细胞免疫异常在RA的发生和发展中都起着关键性作用。

治疗 RA 药物主要有一线药物[包括水杨酸类和其他非甾体类抗炎药(NSAIDs)]、改变病情的抗风湿药(DMARD)和激素三大类。

(1)一线药物：主要通过抑制环氧化酶，削弱炎性介质前列腺素的合成，从而起到消炎止痛的作用。此类药物对疾病本身并无作用，但可以有效的控制炎性反应，减轻患者的症状，改善关节功能。具有用药简单、安全的特点，易为患者接收。因此，目前应用较为广泛。主要的副作用亦是由于前列腺素合成受到影响而致，表现为胃肠道黏膜损伤、肾毒性及出血倾向。临床选择药物时一定要强调个体化。阿司匹林作为抗炎药物已使用近百年，20 世纪 60 年代以来，出现了许多新型的抗炎药，如吲哚类的吲哚美辛(消炎痛)、舒林酸(奇诺力)和优妥丙酸类的布洛芬及其缓释剂布洛芬(芬必得)，苯乙酸类的双氯芬酸(扶他林)等这些新药的疗效普遍优于阿司匹林。为了预防和减少 NSAIDs 对胃肠的刺激，目前，国外推荐使用 NSAIDs 时并用前列腺素 E_1 类似物，或使用含有 NSAIDs 与前列腺素 E_1 的复合剂。这一类药物有奥湿克、napratec 等。

RA 早期一般可给予长效药物，而对病程较长、病情重、老年人及肾功能不全的患者应当选用半衰期短的药物，如齐诺力等。既往有胃肠道病史者用药更应慎重。因这类药物可引起出血倾向，对于须手术治疗的 RA 患者，原则上术前两周应停用，以减少术中、术后出血。

(2)改变病情的抗风湿药：被认为可影响 RA 免疫病理过程，抑制或减少血管翳对关节软骨的腐蚀破坏，使病情进程减慢或活动性减轻，从而也减轻炎性症状。主要包括抗疟药、青霉胺、金诺芬、柳氮磺吡啶、雷公藤、甲氨蝶呤(MTX)、环磷酰胺等。这类药物从应用到出现临床疗效，大多需长达数月的时间。各药的药理作用尚不完全清楚。这类药物有明显的副作用，偶尔可以致命。既往常作为二线药物使用，近年来，多主张在早期，患者尚未发生骨侵蚀或关节破坏时即开始应用，以控制软骨病变的加重。如无特殊禁忌，希望在 6～8 周内控制病情，金诺芬和 MTX 是最常用选择。至于 MTX 剂量，多数学者倾向于使用低剂量，5～10mg，每周 1 次，口服或注射。一般在用药 3～12 周即可起效。

(3)激素：为效果最迅速的短时抗炎药物。到目前为止，还没有哪一类药物在控制 RA 炎症上能与激素媲美。然而多年来，人们普遍不愿用以常规治疗 RA。主要原因是其长期使用产生的毒副作用超过其治疗作用。而且，当疾病处于活动期，停药后会出现严重的反跳现象。现激素主要应用于严重威胁生命的 RA 并发症——血管炎；在等待慢作用药发挥疗效期间。泼尼松剂量不应超过 7.5mg/d，除非具有严重系统性类风湿表现如脉管炎、胸膜炎或心包炎的患者。使用激素的禁忌证包括消化性溃疡、高血压、未经治疗的感染、糖尿病和青光眼。

对滑膜炎症状较重、受累关节少、全身治疗有禁忌的患者，可行关节内皮质类固醇注射治疗。剂型以长效者为好。常用注射剂量视关节大小而异，美国风湿病学会提出的参考剂量为：手、足小关节，2.5～15mg 泼尼松龙混悬液或其相当的药物；中等大小关节如腕、肘，10～25mg；髋、膝、踝和肩关节，20～50mg。为取得最佳效果，必要时可加大剂量。注射之间隔时间越长越好，对负重关节，间隔时间至少应有 6～12 周。

RA 药物治疗方案多种多样。有所谓经典的"金字塔"模式，也有其他所谓的"倒金字塔"、"下台阶"、"波浪式"或"锯齿"等模式。考虑到 RA 的病情长短和病情发展的严重程度差别很大而且不易预测，临床治疗方案的确定必须根据患者的具体情况，积极主动，因人而异，达到治疗目的，避免毒副反应。

RA 药物治疗的传统疗法是金字塔式方案，即在发病初期予以阿司匹林或其他非甾体类药物，对无效或有严重并发症的患者可改用慢作用抗风湿药物(SAARD)，包括改变病情药、二线药、免疫抑制剂、细胞毒药物，最后加用细胞毒药物。此种方法虽顺应 RA 病变的发展趋势，避免了 SAARD 许多不良反应。但近年来的研究表明,由于 RA 滑膜炎在最初 2 年间进展很明显,有一半的关节骨破坏在此期出现,如按传统的金字塔法治疗,大部分关节会出现不可逆的损害,造成功能障碍。因此,20 世纪 90 年代以来,在治疗 RA 时采用了更积极的方案以改善其预后。

1989 年,Wilske 提出了"下台阶"方案,其特点是起病初期就应用小剂量泼尼松以控制其急性炎性,并很快地继以几种药物的联合应用,包括 NSAIDs 及一种以上的 SAARD。这样的联合治疗使作用机制不同的药物最大程度地各自发挥其作用,尽早控制关节炎,防止骨破坏。1990 年,FRIESFries 又提出了锯齿形模式,及所使用的改善病情药(DMARDs),一旦失效或病情有加重及换用其他 DMARDs,使病情再次缓解。Wilske 和 Fries 的治疗方案与传统方法的不同是早期加用 DMARDs。临床经验表明,为取得较好的疗效,应该在早期骨软骨尚未破坏前使用 SAARDs,对一些病情可能会迅速进展的患者甚至应采取 SAARDs 的联合治疗。

早期判断 RA 的病情、进展,从而早期及时治疗,对预后很有意义。从临床表现来看,受累的关节数目与病情的严重程度是成正相关的,对称性、多个小关节受损的患者预后较少数或单个大关节受损者为差;有关节外表现如皮下结节、肺间质病变及干燥综合征者预后差。实验室的检测如 C 反应蛋白明显增高、类风湿因子呈高滴度也是反应 RA 病情活动和进展的指标。近年来国内外的研究表明,RA 的遗传基因能早期提供预后信息。C 反应蛋白的数值、类风湿因子的滴度、HLA-DR4 都对 RA 预后的预测有很大的帮助,具有这些指标者因及早应用 SAARDs。

SAARDs 联合治疗可利用药物的协同作用,减少药物用量,从而相应地减少药物的副作用。另外,某些药物还可以降低另一些药物的毒副作用,如羟氯喹可减轻 MTX 的肝脏损害。运用 SAARDs 治疗 RA 时,应注意定期检查血、尿常规,肝、肾功能等。

考虑到 RA 的病情长短和病情发展的严重程度差别很大而且不易预测,临床治疗方案的确定必须根据患者的具体情况,积极主动,因人而异,达到治疗目的,避免毒副反应。

(二)外科治疗

对通过外科手段治疗 RA 是否有意义,曾有许多不同的看法。近几十年来,随着科学技术的突飞猛进,设计更合理、材料更先进的人工关节器械和假体不断涌现,关节镜技术也日益成熟,同时经过临床外科医生的不断努力和实践,手术方法和技巧也不断改进,使手术创伤减少,手术时间缩短,手术并发症得到充分的认识和较好的控制。加上术后康复的积极配合,使外科手术治疗关节病变的效果得到了明显提高,RA 的外科治疗也逐渐被广大内外科医生和患者所接受,使外科治疗成为 RA 治疗中的重要组成部分。

在欧美等发达国家,从 20 世纪 60 年代以后,相继建立了专门检查、治疗和研究 RA 疾病的关节炎科或关节炎中心。由内科、骨科、眼科、理疗、体疗及基础研究的各种专门人才相结合,并将 RA 的治疗提高到一个新的水平。芬兰是世界上最早成立风湿病医院并开展内、外科结合治疗 RA 的国家。以 Heinola 风湿基础医院为例,每年进行外科治疗的病例不少于 1000 例。1976 年,Marmor 医师总结了 1629 例手术病例,无 1 例因手术死亡。因此,他们认为,手术治疗的危险性甚至比某些药物治疗的危险性还小。

作者通过 10 年的 RA 外科临床实践,基本上同意上述观点,对于 RA 这样的顽固性疾病,单纯依靠药物和其他支持疗法,不可能对所有的患者都取得令人满意的治疗效果。对经严格的内科保守治疗半年以上无效,且出现以滑膜增生为主的严重关节病变者,应尽早进行滑膜切除,以打断关节病变的恶性循环。这样不仅避免了病变关节软骨的进一步破坏,还能使全身用药发挥更明显的作用。对于 RA 进展和功能分类第Ⅲ期(严重期)和Ⅳ期(末期)的患者,药物和其他疗法基本上作用甚微,矫形外科通过关节成形、关节重建,使患者部分或全部恢复关节功能,改善或增加患者生活自理能力。

1.RA 术前评估与处理 按矫形外科医师的观点,除骨肿瘤和创伤骨折之外,一般的矫形外科手术,均应该通过充分术前准备,使患者处在最佳状态后再施行手术治疗,以期获得最好的手术疗效。而对 RA 患者的手术不同于一般矫形外科手术。RA 是一种全身性的免疫系统疾病,病程长,患者全身情况较差,绝大多数患者经过内科保守治疗,仍无法达到一般矫形外科医师所要求的最佳状态,手术风险要大于普通患者。因此,对于拟行手术治疗的 RA 患者,术前必须作认真细致的准备工作,作者曾对 300 例接受各种治疗的 RA 患者进行分析研究,认为术前应注意以下几个方面。

(1)调整患者的心理状态:RA 患者由于长期患病,造成精神和心理上的巨大压力。尤其是伴有严重关节功能障碍者,长期卧床丧失生活自理能力,与外界隔绝的患者情绪消沉,对生活失去信心,甚至绝望,表现为"类风湿人格"。临床医生对此必须有充分的认识。术前利用一定的时间与患者谈心,以及通过图片、信件、暗示、与其他术后患者的交流等增加患者的信心,消除疑虑,使患者积极配合治疗。同时使患者理解这种全身免疫性疾病,单纯依靠手术不可能解决全部问题,术后需要艰苦的功能康复,还必须坚持长期的内科药物治疗。

(2)了解患者的骨质疏松情况:类风湿疾病本身即可引起全身的骨质疏松性改变,长期应用激素和 NSAIDs 药物等也可使钙磷代谢失调引起骨质疏松,绝期后的患者的骨质疏松则更为明显。目前对雷公藤等药物引起月经中断的原因及对雌激素或卵巢功能的影响机制尚不明了,但此药无疑会引起骨代谢的不正常。有资料表明,服用糖皮质激素的 RA 患者比未服用激素的患者脊椎和脊椎外骨折发生率高 3 倍。我们发现,绝经期后的 RA 女患者,大多存在较严重的骨质疏松情况,特别是长期卧床不起,生活不能自理的患者更为严重。分析上述引起骨质疏松的种种原因,作者认为,长期卧床所致的废用性骨质疏松是造成严重骨质疏松的最关键因素。在作者施行的几百例手术中,绝大多数患者属于此种情况。术中发现这种患者的骨质异常疏松,骨皮质菲薄,常呈薄纸板样改变,用手术剪刀即可修剪,其关节端松质骨骨小梁正常结构已完全丧失,由脂肪样组织所代替。手指可轻松插入骨端的松质骨。个别患者甚至在手术消毒皮肤的过程中,就会造成骨折,某些屈膝挛缩畸形的患者在假体安装之后的伸膝过程中,胫骨平台出现压缩骨折。过去我们对这样的患者施行人工关节置换术后的长期效果非常担心,通过长期随访观察发现,一旦患者经过术后体疗康复,能够负重走路之后,骨质疏松的状况将得到迅速改善。我们经治过的 3 例有严重骨质疏松的患者,分别于膝关节置换术后的 4、7、8 年,经历交通伤或严重外伤,造成其他部位的粉碎骨折,但人工关节的稳定性并未遭破坏。这从另一个侧面说明,废用是造成骨质疏松的关键因素之一,也证实严重骨质疏松的 RA 患者是可以接受外科矫形手术治疗,甚至人工关节置换术的。但对 RA 患者施行外科治疗时,要求手术医生操作时务必十分小心,禁忌粗暴操作,并尽可能使用电锯,少用骨刀、骨凿,以防发生意外骨折。

(3)了解抗风湿药物的使用情况:几乎所有 RA 患者术前都曾服用非甾体类药物,其中阿司匹林对血小板功能的影响较大,特别是小剂量阿司匹林常使凝血酶原时间延长,一般在停药后 10 天才能恢复正常。作者曾遇到 1 例 RA 患者,由于术前未能及时停用阿司匹林,尽管全膝关节置换术结束时,止血很彻底,但术后渗血严重,出血量高达 1200ml。因此,对术前应用阿司匹林治疗的患者,应引起足够的重视。一般于术前两周停药,改用其他对血小板影响不大的药物,同时对长期大量应用水杨酸药物的患者,给予积极地抗溃疡治疗。因为长期应用水杨酸类药物治疗的患者,不论是否有主观症状,往往伴有潜在的胃肠道溃疡,为防止术后应激性溃疡出血,在围手术期应采用西咪替丁等药物治疗是必要的。

据调查资料显示,约 90% 的准备接受外科治疗的 RA 患者,在发病后接受过皮质类固醇类药物的治疗,其中 10% 的患者,停用激素之后,病情立即加重,因此,一直到手术时仍不能停药。长期服用皮质类固醇的患者,除了典型的库欣体征之外,常伴有皮肤菲薄、皮下出血、静脉变细、管壁变薄、骨质疏松。更严重的是,长期使用皮质类固醇类药物会抑制患者自身肾上腺皮质的功能,使肾上腺皮质变薄、脂肪变性、肾上腺皮质激素分泌功能严重受损。这样的患者,常常经不起疼痛,低血压或缺氧等打击,易出现急性肾上腺皮质功能衰竭而死亡。

对于长期使用皮质类固醇治疗的患者,围手术期激素补充治疗问题,国外已有许多报道,国内郭巨灵于 1984 年也曾有过论述,但其激素补充量偏大。近 10 年来,根据临床实践,我们对长期服用激素的患者做如下处理:

停用激素 2 年以上的患者,同未用激素的 RA 患者一样,不予任何特殊准备。对术前仍然维持激素治疗的患者,我们认为,术前最好检查并了解患者的肾上腺皮质功能,如无检查条件者我们主张围手术期给皮质类固醇类药物,在激素支持下,平安度过围手术期的打击。

对于停药超过 1 年但不足 2 年的患者,我们基本上按此方案增补皮质类固醇治疗,但用药数量酌情减少,用药时间缩短,常于术后第 2 天停药。近 10 年来,作者曾采用这种激素补充方法为 200 多例 RA 患者施行手术治疗,其中有 20 多例不能停用激素的患者均安全渡过围手术期的考验。

除非甾体类抗炎药物和激素外,免疫抑制剂或细胞毒素类药物也是 RA 患者的常用药物。矫形外科医师对应用此类药物的患者,最大的担心是否会出现术后伤口愈合的问题。因为,此类药物均可影响伤口愈合能力、延长伤口愈合时间并降低抵抗感染的能力。作者遇到这样的患者例数有限,但对几例长期口服或静脉应用 MTX 的患者,术前 1 个月停药,术前适当延长拆线时间和抗生素时间,特别是对关节置换术后,需要进行持续性关节被动活动器功能锻炼的患者,拆线延长至 3 周。尚未发现伤口感染及伤口愈合不良等并发症。

(4)皮肤、软组织的准备:长期患病的 RA 患者常并发贫血、低蛋白血症、血管炎等。患者皮肤抵抗力低,再加上有些患者长期服用免疫抑制剂和激素,RA 患者常有皮下组织萎缩,皮肤菲薄、变脆,出现皮下淤斑,血管炎还可能进一步影响肢体远端血液供应,皮肤愈合能力差,因此,RA 患者术后感染发生率高。术中对软组织操作应轻柔、无创,暴露关节时,皮下游离范围不宜过大,否则会造成皮肤延迟愈合、感染,甚至剥脱。

(5)术前化验检查:多数要求手术治疗的 RA 患者处在病变活动期,其表现为多项化验指标不正常,如白细胞计数和血沉升高,血红蛋白低,白球蛋白比例异常,部分患者免疫球蛋白不正常。如过分强调化验指标的正常,将会贻误手术时机,使关节破坏更为严重,全身状态更差,手术难度更大。对这类患者,可予以对症治疗,如术前补充白蛋白、术前抗生素的运用、术中术后输血等。临床实践已表明,只要术前准备充分,是可以安全度过围手术期的。因此,对术前某些化验指标不正常,不应视为手术绝对禁忌证。但对于有严重并发症、全身情况极差的患者来说,应该在相关科室的协助下,尽可能使患者达到较理想的状态,以减少并发症的发生。

(6)麻醉前准备:大多数手术都可在区域神经阻滞麻醉下进行,尤其是上肢的手术,下肢手术应尽量考虑硬膜外麻醉或全麻。如果术前患者手术的肢体伴有多发或单发的神经病变,则不应采用区域阻滞麻醉。

由于约 30%～40% 的类风湿关节炎患者颈椎受累,麻醉时颈椎过度前屈或后仰可能造成寰枢椎脱位等并发症,危及患者的生命安全。所有准备全麻的 RA 患者术前均应进行细致的神经系统检查,摄颈椎侧位及张口正位 X 线片。对于有颈椎固定指征者还应先行颈椎固定,或在硬膜外麻醉穿刺及全麻插管时避免过度屈颈,高危患者在插管时宜在清醒状态下进行。伴有严重屈颈畸形或颈椎强直的患者,术前可采用纤维喉镜引导下插管。颞下颌关节受累患者张口受限,可考虑经鼻插管或气管切开。寰枢关节受累可见于 26% 的 RA 患者,临床上表现为声嘶、喉部紧缩感、耳部放射痛等,这种患者气道狭窄,应选用较细的气管内插管,以免插管时损伤气道,可疑患者在术前应行间接喉镜检查。

弥漫性肺纤维化是最常见的 RA 肺部病变,引起肺弥散功能异常,肺部的肉芽肿浸润会进一步影响氧的摄取,降低肺泡的顺应性。有些患者肋椎关节受累,胸壁的顺应性也下降,因此,术前必须检查肺功能及动脉血气,以便明确肺部受累的情况。

RA 有时可累及心脏,常在应急状态下表现出心律失常等症状,因此,对于所有术前可疑伴有心脏病变的患者,均应在术中及术后即刻给予心电监护。

除非药物引起的副作用,RA 患者的肝功能一般不会受损,但是有些短期内多次接受外科手术的患者其肝脏可能对卤化物的敏感性增加,使用此类麻醉药物是应予注意。

(7)手术顺序的安排:类风湿关节炎累及全身多个关节,晚期常有多关节手术指征,尤其是在我国,许多患者往往出现严重的多关节畸形才求助于外科医生,因此,选择正确的手术顺序对日后的康复尤为重要。一般下肢手术前,应充分评估患者术后扶拐的能力,如上肢各关节广泛受累,丧失扶拐能力,一般宜先解决上肢功能问题。在髋膝手术顺序上,国外多认为应先髋后膝,尤其是髋关节屈曲畸形的患者,否则不仅对术后膝关节功能锻炼不利,而且将会改变患者的步态,增加对膝关节、足和踝关节所承受的旋转应力,这样必然会加速膝关节假体的松动。另外,在髋关节手术的同时,还可对膝关节进行手法推拿、矫形及石膏外固定于尽可能理想的功能位。这种患者宜先行人工全髋关节置换术也可采用一侧髋、膝或踝关节同时置换术。但当膝关节严重破坏,成为患者生活不能自理的主要因素,而髋关节的病变尚轻,具有一定活动度时,根据作者自己的临床经验,合理的手术顺序宜先膝后髋。当然,在决定具体患者手术顺序时,还应考虑患者自己的要求和患者的工作性质,而不必拘泥于一定的模式。

在我国,RA 的外科治疗刚刚起步,有许多国外少见的全身多关节畸形的 RA 患者,他(她)们往往过早地丧失了生活自理能力和谋生的能力,身体素质较差,并发症多,经济条件不好,对生活失去信心。怎样通过最少的手术,获得最大效益,让患者尽早站起来,恢复生活自立能力,术前需要反复研究,精心设计,争取通过一次手术,尽可能多解决一些问题。

作者曾为 78 例双膝屈曲挛缩的 RA 患者,在同次麻醉下同时施行双侧膝关节置换术,对 13 例下肢髋、膝 4 个关节均有严重破坏和畸形的患者,采用同次麻醉下,同侧髋、膝关节同时置换术,结果只用两次手术就使患者站立起来。最近,作者又对双下肢髋、膝、踝 6 个关节均强直在畸形位的患者,采用一次麻醉,行同侧 3 个关节行同时置换术。

需要指出的是,采用一次手术,尽可能多为患者解决更多的问题的想法和做法的出发点是好的。但这种严重的 RA 患者的身体条件往往很差,有些患者伴有严重的心肺疾病,或有严重的贫血等,采取一次多关节的手术风险很大,必须术前经过认真周密地研究和讨论,制定手术方案。手术室的条件和装备、术后的监护也非常重要。术者的手术技巧和熟练程度是能否在一次麻醉下进行多关节同时手术的关键因素,如果术者经验不足或手术操作不熟练,一味追求效率,势必得不偿失。

(8)输血:类风湿关节炎患者常表现出慢性贫血,术中、术后常需输血。尤其是需同时接受 2 个以上关节置换手术,手术创伤较大,手术时间较长,出血量大,而这类患者全身情况往往较差,因此,术前更需备充足的血。自体输血技术近年来在关节炎外科多有应用。该方法不仅可以避免肝炎、艾滋病等疾病的传播,缓解血源紧张状况而且具有安全、有效和经济的优点。对于一般健康状况良好、无心血管及肝肾功能不良、无脓毒血症和凝血因子缺乏、预计术中出血量达 $1000\sim2000ml$、术前血红蛋白不低于 $100g/L$、血细胞比容大于 0.33 的患者,应积极采用这种技术。常用方法有三种,即术前自体血预存、术中血源稀释及术中、术后血液回收。其中预存自体输血不需要特殊设备,采血及回输方法简单,便于推广。

2.手术方式

(1)滑膜切除术:RA 受累关节的滑膜充血、水肿、炎性细胞浸润、滑膜细胞增厚,在滑膜与软骨面交界处,毛细血管和成纤维细胞增生,形成类风湿肉芽组织或血管翼,腐蚀破坏关节软骨、半月板、韧带等,最终肉芽组织纤维化、瘢痕化,导致整个关节挛缩、畸形,丧失其功能。如在 RA 的早期,及时切除增厚的滑膜,能有效地控制其对关节软骨、半月板等结构的破坏,减轻关节症状,延缓关节病变的进程,推迟关节置换的时间。膝关节是全身滑膜面积最大的关节,约占全身滑膜面积的一半。及时切除变性增生的膝关节滑膜,除了局部对关节软骨的保护作用之外,可清除浸润于滑膜下层包括类风湿因子的大量浆细胞,对全身免疫状态也有调节作用。因此,RA 的早期行滑膜切除术,尤其是膝关节的滑膜切除,具有积极的意义。目前,常采用的滑膜切除术的方法包括关节切开滑膜切除、关节镜下滑膜切除、化学性或放射性同位素滑膜切除几种。

1)关节切开滑膜切除术:适应证有:①严格药物保守治疗半年以上,关节肿胀和疼痛仍较严重,X 线检查骨质破坏不明显者。②病变不足半年,虽经药物治疗,但关节肿胀疼痛明显,以滑膜增生肥厚为主,积液量不多者。③病变超过 1 年,关节肿胀、疼痛,X 线检查有明显骨质疏松或关节间隙变窄,但尚无明显骨质破坏和畸形,说明关节面透明软骨或关节间的纤维软骨(半月板等)已有不同程度的破坏。此时滑膜切除术虽然已经不能达到保护关节软骨的作用,但对阻止关节软骨的进一步破坏、减轻疼痛、推迟关节置换的时间,也能起一定的作用。滑膜切除术的关键是尽可能多地切除滑膜组织,以减少复发率。术后可根据关节大小,向关节内注入长效皮质类固醇以及透明质酸类药物以减轻炎症反应,保护软骨,防止粘连。术后第 1 天作肌肉等长收缩锻炼,防止肌肉萎缩。24～48 小时后拔除负压引流,开始关节活动锻炼。

2)放射性同位素滑膜切除:将放射性同位素如磷-32、镝-165 等注入到关节腔,利用其释放的 β 射线(软组织杀伤深度为 5.7mm),起到杀伤病变滑膜组织的目的。这种方法具有操作简单、侵袭性小、不影响关节功能、住院时间短、理论上可达到 100%滑膜切除、易为患者接受等优点。现已成为 RA 常用的治疗方法。适应证与滑膜手术切除术基本相似,禁忌在关节软骨已有磨损破坏的患者中使用,以避免对软骨下骨的放射性损伤。

病期越早效果越佳。滑膜以中度增生者效果最好,严重增生或滑膜过薄,以渗出、纤维化为主者,效果反而不好。缺点是:①对多房性关节如腕关节疗效欠佳;②不能同时施行某些矫形术;③有同位素逸出关节造成其他系统损害可能。

3)关节镜下滑膜切除术:损伤小,术后病残率低,并发症少,可重复操作。通过关节镜不仅可以切除增生的滑膜组织,而且能冲洗掉各种碎屑、炎性介质和免疫复合物等,临床疗效肯定。但关节镜下切除滑膜毕竟范围有限,不易彻底切除滑膜。

(2)人工关节置换术:人工关节置换技术的飞速发展,对广大 RA 患者,尤其是有严重关节功能障碍的患者带来了福音。不仅可以减轻关节疼痛,矫正关节的畸形。许多长期卧床患者因此而重新获得站立、行走功能,部分或完全恢复了生活自理能力,获得了生活的信心。髋、膝关节是临床人工关节置换最多的关节,与骨性关节炎相似,在 RA 患者其术后 10 年优良率也平均在 90%左右。人工关节的主要问题是远期松动和晚期感染。

RA 手术患者一般比做同类手术的骨关节炎患者要平均年轻 10 岁,这就意味着,施行人工关节置换术的 RA 患者将在更长的时间内经受术后各种并发症的考验,关节再置换的可能性相对较大。尽管如此,鉴于确切的手术效果,作者认为,只要手术条件符合,仍应及时施行人工关节置换术。年龄因素不是划分是否手术的绝对指征,即使 10～20 年后,人工关节出现问题,也可以进行翻修。另外,随着社会科技的进步,有理由相信,到那时该技术将更为完善。

RA 病变关节常呈多关节、对称性,如果双髋或双膝关节同时受累,为保证术后康复的顺利进行,可以考虑一侧髋膝关节置换术、双髋关节同时置换术或双膝关节同时置换术,甚至双侧 4 个关节同时置换术。但必须看到,多关节同时置换术要求手术技巧较高,且术后并发症也增多,患者需要承受的心理和经济负担加大。有时,与其置换多个关节,还不如选择 1～2 个最影响患者四肢活动功能的关节进行人工关节置换术。有 4 个关节置换术指征的患者,不管是局部,还是全身情况都相当差,稍有不慎,即可发生多种并发症,对于这种患者,尽可能减少手术次数和手术创伤显得十分重要。

掌指及跖趾关节置换目前仍以硅酮铰链式假体较多,但是并发症较常见,除感染外,假体断裂是导致术后远期失败的原因之一。近年出现的表面型假体的效果也不十分满意,主要是因为这类小关节周围缺乏强有力的软组织维持关节的稳定。肘、腕及肩关节为非负重关节,大多数患者通过滑膜切除术等矫形手术,以及其他各关节的运动代偿,不一定必须采用关节置换术。

严重骨质疏松、骨质缺损、高度屈曲旋转甚至脱位畸形、多发关节病变、髁发育不良及肌力低下等是 RA 人工关节置换术中经常遇到的棘手问题。合适型号、尺寸假体的选择、周密的手术设计、精心的术后康复护理直接关系到手术的成功。由于目前我国人工关节假体的生产,工艺材料、型号、配套手术器械、普遍的置换技术和对人工关节术后失败的翻修能力均较发达国家有相当差距,因此,必须严格掌握手术指征,培训和提高关节置换技术水平,控制人工关节假体质量,这样才能减少并发症,取得更好的疗效。

(3)关节融合术:病变关节被融合在功能位后,患者可以得到一个稳定、无痛的关节,并最大限度地发挥其功能,因此,在人工关节技术成熟之前,关节融合术曾是治疗类风湿关节炎的重要手段。某些关节如腕关节、指间关节等融合术后,其整体功能并不比人工关节置换术的效果差。对于需行强体力劳动的年轻人来说,关节融合术的远期效果要比人工关节置换术更为可靠。在 RA 患者中,经常施行关节融合术的部位主要有腕、掌指、踝、后足及近端指间关节等。

踝关节融合术是治疗 RA 踝关节炎的主要方法,适用于:①年轻、活动量大、仅踝关节严重受累者;②踝关节严重不稳及难以矫正的固定性后足畸形。术后足的功能取决于踝关节融合位置以及足部其他关节的功能情况。一般认为踝关节融合的最佳位置是:矢状面呈中立位,外旋 5～10°,后足外翻 0～5°,距骨于胫骨下方稍后移。缺点是:①术后不愈合率高。②固定时间长,一般需 10～20 周,不利于高龄及类风湿关节炎患者的术后康复,尤其对那些中、后足关节已有病变者,长时间的固定使中后足关节活动进一步受限,甚至出现关节僵直。而这些关节本身的良好活动是进行踝关节融合术的先决条件之一。③术后邻近关节活动量增加,可引起继发性损伤,局部疼痛不适发生率高。

腕关节融合术是治疗严重腕关节炎的一种可靠方法,术后关节稳定性良好,95% 患者疼痛可得到缓解。主要适应证是严重关节破坏、关节不稳、疼痛、伸腕肌腱断裂或手的其他部位病变需要腕关节结构稳定者。腕关节融合的位置是手术成功的关键。正确位置是:屈伸中立位,轻度尺偏约 5～10°,保持桡骨与第二掌骨的准确对线。尽可能避免双腕关节融合,如必须进行时,可将其中一个固定在轻度屈曲位,以满足患者个人卫生的需要。

在 RA 外科治疗中,掌指、指间关节融合术也十分常见。拇指掌指关节常融合在屈 15°、外展 5°、旋前 20°位。当然,对不同职业要求的患者,具体位置还可进行适当的调整。关键是使融合的位置最有利于手的功能发挥。

(4)截骨术:目前,截骨术治疗类风湿关节炎已少见,RA 患者多有骨质疏松,截骨术后骨折端间的固定不牢固,骨质疏松及内固定欠牢固使骨折愈合需要比正常人更长的时间,而术后长时间的关节固定,势必会影响关节功能。另外,RA 多累及整个关节面,因此通过截骨术调整关节负重部位,加重相对正常的关节面的负重,不能根本解决关节疼痛症状。近年来,随着人工关节置换技术的日益成熟,许多 RA 患者的关节病变通过人工关节置换可以得到根本解决。因此,截骨术治疗类风湿关节炎价值有限。偶尔对髋或膝关节非功能位强直、影响患者日常生活、同时对术后功能要求不高患者,可考虑施行简单的截骨术。

尺骨小头切除术适用于下桡尺关节背侧脱位,疼痛局限于下尺桡关节及前臂旋转活动受限者。保护性地切除尺骨小头可以恢复前臂旋转功能,减轻对尺侧伸腕肌腱的压迫。尺骨小头切除长度在 1~1.5cm,否则可造成腕关节不稳。术中应行下尺桡关节周围韧带重建术。

(5)其他软组织手术:主要包括肌腱的修复和重建术、软组织松解术、滑囊及囊肿切除术、类风湿结节切除术等。

肌腱手术在手部应用最广泛,腕管综合征亦常采用腕横韧带切开减压术。滑囊炎见于类风湿关节炎的肩、髋关节等处,如经保守治疗无效,常须手术切除。类风湿关节炎引起的腘窝囊肿常在病情缓解后自行退缩,有时须手术治疗。

对局部疼痛、影响关节功能的类风湿结节,可考虑手术切除。注意手术切口的设计,以免影响远期可能的关节成形术。手术应完整切除类风湿结节及其表面皮肤,缝合时切忌张力过大,必要时可采用旋转皮瓣或游离皮肤移植术,否则会引起难以治愈皮肤溃疡。

RA 的中晚期,许多患者会出现关节附近软组织挛缩,造成髋关节的屈曲、内收畸形,并可进一步引起腰椎前凸、骨盆倾斜、膝关节屈曲挛缩。通过软组织松解术,协同按摩、体疗等方法,可改善病变关节的功能,但对于关节面严重破坏、关节畸形严重、仅靠软组织松解术已无法改善关节功能和减轻疼痛时,软组织松解应与人工关节置换术同时进行,如髋关节置换术的同时将内收肌腱切断以矫正内收畸形等。

(赵忠伟)

第八节　股骨头坏死

一、病因

(一)病因分类

股骨头缺血性坏死分为原发性和继发性两种,原发性股骨头缺血性坏死发病机制不清。引起股骨头缺血性坏死的病因很多,比较复杂,有的同一因素可以引起多方面的作用,难以全面系统的分类,这与其发病机制不清有关。

1.按病因的性质分类

(1)疾病

1)髋部疾病:①髋部创伤:包括股骨颈骨折、髋关节脱位、髋臼骨折、轻微损伤;②髋部发育不良:先天性髋脱位、先天性髋内翻;③脊髓灰质炎后遗症;④炎性反应:化脓性髋关节炎、髋关节结核(治愈后再引发血管供应障碍);⑤非化脓性炎性反应:髋关节骨关节炎;⑥色素沉着绒毛结节性滑膜炎。

2)血液系统疾病:镰状细胞贫血、珠蛋白生成障碍性贫血(地中海贫血)、戈谢病、血友病、急性白血病、DIC、铁中毒(血色病)、血小板减少性紫癜。

3)循环系统疾病:①动脉源性病患:动脉粥样硬化、闭塞性动脉硬化、血栓闭塞性脉管炎(或称 Buergerdisease);②静脉源性疾病:血栓性静脉炎(包括血栓性浅静脉炎和深部静脉血栓形成)、下肢溃疡。

4)呼吸系统疾病:支气管哮喘病。

5)消化系统疾病:脂肪肝、溃疡性结肠炎和克罗恩病,Whipple 病,志贺菌、沙门菌、幽门螺杆菌及耶尔森菌感染后的肠炎。

6)泌尿系统:肾病综合征,慢性肾功能不全。

7)内分泌系统:皮质醇增多症(库欣病)、甲状腺功能减退症和黏液性水肿、骨软化症。

8)营养与代谢性疾病:糖尿病、痛风、高脂血症和高脂蛋白血症、黏多糖代谢病、肥胖症、骨质疏松、脂肪绝对过量、脂肪相对过量。

9)结缔组织病:类风湿关节炎,系统性红斑狼疮,血管炎(包括结节性动脉炎、过敏性血管炎、贝赫切特病)肠病性关节炎。

10)理化因素所致疾病:辐射病、潜水病、热损伤、四氯化碳中毒、氟中毒。

(2)医源性因素

1)治疗:①先天性髋脱位术后;②小儿麻痹后遗症术后;③肢体石膏固定过久;④术后下肢水肿。

2)药物:①激素;②酒精中毒;③抗肿瘤药物(如天冬酰胺酶等);④非甾体类药物;⑤过载铁(高血铁)。

(3)其他

1)妊娠:可能与妊娠时雌二醇和孕酮增多所致的血液高凝、静脉栓塞有关。任何晚期妊娠 DIC 的其他原因,尤其是脂肪肝、子痫和羊膜栓塞,可能是骨坏死的潜在原因。

2)避孕药。

3)脑膜炎球菌血症:引起 DIC、内毒素 Shwartgman 现象导致骨坏死。

4)静脉滴注麻醉药成瘾伴获得性免疫缺陷综合征(艾滋病)病毒感染:可能因其继发抗磷脂类抗体综合征后并发骨坏死。

5)变态反应:导致 DIC 而引发骨坏死。

6)烧伤:导致血液高凝状态。

7)糖原贮积症。

8)异常球蛋白血症。

9)抗磷脂类抗体综合征。

2.按诱发股骨头缺血性坏死的病理生理过程分类

(1)创伤性股骨头缺血性坏死:其发病机制已明确,由于供养股骨头的动脉血管断裂导致股骨头缺血性坏死,包括:股骨颈骨折、髋关节脱位、髋臼骨折、转子间骨折。

(2)特发性股骨头缺血性坏死:也称非创伤性股骨头缺血性坏死。与许多疾病和药物等有关,但其发病机制不如创伤性股骨头缺血性坏死明确。由于这些疾病或药物等引起的股骨头缺血性坏死,并不能完全排除诸如日积月累的生理性机械因素对股骨头缺血性坏死病理进程中的作用,所以称非创伤性并不十分妥当,目前各种文献多称其为特发性股骨头缺血性坏死。病因包括除严重创伤外的所有因素。

3.Ficat 与 Arlet 的病因分类

(1)明确的病因:病因关系清楚并被大家广泛接受的,包括严重创伤(股骨颈骨折、髋脱位、髋臼骨折)、潜水病、镰状细胞贫血、放射病、动脉源性骨坏死、Gaucher 病等。

(2)可能的有关病因:这些病因可能与以后骨坏死有短暂联系或在具有个别特征的一组患者中增加发病率,这些常见联系已被多数人所接受,但尚未得到证实。在这些情况中,有许多病因与以后坏死之间在病理生理的关系尚不太清楚或仍存争议。包括:轻微损伤、激素应用、痛风和高尿酸血症、静脉疾病、妊娠、发育不良、脂代谢失调、结缔组织疾病、骨质疏松和骨软化等。

(二)股骨头缺血性坏死的发病因素

1.骨内因素

(1)骨细胞因素:Kenzora 和 Glimcher(1985 年)提出积累性细胞功能紊乱学说。该学说认为病因有三方面:①解剖部位;②全身代谢紊乱;③糖皮质激素应用。股骨头坏死的发生是由于局部解剖因素决定的,但不能解释股骨头的特殊部位发生坏死而另外一些部位不发生坏死的原因。全身代谢紊乱、慢性肾衰竭、饮酒等与代谢有关,激素、系统性红斑狼疮、血红蛋白病均可使骨细胞功能紊乱并逐渐加重。表现为生物化学方面钙磷代谢的变化和骨组织学变化如骨软化和骨质疏松。糖皮质激素的应用则会对骨细胞产生细胞毒性作用,使已受损害的骨细胞发生不可逆性变化,这是对骨细胞最后摧毁的打击。另有报道也证实骨坏死患者曾患有严重的骨细胞和骨组织疾病。Kenzora 和 Glimcher(1985 年)报道肾衰竭患者发生骨坏死与肾疾病有关。

(2)骨内动脉因素:Jones(1965 年)首次提出骨内血管脂肪栓塞引起骨坏死,并于 1985 年对脂肪栓塞理论进行了较全面的阐述,由于脂肪栓子的一些理化特性,很容易栓塞骨内血管。主要有以下特性:

1)脂肪栓子内含有大量中性脂肪。

2)脂肪的黏滞性较血浆高。

3)脂肪球的表面张力使之易附着于骨内小动脉壁。

Jones 认为脂肪栓子的来源有三个方面:①脂肪肝;②血浆脂蛋白不稳定和降解;③骨髓内脂肪和其他脂肪组织崩解。临床上,由乙醇和激素所致的股骨头缺血性坏死都影响着全身脂代谢,可引起脂肪肝和高脂血症。脂肪栓塞骨内小血管后在脂酶的作用下释放出非酯化脂肪酸,可引起前列腺素增多;纤维素沉着、血栓形成,开始于易损伤的软骨下微循环的毛细血管。

(3)骨内静脉因素:绝大多数股骨头缺血性坏死患者存在股骨上端静脉回流障碍,提示骨内静脉闭塞在股骨头缺血性坏死中起着重要作用。激素引起的血流高凝状态产生静脉血栓;镰状细胞贫血时镰状细胞可在血窦和小静脉内形成血栓;在减压。

(4)骨内血管外因素:骨内小动脉、毛细血管、小静脉易受血管外因素的影响。可以想象,在股骨头近端有许多不能扩张的管道,内有血管通过,当管道内的内容物增多时,就可压迫血管,同样股骨近端内容物增多时可引起骨内压增高,造成血管压迫。有学者认为,骨内血管外因素是各种原因致股骨头缺血性坏死机制中最后阶段所共有的,在髋关节病、股骨感染、肿瘤、Gaucher 病、血管病、血友病、创伤性骨内血肿、细胞外氮气泡形成、骨内脂肪细胞增大等疾病,都可能因此机制导致股骨头缺血性坏死。

2.骨外因素

(1)骨外动脉因素:动脉因素是最重要的发展为股骨头坏死(AVN)的原因。供应股骨头的血管是终末血管,侧支循环不丰富,对髋关节的创伤可能导致对股骨头和颈主要血供和支持带内的侧副血管血供的机械性阻断。大多数患者动脉造影显示动脉狭窄和支持带的侧副血管动脉粥样硬化,尤其对于老年患者,可能是致病的重要因素。

(2)骨外静脉因素:有学者发现,股骨头缺血性坏死患者行患侧髋静脉造影时常发现骨外静脉血流淤积。骨内血流阻滞并不等于骨外静脉性疾病。骨外静脉疾病可以引起骨内血流阻滞、骨内压升高,使血窦和小动脉受压,骨干反流;股骨头动脉血流减少致股骨头缺血、坏死,如反射性交感神经营养不良、畸形性骨炎及一过性髋关节滑膜炎等疾病。

Ficat 和 Arlet 等报道 21 例特发性股骨头缺血性坏死与下肢静脉回流障碍有关,如晚期妊娠及静脉炎等。

目前关于骨外静脉因素与骨外动脉因素引起股骨头缺血性坏死哪个为主要致病因素,观点不一。多数学者认为骨外动脉因素较为重要。Jones 认为,创伤性骨坏死来自于突然的缺血,常因阻断了骨内和骨外动脉所致;而特发性骨坏死最终表现为血管内凝血如血栓或继发性出血。作为一个中间机制,致病因素有骨内脂肪栓塞、Shwartzman 反应、变态反应、蛋白分解酶和凝血酶释放。

可以引起股骨头微循环障碍的原因很多,常分为创伤性和非创伤性两大类。据目前的研究,创伤性病因可能有股骨颈骨折、股骨头骨折、外伤性髋关节脱位及先天性髋关节脱位。非创伤性病因可能有长期大剂量使用激素、酗酒、Perthes 病、减压病、血红蛋白病、特发性股骨头缺血坏死等。创伤性股骨头缺血性坏死发病机制比较明确，创伤可造成股骨头主要营养血管损伤，导致股骨头血液供应障碍而发生缺血性坏死。非创伤性股骨头缺血性坏死发病机制尚未明确，可能有多种因素参与。血液流变学是影响股骨头微循环的重要因素之一。Glas 等对 39 例非创伤性股骨头缺血性坏死患者进行观察，发现红细胞聚集性明显增强，可能由于滋养血管阻塞和血液高黏滞状态引起骨缺血。非创伤组的全血低切黏度、血浆纤维蛋白原与健康对照组比较明显增高，即非创伤组血液处于高黏滞状态，提示血液高黏滞状态可能是非创伤性 NFH 发病机制中的一个因素，由于股骨头骺动脉发出的终末动脉与关节软骨面垂直走行，扩展为血窦后再 180°折反为终末静脉，所以高黏滞血液在该处易于滞缓，导致股骨头负重区微循环障碍。当存在其他促凝因素时，高黏滞血液也更容易形成血栓，导致局部骨组织缺血坏死。同时也观察到，非创伤组股骨头缺血性坏死患者存在脂质代谢紊乱，尤其三酰甘油水平显著增高。因为高脂血症时患者血液黏滞性增高，并且与三酰甘油水平呈正相关。所以，非创伤性股骨头缺血性坏死的血液高黏滞状态可能在较大程度上与高脂血症有关。但是在本研究中，仍然有 7 例（25%）非创伤性股骨头缺血性坏死患者血脂正常，提示非创伤性股骨头缺血性坏死的血液高黏滞状态可能还有其他未知病理因素参与形成，具体机制有待进一步研究。血液流变学各项指标属于非特异性指标，不能仅凭血液流变学指标的异常就作出股骨头缺血坏死的诊断，在临床上对有股骨头缺血性坏死危险因素的患者进行血液流变学监测，可能起到预警作用。改善血液流变学状态有助于改善股骨头的微循环，防止股骨头缺血坏死的发生，该疗法对早期股骨头缺血性坏死的治疗效果尚需进一步研究。引起股骨头缺血坏死的病因大多为徐缓渐进性的，所以股骨头缺血坏死的进展相对缓慢。坏死前的血管变化有：窦状小管充血、外渗，组织间隙内出血，有坏死的红细胞及含铁血黄素，在水肿组织间隙中出现网状纤维，间质细胞合成纤维细胞，类似于幼嫩而松软的纤维组织。脂肪坏死表现为：脂肪细胞核消失、破碎；造血髓组织坏死表现为：缺血首先引起髓细胞的抑制，红髓呈现颗粒状坏死，造血组织消失。窦小管扩张，动脉壁增厚并有栓塞。多数骨小梁显示有陷窝空虚，骨细胞核消失。由于骨细胞死亡是个缓慢过程，故有学者认为当 75% 骨陷窝内骨细胞消失时，才认为骨小梁坏死；骨小梁坏死后的结构和密度不变，骨细胞周围骨质溶解而显得陷窝扩大。

二、临床表现

（一）病史

股骨头缺血性坏死有创伤性和非创伤性之分，前者是指因股骨颈骨折或髋关节脱位，使股骨头的血供遭到破坏的结果；而后者除少数有明显原因外，多数患者的确切病因与发病机制至今仍未完全明了。其中创伤性缺血坏死较多，患者往往能追忆起有髋部外伤史，时间长短不定，大致是 1 年至十几年。小的外伤如扭伤、摔伤，引起坏死的时间较晚，往往被大多数人所忽视；而大的外伤如关节内骨折、关节脱位则可较早地引起骨坏死。在非创伤性因素中，主要致病高危因素为应用激素，其次为饮酒，还有潜水、高空飞行及血液病等。非创伤性因素的发病速度以应用激素进展最快，患者往往有短期大剂量或小剂量长期应用激素史，一般大剂量激素使用几个月至 1 年左右即可引起症状。对于酒精性股骨头坏死患者往往有长期大剂量饮酒史，时间长短和每次饮用量不同。此外，询问患者是否有潜水史及高空飞行史，以及是否有内科相关疾病也十分重要。一般来说，疾病的发展是逐渐加重的，有些患者病程中有一段缓解期。可能是由于关节软骨面的破裂，导致骨内压减低从而缓解了疼痛。但最终导致的骨关节炎会使疼痛越来越重，关节的功能也会越来越差。

(二)症状

1.疼痛 大多数股骨头缺血性坏死患者的首发症状是疼痛。

(1)疼痛的部位和性质:初起时以髋、膝关节、大腿内侧为主,其次为大腿前、臀后、小腿外侧。疼痛以钝痛、酸痛多见,大多数患者往往不能确切叙述疼痛的性质。早期症状不典型,但常有以下比较有特异性的表现:髋部隐隐作痛,或酸软乏力、不适,大腿内侧及腹股沟酸痛或有牵拉感,有的表现为膝关节无规律疼痛,患侧卧位时疼痛,很难摆出一个舒适的姿势。在病变中期,患肢剧痛,患者有时亦不能确切指出严重疼痛部位。晚期疼痛则固定在腰骶、髋、腹股沟、大腿内侧及膝关节处。中晚期持续性疼痛极难缓解,卧床休息虽能减轻疼痛,但不能终止疼痛。一部分患者的首发症状即是膝部疼痛不适。这是因为髋关节由闭孔神经前支支配,膝关节由闭孔神经后支支配,所以髋关节的疼痛可以向膝关节放射。

(2)疼痛规律

1)夜间痉挛痛:夜间小腿和足部的剧痛感常使患者痛醒,疼痛可持续发作,也可不规律发作,持续数分钟至20分钟,睡眠时足跟不自主牵伸可诱发痉挛痛。原因可能为神经肌肉接头处代谢产物堆积或代谢规律变化所致。

2)间歇性疼痛:早期会出现无诱因自动缓解期,卧床休息后出现,此时疼痛可完全或大部分缓解,但随病情的进展,这种疼痛缓解期逐渐缩短,终转变成持续性疼痛。

3)休息痛:在病变急性进展期,有些患者的疼痛不但在休息时不减轻,而且在夜间疼痛更剧,甚至彻夜难眠,有时虽可勉强入睡,但体位稍一变动就会痛醒,这与精神因素和环境条件有一定关系,另外与就寝时血压偏低,原本缺血的组织缺血状态更加显著密切相关。

2.跛行 早期患者由于股骨头内压力增高,并且由于髋关节的活动导致股骨头内压力进一步增高,疼痛逐渐加重而出现跛行。休息后由于骨髓腔内压力逐渐下降静脉回流重新通畅而好转,因而易出现间歇性跛行(常常突然发生,又突然消失,其与间歇疼痛一致)。早期还易出现痛性跛行:其早期是一种功能性改变,与疼痛呈平行性存在的症状,因而在疼痛严重时需要拖拽来挪动患肢,形成特殊的痛性拖拽样跛行,因而往往需借助支具行走。晚期患者由于股骨头塌陷、骨关节炎及髋关节半脱位可出现短缩性跛行,或出现混合合性跛行(在痛性跛行基础上又出现股骨头塌陷而引起患肢短缩,呈混合性跛行)。混合性跛行患者行走更加困难,需拄双拐才能行动。

3.髋关节功能障碍 早期疼痛轻微,关节活动受限不明显,髋关节活动可正常或轻微丧失,表现为向某一方向活动障碍,以患肢内旋受限最常见。随着病情的发展髋关节逐渐出现功能障碍,髋关节功能由受限逐渐进展到严重的功能障碍,髋关节屈伸、抬高、内收外展、旋转等都受到影响。初期与肌肉痉挛及疼痛而诱发的被动性关节制动有关,后期则是关节囊、股骨头及髋臼畸形所致,出现行走困难,关节支撑力下降,逐渐出现不能负重,发展到严重时出现瞬间支撑能力丧失,导致患肢残疾。

4.患肢肌肉松软无力 早期即伴有患肢无力、肌肉萎缩,随之出现皮肤无汗及发冷等症状,然而由于股骨头缺血性坏死的剧痛,上述症状多不会引起重视。但在中晚期患者就诊时已经能明确讲述出患肢出现肌肉松软萎缩、活动无力、肢体变细以及皮肤干燥、苍白等进行性肌营养不良症状,这些症状说明整个患肢供血障碍,而引起这些改变的根本原因为髋关节制动及肢体运动减少所致。

5.关节肿胀、绞锁、弹响 股骨头缺血性坏死患者,由于反应性关节滑膜炎,常有患髋关节肿胀、积液,外观难以发现。在病变晚期,患者运动时,髋关节活动到一定方位时发出一种"咔"的响声,常见于屈曲稍外展位置,一般不疼痛亦无明显不适感,但会给患者带来心理上的压力,这种髋弹响可能与股骨头和髋臼变形、关节软骨面塌陷、碎裂,以及关节内游离体形成和滑膜变异有关,是形成骨关节炎的一种临床表现,可持续数月乃至年余,通过股骨头病变的修复重建会逐渐消失。

（三）体征

1.步态　由于股骨头形态变化、肌肉萎缩状态及髋关节畸形程度等因素的共同影响,临床出现以下各种各样的步态:由于患髋的剧痛导致患者出现快慢交替步或痛性拖拽跛行;由于患肢剧痛及支持力不足,不敢负重,行走时必然出现患肢侧负重相缩短,缓慢向前挪步,摆动相延长,导致正常步态的负重相、摆动相时间发生变移,有些严重患者还需同侧上肢拖拽才能向前挪步;当病情稳定后由于股骨头大多变扁平,如果下肢短缩1～2cm时,跛行多不明显,当下肢短缩＞3cm时就会出现患肢足尖着地的所谓点脚步态;由于疼痛,股骨头半脱位以及肌肉萎缩无力等,步行时躯干左右摇摆,利用骨盆倾斜来甩动下肢,两足间距比正常人宽,但在内收肌有明显肌痉挛时双足内收状态,呈剪刀式交叉向前蹉动,即所谓鸭步步态;当髋关节屈曲活动度＜60°或处于僵直状态时,上身呈前倾位,步行时上身呈规律性的前后摆动,呈所谓的强直步,此多见于髋关节强直或髋膨大者。

2.关节畸形　股骨头缺血性坏死患者关节畸形常于晚期出现,早期由于反应性滑膜炎所致的肿胀亦可出现患髋关节轻微畸形,但甚难发现。患髋关节既可以出现屈曲位弹性固定畸形,亦可出现伸直位僵直畸形,也可能僵直于内收、外展位或某一角度上,给患者的生活和工作带来了莫大的压力。

3.压痛、叩痛　股骨头缺血性坏死早期可以无任何体征,尽管有患部酸胀、不适。随着病情的发展,可以出现患髋关节周围深压痛、叩痛。临床上最常见的压痛部位一般位于腹股沟,内收肌止点及臀部,大转子及足跟轴向叩击痛多阳性。

4.活动功能检查　髋关节可沿额状轴、矢状轴、垂直轴三个轴进行活动,正常时髋关节3个平面活动度的总数为260°～320°;髋关节活动稍受限,190°～260°;髋关节活动部分受限,160°～190°;髋关节活动明显受限,130°～160°;髋关节活动严重受限,＜130°。股骨头缺血性坏死中晚期髋活动功能必然受到不同程度的影响,但对患者今后日常生活和工作中关系最大的是髋关节伸屈功能。特别是屈曲状态,所以常把髋关节屈曲度作为临床重点监测项目。

5.单足站立试验　此试验主要检查髋关节支撑功能。患者独自单腿站立,另一下肢屈曲离开地面,即髋关节支撑功能,此时髋关节承受力约为自身体重的3倍。如果是股骨头缺血性坏死病变区受到压力的作用,则会产生疼痛,严重时瞬间直立亦不能完成,所以患肢直立状态不仅反映出股骨头病变程度,而且是判定疗效的有力依据,还可根据直立时患肢的耐受力来选用支具。

6.足跟叩击试验　又称髋关节撞击试验,主要是检测股骨头病变稳定程度,可与腹股沟震动痛同时存在,且反应更为敏感,在髋关节病变比较轻微时即可呈现阳性反应。检查时患者呈仰卧位,术者一手握住患肢踝部,将足微托起,另一手握拳叩击足跟,如发生髋部疼痛则阳性。

7.下蹲试验　屈曲能力为髋关节活动度的主体,临床检查常用以下三种下蹲式。

（1）人马步式髋关节屈曲＜90°,患者只能勉强摆出下蹲姿势,而不能完成下蹲动作,且维持时间短暂,多见于晚期病变。

（2）足跟离地下蹲式髋关节屈曲＞90°,＜110°,患者只能借助足跟离地来完成下蹲动作,且不持久,有时会出现下肢麻木或肌肉抽搐,多见于中期或晚期病变稳定者。

（3）勉强下蹲式髋关节屈曲度基本正常,患者能完成下蹲动作,但动作吃力,常需借助上肢或膝关节来完成下蹲动作,此多见于早期病变,股骨头尚未发生明显畸形,主要为功能改变,疼痛缓解后可好转。

8.4字试验　检查时患者仰卧位,一侧下肢伸直,患侧屈髋屈膝,并外展外旋,将外踝放在伸直侧膝上部,屈侧膝关节贴近床面,摆成4字形,膝关节不能贴于床面为阳性。如能除外髋关节周围软组织损伤,则存在髋关节实质性病变的可能。然后,将足跟沿胫骨前缘下画至足背处伸直,检查内收内旋功能,全部动作完成后,基本上能说明髋关节在不同平面上的活动功能。股骨头缺血性坏死患者很难完成本试验,特别是晚期患者根本不可能完成,甚至连基本姿势也摆不出来。在做本试验时,禁忌强行拉、拽及下压,特别是老年人及女性,防止引起股骨头或颈骨折。

9.内旋试验　患者仰卧,检查者立于患髋侧,令患者屈髋、屈膝,远侧手握住患者踝部相对固定,另一手掌扶于膝关节部并向内推压,使髋关节逐渐内旋,当髋关节在正常内旋范围内出现疼痛时为阳性。其原理是因为髋关节后外侧组织紧张,将病变的股骨头挤压于髋臼上所致,正常仅有不适或轻微疼痛。检查时要逐渐内旋髋关节,切忌用力过猛过快,以免塌陷变形的股骨头脱位。

10.髋关节脱位或半脱位　Auis 征及 Trendelenburg 征可呈阳性;伴阔筋膜张肌或髂胫束挛缩者 Ober 征可呈阳性。

三、临床检查

疾病的诊断要靠病史、体格检查、辅助检查来进行综合判断。只有做出准确的判断才能进行合理的治疗。

骨科临床检查时,首先应树立全身情况与局部情况并重的观念,切忌只见局部,忽略整体;其次,应充分暴露被检查部位,这是做好检查的首要条件;第三,应注意对比,包括左右对比或患侧与健侧对比,以及上下邻近组织之间的对比。骨科各部位检查的顺序,必须遵循一个原则,即不遗漏重要的阳性体征和有意义的阴性体征。

(一)骨科一般检查

1.检查用具

(1)一般用具:同一般体格检查用具,如听诊器、血压计等。

(2)骨科用具。①度量用具:包括金属卷尺(也可用皮尺或无伸缩性布卷带代替)、关节量角器、旋前旋后量角器、骨盆倾斜度测量计、足度量器、枕外隆凸垂线等。②神经检查用具:包括叩诊锤、棉签、大头针、音叉、冷热水玻璃管、皮肤用铅笔、握力器等。

2.检查注意事项

(1)环境要求:检查时要在温度适宜、光线充足、安静舒适的地方进行。

(2)检查顺序:需系统而全面,一般先进行全身检查,再重点进行局部检查,按顺序进行,避免误诊、漏诊。检查时一般按视诊、触诊、叩诊、听诊、特殊检查、功能活动检查、肢体长度与周径测量、肌力检查、神经系统检查、软组织检查的顺序进行。

(3)显露范围:根据检查需要脱去上衣或裤,充分显露被查部位。检查时要显露健侧做对比(如果双侧均有病变,应设法与健康人做对比),不可忽视邻近关节或其他有关部位的检查,应结合全身检查,要有整体观念。检查女性患者时要有家属或护士陪同。

(4)检查体位:通常情况下,上肢和颈部的检查可采用坐位或站位;下肢及腰背部的检查一般采取卧位,有时还可采用下蹲位,特殊检查可采取特殊体位。

(5)检查手法:要求动作规范、轻巧,检查应轻柔,对创伤患者要注意保护,尽量减少由于操作而引起的患者不适。

(6)其他事项:若患者配用矫形支具,如使用拐杖等,应检查是否合适,可能时应去除做全身和局部检查。若患者采用石膏或夹板固定或牵引,应检查肢体位置,血液循环情况,固定部位活动情况,牵引重量,局部皮肤有否破损,石膏、夹板是否完好无损,其松紧度是否合适。

3.一般检查项目

(1)发育与体型:发育状况通常以年龄、智力和体格成长状态(身高、体重及第二性征)之间的关系来判断。一般判断成年人正常的指标为:胸围等于身高的1/2;两上肢展开的长度等于身高;坐高等于下肢的长度。体型是身体各部发育的外观表现,包括骨骼、肌肉的成长和脂肪的分布状态。临床上把成年人的体型分为无力型(瘦长型)、超力型(矮胖型)和正力型(匀称型)三种。

(2)营养状态:根据皮肤、毛发、皮下脂肪、肌肉的发育状况综合判断,也可通过测量一定时间内体重的变化进行判断。临床上分为营养良好、中等、不良三个等级。

(3)体位和姿势:体位是指患者身体在卧位时所处的状态。临床上常见的有:自动体位、被动体位和强迫体位。

(4)步态:即行走时表现的姿态。步态的观察对疾病诊断有重要帮助。骨科常见的典型异常步态有剪刀步态、摇摆步态、跨阈步态、跛行步态、间歇性跛行等。

(二)髋关节基本检查

1.问诊　髋关节病变引起的疼痛,通常位于腹股沟部中点或臀部,有时也位于大腿前面和膝部内侧,其解剖基础是沿闭孔神经前支放射。医师如不了解髋关节疼痛的特点,只检查膝关节,就会漏诊早期髋关节病变。髋关节的活动痛也应该详细询问,仔细分析。

脊椎病变也可引起牵涉性"髋痛",但主要表现在臀部及大腿外、后侧,常被误诊为髋关节疾病。真正的髋痛常因走路增多而加剧,而脊椎病变引起的髋痛,咳嗽、打喷嚏时加重,甚至放射到足或小腿。

2.望诊

(1)步态:注意异常步态。

1)代偿性跛行:主要由单侧下肢短缩引起,如果一侧患肢短缩在1～2cm时一般无跛行,此时一侧下肢的短缩可由骨盆来代偿。但如果短缩在2cm以上则无法完全代偿,此时骨盆及躯干倾斜,患者常以患侧足尖着地或屈曲对侧膝关节而呈跛行。

2)疼痛性跛行步态:当单侧髋关节发生病变时,患者行走时为了减轻患侧下肢的负荷,患侧足谨慎落地,在行走中迅速抬起,尽量设法缩短患肢的负重时间,即当用患肢着地时极快地收回正跨步的健肢,健肢跨步动作十分仓促,患者常在对侧借助手杖或拐杖减轻疼痛。双侧髋关节病变时患者多用双拐辅助行走。儿童突然发生者,见于髋关节结核、股骨头骨骺炎等;成年人逐渐发生者,以髋关节骨关节炎为多见。

3)摇摆步态(鸭行步态):臀中肌为股骨外展肌。如一侧臀中肌无力,行走时该侧肢体支撑时,对侧骨盆下降,躯干为了取得重心平衡,需向支撑肢体倾斜,至健肢支撑时,躯干恢复常态。常见于先天性髋关节脱位、髋内翻或陈旧性股骨颈骨折愈合后等。双侧髋关节脱位时,可见躯干交替向双侧摆动和倾斜。

4)髋关节强直步态:髋关节强直固定在不同的位置上,各有其特殊的步态。总体说来,当一侧髋关节强直时,身体侧转移动行走,患侧髋部呈整块地向前移动之趋势,即转动腰部及全骨盆,使患侧下肢向前迈步。常见于髋关节结核、化脓性髋关节炎。

5)偏瘫步态:偏瘫患者步态的特点是站立相及双足负重期延长,步态的异常与马蹄足膝关节屈曲受限、髋关节屈曲增加有关。

(2)两侧髂前上棘:观察两侧髂前上棘是否在同一水平面上。如骨盆向左倾斜,同时有代偿性腰椎右侧弯则提示左髋关节有外展畸形,但要鉴别这两者中哪个是原发的。任何原因引起的下肢长度不等,均可继发骨盆倾斜,同时出现下腰椎代偿性侧弯。可以通过测量下肢短缩的准确数值来判断,也可以通过目测的方法来进行粗略的检查。方法是让患者两腿并拢,两足跟着地放平,取立正姿势,医师用双手拇指分别压在患者两侧髂前上棘部,然后目测两下肢的长度相差数值。在髋关节疾病中,引起肢体短缩常见于髋关节结核、股骨头坏死、小儿股骨头骨骺炎、骨骺滑脱等。

(3)股骨大转子的位置:大转子向上移位,表现为髋部增宽,大转子明显向外突出,与髂前上棘距离变短,常见于股骨颈骨折和髋关节脱位,如为双侧性,则出现会阴部增宽,或有明显的双侧髋内翻表现。多见于双侧股骨头无菌性坏死和小儿双侧先天性髋关节脱位。

(4)髋关节有无畸形:髋关节不能伸直可呈屈曲、内收、外展及旋转畸形。

1)屈曲畸形:患者髋关节不能伸直呈屈曲状态。站立时多有"点脚",或腰椎前凸。

2)内收畸形:患肢超过躯干中线,呈内收位不能外展,同侧骨盆高于对侧。

3)外展畸形:患肢处于外展位而不能内收,同侧骨盆低于对侧。

4)旋旋畸形:观察足趾或髌骨,向外偏时为外旋畸形,向内偏时为内旋畸形。髋关节前脱位时,患肢呈变长、外展、外旋而微屈髋畸形。当髋关节后脱位时,出现患肢屈髋屈膝、内收、内旋、短缩畸形。股骨颈骨折时,呈现屈髋、屈膝、外展、外旋、短缩畸形,若是关节囊外骨折其旋转角度加大。在股骨大转子骨折时,患肢呈内收、外旋、短缩畸形。在髂耻滑囊炎时,患侧下肢往往处于屈曲位。髋关节骨关节炎时,呈现屈曲、外旋、内收畸形。

(5)两侧腹股沟:检查时应注意观察皮纹深度和位置是否对称,因腹股沟中点稍下方正是髋关节的前部,关节内有肿胀必然引起腹股沟的改变。必要时需要做双侧对比检查,否则不易发现一些较轻微的异常。如果腹股沟局部凹陷变深,则有股骨头脱位的可能。

(6)两侧臀大肌:髋部如有慢性疾病或长期疼痛,使患肢不能负重,可出现臀大肌废用性肌萎缩,表现为患侧臀部变得平坦。如臀部出现条索状沟凹,并伴有臀肌萎缩,则是由于臀筋膜挛缩或臀大肌纤维条索形成所造成的特有外观形态。如有一侧臀部高突,则常见于髋关节后上脱位。

(7)两侧臀横纹:观察两侧横纹是否对称。

(8)皮肤改变:观察髋关节周围有无瘢痕及窦道,局部有无红肿。臀部如果出现红肿并伴有疼痛、高热等症状,则提示可能有臀部软组织感染性疾病,如急性蜂窝织炎等。

(9)仰卧位检查:髋关节轻微畸形时,站立位时可因骨盆或腰椎代偿不易被发现,仰卧位时,由于不负重,无代偿,骨盆摆正后,可以显示。正常髋关节的两侧髂后上棘或髂嵴顶点连线应与双下肢轴线垂直,若在骨盆已摆正的情况下,任何一侧下肢轴线不垂直于上述连线,说明该侧髋关节有内翻或外翻畸形。

(10)卧位检查:髋关节屈曲挛缩者不能俯卧。

3.触诊

(1)仰卧位检查:触诊时首先寻找体表标志如髂前上棘、大转子等进行定位,触摸髋部有无压痛、肿胀、有无肿物、异常隆起、肌紧张、痉挛等。

腹股沟中点压痛多见于髋关节炎症、股骨颈骨折、风湿性关节炎、股骨头无菌性坏死、髋关节结核等,如触之隆起、饱满,说明髋关节肿胀;如触到凹陷,则是股骨头脱出。若在大转子触及囊性肿物,其后方生理凹陷消失,伴有压痛,可见于大转子滑囊炎。在屈伸髋关节时,可触及一粗而紧的纤维带在大转子上来回滑动,多见于弹响髋。股骨大转子上移可见于股骨转子间骨折、髋关节后上方脱位、股骨头无菌性坏死时。

(2)俯卧位检查:髋关节后方主要的骨性标志是髂后上棘,于皮下很易摸到。坐骨结节位于臀部,约在臀皱襞的水平,因为该结节有臀大肌和脂肪覆盖,所以关节伸直时不易摸清。骶髂关节因有突出的髂骨和支持关节的韧带,所以骶髂关节触不到。

臀部软组织触诊:主要检查臀大肌、臀中肌、股方肌、梨状肌、骶结节韧带等软组织有无异常改变。大转子后上部正是髋关节的后壁,触其有无压痛,有无肿胀。在臀大肌下方,若触及球形股骨头,则说明髋关节后脱位。

4.叩诊 仰卧位检查。

(1)大转子叩击痛:半握拳,从大转子外侧向内叩击,使关节发生冲击疼痛。

(2)足跟叩击痛:将髋关节外展30°,下肢伸直位,并抬高30°,用拳叩足跟部,使之发生传导痛。髋部有骨折或炎症时,均可出现叩击痛。

5.听诊 仰卧位检查。

(1)髋关节内弹响:①当股部自主伸直到最后25°时,于髋关节内可听到清晰的-尖锐的响声,常见于运动员,起因不明,可能是髂腰肌肌腱于髋关节前方向外侧滑动所致,也有可能是关节盂缘韧带松弛,股骨头撞击髋臼盂的结果。②由于股骨头在髋臼的后上方边缘轻度自发性移位,造成大腿突然屈曲和内收而发生弹响,日久可变为习惯性。多见于儿童。③由于髂股韧带呈条索状增厚,在髋关节过伸,尤其是外旋时与股骨头摩擦而发生程度不定的弹响。常见于成年人。

(2)髋关节外弹响:当髋关节屈伸及行走时,在大转子上方出现一滑动的条索状物;并同时出现较大的声响,发生的部位有两处:①大转子与髂胫束之间:髋关节屈伸的时候,髂胫束由大转子后方向前方滑动,引起弹响。大转子处有明显的压痛,滑液囊肥厚,见于大转子滑液囊炎。②腹股沟韧带与髂骨之间:见于腰大肌下滑液囊炎。

6.肢体画线及测量

(1)下肢的长度及周径

1)下肢的长度:真正的下肢长度应该从股骨头中心量起。由于股骨头中心没有固定的表面标志,常选择髂前上棘到内踝尖的距离为下肢长度。如发现双下肢不等长,应进一步确定短缩的部位,如股骨大转子以上缩短,则表明病变发生在髋关节附近。

2)周径的测量:在髌上10cm处测其周径,并与对侧对比。

(2)股骨大转子位置的测量:髋关节病变如结核、后脱位、髋内翻及股骨颈骨折等引起的下肢短缩,股骨大转子都向上移位,可用下列方法测量。

1)内拉通线:仰卧位或侧卧位,从髂前上棘与坐骨结节的中心(此点在髋关节屈曲45°时最突出)连一直线。正常时Nelaton线恰好通过股骨大转子。如股骨颈骨折或髋臼骨折大转子尖上移,超出此线之上。但是,大转子顶点上移超过1cm才有诊断价值,因为坐骨结节较大,定点很难准确。

2)布赖恩特三角:仰卧位,两腿平伸,患肢有畸形时即取健肢与患肢对称体位。从髂前上棘向床面作一垂线AD,由髂前上棘向股骨大转子作AB线,自大转子顶点向AD线作一垂直线CB,即构成三角形CAB,CB线为三角形之底边。两侧对比,如患侧CB线有短缩即表示大转子上移,见于髋关节脱位或股骨颈骨折。

3)舒梅克尔线与卡普兰交点:患者仰卧位,由两侧股骨大转子顶点与髂前上棘之间各画一连线,此线称为舒梅克尔线。将左、右之连线向前腹壁延长,正常时,两线在脐或脐上中线相交,两线交叉点称为卡普兰交点。如一侧大转子上移,则交点在对侧腹壁脐的下方,两侧髋骨亦不在同一水平面上。

4)大转子间连线:又称奇恩试验。两侧大转子顶点以及两侧髂前上棘之间,连成两条直线。正常时,此两线平行,如一侧大转子上移,两线即不平行。

5)耻骨联合横线:通过耻骨最高点作水平线,正常时,此线经过大转子顶点,如大转子上移,则其顶点高出此线。

6)阿兰-多德试验:检查者将两侧拇指各置于髂前上棘,而中指放在大转子的顶点,将环指、小指置于大转子后方,两侧对比,即可测出大转子移位情况。

7.髋关节运动功能检查　髋关节的活动有前屈、后伸、内收、外展、内旋、外旋六个方向,又有外力作用的被动运动和自身肌力作用的主动运动。检查时,就要检查关节这两方面功能。神经损伤或脊髓灰质炎患者应先做主动运动检查,一般髋关节病变可以直接做被动运动检查。

(1)髋关节中立位:髋关节伸直,髌骨、足趾朝上。

(2)主动运动检查

1)屈曲:屈髋肌为髂腰肌、缝匠肌、阔筋膜张肌和耻骨肌。其中最强有力的为髂腰肌,此外,还有一些辅助屈肌,如臀中肌和臀小肌前部纤维、长收肌、股薄肌等。患者仰卧位,双下肢伸直,被检查侧髋关节主动屈曲或被检查侧屈髋、屈膝,大腿向胸腹部靠近,臀部和背部不要离开床面,正常人膝关节接近胸部。膝伸直时,由于腘绳肌(股二头肌、半腱肌及半膜肌)的紧张,主动屈曲可达 80°,被动屈曲约 120°。膝屈曲时,腘绳肌松弛,主动屈曲 130°～140°,被动屈曲可超过 140°。

2)后伸:后伸肌为臀大肌、臀中肌后部纤维、腘绳肌和大收肌。

患者俯卧位,双下肢伸直,检查侧下肢抬离床面,主动后伸一般为 20°,被动后伸可达 30°。检查时要注意防止腰椎代偿运动;骨盆不能离开床面。

3)外展:外展肌为臀中肌、臀小肌和阔筋膜张肌,臀大肌上部纤维和梨状肌亦起辅助作用。

患者仰卧位,双下肢伸直。医师双手扶住两侧髂骨,防止骨盆运动。被检查侧下肢自动外展,估计两腿之间的角度。正常可达 30°～40°。

4)内收:内收肌为耻骨肌、长收肌、短收肌、大收肌和股薄肌。此外,臀大肌、股方肌、闭孔内肌、闭孔外肌和腘绳肌也有内收大腿的作用。

患者仰卧位,被检查的下肢自动向对侧肢体靠拢并越过,估计其超过的角度。检查时下肢与身体要正直。正常可达 20°～30°。

5)外旋:外旋肌为梨状肌,闭孔内肌,上孖肌、下孖肌,屈髋时髂腰肌亦起作用。

患者仰卧,髋关节和膝关节各屈曲 90°,大腿不动,足向内侧运动,小腿向内运动的角度即是髋关节外旋的角度。正常可达 30°～40°。检查时要防止骨盆移动。

6)内旋:内旋肌为臀中肌、臀小肌前部纤维及阔筋膜张肌。

患者仰卧,髋关节和膝关节各屈曲 90°,大腿不动,足向外侧运动,小腿向外运动的角度,即为髋关节内旋角度。正常可达 40°～50°。

(3)被动运动检查:在进行髋部运动功能检查时,如果患者有运动功能障碍,往往以骨盆或腰椎的活动来代偿运动受限的髋关节。为了准确地评价髋关节的活动范围,应该防止这种代偿活动。在进行下面各项检查时,应该固定住骨盆。

1)屈曲:正常时髋关节屈曲角度为 130°～140°。

患者仰卧位,使骨盆放平,通过两髂前上棘之间的假想线与身体中线垂直。检查者一手放在腰椎下面固定骨盆,另一手放在膝部。当屈曲髋关节时,同时屈曲膝关节,要注意屈曲到什么角度时,患者背部能触及医师固定骨盆的手,这时腰段脊柱前凸变平,骨盆也被固定,再进一步屈曲,只能是髋关节运动。要尽可能使髋关节屈曲,正常时,屈曲可使大腿靠近胸部。

检查时要注意对侧肢体必须保持伸直位,如骨盆发生旋转则出现托马斯征,另外还要注意对侧髋关节是否有屈曲挛缩畸形。

2)后伸:正常时髋关节后伸的角度约为 30°。

患者俯卧位,检查者将一侧手压在患者骶骨部,固定住骨盆。让患者弯曲膝关节,松弛腘绳肌,使其不参与伸髋活动。检查者另一手放在被检查侧大腿的下面,向上抬腿。假如腿不能后伸,就可能有髋关节屈曲挛缩或关节强直,这时需要检查对侧,对比两侧的活动范围。

3)外展:正常时外展角度为 $45°\sim50°$。

患者仰卧,两腿取中立位。检查者一侧前臂横放在患者骨盆前部,用手握住对侧髂前上棘固定骨盆,然后用另一手握住踝部,尽量使检查侧下肢外展。下肢外展到最大限度时,检查者可以感到骨盆开始移动。如果让被检查侧下肢保持这个位置,再以同样方法检查另一侧,这就很容易比较两髋关节外展的程度。

4)内收:正常时内收角度为 $20°\sim30°$。

患者仰卧位,检查者用手固定患者的骨盆,另一手握住踝关节,使被检查侧下肢横过身体中线和对侧下肢的前方。当内收到最大限度时,检查者可感觉到骨盆开始移动。

内收、外展双侧同时检查法:患者仰卧,两腿平伸。医师站在床尾,以双手分别握住患者的两足跟,使双腿充分交叉,观察双髋的内收度。再使两腿充分分开,观察两髋外展度。髋内翻、髋关节后脱位以及炎症性疾病均外展受限,髂胫束挛缩则髋内收受限。

5)内旋:正常时内旋角约为 $35°$。

患者仰卧位,双下肢伸直。检查者站在诊察床头足侧,用双手分别握住双足踝上部,以髌骨近端作为标志,向内旋转下肢并测定旋转角度。

另一种检查方法是患者取仰卧位,双侧小腿悬垂于诊察床头外。检查者一手固定其大腿,以防止在检查过程中把股骨拉向侧方,另一手握住胫骨下端,以胫腓骨作为杠杆,将小腿向外展,使大腿和髋关节发生内旋。

胫骨可以作为一个指针,可清楚地表明旋转活动角度。然后,以同样方法检查对侧,并做两侧对比。

6)外旋:正常时外旋角度约为 $45°$。

检查方法与内旋检查方法基本相同,只是将检查动作改为相反方向即可。

内外旋双髋同时检查法:患者仰卧,使其双髋及双膝同度屈曲。两膝并拢不动,两足充分分离,观察两髋的内旋度。然后将两足跟并拢不动,两膝充分分离,观察两髋的内旋度。然后将两足跟并列不动,两膝充分分离,观察两髋的外旋度。髋关节结核、骨关节炎、化脓性关节炎、类风湿关节炎及强直性脊柱炎等疾病均能使内外旋受限;而先天性髋脱位以及陈旧的外伤性后脱位则可发现内旋范围增大而外旋受限。

在检查过程中应该注意区分伸髋与屈髋这两种体位来检查髋关节旋转活动范围。因为在一种体位可能有旋转活动,而在另一种体位旋转就可能受限。在检查髋关节旋转痛时要一面检查,一面分析,以判断其疼痛的位置。

活动髋关节时出现疼痛,可能有关节内病变和软组织病变两种情况。一般在轻度旋转时即出现疼痛,多由于关节面的不平滑所引起。强度旋转因软组织被牵拉,所以肌肉、筋膜有病也能引起疼痛,这时需要结合压痛部位和旋转方向来推测哪一侧软组织受牵扯而产生疼痛。

髋关节的屈曲位旋转,可使髂腰肌松弛。如果轻微旋转仍有疼痛,则证明是关节面的摩擦痛,可以排除髂腰肌的牵拉痛。常见的止于股骨小转子的髂腰肌急、慢性炎症,则必须做屈曲位旋转。因为髋关节伸直能使髂腰肌紧张,如稍有旋转就更使髂腰肌紧张,此时的旋转痛并不代表关节面的摩擦痛。所以不能伸直的髋关节不能马上估计为髋关节本身的病变,这时如果检查屈曲位无旋转痛,就可以排除关节内的病变,而是软组织挛缩所引起的关节外病变。髋关节伸直对步行非常重要,因此在髋关节伸直状态下,检查其旋转功能就更为重要。另外,还要检查髋关节环转运动。嘱患者用腿做顺时针和逆时针画圆运动,检查者用手察辨髋部的响声。低浊的响声可能是大转子与滑囊之间发生摩擦的缘故,响脆的声音常是关节面不平所致。

(三)髋关节特殊检查

1.站位检查 单腿站立试验,又称髋关节承重功能试验、臀中肌试验、Trendelenburg 征。嘱患者先用健侧下肢单腿站立,患侧下肢抬起,患侧骨盆向上提起,该侧臀皱襞上升为阴性。再使患侧下肢独立,健侧下肢抬起,则健侧骨盆及臀皱襞下降为阳性。此试验反映髋关节的稳定情况,任何髋关节结构的改变(如先天性或外伤性髋关节脱位、股骨颈骨折等)或肌肉的瘫痪、无力,而影响臀肌特别是臀中肌的作用,甚至发生麻痹性髋脱位时,本试验呈阳性。

2.仰卧位检查

(1)托马斯征:又称髋关节屈曲挛缩试验。检查时嘱患者取仰卧位,大腿伸直,此时腰段脊柱前凸;屈曲健侧髋关节,迫使脊柱代偿性前凸消失,则患侧大腿被迫抬起,不能接触床面。提示该髋关节有屈曲挛缩畸形或髂腰肌痉挛,而患肢与床面所形成的角度即屈曲畸形的角度,临床上常见于类风湿关节炎、股骨头缺血性坏死、髋关节结核、髋关节骨关节炎等。

(2)艾利斯征:又称 Galeazzi 征。检查时患者取仰卧位,屈膝屈髋,两足平行放于床面,双足跟放齐后比较两膝高度。不等高为阳性,提示较低一侧的股骨或胫骨缩短,或髋关节后脱位。临床上多见于股骨干或胫腓骨骨折的重叠移位、股骨颈骨折、粗隆间骨折向上移位、髋关节后脱位等疾病。

(3)高芬征:又称大腿滚动试验,检查时患者取仰卧位,双下肢自然伸直,检查者用手掌轻搓大腿,使大腿来回滚动。若系该髋关节疾病并起髋周围肌肉痉挛,运动受限,疼痛,可见到该侧腹肌收缩,则为阳性。临床上常见于髋关节脱位、股骨颈骨折、股骨粗隆间骨折、髋关节炎症、结核等。

(4)望远镜征:又称都普顿征、巴洛夫试验、推拉试验。检查时患者取仰卧位,检查者一手固定骨盆,另一手握住患肢膝部,使髋关节、膝关节稍屈曲,沿股骨干长轴,用手上下推动股骨,反复数次,若觉察有抽动和音响为阳性,临床上多见于小儿先天性髋关节脱位、股骨颈骨折未愈合等。

(5)杨特征:本体征是区别髋关节屈曲畸形是由于髂腰肌挛缩还是由于髂胫束挛缩的方法。检查步骤与托马斯征基本相同,当托马斯征出现阳性体征时,保持健侧膝髋极度屈曲体位,将患肢外展,当患肢外展到一定角度髋关节屈曲畸形消失,患髋可以伸直即为阳性,提示患侧髋关节屈曲畸形是由于髂胫束挛缩引起。

(6)奥托兰尼试验:用于新生儿先天性髋脱位的早期诊断,通过触诊的脱位感、复位感及脆响等,判断髋关节有无松弛或半脱位引起的异常活动。检查时,患儿仰卧,双髋外展,两腿外展,两腿分开,患侧膝关节不能接触床面;如能,则先有一滑动声响,此为暂时复位的标识。

(7)巴尔娄试验:这是 Ortolani 试验的改良方法,但两侧同时检查。保持前述试验体位,中指放在大转子处,拇指在小转子部位施加压力,如感到股骨头向后滑出髋臼,放松后立即复位者,说明髋关节不稳定,极易发生脱位。

(8)蛙式试验:又称屈膝屈髋外展试验。正常新生儿或 2～9 个月的婴儿双髋、膝各屈曲 90° 后,外展双髋可达 70°～90°,若不能达到,应疑有先天性髋脱位。

3.侧卧位检查

(1)髋外展试验:患者侧卧位,嘱自动伸直大腿并外展,如不能外展,即为阳性。见于臀中肌麻痹或松弛。

(2)欧伯试验:又称髂胫束挛缩试验。检查时患者取健侧卧位,健侧屈髋屈膝,减少腰段脊柱前凸。检查者立于患者背后,一手固定骨盆,另一手握住患肢踝部,屈患髋膝达 90° 后,外展大腿并伸直患膝,再放松握踝的手,正常时应落在健腿之后方,若落在健腿之前方(即髋关节表现为屈曲)或保持上举外展的姿势即为阳性,提示髂胫束挛缩或阔筋膜张肌挛缩。

4.俯卧位检查　髋关节超伸试验患者俯卧位,检查者一手固定骨盆,另一手握住踝部,使之屈膝向后,提起下肢,正常髋关节可向后超伸 15°左右。当髋关节有挛缩及炎症等病变时,其伸展受限。

四、诊　断

股骨头缺血性坏死的诊断一般根据患者的症状、体征、髓芯活检、骨组织内压测定和髋关节 X 线、CT、DSA、MRI 等检查。主要通过三个步骤进行。①怀疑阶段:患者有患髋疼痛和髋关节活动受限,X 线检查可为正常或接近正常;②可能阶段:根据血流动力学或核素检查进一步证明股骨头缺血性坏死的可能,包括髓内压增高、压力试验阳性、髓腔静脉造影淤滞、骨扫描吸附增加,MRI 检查是临床较为常用、无损伤且准确率很高的检查方法;③确诊阶段:主要根据病变在各种影像学检查(X 线、CT、DSA、MRI 等)和组织学检查中的明显变化。

(一)诊断依据

1.临床表现　具有非特异性的特点。血管损伤后的早期,无关节症状,而且如果病变较小,还可保持这种状态。疼痛通常逐渐加重,可能与骨内压升高有关。疼痛突然加重提示关节面的塌陷,患者最终可发生跛行和活动受限。

2.实验室检查　大部分常规实验室检查是阴性的。血分析、红细胞沉降率正常,类风湿因子阴性、抗链球菌溶血素 O 无升高,HLA-B$_{27}$ 阴性。但镰状细胞贫血和 SLE 可通过适当的检查确诊。应测定患者循环血脂量的异常,进行有关凝血疾病的特殊检查。这包括 C 蛋白及 S 蛋白和抗凝血酶Ⅲ降低的幅度,以及纤溶酶原抑制素-1 升高的幅度。

3.组织学检查　以往组织学上把骨细胞陷窝空虚看作是骨坏死的一种后期结果,其仍不失为诊断骨坏死的标准。病理生理上均确认存在骨缺血和骨坏死的最初期,可见属可逆性的骨髓改变:如骨坏死的早期仅呈现为无骨小梁坏死的非特异性骨髓改变。为获取病理组织而进行的侵袭性骨活检以及病理检查过程中可能发生的采样错误均限制了上述形态学诊断手段,而对骨功能进行评估的技术如髓内静脉造影、骨髓内压力测量、应力试验以及骨活检对发现骨坏死均具有高度的敏感性和特异性。然而,由于这些技术是侵袭性的,故较少应用于诊断骨坏死。

(1)髓芯活检病理组织学检查

1)髓芯活检的意义:髓芯活检对股骨头缺血性坏死早期诊断具有重要意义。在活检取材的同时又进行了髓内减压,从而打破了静脉淤滞造成缺血的恶性循环。从治疗上讲,髓芯活检由于减低了髓内压,可以缓解疼痛,防止病情的进一步发展,促进股骨头血管的再生,有利于股骨头的修复。

2)髓芯活检的方法

①器械:长 35cm 的空心钻头,前端为锯齿形,后端有便于操作的横向把柄,空心圆钻表面有刻度标记,以便测知插入的深度。可制成 6mm、8mm 及 10mm 三种直径的钻头,每一钻头配置 2 个钻芯,短的一个可使空心钻击入时不使出口发生畸形,一个长 36cm 的稍长针芯,以作骨活检标本推出之用。

②麻醉:硬膜外麻醉。

③体位:仰卧位,患侧垫高 40°。

④切口:以股骨大转子外侧为中点做纵形切口。

⑤操作步骤:暴露大转子基底部,沿阔筋膜张肌及股外侧肌纤维方向分离,用前、后拉钩暴露股骨外侧,于股骨颈长轴与股骨外侧交点处用峨眉凿将外层皮质凿去一小片,沿此缺口用空心钻持续旋转逐渐插

入,方向指向股骨头上端部分,同时对前倾角必须做出估计。如股骨头明显硬化,钻头不易进入,可将短针芯,用铁锤轻轻锤击,以免损伤空心钻开口。钻头插入深度可从刻度测知,以达软骨下 4～5mm 处为宜。如能在 X 线监视下操作,定位易掌握。到达所要求的部位后,将空心钻钻头旋转数次,继续旋转缓慢退出。然后将长芯插入空心钻内推出标本,置于 10％甲醛缓冲液中。髓芯残腔用生理盐水冲洗后任其敞开,将股外侧肌、阔筋膜张肌及皮肤分层缝合,并置引流管做负压引流。

⑥术后处理:术后患者卧床休息,数天后可起床活动,3 周后负重。

⑦标本观察:肉眼观察:标本为圆柱形骨质,观察标本外形、结构、密度、颜色和坚固性。正常时股骨颈区骨质呈红色,头部呈黄色伴散在红色,近端股骨头部分较远端的股骨颈部分致密,标本对手的捏挤有抵抗性,仍可挤碎。标本坚硬如木或近乎液体均为病理征象。由于标本取自股骨颈轴心线上,因此可看到平行但远端呈分散的骨小梁,在近端很容易看到平行骨小梁。

光镜检查:电镜检查可早在缺血后 4h 发现细胞学变化,而用光镜检查至少需缺氧 24～72h,在细胞自溶前才可发现其改变。最早可发现的骨坏死特征是出血,造血成分损失,脂肪细胞核缺失、微小脂肪囊泡和骨髓坏死,有时伴有纤维蛋白沉积。

骨松质小梁:骨松质小梁由骨板组成,骨板内骨单位呈环形,结构不十分明显,骨小梁聚在一个区域内,区域里哈佛管相当少,内板形成弓状,沿骨小梁方向排列。骨小梁厚度为 0.1～0.5mm,并为 0.5mm 至数毫米厚的骨髓间隙所分隔,表面细胞很少呈活力现象,在特殊情况下才能偶尔见破骨细胞,骨小梁内无吸收性陷窝,且破骨细胞活动亦很少见,骨细胞平均分布于骨小梁的陷窝内,周围为坚强的细胞间质,有些陷窝为空虚状,因为组织切片时可能很薄,切片制备过程中骨细胞散在,或因细胞死亡。但如果陷窝空虚量超过 30％时即为病理变化。在许多实验研究中,骨细胞核缺失被作为骨坏死的依据。但其敏感性与特异性均较低。光镜下,骨细胞常显示皱缩,在常规处理的脱钙组织中,胞核固缩并不是细胞死亡的可靠征象,而且,缺血后骨细胞核仍可在骨内持续存在。实验研究已经表明,甚至完全缺氧,骨细胞核完全消失之前,它可保持48h 至 4 周,因此,细胞核的存在或缺失不是判断骨活性的唯一标准。

骨髓:包括四种成分,即造血细胞、脂肪细胞、间隙毛细血管及少许结缔组织结构(包括血管周围的胶原纤维、网状纤维、少量网状细胞和组织细胞)。红骨髓很少占据整个骨髓间隙,常与脂肪组织混合,红骨髓分布各处呈斑点状,有时有很大的多核细胞——巨核细胞。脂肪细胞是体积较大的细胞,有一扁平细胞核,核居边缘,细胞圆形,当形成大片纯粹脂肪组织时为多边形。其直径为 20～100μm。脂肪细胞被周围的毛细血管所分隔,细胞间毛细血管有时为扁平,无功能,有时则为扩张和活动的。通过水合作用和脱水作用,血管窦、细胞间毛细血管和脂肪细胞相依存,形成一体。脂肪细胞可大可小。当出血时,间隙毛细血管扩张,脂肪细胞则萎缩,有些学者认为脂肪细胞来自血管外膜的网状组织,在某种情况下有些骨髓细胞由网状组织支持和保护。脂肪细胞、网状细胞及内皮细胞之间的形态学和生理学之间的联系,在骨髓的生理学和病理学方面起着重要作用。

(2)骨组织内压力测定

1)骨组织压力测定的原理及意义:股骨头缺血性坏死的机制尚未完全阐明,但有相当多的证据提示骨组织具有腔室的性质,骨内高压在股骨头坏死的发展中具有重要作用。Michelsen 首先证明骨髓腔内有压力存在。另有研究进一步证实,骨内循环具有腔室的性质,骨皮质为这个腔室的外壁,在这个腔室内有血管通过,在血管以外、骨皮质以内在相当多的软组织,如正常的造血组织、骨髓内的脂肪细胞、组织液等。当这些软组织在体内、外各种因素的作用下而体积增大时,髓腔内压力随之增高,髓腔内的血管血流量因外界压力增高而逐渐减少,骨组织也将因血液供应减少而发生骨细胞及骨髓细胞的死亡。髓腔内压越高,骨内血液循环的阻力越大。压力试验可以使我们发现潜在的病理变化,当病变尚不足以使骨内压力发生病理变化时,进行本试验,可使骨髓血液循环超负荷而诱发局部压力升高,从而能早期发现病理变化,证明股骨头内静脉回流紊乱,并预示股骨头内有血液淤滞。

2)检查方法

①器械:测压套管针,骨内压测量仪和骨内压记录仪。测压套管针为不锈钢制成,直径 3~5mm,针长 8~15cm。针芯尖露出针套外 3mm,呈三棱形。目前国内普遍采用河南医科大学骨科研究所研制的 HM004-Ⅰ型骨内压测量仪。

②测压方法:患者仰卧,大转子区常规消毒。采用全身麻醉会使骨内压增高,所以采用局部麻醉,依次浸润皮肤、皮下组织及骨膜,套管针在影像增强透视下定位,将皮肤戳一小口,于股外侧肌起点近侧 1.5cm 将套管针水平插入,与身体纵轴成直角,用锤将针击入大转子 2cm 左右。压力传送器置于直立位与套管针高度相同。导管连接在压力传送器三路开关上,接上抽满肝素化盐水 20ml 的针筒,导管和各部内必须排空气泡。正常情况下,套管针取出后应有一滴混有脂肪的骨髓血液充满套管针管腔,如无此脂肪混合血液,则套管需用细长脊髓穿刺针将肝素化盐水灌注,确保整个器械充满液体。导管中三路开关须保证不漏,在测压过程中,嘱患者切勿变更体位、躁动、咳嗽、喷嚏,并尽量维持血压平稳。骨内压的正常波动范围较大,最好双侧同时测量进行对比。正常人股骨头骨内压平均为 3.33kPa,高于 4kPa 即为不正常,股骨近侧干骺端骨内压平均为 2.3kPa,范围为 1.6~3.47kPa(A-lert);股骨颈平均为 2.5kPa,儿童股骨近端的骨内压值略高于成年人。

3)压力试验:本试验为骨髓血管床容量的血流动力试验。向转子内注入 5ml 生理盐水,将三路开关中通向套管的开关开放,将通向压力传送器的开关关闭,使导压管与压力传送器相通,此时管内压测量仪显示的压力值和记录仪打印的压力曲线和相应数值称为注射压;注射 5min 后的压力称为加压试验压。一般正常骨和病变骨在注射后骨内压均升高,但病变骨的上升幅度明显大于正常骨,并且正常骨的注射压很快即下降至正常或接近基础压,而病变骨者在 5min 后仍然下降幅度很小而且明显高于基础压。

压力试验可以获得各种数据。首先应注意注入液体时的阻力,正常时液体注入如同静脉推注,骨内有病变存在时,注射阻力明显增大。其次注意疼痛,骨内注射时可以发生亦可以不发生疼痛。最后注意注射对骨髓内压力的反应,如果注射压力明显升高,压力 5min 后维持在 1.33kPa 以上,则为病理性的,试验即为阳。

(4)影像学检查:X 线片可发现 Ficat 分期Ⅰ期以上的骨坏死。摄双侧髋关节常规优质的前后位(AP)及侧位 X 线片,但阳性率依医师的经验而定,常常遗漏早期病例。最早期的变化有轻微的骨质稀少,但更常见的是股骨头的前上有花斑状表现,由斑片状硬化及透明区组成。以后会在坏死区的周围形成硬化缘。某些患者的软骨下骨板下方的骨小梁塌陷产生透放射线的半月征。之后出现关节面塌陷。随之出现继发性退行性改变,即关节间隙狭窄,最终出现髋臼硬化和“囊肿”形成,并伴有边缘骨赘形成。如果在 X 线平片上可见双侧髋关节受累,则很少需要进一步的检查。如果怀疑有骨坏死(ON),但在 X 线片上见不到,或如果 ON 只见于一侧髋关节病变,应行双侧髋关节的 MRI 检查。核磁共振成像对股骨头坏死早期具有较高的敏感性,可早期发现骨坏死的存在,有效率可达 100%。^{99m}Tc 扫描是一种安全、简便、灵敏度高的检查方法,对于股骨头缺血性坏死的早期诊断具有很高价值。特别是当 X 线检查尚无异常所见,而临床又高度怀疑有骨坏死作用更大。^{99m}Tc 扫描及闪烁照相与 X 线摄片检查相比,常可提前 3~6 个月预报股骨头缺血性坏死,其准确率可达 91%~95%。

(二)股骨头缺血性坏死分期诊断

成年人股骨头坏死有多种分期方法,最早的 Ficat 和 Arlet 依据 X 线表现和骨功能评价提出的分期法得到了广泛应用。随着 MRI 的应用和发展,MRI 已经成为股骨头坏死早期检查的非常灵敏的方法,2002

年宾夕法尼亚大学的学者依据股骨头坏死的其他检查方法结合 MRI 表现,形成了宾夕法尼亚大学分期,该分期方法更为精确和实用。另外还有 Marcus 分期(Florida 体系)、骨循环研究协会(ARCO)分期、日本骨坏死学会分期、Steiberg 分期等。

1.Ficat 分类法

0 期:单侧有明确的缺血坏死病变的对侧关节定为病变 0 期。该期病例无临床症状,X 线和 MRI 检查正常。但是骨功能检测阳性,即骨髓压>4kPa、15min 后髓腔内有造影剂潴留及髓芯活检组织有缺血改变者,有 64.7% 的病例将发展成缺血性坏死。

Ⅰ期:放射学前期,其特征为无放射学异常迹象,至多显示为小的骨质疏松。患者有关节僵硬、疼痛,尤以晚间加重,伴有关节活动轻微障碍,以内旋、外展障碍为主。

Ⅱ期:临床症状持续存在或加重,X 线可见股骨头有弥散性骨质疏松、硬化、囊性变,股骨头上方有骨硬化斑,MRI 可见新月状改变。关节间隙和股骨头球面正常。

Ⅲ期:出现跛行或扶拐行走,髋关节各向活动均受限。骨小梁的连续性断裂,有透亮区的新月征和股骨头部分塌陷或扁平,关节间隙正常或增宽。

早Ⅳ期:临床症状同Ⅲ期,X 线可见 2mm 的全月形的相连,表明关节间隙仍然存在。

Ⅳ期:软骨面进行性丧失、髋臼骨赘形成。股骨头失去球面外形并表现骨关节炎表现。

2.Marcus 六期分类法

Ⅰ期:在常规 X 线片上,仅在股骨头前方承重部位有斑点状轻微密度变化,也可以阴性。

Ⅱ期:有分界明显的骨梗死区,其基底部可见密度增高的边缘。

Ⅲ期:在正侧位 X 线片上可见股骨头稍扁平或软骨下骨小梁与软骨分离的"新月征"。

Ⅳ期:缺血部位明显塌陷,股骨头球面中断,在骨坏死区的边缘可见到关节面骨折。

Ⅴ期:有髋关节退行性关节炎表现,关节间隙变窄,在股骨头软骨下骨质和髋臼承重部位可见小骨赘和囊性变。

Ⅵ期:有显著的退行性改变,关节间隙变窄,股骨头塌陷。

3.Steiberg 分期法

0 期:X 线片、骨扫描和 MRI 表现正常或非诊断性。

Ⅰ期:X 线片正常,骨扫描和 MRI 表现异常。

A:轻度:MRI 股骨头病损范围<15%。

B:中度:MRI 股骨头病损范围 15%～30%。

C:重度:MRI 股骨头病损范围>30%。

Ⅱ期:X 线片显示股骨头有囊性变和硬化改变。

A:轻度:X 线片股骨头病损范围<15%。

B:中度:X 线片股骨头病损范围 15%～30%。

C:重度:X 线片股骨头病损范围>30%。

Ⅲ期:软骨下塌陷形成新月征。

A:轻度:软骨下塌陷(新月征)占关节面<15%。

B:中度:软骨下塌陷(新月征)占关节面 15%～30%。

C:重度:软骨下塌陷(新月征)占关节面>30%。

Ⅳ期:股骨头变扁。

A:轻度:关节面塌陷占关节面<15%或压缩<2mm。

B:中度:关节面塌陷占关节面 15%～30% 或压缩 2～4mm。

C:重度:关节面塌陷占关节面>30% 或压缩>4mm。

Ⅴ期:关节间隙狭窄和(或)髋臼受累,股骨头病损范围按Ⅳ期方法,同时评估髋臼受累范围,计算平均程度。

Ⅵ期:进一步退行性改变。

4.ARCO 分期　　该分类系统融合了基于病变大小的宾夕法尼亚系统与基于病变部位的日本系统于一体。

5.Ohzono 分型　　Ohzono 分期如下。

Ⅰ期:与髋臼负重面相对应的股骨头区域出现坏死团。

ⅠA:股骨头负重区<1/3 受累。

ⅠB:1/3≤股骨头负重区≤2/3 受累。

ⅠC:股骨头负重区>2/3 受累。

Ⅱ期:出现模糊的骨硬化线,可见坏死骨,股骨头负重面不平,但没有骨关节炎改变。

Ⅲ期:坏死区有囊样变出现。

ⅢA:未出现负重区软骨下皮质骨剥脱。

ⅢB:整个囊性变区域正好位于股骨头负重区外侧 2/3 的下面。

6.Enneking 分期

Ⅰ期:轻度密度增加。

Ⅱ期:出现退化缘或退化圈。

Ⅲ期:出现新月征。

Ⅳ期:股骨头逐渐变扁。

Ⅴ期:股骨头塌陷。

Ⅵ期:出现髋关节畸形。

7.Froberg(1996 年)六期分期标准

0 期:正常

Ⅰ期:骨小梁模糊或轻度骨质疏松。

Ⅱ期:斑片状硬化及不规则透亮区。

Ⅲ期:骨硬化及透亮区附近出现"新月征"。

Ⅳ期:大块骨碎裂、塌陷及股骨头不完整。

Ⅴ期:合并退行性髋关节病及关节间隙狭窄。

8.髋臼软骨坏死的分期　　在股骨头缺血性坏死中,髋臼软骨随股骨头病变进展发生坏死,分期如下:

Ⅰ期:关节面无破裂或有限破裂,伴有局限性软化的改变。

Ⅱ期:表面不规则,有裂缝区存在。

Ⅲ期:裂缝伴有明显的纤丝状变化深入软骨下层,根据有无骨赘形成又分为ⅢA 期:元骨赘形成,ⅢB 期:伴有非钙化性骨赘,多在髋臼窝。

Ⅳ期:软骨下骨暴露并腐蚀。

9.股骨头缺血性坏死的关节镜分期　股骨头缺血性坏死的关节镜分期标准。

表 12-3　关节镜分期标准

分期	镜下所见
Ⅰ期	正常关节面
Ⅱ期	关节表面裂隙,但没有可压缩碎块
Ⅲ期	可压缩碎块,头形态正常
Ⅳ期	可压缩碎块,头塌陷
Ⅴ期	关节表面分层,松质骨外露
Ⅵ期	髋臼表面退变

10.儿童股骨头坏死的分型　Ratliff 把由于儿童髋关节骨折引起,的骨坏死,根据坏死范围将儿童股骨头坏死分为三型:Ⅰ型,全头受累;Ⅱ型,部分头受累;Ⅲ型,坏死范围从骨折线到骨骺线。

11.先天性髋关节脱位的股骨头坏死的 Buchoz-Ogden 分型

Ⅰ型:有暂时的血管梗死部位,继发骨化中心的不规则骨化,骨骺形态正常,头骺骨化中心高度轻度减少。

Ⅱ型:有较明显的原发缺血部位,干骺和骨骺不规则,外侧干骺和骨骺过早闭合。

Ⅲ型:有暂时的血管梗死部位,股骨头骺纵向生长受损,股骨头形状不规则。

Ⅳ型:有暂时的血管梗死部位,股骨头骺纵向、横向生长受损,骨骺过早闭合。

五、股骨头缺血性坏死的治疗现状

股骨头缺血性坏死是由于各种原因破坏了股骨头的血液供应,导致股骨头某些区域的骨小梁和骨髓等发生坏死,使股骨头塌陷、关节间隙变窄,最终导致骨关节炎,是骨科较为常见的顽症之一。其治疗一直是医学界的难点,因股骨头缺血性坏死患者大多数为青壮年,应用人工关节置换术远期疗效欠佳,因此,主要的治疗方案仍被着眼于保髋的手术上,其方法很多,有些方法疗效比较肯定,但没有一种术式是完全满意的。现将近年来股骨头缺血性坏死治疗的进展归纳如下。

(一)非手术治疗

非手术疗法的主要原则是减少或避免负重以利股骨头的自身修复。治疗目标是重建股骨头的血供,促进坏死骨的修复,防止股骨头塌陷。

1.避免负重　患者部分或完全不负重,带坐骨支架,用助行器行走,卧床同时行患肢牵引可缓解症状;定期复查 X 线片,待骨坏死完全愈合后负重行走,仅应用于塌陷前的股骨头缺血性坏死,即 ARCO Ⅰ期及Ⅱ期。但有报道认为股骨头不负重会产生类似于骨折钢板固定的应力遮挡作用,也可致股骨头塌陷,所以,有学者认为单纯减轻负重的结果与股骨头缺血性坏死的自然转归并无差别。

2.药物治疗　应用药物治疗股骨头缺血性坏死的报道较少,只适用于早期病例,应用的药物能对毛细血管前动脉起作用,减少骨髓压力,对产生骨危象疼痛有较好作用。总之药物治疗效果尚不能肯定,但因其无创性,是一个重要的研究方向。

3.脉冲电磁场疗法　自脉冲电磁场疗法始于 20 世纪 80 年代初,许多学者开始研究使用脉冲电磁场疗法治疗股骨头缺血性坏死,实验证实 72Hz 单脉冲磁场可加快新骨形成速度及减慢骨吸收的速度,由于缺乏长期随访资料,其疗效尚难以评价,需进一步研究和观察。

4.体外震波　是近年来出现的一种新的非手术疗法。其基本原理是将震波作用于坏死骨与正常骨交界区的硬化骨,促进坏死区的血管化和骨组织的修复。Russo 等报道股骨头缺血性坏死 45 例用体外震波治疗后随访 6 个月,其中 39 例疼痛消失,且 MRI 显示病灶区异常信号恢复正常。其临床价值还需要以长期随访结果及选择合适的动物模型进行科学观察来评估。

此外,高压氧治疗、放血疗法等仅限于个别报道,效果有待进一步证实。

(二)保留髋关节的手术

1.髓芯减压术　根据股骨头缺血性坏死早期股骨颈部骨内压升高的原理设计的,其目的是降低股骨头内压力,改善静脉回流,促进血供重建。最早由 Arlet 和 Ficat 倡导采用髓芯减压治疗 Ficat Ⅰ、Ⅱ 期股骨头缺血性坏死。Ficat 报道,髓芯减压术治疗早期股骨头缺血性坏死有效率达到 80%,其他报道都无法达到如此高的疗效。髓芯减压术操作简单,即使手术失败也不会增加其他手术的复杂性,若适应证选择得当,尤其对于塌陷前期(Ficat Ⅰ 期和 Ⅱ 期)患者,髓芯减压术是目前阻止前期患者股骨头塌陷、延缓全髋关节置换时间较好的、危险性较低的方法。

2.带血供的骨移植　带血管蒂的骨移植理论依据基于 4 点:①股骨头髓芯减压,中断骨内高压和缺血的恶性循环;②去除阻碍股骨头再血管化的坏死骨;③以新鲜骨松质充填缺损,起到骨诱导作用;④填入有活力的骨皮质,以支撑软骨下骨并加速股骨头再血管化的进程。近年来,随着显微外科的发展,应用此术式治疗股骨头缺血性坏死的报道日渐增多。此种手术分三类。

(1)带血管蒂髂骨骨瓣移位。机制:①手术清除坏死骨组织;②提供新的血供来源,改善股骨头部血液循环;③植骨块可起机械支撑作用,防止塌陷;④股骨头颈部开窗可起到减压作用;⑤提供新的血供来源。目前临床上常用的手术方法:①带旋髂深血管蒂的髂骨骨瓣移位术;②带臀上血管深上支蒂的髂骨骨瓣移位术;③带旋股外侧血管升支蒂的髂骨骨瓣移位术。这些带血管蒂的髂骨骨瓣移位术治疗股骨头缺血性坏死,可使坏死的股骨头转归,为股骨头的修复创造良好的条件。

(2)吻合血管的骨瓣移植术:其机制同带血管蒂的髂骨骨瓣移位术。对此手术方法,应遵循一项显微外科原则,即首先选用邻近带血管蒂的骨瓣(膜)治疗同侧股骨头缺血性坏死。只有同侧无带血管蒂的骨瓣(膜)可取时,才考虑选用远距离切取骨瓣(膜),进行吻合血管的骨瓣(膜)移植。

(3)带血管的大转子移位重建股骨头:当股骨头缺血性坏死已达到Ⅳ期,无法采用其他任何手术方法、患者又不同意做髋关节人工关节置换时,可考虑采用带血管的大转子骨瓣移位重建坏死的股骨头。

3.不带血管蒂的骨移植术　由于单纯髓芯减压术导致应力集中,可能引起股骨头塌陷,通过在股骨颈或股骨头软骨开窗去除死骨,植入同种骨皮质和骨松质,可对塌陷前期和塌陷早期股骨头缺血性坏死起到减压、去除死骨、提供机械支撑和骨诱导作用。近年来,随着细胞因子促进骨生长技术在骨科领域的成功应用,出现了用骨诱导性成分复合载体移植的方法,如脱钙骨基质移植。脱钙骨基质包含一定量的骨诱导成分,主要为骨形态蛋白,转移生长因子超基因家族。通过脱钙骨基质的骨诱导作用再产生的胰岛素样生长因子 1、2 及转移生长因子,有与新骨形成一致的生物学过程。游离骨移植手术简单,可延迟青壮年患者人工关节置换的年龄,一般认为适合于塌陷小于 2mm、髋臼未受累的病例。

4.截骨术　1978 年 Sugioka 首先介绍了一种经转子旋转截骨方法治疗股骨头缺血性坏死,其原理是将坏死的股骨头前上部分转移至不承重部位,从而预防股骨头关节面的进行性塌陷,并改善因关节面塌陷后股骨头半脱位所致的头臼不匹配。随后各种改良术式(包括经转子、转子下截骨、屈曲截骨、旋转截骨、外翻截骨、内移截骨等)应用于临床,各报道疗效存在较大差异。Hisatome 采用 Sugilka 术式治疗 21 例(25 个髋)股骨头缺血性坏死,平均随访 6.4 年,临床优良率为 80%,放射学成功率为 60%,10 个髋有进行性塌陷。认为此术式虽然可以预防新负重区的塌陷,但增加了关节的不稳定性及相应的骨关节炎的发生率。

由于此术式并发症发生率较高和导致股骨近端畸形，临床应用受到限制，目前主要用于 Perthes 病的治疗。

5.血管束植入术　研究证实血管束植入骨组织后可形成新生血管，重建血液循环。电镜下超微结构显示成骨活动代谢旺盛，认为血管束是成骨活动的启动因素，并证明植入血管束对骨松质和骨密质的成活均有良好的效果。但实验同时证明血管植入缺血坏死的股骨头之后，仅在植入的血管束周围有新骨形成，而股骨头的边缘部因离植入的血管束较远，既无血供增加，又无新骨形成，股骨头塌陷继续进展。事实上，临床有时也较难证实血管植入的成活效果。

6.带血供骨膜移植、骨膜细胞移植　Finley 首先报道带血管蒂的骨膜移植治疗骨缺损，此后大量实验及临床研究证实了带血管骨膜的优越性。另有学者对髂骨骨膜移位治疗股骨头缺血性坏死进行了实验研究，显示带血管蒂骨膜移植能在坏死的股骨头内良好成骨及重建血管，其成骨不需应力刺激，在成骨及重建血管方面优于带血管髂骨移位。单纯带血管蒂骨膜移位术的不足之处是不能起到软骨下及关节面的支撑作用。采用联合骨、骨膜瓣移位术被认为适用于各期病例。据报道，采用带血管蒂的髂骨膜瓣移植术治疗股骨头缺血性坏死 262 例，成年人有效率为 71.4%，儿童为 93.5%。随着细胞生物学的发展，人们已成功地进行了多种骨膜细胞系的分离培养，且培养的骨膜细胞移植到体内后仍能形成骨和软骨组织。若切取自体骨膜还可避免排斥反应，故此术式有良好的潜在使用价值。

7.介入治疗　介入治疗是应用 Seldinger 技术，在 X 线机监视下，将多种有效药物直接注入供给股骨头血供的血管如旋股内、外动脉等，以达到治疗股骨头缺血性坏死的目的。有报道介入法治疗股骨头缺血性坏死疗效确切，几乎所有患者治疗后均有效，优良率 80% 以上。但此法尚处于尝试阶段，有待于不断改进。

8.死骨清除骨泥填充的股骨头重建　这是近年来股骨头缺血性坏死治疗的一种新技术。其设计原理是：清除死骨后，用骨、骨替代材料或骨水泥等填充缺损部位，使塌陷的软骨面复位，重建股骨头的圆形轮廓。Wood 等使用聚甲基丙烯酸对 19 例 Ficat Ⅲ 期患者施行此手术，并随访 6 个月～2 年，结果在改善临床症状、Harris 评分、延迟 THA 等方面的成功率为 80%。与其他手术相比，此手术具有能有效恢复股骨头的圆形轮廓、术后可早期活动等优点。但广泛清除死骨会进一步破坏邻近骨的血供，填充骨水泥会增加股骨头内压，故应对其效果作长期的随访观察。

（三）髋关节成形术

股骨头缺血性坏死病变达到无法逆转的阶段，即股骨头发生塌陷或发生继发性髋关节退行性变时，是关节成形术的指征。关节成形术包括半关节成形术和全关节成形术。半关节成形术有 3 种类型：表面置换、单极和双极假体置换，适用于髋臼尚未受累的病例。后两种由于临床效果不佳，返修率高而且会给全关节成形术增加困难而被大多数学者放弃。

1.股骨头表面置换　表面置换术是髋关节置换前身和初期的一种设计，通过特殊的假体，置换股骨头颈近端一少部分，仅去除坏死的软骨，保留大部分股骨头和股骨颈骨质。该手术具有技术操作简单、股骨头骨质切除少、不需要截骨、软组织损伤小和术后可早期活动等优点。即使手术效果欠佳，一旦失败也不会影响以后的全髋关节置换手术。Beaule 等对 37 例患者行股骨头表面置换术，5 年和 10 年的优良率分别为 79% 和 62%。股骨头表面置换适用于年龄较小、病史较短、髋臼软骨尚好患者。

2.全髋关节置换　对于晚期股骨头缺血性坏死患者，髋关节出现严重的骨关节炎，全髋关节置换已被公认是缓解疼痛和改善功能方面十分有效的方法。但目前存在的争论焦点是一些学者认为股骨头缺血性坏死关节置换的远期效果比骨关节病差，而另外一些则认为两者之间没有太大的差别。Ortiguera 等对两者进行了比较，每组各 178 例，性别、年龄、手术医师相同，全部植入 Charnley 骨水泥全髋关节。平均随访17.8 年，50 岁以上年龄组两者之间没有明显差别，50 岁以下年龄组股骨头缺血性坏死患者的机械失败率明显高于骨关节炎患者。

（四）股骨头修复与再造术

有学者对旋股外侧血管横支的走行分布及血供范围进行了研究,并进行了动物实验;在此基础上设计了带旋股外侧血管横支的大转子骨瓣及带旋股外侧血管升支臀中肌支大转子骨瓣和联合髂骨瓣治疗股骨头缺血性坏死,有多种术式:股骨头修复术、股骨头修补术、股骨头部分重建术、股骨头全头再造术、股骨头颈部再造术、髋关节成形术、关节镜指导下的股骨头修复术、记忆合金网植入术和股骨转子间旋转截骨加带血管蒂骨(膜)瓣植入术。并将数字减影血管造影(DSA)成功运用于股骨头修复与再造之中,对股骨头修复与再造的手术方式的选择以及股骨头修复与再造前后股骨头的血供变化,对预后的评估都起到重要的作用。并首次提出带血管蒂大转子骨瓣转移到股骨头上端进行股骨头重建术等。大转子以骨松质为主,与股骨头的骨质相似,呈半弧形,能使力的传导通过股骨头上端的大转子扩展到股骨距,恢复了压力曲线,改善了关节功能;大转子表面组织在压力摩擦下可化生成软骨,进一步恢复髋关节功能,避免了人工关节置换。关节镜辅助手术是一种新的治疗方法,关节镜引入股骨头缺血性坏死的治疗,使损伤降低到最小程度,并指导手术,使病变清除更彻底。总之,带血管蒂的髂骨瓣及大转子骨瓣转移,对股骨头进行修复与再造提供了一个新的手术方法,使股骨头缺血性坏死的治疗进入了新的研究阶段。

六、针灸疗法

（一）针灸对股骨头坏死的治疗作用

使用针灸治疗股骨头坏死,需要根据脏腑、经络学说运用"四诊""八纲"的辨证方法,将临床上各种不同的证型加以归纳分析,以明确本病的属性是寒是热,属虚属实,在此基础上,进行相应的配穴处方,或针或灸,或补或泻,以通其经脉,调其气血,使阴阳归于平衡,从而达到治疗疾病的目的。

1.扶正祛邪 根据中医学理论观点,正气是维持人体生命能量的各种物质与功能以及由这些物质和功能所产生的抗病能力;邪气是指一切致病因素。邪正斗争的胜负,决定着疾病的进退。邪胜于正则病进,正胜于邪则病退。对于股骨头坏死的患者来说,正气的虚弱体现在肝肾不足、气血虚弱等方面,而寒湿等的侵袭则属于邪气的乘虚而入。治疗股骨头坏死的原则就是要扶助正气,祛除邪气。在治疗中,可通过补的方法来实现扶正,通过泻的方法来实现祛邪。扶正与祛邪是两个不同的治则,但两者之间具有相互为用、相辅相成的关系。扶正,使正气增强,有助于机体抗御或祛除病邪;驱邪,可以排除病邪的侵害和干扰,有利于正气的保存和恢复。

2.平衡阴阳 《素问·至真要大论篇》中提到治病的基本原则是"谨察阴阳所在而调之,以平为期"。大量的临床实践证明,针灸是一种机体接受非特异性刺激而产生自我调节作用的治疗方法。阴阳各有偏盛偏衰,对于股骨头坏死患者来说,肝肾的阴虚或肾阳虚正是阴阳偏衰的典型证候,应当采用"补其不足"的治法。

3.疏理经络气血 气血是经络和各脏腑以及其他组织功能活动的主要物质基础,气血各有其功能,又相互为用。在生理上气能生血、行血、摄血,故称为"气为血帅"。而血能为气提供物质基础,血能载气,故称为"血为气母"。一旦气血相互为用、相互促进的关系失常,就会出现各种气血失调的病证。对于本病来说,"瘀"字是贯穿整个病程的始终的,而气滞血瘀,气血两虚等证型更是与气血有着直接的关系。针灸调理气血关系的原则为"有余泻之,不足补之",针灸不能直接起补血作用,只能起补气和调气的作用。根据中医学理论,气能生血,气胜则血生,气虚则生血无能,可导致血虚或气血两虚。所以,针刺补气有间接的生血作用。用针灸治疗股骨头坏死可以调理气血,补气生血,行气行血,防止血行减慢或瘀滞不畅,通则不痛,针灸还可以起到镇痛的作用。

4.调整脏腑功能　人体是一个有机的整体,髋关节与各脏腑之间有着密切的联系,尤其是"脾"。针灸可以改善各脏腑的功能,同时还可以通过与脏腑有联系的经络来调理气血。

(二)针灸治疗股骨头坏死的施治原则

在针灸临床上要抓住"治病求本"这一原则,但要正确掌握"治本"与"治标"和"正治"与"反治"的具体运用。

1.治本与治标　所谓"本"和"标"是相对而言的,它说明了病变过程中各种矛盾的主次关系。从"正气"与"邪气"的关系来说,正气是本,邪气是标;从病因与症状的关系来说,病因是本.症状是标;从病变的部位来说,脏腑是本,皮肉筋骨是标;从疾病的先后来说,旧病、原发病是本,新病、继发病是标。对于股骨头坏死来说,股骨头坏死是本,髋关节僵硬、肌肉萎缩是标,髋关节、腰膝部出现的疼痛是标。在治疗时,既要缓解疼痛(治标),又要阻止骨坏死的发展。"标"和"本"是可以互相转化的,当股骨头坏死继续发展到后期,关节僵直,肌肉萎缩,功能受限,此时的标已经转化为本了,就需要标本兼治了。在临诊时充分搜集疾病的各个方面的情况,用中医理论去进行综合分析,透过现象,看清本质,找出致病的根本原因,从而确立相应的治则与治法,确定是治本、治标还是标本同治。

2.正治与反治　正治与反治实际上都是治病求本这一治则的具体应用。《素问·至真要大论》提出"逆者正治,从者反治"。正治是指采用的治法与疾病性质针锋相对的治则;反治是指采用的治法的性质顺从疾病的假象而治的一种治则。

(1)正治:通过临床证候分析,辨明疾病性质的寒热虚实,然后分别采用"寒者热之""热者寒之""虚则补之""实则泻之"的治法去治疗不同性质的病证,这一治则适用于疾病的征象与本质相一致的病证。在股骨头坏死的治疗中常常采用这一治则。

(2)反治:通过临床证候分析,发现证候与疾病性质出现不相符的假象时,可以采用"热因热用""寒因寒用""通因通用"等反治的治则。在股骨头坏死的治疗中间有时可以使用,如湿热型股骨头坏死有时热为寒邪所郁,虽然表象似乎为寒性,但仍然需要用清热的治法。

3.补泻手法　针灸的治病手法虽多,但总的来说以补泻为基础。临床上的补泻是根据八纲来运用的,八纲中的阴阳是表里、虚实、寒热的概括,阴证多为里、虚、寒;阳证多属表、实、热。表里是指受病邪部位的深浅;虚实是指正气与病邪的强弱而言,是决定针与灸、补与泻的关键。寒热是指疾病的属性,寒证多见肢冷、便溏、喜热,而热证则见面赤、喜凉、恶热等现象。

临床上运用针刺或艾灸,是根据病症的性质来决定的。归纳起来有补法、泻法和平补平泻三种。

(1)补法:根据"虚则补之"的原则。"虚"是指正气(气血)不足而言,多由久病导致,临床上多表现为衰弱的征象,如身倦懒言、面色无华等虚弱的症状。阳虚气虚的可用艾灸以振奋人体的气化功能,起到补益的"扶正"作用;偏于阴虚的,宜用针刺补法以调之。"陷下则灸之",是针对脏腑经络之气虚弱,失其固摄之权,如阳气暴脱、汗出不止、肢冷脉微、气息奄奄以及脱肛、子宫下垂等证,其治疗均当艾灸。针与灸各有其适应证,应因证制宜,分别应用。

"寒者温之",是说病的性质属寒,由于机体的阳气偏虚,不能抵御寒邪,以致形寒肢冷、便溏、冷痛等证,用灸治法以温通经络,助阳以散寒。

"寒则留之",是指阳气偏虚、寒邪较盛、脏腑经络之气凝滞,其证多见恶寒喜热,或痹痛怕冷,治此必须深刺久留针,以激发其经气,使阳气来复以散其寒邪。

(2)泻法:根据《灵枢》"满则泻之""盛则泻之"的原则,"盛满"是指病邪方盛满实的时候,概括有阴阳的实证,以及躯体某些部位的红肿疼痛等症,在针刺治疗时,必须用泻法或放血。

"热则疾之",是指邪热较盛,可见于五脏六腑和以某一经为主的全身症状,也可出现于某一经的局部,治疗方法,宜疾刺出针,或放血,以祛邪热。

"菀陈则除之",此多指经络之瘀滞,如扭闪或因气滞血凝而出现的肿痛,以及邪热入于营分的闭厥等证,宜用三棱针刺十二井穴,及其局部的脉络出血,以去瘀泻热,起到通调经气的作用。

(3)平补平泻:散用于临床征象"不盛不虚"即"虚实"不明显的疾病,只取其相关的经穴,这是临床上常用的一种治疗方法。

(三)针灸治疗股骨头坏死的配穴原则

使用针灸治疗股骨头坏死,是通过针刺与艾灸某些腧穴来完成的。所以在临床上对腧穴的选取和处方的组成适当与否,是直接与医疗效果有密切关系的。处方除了依据辨证及标本缓急之外,还必须结合腧穴的特殊功能而进行配穴处方。从临床需要出发,可选用一种或两种选穴方法组成处方,也可将多种方法结合起来使用。

1.配穴原则　配穴处方主要以脏腑经络学说为依据,而腧穴的选取,又可分为近取、远取和对证取穴三种。

(1)近部取穴:是指在病痛的局部和邻近的部位取穴,此种方法应用于局限的症状比较显著的部位,例如红肿疼痛、麻木等,对急、慢性病痛都可适用。针刺环跳、居髎,或在股骨头局部围刺治疗本病均符合该原则。

(2)远道取穴:主要是在离病痛较远的部位,根据脏腑经络学说取穴。在这方面历代医家给我们积累了许多的经验,如《肘后歌》中指出:"头面之疾针至阴,腿脚有疾风府寻,心胸有病少府泻,脐腹有病曲泉针",还有许多的针灸治疗歌赋,都反映了远道取穴的重要性,直到现在还指导着针灸临床的实践。此外,前人在远取的基础上,还有"上病下取,下病上取""左取右,右取左"等法。在治疗股骨头坏死的针灸处方中可以见到百会、合谷等穴,这就是符合远道取穴的原则。

(3)对证取穴:此与远取、近取有所不同,而是针对全身的某些疾病,结合腧穴的特殊作用的一种取穴方法。各经五输穴均各有主治,以及阴经的荥输主五脏病、阳经的荥输主六腑病等,均为对证取穴的范围,常为临床所采用。

2.配穴方法　配穴方法是在选穴原则的基础上,根据临床治疗的需要,选择具有协同作用的两个以上的穴位配伍,即可组成针灸处方。

(1)单穴独用和同穴双侧配穴法:单穴多指任督二脉的某些腧穴,独用于临床;同穴双侧配穴指在治疗疾病时,选用十二经穴同经、同名穴,左右对称配用,有助于提高治疗效果。

(2)前后配穴法:本法不限定于特定穴中的腧募配穴法,而是属于《灵枢·官针》篇所记载的"偶刺"法的范畴。

(3)表里配穴法:本法是以脏腑经络的阴阳表里为依据,但不限定于特定穴中的原络配穴法和主客配穴法,而是凡阴经有病同时可配相表里的阳经穴位,阳经有病时有可配表里阴经的穴位。

(4)左右配穴法:这是以经络循行借助于络脉纵横交错的特点为配穴的依据,加之经脉循行的左右对称,故左右配穴可加强治疗作用,有助于提高临床疗效。

(5)上下配穴法:上,指上肢和腰部以上;下,指下肢和腰部以下。《灵枢·始终》篇说:"病在上者,下取之;病在下者,高取之;病在头者,取之足;病在腰者,取之腘。"本病针灸治疗有时可选用一些上肢的穴位,此即上下配穴法。

(四)股骨头坏死针灸禁忌证及异常情况处理

1.针刺禁忌证

(1)过于饥饿、疲劳、精神高度紧张者,不行针刺;体质虚弱者,刺激不宜过强,并尽可能采取卧位。

（2）怀孕3个月以下者，下腹部禁针刺，3个月以上者，上下腹部、腰骶部以及一些能引起子宫收缩的腧穴如合谷、三阴交、昆仑、至阴等均不宜针刺；月经期间，如月经周期正常者，最好不予针刺。

（3）避开血管针刺，防止出血；伴有自发性出血或损伤后出血不止的患者，不宜针刺。

（4）髋部皮肤若有感染、溃疡、瘢痕等，不宜针刺。

2.灸法禁忌证

（1）施灸时，应注意安全，防止艾绒脱落，烧损皮肤或衣物。

（2）凡实证、热证者，一般不宜用灸法。《伤寒·辨太阳病脉证并治中》说："微数之脉，慎不可灸……火气虽微，内攻有力，焦骨伤筋，血难复也。"

（3）有大血管的部位不宜施瘢痕灸。

3.针刺异常情况的处理

（1）晕针

症状：精神疲倦，头晕目眩，恶心欲吐；重者心慌气短，面色㿠白，出冷汗，四肢厥冷，脉细弱而数或沉伏。再重，神志昏迷，卒然仆倒，唇甲发绀，大汗淋漓，大小便失禁。

处理：立即停止针刺，退出全部留针，扶患者平卧，头部放松，头部放低，松解衣带。轻者静卧片刻，给饮温茶，即可恢复。不能缓解者，可指按或针刺急救穴，如水沟、素髎、合谷、内关、足三里、涌泉、中冲等。也可灸百会、关元、气海。必要时可配用现代急救措施。在病情缓解后，仍需要适当的休息。

预防：对初次接受针灸治疗者，要做好解释工作，解除恐惧心理；采取卧位，且体位适当、舒适；对体质虚弱或年迈者，取穴简要，手法轻捷，少留针；对过累、过饥、过饱的患者，推迟针刺时间；注意室内空气流通，消除过热、过冷等因素。

（2）弯针

现象：针尾改变了进针时的方向和角度，运针、退针滞涩而困难，患者自觉疼痛或扭胀。

处理：弯曲度小的，可趁弯的角度慢慢退出；弯曲度大的，除顺依弯势外引，还须轻轻摇动；体位移动所致的弯针，须协助患者恢复进针时的体位，之后方可退出；针体弯曲不止一处者，须结合针柄扭转倾斜的方向逐次分段外引。总之要避免强拔猛抽，引起折针、出血等弊病。

预防：术者手法要轻巧，用力稳准，不偏不倚；患者体位适当，留针过程中不可移动体位；清理周围衣物，防止挤压针柄。

（3）滞针

现象：进针后，发现捻转、提插和退针困难。

处理：如因为患者精神紧张而引起的肌肉痉挛所致，须做耐心解释，消除紧张情绪，延长留针时间；如因捻转过度，需向反方向捻转，或用手在邻近部位做按摩，以求松解；如因为患者体位移动，需帮助其恢复原来的体位，必要时可在邻近部位再刺一针。切忌强力硬拔。

预防：做好针前的解释工作，消除紧张情绪。行针时应正反两个方向捻转。选择较舒适的体位，避免留针时移动体位。

（4）折针

现象：在行针或退针过程中，突然针体折断，部分露于皮肤外，或整段没于皮肤之内。

处理：术者应头脑冷静，态度沉着。交代患者不要恐惧，保持原有的体位，以防止残端隐陷。如皮肤尚露有残端，可用镊子钳出。若残端与皮肤相平，折面仍可看到，可用左手拇、示二指在针旁按压皮肤，使之下陷，相应地使折针残端露出皮肤，右手持镊子轻巧地拔出。如残段没入皮内，须视所在部位采用外科手术切开寻取。

预防:针前必须仔细检查针具,特别是针根部分,更应该认真刮拭。凡电针机的毫针,应定期更换淘汰。针刺时不应该将针体全部进入腧穴,绝对不能进至针根,体位应留一定的长度。行针和退针时,如果发现有弯针、滞针等异常情况,应按前述方法处理,不可强力硬拔。

(5)针后异常感

现象:退针后患者不能挪动体位;或沉、麻、胀感过强;或原症状加重;或出血不止;或皮肤发绀、结节等。

处理:如有遗忘的针,应随之退出。一般退针后让患者休息片刻,不要急于离去。对原病加重,可查明原因另行针治。出血、发绀者,可用棉球按压较长的时间和稍施按摩。

预防:退针后应清点针数,避免遗忘;行针手法要匀称适当,避免手法过强和留针时间过长。遵守辨证施治原则,认真询问出血史,对男性患者,要注意排除血友病患者。

（夏云祥）

第十三章 脊柱外科技术

第一节 椎间盘新技术

一、椎间盘置换

对于因腰背疾病而需手术治疗的病人，应依据此疾病的病理生理和病人的临床症状及体征作相应的处理。手术包括腰椎间盘突出症所致的坐骨神经痛行椎间盘切除，在腰椎管狭窄等情况下行神经减压术，以及用或不用辅助内固定的脊柱融合术。当今各种类型的内固定提高了脊柱融合成功率，但对大多数 1 个或 2 个节段的脊柱融合并不需要坚固的椎弓根固定。固定的附加措施并不能明显降低假关节形成率（此除外 2 个节段需并行减压手术的脊柱融合或该部位有腰椎滑脱）。虽然 95％以上的坐骨神经痛病人能减轻症状，但行脊柱融合缓解腰背痛并不满意。在因坐骨神经痛行椎间盘切除后，由于椎间隙狭窄和手术创伤导致手术节段正常生理结构改变，有至少 1/3 的病人在数年之后仍有一定程度的腰背痛，严重者甚至出现腰椎滑脱。近年来，椎间盘切除的微创手术发展、确实可靠的脊柱融合、应用多点固定的坚强内固定装置的发明，以及对脊柱融合的生物学知识有了更多的了解，使技术已有明显的变化。尽管手术技术有明显的进步，手术仍有相当的失败率，特别在脊柱融合方面，因此在改良手术方式上仍留有有待解决的问题。随着当今老龄化人口趋势发展，在最近的将来成为较大问题时，腰椎广泛减压的手术将越来越常见。这些减压手术常需行脊柱融合和稳定性手术。这些手术对于老年人增加了相当数量的手术和围手术期的并发症发生率。为了在最小的创伤下恢复接近正常的生理结构，获得理想的疗效，近年来，针对动力型椎间盘置换已予以相当关注。

动力型椎间盘设计标准要求包括假体的耐久性、材料的生物相容性、符合正常椎间盘的几何面积、相对正常运动学和力学、运动的稳定性、术后假体即时及长期与骨固定的可靠性、假体不会破裂的安全性等。尤其是动力型椎间盘的耐久性，由于脊柱手术有一定的危险性，椎间盘假体应达到病人能一生使用。退行性椎间盘疾病行典型的脊柱融合术，病人年龄应在 35～50 岁。因此人工椎间盘的应用跨度应超过 40 年。假设每年人大跨步行 200 万次（100 万步态周期）和 125000 次明显的屈伸弯腰，每年不为人注意的 600 万次呼吸，保守地估计超过 40 年脊柱负载周期数是 8500 万周期。因而要求所设计的假体和材料的测试至少应是 1 亿次。此数值是目前所知的各种置入物最长的磨损和疲劳试验的 6.5 倍。新型抗磨损和疲劳的材料是动力型椎间盘能广泛应用于临床的前提。

二、人工椎间盘置换

突出椎间盘的切除、减压和脊柱融合是治疗疼痛性和功能不良的脊柱运动节段最常用的三种手术治疗方法。虽然对选择适当指征的病人这些治疗可取得满意的结果,但亦可出现明显的脊柱不稳或脊柱运动丧失的副作用。因此有必要创造一种椎间盘假体,以保持自然运动节段的可屈性和稳定性的能力,以及恢复椎间盘的自然高度。保存椎间盘自然高度,应防止关节突关节过度负载,此已被认为在许多椎间盘切除术病人引致持续疼痛或疼痛复发的原因。保存自然节段的屈曲性可防止由于既往曾行脊柱融合的某些人在相邻节段出现退行性改变,而致疼痛复发。许多研究工作者设计和测试了可屈型人工椎间盘,企图打破脊柱融合术后疼痛的循环。有些人工椎间盘已行某些力学和原位体外测试,只有少数在体内测试。有几种人工椎间盘已在人体内置入,但尚没有一种为美国 FDA 论证所通过。

理想的椎间盘假体应当保持运动节段的自然力学行为,将应力从一个椎体传导至另一个椎体。人工椎间盘在当前的设计中,应考虑以下要求:

1.符合几何学　椎间盘假体大小尺寸必须适于椎间隙,而不损害周围组织,保持椎间隙的自然高度,假体的形状比较易于安置。

2.力学因素　运动节段与椎间盘假体的组合,必须是近似于自然运动节段,传导负载和减轻负载,以防止在相邻节段出现代偿性骨重塑现象。

3.运动学因素　必须保持所有运动平面的自然运动。此不仅包括纵轴压缩、扭转和侧弯,亦包括正常的自然脊柱功能单位的配对运动。

4.耐久性　椎间盘假体必须考虑为永久应用,必须在应用多年后和数百万次负载,保持其完整性。估计年平均每个人需负载 100 万～200 万次。所设计的假体应用 40 年在无增加安全因素的情况下,需负载 8 千万次以上。

5.固定　椎间盘假体的移位、向前/后或侧向移位或沉入椎体将有违于人工椎间盘置入的目的或引起并发症,无论是手术即时或是长期固定均甚为重要。

6.材料　材料应是生物相容性和在生物环境中物理和化学性能稳定。所产生的磨屑最少,在一定的力学特性中可有形成相适宜形状的能力。

在椎间盘假体置换的研究中,已经采用过多种材料。许多设计中加入了金属终板;另一些研究者则主张使用完全弹性体的植入物。有人提出用弹簧,因为他有弹性特征。一些假体的设计是取代整个椎间盘,另一些则仅着重于髓核的置换。但是,没有一种设计能够满足一个理想假体的所有要求。过去的十几年中,在力学实验、动物实验以及初期的人体植入研究方面积累了许多的信息。这些初步的资料显示,在不久的将来能够得到临床可用的椎间盘假体。

三、全椎间盘置换

全椎间盘置换是一种有争议的改变成人腰骶椎退变性椎间盘疾病行融合术的治疗方法。支持者设想用合理设计和适当材料制成的人工椎间盘,以恢复退变椎间盘的运动学和负载能力,达到分担负载、节段性稳定和节段性运动的目的。同时也减少自体免疫的来源或减少退变椎间盘诱发炎症的物质以缓解疼痛,能提供保护关节突关节。成功的全椎间盘置换将减少脊柱融合、假关节形成、取骨部位的疼痛、有关内置物的并发症和融合相邻节段退变所造成的不满意结果,使病人较快地恢复健康并重返工作,减少脊柱融合术后长期功能障碍和减少需再次手术的病例数。全椎间盘置换预期的优点体现在减少了由于椎间盘突出复发、脊柱不稳和残余椎间盘源性疼痛所致的不满意效果。反对者认为全椎间盘置换从临床或经济上考虑并不满意,应致力于更好地改进对病人的选择,减少无价值的手术,及在预防上发明更好的方法,全椎间盘置换并没有将腰背痛中精神对社会因素的重要作用考虑在内。

全椎间盘置换作为脊柱融合改良治疗方法的指征包括：单节段或多节段退行性椎间盘疾病，退行性椎间盘疾病所致的脊柱节段性不稳，轻度的脊椎滑脱，邻近融合节段的退变，适于行脊柱融合的椎管狭窄，椎间盘切除术后疼痛性腰背综合征，继发于遗传性正常胶原形成功能不良的异常椎间盘的年轻病人和孤立性椎间盘吸收。椎弓崩裂性脊椎滑脱为全椎间盘置换的禁忌证，因为其有后侧结构的紊乱。结构上完整的关节突关节是必备的条件，关节突关节满意的冠状方向及充分的关节突关节接触面，对节段性剪力和扭转力提供了足够的支持力量。

我们期望通过全椎间盘置换重新获得更接近于生理状态的稳定性和运动功能，以及抗疲劳特性。但人工椎间盘的置换指征需认真严格，需要更长时间的随访以评定全椎间盘置换的长期有效性。

四、椎间盘再生

椎间盘的病理退变系成人下腰痛的主要原因。在人的退变椎间盘，即使在没有椎间盘突出情况下，亦常见纤维环断裂，这与腰背痛有很大关系。脊柱融合术作为椎间盘源性疾病的治疗尚有争议，未被普遍接受，椎间盘置换也有诸多缺点及目前无法克服的技术原因而不能普及，如果临床上能尽早发现明显的椎间盘退变，设法逆转或停止退变进程，使椎间盘恢复正常的动力学，就能缓解病人的痛苦。在有脊索细胞之处，成人的髓核含有丰富的透明蛋白样物质和软骨细胞。目前，已进行了细胞的复制和基质的合成、恢复髓核的水分和髓核的生化成分并且防止在运动节段内的继发退变的研究工作。目前正在探索如何从退变的椎间盘或突出的椎间盘中提取处于暂停状态的能再生的髓核细胞和生物合成具有无痛和生物力学性能稳定的新基质。动物研究证明生长因子对标准化地注射木瓜凝乳蛋白酶造成退变的椎间盘在体内可起有丝分裂刺激的作用，明显逆转椎间盘退变，但有以下问题难以解决：第一，如何保持椎间盘对生长因子的反应？生长因子刺激机体的长期作用包括致癌危险性如何？第二，在椎间盘退变和再生中软骨终板和营养因素起何作用？生长因子能否促进关节软骨及软骨细胞的生物合成，起到保持或恢复软骨终板的功能和保护椎间盘的作用？第三，是否经生长因子作用的再生椎间盘能保持或恢复椎间盘的生物力学特性？对邻近结构将产生什么样的生物力学作用？第四，用生长因子预防、终止或逆转的椎间盘退变，是否与防止机械压迫性疼痛或酶性疼痛有关？

如果生长因子或相似的物质能用于改变和调节椎间盘的修复，这将是惊人的临床治疗效果。如果能尽早地探测到潜在的明显椎间盘退变，通过注入生长因子，逆转或终止继发的退变方法可降低椎间盘疾病的发生。然而，目前看来这种设想并不是很快地能成为脊柱融合的可行改良方法，特别是在椎间盘退变处于比较严重的阶段。

（尹　磊）

第二节　内镜在脊柱外科的应用

一、脊柱内镜的发展、基础和应用

脊柱微创手术的发展经历了三个阶段：1929 年 Dand 描述了椎间软骨游离体切除，标志着脊柱外科开始。1934 年，Mixter 和 Barre 首次报道为切除脱入椎管内的椎间盘而行半椎板切除术。1938 年 Pool 在

Burman 工作基础上,报道了脊髓内镜检查马尾神经背根。到 1942 年,他已利用硬管大口径的脊髓内镜行椎管检查 400 例,并介绍了鞘内镜概念,可是,由于大口径的内镜插入神经腔隙内出现并发症,不久脊髓内镜被否认。1948 年,Key 和 Ford 报道了在狗身上行微创椎间盘造影以评估实验性椎间盘病变。1948 年 Ottolengh 及其同事报道了另一种脊柱微创技术即穿刺活检,同年,Lindblom 报道了诊断性椎间盘针刺评估坐骨神经。Smith 提出了椎间盘造影诊断和治疗的概念及技术,于 1964 年描述了木瓜酶注射,选择性治疗椎间盘突出症。从 Pool 的内镜工作和 Smith 提出的针刺技术,形成了脊柱内镜诊断和治疗脊柱疾病的概念。自 1970 年起,经皮腰椎间盘切除技术的文献报道数量增多。Kambin 和 Genllian 改进 Craig 行椎间盘微创手术的器械。Hijikata 和同事改进了经皮髓核摘除术的器械,采用 Ottolenghi 和 Craig 的经典后外侧腰椎入路,单通道操作。这种有配套器械的硬管内镜技术是脊柱镜的重大进步,可直接观察病变且损伤较小。Schreiber 和 Leu 在 Hijikata 的器械基础上进行改进。1982 年推出了经皮椎间盘内镜,采用双通道后外侧入路在直视连续观察下行椎间盘切除。1985 年 Onik 及同事改进了经皮椎间盘切除的器械,配备有吸引孔的电动刨削器。1987 年 Mayer 和 Brock 随机研究 40 例病人,证实经皮内镜椎间盘切除较显微镜下椎间盘切除术更易接受。到 1993 年,Mathews 和 Stol 完善了柔软可调脊柱内镜技术并应用于观察解剖、病理和可能受累结构,以及证实和记录术后情况。Maxwell 报道内镜辅助显微椎间盘切除术并发症降低,反对传统开放手术。Foley 改进了内镜的辅助作用,即后路行微创腰椎间融合,经皮放置 Cage 或人工椎间盘。Mathews 报道椎间孔内镜辅助入路技术,针对极外侧或游走的椎间盘突出采用椎间孔入路的内镜技术。到 1989 年,柔软的纤维光导技术得到充分的发展,具备临床应用条件。目前,腰椎椎间盘镜技术已经成熟,通过对腰椎内镜的使用和改进,具有工作通道的颈椎内镜已经进入临床应用,有较大的发展前景。

二、胸腔镜和腹腔镜在脊柱外科的应用

外科医生自 1910 年开始就通过管道观察胸腔,Jacobaeus 报道使用胸腔镜分离结核性粘连.RalphLewis 于 1991 年首次报道摄像辅助胸腔外科(VATS)之后,利用该技术开展了交感干切除术、肺活检和切除术、心包切除术、中纵隔肿瘤切除和食管手术。Mack 和同事于 1993 年首次报道了利用 VATS 技术治疗脊柱疾病和损伤。自 1991 年 4 月应用于组织活检和胸椎管脓肿引流,之后,继续应用 VATS 技术治疗胸椎间盘突出症、脊柱畸形,进行前方松解、骨切除、植骨,治疗椎体肿瘤行椎体切除术。统计结果显示,并发症很少。妇科和腹部外科医生分别于 1974 年和 1987 年开始应用摄像辅助内腔镜外科技术,骨科医生的关节镜于 1977 年开始应用。摄像辅助脊柱外科较常规的开胸手术有许多优点,两位外科医生并肩工作,操纵标准器械,可供选择的 0°和 30°内镜可广泛地显示胸椎解剖,即使小切口也可获得良好视觉效果,甚至超过开放手术的效果。在镜子的帮助下,小范围地进行髓核摘除。开胸手术需肋骨切除或撑开肋骨,而 VATS 采用小切口,引流物少,较少发生呼吸并发症,很少影响肩胛骨功能。上述问题在开胸手术后常见。由于切口小,接近闭合手术,出血量小,减少了潜在的感染,从整形角度来看,内镜手术切口小,3～4个 1～2cm 切口,而开胸术需较长的弧形切口;由于术后疼痛轻避免了过度通气,减少了 ICU 的监护时间,减少出血,缩短住院和康复时间,从而减少了整个医疗费用。胸椎间盘突出症伴难治性疼痛病人可选择 VATS 手术,减少死亡率,因此更多的病人乐于此手术。其缺点是器械需要两个控制把手,用于切骨的刮匙或其他器械应保持锐利,避免滑移,外科电钻系统还需进一步提高其安全性及效果。另一缺点是目前没有一种胸椎前路内固定物可经内镜植入。椎体肿瘤、骨髓炎、椎旁脓肿的活检诊断和治疗是胸腔镜最佳适应证。对成年脊柱畸形的病人,胸腔镜具有更多的优点。由于这类病人手术过程复杂需分两个或更多阶

段进行。前路松解术短时间即可完成,第三阶段可通过胸腔镜将植骨块置入截骨处,无需分次麻醉。进行脊柱内镜手术要求术者熟练掌握内镜操作技术,还需具备相当丰富的脊柱外科经验才能取得理想的手术效果。总之,胸腔镜适合所有需要进行前路胸椎手术的病人,对那些开胸有危险的病人尤其适合。胸腔镜较开胸手术损伤小,肌肉横断少。因此,术后疼痛较轻,肩胛骨功能影响小,减少死亡率。胸腔镜手术并非适合于所有病人,以下疾病为 VATS 的禁忌:不能耐受单侧肺通气,严重或急性肺功能不全,被动压力通气时气道高压,胸膜粘连。相对禁忌证:有胸腔引流术或开胸手术病史而需前路内固定者。

腹腔镜与胸腔镜有以下四方面不同:需注入 CO_2 气体;0°镜较 30°镜更常用;病人采用 Trendelenbure 仰卧位,以使小肠移开术野;术中尽量减少吸引器使用,以防止 CO_2 压力下降。BAK 系统获准应用于前路腹腔镜 L_4L_5 和 L_5S_1 椎间盘手术。须严格遵守手术适应证,即退行性椎间盘病合并椎间孔狭窄和放射痛,X 线片表现与椎间盘造影诱发痛和 MRI 异常表现相吻合。经 BAK 腹腔镜手术研究结论表明 L_4L_5 或 L_5S_1 椎间盘撕裂和塌陷者适合该手术。前路腹腔镜下行 L_5S_1 椎间盘手术的几个并发症值得强调。男性病人的手术中,分离骶岬以下组织使用双极电凝非常重要,以避免交感神经丛损伤导致逆向射精。由输尿管蠕动可判断双侧输尿管,并确定解剖位置。严重并发症是试图显露 L_5S_1 椎间盘时撕裂髂总静脉,止血需要仰卧开腹,可通过结扎小分支成功地止住髂血管的活动性出血,同时应避免牵拉任何大小的静脉。脊柱内植物尺寸通常取均值型号植入病人体内。如果病人髂血管之间空隙太小难以安放 2 枚 BAK 时,最好放 1 枚行融合术或使用大块楔形骨块植骨,以免髂静脉或下腔静脉损伤。腹腔镜技术已应用于腹膜后手术。应用腹腔镜行腹膜后 $L_{1\sim4}$ 椎体切除术,膈肌可以切开,并像切开手术一样将其修复。也可在镜下作腰骶神经丛和腰 5 前方的神经纤维瘤切除术。目前,对内镜前路器械还不满意,仍需在实践中进一步改进。

三、进展和未来

随着 1929 年脊柱外科和可直视的脊髓内镜诞生,微创脊柱外科手术由针刺手术的婴儿期、影像技术的儿童期,到达目前具有明确概念的青少年期,即经皮诊断治疗技术。由于光导纤维可视系统和经皮器械的不断改进,其效果令人注目。内镜脊柱外科处于不断改进的过程,手术者必须不断学习新技术,注意选择病人的适应证和禁忌证,分析评价病人术后效果,不断理解和掌握内镜技术和配套器械。必须进行前瞻性分析其效率、长期效果、费用/效益比,并与传统的开放脊柱手术比较。通过对脊柱内镜外科详尽研究、技术和器械的改进以及进一步临床应用,该技术将逐渐成熟,可能替代传统手术。我们必须学习整个技术和思想进化过程,才能充分认识微创可视脊柱外科是损伤小、费用低、高效的外科手术。

(尹　磊)

第三节　椎体切除术治疗严重脊柱畸形

脊柱椎体切除的主要目的是实现脊柱平衡,这一技术用于治疗复杂的脊柱强直畸形并有冠状轴和矢状轴不平衡的病人。这些畸形通常为进行性,继发于未经治疗的特发性或麻痹性侧弯、先天性侧凸或后凸、肿瘤(经手术或放疗),以及已经手术但未成功的侧弯。脊柱椎体切除包括从前路或后路切除一个或多个脊柱节段,可一次或多次进行。以往治疗严重的僵硬畸形的病例,一般从后路用牵张装置或前、后路入路,伴或不伴有截骨,效果较差。这些技术往往有许多并发症,如矫正不够、神经损害(若过度矫正)、假关节形成。如果作腰椎牵伸，还可能造成腰椎前突消失。相比之下脊柱椎体切除，虽使脊柱短缩，但没有牵拉作用，能矫正严重畸形，从而避免了其他技术引起神经损害的危险。而且脊柱椎体切除，联合应用其他器械、技术，以及成功地进行融合手术而不需要外固定。椎体切除仅应用于固定节段的转换，合并有冠状面或矢状面失衡的强直畸形或者畸形的凹凸长度不对称的病人。畸形的严重程度预示了截骨或其他手术后在冠状面或矢状面上能达到平衡的程度。此外，前路松解和后路截骨不能安全地获得脊柱平衡，因为牵拉力可能引起神经损害。

术后 48～72 小时，病人允许戴着胸腰骶的矫正支具行走。必须进行仔细的物理学检查和脊柱全长的摄片以判断是否有失代偿。在某些病例，失代偿是暂时性的，反映了病人努力调整适应新的矢状面或冠状面上的位置。为了保证成功的融合，在需要时用另外的支架。如果做了腰骶关节的融合，要保持伸髋以限制腰 5 骶 1 活动。定期摄片，直至融合完全为止。由于畸形和椎体切除术的复杂性，可发生许多并发症，较多见的是包括硬膜撕裂及肺部并发症。尽管手术创伤大，但神经并发症较少。

严重僵直的三维性畸形治疗比较困难。对于较轻的畸形，可做前、后路的截骨术。对于固定的躯干畸形和冠状面、矢状面的失平衡，椎体切除和融合术与其他方法相比，更能满意地矫正畸形，也避免了牵拉及造成神经损伤。

（尹　磊）

第十四章　骨科常见疾病的关节镜治疗

第一节　半月板疾病

一、半月板损伤

【病因与发病机制】

人类能完全伸直膝关节并直立负重，解剖上具有以下特点：①股骨髁与胫骨髁发育较大，但维持直立功能的肌肉与一般跖行动物无异，并无新的肌肉参加。股四头肌萎缩容易使半月板遭受损伤。②人类前、后交叉韧带的发育较一般膝关节保持在屈曲姿势的动物相对较差，在膝关节伸直及屈曲时，对胫骨的内、外旋复杂运动起管制作用。③伴随膝关节完全伸直时的扣锁动作甚为复杂，如果在内旋或外旋时同时屈伸，半月板的活动性将减少，并固定于胫骨上。在此情形下最易遭受损伤。④半月板及其有关结构常有变异，股、胫骨髁的大小及形状有很多不同，半月板本身的形状，特别是其宽度及厚度对引起损伤的可能性以及损伤类型有着密切关系。盘状半月板较易受伤，外侧半月板如较宽，可引起不完全横行撕裂。⑤人体如过度负重，肌肉发育不佳或平时甚少锻炼，一旦剧烈活动易引起半月板损伤。某些运动或体位特别容易引起半月板损伤。如踢足球时，小腿及足固定于地面，在强度伸直时，股骨不能外旋或在强度屈曲时，股骨不能内旋导致损伤。其他如在蹲位、盘腿坐位、匍匐侧卧位、膝关节屈曲或伸直不伴随胫骨在股骨上的旋转或股骨在胫骨上的旋转也能引起半月板损伤。

根据半月板损伤的病因可分为退行性撕裂或急性外伤性撕裂。前者与老龄化和反复慢性损伤有关，退变的发生顺序是：内侧半月板的后角和体部，外侧半月板的前角、体部和后角、内侧半月板的前角。

由于长期的磨损和挤压，加上退行性改变，积累性损伤超出了半月板的承受力，容易造成半月板损伤。特别是从事足球、篮球、体操等运动项目的专业运动员最多见。半月板异常松动，关节韧带损伤后不稳定或肥胖、体重过大等原因，都是半月板易受损伤的因素。半月板损伤后，失去正常功能，可引起关节疼痛、肿胀、反复绞锁和肌肉萎缩，久而久之会引起股骨髁软骨损伤，继发创伤性骨关节炎。

急性外伤性撕裂，多由于青年人运动损伤所致，常见于膝关节伸屈伴随小腿内外旋或内外翻，使半月板产生矛盾运动所致。当膝关节伸屈时，股骨髁在半月板上滑动，伸时推动半月板向前，屈时向后；膝关节旋转时，半月板与股骨内外髁一致活动，其旋转发生在半月板与胫骨平台之间，一侧半月板向前，另一侧半月板向后。而当膝关节处于半屈位，小腿内旋或外旋位时，半月板即被挤住而不能运动。如此时突然伸直或进一步旋转，半月板本身的纤维软骨或其周缘的纤维组织所承受的拉力，超过其本身的耐力时，即会发生撕裂。如当膝关节屈曲，胫骨固定，股骨强烈外旋，可造成外侧半月板前角或内侧半月板后角损伤。屈膝状态下强烈内旋股骨(或小腿外旋),易引起外侧半月板后角或内侧半月板前部损伤。当膝关节内旋时,股骨髁使半月板移位接近关节中心,嵌在胫骨与股骨之间,伸直时产生纵裂。股骨骤然旋转使半月板移向中心可造成边缘撕裂,猛烈屈伸使半月板后角及体部挤压于胫股关节面间而导致撕裂。其受伤的作用力是多方面的,如压缩、旋转、内收或外展,以及屈或伸。一般认为,是膝关节从屈到伸或从伸到屈活动的压力和旋转力。

据国外文献,半月板损伤以内侧居多,而国内报道则以外侧多见。由于半月板本身无血供,只在周缘有血液循环,因此,仅边缘撕裂有可能愈合。破裂的半月板不但失去了其协助稳定关节的作用,而且反而会干扰膝关节的正常运动,甚至造成绞锁。

【分型】

按照撕裂的形态,半月板损伤分为纵裂、横裂、斜裂、水平裂、纵行和横行联合撕裂、半月板囊肿撕裂和盘状半月板撕裂。当半月板退变时,可表现为水平裂。沿着半月板纵形纤维垂直撕裂大都发生在半月板后段,向前后扩展,当新鲜的半月板纵行撕裂较大且不稳定时,撕裂部分向髁间窝移位可形成桶柄样撕裂。斜形撕裂常自半月板内缘扩展到半月板实质,如裂向后方为后斜裂,裂向前方则为前斜裂。横行破裂裂口自半月板内缘破裂到实质,直达边缘,多发生在外侧半月板。有时裂口进入实质一段距离后,向前或向后离开,称鹦鹉嘴状破裂。水平破裂可发生在半月板的后角、体部和前角。其破裂发生在半月板胫骨面与股骨面之间,与半月板表面平行呈水平状。这种破裂易发生在老年退变的半月板。瓣形破裂类似斜形破裂,此型破裂容易出现绞锁症状。复合型破裂是上述破裂中不同形式的综合。下列情况可以引起半月板分层现象:①垂直撕裂、长轴方向撕裂及横行或斜行撕裂,同时存在水平样裂缝;②在水平方向撕脱及两层半月板之间出现分离;③半月板内部有水平方向的龟裂性退化,开孔性撕裂可以由水平方向上的离心性应力损伤发展而来。

退行性改变主要特点是破裂处呈磨损状,边缘呈不规则破裂。半月板损伤最常见的位置为内侧半月板的后角损伤。

【临床表现及鉴别诊断】

1.症状

(1)膝关节疼痛及压痛:膝关节疼痛多伴随绞锁症状出现,虽然半月板本身缺少血供及神经支配,但往往损伤时不仅限于半月板本身,而周围的软组织及滑膜、韧带和髌前脂肪垫等同时受到不同程度的损伤,故临床表现为膝关节疼痛。膝关节半月板损伤时会出现全关节压痛,这表明半月板撕裂及关节周围与半月板相连的结构合并有损伤或撕裂。压痛通常在下列部位出现①后侧半月板附着处较为常见,前部很少见;②侧副韧带处的压痛最为常见,这表明半月板损伤合并侧副韧带纤维撕裂。

(2)关节绞锁与弹响:关节损伤的早期很少出现绞锁症状,而膝关节后侧区域的损伤很少有绞锁。只有当半月板反复损伤,损伤的范围加大并波及半月板中部时,损伤的半月板在膝关节运动时发生位置的移动,被夹在胫骨与股骨关节面之间,在膝关节伸直时才发生绞锁,并能突然解锁。根据临床观察,半月板损伤后游离瓣或桶柄状撕裂的患者,发生绞锁的机会更多。关节镜动态观察发现,当膝关节屈伸活动时,半月板桶柄状撕裂,可以滑入股骨髁间窝。如果半月板水平撕裂,当关节伸屈活动时,在狭窄的关节腔内突然阻挡股骨在胫骨平台上自由滚动而产生绞锁症状。

弹响由股骨髁在一个不规则的关节表面滑动而引起,可以是自行的也可能在检查时出现。检查时发生弹响常提示半月板后部的损伤。在询问病史中往往患者诉说绞锁后用力摇晃膝关节后可自行解锁或突然听到一声响后解除绞锁症状。这是因为半月板撕裂部分回到原位或突然通过狭窄的股骨髁和胫骨平台之间而产生的响声。绞锁多产生在膝关节半屈位再伸直的过程中,如上下楼梯时,因为膝关节在半屈位时,股骨髁与胫骨平台接触,此时关节间隙最窄,故易产生绞锁。在充分伸直膝关节时,关节间隙最大,屈膝时股骨髁又滑到胫骨平台前方故不易产生绞锁。根据临床观察和推测,膝关节微屈将要伸直时,由于股骨髁与胫骨平台之间夹有撕裂的半月板产生异常的滑动,使关节产生暂时的不稳而发生打软腿或交锁现象。

(3)打软腿:在一个不平坦的路上行走或忽然转身时出现膝关节的颤动症状称为打软腿,它提示可能有半月板撕裂。患者经常感到关节发软无力,关节好似不安全感,这种关节不稳定症状常伴有关节囊损伤及韧带断裂,膝关节发软经常发生在关节处于原来损伤位置或者关节损伤后遗留一些疾病如扭转、外翻、内翻、过度伸直或屈曲时。

(4)关节渗出:关节损伤的初期会发生渗出,这不是因为半月板的撕裂,而是由于损伤波及滑膜及韧带。如果缺乏渗出,应怀疑关节外损伤的可能性。如果发生单纯的半月板损伤,渗出多在短时间内消失。外侧半月板损伤时渗出比内侧半月板少,这是因为外侧半月板的附着处较弱,滑膜及韧带很少受到影响。

(5)股四头肌萎缩:股四头肌很快发生失用性萎缩,最明显的改变是股内侧肌萎缩,关节相对较大。

2.物理检查

(1)浮髌试验:以左手压髌上囊,右手压髌骨,髌骨如同水上浮木的感觉,有撞击股骨髁的声响即为阳性。阳性说明膝关节积血或积液。

(2)髌骨研磨试验:手掌压髌骨向前后、左右推动,如有细碎响声和疼痛为阳性。阳性说明膝关节髌骨软骨损伤。

(3)过伸试验:以左手压膝上,右手握患者踝关节,向上过伸小腿,如有膝前方疼痛则怀疑半月板前角损伤,如腘窝部疼痛则疑有后关节囊损伤。

(4)侧方挤压试验:阳性说明受压侧半月板损伤。

(5)侧方张力试验:阳性说明侧副韧带损伤。

(6)抽屉试验:膝关节屈曲60°~90°,双手握患者小腿上方向前拉后推,如胫骨平台向前移说明前交叉韧带损伤,如后移说明后交叉韧带损伤。

(7)麦氏试验:屈曲膝关节,内旋伸直发生疼痛和弹响,说明外侧半月板前角及内侧半月板后角疑有撕裂。屈曲小腿外旋伸直痛和弹响说明外侧半月板后角可疑撕裂。

(8)侧方重力试验:令患者侧卧,患肢在下方,患者自动屈伸小腿如出现弹响为阳性,说明可疑外侧盘状半月板,如不出现弹响亦不能除外盘状半月板。

(9)俯卧提拉小腿旋转试验:如出现疼痛说明两侧副韧带或前后交叉韧带损伤。

(10)小腿下压旋转研磨试验:疼痛或弹响以及细碎声,可疑半月板损伤。

3.鉴别诊断

(1)创伤性滑膜炎:关节腔渗出积液。最容易误诊为半月板损伤。创伤性滑膜炎亦有外伤史及关节疼痛、肿胀、膝关节功能限制,但无绞锁、打软腿、弹响,麦氏试验为阴性。膝关节外伤后血肿,经过膝关节穿刺和制动多能很快恢复,如怀疑半月板损伤,应在伤后3周进行详细的膝关节检查,不少半月板损伤往往合并膝关节血肿。

(2)侧副韧带损伤:内侧半月板损伤多合并有内侧副韧带损伤及前交叉韧带损伤,称为膝关节三联征。因此半月板损伤时,应详细检查侧副韧带及交叉韧带。当侧副韧带急性损伤后应制动,并于3~4周后检查半月板是否有损伤。

(3)关节游离体:由于膝关节游离体亦可有外伤史和绞锁症状,常常与半月板损伤混淆。不过关节游离体产生绞锁的位置可以改变,根据关节游离体在关节腔内股骨髁和胫骨平台间位置的不同引起绞锁的位置亦不同,有时绞锁发生在屈膝 30°或 60°。而半月板损伤产生的绞锁位置则相对固定。此外,可借助于 X 线平片进行鉴别,但亦有少数游离体较小不易观察到。这种情况下则更需要靠详细的病史和全面的膝关节检查以及 MRI、CT 和膝关节造影等影像学检查进行鉴别。

(4)类风湿关节炎:多发生在双侧膝关节,疼痛的性质和半月板损伤不同,多无绞锁症状,更无肌萎缩及打软腿现象,临床检查既无侧方挤压试验阳性体征,更无弹响和麦氏征。其特点是患者主诉多而阳性体征少。

(5)盘状半月板:弹响、交锁、打软腿、股四头肌萎缩和半月板损伤相似,但盘状半月板无外伤,且多为双侧对称性,绝大部分发生在外侧。当盘状半月板撕裂时则难以鉴别,半月板损伤的弹响多为高调,而盘状半月板的弹响多为低沉,且盘状半月板在 X 线平片正侧位上均有典型表现,多不易混淆。两者的治疗原则一样,均需要手术,故影响不大。

(6)滑膜皱襞综合征:屈曲膝关节时,滑膜皱襞沿股骨髁向下滑动,出现弹响和疼痛症状,临床有时与半月板症状混淆,关节镜检查诊断并不困难。

【辅助检查】

1.X 线平片　必须要做的检查,对于鉴别诊断非常重要。

2.膝关节造影　适用于不能做 MRI 患者的术前诊断以及半月板缝合术修复术后愈合程度的研究。

3.MRI　是目前非侵入性诊断膝关节疾病的敏感性较高的方法。

【治疗】

1.关节镜下半月板修补术　适用于年龄在 50 岁以下的中青年,半月板的撕裂或损伤部位在半月板滑膜反折处至外缘的 1/3 处,一般为单一的纵向或垂直撕裂,膝关节稳定性好。

2.关节镜下半月板切除术　对于无法彻底修复的半月板损伤应手术切除半月板。包括半月板部分切除术、半月板次全切除术、半月板全切除术。半月板部分切除的目的有 3 个:①切除撕裂的部分形成稳定的半月板,解除疼痛。②将半月板成形,防止损伤的加重。③保留半月板外环,通过外环纤维部分保留半月板的震荡吸收功能,从而向周边传递轴向应力。

3.半月板移植术　适合于半月板损伤不可修复者和不适合全膝关节置换的年轻患者(表 14-1)。

表 14-1　半月板移植术适应证

全半月板切除史

致残性疼痛

稳定的(获得稳定的)膝关节

对线良好(经过纠正的)的膝关节

有限的(最高 3 级)关节软骨退变

【护理】

1.术前护理

(1)急性损伤期:应指导患者卧床休息,如膝关节出现明显疼痛、肿胀等不适时,患肢应行支具固定制动,并用软枕抬高,用冰袋间断冰敷患膝关节两侧以利于消肿止痛,必要时运用消肿止痛的药物。

(2)心理护理:患者多处于渴望尽快解除病痛,但又害怕手术创伤的矛盾心理,术前及时地评估患者的心态。针对患者的不同心理特点,加强术前宣教,耐心地讲解麻醉、手术过程及注意事项,消除患者的恐惧及顾虑;告知微创手术的特点、临床经验,必要时进行现身说法,树立战胜疾病的信心,积极配合治疗。

(3)康复指导及准备:入院后进行全面的术前检查(血常规、血型、凝血功能、肝功能、肾功能、肝炎、梅毒、心电图及相应的 X 线、MRI 等影像学检查);评估患者一般情况和全身健康状况,术前膝关节功能,膝关节周围皮肤有无感染和破损。让病人练习在床上大小便,避免因术后不习惯卧床排便而导致便秘和尿潴留。备皮按膝关节部位手术准备,注意手术区皮肤的清洗,以减少感染的机会。禁食 12h,禁水 6h,防止麻醉后因恶心、呕吐发生窒息及吸入性肺炎。

(4)术前功能锻炼

1)股四头肌锻炼:半月板损伤 2 周后股四头肌即可发生萎缩,故患者入院即行股四头肌运动训练,将大腿平放于床上,大腿肌肉绷紧,坚持 10～15s 后放松,每组 20 次,每日 3～5 组,以促进患肢静脉血液回流,减轻下肢肿胀,降低静脉栓塞发生率,但训练勿过量,避免引起患肢疼痛。

2)踝泵运动:踝关节背伸,膝关节伸直,收缩股四头肌。有效的指标是髌骨有向上运动的动作,持续 3～5s 后放松 1 次,每组 50 次,每日 4～5 组,以增强患肢肌力,促进血液循环。

3)直腿抬高运动:患者平卧位,足背伸,膝关节伸直,慢慢抬高使腿与床面成 30°～40°,空中停顿 3～5s,每组 20～30 次,每日 3～4 组。以增强患肢肌力,促进血液循环。术前教会患者股四头肌及相关关节锻炼的方法、要领,为术后功能锻炼做好准备,根据患肢情况调节好膝关节功能练习器(CPM)。

2.术后护理

(1)体位护理:术后 6h 内取去枕平卧位,密切观察生命体征变化。用膝关节支具固定患肢,保持伸膝体位以避免发生膝关节屈曲挛缩,将软枕垫于患肢足跟部,使膝关节抬高 15～20cm,以利于患肢血液回流,减轻肿胀充血。观察伤口敷料渗血情况,术后保持负压引流管通畅,注意观察引流液的性状、量和颜色,引流管一般在术后 24～48h 拔除。

(2)饮食指导:术后指导患者合理饮食,加强营养。术后禁饮食 6h 后,可进普食,给予清淡、易消化、高蛋白、高维生素、低脂饮食,禁食辛辣刺激性食物,禁烟酒。鼓励进食营养丰富易消化食物,多吃蔬菜、水果,避免因卧床引起的便秘,指导患者多饮水。

(3)冰敷的护理:术后患膝关节常规间断冰敷 3～5d,以利于消肿止痛,注意防止冷敷引起的局部冻伤,如患者主诉冰敷时刺痛难忍,应立即报告医生,必要时可停止冰敷治疗。

(4)密切观察患肢末梢血液循环、感觉、运动情况,并检查足背动脉搏动,防止由于绷带包扎过紧而引起的血液循环障碍。有异常、疼痛时及时报告医生处理。

(5)关节感染的观察与护理:遵医嘱合理使用抗生素,严密观察体温变化,术后 3d 内如体温超过 38.5℃,应特别注意切口情况,询问患者切口疼痛情况,伤口有无红肿,及时向医生报告,以便及早发现感染并及早处理和控制。

(6)指导患者加强全身运动,进行扩胸、深呼吸锻炼及健肢关节的活动及肌肉的收缩运动,促进身体新陈代谢。

3.并发症的预防及处理

(1)关节积液:半月板切除后最常见的并发症是关节积液,手术本身对滑膜是一种创伤,滑膜对手术创伤的最早反应是关节滑膜充血、水肿及渗出。手术后如活动量过大,下肢肌肉还未恢复到足够的肌力前过早负重。以及关节内血肿都可能导致滑膜炎症;术后加压包扎不当或术后过早关节运动等导致关节积液,影响了关节早期功能恢复。治疗轻者仅用弹力绷带包扎,训练股四头肌,重者须在无菌条件下抽吸关节积液,可明显减轻关节积液,有的关节积液可以消失。

(2)关节内积血:手术如损伤了关节囊及腘窝血管,没有彻底止血或未加压包扎膝关节,可以引起关节积血。出现手术后关节肿胀、膝眼消失、浮髌征阳性、高热等症状。如发现以上反应立即行关节穿刺抽吸,尽可能将膝后、膝前穿隆部及髌上囊的积血抽出,并用弹力绷带加压包扎。

(3)关节切口感染:关节内感染为严重的术后并发症,常导致关节强直。术后 2～3d 内渗出增多、疼痛剧烈、体温增高,经常预示有关节积脓。必须早期发现、早期抽吸、清洗并注入抗生素,经观察未能控制感染时,应切开关节囊放置注入管及流出管双管冲洗引流。第 1 次抽出的关节液需要做细菌培养。除关节局部使用敏感抗生素外,应全身用药。对表浅的伤口感染,可给予局部换药、引流、全身应用抗生素,及时控制局部感染以防止累及关节腔。

对比较严重的关节感染可用关节镜进行冲洗,关节镜冲洗和清除能有效去除机化的纤维蛋白及关节内其他碎片。

(4)侧副韧带损伤:内外侧半月板切除手术所用的内、外侧切口均容易损伤到内、外侧副韧带。手术中要避免对其损伤,一旦发现要及时修补。

(5)关节的退行性病变:半月板切除后远期并发症是半月板切除侧的胫股关节在术后数年即开始发生退变,表现为关节间隙狭窄、胫骨髁糜烂以及股骨髁扁平等。有些患者同时出现严重的髌股关节退行性改变。由于外侧半月板传导载荷的作用较内侧半月板明显,故外侧半月板切除后发生退行性改变的机会要比内侧多、早、重。

(6)膝关节不稳定:半月板切除后,其作为楔形填充物形成的稳定作用丧失,可能引起韧带或关节囊韧带的继发性松弛,出现不稳定。必须在手术时注意探查交叉韧带是否已有损伤以便及时修补,避免在切除半月板后使膝关节不稳定明显化。

(7)慢性滑膜炎:慢性滑膜炎的原因是有的患者在手术前已经存在关节滑膜炎,有渗出、滑膜充血等症状。在滑膜炎未消退情况下手术,加重了滑膜炎的症状。另外手术中操作粗暴或手术操作较困难均能造成术后的滑膜反应。

4.功能锻炼计划

(1)关节镜下半月板切除术的术后康复

1)麻醉清醒后,在患者生命体征平稳、疼痛可耐受情况下即可行股四头肌等长收缩、足背伸-跖屈活动、直腿抬高练习、终末伸膝锻炼,以上练习每日 5~10 次,每次 5min 左右;根据膝关节的功能状态按股四头肌等长收缩-踝泵运动-直腿抬高-终末伸膝锻炼的顺序进行,练习时每个动作缓慢停留 3~5s;直腿抬高不超过 45°为宜,若超过 45°,股四头肌则失去张力强度,而成为锻炼屈髋肌的力量。

2)术后第 2 天,关节无明显肿胀疼痛,对半月板游离部分切除的患者可在护士指导下下地活动及部分负重,术式较复杂者 3~5d 可拄拐下地行走,活动量控制在每日 2~3 次,每次 10~15min。

3)术后第 3 天可行 CPM 被动练习,每日 3 次,每次 1h。活动度从 30°开始,慢慢增加到 120°。CPM 可以增加关节滑膜对关节液的吸收,有利于关节肿胀消退,改善关节软骨面的营养,促进关节软骨面的修复,同时可以改善膝关节的伸屈功能,防止关节僵硬。CPM 活动后,可在床上行主动伸屈膝关节练习,协助患者坐于床旁,双腿自然下垂,将健侧腿置患侧小腿前方,轻轻用力向后压,逐渐增加屈曲角度,以能忍受为度,维持 1min 或更长时间,屈伸角度应与被动活动角度同步。

4)术后第 4 天下地行走练习,先迈健肢,再迈患肢,用股四头肌的力量带动大腿行走,屈膝时则尽量屈膝,在疼痛可耐受时拄双拐站立并下床近距离行走,但行走时间开始应≤5min,逐渐增至 10min,循序渐进,以促进局部血液循环。

5)术后第 5 天继续以上练习,无痛情况下离拐不限次站立、行走,可根据具体情况增加行走距离,并可开始逐渐加 2kg 沙袋进行负重练习,但术后 1 周内总行走时间不宜>20min/d,以免关节腔内创面出血肿胀。

6)术后 3 周可根据患者耐受情况进行游泳、骑自行车等耐力练习,术后 6~8 周可独立行走,避免剧烈的体育活动,达到完全康复约需要 6 个月时间。

（2）关节镜下半月板缝合术的术后康复

1）第 1 阶段（术后 0～2 周）——制动康复训练阶段

①目标：减轻疼痛、水肿与炎症反应，限制负荷进行步行训练。

②基础训练：早期床旁训练：术后第 1 天就开始康复训练。

a.活动髌骨；b.踝泵运动；c.压膝运动；d.屈膝训练；e.直腿抬高运动。

踝泵运动：每次每小时 20 个；股四头肌和腘绳肌的等长收缩，每次 15～20 下，每日 2～3 次；冰敷，每日 2 次，每次 2h，尽可能控制膝关节肿胀和疼痛。

③支具：手术结束后在手术室即佩戴支具。支具设定为伸/屈 0°/30°。术后第 1 天关节活动度屈曲训练时，支具屈曲调至 90°。早期运动训练时可以将支具调整到合适的角度范围，训练结束后调回正常控制角度范围；或者取下支具，训练结束后再按照要求佩戴。在无支具状态下训练要注意控制屈曲度＜90°。

④负重：术后 2 周内不负重，第 3 周行走负荷 25％体重，术后第 1 天可以扶双拐下地行走，但是患肢无负重行走，即控制术肢负重为 0。

⑤关节活动度

a.被动关节活动度在 4 周内伸/屈 0°/90°，以后每周增加 10°，8 周达正常伸屈度。

b.主动非负重关节活动度，术后 4 周内伸/屈 0°/70°，至第 6 周伸/屈 0°/80°，以后每周增加 10°～20°，8 周以后逐渐达正常活动度。术后 6 个月内术肢负重下蹲时膝屈曲不应大于 90°。

2）第 2 阶段（术后 3～5 周）——保护性康复训练阶段

①目标：增加至完全关节活动范围、加强肌肉力量及耐力训练和本体感觉训练。

②基础训练：增加肌力练习强度，加强不同角度的直腿抬高训练，下肢弹力带训练，踝部增加负荷进行抗阻训练。开始本体感觉训练，每次练习 20～30 次，每日 2 遍。

③支具：睡觉时去除支具。平时控制角度 0°～90°，行走时减少角度，保持膝部稳定性。

④负重：开始逐渐负重行走，第 4 周为 50％体重，第 5 周为 75％体重。

⑤关节活动度：达到完全伸展和屈曲＞90°。平卧位屈膝训练，屈膝可以达到 100°以上。下蹲式必须控制膝部屈曲应＜90°。

3）第 3 阶段（术后 6～8 周）——肌力强度训练阶段

①目标：关节活动度达到正常范围；100％负重；肌肉力量强化训练；本体感觉训练；无辅助装置向正常步态模式过渡。

②基础训练：进行本体感觉训练、下肢协调性和稳定性训练。直腿抬高加弹力带、沙袋训练，逐渐增加负荷。

③支具：戴支具行走，支具角度平时可以完全放开，行走时调至 0°～90°。8～12 周后去支具行走。

④负重：第 6～8 周去拐杖，去支具 100％负重行走。肥胖病人上述负荷计划分别推迟 1 周左右继续进行肌力加大抗阻量。继续功率自行车训练，踏板单足或双下肢均匀负重，正常步态行走。6～8 周或以后不扶拐上下楼梯。2 个月后在综合康复训练器械上抗阻伸屈关节，抗阻负荷量根据个体情况设定，适时调整膝周肌力强化训练。

⑤关节活动度：达到完全正常关节活动度。控制下蹲时膝部屈曲＜90°。

4）第 4 阶段（术后 8～12 周）——运动功能康复训练阶段

①目标：有针对性的膝关节协调性和肌肉力量强度训练，开始运动，进行职业相关的专业项目训练。

②基础训练：继续闭链运动训练，固定脚踏车运动提高屈曲范围。开始微蹲、踏板训练，注意早期开始本体感觉训练。

③支具:根据患者具体情况,可以去除支具或者在12周后完全去除支具。

④负重:完全负重。

⑤关节活动度:达到0°～130°完全关节活动范围,促进下肢远端训练,下蹲负荷将膝部控制屈曲不得大于90°。

5)术后3个月开始进行正常运动训练,继续避免运动对半月板的高压应力,避免闭链运动时剪切力。继续开链腘绳肌训练和本体感觉训练,逐渐完全恢复正常运动。运动训练,如慢跑、加速向前跑、切向运动等。缓慢运动逐渐加速,在监控下进行。避免在高负荷下很快恢复剧烈的切向和旋转活动,防止再损伤。

(3)关节镜下半月板修补术的术后康复

1)术后体位:膝关节屈曲30°位石膏外固定。

2)术后第1天:开始股四头肌的等长性肌肉收缩运动;练习下肢直腿抬高运动。

3)术后3周:拆除石膏,开始膝关节助力主动运动,训练部分负重。

4)术后4周:完全负重行走。

5)术后4周左右:要求膝关节屈曲度能达到0°～90°或以上。

(4)关节镜下半月板移植术的术后康复

1)第1阶段(术后0～8周)——最大限度地保护移植物阶段

①目标:消除与控制炎症,减轻疼痛反应,限制负荷下进行步行训练。

②基础训练:术后第1天,进行关节主动运动,进行患肢的股四头肌静态肌力收缩、踝泵训练、直腿抬高、髌骨活动、膝伸展、膝屈曲训练,每10～20次为1组,每日3组,逐渐增加运动量。

③支具:术后患者佩戴膝支具,运动时应控制在0°～60°,术后6周开始支具控制下的步态训练。

④负重:术后第1天可以扶双拐下地行走,但是控制术肢负重为0,术后2周内不负重,第3周行走负荷25%体重,第4周负荷50%,第5周负荷75%,第6～8周负荷逐渐增加至100%。体形较肥胖者推迟完全负重1～2周。

⑤关节活动度

a.被动关节活动度在4周内伸/屈0°/90°,以后每周增加10°,8周达正常伸屈度数。

b.主动非负重关节活动度,术后4周内伸/屈10°/10°,至第6周伸/屈0°/80°,以后每周增加10°～20°,8周以后逐渐达正常活动度。术后6个月内术肢负重下蹲时膝屈曲不应大于90°。避免膝屈曲>90°下进行闭链运动和屈曲下进行开链运动训练。每次练习15～20次,每日2～3遍。

2)第2阶段(术后8～12周)——保护性康复训练阶段

①目标:恢复正常关节活动度,恢复正常步态,仍需要避免过度负重。

②基础训练:常规基础关节活动度训练、肌力训练和本体感觉训练。无辅助装置向正常步态模式过渡。

③支具:戴支具行走。支具角度平时可以完全放开,行走时调至伸展0°/屈曲60°或者屈曲90°。12周后去除支具行走。

④负重:12周后去除拐杖行走,逐渐增加到完全负荷。

⑤关节活动度在不负重状态下增加关节活动范围屈曲达100°,逐渐达到完全关节活动度。

3)第3阶段(术后3～9个月)——全面恢复功能阶段

①目标:增强肌力,改善关节活动度,增加本体感觉功能。

②基础训练:恢复肌肉力量的强化训练,踏板训练,卧位蹬腿训练,等速肌力训练等。

③负重:完全负荷行走,完成各项负荷训练,但是要继续避免>90°的下蹲姿势,以及剪

切、旋转运动对半月板的压力。

4)第4阶段(术后9个月以上)——完全恢复运动功能阶段

①目标:完全恢复体育运动。保持正常步态和良好的肌肉力量,保持膝部稳定和良好的本体感觉功能。

②基础训练:继续肌力、耐力和本体感觉的训练。保持功能进步或适合职业的专业训练,包括慢跑、加速向前跑、突然转向运动等。在监控下缓慢增加运动量,防止再损伤。

③负重:完全负重训练,恢复体育运动训练。

5.注意事项

(1)功能锻炼前,需向患者讲清楚锻炼目的及重要性,对于主动锻炼有困难的患者采用CPM进行被动锻炼,每次练习后膝关节处冷敷30min,以防止关节腔内渗血、渗液。

(2)训练期间密切观察患肢的肿胀情况,有血液循环障碍时,如趾端皮肤颜色变深或苍白,毛细血管充盈时间延长等,应暂停锻炼,对症处理,好转后再进行训练。

(3)肌力练习和关节活动练习同等重要,不可偏废,护士应根据患者不同时期功能恢复情况,制定符合个体差异的功能锻炼方法,及时调整锻炼时间、方式及强度,避免训练量过大导致关节水肿和积液,同时应鼓励患者持之以恒,坚持练习。

(4)肌力练习时,用力的等长收缩可导致明显的血压升高、憋气等,对心血管造成额外负荷,因此,高血压、冠心病或其他血管疾病患者禁忌过分用力的等长练习,运动时要注意避免憋气动作。患者下床之前应先练习坐位,然后再扶拐下地并有人陪伴,防止出现体位性低血压而导致摔伤。

【健康教育】

1.向患者详细地讲解功能锻炼的方法,告知患者锻炼应循序渐进,过量的负重行走以及超范围训练反而会延缓康复。

2.患者出院期间如关节出现肿胀时,宜卧床休息,如患者持续出现胀痛,应立即复诊,必要时进行关节腔穿刺抽取积液。

3.术后2个月可以鼓励病人骑自行车、游泳或步行,以保证患肢的肌力。

4.如果半月板环的完整性受损,应告知患者暂时或永久性地避免参加需要跑、跳和关节扭转的体育活动。

5.定期门诊复查,积极配合医生调整康复训练计划。

二、盘状半月板

【病因与发病机制】

盘状半月板又称盘状软骨,是指半月板的形态异常,较正常的半月板大而厚,尤其是在体部呈盘状因而得名,在人群中发生率为3%~5%。

盘状半月板也是半月板损伤的常见原因之一,以青少年较常见,年龄在20~35岁,由于其面积大、附着广、结构较松弛,轻度损伤,即可造成明显撕裂。盘状半月板损伤的发生率为4.4%~4.67%。

半月板外侧1/3的血管较丰富,而中间1/3仅有很少的毛细血管,内侧为无血区。盘状半月板比正常半月板大,中间血供更为不足,自然更容易受到损伤。而且,正常半月板具有卷曲、收缩的变形能力,在膝关节屈伸活动过程中,可适应性微动,而盘状半月板中间肥厚的部分缺乏韧带的制导,无法随股骨髁的运动而相应形变,导致应力集中、滑液分布不均,从而诱发关节内损伤;同时,外侧盘状半月板往往合并有膝关节骨性及肌肉、韧带等处的异常改变,更易诱导盘状半月板出现问题。另外,从组织学的角度来讲,盘状半月板失去了正常半月板所具有的径向和环形纤维的规则排列,更没有纵向排列的纤维,其纤维排列杂乱无序,同时内部有许多均质的胶原结构,这些导致它不能很好地完成负荷的传递和转化,更易在承受负荷时,尤其在膝关节运动不协调时突然撕裂。而随着年龄的增大,膝关节的老化,也将诱使盘状半月板患者更易发生半月板损伤。

1.盘状半月板有多种形态　①形状的变异多种多样,可以是下列的任何一种。单纯圆形半月板,通常中间很薄,半月板被分为上下两层;②双螺丝帽形半月板,以中间为中心前角处及后角,半月板被分为两层;③逗点形半月板,包括类似"O"形半月板或王冠状半月板。这些形态在严格意义上讲属于逗点形半月板。

2.半月板附着处变异很多,在前、中、后部位都可能出现变异　盘状半月板很容易发生损伤,多由扭转外力引起,当一腿承重,小腿固定在半屈曲、外展位时,身体及股部猛然内旋,内侧半月板在股骨髁与胫骨之间,相对应的半月板没有附着点(腘肌腱附着点),受到旋转压力,容易导致半月板撕裂。如扭伤时膝关节屈曲程度越大,撕裂部位越靠后,外侧半月板损伤的机制相同,但作用力的方向相反,破裂的半月板如部分滑入关节之间,使关节活动发生机械障碍,妨碍关节伸屈活动,形成"交锁"。在严重创伤病例,半月板、十字韧带和侧副韧带可同时损伤。半月板损伤的部位,可发生在半月板的前角、后角、中部或边缘部。损伤的形状可为横裂、纵裂、水平裂或不规则形,甚至破碎成关节内游离体。合并损伤包括退行性损伤、上下缘水平位损伤(半月板上、下层间从前向后连续性没有受到影响)等。水平型撕裂具有典型代表性,受伤机制是由于反复、多次性小损伤,引起两层纤维软骨表面的任何一层水平排列纤维断裂。

盘状半月板较正常半月板易损伤的原因如下:

1.正常半月板具有卷曲、收缩的变形能力,在膝关节屈伸活动过程中出现适应性微动,而盘状半月板其肥厚的部分缺乏韧带的制导,便不能随股骨髁的运动而相应形变,产生应力集中,滑液分布不均;同时,外侧盘状半月板常常合并膝关节骨性及肌肉、韧带等的异常改变,导致了膝关节盘状半月板的临床发病。

2.从组织学的角度来讲,盘状半月板与正常半月板有较大的差异。盘状半月板失去正常半月板径向和环形纤维的规则排列,更没有纵向排列的纤维,其纤维的排列杂乱无序,同时内部有许多均质的胶原结构。因此盘状半月板不能很好地完成负荷的传递和转化,承受负荷尤其是在膝关节运动不协调时半月板易撕裂。

3.半月板损伤与年龄及外伤有关。随着年龄的增加,半月板的弹性减低,脆性增加,微小外力也可致半月板损伤。

4.任何运动引起突发性的膝关节外、内翻,过伸、过屈,旋转这3个致伤因素共同作用,使半月板受瞬时的巨大牵拉及张力作用而受到损伤,特别是中央部分,由于半月板活动减少,易受股胫之间冲压及周围牵拉而受损。盘状半月板产生的原因,至今尚不清楚。学说理论众多,但依据不足,以先天发育学说居多,目前多数学者认同盘状软骨是一种先天发育性半月板畸形,其依据在于盘状软骨有家族性遗传特性,并且有报道在双胞胎、新生儿及胎儿中发现盘状软骨的存在。

【分型】

形态分型:根据 Watanabe 等的分类系统,按照外侧胫骨平台覆盖的程度和后方半月板胫骨附着部是否正常,将盘状半月板分为3种:完全型、不完全型和 Wrisberg 韧带型。

1.完全型(Ⅰ型)　盘状半月板覆盖了整个胫骨平台。

2.不完全型(Ⅱ型)　盘状半月板胫骨平台可以看到部分;半月板中央部分比正常宽。

3.Wrisberg 韧带型(Ⅲ型)　盘状软骨与后关节囊除 Wrisberg 韧带外无任何附着,此型盘状软骨的外形可为完全盘状、部分盘状,也可为正常半月板。

完全型和不完全型更为常见,呈盘状,并有半月板的后部附着。这两种类型常无症状,在膝关节屈、伸活动过程中,没有半月板的异常活动。假如一个不完全或完全型盘状半月板发生了撕裂,症状与其他半月板撕裂相似,包括外侧关节间隙压痛、弹响和渗出。Wrisberg 韧带型盘状半月板通常在大小和形状上接近正常,除了 Wrisberg 韧带外,无后部附着。由于此类型半月板并不呈盘状,Neuschwander 等将其描述为缺少后冠状韧带的外侧半月板变异,以区别于真正的盘状半月板。与完全型或不完全型相比,Wrisberg 型盘状半月板常见于更年轻的患者,并不伴有外伤。此型盘状半月板的异常活动可导致膝关节屈伸过程中出现弹响("膝关节弹响综合征")。内侧盘状半月板较外侧盘状半月板少得多,半月板呈盘状,更常伴有外伤,通常为半月板撕裂。多数内侧盘状半月板患者的症状与内侧半月板撕裂一致,盘状半月板在 X 线图像上常呈阴性,除非采用 MRI 检查,否则术前可能无法作出诊断。

后角与胫骨和关节囊无附着,膝关节伸直时半月板被 Wrisberg 韧带拉向股骨髁间窝,屈膝时恢复原位:①Wrisberg 韧带;②盘状半月板;③后交叉韧带。

【临床表现】

1.Watanabe Ⅰ、Ⅱ 型

(1)症状:以疼痛、患膝肿胀、关节交锁为主。

(2)体征

1)股四头肌萎缩。

2)关节活动度下降。

3)外侧关节线有时可触及突出的包块。

4)压痛:压痛的部位一般即为病变的部位,对半月板损伤的诊断及确定其损伤部位均有重要意义。

检查时将膝置于半屈曲位,在膝关节内侧和外侧间隙,沿胫骨髁的上缘(即半月板的边缘部),用拇指由前往后逐点按压,在半月板损伤处有固定压痛。如在按压的同时,将膝被动屈伸或内外旋转小腿,疼痛更为显著,有时还可触及异常活动的半月板。

5)麦氏(Mc Murray)试验(回旋挤压试验)阳性

检查方法:患者仰卧,检查者一手握小腿踝部,另一手扶住膝部将髋与膝尽量屈曲,然后使小腿外展、外旋和外展、内旋,或内收、内旋,或内收、外旋,逐渐伸直。出现疼痛或响声即为阳性,根据疼痛和响声部位确定损伤的部位。

6)强力过伸或过屈试验阳性

检查方法:将膝关节强力被动过伸或过屈,如半月板前部损伤,过伸可引起疼痛;如半月板后部损伤,过屈可引起疼痛。

7)侧压试验阳性

检查方法:膝伸直位,强力被动内收或外展膝部,如有半月板损伤,患侧关节间隙处因受挤压引起疼痛。

8)单腿下蹲试验阳性

检查方法:用单腿持重从站立位逐渐下蹲,再从下蹲位站起,健侧正常,患侧下蹲或站起到一定位置时,因损伤的半月板受挤压,可引起关节间隙处疼痛,甚至不能下蹲或站起。

9)重力试验阳性

检查方法:病人取侧卧位,抬起下肢做膝关节主动屈伸活动,患侧关节间隙向下时,因损伤的半月板受挤压而引起疼痛;反之,患侧关节间隙向上时,则无疼痛。

10)研磨试验阳性

检查方法:患者取俯卧位,膝关节屈曲,检查者双手握住踝部将小腿下压同时做内外旋活动,损伤的半月板因受挤压和研磨而引起疼痛;反之,如将小腿向上提再做内外旋活动,则无疼痛。

2.Wrisberg 韧带型 Wrisberg 韧带型多见于儿童和青少年,发病年龄为 3～16 岁,部分有外伤史,其症状轻重不一,部分患者感觉患膝疼痛及活动沉重感,也可无任何不适。查体发现在伸屈膝活动循环中可以听到外侧关节间隙的弹响,并且可以看到或触及外侧关节线的弹跳感。有些患者还可于外侧关节线触及突出的包块,主动及被动活动时均可出现,外翻应力下加重,内翻应力下减轻。初始时为偶发,后来则于每次伸、屈膝活动时均有弹跳感。

【影像学检查】

1.X 线摄片 X 线摄片显示外侧胫股关节间隙较内侧宽(占 43.5％),股骨外髁变得扁平,膝关节外侧间隙增宽、腓骨头高位等改变。

2.CT 扫描

3.MRI 检查 MRI 检查有替代 X 线摄片和 CT 扫描的趋势。

盘状半月板在 MRI 下可分为 3 种类型:肥角型、板型和楔型,肥角型示前后角肥大,而中间较薄;板型则比较均一;楔形半月板表现为中间低周边高的斜坡状。三者的易损伤度依次递减。

盘状半月板的 MRI 表现:盘状半月板的表现为半月板增宽、增大、增厚。在 MRI 图像上的主要表现,在矢状面,如果以 5mm 厚层扫描,有 3 层或 3 个以上层面显示半月板前、后角相连,形成蝴蝶结样改变;或者在矢状面图像上见半月板后角增厚显著,形成尖端朝前的楔形;在冠状面,表现为半月板体部的中间层面即半月板体部最狭窄处的宽度＞14～15mm,约占整个胫骨平台宽度的 20％以上;盘状半月板外侧缘的高度高于对侧 2mm 以上;半月板内常常出现 Ⅱ 级或 Ⅲ 级信号;盘状半月板发生撕裂和囊肿。

【治疗】

1.Watanabe Ⅰ 型 多为发生在后外侧角的纵行撕裂,多采用盘状半月板损伤切除成形术。

2.Watanabe Ⅱ 型 多为放射状撕裂,此型损伤多采用关节镜下盘状半月板损伤切除术。

3.Wrisberg 韧带型 目前多数学者推荐盘状半月板全切术,也有医生报道采用盘状半月板次全切除术,即切除其后角而保留其前、中 1/3,效果良好。

【护理】

1.术前护理

(1)指导患者卧床休息,如膝关节出现明显疼痛、肿胀等不适时,患肢应行支具固定制动,并用软枕抬高,用冰袋间断冰敷患膝关节两侧以利于消肿止痛,必要时运用消肿止痛的药物。

(2)向患者讲解疾病相关知识,介绍关节镜手术创伤小、术后恢复快等优点,消除患者焦虑情绪。

(3)指导患者积极完善各项术前检查,对全身情况进行评估。

(4)术前对患者进行关节和肌肉的功能锻炼,教会患者行股四头肌等长收缩运动等。

2.术后护理

(1)体位护理:术后卧硬板床休息,用膝关节支具固定患肢,保持伸膝体位以避免发生膝关节屈曲挛缩,将软枕垫于患肢足跟部,使膝关节抬高 15～20cm,以利于患肢血液回流。

(2)饮食指导:术后指导患者进食营养丰富易消化食物,多吃蔬菜、水果,避免因卧床引起的便秘,指导患者多饮水。

(3)冰敷的护理:术后患膝关节常规间断冰敷 3～5d,以利于消肿止痛,注意防止冷敷引起的局部冻伤,如患者主诉冰敷时刺痛难忍,应立即报告医生,必要时可停止冰敷治疗。

(4)密切观察患肢末梢血液循环、感觉、运动情况,并检查足背动脉搏动,防止由于绷带包扎过紧而引起的血液循环障碍。

(5)指导患者加强全身运动,进行扩胸、深呼吸锻炼及健肢关节的活动及肌肉的收缩运动,促进身体新陈代谢。

3.并发症的预防及处理

(1)关节积液:盘状半月板切除术后最常见的并发症是关节积液,手术本身对滑膜是一种创伤,滑膜对手术创伤的最早反应是关节滑膜充血、水肿及渗出。手术后如活动量过大,下肢肌肉还未恢复到足够的肌力前过早负重,以及关节内血肿都可能导致滑膜炎症;术后加压包扎不当,或术后过早关节运动等导致关节积液,影响了关节早期功能恢复。治疗轻者仅用弹力绷带包扎,训练股四头肌,重者须在无菌条件下抽吸关节积液,可明显减轻关节积液,有的关节积液可以消失。

(2)关节内积血:手术如损伤了关节囊及腘窝血管,没有彻底止血或未加压包扎膝关节,可以引起关节积血。出现手术后关节肿胀、膝眼消失、浮髌征阳性、高热等症状。如发现以上反应立即行关节穿刺抽吸,尽可能将膝后、膝前穹隆部及髌上囊的积血抽出,并用弹力绷带加压包扎。

(3)关节切口感染:关节内感染为严重的术后并发症,常导致关节强直。术后2~3d内渗出增多、疼痛剧烈、体温增高,经常预示有关节积脓。必须早期发现、早期抽吸、清洗并注入抗生素,经观察未能控制感染时,应切开关节囊放置注入管及流出管双管冲洗引流。第1次抽出的关节液需要做细菌培养。除关节局部使用敏感抗生素外,应全身用药。对表浅的伤口感染,可给予局部换药、引流、全身应用抗生素,及时控制局部感染以防止累及关节腔。

对比较严重的关节感染可用关节镜进行冲洗,关节镜冲洗和清除能有效去除机化的纤维蛋白及关节内其他碎片。

4.功能锻炼计划

(1)功能锻炼前的准备:功能锻炼计划的制定是根据不同的伤病情况和手术方式采取相应的康复、物理治疗等一系列有效措施,并要求患者密切配合,进行主动、被动、强化训练,达到功能恢复的目的。盘状半月板术后的康复训练是为了改善关节滑液循环、代谢,进而提供术后半月板的营养,促进愈合;恢复关节正常活动度;增加膝关节强度、力量和耐力。训练的主要目的是希望能保证修复的半月板的正常愈合,并获得一个稳定的关节,防治关节僵直。因此,术后的功能锻炼意义重大。

护士术前应指导患者进行功能锻炼。不一定勉强患者在疼痛状态下完成训练动作,只是让患者知道术后应做些什么训练,以及了解训练要求,掌握正确的训练姿势,以便术后在训练中尽快"找到感觉",准确地协调诸肌群收缩。

(2)功能锻炼计划的具体实施

1)急性期功能锻炼及观察:术后膝关节弹力绷带加压包扎1d,抬高患肢15°~20°,膝后垫软枕,膝关节屈曲5°,适当休息。此体位有利于各韧带松弛,膝关节保持相对稳定,也有利于患肢静脉回流,以减轻肿胀和疼痛,观察膝关节肿胀情况。关节镜下手术虽然刨伤小,但也可能对血管造成部分损伤,因此术后1~2d应观察膝关节肿胀和疼痛情况,如有膝关节疼痛进行性加重,并且肿胀明显,应警惕有发生膝关节腔内积血的可能,如已发生,应行膝关节腔穿刺抽尽积血继续弹力绷带加压包扎;观察肢体远端运动、感觉以及血供情况;术后弹力绷带加压包扎影响血供,加之运动量减少,血液循环速度明显减缓,易并发深静脉血栓和严重肿胀导致骨筋膜室综合征发生。

2)第1阶段功能锻炼训练:为术后第1周。进行轻度功能锻炼,以防治肿胀,锻炼疼痛。术后24h开始行股四头肌等长收缩运动,踝关节及足趾各关节伸屈运动。每日3次,每次10~15min,逐渐增加到每日

4～6次，每次20～30min。可以配合骨创治疗仪治疗，每日2～3次，每次30min；术后2～3d开始进行直腿抬高运动，促使股四头肌恢复肌力，以增强膝关节的稳定性，每日3次，每次5～10min，逐渐增加到每日4～6次，每次15～20min；同时进行逐渐的膝关节动度恢复训练，可以使用膝关节持续被动活动器（CPM）进行间断的被动伸屈锻炼，每日2～3次，每次30min，逐渐增加到每日4～5次，每次30min。术后1周膝关节在5°～90°有限范围内活动。

3）第2阶段功能锻炼训练：为术后第2周。康复重点为恢复膝关节活动范围，逐渐增加膝关节活动范围到0°～120°。开始进行股四头肌抗阻锻炼，每日3次，每次5～10min，逐渐增加到每日4～6次，每次15～20min，踝部的阻力视病人情况由小到大逐渐增加。在患肢肌张力和活动范围基本得到恢复时，可以扶双拐下地行走。

4）第3阶段功能锻炼训练：为术后第3～4周。鼓励进行比较强烈的锻炼，使患肢肌张力和活动范围完全恢复正常。逐渐进行膝关节正常活动范围内活动度训练，同时加强患肢股四头肌抗阻力等长收缩和直腿抬高训练，使患者恢复正常活动，当患肢肌张力和活动度恢复到适当的范围时，方能进行体育锻炼。

5）第4阶段功能锻炼训练：为术后2个月。进一步全面功能康复训练，促使患肢完全恢复正常活动功能。逐步增加股四头肌抗阻锻炼的踝部阻力。开始进行正常体育锻炼，如骑自行车、跑步或游泳等，但应有限量的运动，避免剧烈运动。要达到完全康复约需要6个月时间。

【健康教育】

1.向患者详细地讲解功能锻炼的方法，告知患者锻炼应循序渐进，避免活动过量，造成关节肿胀、积液。过量的负重行走以及超范围训练反而会延缓康复。

2.嘱患者出院后遵医嘱按时服药。如出现切口感染，伤口红、肿、热、痛，体温＞38.5℃、膝关节疼痛或不慎扭伤等情况，立即回本科进行检查和治疗。

3.患者出院期间如关节出现肿胀时，宜卧床休息，如患者持续出现胀痛，应立即复诊，必要时进行关节腔穿刺抽取积液。

4.可从事日常家务劳动及轻体力活动，如散步等，避免干重活及剧烈体育活动，保持心情舒畅，避免情绪激动。术后9个月膝关节活动度恢复后，要注重大腿肌群肌力的强化训练，只有肌力恢复后病人才能很好地完成上下楼梯等活动，步态才能恢复正常。除加强原来的锻炼内容外，还应增加肌肉力量及柔韧性的锻炼，如足绑沙袋练习、踮脚尖、蹬单车练习、蹲马步练习、侧向跨跳练习、游泳、跳绳及慢跑等。

5.定期门诊复查，积极配合医生调整康复训练计划。约定出院1个月、3个月、半年、1年为随访时间，检查及记录随访结果。

三、半月板囊肿

【病因与发病机制】

半月板囊肿是Ebner（1940）首先报道，其实质为半月板内的囊性改变，多见于半月板边缘，也可见于半月板内。好发于男性青壮年。半月板囊肿常见于外侧半月板，由于外侧半月板单独损伤更为复杂，因此存在着特殊性，造成外侧半月板损伤的条件比较复杂，情况多变，要确定最初是什么损伤比较困难。不管损伤开始在什么情况，结局都倾向于形成一个囊。

由于在水平方向上有剪力作用，裂孔从半月板中央向两边发展，而离心力的作用使关节液在裂孔内聚集，导致原发性裂口不愈合。囊肿可能在前角处或前角与中间部分处破裂。组织学检查能够明确囊肿，因为囊腔总与关节腔相连接。如果半月板囊肿在中线前外侧部及在阔筋膜下破裂时，检查时较容易被发现。

关于形成原因有几种说法：

1.创伤：可以造成半月板组织内的挫伤和积血,从而导致黏液样退变。

2.随年龄发生的退变：可造成局部坏死和黏液退变成为囊肿。

3.半月板组织内形成的滑膜细胞包涵体或组织化生细胞分泌黏液导致囊肿形成。

4.滑膜细胞经纤维软骨的微小撕裂移位到半月板内,导致酸性黏多糖蛋白分泌,形成半月板囊肿的内容物。首先在无血管区内出现较小的囊肿,以后由于关节活动滑膜液抽吸的泵作用,结果使小囊肿向膝关节周围移行,较多的液体进入囊肿使体积不断增大。

【临床表现】

半月板囊肿出现疼痛的预兆常常是膝关节外侧间隙水平的跳动性疼痛,用外力强行使关节间隙增宽能缓解疼痛。疼痛较常见,在关节开始屈曲时更明显,但当阔筋膜紧张,阻止了囊肿向后移动时,疼痛可以减轻。

当囊肿形成后,膝关节力量明显下降,而且膝关节逐渐发生内翻。对不典型的半月板囊肿,膝关节造影术提供2个明确的体征,可以明确其形态,并根据造影片分析病情。在造影后,外侧半月板囊肿全部显影,并可见到造影剂在充填囊肿之前进入到裂孔内的情况。

1.大部分患者无外伤史 伤后逐渐肿胀,伤侧较显著。

2.疼痛 往往发生在运动中的某种体位,体位改变后疼痛即可能消失。疼痛部位在两侧关节间隙。

3.压痛 在髌韧带与侧副韧带之间,沿关节间隙,有固定而局限的压痛。

4.走路 行走可,但乏力,上下楼梯时尤为明显,且伴有疼痛或不适。病程长者,股四头肌会逐渐萎缩。

5.在关节间隙能见到明显的肿块 一般伸膝时增大,屈膝则变小,甚至消失。

6.囊肿存在和增大 损害了半月板的活动性,增加了半月板的撕裂机会,当囊肿伴有半月板撕裂的特征,可出现咔嗒声、打软腿和弹响等典型的半月板撕裂症状。

7.交锁症状 当运动中,股骨髁突入半月板之破裂处而又不能解除,可突然造成膝关节的伸屈障碍,形成交锁。放松肌肉、改变体位、自主或被动地旋转伸屈之后,交锁多可解除。

8.麦氏征阳性

9.研磨试验阳性

【辅助检查】

1.X线检查 有助于排除骨性病变或其他疾患。部分患者在X线片上显示有骨性压迹。膝关节镜检查的确诊率超过90%。

2.MRI 半月板囊肿在MRI上表现明显。

【治疗】

1.非手术治疗 许多早期囊肿可反复出现,其疼痛呈间断性者,可予观察,无特殊处理,如症状转为持续性则应手术切除囊肿。

非手术治疗的指征有限。非手术疗法包括卧床休息,抽吸关节内积液,弹性绷带加压包扎等,以及石膏管型固定并加强股四头肌锻炼。适用于症状轻或有明显退变者。

2.关节镜手术治疗 由于半月板囊肿的大小、部位和半月板损伤的程度都不一样,因此对治疗方法的选择也存在不同之处。早期病人,最好术前施行关节镜检查,如半月板无撕裂和退变,表面及关节囊附着处正常者,可将关节囊做一小口,将囊肿小心地解剖出来并切除之。如果囊肿已进入半月板,并有撕裂者,探明半月板撕裂的情况,行半月板部分切除和半月板囊肿减压术,对半月板有放射状撕裂,将其修剪至稳定的边缘。如果撕裂为稳定的水平撕裂,在轻轻修整上叶后仅切除下叶,从外面挤压囊肿可能把囊肿内容物挤入关节内,使囊肿减压。单纯切除囊肿,可使膝关节功能康复顺利,康复期短。保留半月板,可避免或延缓骨关节炎的形成。

原则上讲半月板囊肿较大,半月板分离影响其稳定性,有半月板损伤的表现应将其切除,问题是小的囊肿,仅累及部分半月板组织处理时的确比较困难。对外侧半月板前角囊肿的患者,将半月板实质内的囊肿刮除干净后,镜下采用由内向外的缝合技术将半月板分离部分与关节囊缝合,术后膝关节支具保护,使半月板得以保存和修复。对半月板前角囊肿,在关节镜下用射频消融和皱缩术,免除了半月板切除。

对半月板实质确有多发裂隙状撕裂者,整个半月板连同囊肿一并切除。

【护理】

1.心理护理 术前与患者进行有效的沟通、交流,建立良好的护患关系,让患者了解整个治疗、护理过程,观察患者的内心活动,针对性解答患者心中疑虑,创造一个安静、安全、舒适、愉快的休养环境,分散患者的注意力,缓解其紧张情绪,使其心理上得到安慰、情感上得到支持,安全、平静地接受手术。同时向患者介绍关节镜手术的目的、方法、安全性、功能锻炼的重要性,使其积极配合治疗、护理工作。

2.术前指导

(1)指导患者卧床休息,如膝关节出现明显疼痛、肿胀等不适时,患肢应行支具固定制动,并用软枕抬高,用冰袋间断冰敷患膝关节两侧以利于消肿止痛,必要时运用消肿止痛的药物。

(2)向患者讲解疾病相关知识,介绍关节镜手术创伤小、术后恢复快等优点,消除患者焦虑情绪。

(3)术前协助患者做好各项辅助检查,对患者全身情况进行评估,做好骨科常规护理。

(4)指导患者进行股四头肌锻炼,在肢体静止的状态下进行持续收缩,以出现股四头肌肌形,如此反复多次进行锻炼,注意劳逸结合,以不疲劳为宜。健侧和患侧肢体交替进行,起到增进锻炼的目的。

3.术后护理

(1)体位护理:术后卧硬板床休息,用膝关节支具固定患肢,保持伸膝体位以避免发生膝关节屈曲挛缩,将软枕垫于患肢足跟部,使膝关节抬高 15~20cm,以利于患肢血液回流。

(2)饮食指导:术后指导患者进食营养丰富易消化食物,多吃蔬菜、水果,避免因卧床引起的便秘,指导患者多饮水。

(3)冰敷的护理:术后患膝关节常规间断冰敷 3~5d,以利于消肿止痛,注意防止冷敷引起的局部冻伤,如患者主诉冰敷时刺痛难忍,应立即报告医生,必要时可停止冰敷治疗。

(4)密切观察患肢末梢血液循环、感觉、运动情况,并检查足背动脉搏动,防止由于绷带包扎过紧而引起的血液循环障碍。

(5)指导患者加强全身运动,进行扩胸、深呼吸锻炼及健肢关节的活动及肌肉的收缩运动,促进身体新陈代谢。

4.并发症的预防及处理

(1)关节积液:可因操作粗暴、止血不彻底或术后下地负重活动太早引起。一般加强股四头肌抗阻力等张收缩,避免伸屈膝活动,晚负重即可消退。如积液较多,可在严格无菌操作下抽出液体后用弹力绷带加压包扎。

(2)关节积血:多见于外侧半月板切除术中损伤膝外下动脉所致,或因膝部包扎过紧、静脉回流受阻引起。未凝固的血可抽出,凝固的血块要切开清除,对损伤的血管结扎止血。

(3)关节感染:一旦感染后果严重,其原因可为操作不当或体内有感染灶。处理的方法是早期在全身应用抗生素的同时,穿刺排脓,用含抗生素的溶液冲洗。晚期患者需要切开排脓,冲洗干净后用抗生素溶液冲洗,停止关节活动,待感染消退后再开始活动。

(4)关节不稳和疼痛:多因股四头肌萎缩引起。一般通过股四头肌锻炼和物理疗法可好转。

(5)神经疼痛:常见于内侧半月板手术后,由损伤隐神经髌下支产生神经瘤引起,明确后切除瘤体症状即可消失。

5.功能锻炼计划

(1)肌力锻炼

1)等长收缩锻炼:等长收缩锻炼是肌肉收缩时肌肉长度和关节位置没有发生改变,是关节镜术后早期能有效防止肌肉萎缩、增强肌力的康复技术。术后当天行患肢踝关节背伸跖屈以减轻足部水肿。术后第1天开始,每次等长收缩的时间不宜过长(5~10s)。从收缩到放松计1次,重复练习20次为1组,每日3组,以防止深静脉血栓形成和肌肉失用性萎缩。

2)等张收缩锻炼:等张收缩锻炼时肌纤维长度改变,张力基本不变,同时产生关节活动,维持姿势和正常关节活动。关节镜手术后的等张收缩训练主要用来增强某些肌群的肌力。

3)等速收缩锻炼:等速收缩时关节的活动速度恒定,但阻力会随肌力而变化。等速收缩训练需要特殊的器械,可使肌肉在短时间内增加肌力。

(2)持续性被动功能锻炼:持续被动运动活动器被证明能减轻疼痛、消除肿胀和预防静脉血栓,增进关节软骨的营养代谢,促进关节软骨的修复和向正常的透明软骨转化,预防关节粘连。术后早期行持续被动运动,从屈膝30°、伸膝5°逐渐过渡到90°,有条件的到120°,运动持续时间30~40min,每日2次。

(3)关节活动度的练习:恢复正常的关节活动范围是关节镜手术后康复的基本目的之一。及早活动关节能防止关节组织的粘连和萎缩,关节活动练习包括主动练习和被动练习,最好由患者单独完成,应根据患者的个体情况决定活动时间和活动范围。上下、左右推移髌骨及进行膝关节的伸屈练习。

(4)正确地指导下床及负重:关节镜手术因损伤小,反应轻,应根据情况决定下床及负重。术后2个月,在外固定解除后,挂手拐下床,防止外伤的发生。

【健康教育】

1.向患者详细地讲解功能锻炼的方法　告知患者锻炼应循序渐进,避免活动过量,造成关节肿胀、积液。过量的负重行走以及超范围训练反而会延缓康复。

2.嘱患者出院后遵医嘱按时服药　如出现切口感染,伤口红、肿、热、痛,体温>38.5℃、膝关节疼痛或不慎扭伤等情况,立即回本科进行检查和治疗。

3.患者出院期间　如关节出现肿胀时宜卧床休息,如患者持续出现胀痛,应立即复诊,必要时进行关节腔穿刺抽取积液。

4.可从事日常家务劳动及轻体力活动　如散步等,避免干重活及剧烈体育活动,保持心情舒畅,避免情绪激动。

5.耐力、肌力和渐进性抗阻力训练指导　耐力是有关肌肉持续进行某项特定任务的能力,为有氧训练,如骑自行车、游泳等,进行肌力和耐力训练有助于增加关节稳定性和协调性。渐进性抗阻力训练的目的是增进机体的运动表现,方法包括跑步、走路、骑车、游泳等,可增进患者的耐力,为患者回到日常工作和运动中做好准备。

6.定期门诊复查　积极配合医生调整康复训练计划。约定出院1个月、3个月、半年、1年为随访时间,检查及记录随访结果。

(赵士好)

第二节　髌骨疾病

一、髌骨不稳定

【病因与发病机制】

髌骨不稳定是前膝痛的常见原因,是髌股关节常见的疾病,是髌骨软骨软化或髌股关节骨关节炎的重要病因。髌骨不稳定是个非常复杂的问题,有很多因素影响髌骨的稳定性。生物力学及影像学技术的进步,以及临床检测手段的多样化,使人们逐渐认识到:髌股关节退行性改变多由于髌股关节对合不良或髌骨力线不正造成的髌骨不稳所致,如髌骨偏移、髌骨倾斜、髌骨高位、髌骨半脱位等。

1.病因　引起髌股关节不稳定、髌骨偏移或半脱位的病因,实际上包括了膝前区每一结构的异常,概括分为 4 类。

(1)股四头肌及其扩张部的异常:包括股内侧肌的萎缩或发育不良,内侧支持韧带松弛、断裂或撕裂,外侧支持韧带的紧张和高位髌骨。

(2)膝关节力线异常:包括 Q 角增大,以及膝内、外翻和膝反屈。

(3)髌骨形状异常:如分裂髌骨、异形髌骨(Ⅲ、Ⅳ型)。

(4)先天因素:主要指股骨髁的发育不良、继发变形或股骨外髁形状异常等。

上述所有这些改变的共同特点是髌股关节失去正常的结构,导致作用于髌骨的拉应力异常,或出现髌骨运动轨迹异常,使髌骨处于不稳定状态。

2.病理机制

(1)静力因素:主要包括髌韧带,内、外侧支持韧带,髂胫束,股骨内、外髁等。髌韧带主要限制:①髌骨上移;②内、外侧支持韧带限制髌骨侧方移位;③髂胫束也有加固髌骨外上方的作用。故髌骨外侧的限制机制强于内侧,当膝关节处于伸直位,股四头肌放松时,髌骨稍向外偏移。滑车沟的内、外侧壁有限制髌骨侧方滑移的作用,当沟角增大,即沟槽变浅或股骨髁发育不良时,髌骨即失去这种限制作用,容易发生脱位。另外,正常人髌骨的纵轴长度与髌腱长度几乎相等,当髌腱长于髌骨时,呈髌骨高位,亦为髌骨不稳定的因素。

(2)动力因素:主要指股四头肌的作用。股内侧肌的斜头肌纤维附着于髌骨内缘上处,当该肌收缩时,有向内牵拉髌骨的作用,这是拮抗髌骨外移、稳定髌骨的重要动力因素。Q 角指髂前上棘至髌骨中心点连线与髌骨中心至胫骨结节中心连线所形成的夹角。正常 Q 角为 $5°\sim10°$。若 Q 角$>15°$,则股四头肌收缩时产生使髌骨向外移动的分力。随着 Q 角的增大,向外侧牵拉髌骨的分力逐渐增大,髌骨稳定性也越来越差。

【分型】

髌骨脱位是指髌骨移动或滑动使其脱离正常的解剖位置。髌骨脱位可以分为永久性、习惯性、复发性和单次创伤等类型。多数髌骨脱位表现为膝关节轻度屈曲时的髌骨外侧脱位。通常是身体与身体接触性损伤,膝关节外翻和胫骨内旋时股四头肌收缩致使髌骨脱位,髌骨直接损伤少见。

1.永久性脱位　永久性脱位是指髌骨总是脱离正常的髌骨轨道,可见于成年人阶段并伴有全膝关节病变。

2.习惯性脱位　习惯性脱位是指每次膝关节深度屈曲时出现髌骨外侧脱位。习惯性脱位常见的原因是先天性异常或外伤性脱位未及时处理的结果。常见的局部结构异常有①膝外侧软组织挛缩；②髌韧带附着点偏外侧；③股外侧肌止点异常；④髌骨发育小而扁平；⑤股骨髁间窝浅，外髁发育不良；⑥膝外翻畸形等。正常人体的股四头肌力学轴线起自髂前上棘，止于髌骨上缘的中点，它与髌韧带的轴线组成 Q 角，这个角度是外翻角，正常人是 14°。如果超过 20°伸肌的牵拉力量偏向外侧，容易产生脱位。习惯性脱位者股骨外髁较小，有膝外翻畸形，Q 角通常增大。

膝关节不明显的外伤，或股四头肌强烈收缩，即可引起脱位。多数患者经常脱位，在屈膝时，髌骨脱于股骨外髁外侧，伸膝时自然复位。股四头肌萎缩，伸膝无力，易摔跤，但无明显的疼痛。

3.创伤性髌骨脱位　创伤性脱位通常见于暴力直接作用在髌骨上的结果，如踢足球与橄榄球比赛。创伤性脱位分为向上脱位和向外脱位。创伤性脱位髌骨向上脱位的病理变化主要是髌韧带完全断裂。髌骨向外侧脱位的病理变化是膝关节囊从髌骨内缘附着处撕脱，软组织损伤范围广，少数还可以有股四头肌腱膜扩张部的内侧部分和股内侧肌附着处撕脱。髌骨常向外侧脱位，有时还有骨与软骨碎屑掉落在膝关节腔内形成游离体，也可伴有半月板和内侧副韧带损伤。

急性创伤性脱位青少年患者多发，有明显的外伤史。向外脱位者因膝关节内出血，伤处肿胀明显，压痛集中在髌骨的内侧缘，活动明显受限。膝关节屈曲位可以摸到髌骨不在股骨髁间窝内而向外侧移位。向上脱位者可以检查到髌骨位置偏高。

创伤性髌骨脱位常常发生于年轻女性或者运动员的膝关节扭转损伤。单次创伤性髌骨脱位在男性运动员中发生率较高。一部分创伤性髌骨脱位会发展成为复发性髌骨脱位而成为骨科医务人员要面对的有挑战性的问题。

4.复发性髌骨脱位　导致复发性髌骨脱位的原因是多方面的。复发性髌骨脱位常发生于有原发病等不稳定因素的患者，比如高位髌骨、股骨切迹浅、股骨扭转性异常、膝外翻和关节过度松弛。复发性髌骨脱位常见于女性。

【临床表现】

1.疼痛　为最常见的主要症状，通常其性质不恒定，患者通常主诉髌骨后方内侧刺痛，但有时疼痛部位不确切。下蹲、上楼、滑雪、骑登山车，等需要股四头肌强烈收缩的活动，能激发并加重疼痛。下楼时因为需要股四头肌离心收缩，比上楼时股四头肌向心收缩引起的疼痛更重。长期膝关节屈曲会出现疼痛，与软组织的张力增加以及髌股关节面的压力增加有关。疼痛可能涉及双侧髌骨，疼痛发作通常逐渐加重，与损伤关系不大。不过，某次剧烈的活动或者小的损伤可能诱发关节疼痛。双侧髌骨隐匿性的疼痛是髌骨疼痛的典型表现。

最常见的疼痛部位就是膝关节前内侧的疼痛，有时在膝关节后外侧有疼痛和压痛，但应与其他膝关节疾病相辨别。

2.打"软腿"　打"软腿"即在走路负重时，膝关节出现的瞬间软弱无力、不稳定感，甚至有时患者可摔倒。此现象常是由于股四头肌无力或由于半脱位的髌骨滑出髁间沟所致。

3.假性嵌顿　假性嵌顿是指伸膝时出现的瞬间非自主性的限制障碍。当负重的膝关节由屈至伸位，半脱位的髌骨滑入滑车沟时，常常出现此现象，临床上常需要与半月板撕裂或移位出现的绞锁或游离体引起的真性嵌顿相鉴别。

4.股四头肌萎缩　股四头肌萎缩是膝关节疾患的共同体征，在伸膝装置出现功能障碍时表现更为明显，以股内侧肌为重。

5.肿胀　在髌骨不稳定的严重病例，股四头肌无力，导致滑膜炎，出现关节肿胀，浮髌试验阳性。

6.髌骨"斜视" 髌骨"斜视"存在膝外翻、髌骨高位、股骨前倾角增大、胫骨外旋过大等膝部畸形和力线不正时,为了维持正常的步态而引起的髌骨向内侧倾斜,是髌骨不稳定的常见因素。

7.轨迹试验 患者坐位于床边,双小腿下垂,膝关节屈曲90°,使膝关节慢慢伸直,观察髌骨运动轨迹是否呈一直线。若有向外滑动,则为阳性,是髌骨不稳定的特异性体征。

8.压痛 多分布在髌骨内缘及内侧支持带处。当检查者手掌压迫患者髌骨,并做伸屈试验时,可诱发出髌下疼痛,临床上压痛点有时与患者主诉的疼痛部位并不一致。

9.压轧音 膝关节伸直位时,压迫髌骨并使其上、下、左、右移动,可感到或听到髌骨下面有压轧音,并伴有酸痛。膝关节主动伸屈活动时亦可感到或听到压轧音。

10.恐惧征 患者膝关节处于轻度屈曲位,检查者向外推移其髌骨诱发半脱位或脱位时,患者产生恐惧不安和疼痛,使膝关节屈曲而使疼痛加剧。恐惧征亦是髌骨不稳定的特异性体征。

11.髌骨外移度增加或关节松弛 正常人膝关节在伸直位时髌骨被动外移的范围不超过它自身宽度的1/2,屈膝30°时髌骨外移的范围更小。如关节松弛,按髌骨可向外侧移动的程度分为3度:

Ⅰ度:髌骨中心在下肢轴线的内侧或轴线上。

Ⅱ度:髌骨中心位于轴线外侧。

Ⅲ度:髌骨内缘越过下肢的轴线。

12.Q角异常 Q角是衡量髌骨力线的重要指标,股骨内旋和胫骨外旋可使Q角增大,导致髌骨倾斜。

【影像学检查】

1.X线摄片 X线摄片对诊断有很大的价值,可以显示髌骨形态和位置是否正常,髌骨轴位片对髌骨向外侧倾斜及半脱位有肯定的意义,可显示髌骨及滑车发育不良,髌骨关节面不相适及髌骨移位情况,可通过测量外侧髌股角、股骨髁间角、髌骨适合角及髌股指数,以明确诊断,方法简单、有效,还可预测预后。髌骨向上脱位正位片上可见到髌骨脱离了股骨髁间窝,侧位片上则显示髌骨的长度与髌韧带的长度不等。在正常的情况下,胫骨结节与髌骨下缘的距离和髌骨的长度是一致的,如该距离明显大于髌骨长度,提示有髌骨向上脱位。髌骨向外侧脱位常规X线检查难以察觉,宜在屈曲20°~30°的情况下摄髌骨轴位片,可以发现髌骨有无半脱位。

2.CT扫描 CT扫描可以更准确地反映髌股关节情况,以股骨后外侧缘作为基线测量外侧髌股角,由于排除了股骨的旋转因素,更加准确,且CT扫描可连续地测量适合角。Stanciu应用CT与常规X线片比较诊断习惯性髌骨脱位,结果发现对髌股关节的CT检查与常规的X线检查,CT更加灵敏而准确。

3.磁共振影像(MRI) MRI有助于评估软骨的损伤,而且在评估髌股关节稳定方面优于CT,但有关该技术的髌股角度关系尚无标准资料。该检查结果表明:关节积血、股骨外髁和髌骨内侧挫伤以及支持带破裂是该病的典型病变所见。另外,还应检查是否有游离骨软骨片,从而有助于关节镜下的治疗。

【治疗】

1.非手术治疗

(1)限制活动:限制患者日常生活中的某些活动,如登高、爬坡等,可减轻髌股关节的负荷,减少髌股关节磨损,特别是当了解到某项活动与症状加重有明显关系时,采用限制这项活动的方式,可以达到改善症状的目的。

(2)股四头肌练习:亚急性或慢性病例常伴有明显的股四头肌萎缩、肌力减弱,特别是股内侧肌斜头肌力的减弱,可进一步加重膝关节的不稳定,使关节肿胀,症状加重,因此应加强股四头肌练习,改善股四头肌与腘绳肌的肌力比值。最初可行等长性训练,第1步先训练股四头肌收缩,即将患侧下肢伸直,用力收缩股四头肌,使髌骨上提,持续5s,然后将肌肉完全放松10s,再收缩肌肉,每回练30~50次;2~3周后,可行直腿抬高训练,即先行股四头肌收缩,再将足跟抬高离床 15cm 左右,持续 10s(数 1,2,3,…10),然后放下,使肌肉放松,这样算 1 次,每天练习 3 回,每回练 30 次。当肌肉有一定恢复后,给足部加一抵抗的负荷,做上述直腿抬高训练。重量可逐渐增加(1~3kg)以加强锻炼强度。

(3)支具治疗:髌骨支具有限制及稳定髌骨的作用,它用于急性患者,或在参加某项运动或活动较多时使用。长期佩戴可使患者感到局部不适,并易导致股四头肌萎缩。

(4)药物治疗:非甾体消炎药可减轻髌股关节的骨性关节炎症状。有实验研究证明,关节液中有一定水平的水杨酸,可阻止关节软骨的纤维束改变,阻止软骨软化的发生,并建议长期服用阿司匹林治疗髌股关节病。但也有学者认为,此药除减轻髌股关节骨关节炎症状外,其他治疗意义不大。

2.手术治疗

(1)关节镜下膝关节外侧支持带松解及内侧支持带紧缩术。

(2)关节镜下膝关节外侧支持带松解及内侧支持带紧缩术的同时,行 Roux-Goldthwait 式髌韧带止点内移术。

(3)关节镜下膝关节外侧支持带松解及内侧支持带紧缩术的同时,行 Fulkerson 式胫骨结节内移截骨术。手术当日麻醉过后开始直腿抬高锻炼,每日 100 次,间断局部冷敷 48h。手术后第 3 天去除患肢加压包扎,佩戴卡盘支具,屈膝锻炼,术后 2 周内屈膝 0°~30°,4 周内屈膝 0°~60°,6 周内屈膝 0°~90°,术后 4 周佩戴卡盘支具保护下地行走。

【护理】

1.术前护理

(1)心理护理:患者对手术存在畏惧心理,担心手术失败,对手术效果没有信心,出现焦虑、紧张等不良情绪。责任护士及时给予温馨、热情的心理疏导,介绍有关疾病的基本知识,将手术的必要性、预后效果及一些注意事项向患者及家属解释清楚,介绍主刀医师的技术职称和业务能力,介绍成功的手术范例,增强患者信任感,以消除负性情绪,减轻患者顾虑,增强自信心,建立良好的医-护-患关系,使患者心理调整至最佳状态,积极配合手术及治疗。

(2)健康指导:全面了解患者的全身情况,多饮水,训练床上大、小便。因为患者术后由于麻醉、制动和术后疼痛的原因,术后 1~3d 内大、小便需要在床上进行,特别是双侧髌骨脱位患者术后 1 个月必须在床上进行;指导患者进行患肢肌肉舒缩锻炼,向患者讲解功能锻炼的方法及重要性,取得患者的配合和重视。

(3)术前准备:①术前 1 天洗澡,备皮;②告知患者手术安排,嘱患者术前禁食、禁饮;③避风寒,防感冒,注意饮食卫生,预防胃肠道感染;④女性患者要告诉她如来月经,及时报告,以免影响手术;⑤通知患者准备好手术费用,以免影响手术进行;⑥告知患者准备好 X 线片、CT 片和 MRI 等影像学资料,手术当天入手术室时要带入手术间;⑦术前做好抗生素皮试并记录好皮试结果,准备好术前应用的抗生素。

(4)围术期镇痛方案:手术前配合医师制定和执行围术期镇痛方案,术前当晚口服塞来昔布胶囊 0.4g,手术当天早口服塞来昔布 0.2g,术后当晚口服塞来昔布 0.2g,术后第 1 天、第 2 天、第 3 天分别早晚各口服塞来昔布 0.2g。

2.术后护理

(1)病情观察:术后严密监测患者的生命体征及血氧饱和度,注意观察伤口渗血情况,保持切口敷料干燥,渗血较多及时通知医生处理。术后将患肢抬高,注意患肢末梢血供及感觉情况,出现异常时报告医师及时处理。

(2)生活护理:术后指导饮食,加强营养,多食蔬菜、水果,保持大便松软成形,术后 3d 未解大便需适当予以通便药物。鼓励患者多饮水、床上小便,指导按摩、热敷,促进小便顺利排出,避免插尿管刺激尿道,造成泌尿系感染。出现尿潴留,及时通知医师处理。留置导尿者定时开放尿管,会阴消毒每日 2 次,尽量在术后 2～3d 拔除尿管。

(3)手术区护理:保持床单位及患者皮肤清洁、干燥,注意保护好伤口敷料,保持干燥,出现敷料渗湿,及时通知医师更换伤口敷料。合理应用抗生素。术后应用冰敷,减少出血,减轻水肿。术后第 2 天拔除伤口引流,每 3～5 天换药 1 次,术后 12～14d 伤口拆线。

(4)舒适护理:疼痛可导致不可预料的身体和精神上的不良后果,是影响舒适程度的最主要原因。术后指导患者配合进行术后镇痛方案,有利于减轻疼痛,明显增加患者的舒适度,如仍疼痛明显者,可配合注射镇痛药物。常结合使用的药物为阿片类药、局部麻醉药。

(5)术后康复指导

1)术后 6h 后可坐起,开始踝关节、足趾功能锻炼,促进肢体的静脉及淋巴回流,减少下肢深静脉血栓(DVT)的发生概率,减少肌肉间的粘连,消除肿胀,减少肌肉萎缩,每日 4 组,10～20 次/组,以后逐渐增加至 50～100 次/组。

2)术后第 1 天起,手术切口疼痛缓解后指导患者进行患肢股四头肌等长收缩训练,预防股四头肌萎缩,逐渐加强训练量。避免直腿抬高活动。锻炼原则:次数由少到多,时间由短到长,强度逐渐增强,循序渐进。

3.并发症的预防及处理

(1)关节积液:可因操作粗暴、止血不彻底或术后下地负重活动太早引起。一般加强股四头肌抗阻力等张收缩,避免伸屈膝活动,晚负重即可消退。如积液较多,可在严格无菌操作下抽出液体后用弹力绷带加压包扎。

(2)关节积血:多见于外侧半月板切除术中损伤膝外下动脉所致,或因膝部包扎过紧、静脉回流受阻引起。未凝固的血可抽出,凝固的血块要切开清除,对损伤的血管结扎止血。

(3)关节感染:一旦感染后果严重,其原因可为操作不当或体内有感染灶。处理的方法是早期在全身应用抗生素的同时,穿刺排脓,用含抗生素的溶液冲洗。晚期病人需切开排脓,冲洗干净后用抗生素溶液冲洗,停止关节活动,待感染消退后再开始活动。

【健康教育】

1.拆线后出院,注意保持支具固定的牢固。

2.术后 4 周在支具保护下,挂拐下地,患肢直腿负重行走,床上进行膝关节屈伸训练,避免负重情况下的屈膝训练。

3.术后 6 周开始弃拐,逐渐负重屈膝活动,但避免跑、跳等剧烈活动。

4.术后 3 个月后恢复正常活动。

5.术后 4 周、6 周电话随访,术后 3 个月、6 个月、1 年随访。

二、髌骨骨折

【病因与发病机制】

髌骨骨折多见于青壮年,由直接外力或间接外力损伤所致。若治疗不当髌骨骨折会引起关节僵硬或创伤性关节炎。严重影响关节功能。

骨折为直接暴力和间接暴力所致。直接暴力多因外力直接打击在髌骨上,如撞伤、踢伤等,骨折多为粉碎性,其髌前腱膜及髌两侧腱膜和关节囊多保持完好,亦可为横断型骨折。间接暴力,多由于股四头肌猛力收缩,所形成的牵拉性损伤,如突然滑倒时,膝关节半屈曲位,股四头肌骤然收缩,牵拉髌骨向上,髌韧带固定髌骨下部,而造成髌骨骨折。间接暴力为横行骨折,移位大,髌前筋膜及两侧扩张部撕裂严重。

髌骨骨折主要在以下情况发生。

第一,直接暴力。如运动员在摔倒时,摔倒跪地或膝对撞是最常见的损伤动作,此时,髌骨多出现无错位的星芒状的骨折,属粉碎性骨折。

第二,间接暴力。间接暴力有3种情况可以发生骨折:

1.股四头肌纵向用力牵拉,最常见的骨折部位是髌骨下端横行骨折。

2.股四头肌纵向用力牵拉加膝部外翻的作用力,髌骨发生边缘部的纵行骨折。

3.膝内外翻支持带的被动牵拉会导致髌骨内缘的骨折,属于髌骨疲劳骨折,即多次较小的髌骨受力所致的逐渐发生的骨折。

【临床表现】

1.膝关节的疼痛,检查可发现髌骨前方压痛,受伤早期可扪到骨折分离出现的凹陷,挤压髌骨疼痛加重。

2.膝关节不能伸直,不能负重。

3.肿胀、血肿和皮下淤血。

4.由于关节内积血可出现浮髌试验阳性。

5.伤后6h是治疗的最佳时机,移位明显的骨折可摸出骨折线及骨块间间隙。

6.陈旧性骨折有移位者,因失去股四头肌作用,伸膝无力,走路缓慢,并可有关节活动障碍。

【影像学检查】

除正、侧位X线摄片外,尚应根据伤情拍摄切线位。膝关节的正、侧位X线拍片可明确骨折的部位、类型及移位程度,是选择治疗方法的重要依据。

【治疗】

对新鲜髌骨骨折的治疗,应最大限度地恢复关节面的平滑,给予较牢固内固定,早期活动膝关节,防止创伤性关节炎的发生。

1.石膏托或管型固定　此法适用于无移位髌骨骨折,不需手法复位,抽出关节内积血,包扎,用长腿石膏托或管型固定患肢于伸直位3～4周。在石膏固定期间练习股四头肌收缩,去除石膏托后练习膝关节伸屈活动。

2.关节镜下复位固定　髌骨骨折的内固定方法多种,可分为两类,一类行内固定后仍需要一定时间的外固定;另一类内固定比较坚强,不需要外固定。

(1)改良张力带钢丝内固定术。

(2)髌骨上极或下极切除,股四头肌腱重新附着术。

(3)髌骨全切除。

【护理】

1.术前护理

(1)心理护理:髌骨骨折患者多是以急诊入院,急诊手术。受伤后,患者膝关节产生剧烈疼痛,心理十分焦虑,入院后会有很多的疑问,对手术能否成功,术后患肢能否恢复正常功能,非常担心。针对这一重要的心理反应,应及时为患者做好心理护理,耐心回答患者提出的各种问题,并主动详细地为患者介绍有关疾病的内容,比如手术方法、手术预后、手术成功病例,以缓解患者的心理压力,使患者建立康复的信心,积极配合手术治疗。

(2)一般护理:患者入院后宜尽快完善术前各项检查,测量生命体征的各项指标,检查皮肤的完整性,了解患者有无既往史及药物过敏史,如有异常要及时通知主管医生,采取措施。

(3)皮肤护理:遵医嘱给予备皮、麻醉药及抗菌药的皮试,皮试前要询问有无过敏史,备皮前应仔细检查皮肤情况,备皮时注意动作轻柔,避免给患者带来新的损伤及疼痛,备皮后协助患者将患肢清洗干净,急诊手术前要禁食禁水 6h 以上。

(4)患肢护理:髌骨骨折患者术前因骨折引起疼痛肿胀,为防止骨折错位,应尽量减少患肢的活动,使用膝关节支具外固定。术前教会患者练习股四头肌力量的方法和在床上使用便器的方法,并告知患者术后有可能出现的一些不适以及出现不适的一些对策。教会患者拐杖的使用方法。告知患者,使用拐杖时,一定要高度集中精神,保持拐与健肢形成一个等腰三角形,这种位置对于患者来说是最安全的。同时要提醒患者,地面潮湿的时候,千万不要行走,否则易发生意外,持拐走路时要穿轻便合适的鞋,两拐的宽度要与双肩并宽,拐的高度要距腋窝 10cm,双上肢用力,不要腋部支撑,避免腋下受压,损伤臂丛神经。

2.术后护理

(1)一般护理:手术后回病房,要合理安排,安全将患者抬至床上,抬时要特别注意为患者保温,保护隐私,并保护各种管道,防止脱落。向患者交代饮食、用药、锻炼、疼痛等注意事项,患者术后需卧床,应给予生活上的护理,协助床上大小便和日常洗漱、进食、饭前饭后洗手,将日常用品、信号灯等放于患者易取之处。

(2)患肢护理:术后给予患肢抬高,高度应高于患者的心脏,以利于血液循环,防止患肢肿胀。同时,要密切观察生命体征的变化,观察患肢的血液循环、皮肤温度、神经感觉情况、踝及足趾的活动、末梢循环的充盈度、伤口有无渗血和患肢足背动脉搏动情况。另外要嘱患者麻醉过后即开始进行踝泵练习,防止深静脉血栓的发生。术后第 1 次下床时,护士要给予帮助和指导,如厕时要教会患者坐马桶的方法,将患肢抬高垫于脚凳上,高度为与髋关节呈 90°,以确保患者在排便时的体位舒适。

(3)疼痛护理:需要区分膝部的疼痛,是术后切口疼痛还是术后敷料包扎过紧引起的疼痛。若术后切口疼痛可根据医嘱给予镇痛药,如哌替啶(杜冷丁)、美菲康等,给药时必须足量早期,以保证疗效;如果是术后肿胀导致绷带包扎过紧的疼痛,给予镇痛药往往疗效不好,此时检查术区可感紧张,张力过高,必须立即松解绷带,观察肢体的血液循环,很多患者松解绷带后疼痛迅速缓解,不需要用镇痛药。

(4)引流管护理:引流管要放置合理,禁止打折,定时挤压。平时要仔细观察,如发现漏气,应及时更换,更换时,要严格消毒,严格记录。拔管指征:引流 24~72h 后,如 24h 量不超过 50ml,引流液呈黄色,即可拔除引流管。

(5)麻醉护理:手术以后,要按麻醉的要求给予去枕平卧,禁食 6h。当患者口渴严重并引起不适的情况下可随时给予少量温水,以缓解患者的不适感。另外,要检查麻醉针眼处有无渗出,如有渗出要给予敷料的及时更换。如患者有寒战,属麻醉术后的反应,不必紧张;如有头痛、头晕等不适一定要及时通知医生;如有恶心头要偏向一侧防止误吸。

(6)体位护理:术后 6h 患者可坐起,坐起时不必将患肢抬高,平卧时如有不适,其他关节可适当地活动。第 1 次下床,要注意防止因体位改变引起的意外,护士要给予协助。

(7)膝关节支具护理:回病房搬运患者时要注意保护支具,术后应观察患者支具的松紧度,观察末梢的血液循环,注意皮肤的色泽、温度、感觉、活动及肿胀等情况,若有肢端剧痛,发绀或苍白,皮肤温度降低,感觉减退,不能主动活动或被动活动时疼痛,都是缺血的表现,可能是由于绷带的压迫所致,应及时报告医生给予处理,如有局限性松动,肢体疼痛,切勿随意再使用镇痛药,如疑有局部受压,可及时检查或重新固定。另外要保持支具整洁,勿使尿、便、饮料等污染,如有污染可用清水擦洗,擦洗时水不宜过多,以免污染支具。固定期间,应在固定范围内进行肌肉收缩活动及固定以外的关节伸屈活动。将患肢抬高,使患肢高于心脏水平 20cm 左右,以利于淋巴、血液回流,减轻肢体肿胀。支具拆除后,用温水清洗患肢皮肤,鼓励病人进行功能锻炼。

3.并发症的观察与护理

(1)感染:髌骨骨折术后感染较为少见,多见于开放性骨折。感染一旦发生,后果严重,容易导致骨折延缓不愈,甚至发生骨髓炎。应用抗生素、术中严格执行无菌操作、开放性骨折仔细清创等可以有效预防感染。临床怀疑术后感染应及时穿刺进行检查。一旦感染,应大剂量应用有效抗生素,必要时切开清洗、放置引流,同时要注意保持骨折的内固定。术后要密切观察体温变化,观察伤口疼痛情况,观察血象情况。一旦发生异常要及时通知医生进行处理。

(2)关节血肿:关节内积血是髌骨骨折术后较为常见的早期并发症之一,主要是手术止血不够彻底、引流不够通畅造成的。血肿常因引起疼痛而影响关节功能的康复。手术缝合伤口前应彻底止血,必要时放置引流可以有效防止血肿的发生。

4.康复护理　骨折术后的康复护理是治疗过程中不可缺少的一个重要环节。可避免术后发生失用综合征,患肢肌肉萎缩,关节僵硬,肢体畸形,对髌骨骨折固定复位后患者极为重要。髌骨骨折内固定术后应以主动功能练习为辅,注意动作协调、循序渐进,活动量由少到多,活动范围由小到大,切忌采取任何粗暴的被动活动。

康复程序为:手术当天麻醉过后,要求患者活动足趾——用力、缓慢、尽可能大范围地活动足趾,对于促进循环、消退肿胀、防止深静脉血栓具有重要的意义。

(1)术后第 1 天,可尝试股四头肌收缩练习,并进行踝泵练习。

(2)术后第 2 天,患者可持拐下地行走,但只是去厕所及必要的日常活动。

(3)术后第 3 天,后抬腿练习,方式为俯卧位,后抬腿足尖距床 5cm。

(4)术后 1、2、3 周,要继续练习踝泵及股四头肌力量。要特别注意 4 周内绝对不可以进行直抬腿练习。

(5)术后 4 周,根据情况由医生决定开始关节活动度练习,屈膝练习时在 0°～60°的范围,如关节内有明显的发热、发胀感,即刻冰敷 20min 左右。如平时有关节内明显的发热、发胀感,可再冰敷,每日 2～3 次。开始使用单拐,扶于健侧行走,如关节无明显不稳,室内行走可以脱拐。术后 5 周,屈膝关节练习达 60°。

(6)术后 6 周,屈膝关节练习可达 70°,睡眠时可不戴支具,完全脱拐行走。

(7)术后 7 周,屈膝关节练习到 80°,可考虑去除支具,但要以 X 线的检查结果决定。

(8)术后 8 周,去除支具,屈膝关节练习到 90°。

(9)术后 9 周,屈膝关节练习到 100°。要保证以最快的速度恢复正常的关节活动度。在功能恢复中,不能忽视肌肉力量、平衡能力、协调能力及日常生活能力的训练。

【健康教育】

1.向患者详细地讲解功能锻炼的方法　告知患者锻炼应循序渐进,避免活动过量,造成关节肿胀、积液。行走功能锻炼时,应根据患者的年龄、体质、病情等逐渐增加练习的幅度及强度,并密切观察,注意安全,防止摔伤及其他部位骨折。

(1)伤后早期疼痛稍减轻后:即应开始练习股四头肌等长收缩,每小时不少于 100 次,以防止股四头肌粘连、萎缩、伸膝无力,为下地行走打好基础。如无禁忌,应随时左右推动髌骨,防止髌骨与关节面粘连,练习踝关节和足部关节活动。

(2)膝部软组织修复愈合后:开始练习抬腿。伤口拆线后,如局部不肿胀无积液,可带着石膏托扶双拐下地,患肢不负重。

（3）4～6周后去除外固定,开始练习膝关节屈伸活动。经过长时间固定,膝关节都有不同程度的功能障碍,因此应采取多种形式、多种方法的锻炼,如主动锻炼和被动锻炼结合,床上锻炼和床下锻炼结合,用器械锻炼和不用器械锻炼结合等。刚去除外固定时,主动屈膝较困难,可多采用被动活动形式,如由别人帮助屈膝;待有一定活动度后改为主动活动。患者可在卧床时主动伸屈膝关节,也可下地扶床边或门框下蹲以练习膝关节伸屈功能。压沙袋法也很简单,即让患者坐在床边,将患肢伸出床沿,在踝部上压3kg左右沙袋,每次15min,每日2～3次,但应注意被动活动力量要缓和,以免造成新的损伤,同时锻炼的强度应因人而异,以不引起疲劳为宜。

2.嘱患者出院后遵医嘱按时服药　如出现切口感染,伤口红、肿、热、痛,体温＞38.5℃、膝关节疼痛或不慎扭伤等情况,立即回本科进行检查和治疗。

3.患者出院期间　如关节出现肿胀时宜卧床休息,如患者持续出现胀痛,应立即复诊,必要时进行关节腔穿刺抽取积液。

4.可从事日常家务劳动及轻体力活动　如散步等,避免干重活及剧烈体育活动,保持心情舒畅,避免情绪激动。

5.耐力、肌力和渐进性抗阻力训练指导　耐力是有关肌肉持续进行某项特定任务的能力,为有氧训练,如骑自行车、游泳等,进行肌力和耐力训练有助于增加关节稳定性和协调性。渐进性抗阻力训练的目的是增进机体的运动表现,方法包括跑步、走路、骑车、游泳等,可增进患者的耐力,为患者回到日常工作和运动中做好准备。

6.定期门诊复查　积极配合医生调整康复训练计划。约定出院1个月、3个月、半年、1年为随访时间,检查及记录随访结果。

（王海荣）

第三节　滑膜疾病

一、色素沉着绒毛结节性滑膜炎

色素沉着绒毛结节性滑膜炎(PVNS)发生于关节或腱鞘内的滑膜组织,以滑膜增生、棕黄色绒毛结节突出及含铁血黄素沉着为特点,较少侵及周围骨质。

【病因与发病机制】

本病的病因不明,有炎症、肿瘤、外伤、关节出血、代谢障碍、变态反应及病毒感染等学说。但本病绒毛和结节合并存在,有的绒毛多,有的结节多,说明本病可能是一种炎症性病变且有向肿瘤过渡的趋势。其中绒毛型更近似炎症。结节型系由大量滑膜细胞构成,切除不彻底易复发,故近似良性肿瘤。色素沉着绒毛结节性滑膜炎以受累滑膜组织增生和含铁血黄素沉着为特征。

【分型】

1.根据病变形态分为绒毛型、结节型和绒毛结节型

（1）绒毛型:受累滑膜呈暗红色或棕黄色,常明显增厚,可达1cm以上。滑膜表面不平,常有皱襞和绒毛形成。绒毛最长可达1～2cm,在水中漂浮如胡须状。镜下绒毛呈单个分支状,或多数绒毛互相融合,绒毛表面覆盖不规则的单层或复层滑膜细胞,绒毛间质丰富,内有许多小血管、淋巴管及成纤维细胞,大量含

铁血黄素,层数不多的多核巨细胞。

(2)结节型:结节的直径自1～5cm不等。较小的结节呈红棕色,较大的结节则呈黄白色,带有铁锈斑。镜下结节由密集的滑膜细胞组成,胞质少,胞膜不清楚,核染色较深。在密集的细胞中可见裂隙和乳头。滑膜细胞之间偶见多核巨细胞和泡沫细胞。

(3)绒毛结节型:既有绒毛病变也有结节病变。色素沉着绒毛结节性滑膜炎晚期可广泛纤维化,易误诊为纤维肉瘤。增生的滑膜结节可压迫侵蚀相邻骨质,形成大小不等的骨质破坏。

2.按病变的范围分为弥漫型和局限型

(1)弥漫型:病变广泛累及膝关节滑膜,以髌上囊最为明显,包括内外关节间沟、内外关节间隙及后关节囊等部位。

(2)局限型:多发生在腱鞘及滑囊,在膝关节以髌上囊最多见。

【临床表现】

患者多为青壮年,年龄多在20～40岁。发病率的性别差异各文献报道结果不一致。色素沉着绒毛结节性滑膜炎好发于膝关节和踝关节,其次为髋、腕、肘等关节,偶也可见于滑囊和腱鞘。多为单发。本病病程经过缓慢,最短2年,最长达20年。半数以上有外伤史。

早期常无症状,之后有关节慢性进行性肿胀不适。弥漫型者常表现为受累关节周期性、慢性疼痛,晚期关节有剧痛。呈弥漫性肿胀的关节,局部皮温增高但不红,肌肉一般会有不同程度的萎缩。关节功能受限多不明显,晚期病例多影响关节功能。触其增厚的滑膜呈海绵样或面包样弹性感觉,积液多的可触及波动感。有时在关节周围已可触及大小不等、基底稍有移动的硬韧结节。病变还可穿透较薄的膝关节后侧囊壁进入腘窝或沿腘绳肌、小腿肌及股骨与胫骨间的孔隙向上下扩展,使膝关节呈弥漫性肿胀。这种肿胀也可沿髌上囊向上蔓延,形成大腿中下段深部肿块样病变。此病的一个典型的特点就是关节腔反复积血,穿刺可抽出黄褐色或血性液体,如遇到这样的患者应考虑到色素沉着绒毛结节性滑膜炎。

局限型者,由于病变以结节状为主或绒毛结节状,其结节多数有蒂相连,所以常使关节活动受限,甚至出现交锁或弹响,为此常伴有急性疼痛,但压痛较局限,肿胀不明显,因而此型在临床上很难与半月板损伤、膝关节内游离体、髌骨软化症等相鉴别。

【辅助检查】

1.血常规   大多数血沉不快、血象不高。

2.关节液检查   对本病的诊断极为重要。关节抽出液多为血性、棕色或咖啡色,少数为呈淡黄色,液体稀薄。内含红细胞和胆固醇。关节液的色泽与滑膜的病理类型及病变发展阶段有关,如滑膜病变为局限性结节状,其关节液颜色可正常或淡黄色。

3.X线表现   关节囊膨胀增厚及软组织肿胀,关节因积液间隙增宽,关节囊内外出现较细密的结节状或分叶状软组织影,因含铁血黄素的多少不同,其密度也不同。尤其是膝关节的侧位X线片上显示更清楚。表现在髌上囊区圆形、椭圆形或其他密度增高的阴影。

4.CT或MRI   CT检查在显示骨质的破坏、滑膜的增厚以及关节周围软组织肿块方面较X线平片有一定优势,如辅以增强扫描,可显示增厚的滑膜组织及相邻肿块的强化,但其特异性不如MRI。色素沉着绒毛结节性滑膜炎的MRI表现具有明显的特征性。MRI能清晰显示滑膜的增厚和积液的程度,能显示滑膜的绒毛状或结节状的隆起以及关节间隙周围的软组织肿块。

5.穿刺活检   用粗针头关节腔穿刺,取滑膜组织送病理检查,可以提高术前诊断率。

【诊断与鉴别诊断】

根据青壮年大关节如膝关节为好发部位,大多为单发,呈慢性进行性肿胀,多无疼痛以及关节液表现作出初步诊断并不困难。但确诊则需根据病理检查报告。需要与其鉴别诊断的疾病有:滑膜结核、类风湿关节炎、血友病性关节病、神经性关节病、肌肉血管瘤、腘窝囊肿和半月板囊肿等。

【治疗】

色素沉着绒毛结节性滑膜炎的治疗方法主要是通过手术对病变滑膜完整切除,包括开放手术和关节镜手术。放疗滑膜切除术主要用于复发的患者或手术后辅助治疗,放射治疗对绒毛型较好,对结节型疗效不佳。色素沉着绒毛结节性滑膜炎具有一定的复发率,滑膜切除后关节功能可能受到不同程度的影响,所以手术中既要对病变滑膜进行彻底地切除,又要重视术后膝关节功能的康复。

1.开放手术 开放手术适合于弥漫性患者。特别是弥漫性结节型患者,术中以彻底切除为原则。对于膝关节弥漫性结节型病变应剪断膝交叉韧带和侧副韧带,将关节脱位后,再将前后方的滑膜组织彻底切除。弥漫性绒毛型术中尽量彻底切除,但不必破坏关节稳定结构。因为术中大部切除加术后放疗也能达到治愈的目的。开放性手术的优点在于滑膜切除较为彻底,但手术创伤较大,术后关节功能受损较多,功能恢复差。

2.关节镜下滑膜切除 关节镜适合于取材活检和局限性患者的彻底切除,对于弥漫型也可应用关节镜滑膜切除术。对于局限性患者,镜下彻底切除率并不比常规手术低,并且镜下切除损伤小、可多次手术,因此局限性患者的首选治疗方式是关节镜下滑膜切除术。关节镜治疗具有以下优势:对膝关节进行更准确地评估;可同时处理合并病变;术后恢复快;造成关节僵硬的风险较小;患者痛苦更小。在镜下对能够发现的病变滑膜做彻底地切除,最好应用钬激光和冷融切械以减少关节内出血,手术后应用镇痛泵和非甾体类消炎镇痛药物,使患者能够早期配合医护人员,将患肢放在 CPM 机上做膝关节功能锻炼,尽量恢复膝关节功能,如果病变复发再考虑做放射治疗。

对合并骨质损害者,需要用锉刀搔刮或用电动刨削器械打磨骨面。

【护理】

1.术前护理

(1)告知病人活动时注意保护关节,避免损伤而加重病情,尤其对于老年病人,活动时应有必要的保护措施,关节肿胀、疼痛严重者需要卧床休息。同时,还需要指导病人加强饮食营养,保障充足睡眠以提高免疫力,预防发生感染;对于行关节穿刺术抽关节积液者,需要严格无菌操作,术后按时针眼消毒。

(2)术前检查:由于 PVNS 还没有无创确诊方法,需要手术活检才能确诊,而其临床表现又缺乏特异性,易与类风湿关节炎、关节结核、骨性关节炎等相混淆,因此术前必须完善血常规、抗"O"、类风湿因子、血沉、X 线及 MRI 等相关检查。此外,术前 1d 护理人员需根据国际膝关节评分委员会(IK-DC)膝关节功能主观评分及 Lysholm 膝关节功能评分评估患者膝关节功能状态,以便与术后评分做对比,客观评价患者恢复情况。

2.术后护理

(1)体位:术后 6h 内去枕平卧,协助病人抬高患肢15°～20°,膝后垫软枕,保持膝关节屈曲5°,此体位不仅有利于患肢静脉回流,减轻肿胀、疼痛,同时有助于各韧带松弛,使膝关节相对稳定。

(2)一般护理

1)局部处理:术后患肢冰敷。将冰袋置于膝关节两侧,以减轻水肿、疼痛,防治关节内积血。

2)引流护理:术后 1d 伤口放置引流管接负压吸引器,以防止关节出血、积液。护理人员需要严密观察伤口渗出情况,敷料渗透及时更换。

3)预防感染:术后须严格预防感染。每日伤口换药并严格无菌操作;遵医嘱使用抗生素;嘱病人调节饮食营养,合理休息,保持心情舒畅以提高免疫力。

4)病情观察:由于术后 1 周内需对伤口行加压包扎,因此应密切观察患肢血液循环状况,包括末梢部颜色、感觉和温度,检查足背动脉搏动情况,防止出现血液循环障碍。此外,术后第 7、14、21 天按 IK-DC 膝关节功能主观评分及 Lysholm 膝关节功能评分评价患者术后膝关节功能恢复情况。

3.并发症的观察与护理

(1)关节内积血:是术后最常见的并发症,与大面积滑膜切除有关,表现为关节肿胀、疼痛加重,切口部位渗血,若不及时处理会导致反应性滑膜炎和局部粘连,严重影响膝关节功能恢复。术后加压包扎,在膝关节两侧放置冰袋冷敷有利于防止积血。若发现敷料松动应及时重新加压包扎。一旦发现关节积血较重,无法正常吸收,应及时通知医生处理。

(2)复杂性区域疼痛综合征(CRPsi):主要症状为疼痛,特征是疼痛程度与手术造成疼痛程度不符,尤以夜间疼痛难以忍受,可以是一过性的,也可为长期的以至于病残。术后患者若出现顽固性疼痛,护理人员应先与感染、DVT 等其他引起严重疼痛的原因相鉴别,若确定为 CRPSI,可先为患者进行理疗,若症状无缓解应及时通知医生。同时,对于症状较严重者,还要为其制定长期治疗与康复计划,以免影响膝关节功能恢复。

(3)膝交感反射不良:由精神紧张引起,表现为过度扩大的反应,交感神经兴奋性增强,与患者对手术理解不足、紧张有关。手术前后加强对患者心理疏导,鼓励患者积极康复训练有助于预防其发生,对于较严重者,需要通知医生,必要时结合抗焦虑药物治疗。

(4)止血带麻痹:表现为术后止血带部位以下袜套样感觉异常及肌肉运动麻痹,主要与术中使用止血带时间过长有关。单次止血带使用时间<90min、尽量根据病人肢体周径大小个体化选择充气压力有利于预防其发生。若患者出现止血带麻痹表现,护理人员可采取按摩、理疗的方法,必要时肌注维生素 B_1、维生素 B_{12} 等治疗,一般在 1 周左右即可恢复。

4.功能锻炼

(1)第 1 阶段:为术后 1 周内,具体方法:手术当天麻醉清醒后即开始进行足趾活动,踝关节屈曲、背伸运动,每日 2~3 次,每次 5~10min;术后第 1 天开始练习股四头肌等长收缩及直腿抬高运动,每日 3 次,每次 5min,并逐渐加量;同时,术后第 2 天增加持续被动活动(CPM)机辅助活动膝关节,CPM 机放置与躯体呈 30。外展位,移动速度 2~6mm/s,循环周期 2~5min,活动从 30°~45°开始,以轻微疼痛为原则,每日 2次,每次 30min,并逐渐增大活动量。

(2)第 2 阶段为术后第 2 周至第 6 周,具体方法为:术后第 1 周~第 2 周,继续使用 CPM 辅助膝关节活动,同时开始股四头肌抗阻锻炼,每日 3 次,每次 5~10min,逐渐增加到每日 4~6 次,每次 15~20min,当股四头肌肌力恢复到 4 级以上后,可开始下床活动。早期下床活动时不可负重,可嘱病人开始时先坐在床边,将患肢下垂 5~10min,然后再收回于床上,使患肢适应下垂位后再站立支撑并过渡到扶拐下地行走。

(3)第 3 阶段:为术后第 7 周至 3 个月,该阶段的目的为进一步全面功能康复训练,使患肢完全恢复正常活动功能。锻炼的主要内容为进一步增加股四头肌阻力锻炼,逐渐弃拐行走。在肌力、膝关节活动范围基本恢复到适当范围时,可开始进行适度的体育锻炼,如骑自行车、游泳、跑步等,促进膝关节功能恢复到正常。

5.出院指导　告知病人出院后需要坚持功能锻炼,尤其是股四头肌的收缩锻炼对于稳定膝关节具有极其重要的作用,不能因为患肢能行走而停止。嘱病人术后半年内每个月门诊复查,继续通过 IK-DC 膝关节功能主观评分及 Lysholm 膝关节功能评分的各期对比评价患者恢复情况。

对于其他膝关节手术而言,PVNS 有较高的复发率,尤其是诊断较晚、滑膜高度增生者,而感染、损伤是本病的危险因素,因此护理人员应指导病人在生活中注意保护膝关节免受损伤,避免提重物、上下楼梯等,注意膝关节保暖。此外,还应加强营养,规律生活,以提高自身免疫力,防止发生感染导致疾病复发。此外,PVNS相对较易复发,而复发者一般关节肿胀不明显,而疼痛及功能障碍较首次发病更重,且随着病情发展可出现关节骨质结构损害,导致永久性功能障碍。告知病人若术后再次出现发作性关节痛、功能障碍者,即使关节肿胀不明显,也应尽早回医院检查治疗。

二、类风湿滑膜炎

【病因与发病机制】

类风湿滑膜炎(RA)是一种系统性疾病,它主要累及滑膜和关节周围结构以及肌肉。这一疾病的过程为对关节软骨和其他关节支持结构的破坏,导致受累关节的畸形,并最终形成关节僵硬。

膝关节类风湿关节炎的病期过程和放射学改变可分为4期:急性炎症、增生性滑膜炎、关节破坏和关节僵直。

1.第1阶段　早期发生充血、水肿和滑膜肿胀。内衬细胞增生至3层或更多层厚,在膝关节内产生过量的关节液。疼痛开始是由炎症和滑膜内衬的膨胀和牵拉所致,这一阶段的放射学阳性发现为软组织改变,如关节囊膨胀,这是关节内关节液增多的证据以及关节周围结构的增厚,这可在低穿透X线片少见到。

2.第2阶段　滑膜的增生改变继续,产生多个绒毛突起伸入关节腔内。在关节面的周围,滑膜产生有效强溶解活性的肉芽组织血管翳,它逐渐长向关节软骨并破坏它。这一阶段的主要放射学发现为股骨远端和股骨近端的骨质疏松,这主要是由慢性充血和失用性萎缩所致。

3.第3阶段　滑膜增生导致关节周围的软骨被滑膜肉芽组织和血管翳代替,由于前交叉韧带没有滑膜下脂肪保护,结果表面的滑膜发生炎症立即蔓延至韧带。在膝关节慢性类风湿关节炎的检查中,往往可看到前交叉韧带溶解或断裂。

在关节线上,滑膜蔓延超过了半月板的周围。覆盖了半月板-滑膜的交界,并侵蚀半月板的表面。这导致了半月板上下的纤维形成、裂纹以及多条纵行缺损,造成半月板的部分撕裂。患者的症状往往被严重的关节退行性病变所掩盖。当这一过程扩展到半月板的内缘,将溶解半月板。结果是从多处的半月板内缘削弱到整个半月板消失。伴随慢性滑膜炎,常存在关节面的破坏,这可表现为失去基质后,单纯的纤维化直到以软骨下骨为基底的锐缘火山口。在负重弧上,失去半月板处的关节面经常是骨对骨的接触和非风湿性膝关节退行性半月板撕裂中所见的一样。这提示,半月板病灶的撕裂、碎裂以及半月板沙粒样改变在类风湿关节炎的第2、3期中起到加速关节退行性病变的作用。

这一阶段的放射学阳性发现各不相同,但主要为骨改变。由于血管翳侵蚀软骨下骨所引起的边缘突出区、关节软骨退行性病变所致的关节间隙变窄,在更严重的病例中可见到由于关节支持结构的破坏造成关节脱位。

4.第4阶段　关节僵直是类风湿关节炎的第4期,也是最后阶段。在这一阶段,滑膜增生破坏了关节面。通常,半月板组织完全消失,滑膜纤维化,在大多数承重区域为骨对骨的接触。随着疾病的发展,关节间隙消失,相对的关节面互相融合。粘连可以扩展到髌上囊,前关节囊粘连在股骨关节内的关节面上。前关节囊的内外侧壁可与相邻的股骨髁粘连,关节囊的间隙逐渐消失使膝关节前壁的滑动消失,阻止膝关节的屈曲。

放射学阳性发现包括骨端的点状去矿物化,正常关节的骨皮质不清晰,有时可见有骨小梁通过关节间隙。一旦发生这种改变,可以肯定关节活动度已丧失,而且没有希望再恢复。

【临床表现】

滑膜疾病病人最初主诉为膝关节肿胀。他们可以有或没有疼痛,肿胀的程度取决于关节液产生的时间长短和量的多少。

这一病变的疼痛是由过度肿胀以及对膝关节内神经纤维丰富的内衬牵拉所致。受累关节可有发热和由于疼痛引起关节活动度受限。在慢性病人,可有股四头肌萎缩。

【治疗】

对于类风湿关节炎,关节镜手术对于单关节关节炎较有用,而仅用于类风湿关节炎的前3期。在第1期,可通过活检诊断急性炎症,然后按计划有效地治疗。第2、3期最适于做关节镜下清扫,尤其是闭合性滑膜切除术。引起症状的伴有碎裂的局部滑膜增生,也适于做切除。半月板病变可能加速膝关节的退行性病变,保守治疗失败是关节镜手术的很好指征。

关节镜手术很少用于类风湿关节炎的最后期,因为此期膝关节已僵直,滑膜炎也多已减轻,手术对此无任何改善。

【护理】

1.术前护理

(1)心理护理:RA患者病情时间长、反复多变,功能紊乱及失用,给患者造成很大的痛苦,生活质量下降,患者易产生悲观失望等负性情绪。应配合医生耐心地给患者介绍疾病的性质和治疗方案;让患者参与手术计划的制订,以解除患者的思想顾虑,使其保持良好的心态配合治疗与护理。同时介绍同种疾病治愈的病例,以增强患者的治疗信心。还要根据患者年龄、职业、文化程度、接受能力等差异,用和蔼的态度、通俗易懂的语言进行耐心解释,使患者了解膝关节镜手术的目的、步骤、安全性及术中、术后可能发生的问题。

(2)术前准备:因膝关节周围皮肤皱褶及毛发多,术前备皮必须彻底,一般用脱毛剂或剃须刀刮净毛发。完善各种生化项目的检查,了解患者身体内环境状况,注意心电图、肝、肾功能及凝血酶原时间等项目检查,结合CT和MRI检查结果,了解病变情况并作出正确诊断,以利于关节镜手术的顺利进行。老年患者术前必须做全面的检查,详细了解患者全身情况。并发高血压、心脏病、糖尿病、肺功能不全及其他慢性病者,术前应全面检查并及早治疗和改善合并症。术前要教会患者锻炼的方法,指导床上大小便。

2.术后护理

(1)一般护理:术后密切观察患者麻醉反应、生命体征变化,注意患肢远端血供及足趾活动情况;观察患肢肿胀程度、皮肤颜色、皮肤温度及末梢动脉搏动情况。可将患肢抬高20°~30°,以利于静脉回流、减轻疼痛,注意切口局部有无肿胀及渗出。用弹力绷带加压包扎膝关节,减少创面进一步渗血、渗液,以缓解关节内压力过大所致疼痛。弹力绷带松紧度要适宜,防止过紧或过松,包扎期间要密切观察患肢血液循环。

(2)加强术后监护,防止并发症的发生

1)膝关节腔内出血:多发生在术后24h以内,一旦发现患者膝关节肿胀,明显肿痛,手术操作孔渗血性液体较多,关节腔穿刺抽吸出多量血液时即可确诊,应及时做正确处理,必要时应手术做孔置管引流。由于滑膜清理术后组织充血及关节积血、肿胀,常常影响早期的关节活动,可采取术后冰袋冷敷于膝关节两侧,每次30min,连敷1d,冷敷可使血管收缩,减少体液外渗,可有效地减轻水肿程度,同时防止进一步渗血,减轻疼痛。

2)膝关节腔内感染:多由于手术中无菌操作不严格或患者抵抗能力低和术后处理不当所致,术后应密切观察患者局部有无红肿、疼痛、皮肤温度升高等表现,查看患者每日体温的变化波动。早期合理应用抗生素,发生感染后,应及早切开引流,也可在关节镜下行感染关节清理术。

3)膝关节镜术后:关节腔内均有不同程度的积液,多在术后3~6周内自行吸收,一般不必做特殊处理。

3.康复指导

(1)早期主动活动:膝关节镜下滑膜切除术,虽然创伤小,但对关节腔存在一定程度的损伤,尤其是肌腱损伤修复后的患者,术后早期活动可使纤维组织在形成及成熟过程中,保持肌腱上下滑动,及时松解肌腱周围组织的粘连,有利于术后膝关节的功能活动。大部分患者术后因局部肿胀、疼痛的影响,往往阻碍患者进行早期主动活动,护理人员应耐心解释,使其了解早期活动对膝关节功能恢复的重要性,并指导患者进行正确活动的方法。待麻醉作用消失后指导患者主动用力进行踝关节背伸跖屈活动,术后第 2 天,协助患者行患肢股四头肌及小腿肌肉收缩运动和踝关节的背伸活动,同时鼓励其做直腿抬高锻炼。

膝关节主动锻炼方法为:嘱患者坐于床边进行,膝关节位于床沿,两腿自然下垂,伸直膝关节,持续 5～10s,然后放松,使小腿自然下垂,每 2 小时进行 1 次,每次 5～10min。对于主动屈膝功能差者可配合使用膝关节运动仪(CPM)协助进行被动屈膝活动,患肢可在 CPM 机上开始锻炼,每天 1～2 次,每次 0.5～1h,角度从 30°开始,每日增加 5°～10°,直至 100°～130°。

(2)出院指导:出院后仍需要继续配合正规的抗风湿药物治疗。指导患者掌握服用药物的方法及注意事项,嘱其定期复查血常规和血沉,尽可能使药物不良反应降到最低限度。防止因药物不良反应而产生严重后果,以减轻患者的负性情绪,增强其治疗信心,并配合长期治疗。

三、滑膜皱襞综合征

【病因与发病机制】

膝关节在胚胎期形成于 3 个滑膜间室,正常情况下这些间室融合成一个有滑膜分隔的单腔,膝关节重要的滑膜皱襞代表这些分隔的遗迹。这些皱襞是滑膜皱褶,按其与髌骨的解剖关系分为髌上、髌下、髌内和髌外皱襞。它们的发生频率、大小、厚度和临床意义各不相同。如果认为皱襞与患者的症状有关,就称它为病理性皱襞。

【分型】

1.髌下皱襞　又称黏膜韧带,出现率为 100%。位于股骨髁间窝前交叉韧带之前,没有经验的医生有时会把它当作前交叉韧带。髌下皱襞可能从不产生症状,但可使关节镜从一个间室到另一个间室时出现困难。如果髌下皱襞很大,会造成前交叉韧带观察困难。它可以是从脂肪垫的后方进入髁间窝的细小的滑膜带,也可以是几乎完全分开内外侧间室的滑膜分隔物。

2.髌上皱襞　出现率为 94%,位于髌骨上方,在髌上囊和膝关节腔之间。将髌上囊分成 2 个间室,极少引起膝关节症状。

3.髌外侧皱襞　已有描述,但极其罕见。

4.髌内侧皱襞　出现率为 39%。其上端多数附于膝关节囊内侧壁,少数与髌上皱襞相连,下端与翼状皱襞相连,伸进髌骨和股骨髁之闾者占 10%。髌内侧皱襞是这些皱襞中最常见、最有临床意义的一种,此型受挤压时可产生滑膜皱襞综合征。随着膝关节镜诊断的发展,髌内侧皱襞的出现率和它在引起膝关节前部疼痛中可能的作用变得更加明确。

髌内侧皱襞起始于髌骨正上面,有时随髌上皱襞向远侧扩展,沿关节的内侧壁经股骨内髁止于脂肪垫。只有它因外伤或慢性炎症而增厚和失去弹性时才会引起症状。常见的一个原因是直接嵌顿膝前内侧部位,损伤皱襞,导致肿胀和炎性改变。此时反复屈伸膝关节会引起皱襞增厚和透明变性而失去弹性。如果同时增加活动,这个窄的无弹性结构会像个研磨带,在股骨内髁上摩擦而不是滑动,随着时间的延长,这种摩擦会导致股骨内髁的软骨软化。病理性髌内侧皱襞有白色纤维化的、厚而圆的内缘。当膝从伸直到屈曲 90°过程中的 30°～40°位时,病理性皱襞与股骨髁紧密接触。如果检查结果和症状一致,那么股骨髁内缘关节软骨变软的部位和从内侧沟来的在髁边缘生长的滑膜血管翳都是病理性皱襞可能引起患者症状和病变原因的线索。

【临床表现与诊断】

临床上,患者常常有膝关节的前内侧部位撞在硬物上、摔倒时膝前部着地或某物直接撞击这个部位的病史,随后膝前部出现慢性疼痛不适,活动时加重。患者也可能在屈伸关节时感到弹响,很少出现渗出。检查时常发现膝前内侧部位的关节线上方局部压痛。偶尔在膝关节主动屈伸活动中,在股骨内髁发现皱襞摩擦感,尤其在屈膝 30°～40°时更常出现。有时沿髌骨内缘可触及这个增厚的纤维性皱襞。关节腔空气造影,采用髌骨轴线位,关节内旋 20°内侧切线位、关节伸直和屈曲 80°～90°侧位,可见到滑膜皱襞。

【治疗】

病理性内侧皱襞应先行保守治疗,应告诫患者改进活动方式,减少反复的关节屈伸活动,避免长时间屈膝。推荐等长和膝僵直样股四头肌锻炼及短期内应用抗炎药。偶尔将膝关节伸直位制动几天或局部注射也许有效。应避免股四头肌进行性抗阻力锻炼,因为反复的伸屈膝活动将导致皱襞继续增生。保守治疗对短期的内侧皱襞症状是有益的。如果症状是慢性的且保守措施无效时,可经关节镜检查并切除病理性滑膜皱襞。

手术方法:进行全面系统的关节镜检查除外其他病变。如果发现发白、厚而圆且无弹性的皱襞,关节镜下切除皱襞或许能解除症状。经标准的前外入路用 30°关节镜检查髌内侧皱襞,经外上入路观察它的上部,进一步确定皱襞的病理性质。如发现皱襞有病变,最好将其大部切除而不是单纯切断。前外入路用观察镜,外上入路进入剪刀或篮钳(或前内入路使用侧咬钳),剪刀或篮钳到达内侧壁,从皱襞的上部开始切除 1～2cm。碟形切除皱襞直到滑膜侧壁。皱襞切开时常伴有裂响和断端广泛的分裂,说明皱襞的确有一定的紧张度。如需要,可经外上入路插入动力刨刀或滑膜刀切除滑膜和皱襞剩余的条状物。应避免过多切除滑膜以减少术后滑膜炎。彻底冲洗和吸引关节以去除所有残余的碎屑。

【护理】

1.术前护理　病人及家属对手术缺乏了解,会产生紧张、恐惧情绪,担心治疗效果与风险。术前护士应向病人及家属讲解关节镜手术的基本步骤,使他们了解该手术具有切口小、创伤小、不影响美观的优点,而且术后恢复快、住院时间短、费用也不高,消除病人顾虑,增强信心,使病人主动配合手术及护理。

2.术后功能锻炼　术后第 1 天指导病人进行床上功能锻炼,即股四头肌锻炼。股四头肌锻炼方法:①踝泵运动:踝关节背伸,膝关节伸直,收缩股四头肌,持续 3～5s 后放松为 1 次,10～15 次为 1 组,每天练习 4～5 组;根据病人体质情况,年轻患者可适当增加每组次数到 30～50 次。②做直腿抬高运动:患者取平卧位,膝关节伸直,慢慢抬高患肢 30°～40°,在空中停顿 3～5s 为 1 次,连续做 10～15 次为 1 组,每日练习 3～4 组。

3.出院指导　术后第 3～4 周康复重点为恢复膝关节活动范围。使膝关节活动范围达到 0°～120°,并进行股四头肌抗阻锻炼,在患肢肌张力和活动范围得到基本恢复,股四头肌有力能抬腿并且膝关节无肿胀时,可以在支具的保护下下地行走,要求股四头肌肌力恢复到 4 级以上。因为在股四头肌肌力恢复到一定程度之前,膝关节的稳定性差,过早负重就有可能造成膝关节内新的损伤。术后 5～6 周进行膝关节正常范围内活动度训练,同时加强患肢直腿抬高训练和股四头肌抗阻力等长收缩锻炼,进一步巩固关节活动范围,训练肌力。术后 6 周以后循序渐进地进行日常非对抗性体育锻炼,进一步全面功能康复训练,促使患肢完全恢复正常活动。要达到完全康复需要 4～6 个月的时间。

(雷晓宇)

第十五章　人工膝关节置换术

第一节　膝关节畸形关节置换

一、重度膝内翻畸形

【概述】

重度膝内翻畸形是指内翻角度≥20°的畸形患者。它可以单独存在,也可伴随屈曲挛缩畸形同时出现。部分病例在儿童发育时就存在一定程度的膝内翻,常见一些亚洲的老年女性也存在发育上的膝内翻,有些病例可能有内侧半月板切除的手术史。

膝内翻畸形的病因在胫骨侧,严重的膝内翻畸形常常呈半脱位状态,胫骨相对股骨向外侧半脱位,胫骨内侧有骨缺损,并可出现胫骨向内扭转。全膝关节置换术(TKA)时,为了矫正内翻畸形,传统的方法需要作包括内侧副韧带浅层、半腱肌、膝关节后内侧关节囊、鹅足腱等内侧软组织的广泛松解,容易出现松解过度或者内侧韧带功能丧失等情况。轻度的内翻畸形通过正确的截骨,切除内侧增生骨赘,辅以适当的内侧松解即可矫正,在此不再赘述,本节主要针对重度的膝内翻畸形进行技术讲解。

【难点】

1.软组织平衡技巧。

2.手术后残留外侧松弛的处理。

3.胫骨内侧平台病变的处理。

【关键技术】

软组织平衡技巧:对重度的膝内翻畸形可以应用一些已被证明行之有效的软组织平衡技巧,例如:外移截骨技术、馅饼技术(piecrust 内侧松解技术)、内上髁滑移截骨技术等。

1.内侧"袖套"样松解技术　一种在胫骨侧向远侧松解内侧副韧带浅层的技术,可以使内侧副韧带延长6～8mm以上(图 15-1)。使用骨膜剥离器或者手术刀紧贴胫骨骨面对内侧副韧带浅层进行松解,保留鹅足腱的连续性("袖套"样松解)。屈膝位松解后用间隙垫检查伸膝间隙对称与否,如果还不足,可以使用同样的技术继续使之达到平衡。

2.外移与截骨技术　胫骨切骨完成后,用模板测量胫骨底座尺寸,选择小一号的底座,且向外侧偏移至外侧平台的截骨边缘。胫骨底座的旋转对线参考胫骨结节内中 1/3 交界处。用标记笔描出内侧胫骨平台未被覆盖的部分。垂直该画线切除多余的胫骨内侧缘。在该操作之前,内侧副韧带(MCL)已从其附着处分离,在截骨时务必仔细保护 MCL。可用咬骨钳、摆锯或骨刀作截骨,有时可在内侧硬化骨上钻多个小孔,有助于准确地截骨。此术式可以有效延长内侧副韧带的起止点长度,相当于作了内侧松解,但不会出现纯粹软组织松解的并发症(图 15-2)。

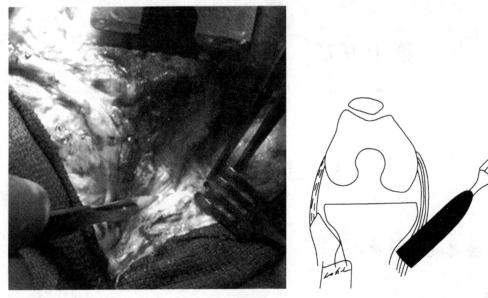

图 15-1 内侧"袖套"样松解技术

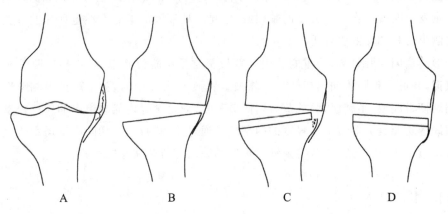

图 15-2 外移与截骨技术

3.内侧副韧带浅层 piecrust 松解技术 用一把 11 号尖刀片在关节线水平对紧张的内侧副韧带浅层作水平方向上的穿刺,方向由内到外,根据需要作多个穿刺。屈膝位紧张是前侧的内侧副韧带浅层纤维,通过不断地测试和穿刺松解,可以获得良好的屈膝平衡。伸膝位紧张是后侧的内侧副韧带浅层纤维,通过不断地测试和穿刺松解,即可获得良好的伸膝平衡。piecrust 技术可以使内侧副韧带延长 6~8mm。选择性地对内侧副韧带的前侧和(或)后侧浅层纤维进行 piecrusc 松解可以达到软组织平衡的目的。

4.股骨内上髁滑移截骨技术 屈膝至最大角度,先清除边缘骨赘,电刀烧灼松解股骨内侧髁上的滑膜并标记截骨范围,然后使用 0.25 英寸(1 英寸=2.54 厘米)宽的骨刀沿股骨长轴进行内上髁的截骨,方向自远端向近侧截下直径 4cm,厚度 1cm 的骨块。要保证其上的内侧副韧带止点和大收肌止点完好无损,如将其翻转向后(图 15-3A),还能进一步作后内侧角的附加松解以获得理想的韧带平衡,也就是从股骨后侧作腘斜韧带和后内侧关节囊的部分横断(图 15-3B)。待假体安装完毕后,在伸膝位调整截骨块的最终位置,在此位置上修复内侧支持带组织,不需要将截骨块固定。伸膝时的膝关节稳定性依靠大收肌通过截骨块向内侧支持带的牵引张力来获得。

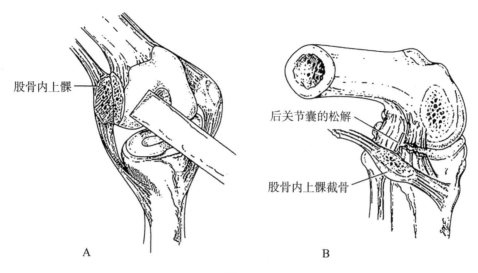

图 15-3

A.股骨内上髁滑移截骨技术;B.腘斜韧带和后内侧关节囊部分横断

内上髁截骨后,后侧关节囊的显露也更清楚,如果同时伴有屈曲挛缩,也可以同时进行后侧的松解。内上髁截骨术后的膝关节稳定性、功能均比较满意。截骨块 1/2 获得骨性愈合,1/2 获得纤维性愈合,但无局部疼痛、活动受限的症状。

1.术中截骨

(1)股骨远端截骨:以常规方式作股骨远端截骨。术前拍摄包括髋、膝关节在内的患肢全长 X 线片,有助于作截骨计划。一些严重的膝内翻同时合并股骨干或近端颈干角的内翻。对于这些情况,需以较通常稍大的股骨外翻角作股骨远端切骨。然而,由于这种内翻畸形往往源于胫骨,所以一般还是建议做标准的 5°～7°外翻的股骨远端截骨。术前应在 X 线片上标出截骨线,以比较内外髁的截骨量。尽管下肢力线呈内翻,截骨时通常要求内髁较外髁多截骨 1mm 或更多。一般情况下,股骨远端截骨导向板安放后,内侧紧贴在硬化的象牙骨上,而外侧一般与完整的软骨面相接触。

(2)胫骨近端截骨:在严重膝内翻畸形中,胫骨平台内侧常有骨缺损。如以内侧缺损侧作基准截骨,则会导致外侧截骨过量。在这些情况下,可使用一些内侧加强的方法,术前就要预先考虑这一可能性。以正常的外侧为基准确定胫骨关节线,通过该关节线作胫骨长轴的垂直线,测量从关节线到内侧缺损底部的垂直距离。如果为 10mm,则不必加强,外侧可以作 10mm 的截骨。如果为 15mm 或更多,必须考虑补充一些增强措施。而对介于 10～15mm 间的缺损,依据病人具体情况酌情处理。

2.术后残留的外侧松弛及处理　在严重的内翻畸形中,即使作了有效的内侧松解,可能仍残留伸直时的外侧松弛。问题是多少程度的松弛可以接受。以作者的经验,如符合以下两个标准,就不会导致临床问题。①胫骨和股骨依据一定的角度截骨后,膝关节的术前机械力线内翻已消除。如果力线还有残留的内翻,膝关节负重后会促使内翻复发,同时残留的外侧松弛将逐渐增加,最终导致手术的失败。②仰卧位,膝关节伸直位休息状态,观察外侧间室是否张大。如果出现张大,提示内外侧过度不平衡,内侧张力大,内翻畸形很可能复发。如果符合以上两个标准,作者常见到通过髂胫束的作用,可以恢复膝关节的动力性稳定。术后下地行走训练中应佩戴下肢支具 4～6 周,防止外侧松弛加重。1 年后进行随访,让病人仰卧位休息状态,对病人膝关节施以内翻应力,记录残留的外侧松弛。直腿抬高后肌肉紧张,松弛消失。

如果下肢力线已无内翻,但外侧仍明显松弛,可有两种处理方法。第一种方法是增加内侧松解,而使用更厚的衬垫使得外侧紧张,该技术的缺点是可能影响屈曲间隙的稳定性,如果屈/伸间隙不平衡不是同一因素所致,外侧结构具有较好的顺应性,在屈曲位能够适应更厚些的衬垫。第二种方法是通过推进外侧副韧带止点而获得外侧张力。将腓骨头向远侧推进来消除残留的外侧松弛技术。偶尔也有使用楔形衬垫矫正内翻,使得内外侧韧带平衡。

3.胫骨内侧平台的处理　严重膝内翻病例的内侧间室软骨磨损严重、软骨下骨象牙质变,还有些散在的小的骨坏死灶或囊性变,手术时应清除坏死灶内的软化组织,在骨硬化面上用细钻头或克氏针分散钻数个孔,以便骨水泥能够嵌入。严重的膝内翻畸形中,胫骨平台内侧常有骨缺损。如以内侧缺损的基底水平作截骨,则会导致外侧截骨过量。在这种情况下,可使用一些内侧加强的方法,术前就要预先考虑这一可能性,准备植骨材料和金属加强垫片。医生可根据缺损大小、缺损类型、骨质条件和病人年龄等选择最佳的修复方法,小的包容性缺损可选用单纯骨水泥、骨水泥联合螺钉、颗粒骨移植等方法,大的非包容性骨缺损可选用结构骨移植、组配式的金属楔形垫片(图 15-4)或定制假体。

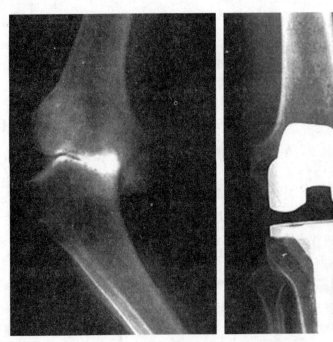

图 15-4　楔形金属垫片组合修复内侧骨缺损

4.股骨假体的旋转对线　在严重的膝内翻畸形,股骨内侧髁常有"增生",以 Whiteside's 线和经股骨髁上轴线确定的股骨假体旋转,常能获得对称的屈曲间隙。而基于股骨后髁的 3°外旋连线,常常外旋不足,不能获得屈曲间隙对称。可以调整这些钉孔,增加股骨假体的外旋。当调整安放前后截骨导向板的钉孔时,外侧钉孔仍放置在原先确定的位置,而将内侧钉孔抬高增加外旋,使两钉孔连线与胫骨截骨面平行。抬高内侧钉孔位置也可增加内侧间室的屈曲间隙,有助于减轻内侧间室的张力。

5.严重膝内翻的胫骨向内扭转　胫骨向内扭转常与严重膝内翻有关。除非采用旋转限制型假体或者作旋转截骨纠正畸形再作 TKA 外,否则不能矫正这种胫骨向内扭转畸形,通常最好还是接受并告知病人术后还存在这种畸形。

6.假体选择　对于严重的膝内翻畸形,选择假体的限制性非常重要,严重的内翻患者后交叉韧带(PCL)常常是挛缩的,也是加剧内翻畸形的因素之一,所以,PCL 切除并使用后稳定型(PS)假体是更好的选择。内翻畸形＞15。的患者如果选择后交叉韧带保留型(CR)假体,术后关节活动度和疼痛常逐渐恶化。对于大块骨缺损使用结构植骨或金属增强垫片者,应使用延长柄。

【技术点评】

严重膝内翻畸形在行软组织松解矫正之前,都必须切除内侧增生的骨赘,包括胫骨侧以及股骨外髁和滑车边缘的骨赘。内侧松解需足够,否则术后内翻畸形容易复发,如果出现松解过度,内侧副韧带自胫骨附着处撕脱的情况,在假体植入后将内侧副韧带用不可吸收线缝合在鹅足腱等参与软组织上,或者用带线锚钉修复,术后佩戴铰链式支具康复训练。然而 Koo 等认为内侧副韧带愈合能力很强,术中如有撕脱,也无需缝合或者重建,术后也不需要

佩戴支具,仅仅保守处理即可,术后 2 周持续被动活动(CPM)训练,当患者膝关节能够屈曲到 90°以及能够直腿抬高时,可以下床部分负重练习。

【小结】

严重的膝内翻畸形仅仅依靠切除内侧骨赘和常规松解内侧软组织常常不能奏效,胫骨假体缩小外移合并内侧截骨的方法以及股骨内上髁滑移截骨技术对手术医生是比较实用的方法,内侧软组织松解要足够,否则术后内翻畸形容易复发。严重的膝内翻患者 PCL 常常是挛缩的,也是加剧内翻畸形的因素之一,所以,PCL 切除并使用 PS 假体是更好的选择。

二、重度膝外翻畸形

【概述】

膝外翻畸形相对膝内翻畸形而言,比较少见,处理起来较为困难。膝外翻畸形分型主要依据畸形的严重程度、内侧副韧带的功能状态、手术松解的范围分为三型(图 15-5)。Ⅰ型:轻度外翻(外翻角度 10°～15°),内侧软组织拉伸少,通过手法施加内翻应力可以矫正外翻畸形,这一类型的畸形占到总数的 80%;Ⅱ型:明显外翻(外翻角度 15°～30°),内侧软组织明显拉伸,但仍完整,部分功能丧失,通过手法内翻无法矫正外翻畸形,占到总数的 15%;Ⅲ型:常有截骨史,遗留严重的骨性外翻畸形(外翻角度＞30°),外侧软组织明显挛缩,内侧软组织完全松弛,无功能,占到总数的 5%。

严重的膝外翻常见于较老年的女性,常合并有髌股关节疾病、股骨外侧髁的发育不良、胫骨外翻弓形和膝内侧韧带松弛。膝外翻畸形患者常具有一些骨和软组织的特征性改变,根据 Paolo 等作的调查,在施行TKA 的膝外翻患者中占到 17%。骨性畸形包括股骨外髁发育不良及其远侧和后侧的磨损、相对应的胫骨外侧平台的磨损,有些膝外翻可能还合并有股骨远端的外旋畸形、股骨和胫骨干骺段的骨外形重塑。软组织畸形包括内侧结构松弛和后侧部结构以及外侧支持带的挛缩,通常在伸膝位时比较明显。所有这些特性让外翻畸形很难得到矫正,并且在手术方式、切骨、软组织的处理和假体的类型方面要求实施不同的策略。许多骨科医生仍然在软组织松解技术方面存在困惑和疑难,许多病例在矫正膝外翻后内、外侧韧带结构变得松弛薄弱,必须依赖限制型假体的帮助才能获得膝关节的稳定。

【难点】

1.膝外翻多存在不同程度的股骨外髁发育不良,截骨定位困难。

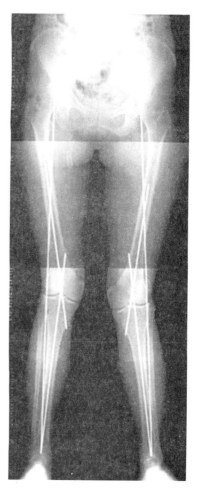

图 15-5　膝外翻畸形的测量

2.内侧副韧带常因外翻而拉长或松弛,常规的内侧入路容易加重内侧结构的松弛,并且内侧入路松解外侧结构较困难。

3.假体安装后关节囊缝合及软组织覆盖不良,容易导致外侧紧张及血供窘迫。

4.术后易发腓总神经麻痹。

【关键技术】

1.术前准备　拍摄膝关节的站立前后位、侧位、轴位 X 线片,对膝关节额状面的旋转对线关系进行了解,还需要拍摄骨盆的前后位片。

模板测量:(前后位片)分别经过股骨干、胫骨干的中心引两条直线;与胫骨干直线垂直画线,高度要求在能够包含最多外侧胫骨平台的水平,此即为胫骨侧的拟切骨线;与股骨干直线呈外翻 3°画线,高度要求在股骨外侧髁远端水平,此即为股骨侧的拟切骨线;正确的切骨是成功完成软组织平衡的基础。在站立前后位片上,Ⅱ型膝外翻的内侧关节间隙张开>1cm,切骨量要少于常规切骨量,否则,在做软组织平衡时,易使关节线抬高或者伸膝间隙太大。手术前在 X 线上测量估计切骨的量(侧位片)。找到膝关节后方的骨赘并且在 X 线上标记出来,手术中应清除干净,因为任何骨赘都可能影响关节的活动度和软组织平衡。在侧位片上测量股骨假体的尺寸大小,因为在前后位片上股骨髁影像是放大的(大约 5%～7%)。

2.手术步骤　在气囊止血带充气之前,患肢抬高,不用弹力驱血带驱血,保留少量血液在膝外侧血管分支内,有利于术中识别。采用标准的髌旁内侧入路或者改良髌旁外侧入路暴露膝关节腔。

改良髌旁外侧入路的手术方法:皮肤切口自伸膝位髌上 10cm 正前方开始,向下延续通过髌骨外 1/3 前方,到达胫骨结节与 Gerdy 结节连线中点。切开皮肤及皮下浅筋膜后暴露股四头肌腱-髌骨-髌腱以及外侧的髂胫束,在股四头肌腱-髌骨-髌腱与外侧髂胫束之间为髌骨外侧支持带。距髌骨外缘 2cm 处切开髌骨外侧支持带浅层,保持外侧支持带深层完整,并于支持带深层表面锐性剥离支持带浅层纤维,直至股四头肌腱-髌骨-髌腱外缘处,向下切开外侧支持带深层。深筋膜切口上端沿股直肌肌腱外缘向上延伸,下端沿髌腱外缘向下延伸。外侧支持带深层纤维与髂胫束连接,外侧支持带浅层纤维与股四头肌腱-髌骨-髌腱保持完整。分离髌下脂肪垫与髌腱之间的疏松连接,于髌腱内缘及胫骨平台前方切断脂肪垫,保持脂肪垫与胫骨平台外前方的边缘连接。向内翻转髌骨,向外翻转脂肪垫,屈膝 90°,暴露膝关节。

根据术前 X 线片的模板测量,对非常严重的膝外翻可将股骨远端切骨外翻角度设定为外翻 4°或 5°,甚至外翻 3°,否则容易出现膝外翻矫正不足(图 15-6)。

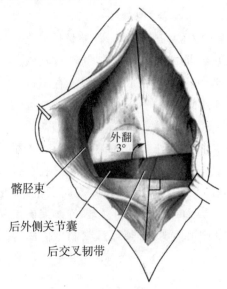

外翻 3°

髂胫束

后外侧关节囊

后交叉韧带

图 15-6　股骨远端外翻 3°切骨预防外翻矫正不足

应用髓内对线技术切骨。切骨的厚度取决于正常的股骨内侧髁,大致等于所要置换的金属假体的厚度。股骨内侧髁的软骨通常完整,如果表面软骨缺失,软骨下骨裸露,则切骨的厚度应减少 2mm。如果在站立位或外翻应力位 X 线片上见内侧副韧带张开>2mm,则切骨厚度也应减少 2mm。否则,在施行软组织平衡前,已经出现关节线升高或者伸膝间隙过大的情况。

应用此技术,外侧副韧带通常不用松解,起到维持屈膝位外侧稳定的作用,而屈膝间隙平衡是通过适当的股骨假体的旋转来实现的。无论参照股骨远端 AP 轴还是经股骨上髁轴均合适,但是如果参照股骨后髁轴,就会出现股骨假体内旋,原因是股骨外侧髁的发育不良使股骨后髁轴不准确。推荐使用带刻度的扩张板来调节屈膝间隙的软组织平衡,据此获得合适的股骨假体外旋角度。股骨假体的外旋程度由股骨后髁发育不良或者磨损的程度以及内侧结构的松弛程度所决定。

胫骨近端切骨应该垂直于胫骨纵轴,股骨假体外旋参照胫骨髓内导向器,因为多数严重的膝外翻畸形都会与胫骨干形成一个外翻的弓形曲度。后倾角根据假体类型来确定,约在 0°～5°之间变化。切骨的厚度由胫骨平台的最高点决定,在膝外翻患者中,最高点常位于外侧平台的前缘,即使是严重的外翻患者,因为继发的胫骨磨损均位于外侧平台的中部和(或)后部。胫骨侧切骨厚度通常要等于胫骨假体的厚度。严重的膝外翻可能还需要增加 2mm 的胫骨切骨以适应可能需要的较厚的胫骨假体。在所有患者中,后交叉韧带都是低于切骨水平的,在胫骨棘平面以下。

股骨侧和胫骨侧切骨完成后,下一步进行伸膝位的软组织平衡。将膝关节完全伸直,在不安装假体试件的情况下,分别通过测试膝关节在外翻应力和内翻应力下的软组织张力状态,然后进行外侧松解。首先施加外翻应力,内侧间隙张开,测量其宽度,应能足够容纳股骨假体和胫骨假体。极少数情况下,如膝关节挛缩僵直的患者需要对股骨远端或者胫骨近端增加切骨,切骨量的多少取决于膝关节屈曲时软组织的紧张程度,如果仅仅是伸膝位紧张,股骨远端可以多切骨;如果伸膝位和屈膝位均紧张,则需要在胫骨近端增加切骨。然后,施加内翻应力,一般情况下,外侧间隙总是比内侧间隙要小,这就需要对外侧结构进行松解。推荐的外侧松解的方法有以下两种。

(1)十字形松解术:在不放置假体试件的情况下,将膝伸直、外翻可以获得外侧结构的充分显露。在外侧放置两个直角拉钩,一个放在髌骨的上方,一个放在髌骨的下方。在关节线水平插入一把长弯血管钳至滑膜下,位置大约在髌骨外缘的 1/3 处。操作技巧是:在股外侧肌下缘上方几厘米处开始用电刀逐步向头侧切开滑膜层,滑膜层以下是脂肪层,它位于外侧支持带的浅层,其内走行膝外上血管,位置在髌骨上极水平,它们构成一直角三角形的底边,三角形的斜边是股外侧肌的下缘,高边是股骨外缘。用血管钳水平分离组织辨认膝外上血管。

以下是十字形松解术的操作步骤:首先在膝外上血管下方纵向切开外侧副韧带,显露其下的皮下脂肪层。然后用手术刀或手术剪将切口向远端扩展,一直延伸到胫骨切骨水平(图 15-7A)。然后,在切口远端的近侧约 1cm 处(大约在关节线水平)向前、后方向各切开 1～2cm,近似于一个倒十字形。后侧切开不到外侧副韧带,前侧切开不到髌韧带(图 15-7B)。当作内翻应力测试时,切开处会呈现一个四角星形,这样伸膝位的外侧间隙将得到明显改善。此时,注意外侧间隙是否与内侧间隙相等或者仍然偏紧。然后,安装试件,以恢复屈膝时的关节稳定性为前提选择合适厚度的胫骨假体。在屈膝位先插入胫骨假体,再安装股骨假体,然后伸直膝关节。如果屈曲畸形仍存在,那么就是外侧松解不充分,或者就是股骨远端切骨不够。通过感受内侧副韧带的张力情况可以作出判断,如果张力太高,那么就应该增加股骨远端切骨。如果内侧副韧带的张力并不高,在未放置假体试件时持续存在伸膝位的内侧间隙和外侧间隙不对称,那么就应该继续进行外侧松解直到能够将膝关节轻松伸直。

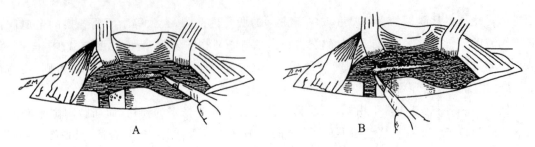

图 15-7

A.在支持带上做一个垂直切口;B.松解并向前和前后扩展

如果膝关节能够充分伸直,那么外侧松解就算完成了。然后,在伸膝位再评估一下内侧的稳定性,如果过于松弛,则插入一较厚的内衬。如果因此感觉屈膝过紧,那么后交叉韧带需要进一步松解或者使用后交叉韧带替代型假体。另外一个解决办法就是在股骨远端切骨部增加骨水泥厚度(所以股骨远端初始保守切骨可以避免这种情况的发生)。

安装假体试件,评估髌骨轨迹是否良好。如果有髌骨不稳定,那么垂直松解应在膝外上血管之深面向近侧延伸,这样可以不损伤血管。在血管浅层,以45°角向外侧松解,在股外侧肌深面垂直于肌纤维方向松解。远端的垂直松解对伸膝的髌骨轨迹有影响,而近端的斜向松解影响的是屈膝的髌骨轨迹。

应用此法进行外侧松解无需改变术后的功能锻炼。医生应告知患者有可能出现较大范围的外侧皮下渗血,可向近侧扩展达髋关节,远侧至踝关节,这种淤血会逐渐消退,不留下任何影响。

(2)piecrust 技术:胫骨近端和股骨远端切骨完成后,关节间隙插入 10mm 厚度的间隙垫块,应用髓外对线杆确保胫骨切骨垂直于胫骨机械轴,同时也确保下肢力线通过股骨头、胫骨平台和踝关节的中心。力线正确后,再检查屈膝和伸膝时内、外侧软组织的张力,插入间隙垫块进行评估。当出现外侧结构比内侧结构紧时,应用 piecrust 技术对外侧结构进行松解(图 15-8)。

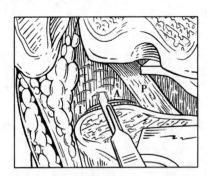

图 15-8 应用 piecrust 技术对外侧结构进行松解。腘肌腱(P)被小心保留。在胫骨截面上方的弓形复合体上做一个横行切口(A)。在外侧结构上做多个穿刺口,包括髂胫束(I)

伸直膝关节,用一个带尺的扩张器插入并撑开关节间隙(V-Stat 关节间隙撑开装置可以精确测量屈膝和伸膝时内、外侧关节间隙的宽度,精确至毫米级,利用此客观测量工具与医生的主观感觉相结合可以获得更理想的结果)(图 15-9,图 15-10),使后外侧复合结构保持一定的张力,此时如果出现一个梯形的伸膝间隙,外侧偏紧。

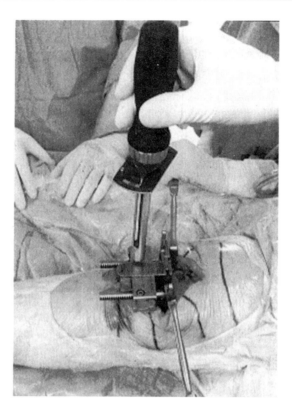

图 15-9　应用关节扩张器测量屈膝和伸膝时的内、外侧关节间隙。用一个扳钳施加 40 磅的力张开关节间隙进行测量

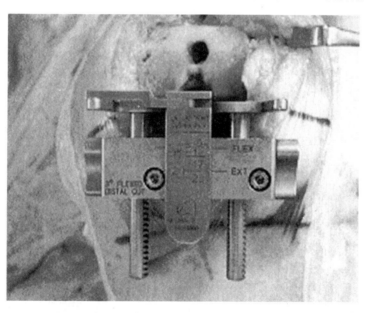

图 15-10　在 40 磅扩张力的作用下，精确测量内、外侧关节间隙，允许精确到毫米

　　使用电凝或 15 号手术刀片在关节内切割松解后外侧复合结构(图 15-11)，沿胫骨切骨水平，从已切除的后交叉韧带外缘开始直到髂胫束的后缘处止，这样就成了一个直角的伸膝间隙。不可切断腘肌腱，它具有限制膝关节过度屈曲的作用，并且可以防止屈膝时的不稳定。腓总神经通常位于关节边缘下＜1cm 的位置，使用电凝切割应小心避免损伤腓总神经。插入间隙垫块并施加一个外翻或内翻力后，内外侧间隙应均等地张开 2～3mm。

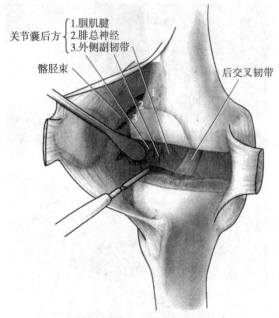

关节囊后方 { 1.腘肌腱
2.腓总神经
3.外侧副韧带

髂胫束

后交叉韧带

图 15-11　对后外侧复合体进行松解以及对髂胫束实施 piecrust 技术后的示意图

若伸膝间隙外侧仍然松解不足的话，可以使用 piecrust 技术松解延长髂胫束，在髂胫束和外侧关节囊上用尖刀做多个水平的穿刺切口，使伸膝间隙的内、外侧张力逐渐达到平衡。

屈曲间隙的平衡是不松解软组织的，主要依靠对股骨切骨的调整来达到屈膝间隙平衡。屈膝位在股骨远端切骨面放置股骨前后髁切骨导向板，同时在切骨导向板后缘与胫骨切骨面之间插入一带尺的扩张器撑开关节间隙，当切骨导向板与胫骨切骨面平行时，股骨旋转对线就正确了（图 15-12）。但在股骨前后髁切骨前应确定胫骨切骨面与胫骨解剖轴垂直以及伸膝间隙软组织是平衡的。内翻胫骨切骨或者内侧过度松解都会导致股骨假体内旋，出现髌骨轨迹不良等问题。如果怀疑旋转对线不正确的话，需要与 Whiteside's 线或者股骨上髁轴反复核对进行检查。

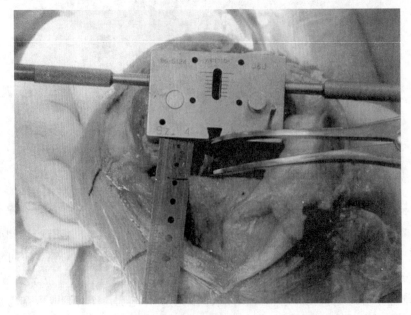

图 15-12　使用带尺的扩张器对股骨远端的截骨进行旋转对线，从而使平衡后的屈膝间隙和伸膝间隙之间成直角

上述步骤完成后,在关节间隙内插入一个适当厚度的间隙垫块,要求是填满屈膝时的关节间隙,分别评估屈膝位和伸膝位的内、外侧关节间隙的平衡性以及屈膝和伸膝时关节间隙的宽度(图 15-13)。如果垫块插入胫股间隙后,屈膝/伸膝间隙对称并呈矩形,当给予一个内翻或外翻力时,内外侧不发生垫块翘起,这样膝关节就已经达到了平衡目的。如果平衡技术未做好,插入垫块后,当施加内翻或外翻应力时,膝关节的内侧或者外侧会出现垫块翘起,那么就需要重新插入带尺的扩张器,再次实施 piecrust 技术。

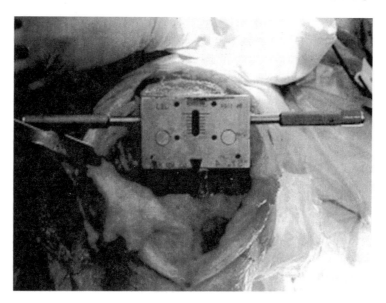

图 15-13　将垫块放入关节间隙中并进行评估

安装假体试件或正式假体后,屈伸膝关节,观察在整个屈膝和伸膝过程中有无间隙不平衡的情况,如果在屈膝时有股骨假体横杆越过胫骨髁间立柱的趋势易致膝关节脱位或者有残留的屈曲挛缩,均需要处理。偶尔会出现伸膝/屈膝间隙不匹配,特别是当膝关节屈曲时比较稳定,而仍有屈曲挛缩时,这就需要进行额外的股骨远端切骨。

如果内侧关节囊韧带结构因外翻牵张而完全松弛,则无论外侧如何松解均不能获得良好平衡,此时,只有施行内侧紧缩技术或者采用限制型假体才能控制冠状面失稳。内侧紧缩技术包括 MCL 止点前移法(图 15-14)或者 MCL 重叠加强缝合法(图 15-15)。

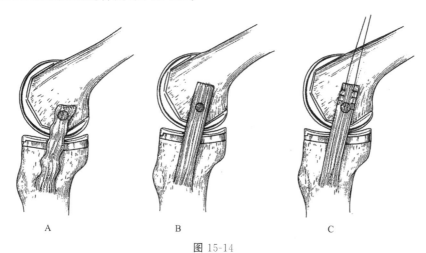

图 15-14

A.用一个画有交叉影像的圈将松弛的 MCL 的上髁端描绘出来;B.从上髁端切除 MCL 以解除 MCL 的松弛;

C.使用锁定式的非吸收性缝线进行缝合以确保在新的位置时韧带的安全,并且在上髁端放置手术钉

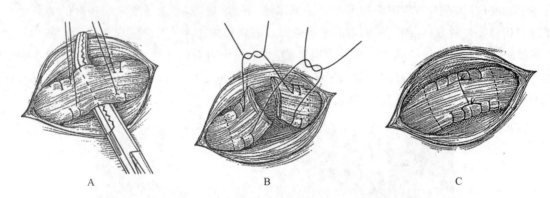

图 15-15　覆瓦状的 MCL 被用来平衡关节间隙

A.使用两条锁定式缝合线进行缝合以使韧带呈覆瓦状,并通过两个缝合端的距离来进行描绘;

B.横断两条缝合线之间的 MCL;C.系上各自的缝合端完成覆瓦状的缝合

屈曲 30°位缝合关节囊,关闭切口。改良髌外侧入路切口的闭合方法:髌外侧关节囊浅层和深层错层缝合,这样可扩展外侧关节囊的面积,松弛髌外侧支持带。中部的髂胫束游离边缘不予缝合,关节囊关闭后将膝关节屈伸活动 0°～120°,检查软组织的顺应性及完整性,此时可进行适当的调整并使用高强度缝线加固,术前紧张的外侧结构此时顺应性良好并使关节得到了良好的覆盖。

3.术后康复　仔细观察有无腓总神经麻痹的征象,如果有,立即将膝关节屈曲,如果神经麻痹症状没有明显改善,那么松开包扎的绷带和敷料。术后一天,拔除伤口引流管后,开始理疗和 CPM 训练,然后根据患者的耐受程度,逐渐负重。

【技术点评】

对于膝关节外翻畸形的患者施行 TKA 的难度较大,尤其是严重外翻畸形＞200 的患者,手术难度要大于膝内翻畸形,术后效果也往往不如膝关节内翻畸形的患者。在膝外翻 TKA 手术入路、截骨方法、软组织平衡以及假体类型的选择等方面尚存在许多争议。Ⅰ型外翻通过适当调整外翻切骨角度和股骨假体外旋角度,就能获得满意的矫正。Ⅱ型外翻是应用外侧十字韧带松解技术和 piecrust 技术的理想适应证。Ⅲ型适宜应用限制型假体或铰链膝。当然,切断腘斜韧带即能取得较好效果,必要时也可一试。

1.手术入路　膝关节外翻畸形的手术入路基本上可分为两种,即髌旁内侧入路和髌旁外侧入路。①髌旁内侧入路是 TKA 经典手术入路,适用于大多数畸形的 TKA,优点是能够提供良好的显露,而且很少发生胫骨和股骨的并发症,手术操作相对容易。由于不切断股四头肌内侧头,直腿抬高影响较小,有利于术后膝关节功能锻炼和康复。其缺点是膝关节外侧显露受限,在膝外翻的手术中易发生髌骨并发症以及髌股关节并发症。②髌旁外侧入路是 20 世纪 80 年代以后开展的手术入路,对于膝关节外翻畸形,其优点是将关节入路及软组织松解合二为一,它保留了内侧关节囊、股内侧肌的附着点和髌骨血液供应之间的连续性,减少了对髌骨血运的不利影响。同时外侧面皮瓣较窄,可直接进入膝关节外侧室,此处也是膝外翻进行韧带平衡时最常涉及的部位。此外,它也矫正了与膝外翻相关的胫骨内旋。其不足之处是对于手术技术要求高,并且由于胫骨结节靠外侧而使髌骨内翻较为困难。假体置换及软组织松解完成后容易导致外侧结构的缺损及切口闭合困难,从而造成外侧皮肤血供不足。同时这种切口也限制了关节内侧结构的暴露。

2.截骨方法　由于大部分膝外翻患者合并股骨外髁发育不良,因此对于外翻膝截骨的认识比较一致。主要方法是:股骨远端切骨时股骨外翻角应设为 3°～5°;行股骨前髁截骨时,根据外翻的严重程度可适当加大外旋角的度数,一般为 3°～6°;注意股骨外髁发育的异常,避免因截骨量不同导致的内外侧结构的进一步不平衡;胫骨平台的截骨尽量以外侧为基准进行切割。外侧缺损<5mm者用骨水泥填充,>5mm者行自体骨移植。另外,建议胫骨平台假体的安装要以胫骨平台的内后缘为参考标准,并彻底清除胫骨平台外后缘的骨赘和游离体。

3.软组织松解及平衡　这是膝关节外翻畸形 TKA 中非常重要的因素,对手术技巧的要求很高。手术方式各种各样,各有利弊。膝关节的外侧结构在解剖上分为三层(图 15-16):第一层包括浅筋膜层、髂胫束、股二头肌筋膜连同其后侧的扩张部;第二层由前面的股四头肌韧带和不完全后面的两条髌股韧带组成;第三层由外侧关节囊组成,在髂胫束后面的后侧关节囊又可分成深浅两薄层,浅层是原始关节囊包括外侧副韧带(LCL)及豆腓韧带(该韧带在股二头肌腱的后面平行于外侧副韧带,连接腓骨和腓肠豆),深层则是后期发育而成,包括弓状韧带和冠状韧带。有学者认为第二层由 LCL、豆腓韧带和弓状韧带组成,第三层是真正的关节囊,还包括后侧髁间的腘斜韧带。尽管在解剖结构上有不同的划分方法,但多数学者都认为外侧结构的松解应该从最紧张的地方开始,其中 LCL 在大多数情况下都需要松解,而且松解先从股骨髁开始。有研究显示,LCL 松解后,如再行腘肌腱松解,会导致外侧伸膝间隙的不对称,因此不主张切断腘肌腱,但也有不同的看法。外翻膝软组织的松解方法基本上分为单纯外翻结构松解和松解外侧结构的同时进行内侧结构的紧缩。对于单纯外侧结构的松解以及松解顺序尚有争议。

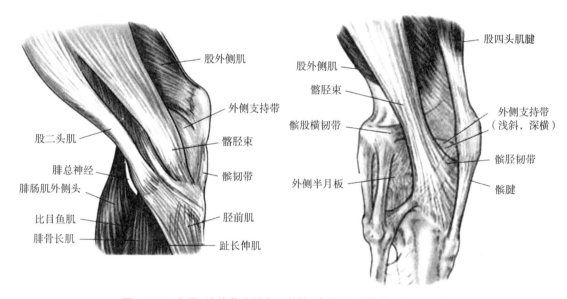

图 15-16　左图:膝关节外侧浅层结构;右图:膝关节外侧深层结构

1979 年,Insall 提出经典的外侧软组织松解四步法:①切除后交叉韧带;②关节内关节平面水平横行切开髂胫束;③关节内股骨外上髁处松解腘肌腱、外侧副韧带;④腓骨止点处横断股四头肌腱。但是这种方法导致膝关节迟发性不稳的发生率很高。

Krackow 等研究发现:松解髂胫束、腘肌腱、膝外侧副韧带和腓肠肌外侧头对屈曲外侧间隙的增加大于伸直外侧间隙的增加,并且建议松解应从膝外侧副韧带和腘肌腱复合体开始,然后可松解后外侧关节囊,最后松解髂胫束,即所谓"从内到外"技术。而 Miyasaka 等则建议松解应从髂胫束开始,然后松解后外侧关节囊,最后松解腘肌腱和膝外侧副韧带,即所谓"从外到内"技术。Whiteside 在手术实践中发现:松解膝外侧副韧带和腘肌腱可矫正屈曲间隙外侧紧张,松解髂胫束和后外侧关节囊可以矫正伸直间隙外侧紧张。他还主张对于 Q 角(股四头肌和髌腱之间的夹角)>20°的患者应行胫骨结节截骨内移手术。

在过去 20 年里,有如此众多的软组织松解方案不断出现,究竟哪种方法更合理,在临床实践中逐渐认识到防止过度松解,才能有效减少限制型假体的使用。限制型假体只有在十分复杂的膝外翻畸形患者才考虑使用。外侧十字韧带松解技术和piecrust技术是近年来比较推崇的方法。

外侧十字韧带松解技术的优点是操作简单,绝大多数的严重外翻畸形皆有效,多数情况下不需要对外侧副韧带和腘肌进行松解,因为它们是屈膝时外侧的主要稳定结构。如果为了达到伸膝位平衡最终需要对外侧副韧带进行松解时(大约在10%比例),那么会对屈膝位的平衡产生相反的影响。这项技术对于改善髌骨轨迹和维持韧带平衡具有良好的作用。这种外侧支持带的十字形松解法对大多数严重膝外翻畸形来说比较安全、可靠,可以保留后交叉韧带,获得矢状面上与内衬的更好吻合。

Pie-crust技术的可重复性好,与外侧入路技术和内侧软组织重叠缝合技术相比,它对技术要求不是很高。长期随访中,在疼痛缓解、关节稳定性和力线矫正方面均没有随着时间而减退。伸直位髂胫束紧张是造成腓总神经损伤的原因,piecrust技术有效地缓解了髂胫束的张力,缓解了腓总神经压力,术后并发腓总神经麻痹的几率为0~4%。Mihalko等的解剖研究显示腓总神经距离膝关节后外侧角表面约6~12mm。一般情况下,主观的内/外侧平衡实际上有84%~89%是相差在1mm以内,屈膝/伸膝间隙平衡则相差不超过3mm。而利用piecrust技术的精确测量,内/外侧平衡误差在1mm以内者达到95%~100%,屈膝/伸膝间隙平衡相差3mm的比率为95%。

4.假体类型的选择　关于膝外翻畸形TKA使用何种类型的假体仍有争议,分歧主要在于是否需要保留后交叉韧带。赞成者认为PCL可保持膝关节运动时股骨髁的后滚运动,使胫股关节接触点后移,增加股四头肌的力臂,提高股四头肌的力量,改善膝关节的稳定性和爬高能力,同时能吸收和分散膝关节运动过程中骨与假体界面间的剪切力,降低假体的松动率。而且,膝外翻手术中,为了获得更为一致的屈膝/伸膝间隙,有时松解会造成关节外侧软组织的松弛,后交叉韧带的保留有利于维持置换术后的稳定性,手术前后关节间隙高度变化小,关节力学更接近生理,可明显减少髌骨弹响征的发生,术后膝关节屈曲角度较大。反对意见则认为:保留后交叉韧带对其张力要求甚高,手术中难以达到满意的内外软组织平衡。对于矫正外翻畸形,后稳定型假体有其内在优势:第一,基于轮柱结构的设计和关节接触面的吻合度,使得后稳定型假体比交叉韧带保留型假体更具有稳定性。第二,后稳定型假体容许股骨和胫骨假体部件有更多的外置,这样有助于髌骨轨迹的改善,减少外侧支持带松解的机会(图15-17)。

对严重膝外翻患者主张应用PCL保留型的TKA,除非PCL本身严重受损和无功能。在手术中应避免PCL张力过高,根据实际情况可以对它作适度的部分松解,减少迟发性韧带断裂和膝关节术后不平衡的发生。手术中胫骨近端切骨时,应尽量少切骨质,在胫骨平台下4~6mm切骨,不应超过10mm。因为切骨越多,术后PCL的张力就越高,而且胫骨近端切骨越多,胫骨假体发生松动的可能性越高。所以为了防止损伤后交叉韧带的附着点和其下方的骨质,可于交叉韧带的附着点的前缘垂直切骨面钻入2~3枚导向钉(深度约1.0cm)进行保护。

对于外侧结构明显紧张的病例,软组织松解过程中要注意保持韧带的完整性不被破坏的前提下进行,如果不慎松解过度,破坏了外侧韧带的完整性,则可能需要使用铰链型假体。对于内侧结构明显松弛的病例,通过增加外侧结构松解并使用加厚胫骨平台垫的方法获得内外侧间隙的平衡,可不用内侧结构紧缩技术。但无论膝关节畸形状态如何,术前均应常规准备铰链型假体以防出现膝关节不稳而使术者选择假体时出现被动。

【小结】

严重的膝外翻畸形常合并存在一些骨和软组织的特征性改变,手术关键在于正确矫正膝外翻畸形,确立合适的股骨假体旋转对线,获得良好的髌股轨迹,术中、术后注意对腓总神经的保护。手术中的技术要点包括:①强调最少限度地切骨,无论是股骨侧还是胫骨侧。有时,股骨外侧甚至截不到骨。即使对于严重的畸形,仍然使用平均厚度为 10.6mm 的聚乙烯衬垫,这也反映了保守切骨的观点。②股骨假体的旋转对线应由屈膝时的间隙平衡所决定。屈膝间隙平衡参照胫骨的解剖轴线实施,股骨假体在额面的旋转对线应垂直于此轴线。③外侧软组织松解推荐方法——外侧十字韧带松解技术和 piecrust 技术。④如果后交叉韧带无明显病损,应尽可能采用后交叉韧带保留型假体。

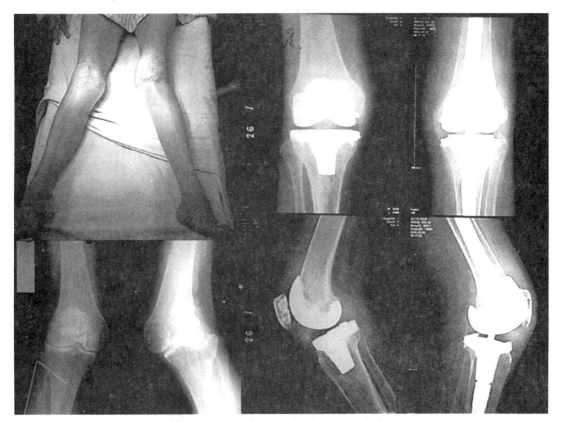

图 15-17 患者,女性,69 岁,双膝骨性关节炎,右膝外翻 34°,左膝外翻 12°,影像学显示胫骨外侧平台和股骨外侧髁明显骨缺损,以右膝为著,右膝外侧软组织严重挛缩,双膝外翻畸形,施加手法内翻均无法矫正。手术中,右膝采用后稳定型高限制性膝关节假体,左膝采用后稳定型标准膝关节假体。手术后关节活动度双膝均达到 120°,效果良好

三、重度屈曲挛缩畸形

【概述】

膝关节屈曲挛缩畸形在膝关节类风湿关节炎患者中十分常见,特别是那些病程长,不能行走,须卧床或依靠轮椅者,其固定性畸形可达 90°,甚至更多。发生这种畸形的原因为:炎症早期屈膝位时膝关节容量较大,可减轻关节肿胀引起的疼痛,但后期滑膜及关节囊纤维变性、增厚、后关节囊挛缩、粘连,以至出现纤维性或骨性融合,畸形即被固定。

现在的研究已经表明骨赘增生和软组织挛缩是导致屈膝挛缩和内外翻畸形的主要原因,前方骨赘直接妨碍胫股关节伸直,或者在后方顶紧软组织阻碍膝关节伸直。慢性炎症或关节退变畸形还可继发侧副韧带和后方软组织的挛缩,患者为了减轻伸直疼痛,喜好屈膝 30°～45°。

屈膝畸形按其严重程度可分成轻、中、重度。轻度屈膝畸形的屈膝角度≤20°;中度屈膝畸形的屈膝角度为 20°～60°;重度屈膝畸形的屈膝角度≥60°。严重的屈曲挛缩常伴有胫骨的向后半脱位、膝外翻畸形、

胫骨外旋以及股二头肌和髂胫束挛缩等。有人认为屈膝畸形超过 60°者,应列为 TKA 手术的禁忌证。但是一些国内外学者经过临床实践摸索,认为这些严重屈曲挛缩畸形的患者经过恰当的手术处理和积极的术后康复,仍然可以获得较为满意的临床效果。

【难点分析】

1.屈膝畸形≥60°的严重挛缩畸形的完全矫正。

2.同时合并膝内翻或膝外翻时的矫正。

3.矫正屈膝畸形是先松解软组织还是先切骨。

【关键技术】

患者送入手术室,在麻醉松弛状态下检查者被动伸直膝关节所获得的屈曲角度为真实的屈曲挛缩角度;手术入路通常选择髌旁内侧入路,对于屈曲挛缩,尤其是 OA 患者,须彻底清除髁间窝骨赘和膝关节后方的骨赘和游离体(图 15-18)。

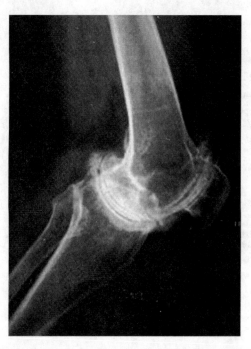

图 15-18　骨关节炎的前方骨赘直接妨碍胫股关节伸直,或者在后方顶紧软组织阻碍膝关节伸直

1.彻底松解软组织

(1)首先松解侧副韧带,膝内外侧副韧带并非位于膝内外侧正中,而是稍偏后。处理时,应首先松解侧副韧带与股骨、胫骨的粘连,然后作股骨远端切骨或者胫骨近端切骨,减轻侧副韧带张力,使膝关节能够获得更多的屈伸活动范围(虽然不能完全伸直),达到冠状面力线基本正常。对内翻畸形的 OA 患者,由于侧方松解常需延续至内侧后角,经侧方松解后,屈曲挛缩已可获得一定程度的矫正。

(2)然后切除内外侧半月板和前交叉韧带,进行后关节囊松解。后关节囊松解只有在伸膝时内外侧松弛度已恢复正常时方能施行(做侧方应力试验,内侧张开 2～4mm,外侧张开 2～5mm)。如果是膝内翻,经韧带平衡后仍然残留屈曲挛缩,应先松解后内侧关节囊,然后视情况再松解后外侧关节囊。严重的屈曲挛缩需要极度屈膝,紧贴股骨髁和胫骨平台后方关节囊折返处分别向上、向下剥离粘连的后关节囊,重建后隐窝。然后,沿膝关节线横行切开松解后关节囊(注意避免切割过深,损伤膝关节后神经血管),离断膝关节内外侧副韧带后方深层组织,即膝关节囊内外侧后角处紧缩的关节囊,同时将腘斜韧带彻底松解。该韧带为半膜肌反折部，与后关节囊相融合，长期屈膝挛缩，此部分肥厚、挛缩，限制膝关节充分伸直，必须予以彻底松解。

（3）必要时切除后交叉韧带，选用后稳定型假体。从正常生物力学角度考虑，后交叉韧带不是导致屈膝畸形的原因，对于 TKA 术中后交叉韧带是否切除，尚有争议。我们的体会是，若能保存结构正常的后交叉韧带，会最大限度地维持膝关节自然稳定性，减少假体-骨水泥-骨组织界面剪切力。但在高度屈膝畸形，由于长期屈膝挛缩，后交叉韧带明显短缩，而妨碍膝关节伸直，切除后交叉韧带将有利于良好显露、松解后关节囊的手术操作及假体的正确安置。当然，在高度屈膝畸形的患者中，挛缩的组织除后关节囊外，还可有腘绳肌、腓肠肌，甚至筋膜以及皮肤等。对于合并膝外翻畸形者，往往后交叉韧带更显紧张，这与后交叉韧带的解剖走向有关，它是属于偏内侧的韧带结构，在外翻膝患者中屈膝时更紧张。用 0.5 英寸的弧形骨凿将其胫骨附着处带骨片松解，这部分凿下的带韧带骨片愈合后会上移，使得屈膝时既能保持其功能又不致过紧。

屈曲挛缩畸形的屈膝间隙大于伸膝间隙，所以有建议选择股骨假体尺寸应偏大些，以增加屈膝间隙的稳定性）。

2.适当切除骨组织　对屈膝畸形，先行软组织松解，还是骨组织切除，尚无固定模式。对于挛缩粘连严重，甚至有纤维性强直或骨性融合者，只能采用先切除骨组织（包括股骨髁远端、后方及胫骨平台）的方法达到显露后关节囊的目的，然后再行彻底软组织松解，清理股骨髁后方的骨赘和游离体。一般首先根据选用的 TKA 手术器械和假体型号切除股骨髁远端和胫骨平台部分骨组织。然后对高度屈曲畸形的后关节囊、侧副韧带等软组织进行松解，股骨切除量的多少受侧副韧带起点位置的限制。适当增加股骨远端和胫骨近端的骨组织切除，是纠正高度屈膝畸形的方法之一。切除量过多可引起术后韧带松弛，屈曲位稳定性差与伸膝装置相对延长。同时胫骨上端切除过多还可导致假体下沉。因此 TKA 术中，不能以牺牲术后稳定性和活动功能为代价，不适当地切除大量骨组织，一味追求术中屈曲畸形的完全纠正。在首次骨切除和随后软组织彻底松解的基础上，屈伸患膝，根据关节屈-伸间隙，判断是否需要再次切除骨组织以及切骨量。值得提出的是，在 TKA 手术中，普遍遵循的"关节屈.伸间隙对称"原则，是有条件的，前提是保持软组织平衡。对高度屈膝畸形患者，如盲目按"关节屈-伸间隙对称"原则，虽可纠正屈膝畸形，但由于过多切除股骨髁远端骨组织，术后膝关节屈曲位不稳。对高度屈膝畸形患者，通过彻底松解软组织，其残存屈曲畸形可减少至 25°以内。此时，再根据"关节屈-伸间隙对称"原则，适当切除股骨髁远端骨组织，即可完全纠正屈曲畸形。

切骨量的多少可参照下面方法：屈伸膝关节，测量伸直位和屈曲位的关节间隙。若膝关节能完全伸直，且伸直和屈曲间隙相同，或屈曲间隙大于伸直间隙在 4mm 以内，说明软组织已达到良好平衡，可按常规技术进行胫骨、股骨切骨。若膝关节能完全伸直，但膝关节屈曲间隙超过伸直间隙达 4～6mm，说明已基本达到软组织平衡，可按常规平面进行胫骨切骨，但股骨远端需较常规多切骨 2～4mm，若膝关节残留屈曲挛缩在 10°以内，且屈曲间隙大于伸直间隙达 6mm 以上，提示软组织未能达到基本平衡，此时，可在胫骨侧少切骨 2mm，而在股骨侧多切骨 4mm，以获得最佳伸屈平衡（图 15-19）。

对少数二次切除骨组织后，屈膝畸形仍为 25°左右者，可以采用术后持续牵引或通过 CPM 机训练逐渐矫正。切忌术

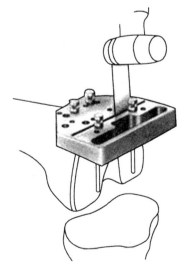

图 15-19　TKA 术中增加股骨远端切骨的方法

中过分强调完全伸直,甚至手法矫正,这样容易造成术后腓总神经牵拉性瘫痪以及下肢血运障碍。

关闭伤口时如发现存在股四头肌松弛,应作切口内外侧的错位缝合,即:向近端牵拉髌骨上极水平的外侧关节囊消除远端松弛,然后再行缝合(图 15-20)。

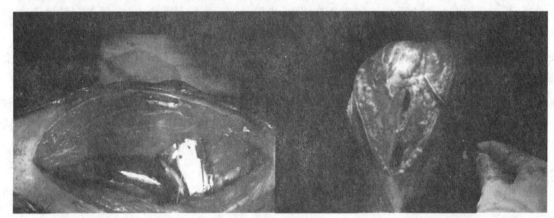

图 15-20 关闭伤口时如发现存在股四头肌松弛,应作切口内外侧的错位缝盒

3.术后康复阶段的继续矫正 常规术后伸膝位石膏托固定 3 天,术后第 4 天起作 CPM 训练,夜间继续石膏托伸膝位固定或持续牵引,维持数周。对术后残余屈膝畸形,可通过牵引、系列石膏托固定,必要时麻醉下手法按摩等予以矫正。随访中发现随着术后功能活动的恢复,活动量的增加,TKA 术后残余屈曲畸形会逐渐得到缓解,并且在术后半年至 1 年内,膝关节的侧方稳定性还会进一步提高。

【技术点评】

1.关于切骨 Mihalko 等认为膝关节屈曲挛缩不应常规采用股骨远端 2 次切骨,不仅会使伸直位的膝关节线水平发生改变,减少股骨假体后髁与骨面的接触面积,且切骨量过多还可能影响肢体的长度,过多的股骨远端切骨(增加 6mm)还可减弱股四头肌张力,使患者术后主动伸膝能力下降,若未能积极进行股四头肌康复锻炼,最终可形成继发性屈曲挛缩。在清除骨赘和韧带平衡之前常规增加股骨远端切骨量是错误的。

Whiteeide 主张对于严重屈曲挛缩患者应选择尺寸偏大的股骨假体,因此增加了胫骨近端切骨量,从而使伸膝间隙变得松弛,同时不会导致屈膝不稳。他认为采用这个办法,98%的屈曲挛缩患者在初次人工膝关节置换手术时都不需要增加股骨远端切骨,否则需要寻找除韧带挛缩、骨赘增生以外的其他引起屈曲挛缩的因素。

2.关于假体选择 对于是否切除后交叉韧带,选用后稳定型假体目前仍有争议,Mihalko 等和 Whiteside 等均认为后交叉韧带主要在膝关节屈曲时起作用,切除后能显著增加屈曲间隙,但对伸直间隙影响较小。为此,选用后稳定型假体不利于软组织的平衡,Lombardi 等则认为膝关节屈曲挛缩时后交叉韧带亦发生短缩,当屈曲挛缩达到Ⅱ度(10°～30°)或Ⅲ度(>30°)时,多需切除紧张的后交叉韧带以达到软组织平衡,膝关节屈曲挛缩时屈曲间隙与伸直间隙的差异随畸形程度的增加而增加,>30°以上者多需行股骨远端 2 次切骨,关节线已高出正常水平,后交叉韧带很难发挥正常功能,且高度屈曲挛缩多见于 RA 患者,其后交叉韧带已有破坏,为此,常规切除后交叉韧带,并选用后稳定型假体比较合适。

限制性越高的假体越容易引起假体松动,影响假体的长期使用寿命。因此,高限制型假体的使用应慎重,特别是对于年轻患者。手术中侧副韧带的功能状况和内外侧韧带平衡状态决定了假体的使用类型。屈曲挛缩畸形矫正后早期伸膝装置的暂时性失功能容易导致胫骨的向后脱位,但这种情况会随着伸膝装置的失功能状态和软组织愈合逐渐改善。在深度屈膝并伴有旋转时膝关节最容易发生后脱位,如果股骨远端增加切骨超过 2mm 和(或)需要切除 PCL,方能达到膝关节完全伸直,建议使用 PS 或者更为限制性的假体(图 15-21)。术中强调对矢状面和冠状面的平衡仔细评估后,再确定应用的假体种类,而不是根据术前畸形的严重程度。我们建议股骨远端的增加切骨量在 2mm 以内或者侧副韧带松解后出现不稳者,可以使用非铰链式的后稳定型限制性假体(PSC)。如果为了使膝关节完全伸直,必须牺牲屈膝间隙的稳定性,屈膝时 PSC 假体仍然有脱位的可能,应该使用旋转铰链式膝关节假体。遵循此原则,94%的患者可以矫正屈曲挛缩至 10°以内,80%的患者效果良好。

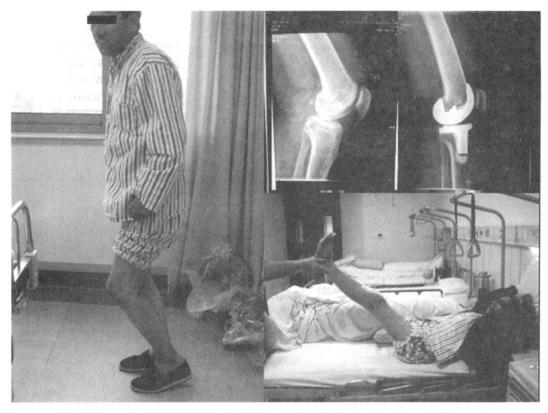

图 15-21　患者,男性,65 岁。长期体力劳动,入院诊断:双膝骨性关节炎,其中左膝屈曲挛缩 50°,右膝完全伸直。左膝 TKA 手术后完全伸直,术中股骨远端增加切骨 2mm,充分松解软组织后以带延长柄的髁限制型假体稳定膝关节

3.关于 RA 与 OA 屈曲挛缩的治疗差异　膝关节屈曲挛缩与膝关节疾病性质和程度有着明显的相关性。RA 患者由于发病早,病程进程较快,多累及全关节,较 OA 患者更易形成屈曲挛缩。同时,高度屈曲挛缩在 RA 患者中更常见。重度的屈曲挛缩畸形在施行 TKA 手术前应积极使用支具、矫正石膏、骨牵引或者关节松解手术等方法使屈曲挛缩降低至 45°以下＝RA 患者更强调术前的矫正,通过积极的非手术治疗,多数 RA 患者可以获得明显的改善,有的甚至完全伸直。OA 患者的屈曲挛缩更强调在手术中完全矫正,如有残留则术后很难彻底恢复;RA 则不同,根据 Scott 的建议,＞45°屈曲挛缩 RA 患者不必在术中完全矫正,可遵循 1/3 原则,患者术中可残留一定的屈曲度数(45°残留 15°,60°残留 20°,90°残留 30°),术后通过训练可继续得到改善。

绝大多数 OA 患者的屈曲挛缩程度与膝关节内外翻畸形的程度有相关性,内外翻愈严重,屈曲挛缩也愈明显。作者王友等研究显示屈曲挛缩小于 40°患者中,内外翻越严重,单纯行一侧侧副韧带和后关节囊松解即可矫正屈曲挛缩的概率越高,说明 OA 所致的屈曲挛缩与挛缩的侧副韧带和后关节囊紧张有着密切的联系(图 15-22)。

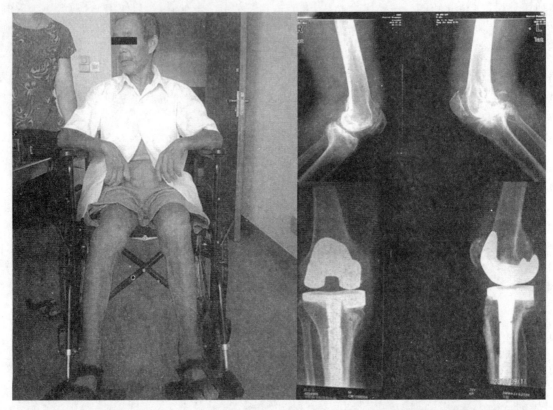

图 15-22 患者,男性,72 岁。双膝骨性关节炎,右膝固定屈膝 60°畸形,左膝固定屈膝 50°畸形,生活质量低下,接受双膝 TKA 手术,图示右膝手术后屈曲挛缩畸形得到矫正,伴有内翻和胫骨内侧骨缺损也同时得到较好的处理

4.关于手术的顺序　Berend 等归纳了严重屈曲挛缩畸形患者施行人工膝关节置换的手术顺序。

第一步:内侧显露,骨赘清除,后方关节囊和软组织松解。

第二步:股骨远端标准切骨后常规增加股骨远端切骨 2mm,应用标准的 CR 试件和 TKA,彻底的韧带松解平衡。

第三步:如果屈曲挛缩未完全矫正,切除 PCL,采用 PS 假体。

第四步:如果屈曲挛缩仍未矫正,再增加股骨远端切骨 2~3mm,安装 PS 假体试件。

第五步:如果屈曲挛缩仍未矫正,继续软组织松解直到能够完全伸直,如果因此出现不稳,则采用 PSC 假体。

第六步:如果仍然存在不稳或者需要进行双侧侧副韧带松解来达到完全伸直,则需要采用 RH 假体。

注:CR:交叉韧带保留型;PCL＝后交叉韧带;PS＝后稳定型;PSC＝后稳定型限制性;RH＝旋转铰链。

【小结】

理想的膝关节功能需要关节能够完全伸直,残留的屈曲挛缩会削弱患者的行走能力,增加能量消耗,减慢行走速度。若要重新获得膝关节的完全伸直,手术医生必须对屈曲挛缩的病理机制非常清楚,哪些因素是导致屈曲挛缩的原因,并且在手术中能够针对性的处理。手术中通过彻底清除骨赘和良好的软组织平衡就能纠正绝大多数的屈曲挛缩畸形。对于≥60°的严重屈曲挛缩,尤其是炎症性关节病所致的屈曲挛缩,术前就应采取措施使挛缩纠正至<45°。股骨远端增加切骨量(2 次切骨)有助于增大伸直间隙,在清除骨赘和韧带平衡之前常规增加股骨远端切骨量是错误的。后交叉韧带是否需要松解或切除关键是看能否减少屈膝时的过度后滚,最后再根据情况作股骨远端附加切骨以达到完全伸膝。严重的屈曲挛缩患者的后交叉韧带亦发生明显短缩,手术中多需切除紧张的后交叉韧带以达到软组织平衡,宜选择后稳定型假体。

(高怀银)

第二节　特殊病种膝关节置换

一、类风湿关节炎

【概述】

类风湿关节炎是系统性炎性疾病在骨关节局部的损害表现,以对称性的手、足、腕、踝、肘、肩、颈椎等关节受累为特征,90%的类风湿关节炎患者最终累及膝关节,65%～70%的患者累及双膝。人工膝关节置换术是对晚期严重关节受损、变形、功能障碍的唯一有效的方法,类风湿关节炎患者接受 TKA 手术的时间要比骨性关节炎平均年轻 10 年。晚期类风湿关节炎,常常出现严重的骨质疏松、脆弱的软骨下骨、显著的软组织畸形等问题(图 15-23),影响着人工关节的长期使用寿命。

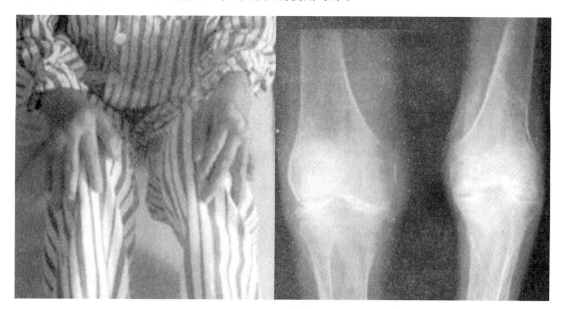

图 15-23　晚期类风湿关节炎常出现严重的骨质疏松,脆弱的软骨下骨,显著的软组织畸形等问题

人工关节置换不是为了解决类风湿关节炎患者炎性关节疼痛的问题,炎性关节疼痛可以依靠药物和物理治疗来控制。当疾病病程已久,炎症侵犯关节软骨导致活动性的关节疼痛才是人工关节置换的手术指征,另一个手术指征是关节强直于非功能性体位,妨碍了患者的日常行走功能,患者有强烈改善生活质量的意愿。

类风湿关节炎的手术时机应选择在病情稳定,炎性指标如 CRP、ESR 等基本正常,病人营养状况、身体抵抗力较好的情况下。然而,临床上许多患者常等到疼痛无法忍受时方下定决心接受手术,此时,CRP、ESR 等炎性指标常常很高,膝关节疼痛明显,且用药控制效果不佳,许多医生不知何时让病人接受手术。这些病人因为膝关节症状明显,CRP、ESR 等炎性指标虽然很高,在排除感染的前提下,应果断决定手术,手术中将关节炎性滑膜清除,可以有效控制类风湿关节炎的病情,同时恢复膝关节的功能。

【难点】

1.骨质疏松对 TKA 手术的影响。

2.TKA术中髌骨的处理。

3.严重的屈曲挛缩畸形的处理。

【关键技术】

类风湿关节炎晚期患者常有颈椎受累,全身麻醉气管插管有时比较困难,首选椎管外麻醉,术后还能根据需要经留置管给药镇痛。

TKA手术中观察到的滑膜一般是纤薄和瘢痕化的,无需特别处理。如果呈急性炎症状态,应彻底切除关节滑膜,减少术后疼痛,清除所有关节软骨残余物防止刺激滑膜炎的复发。滑膜切除应注意保留股骨前方与滑膜之间的脂肪组织,防止前方粘连和瘢痕化妨碍关节功能。

类风湿关节炎患者的软骨下骨质量差,一方面是因为类风湿关节炎本身对骨的损害,另一方面是因为患者长期使用激素,有些患者入院后仍然在服用维持剂量的激素。软骨下骨是假体固定的基础,对类风湿关节炎患者推荐使用骨水泥固定假体,骨水泥固定时,应将骨水泥刻意压入切骨面的骨小梁间隙中,增加固定强度。假体选择以低限制型假体为佳,避免限制型假体产生的剪切力导致假体/骨界面的松动,95%的类风湿关节炎患者后交叉韧带形态和功能完好,应尽量保留,选择CR假体,发挥股骨髁后滚效应,获得良好的屈曲度和伸膝功能。同样,因为骨质疏松,在切骨和装配假体时应防止暴力,以免造成过多的骨丢失和骨破坏。术中如果发现关节一侧的骨缺损较多,可以取另一侧切下的骨作移植加强。胫骨近端不宜过多增加切骨,切骨过低使得胫骨金属托承载面积减少,容易引起假体松动。

类风湿关节炎对骨破坏的另一个特征是:骨内出现较多的囊腔,这些囊腔在普通的X线片上常常不能被发现,有时囊腔的体积较大,TKA手术应作相应处理。可以用切骨的自体骨或者异体骨制成颗粒状填充缺损,如果骨缺损较大,需使用带延长柄的假体跨越缺损区(图15-24)。

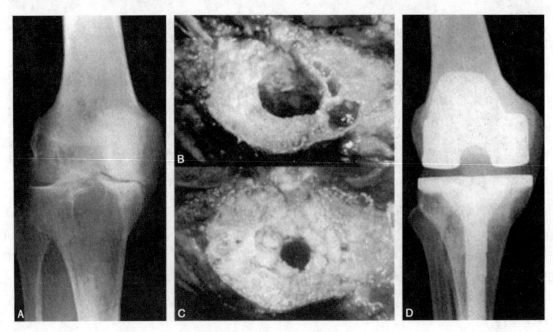

图15-24

A.X线片上胫骨近端有一大的囊性骨缺损区;B.术中清除囊腔内软组织后出现的巨大包容性骨缺损;

C.骨缺损区用颗粒状自体骨打压植骨修复;D.保留后交叉韧带,使用CR假体,延长柄跨越植骨区

类风湿关节炎患者的髌骨骨质薄弱,厚度常不足以达到置换髌骨的条件,髌骨成形术是一种适宜的选择(图15-25):手术中将包括软骨在内的关节面削去2～4mm的厚度,消除残余关节软骨可能产生抗原刺

激的担忧,去除边缘的骨赘,根据滑车形态对髌骨内、外侧面进行修整成形以获得良好的匹配,髌骨周缘以电刀烧灼一圈以达到部分去神经化的作用。

类风湿关节炎患者韧带松弛,多数无固定畸形,施加压力常可呈过伸状态,因此手术中不要作无谓的韧带松解,对这些病人剩下5°的屈曲挛缩比较合适,术后通过物理治疗和韧带放松可以获得纠正。

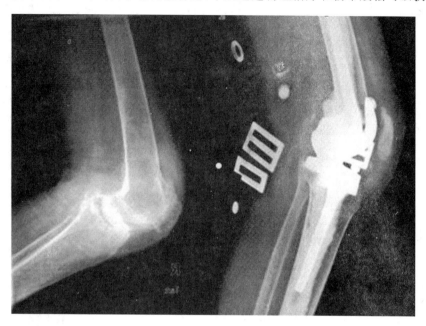

图15-25　类风湿关节炎患者的髌骨骨质薄弱,厚度常不足以达到置换髌骨的条件,髌骨成形术是一种适宜的选择

膝关节屈曲挛缩畸形在类风湿关节炎患者中很常见,特别是那些病程长,不能行走,须卧床或者依靠轮椅的病人,其固定畸形可达90°,甚至更多。发生这种畸形的原因为:炎症早期屈膝位时膝关节容量较大,可减轻关节肿胀引起的疼痛,但后期滑膜及关节囊纤维变性、增厚、后关节囊挛缩、粘连,以至出现纤维性或骨性融合,畸形即被固定。当膝关节屈曲挛缩畸形≥60°,手术前应积极使用支具、矫正石膏、牵引或者关节松解手术等方法纠正部分功能性畸形,使其畸形减小至<45°。介绍一种实用的顺序手法松解、矫正石膏固定的方法,具体操作是在硬膜外置管麻醉下,连续手法松解,在矫正的屈曲度数基础上增加5°施行石膏固定,每天手法矫正,更换石膏,直到伸直不能改善为止。有些病程较长的类风湿关节炎,可在TKA手术前先施行关节镜下松解或者直视下切开松解。

在TKA手术前,患者麻醉后再次检查膝关节的屈曲挛缩情况,此时肌肉处于松弛状态,测得的屈曲角度为真实的屈曲挛缩角度。Scott建议:对于类风湿关节炎的炎性屈曲挛缩>45°者,手术矫正应遵循1/3原则(图15-26)。即屈曲挛缩45°手术结束时残留15°,屈曲挛缩60°手术结束时残留20°,屈曲挛缩90°手术结束时残留30°。术后残留10°～15°的屈膝畸形不会明显影响膝关节功能,宁可残留轻度的屈膝畸形,也不要过度矫正而出现关节过伸。

通过清除骨赘、松解软组织以后,仍然不能伸直膝关节,可以增加股骨远端切骨量,但是股骨远端切骨过多会引起关节线抬高,股四头肌伸膝迟滞以及减少股骨假体在股骨后髁上的有效固定面积。股骨远端切骨的增加量应严格控制在2～4mm范围内。

固定外翻畸形是类风湿关节炎患者另一个常见的畸形。外侧副韧带、关节囊、髂胫束和腘绳肌均挛缩而内侧松弛,手术中逐步松解外侧挛缩组织,先切开松解外侧支持带,再松解髂胫束,最后从股骨止点处松解外侧副韧带,以达到膝内外侧的平衡。

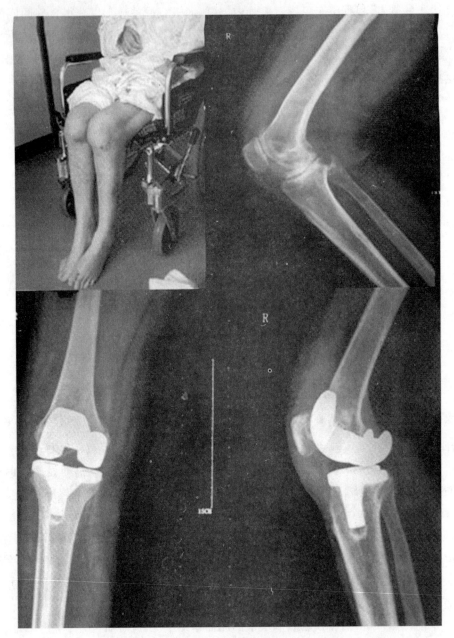

图 15-26　类风湿关节炎的炎性屈曲挛缩术前屈曲挛缩接近 90°，术后矫正残留约 25°屈曲挛缩

　　对于膝关节畸形特别严重的病例，两个平面或三个平面上均存在畸形的病例并不少见（例如外翻合并屈膝和外旋畸形），这种病人无论术者作何努力，软组织平衡均不能有效达成，需要使用限制性较高的假体。因为类风湿关节炎严重畸形的病人常常合并严重骨质疏松，限制型假体容易引起松动，因此必须联合应用延长柄，这样才能有效分散假体/骨界面的应力。

　　【技术点评】

　　1.类风湿关节炎活动期能否手术　晚期类风湿关节炎患者营养状况较差、长期服用激素或者免疫抑制剂等药物使得身体抵抗力下降。TKA 手术前应努力改善患者的营养状况，待病情稳定时施行手术为宜，然而有时膝关节局部的急性炎性症状较重，排除感染的情况下亦可手术，手术中切除炎性增生的组织可以明显改善症状。Laskin 认为清除所有关节软骨就能有效抑制免疫反应，减少复发性滑膜炎的发生，广泛的滑膜切除并无必要,反而会增加关节粘连的机会。

2.TKA 手术中是否置换髌骨 TKA 手术中是否置换髌骨是外科医生常常争论不休的问题。主张常规置换髌骨的医生认为:残留的髌骨软骨会释放抗原刺激关节滑膜产生炎症反应。然而循证医学证明 TKA 术后的膝前痛症状与术前髌骨疼痛、术中发现的髌骨软骨退行性变程度无直接关系。许多类风湿关节炎患者平素活动量少,又兼服用甾体类药物导致骨质稀疏,髌骨骨量不足以牢固固定髌骨假体。亚洲人的髌骨较小,更不适合接受髌骨置换。此外,常规置换髌骨可能带来髌骨骨折、假体松动磨损、局部骨坏死、髌骨不稳、伸膝装置断裂、髌骨撞击症等一系列并发症。基于以上原因,常规置换髌骨不是一个明智的选择,对于磨损和变形的髌骨,施行髌骨成形术实为上策。

【小结】

类风湿关节炎较骨性关节炎畸形重,TKA 手术操作难度大,然而患者长期遭受病情折磨,生活质量低下,TKA 术后满意度较高。手术不仅置换了病变的关节,同时也切除了炎性组织,有效地改善了临床症状。

类风湿关节炎患者骨赘增生不明显,以软组织挛缩为主,屈膝挛缩>60°的患者并不少见,对于这些病人应采取非手术和手术相结合的方法来治疗,术中可以残留轻度的挛缩,留待术后继续改善。类风湿关节炎患者骨质疏松严重,术中宜选择骨水泥固定的假体,髌骨置换容易产生较多并发症,适宜施行髌骨成形术。

二、青少年类风湿关节炎

【概述】

青少年类风湿关节炎(JRA)的发病年龄≤16 岁,有一个或多个全身关节受累,表现为持续的炎性疼痛,病程超过 6 周,排除其他引起关节疼痛原因的,可以确立诊断。患病率 0.3‰～0.5‰,大约 20% 患者存在明显的关节功能障碍,其中膝关节受累最多见,X 线表现:严重的软骨破坏,不伴有骨赘生成,广泛的骨疏松,皮质变薄,干骺端增粗,而骨干部和髓腔变细,源于长骨髓腔管化异常所致(图 15-27)。常见骨的旋转畸形以及多个平面畸形。

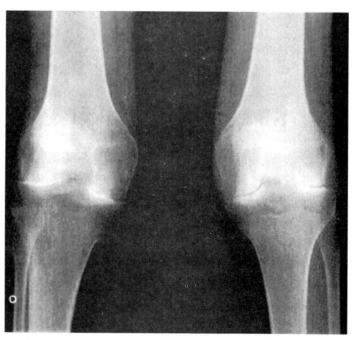

图 15-27 青少年类风湿关节炎患者的关节间隙消失,不伴有骨赘增生,骨皮质纤薄

　　TKA 手术治疗青少年类风湿关节炎已经有 20 多年历史,取得了满意的临床效果,有效缓解关节疼痛和恢复关节功能。多数临床研究报告假体 5 年生存率达到 97% 以上。关节疼痛和功能障碍是 JRA 患者接受 TKA 的两大原因,其他原因包括改善关节活动、矫正关节畸形、消除慢性肿胀等。由于儿童骨骼形态较小,并且常有骨骼发育不良,比成人型类风湿关节炎处理更困难,更有挑战性,所以本节专门对此疾病予以讨论。

【难点分析】

　　如何选择正确的假体大小? JRA 患者年龄小,骨骼形态也小,并且常有骨骼发育不良。因此手术前应作充分准备,应用模板测量技术选择正确的假体大小。具体方法是:拍摄下肢全长负重位 X 线片,注意屈膝挛缩时拍摄的膝关节 X 线片容易使假体估计偏大。术前应向假体提供公司询问最小尺寸的假体型号以备手术之需。少数患者身形瘦小,骨骼纤细,需要定制假体才能满足要求。

　　1.如何选择手术时机　骨骼发育未成熟是 TKA 手术的相对禁忌证,坚硬的金属假体与骨的弹性模量不匹配会干扰骨的生长,引起骨生长畸形,植入假体后也容易发生假体周围骨折。其他相对禁忌证包括:全身或局部感染,严重的膝过伸畸形或者股四头肌无力,Charcot 神经源性关节病。对于多关节受累的患者,建议先行 THA,再行 TKA。髋关节置换术后有助于僵硬的膝关节活动度的改善,以便在 TKA 手术中更好地获得软组织平衡。此外,膝关节疼痛可能是髋关节疾病的感应,THA 手术后即可消除疼痛。术前还须对上肢关节受累程度进行评估,特别是 TKA 手术后需要在上肢帮助下行走的病人。

　　2.如何矫正屈膝畸形　在手术前应用石膏或支具、手法松解等方法改善挛缩的程度,残留的屈膝畸形在手术中或手术后继续进行矫正。屈膝挛缩矫正的具体方法参见成人类风湿关节炎的处理。

　　因为青少年类风湿关节炎患者均为儿童,要特别注意手术对他们的心理影响,尽量缩短他们离开学校和家庭的时间。手术者应与类风湿性疾病专家、理疗师、护士、心理医生、麻醉师、家长共同组成一个治疗小组以期获得理想的治疗结果。

【关键技术】

　　手术中避免使用骨膜剥离子等钝性器械,因为 JRA 患者的骨质极为脆弱,钝性器械容易损伤骨组织。分离软组织尽可能使用手术刀,小心将已经瘢痕粘连的伸膝装置从股骨远端上游离。出于显露和改善髌骨轨迹的需要,外侧支持带切开通常必不可少,但要小心损伤膝外上动脉。外翻髌骨,软组织平衡和各种畸形矫正详见基本畸形章节。膝关节类风湿性炎症处于活动期的,要彻底切除关节滑膜。JRA 患者的膝关节后方软组织经常挛缩,妨碍软组织平衡和对线的操作,建议切除 PCL,伸直膝关节,如果感觉后方仍紧张时,可以继续松解后方关节囊。如果通过软组织松解步骤仍不能矫正屈膝畸形,则需要增加股骨远端切骨,具体步骤详见成人类风湿关节炎章节。手术中避免损伤干骺端的骨骺板。JRA 患者的干骺部相对于骨干部经常存在成角和旋转畸形,所以 TKA 切骨的导向杆要参照骨干而不能参照干骺部的骨性标志。胫骨近端切骨不宜过多,否则难以为胫骨假体部件提供可靠支持。选择假体不可偏大,避免关节的"过度充填",阻碍膝关节完全伸直。在手术中,当使用 10mm 厚度的聚乙烯衬垫,膝关节能完全伸直是比较理想的。调制骨水泥前,冲洗干净所有的积血和骨屑,不能直接在疏松的骨面上进行脉冲冲洗,应在骨面上覆上一层纱布,防止疏松骨被冲走。推荐分两次调制骨水泥,分别安装胫骨和股骨假体部件,这样有足够的时间使假体固定牢固和正确。青少年类风湿关节炎患者的髌骨常常需要置换,原因是这些髌骨经常向外侧呈半脱位状态,骑跨在滑车的偏上方,而且畸形严重。只有置换才能获得良好的髌骨轨迹。儿童的骨突出部位和挛缩部位要用衬垫保护,防止压疮。

【技术点评】

　　由于青少年类风湿关节炎病人年龄很小,保存骨量和延长假体使用寿命成为医生关注的重点,一些医生推荐有条件的患者应尽可能使用生物性假体,避免使用骨水泥固定。然而有时糟糕的骨质条件又使得医生不得不使用骨水泥固定。对 PCL 是否保留的问题也有争议,多数主张保留 PCL,但是对屈膝挛缩严重的病例应切除 PCL。

青少年类风湿关节炎与成人类型在骨形态上有些不同,前者畸形重、骨骼小、髌骨低位多见。70%JRA 患者的 Insall~Salvati 指数<1,存在髌骨低位。低位髌骨可以导致撞击症和髌骨轨迹异常,Fern 等报告髌骨低位和术后膝前痛有着明显的关系,建议对于低位髌骨应作常规置换,有时需加行胫骨结节截骨术。手术中应注意在使用较厚的聚乙烯衬垫或者股骨远端增加切骨的情况下可能出现髌骨低位的情况;然而,高位髌骨在 JRA 患者中也很多见,因为伸膝装置长期挛缩和处于屈膝畸形,一旦获得松解,髌骨将上移。

【小结】

JRA 患者年龄小,骨骼形态较成人纤细,且畸形更重,TKA 手术的早期临床随访结果优良,但手术前应作好模板测量,准备小号假体,有时还需定制假体。是否使用骨水泥固定,取决于患者的骨质条件,因为 JRA 患者的髌骨低位很常见,手术应常规置换髌骨,改善髌骨轨迹。

三、血友病性关节炎

【概述】

血友病是一种性连锁隐性遗传疾病,女性携带,男性发病。由于遗传性凝血因子Ⅷ或Ⅸ等缺乏或功能缺陷导致凝血障碍,包括血友病甲、血友病乙、遗传性 FⅪ缺乏症(旧称血友病丙)及血管性疾病。发病率为(5~10)/10 万,其中血友病甲最为常见,约占先天性出血性疾病的 85%。血友病甲、血友病乙及 FⅪ缺乏症的发病率约为 16:3:1。根据血浆中相应凝血因子的活性分为轻度(占正常 5%~40%)、中度(1%~5%)、重度(小于 1%)。

血友病性关节炎(HA)发病源于关节腔频繁出血,反复积血引发滑膜炎性反应,多种破坏性酶类、含铁血黄素和细胞因子积聚,而引起软骨退行性变和滑膜炎症,病变多累及膝、肘、踝,且由于关节反复出血,含铁血黄素沉积,往往导致关节退行性变、毁损,最终引起关节畸形和膝关节功能的严重受限,给患者带来极大痛苦与不便。膝关节是血友病较早及最常累及的关节,几乎占所有病例的 50%。

TKA 的手术指征是:①Arnold 分期为Ⅳ期或Ⅴ期;②导致关节功能丧失的严重疼痛;③进展性的关节挛缩;④关节活动严重受限;⑤经保守治疗无效。TKA 是治疗血友病性膝关节病变的有效方法,能迅速缓解疼痛、减少出血、提高患者生活质量。对有软组织纤维化、屈曲挛缩、出血等并发症的晚期关节病变患者更具有重要意义。

【难点】

1.围手术期相关凝血因子的补充和凝血功能恢复。

2.髌骨处理。

3.假体选择。

【关键技术】

1.围手术期凝血因子的补充　正确的围手术期处理,恢复正常凝血功能,是控制术中、术后出血,保障手术成功的关键。因凝血因子价格昂贵,连续预防性补充凝血因子较难实现,目前大多采取替代补充治疗以控制手术出血。一般认为术前一天应将患者 FⅧ水平提升到 30%~50%,术中 FⅧ维持在 80%以上,术后第 1~3 天 FⅧ水平保持 60%,第 4~7 天维持在 50%水平,术后第 2 周维持在 40%,术后 3~10 周康复期维持在 30%。FⅧ因子的使用避免了以往大量补充新鲜冷血浆所导致的心脏负荷过大和肺水肿等问题,但亦可能引发其他并发症,如出现凝血因子抗体、血栓形成、溶血反应、感染肝炎和 HIV 等,需引起注意。

2.麻醉注意事项　吸入麻醉对血友病手术是禁忌的,将鼻喉管插至声带之上是预防会厌部血肿引起窒息的好方法。气管切开应该避免,因为一旦切口出血不止将十分危险。

3.手术操作　要严格控制电灼的使用,过度应用电灼易于引起继发感染、出血及组织坏死,从而影响正常组织的修复。术中尽量结扎出血血管,慎用电凝止血,以防电凝块脱落而致术后出血。

切开关节后将关节滑膜彻底切除,清除所有增生骨赘,可以减少术后出血和疼痛发生。

屈曲挛缩是血友病性膝关节病变最常见的畸形图(图15-28)常合并膝外翻、外旋和胫骨后侧半脱位等其他畸形,必须进行充分和适当的伸膝装置松解,包括膝关节囊后侧附着点和外侧支持带松解等,以获得满意的活动度和力线。

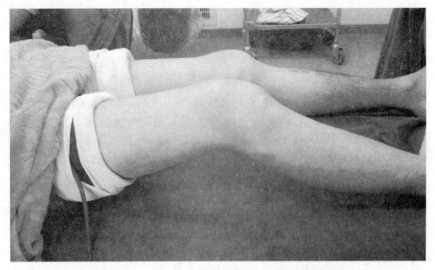

图15-28　屈曲挛缩是血友病性关节炎的常见畸形

HA患者的股骨髁增粗变方、髁间窝增宽,骨干变细(图15-29)与现行的假体不匹配,这可能是血友病性TKA假体平均寿命较短的原因之一。通常选择PS假体,假体尺寸多以小号为主。对于侧方不稳或屈曲挛缩、膝内外翻畸形而导致韧带结构失能者可选用限制性较高的LCCK假体(图15-30)。当骨缺损明显时,可考虑作植骨或金属垫片填充。髌骨由于骨质破坏、疏松,骨强度差,假体置换后易发生髌骨骨折或假体下沉,不主张置换。髌骨行修整术,清除周围增生骨赘、修整关节面,使之与股骨假体滑车匹配。所有假体均选用含有抗生素的骨水泥进行固定。

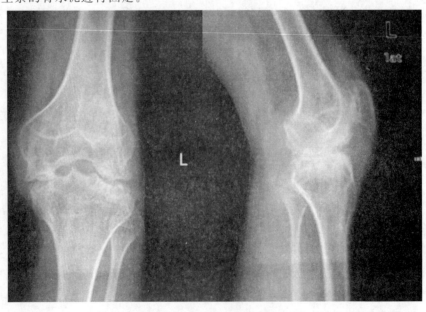

图15-29　血友病性关节炎患者的股骨髁增粗变方、髁间窝增宽,骨干变细

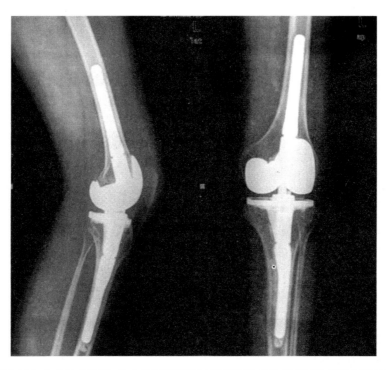

图 15-30　对于侧方不稳定或屈曲挛缩、膝内外翻畸形而导致韧带结构失能者可选用限制性较高的 LCCK 假体

4.康复锻炼锻　炼的重点为增大屈伸活动范围、恢复平衡能力、增强肌肉力量。术后第 2 天,所有患者在康复师帮助下使用 CPM 机进行膝关节的屈伸活动,以减少关节周围水肿形成,防止关节粘连和深静脉血栓形成。术后 3 天,患者在部分承重的前提下床行走。肌肉等长收缩和开放式运动链(OKC)练习也应尽早开展,以促进股四头肌功能恢复。康复训练过程中予以冰袋冷敷缓解疼痛和减少出血。术后肌内注射药物也应尽量减少,以防血肿的发生。易引发溃疡的药物,例如水杨酸盐及类固醇等,除非必须,尽量不用,应用时也应联用适当的抗胃溃疡的药物。

根据术前凝血因子预试验检测,确立功能锻炼的安全范围。输注后 2~3 小时内为Ⅷ因子高峰水平,是增加活动度及手法加强干预的最佳时机。由于长期失用性质疏松,应警惕病理性骨折可能。功能锻炼应缓慢、持续、循序渐进,要求最好在凝血因子输注后 6 小时内进行。夜间入睡时,应用伸直位石膏托或皮牵引,可以控制膝关节屈曲挛缩。为满足功能锻炼需要,术后 3~10 周仍应维持凝血因子浓度 30% 左右。

【技术点评】

HA 患者 TKA 术后的主要问题是感染、假体松动和活动受限。感染将加快 FⅧ因子在体内的代谢和消耗,生物半衰期和弥散期缩短,凝血活性降低。若出现这种情况,应增加 FⅧ因子的用量。缩短补充的间隔时间,以达到止血的目的。但大量 FⅧ后有深静脉血栓形成危险,有报道称有 10%HA 患者行骨科大手术并发临床症状不明显的深静脉血栓,但可被自发吸收,或者使用低分子肝素治疗。

在 HA 患者的治疗期间约 25%~30% 的患者会产生 FⅧ抗体,尤其是有青霉素、磺胺等药物过敏反应史或输血反应史的患者,FⅧ抗体对 FⅧ有特异的中和反应,给患者的治疗带来很大的困难。对低应答患者,当抗体滴度<5BU 时,可增加凝血因子的使用量中和其抗体;对高应答患者,当抗体滴度较低时,亦可在术前增加凝血因子的使用量,术后根据情况使用含有Ⅷ因子旁路活性抑制剂的激活的凝血酶原复合物(FEIBA)或首组活化凝血因子Ⅶ(rFVh)等旁路剂,而当抗体滴度较高时,旁路剂必须作为一线治疗药物使用。

【小结】

由于血友病患者术前关节功能差,术后功能锻炼存在特殊性,患者 TKA 术后关节功能与活动度改善较退行性疾病和类风湿疾病差,最大屈曲度改善有限。文献报道,术后获得的关节活动度通常为 79.8%～92.0%。但应明确的是,对于血友病患者而言,TKA 治疗的最终目的不是尽可能地恢复关节活动度,而是纠正畸形、缓解疼痛、改善工作和生活质量。

四、Klippel-Trenaunay 综合征

【概述】

Klippel-Trenaunay syndrome(KTS)是一种少见的血管胚胎发育期出现生长紊乱的疾病,表现为皮肤毛细血管、静脉、软组织、肢体骨发育障碍,但不伴有动静脉瘘形成。发病率为 1/40000～1/20000。疾病在出生时已经存在,但是出现症状是在生长过程中。疼痛是 KTS 病人的主要症状,疼痛原因包括:①慢性静脉回流不畅;②蜂窝织炎;③浅血栓性浅静脉炎;④深静脉血栓形成;⑤畸形血管钙化;⑥生长痛;⑦骨内血管畸形;⑧关节炎;⑨神经源性疼痛。关节炎最常累及膝关节(发生率 81%)和肘关节(发生率 36%),但是需要接受 TKA 的患者很少,是由于关节内畸形生长的血管反复出血造成了软骨的破坏,还有血管异常增生所致的慢性滑膜炎,病人因为疼痛常常屈膝,久而久之,形成屈曲挛缩畸形。KTS 病人发生深静脉血栓的风险很高,因为静脉畸形和局部血流淤滞。KTS 也有类似血友病的股骨髁方形改变(图 15-31)。

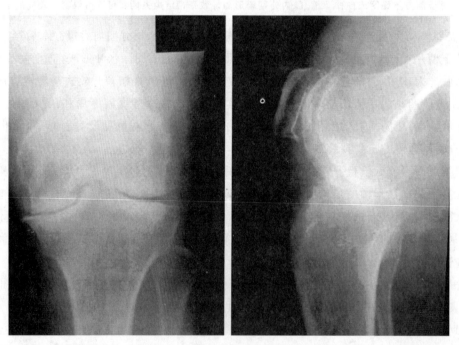

图 15-31　一名 35 岁男性患者,左膝 KTS 发病多年,疼痛用药物无法控制,关节肿大,肢体满布血管瘤和曲张静脉,关节活动席 30°～80°,由于屈曲挛缩,无法准确获知患膝的短缩长度。股骨髁外形变大、呈方形变

【难点】

1.术中预防出血。

2.术中预防下肢深静脉血栓的操作。

【关键技术】

KTS 属于血管发育障碍性疾病,所以手术中要防范血管破裂出血,严重的出血甚至会威胁生命,手术

应有血管外科医生协助,术中准备足够的输血。

手术应在气囊止血带保护下施行,手术中可观察到许多血管瘤和曲张的静脉,小心的止血处理。关节滑膜呈现暗黑色外观,手术结束时放松止血带,严密止血。关节腔内放置引流管,观察术后的出血情况。

假体的固定方式与 TKA 术后深静脉血栓形成的发生密切相关,据 Clarke 等人研究非骨水泥固定的TKA 发生深静脉血栓的比率要高于骨水泥固定,分别为 81% 和 55%。对于 KTS 这种深静脉血栓高危人群选择低风险的假体固定方式更重要。围手术期常规应用抗凝剂,注意观察深静脉血栓的发生,警惕肺栓塞。根据血友病 TKA 的成功经验,假体选择后交叉韧带替代性假体,骨水泥固定。

【小结】

KTS 关节发病机制与血友病性关节炎相类似,但血友病是一种系统性疾病,常累及多个关节。而KTS 发病通常局限于一个肢体,累及一个关节,膝关节为好发部位,受累肢体短缩。关节内出血引起的慢性侵袭性滑膜炎可以破坏节节软骨和周围骨质。KTS 的 TKA 手术适应证是当药物治疗达到最大剂量和生活方式经过调整后,仍无法减轻关节疼痛或者出现严重的活动受限。

五、强直性脊柱炎

【概述】

强直性脊柱炎(AS)是一种以累及中轴关节和肌腱韧带骨附着点的慢性炎症为主的全身性疾病,病因不明,是血清类风湿因子阴性疾病,可累及内脏及其他组织,为慢性进展性自身免疫性疾病。其发病部位在富有韧带和肌腱附着的骨突出部分,几乎累及全部骶髂关节。随着病情发展常发生椎间盘纤维环及其附近韧带钙化和骨性强直,是中青年男性致残的主要原因。由于此病病情复杂,尤其是早期病情不明显,给诊治带来了极大的困难,耽误了治疗时机。约 23%～75% 的病人外周关节同时受累,以髋、膝、肩等大关节多见,其中尤以少年发病者为著,且外周关节病变进展快,关节毁损重,年轻时即出现大关节的骨性强直。

对于 AS 晚期强直的膝关节,治疗目的在于恢复适当的膝关节活动度,缓解邻近关节的疼痛。对 AS引起的关节晚期严重畸形施行人工关节置换术是临床上公认的有效治疗方法。但 AS 患者往往是年轻患者,因为病变越严重,手术越困难,预后越差,所以年轻的患者只能被迫选择 TKA,尤其对于骨性强直的膝关节,一度被认为是 TKA 手术禁忌证。但是出现骨性强直的患者生活不能自理,给家庭生活带来严重负担,因此病人及家属有强烈改善功能的要求。尽管术后效果比因其他疾病行关节置换的要差,尽管病人因为年轻,将来难免行关节翻修术,但部分的功能改善都会使病人感到生活的方便。

【难点】

1.膝关节强直的手术显露。

2.膝关节骨性融合的骨质分配和关节线确立。

3.预防 TKA 术后异位骨化。

【关键技术】

1.术前准备　AS 是一种全身性疾病,身体素质较差,往往并有长期服药病史,术前患者本身可能存在感染及免疫力低下,其手术感染率是骨性关节炎的 2～3 倍,尤其长期使用较大剂量药物的患者,术前术后要补充激素类药物。同时术前检查特别注意包括全身重要脏器病变,如贫血、高血压、糖尿病等,这些疾病术前要先纠正。AS 后期局部血管炎引起的皮肤缺血、低蛋白血症造成局部软组织营养不良,静脉壁脆弱,皮肤抵抗力低,愈合能力差,易发皮肤不愈合甚至感染坏死。

　　术前对患肢充分 X 线评估,根据膝关节的正侧位 X 线片,对膝关节内、外翻畸形,屈曲挛缩,下肢力线不正,伴有膝关节不稳定,下肢肢体力线、Q 角、关节强直程度等进行评估。AS 关节强直畸形患者因长期卧床或需用轮椅,缺乏足够的体力活动,加之骨代谢异常,普遍存在骨质疏松。评估膝关节周围骨质情况,包括骨骼质量、骨质缺损、骨质硬化和骨质疏松情况,还必须仔细观察骨赘和后关节囊游离体情况,重点在术侧下肢力线评估,还必须观察关节间隙位置,即关节线,以确保运动范围内髌骨轨迹良好和侧副韧带对称。

　　2.麻醉和止血带应用　晚期 AS 患者多数颈项僵硬,需准备纤支镜引导气管插管(图 15-32)。AS 患者红细胞数量多,变形能力减弱,血液黏滞性高,术中渗血较多,为了控制出血,保持视野清晰,手术中需要使用气囊止血带。然而,应用止血带也有许多并发症,例如:肢体疼痛、神经肌肉缺血再灌注损伤、髌骨轨迹异常等。中途止血带技术可以使术者更清楚地辨认出血的血管从而更加充分的止血,由于应用时间短,缺血-再灌注损伤较小,止血带反应小而使得术后伤口愈合快、炎症反应轻,从而加快了功能锻炼的进度和质量。

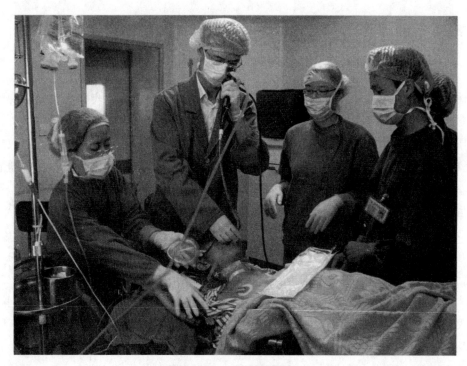

图 15-32　纤支镜插管

　　3.手术显露　AS 累及膝关节往往形成屈曲位强直,炎性早期滑膜增生合并关节囊韧带的扩张及松弛,后期滑膜及关节囊纤维变性、增厚,后关节囊挛缩、粘连,出现纤维性或骨性融合。股四头肌出现萎缩,出现短缩和纤维化,影响伸膝功能,交叉韧带挛缩,加重了胫股关节固定内翻、外翻、屈曲和外旋畸形的程度。AS 患者常常伴有伸膝装置、侧副韧带、骨质质量变差,易于在膝关节屈曲时发生撕脱,手术入路和显露尤为重要。

　　手术需要采用一些基本的技术来辅助显露,如向近端延长股四头肌的切口,行外侧支持带的松解,外旋胫骨行内侧副韧带深层的剥离等;如果髌骨翻转仍然困难,就应该对常规的手术入路加以改进,包括股四头肌斜切、V-Y 股四头肌成形、股四头肌翻转、胫骨结节截骨、股骨剥离术等。

　　必要时在胫骨结节处钻入 1 枚克氏针以保护髌韧带防止撕脱,在胫骨外旋的情况下将膝关节缓慢屈曲,髌骨滑移到股骨外侧沟中,而不是翻转。僵硬膝的操作空间狭小,通过膝关节的逐步屈伸来依次显露手术部位,先行股骨远端切骨,然后做胫骨近端切骨,这样使屈伸间隙都增大后,就可以比较大的空间完成其他操作。

4.强直膝截骨　膝关节活动度<50°定义为僵硬膝,而强直膝则基本上没有活动度。AS屈曲位强直膝关节在负重时由股骨后髁与胫骨平台后方相关节,此时关节面上的应力明显高于膝伸直位,造成胫骨平台后方塌陷,直到胫骨髁间棘和股骨髁间窝形成撞击,髁间窝骨赘增生相互融合,磨损前交叉韧带或者将其掩盖,膝关节伸直时髁间窝骨赘与胫骨平台前方骨赘相撞击,同时后髁骨赘使后关节囊紧张,造成伸直受限。

AS强直膝关键是关节线的定位及髌骨、股骨和胫骨的骨量分配问题。强直膝关节伴有膝内外翻或旋转畸形,因交叉韧带的破坏进而导致的胫骨平台后移位或半脱位者,宜采用多次切除胫骨、股骨骨质,后关节囊充分松解。不能完全解决屈曲挛缩的患者,术后容易发生神经血管牵拉伤,尤其膝关节屈曲强直在90°以上的患者是TKA手术的相对禁忌证:

(1)确立关节线:正常关节线位于腓骨小头近侧10~15mm,股骨内上髁远侧25~30mm,股骨外上髁远侧25mm,胫骨结节近侧22mm。恢复关节线的正常位置对于维持正常的关节功能、最大限度的关节活动和避免髌骨并发症至关重要。并且术中还应该注意以下问题:

1)胫骨近端截骨:手术中胫骨近端截骨不易过少,此时即使选择最薄的聚乙烯垫,在放置关节假体后,仍然导致关节线抬高。如果没有骨缺损,可以通过假体厚度与截骨量相同来恢复关节线的正常位置。但是,当胫骨内、外侧间室都有软骨磨损的时候,截骨量的准确测定有一定困难,容易导致胫骨近端截骨偏少,进而出现关节线抬高。

2)股骨远端截骨:通过周围的软组织松解仍然无法纠正屈曲挛缩畸形、伸膝受限,为增加伸膝间隙而增加了股骨远端截骨2mm,这也导致关节线被抬高。但是,屈曲挛缩畸形会引起步态的异常和股四头肌无力,它比关节线抬高对关节功能的影响更为严重,因此如果要在屈曲挛缩和关节线抬高之间作出选择,仍可考虑增加股骨远端截骨来纠正屈曲畸形。

(2)骨量分配及切骨:大多数AS膝关节表现为屈曲强直畸形及屈膝半脱位强直畸形,可采用二次切骨加软组织松解对融合的膝关节进行置换。

1)髌骨切开:根据术前X线测量和术中髌骨关节线的定位确定正确的截骨点,对于髌骨薄的病人,在保证股骨髁骨量的前提下,可适当将股骨髁部分的骨质分配给髌骨,以保证伸膝装置的完整性。使用电锯或弯骨刀分离,注意保留髌骨厚度不少于14mm,将髌骨自股骨表面截下,同时自股骨表面松解粘连的伸膝装置,向外侧移开髌骨,髌骨游离后松解髌韧带,股四头肌腱及髌旁支持带,外翻髌骨,尤其注意髌韧带在胫骨结节止点处的松解,避免造成髌韧带撕脱。屈曲位的髌骨位置往往较低,截骨不当会造成股骨髁前方缺损或者髌骨过薄(图15-33)。

2)胫股关节切开:充分暴露已融合的关节周围,保护内外侧副韧带后,将胫股关节融合解脱于关节线水平,防止骨量丢失,关节线的定位是要点,前方的关节线定位一般容易,根据腓骨及胫骨结节的位置确定前方的关节线。使用骨锯在关节线平面切开,但是注意截骨的角度,操作不当会造成胫骨平台的过度前倾和后倾,切骨时应垂直胫骨纵轴,切割过程中注意用两把骨撬从胫骨股骨融合处沿骨膜插到骨的后面,保护关节后方的血管神经。同时切割过程中注意保护关节后方的血管神经等软组织结构。

融合膝关节的胫股关节切断,膝关节比较僵硬,先行股骨髁切骨,造成活动关节,可使软组织得到松解,从而易于暴露胫骨平台。第一次切骨后认真行后方关节囊及侧方软组织松解术及平衡,清理股骨髁后方的骨赘和游离体。第二次切骨可在器械引导下分别行股骨胫骨骨面假体床成形术。在长期僵硬的膝关节中,实施后侧关节囊切开术或者对腘绳肌腱进行松解是必需的。但由于关节发育不良及长期融合,加之截骨后的关节并非标准的解剖状态,多数情况下不能完全依赖手术器械定位,要求术者要有丰富的经验,此步的截骨原则是尽量保留骨量,截骨宁少勿多,以便调整。

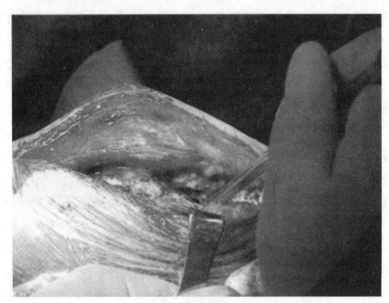

图 15-33　髌股关节已融合

3)胫骨切骨:屈曲位强直膝,胫骨截骨时避免截骨平面后倾,后倾选择 0°,而不是通常的 3°~5°,因为后倾每增加 1°,就会增加假体的 1°屈曲,胫骨切骨时应垂直胫骨纵轴,此步可矫正 30°~45°的屈曲畸形。切割过程中注意保护关节后方的血管神经等软组织结构。

4)股骨切骨:清除周围骨赘后进行股骨切骨。在股骨远端放置切骨导向作标准的 5°~7°外翻截骨,股骨旋转的基本参数经股骨髁上轴线确定,屈膝 90°,用间隔垫片插入,测试屈曲间隙确定股骨假体旋转程度。安放切骨导向板,完成股骨切骨。注意在股骨滑车部做最大切骨,但不要造成股骨前方皮质切迹。

然后将股骨和胫骨端附着的关节囊剥离,进一步松解关节囊,对于严重的膝关节屈曲畸形,矫正后膝关节伸直受限不超过 15°,术后膝关节功能恢复可。矫正要避免出现过伸现象。采用 POLO 试验,屈膝 90°术者试图将胫骨测试模从股骨测试模中拔出,不能拔出为屈曲位稳定。

5.预防异位骨化

(1)术前因素:术前增生严重者,术后关节发生异位骨化的概率较高,术后异位骨化的发生率与增生骨赘的大小呈正相关。有关节手术史的患者在行 TKA 后容易发生异位骨化,而以往手术后已发生骨化者的危险性更高。

(2)术中因素:术中股四头肌腱的过度分离、股骨前方骨膜的切除和破坏均可以增加异位骨化的发生率,残留骨屑、骨水泥碎块和血肿机化也可以促进异位骨化的形成,术中切除骨赘、过分剥离骨膜造成骨诱导因子和干细胞大量释放也可加速异位骨化的形成。绝大部分异位骨化位于股骨远端的截骨线附近,呈线形或峰状并邻近股骨皮质。这提示股骨远端切骨时,骨皮质和骨膜的缺损部位是形成异位骨化的起始位置,而切骨后骨髓间充质干细胞和成骨细胞大量释放加速了该部位异位骨化的形成。因此,在手术入路、截骨、局部血肿处理均应该积极预防异位骨化(HO)。

(3)术后因素:引起异位骨化的另一重要因素是感染,感染关节异位骨化发生率可达 34%。应重视围手术期抗生素使用以及术后负压引流等措施。激进的康复计划和术后按摩与异位骨化的发生亦有一定的关系。

除了以上多种预防措施,非甾体类抗炎药是较为肯定的预防性药物。对这些易发 HO 患者应提前预防,TKA 术后第 1 天起服用非甾体类消炎止痛药物,服用约 2 周。或者进行放疗,放疗可以改变快速分化细胞 DNA 结构,从而阻止多能间充质细胞转化为成骨细胞。以上两种方法可明显降低异位骨化率。AS 患者全血黏度、血浆黏度和血细胞比容均较高,血流缓慢,红细胞沉降率高,TKA 术后 AS 患者更易发 HO,但是血沉不能预测 HO 发生。

6.康复训练　AS 病人由于病史较长,膝关节长期畸形、强直,关节周围肌肉严重萎缩,并伴有肌肉力量的不平衡,康复时间较一般 TKA 病人时间要长,术后功能锻炼尤为重要。

视手术中残留的屈曲度数来决定术后采用伸膝关节位前后石膏托固定,或者是采用下肢皮牵引(屈曲<45°),以及下肢跟骨骨牵引(屈曲>45°),采用伸膝位前后石膏固定的患者 3 天拆除石膏,拔除引流行下肢 CPM 机训练,股四头肌训练和膝关节按压伸直锻炼。1 周后在康复人员的辅助剂保护下扶拐下地行走,10 天后可在家属的保护下练习行走,3 个月后的任何自主锻炼不会增加的膝关节的活动度数,但术后 6 个月内要一直强调股四头肌和膝关节按压伸直锻炼,这样才能保护屈曲强直的膝关节有足够的伸直功能。

【技术点评】

已达骨性融合阶段的膝关节各构成骨的界线不清,无法正确判断关节的间隙、骨的边缘和关节线水平,术者应遵循一定的松解顺序,参照某些解剖标志,应用特殊的关节间隙分离技术正确的分配骨量,防止不必要的骨丢失。

关节线的位置是膝关节运动学的重要影响因素之一,因此术前 X 线测量和术前计划的制订非常重要。关节线的抬高严重地破坏了正常的骨与软组织之间的平衡,这种变化可能会导致胫股关节和髌股关节的功能紊乱。导致膝前疼痛、低位髌骨以及膝关节屈曲中期松弛,研究显示:TKA 术中关节线的高度抬高超过 4mm 以上就会进一步导致髌股关节接触压的增高,从而加重聚乙烯部件的磨损,影响 TKA 的手术效果。关节线抬高、低位髌骨、胫骨部件前置以及股骨部件过小都可以导致聚乙烯柱撞击。聚乙烯柱撞击可以导致伸膝装置问题、聚乙烯部件的过度磨损,从而最终影响后稳定型 TKA 的长期效果。同样关节线降低也直接导致膝前疼痛、高位髌骨等并发症。应尽可能保持正常的关节线水平,以确保运动范围内髌骨轨迹良好和侧副韧带对称。

HO 的病因和发病机制目前尚不明确,一般认为与多种因素有关,多见于男性,且男性较女性严重。AS 容易发生 HO 并且异位骨化严重,绝大部分异位骨化位于股骨远端的截骨线附近,呈线形或峰状并邻近股骨皮质。HO 患者导致伸肌装置损害,出现关节疼痛,特别是屈曲和上下楼梯时加重,这与关节屈曲过程中异位骨与软组织摩擦引起炎症刺激有关,严重时会引起局部红肿和关节积液。另外,部分患者出现髌股关节交锁和弹响,这与关节伸屈时髌骨与固定于股骨远端前方的异位骨发生撞击有关。

除全身因素外,异位骨化可能与手术时所产生骨诱导刺激的强度和手术创伤所致的炎症反应这两个局部因素密切相关。术中细致轻柔的操作,彻底的冲洗,围手术期抗生素使用以及术后负压引流等措施均有助于降低 TKA 术后的异位骨化率。

【小结】

AS 病人的膝关节置换将会面临诸多挑战,关节僵硬、强直的原因可以来自于伸膝装置或关节囊的挛缩、骨赘的阻挡、关节内外的粘连等。AS 患者融合或强直的膝关节已经不再被认为是全膝关节置换术的禁忌证,良好的手术可以明显提高患者的生活质量。对膝关节条件应认真评估,要进行详细的术前计划,通过测量,计算出截骨量和合适的假体规格,AS强直膝手术操作关键需遵循一定手术显露方法,正确的关节线定位及髌骨、股骨和胫骨的骨量分配。根据术前计划,选好参照点。如术中有意外,根据相关参照点进行操作。理想的膝关节功能需要关节能够完全伸直,适当增加股骨远端和胫骨近端的骨组织切除,是纠正高度屈膝畸形的有效方法,但不能以牺牲术后稳定性和活动功能为代价,也不能切除大量骨组织,一味追求术中屈曲畸形的完全纠正。术后康复训练较普通全膝置换术较长,残留的屈曲度数通过康复实现。

(王海荣)

第三节　膝关节翻修置换

一、全膝置换手术后关节活动度不良

【概述】

TKA术后关节活动度不良是初次TKA手术后比较常见的早期并发症之一,发生率在6%~7%,对患者的日常活动造成不便,严重者伴有明显疼痛。近20年来,它的定义随着医生和患者的期望值的升高而不断改变,现在大家认为膝关节屈曲挛缩≥10°或者活动度<95°可以称为TKA术后关节活动度不良。

造成TKA术后关节活动度不良的原因是多方面的,包括手术前、手术中、手术后三个方面的因素。手术前的易患因素:①经历高位胫骨截骨术后的创伤性关节炎;②手术前已经存在关节活动度不良;③肥胖;④对侧膝关节接受TKA手术后出现关节活动度不良。手术中的易患因素:①骨赘清除不彻底;②屈膝/伸膝间隙不平衡;③对线不良;④假体大小不合适;⑤髌股关节不良(髌骨切骨不平行、胫股旋转对线不良、外侧支持带紧张、髌骨填充)。手术后的易患因素:①深部感染;②异位骨化;③术后疼痛控制不佳;④抗凝治疗出现关节血肿;⑤康复训练不积极。

手术后3~4个月内,多数患者在麻醉下接受手法松解可以获得明显的活动度改善,只有大约1%的病例包括那些延误手法治疗的病人需要手术干预,如关节镜下松解、开放松解并更换垫片、部分翻修或全部翻修(表15-1)。

表 15-1　TKA 术后关节僵硬的治疗

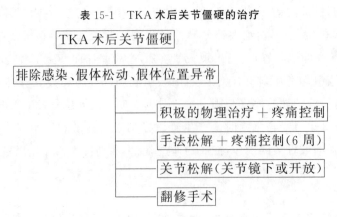

【难点】

1.各种治疗措施的适应证的掌握。

2.髌骨翻转困难。

3.翻修术中关节线高度的确定。

4.松解的顺序问题。

5.关于 PCL 松解的问题。

【关键技术】

1.麻醉下的手法治疗　麻醉下充分放松肌肉,可以选择全麻、椎管内麻醉或者局麻,我们推荐使用添加肾上腺素的浓度为 0.25% 的丁哌卡因 10ml 进行关节腔内注射,然后屈伸膝关节数次以使药物起效。手法松解时,患者屈髋 90°,术者握住小腿邻近膝关节部位(减少力臂),均匀的逐渐增加屈膝力量,直到扪及或听见明显的粘连被撕开的声音。突破此点即停止施力,术后辅以积极的物理治疗。直到获得满意的活动度,根据不同患者,可以选择 CPM 机锻炼或者冷冻疗法。

2.关节镜下松解术　关节镜下松解术的理想指征是保守治疗 3～6 个月无改善的无痛的僵硬膝,通过关节镜能够直接对关节内纤维粘连进行松解,TKA 术后关节纤维化,主要表现为内外侧沟中的瘢痕阻碍髌骨滑动,髌股之间的瘢痕粘连限制伸膝装置发挥作用。

关节镜下松解应包括髌上囊内所有纤维束带松解、内外侧沟的重塑、髌骨粘连的松解、残留半月板的切除。关节镜下松解的顺序以 H 形松解为宜,由内外侧沟开始,向中线扩大松解的方法,然后绕髌骨松解(图 15-34)。术中如发现后交叉韧带保留型假体中的后交叉韧带存在紧缩时,也应进行松解或者切除。后交叉韧带的切除会立即增加屈膝间隙,并确定诊断。同时清除关节内的游离体(包括残留的骨水泥)。如果髌股关节有纤维粘连,应该附加前外上入口或前内上入口进行松解。术中尽可能减少对假体的医源性损坏,否则会加速聚乙烯磨损。另外,关节镜还可以完成外侧支持带松解、后关节囊松解以及 piecrusting 股四头肌成形术等操作,以增加伸膝装置的顺应性和改善屈曲挛缩。

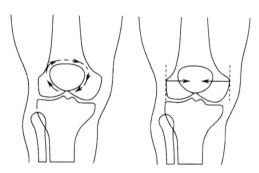

图 15-34　H 形松解,绕髌骨松解

3.开放松解术(关节松解和更换垫片)　TKA 手术后 6 个月,瘢痕增多逐渐成熟并弥漫至全关节,此时关节镜和闭合松解已不可能成功,切开关节直视下松解才能奏效。包括切除所有滑膜,切除股四头肌与股骨之间的瘢痕组织,重塑膝关节内的沟槽(图 15-35),并行外侧松解、PCL 和后关节囊的松解、切除后方骨赘,甚至行 piecrusting 股四头肌成形术。

手术在止血带下进行,自原切口瘢痕处切开直至深部的关节囊。一般从内侧进入关节腔,切除增生肥厚的关节囊(术中常常发现增生的关节囊厚度超过 15mm)(图 15-36)。首先松解髌上囊处的粘连,然后切除内侧沟处的瘢痕组织,因为外侧结构比较正常,组织层次容易辨认,所以术中一般需行外侧支持带切开,然后松解伸肌装置,并对外侧沟和髌腱下方的瘢痕粘连进行处理。彻底切除对髌腱牵拉的瘢痕尽可能完全恢复髌骨高度,预防低位髌骨的发生。髌腱完全松解后就可以轻易翻转髌骨,不需要施行股四头肌切开、翻下或者胫骨结节截骨术。然后屈膝,取出衬垫,暴露后侧结构。几乎所有病例都要进行 PCL 松解,检查 PCL 是否过紧的方法:屈曲患膝,取出衬垫,牵拉小腿,如果膝关节向前移动被紧张的后关节囊所阻止,则认为 PCL 过紧。PCL 松解后,再插入衬垫进行测试,手术台上检查松解效果。

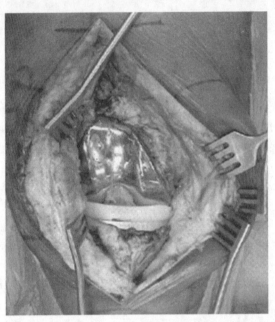

图 15-35   通过清除髌上囊和内外侧沟通的瘢痕组织,对屈膝/伸膝间隙的平衡和假体的情况做出正确的评估

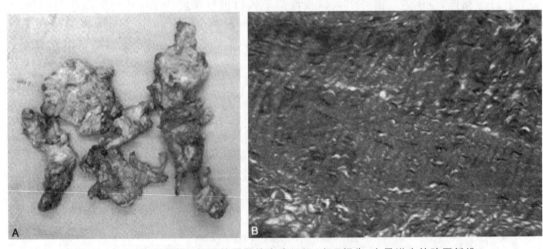

图 15-36   于髌上囊部位切除的厚厚的瘢痕组织,病理报告:大量增生的胶原纤维

如果有固定屈曲畸形,需要对腘绳肌、后关节囊进行松解,缩小衬垫尺寸也有助于矫正畸形。术中如果发现髌骨关节面破坏,需要加行髌骨置换。有时完全显露比较困难,可以作后内侧角的松解。如果上述操作不能外翻髌骨,则需行胫骨结节截骨术或者股四头肌切开术或者 V-Y 成形术。手术结束时,在屈膝位对膝关节进行引流并缝合。手术当天即行持续被动运动。

4.翻修手术   TKA 手术后僵硬的翻修面临诸多困难,如显露和假体取出困难、骨丢失、需要增强附件、伸肌装置破裂的风险以及准备限制性更高的假体。翻修过程中应检查并矫正假体的对线不良、位置不当(图 15-37)、尺寸错误(图 15-38)以及屈伸间隙的不平衡,同时应注意解决可能存在的髌骨轨迹不良,需要时可以尝试使用高屈曲型假体。基于假体匹配的考虑,有时不得不对所有假体部件进行翻修。

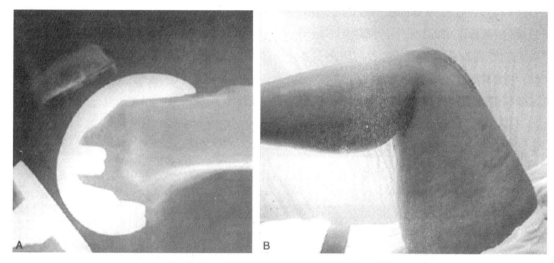

图 15-37　股骨假体偏后放置致屈膝角度减小

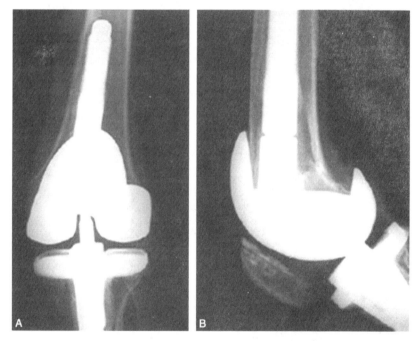

图 15-38　股骨假体型号偏大,致屈膝活动度减少

　　切口选择应考虑到皮肤挛缩和纤维化,避免对瘢痕进行切除,存在多个切口瘢痕时,应选择最外侧的切口。髌腱短缩和纤维化易致髌腱撕脱,手术切口应满足髌骨外翻不致过度紧张,否则需要进行胫骨结节截骨术、股四头肌切开术以及 V-Y 成形术。髌腱撕脱是灾难性的,很难处理。骨膜下剥离胫骨近端的内侧,使得胫骨外旋,髌腱外翻。如果达不到,作外侧支持带松解。如开放松解术那样切除瘢痕组织。仔细检查假体的稳定性、聚乙烯磨损情况以及髌骨轨迹。在移除非骨水泥型假体可能导致骨量的丢失,这时需要楔形金属件来修补骨缺损。

　　翻修术中应重视髌骨的处理,因为据研究报告约有 55％的僵硬病例髌骨问题是引起僵硬的重要原因。髌骨太厚是导致僵硬的常见原因,当男性髌骨厚度＞26mm,女性髌骨厚度＞24mm 时,就认为髌骨过厚了(图 15-39),应该施行髌骨置换。在屈膝和伸膝时做好软组织平衡,对于僵硬膝而言,最好将伸膝间隙做得略微松些。鉴于僵硬膝的较高复发率,一些学者认为应适当矫枉过正至过伸 5°,增加胫骨截骨 1mm 可以增加 4°的伸膝间隙。恢复原有的关节线高度(图 15-40),股骨内外上髁是判断关节线高低的理想参照,然而,遗憾的是,在翻修术中,股骨外上髁常常不易清晰的扪及。所以推荐对髌骨下极到关节线之间的距离进行测量,正常的关节线高度要求两者的距离大于 1cm。对额状面、矢状面上假体位置进行检查并矫正,对额状面的对线不良以及胫骨和股骨旋转对线不良进行矫正,否则它们会影响髌骨的轨迹和软组织平衡。术毕,在屈膝位缝合伤口并使用 CPM 机进行功能锻炼将有助于改善功能。

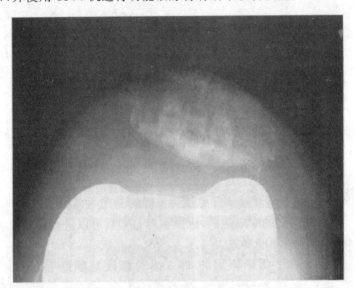

图 15-39   髌骨置换后过厚造成髌股关节填塞,活动度减低

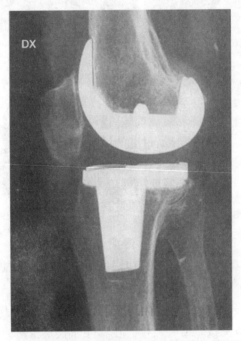

图 15-40   髌骨低位易造成前方与胫骨衬垫撞击,使屈膝受限

【技术点评】

1.关于手法松解   手法松解应严格掌握指征,TKA 手术后 3 个月内在麻醉下进行手法松解往往有效。然而,过晚或者过度暴力的手法操作可能引起股骨髁上骨折、髌腱撕裂、股四头肌断裂、血肿形成或者伤口崩裂、同侧已置换的髋关节脱位等并发症。

通常建议手法松解后回家继续物理治疗和 CPM 运动,时间约 6 周或更长。手法松解后良好的疼痛控制能够明显增强疗效。然而,开始阶段获得很好的松解并不意味着最终的结果很好,随后活动度可能会减少。当患者接受正确的训练后 6～12 周没有取得良好的疗效,则应该考虑进行手术治疗。

2.关于关节镜下松解　关节镜下松解粘连有其局限性,TKA 术后僵硬的患者关节内存在大量的胶原纤维瘢痕组织,关节镜无法彻底清除瘢痕,也不能对僵硬的其他原因进行处理,如更换聚乙烯衬垫、后关节囊松解,对某些选择的病例有效。关节镜下松解还有可能划伤光滑的股骨假体表面,增加聚乙烯磨损。

关节镜能够方便地进入髌上囊操作,却很难对关节后方进行处理,所以关节镜对伸膝限制效果不佳。关节镜下松解对于非进行性关节僵硬并且主要原因是关节内非连续的瘢痕束带所引起关节活动受限是首选的方法。

3.关于切开松解　关节切开松解并更换聚乙烯衬垫的手术关键在于彻底切除瘢痕,特别是位于髌上囊、内外侧沟处的瘢痕组织,以及取掉衬垫后可以进行后关节囊的松解。仅仅缩小聚乙烯衬垫的尺寸往往不能奏效。

4.关于翻修手术　对于明确原因的 TKA 术后僵硬是翻修手术的最佳适应证。充分显露手术野,便于假体取出。将伸膝装置无张力下外置。胫骨近端内侧骨膜下剥离并外旋胫骨有助于伸膝装置外置,另外,外侧支持带松解也有助于髌骨的外移或外翻。股四头肌切开技术是最常用的技术,其他如 Coonse Adams 髌骨翻转技术或者胫骨结节截骨术很少被用到。

TKA 术后僵硬的翻修应首先考虑股骨侧假体的翻修,技术上这样操作更容易,因为股骨假体取下后可以方便术者调整屈膝/伸膝间隙,并且可以完全显露股骨侧或胫骨侧的后关节囊,也能够增加假体的限制性(改为后稳定型假体和 CCK)(图 15-41)。

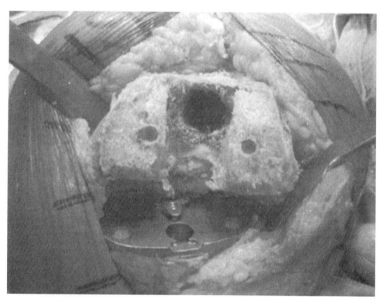

图 15-41　应首先考虑股骨侧假体的翻修,技术上这样操作更容易,因为股骨假体取下后可以方便术者调整屈膝/伸膝间隙,并且可以完全显露股骨侧或胫骨侧的后关节囊

5.关于贯串治疗方案始终的措施　①物理治疗:是综合治疗的重要组成部分,包括主动训练和被动训练,也可以在 CPM 机辅助下治疗。一周 3～4 次,对于改善关节活动度来说有很大帮助,过度的被动训练则会引起组织撕裂和关节损伤,欲速而不达,最终导致更严重的纤维粘连和活动限制。②支具与 CPM:对于需要获得良好支撑作用的肢体,是个不错的器具。在夜间使用可动力伸展的支具对改善屈曲挛缩有良好的效果。CPM 机使用与否并没有定论,不同学者间是有争议的。③强调疼痛控制的重要性,以增强患者

的信心,获得病人的主动配合。

【小结】

TKA 术后关节活动度不良是初次 TKA 手术后比较常见的早期并发症,多数患者及早给予手法松解均能获得改善,但是手术后>3 个月的关节活动度不良施行手法松解应谨慎。关节镜下松解、开放松解是针对瘢痕粘连引起的关节活动度不良,除此以外,只能采取翻修的方法,翻修前最好能够明确原因,在手术中能够找到确切的病因是获得手术成功的保证。

二、全膝置换手术后关节不稳

【概述】

全膝置换术后关节不稳的原因错综复杂,不是仅仅佩戴一个支具或者进行一次韧带重建,抑或更换一个更厚的衬垫所能解决的。在决定作翻修手术之前,必须找到症结所在。限制型假体也并非万能,如果原因未明确,即使用了限制型假体,仍然不能获得稳定。

膝关节不稳占到 TKA 术后翻修原因的 10%～22%。了解既往膝关节病史、手术史和手术中所采用的技巧和假体类型对手术医师非常重要。容易发生 TKA 术后膝关节不稳的危险因素包括患有全身或局部神经肌肉源性疾病,髋部或足部畸形,肥胖病人以及手术中进行过广泛的软组织松解的患者。

不稳的可能原因有:①假体松动;②骨量丢失;③假体破裂;④假体尺寸或位置不合适;⑤骨折;⑥磨损;⑦侧副韧带损伤。只有第 7 种需要限制型假体。

TKA 术后膝关节不稳可分为伸膝不稳、屈膝不稳、膝反屈。从不稳的方向上可分为:①内翻-外翻不稳;②反屈不稳;③前后向不稳(屈膝时);④全方向不稳。其中内翻-外翻不稳才是膝关节典型的机械性不稳,必须使用限制型假体来替代韧带的功能。全方位不稳是屈伸间隙的综合性不稳,上述 7 种原因都有可能引起,有些还混杂着伸膝装置断裂或者胶原血管性疾病如 Ehler-Danlos 综合征。

【难点】

1.如何判断是否真正存在 TKA 术后关节不稳。

2.TKA 术后关节不稳的分型。

3.屈膝不稳定需和屈膝中期不稳定的鉴别。

【关键技术】

病人诉说不稳并不能构成诊断,很可能是各种因素使得股四头肌持续被动屈曲导致疲劳无力,而产生的不稳感,这些因素有:疼痛、屈曲挛缩、股四头肌无力、髌骨轨迹不良或脱位等。疼痛不一定来源于膝部,也许源自同侧髋关节或脊柱。膝关节处于屈曲挛缩状态,股四头肌很容易疲劳导致关节不稳。而真正的股四头肌无力(例如脊髓灰质炎或者椎管狭窄),患者站立时需过伸膝关节使之发生交锁而获得稳定。患者往往误把髌骨轨迹不良当作膝关节脱位。上述患者不需要进行膝关节翻修手术,其中有些患者甚至是人工膝关节手术的禁忌证。

1.内翻-外翻不稳 需要在伸直位、屈膝 30°、90°分别检查。前后不稳定包括屈膝和伸膝,屈膝位不稳通过前后抽屉试验可确定。影像学包括负重前后位 X 线片、完全伸直的侧位 X 线片和最大屈曲的侧位 X 线片,在负重前后位 X 线片上可以测量机械轴线和解剖轴线,在完全伸直位和最大屈曲位的侧位 X 线片上可以测量假体的位置。

膝关节不稳的翻修手术必须:①矫正力线;②平衡屈膝/伸膝间隙;③评估韧带的完整性;④必要时准备限制型假体。并存的髋部或足部的疾患可能显示膝关节的外翻角度小于通常的 5°～7°(胫骨解剖轴线与股骨髓腔所成的角度),所以有必要调整增加几度内翻对线,内翻不稳可能并存前冲的步态异常(反映了起步相的畸形增大)。相反,内翻不稳时的好处在于内侧副韧带不会因为畸形而拉长。

关节外畸形,无论是先天存在还是后天获得,在翻修时必须慎重对待,可以选择:①在畸形顶点处截骨矫形;②在更方便的位置矫正畸形;③通过调整假体位置来进行关节内矫正畸形。手术中根据需要对软组织进行特殊处理或者使用限制型假体。

2.伸膝不稳定　分为对称性和非对称性。对称性伸膝不稳常由于截骨过多,假体未完全充填伸膝间隙而致。如果是胫骨侧截骨过多,使用增厚的衬垫即可解决问题,但是由于胫骨固定面积变小、骨质变得薄弱,可能会削弱胫骨金属底座的长期固定牢靠性(图15-42)。股骨侧截骨过多的处理有些棘手,如果增厚衬垫则会抬高关节线,对膝关节的运动产生不利影响,同时又使得屈膝间隙过紧(图15-43)。而且关节线抬高过多,会产生屈膝中程不稳,即当膝关节伸直或屈膝90°时关节稳定,而在屈膝30°～45°时出现内外翻不稳。这种情况只有使用股骨远端增厚垫片,多数翻修系统都有提供。

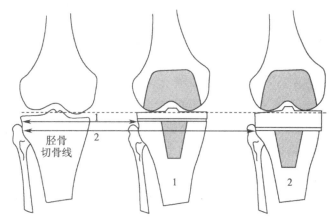

图15-42　胫骨近端增加切骨对屈膝间隙和伸膝间隙的影响是相等的,
手术中如果发现胫骨切骨过多,应使用增厚垫片预防潜在的不稳

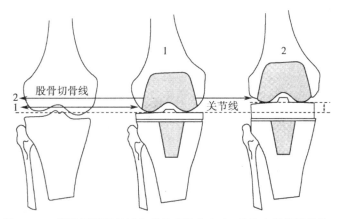

图15-43　股骨远端切骨过多的处理较为复杂,单纯应用增厚的垫
片无法解决问题,反而会产生关节线抬高和屈膝间隙紧张的问题稳

非对称性不稳较多见,原因是术前成角畸形未纠正或医源性韧带不平衡所致(图15-44)。TKA术中对于内翻畸形未充分纠正,松解不够,或者力线未矫正,所以内侧仍然紧张(图15-45),推荐对内侧采用Insall的袖套样松解(图15-46)。对于外翻畸形如未充分纠正,术后也会复发,所以内侧也不能太松弛,推荐应用piecrust技术对外侧的髂胫束或者外侧副韧带进行松解并不断的测试。测试过度松解的办法是安

装假体试件,将下肢呈"4"字放置,此时膝关节应稳定。如果后稳定假体的胫骨衬垫的凸柱发生半脱位,就需要使用更厚的或者限制性胫骨衬垫。超过20°的外翻畸形完全纠正会引发腓总神经麻痹,所以残留一些内侧松弛,同时应用高限制型假体,这种方法适合于年龄较大的患者,对于年轻人,则容易将应力传导至骨-假体界面,产生松动。

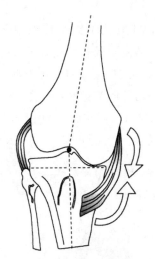

图 15-44　膝内翻畸形内侧松解不充分

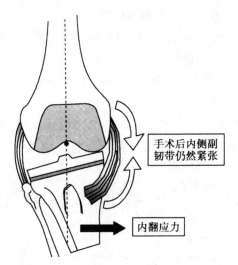

图 15-45　因为内侧副韧带仍然紧张,
TKA 术后外侧副韧带逐渐出现松弛

　　医源性的韧带损伤容易发生在胫骨切骨后粗暴测试内外翻稳定性的时候,此种损伤最合适的办法就是采用 Krackow 缝合法重新修复韧带。同时可以用腘绳肌腱加强,即将其远端止点保留,在肌肉肌腱结合部用取腱器离断,将断端用带垫圈的螺钉固定在近侧骨质上,或者在股骨外侧钻孔用纽扣法拉紧肌腱,然后选择高限制型假体(图 15-47～图 15-49)。另外一种方法是:通过直接缝合修复断裂的内侧副韧带,不使用限制型假体,然后应用支具 6 周。

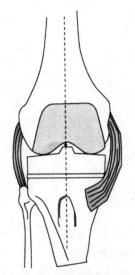

图 15-46　通过内侧松解和插入
增厚的垫片,膝关节变得稳定

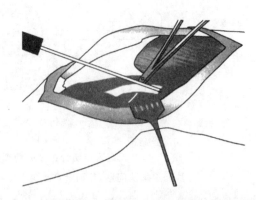

图 15-47　偶尔,TKA 手术中内侧副韧带被切断,需要修复。可以采用内侧腘绳肌腱 hamstring tendon 转位加强

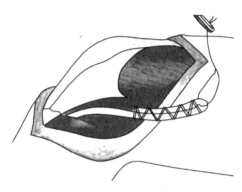

图 15-48　腘绳肌腱的准备

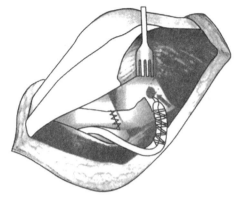

图 15-49　腘绳肌腱在近侧穿过股骨远端的横行隧道至股骨外侧,以纽扣法拉紧肌腱

3.屈膝不稳定　屈膝不稳定多见于肢体对线、假体固定良好的患者,特别是使用后交叉韧带保留型假体的患者,因为屈膝间隙未被假体很好的填充或者出现后交叉韧带撕裂。患者临床症状表现为从模糊的不稳感到显著脱位,区别在于使用的是后稳定型假体还是后交叉韧带保留型假体。

后稳定型假体不提供内外翻的限制性,屈膝间隙过松意味着侧副韧带松弛(最多见于外侧副韧带)是后稳定型假体屈膝不稳的主要原因。在屈膝 90°位检查膝关节的稳定性,后稳定型假体一般不容易脱位,但也很令患者和医师感到棘手,现代的后稳定型假体增加了跳跃高度,减少了脱位的发生率,约 0.5%。一旦发生,必定是胫骨向后脱位(图 15-50),需要在麻醉下整复,但以后很容易再脱位。最容易发生脱位的动作是屈膝＋内翻动作,例如将手术侧肢体的踝部放置于对侧膝关节上,穿袜或穿鞋。后稳定型假体有胫骨凸柱存在可以对抗单纯的向后移位,但难以抵抗内外翻与向后移位的复合应力。当显著的外翻畸形矫正后,特别是在术后积极进行屈膝康复训练的患者容易脱位。当脱位发生后,应闭合整复,支具固定,避免引起脱位动作。对于复发性脱位的患者,如果伸膝间隙尚有空间,可以更换一个更厚的衬垫。或者使用限制型假体进行翻修。纠正后,进行"4"字试验检查膝关节稳定性如何。

另一种情况是,没有脱位,但有屈膝不稳定感。上下楼困难,反复的膝关节肿胀积液,许多病例在确诊之前接受了多次关节穿刺抽液。

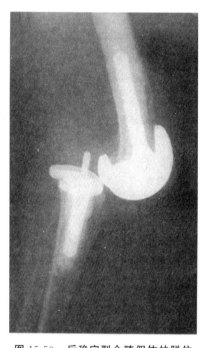

图 15-50　后稳定型全膝假体的脱位

患者感到关节周围广泛的触痛,特别是在肌腱附着点。检查膝关节屈膝 90°时的稳定性,让患者坐在椅子上,足部着地。向前移动,复制出患者的症状就代表有屈膝不稳定。处理方法:手术翻修,着重恢复屈膝间隙和伸膝间隙的平衡,用更大号的股骨假体或者使用股骨假体后髁加厚垫片。如此可以缓解疼痛和不稳,翻修完成后,在髌骨复位的情况下,作屈膝 90°时的前抽屉试验胫骨前移距离应＜5mm。

后交叉韧带保留型假体患者的屈膝不稳定不容易被诊断,其特征是下楼梯显著不稳,膝关节反复肿胀,关节周围疼痛或触痛,常常发生鹅足滑囊炎,后抽屉试验阳性(图 15-51,图 15-52),手术后即时屈膝表现优秀。体检时患者取坐位放松膝关节,可见关节向后移位松弛,关节渗出,多处软组织压痛,尤其在支持带和鹅足区域。发生原因与手术技术关系密切,如股骨假体选择偏小,胫骨后倾截骨过多,后交叉韧带迟发性损伤。平坦的胫骨衬垫在矢状位上无法抵抗前后移位导致屈膝不稳。此外,聚乙烯衬垫后内侧磨损也会增加屈膝间隙最后导致屈膝不稳定。

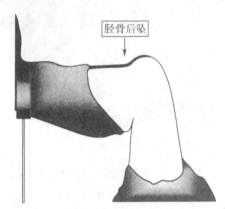

图 15-51　屈膝不稳是交叉韧带保留型全膝假体容易忽视的术后效果不佳的一个原因。病人具有典型的主诉和体征,例如:胫骨后坠,后抽屉试验(＋)

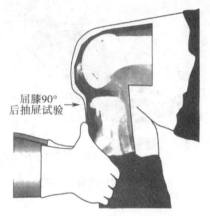

图 15-52　屈膝 90°位,向后推胫骨,可产生膝关节的半脱位征象

屈膝不稳定需和屈膝中期不稳定相鉴别,后者指的是患者屈伸均没有不稳,但有时候或屈伸过程中有膝关节不稳感。产生的原因是手术中人工膝关节在屈膝 30°时过于稳定,伸膝时过紧所致。完全伸膝时,过紧的后关节囊使得侧副韧带受到伤害,如果是内侧副韧带受损,则仅仅在屈膝时出现外翻不稳,因为此时后方组织处于松弛状态。这种不稳定与内翻外翻不稳定性质相同,需要接受非铰链型的限制性髁假体以补偿侧副韧带功能的不足。

因为股骨假体选择偏小而发生的不稳在 TKA 术后很快就会出现。通过对比手术前后的侧位片,即可发现股骨后髁截骨过多,导致所谓的股骨后髁偏心距缩短。这是引起 TKA 术后屈膝不稳和最大屈膝角度减小的重要原因。通过翻修更换增大型号的股骨假体或者使用后髁垫片来解决这个问题。胫骨后倾角度过大的临床表现为伸膝平衡,屈膝不稳。过大的后倾截骨会增加后交叉韧带损伤的风险,显现为术后很早出现不稳。这些病例通过认真地做好伸膝/屈膝间隙平衡并且改用后稳定型假体都能有效的解决。有些非直接的医源性后交叉韧带断裂是因为 TKA 术后屈膝间隙过紧,患者为了达到更好的屈膝活动度,暴力训练导致后交叉韧带断裂。这些病例经常能清楚地记得训练中出现异常的断裂声响,然后突然活动度获得了明显改善,随后就感觉进行性的不稳。迟发的不稳偶尔出现在老年性退行性变或者炎性疾病激发后使得本已虚弱的后交叉韧带发生断裂。翻修术中需检查有无衬垫后内侧磨损,由此引起的不稳调换衬垫即可。

4.反屈畸形或者过伸畸形　手术前的反屈畸形最常见于神经肌肉源性疾病,特别是脊髓灰质炎后遗症患者,所占 TKA 手术的比率＜1％,但很难处理。其他还见于类风湿关节炎患者,当患者出现外翻畸形伴髂胫束挛缩,或者伴交叉韧带和侧副韧带松弛,就会出现膝关节反屈。除了神经肌肉源性疾病和类风湿关节炎,一般在手术结束时膝关节测试无过伸、侧副韧带无明显松弛的患者术后很少发生反屈畸形,反屈畸形的患者由于伸膝间隙增大,为了在行走的起步获得稳定,这些病人需要过伸膝关节,这样反而加重了反屈畸形。

反屈畸形处理起来很困难,最好的办法就是预防。真正的股四头肌瘫痪,则只能考虑关节融合手术。对于 TKA 手术后的反屈畸形,贸然进行翻修手术,常常导致失败。如果股四头肌无力是由椎管狭窄所引起,则必须施行减压手术,在翻修手术之前或之后短时间内完成。铰链膝对过伸可以起到纠正的作用,但只是暂时的,假体松动和骨丢失随即发生。假体的内在限制性(铰链或者非铰链)可以用作侧副韧带的代偿但不能代偿骨缺损,后者必须用垫片或者植骨修复。限制型假体在翻修术中是必备的,但总是避免使用它,尽可能依靠软组织修复或者假体位置调整来矫正不稳。对于这两类病人应小心,解决的方法有:股骨远端减少截骨和(或)加装股骨远端增厚垫片,让膝关节在手术结束时出现轻微的屈膝挛缩状态(图 15-53)。Krackow 和 Weiss 推荐内侧副韧带和外侧副韧带的股骨止点向近侧和后侧推移方法,如此可以在膝关节完全伸直时起到正常的收紧作用。Krackow 和 Weiss 认为在使用后稳定型假体的患者中辅助应用这种方法可以避免使用限制型假体。还有一种办法就是使用带过伸限制的旋转铰链膝(图 15-54)。这种方法建议在翻修失败时采用。Giori 和 Lewallen 建议对于股四头肌不能抵抗重力的患者也要采用旋转铰链膝。如果翻修很困难,采用永久性支具也是个可行的方法。

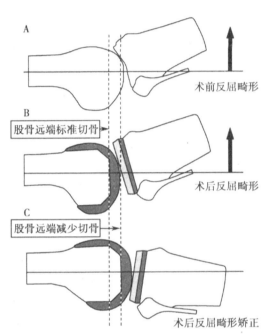

图 15-53　术前膝关节反屈畸形明显的患者,股骨远端减少切骨以及手术中残留轻度的屈曲挛缩是比较合适的方法

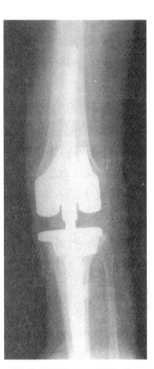

图 15-54　膝关节明显反屈畸形,特别是股四头肌无力的患者,选择带过伸限制的铰链膝为宜

【技术点评】

膝关节不稳不是韧带失败的同义词,治疗上也不是非用限制型假体不可。真正的机械性不稳才需要处理。膝关节不稳的翻修手术仅仅重建稳定性是不够的,如果不消除破坏稳定的力量如:力线不正、间隙不平衡等,最终还是要失败的。

须警惕引起 TKA 术后关节不稳的危险因素。神经肌肉源性疾病(股四头肌无力导致膝关节反屈或者髋外展肌无力削弱了膝关节内侧的紧张支持)引起膝关节疾病,如果未予纠正,TKA 术后仍然会出现关节不稳。术前严重的畸形,尤其是复合关节外畸形或是步态紊乱者,需要施行复杂的手术或者广泛的韧带松解,否则难以获得稳定。同侧的髋外翻或者后足畸形最后会引起胫骨后侧撕裂,扁平足可在膝关节产生外翻力量。肥胖会有害于侧副韧带(据统计约 8% 的肥胖病人术中会发生内侧侧副韧带的撕脱),原因是显露困难。肥胖病人对假体的正确安放也有影响,粗大的肢体不利于手术者正确评价韧带平衡,宽大的步态对内侧副韧带产生了较大的应力,所以膝关节不稳的病例中肥胖者多见。

屈膝不稳定翻修时宜选择后稳定型假体,以便术中更好地寻找引起不稳的原因,更有针对性的处理,同时做好屈膝/伸膝间隙平衡。手术中垂直于胫骨机械轴进行胫骨近端截骨修整,努力平衡间隙。手术治疗中仅仅更换聚乙烯衬垫,常不能达到预期的目的。因为它不能有效地解决屈膝/伸膝间隙不平衡的问题。

限制型假体的使用指征:①屈膝不稳定,尽管采用了偏大的股骨假体和增厚的后稳定型的聚乙烯衬垫也无法解决;②伸膝不稳定,源于侧副韧带损伤。如果屈膝时非铰链膝也有脱位的不稳定应采用铰链膝。在侧副韧带完全缺损的病例是否采用铰链膝仍有争议,临床尚无法证明铰链膝是否比非铰链限制性膝关节更可靠。毫无疑问,不消除异常应力,任何假体最后均要失败。事实证明,单独的韧带推进手术或者韧带重建手术是不能消除膝关节置换术后不稳的,需要联合限制型假体或者作为年轻、活动力强的病人避免采用限制型假体的一种途径。例如跟腱移植修复手术。为了克服异常应力传导,推荐使用延长柄,偏心柄适用于胫骨、股骨解剖不对称的情况。

非手术治疗包括股四头肌、腘绳肌肌力训练和局部给药可以缓解疼痛和肿胀,这对于有膝关节损伤症状的患者有效,但是由屈膝不稳引起的症状则不会消失。

【小结】

TKA 术后关节不稳的原因错综复杂,在决定作翻修手术之前,必须找到症结所在。易致不稳的危险因素包括神经肌肉源性疾病,髋部或足部畸形,肥胖以及手术中广泛软组织松解等,应作相应处理。屈膝不稳是 TKA 术后最常见的膝关节不稳,其中内翻-外翻不稳是膝关节典型的机械性不稳,必须使用限制型假体来替代韧带的功能。膝关节不稳的翻修手术仅仅重建稳定性是不够的,如果不消除破坏稳定的力量如:力线不正、间隙不平衡等,最终还是要失败的。

三、全膝置换手术后严重骨缺损的翻修

【概述】

股骨和胫骨骨缺损是初次 TKA 失败翻修时常遇到的问题。对所谓重度骨缺损作出定义是十分困难的。理论上讲,所有骨缺损均是重度缺损,因为比正常骨质少即为假体理想固定提供了稍差的骨床,因此影响长期固定效果。Elia 和 Lotke 将重度骨缺损定义为累及股骨或胫骨、超过 1cm 深、累及 50％以上已截骨的股骨或胫骨缺损。Stockley 和 Gross 将骨缺损定义为包涵性或非包涵性缺损。包涵性缺损周围皮质骨完整,非包涵性缺损皮质骨及干骺端骨小梁缺损。

【难点】

1.严重骨量丢失,假体松动,关节力线改变。

2.骨皮质的缺损,假体无法固定重建。

3.韧带源性不稳的巨大骨缺损,关节不稳定的问题。

【关键技术】

1.打压植骨技术　进行打压植骨的前提是获得一个良好的解剖显露,我们选取相对较长的髌骨旁入路,并贴近股四头肌内侧以便进行滑膜切除术,我们一般进行正式的滑膜切除术,以便彻底清除嵌入滑膜组织的聚乙烯磨屑和更好的显露解剖面,最大限度的显露假体部件的边缘,并使用薄骨刀或薄的电动锯片移除假体部件,暴露骨面。使用刮匙刮至正常的骨组织,具体步骤如下:①先使用大刮匙,后使用小刮匙;②刮除附着于骨缺损面上的水肿组织(图 15-55),暴露较大的骨缺损;③进一步显露多腔状骨缺损,在部分骨缺损的腔底部剥离皮质可见到硬化骨;④完成上述对骨缺损的清理后,对骨缺损进行术中评估,若为包容性骨缺损,则可直接进行颗粒骨移植打压植骨,若为非包容性骨缺损通常需要使用 Mesh 金属网笼内植松质骨进行重建。

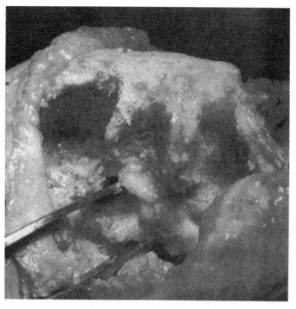

图 15-55　使用大刮匙刮除附着于骨缺损骨面上的水肿组织

（1）包容性骨缺损打压植骨技术：包容性骨缺损进行植骨修复时，先将髓内定位杆小心的置于股骨和胫骨髓腔，待髓内定位杆定位确定后，将颗粒骨围绕杆周缘及骨缺损处进行植骨，这里特别要注意的是保持髓内定位杆的位置，以确保假体安装时力线不被改变，因为植骨完成后很难改变已形成的骨髓腔的位置，具体打压植骨的过程如下：第一，远离关节，在远端进行植骨，植骨的方向应与关节活动的方向一致；第二，移植骨应用锤头压紧、压实；第三，移植颗粒骨应逐步修复骨缺损并重建骨的髓腔力线，并小心地移去髓内定位杆；第四，如果移植骨表面变得不稳定或从底部打压的移植骨中碎裂分离出来，那么当假体部件准备安装

时可在移植骨表面覆盖薄层骨水泥，从而达到稳定和固定作用；第五，当移植骨已充分的修复缺损部位，骨水泥可填充于骨髓腔与假体表面，然后安装好股骨和胫骨假体，（具体见图 15-56，图 15-57）。

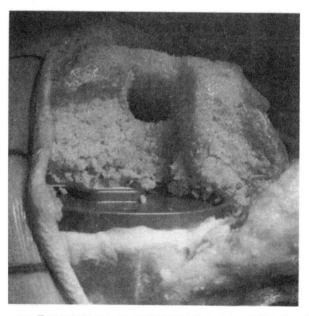

图 15-56　移植骨修复好股骨缺损，胫骨缺损已修复完好，胫骨假体已安装完成

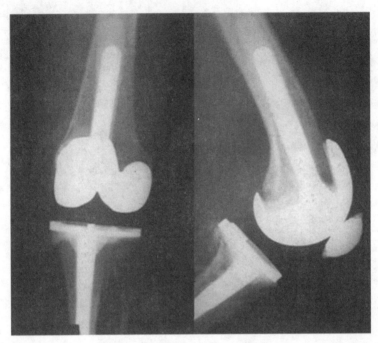

图 15-57　翻修术后 1 年 X 线片

(2)非包容性骨缺损打压植骨技术：如果骨缺损为非包容性的，通常使用 Mesh 金属网笼来重建缺损的皮质骨的解剖。在进行重建时，必须进行良好的解剖显露，特别是胫骨的邻近部位、股骨的远端必须完好的显露以便安装 Mesh 金属网笼，股骨的重建通常比胫骨的重建要困难。Mesh 金属网笼安装固定通常较少使用螺丝钉固定，一般采用周边软组织覆盖固定，当 Mesh 金属网笼固定于骨缺损位置后，再进行打压植骨，植骨的方法基本上同非包容性骨缺损(图 15-58)。

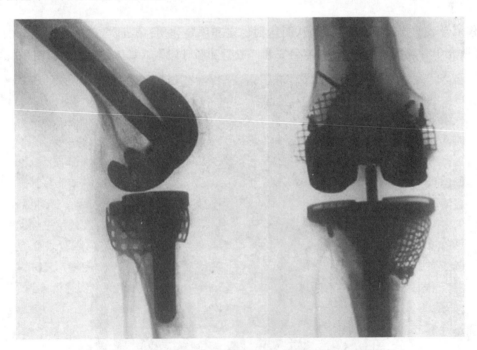

图 15-58　Mesh 金属网笼内打压植骨修复股骨和胫骨侧骨缺损

2.异体结构骨移植　膝关节翻修时,异体结构骨主要用于 AORIⅡB 或Ⅲ型骨缺损的重建。术者除应当具备高超的手术技术和丰富的复杂膝关节置换经验外,还应该做好认真细致的术前计划。该技术的优点包括:①能够制作成任意大小和形状,以适应不同几何形状的骨缺损;②对翻修假体具有良好的支撑作用;③异体骨和宿主骨之间可达到长期的生物性整合。异体结构骨取材部位包括远端股骨、近端胫骨或股骨头。如果移植材料较大,通常不会出现完全的再血管化。异体股骨头可用来修复股骨髁和胫骨平台骨缺损,主要用于巨大的空腔型骨缺损的修复,修整成形后通过压配的方式进行固定。Engh 等报道 49 例胫骨严重骨缺损患者。结构植骨 39 膝,结果表明异体结构植骨能有效重建胫骨的骨缺损,翻修后的关节稳定耐用,在平均 95 个月的随访中没有发现与结构植骨相关的移植材料断裂和感染等情况。AORI 骨缺损分型(见图 15-59)。

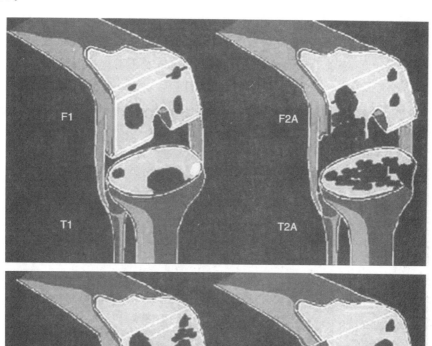

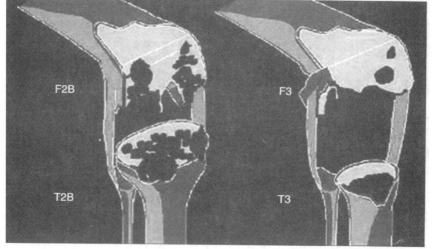

图 15-59　AORI 骨缺损型系统

3.组配式金属垫块　组配式金属垫块主要适用于 AORIⅡ型非包容性骨缺损、厚度达 2cm 者。应用金属组件修复骨缺损具有方便、简单,临床效果可靠的特点。金属垫块可以是多孔的或实心的,形状包括楔形或柱形,金属垫块与关节假体之间可以通过螺钉连接,也可通过骨水泥固定。有学者认为骨水泥固定可以避免金属之间的磨损,推荐应用骨水泥固定。也有学者主张垫块和假体之间先用骨水泥,然后再用螺钉加固的方法。股骨侧缺损常发生在股骨髁的后部和远端,因此金属垫块通常置于股骨髁的后部和远端。

对于胫骨侧骨缺损,可以选择楔形或柱形进行重建,以适应不同的缺损外形。

楔形垫块应用于骨缺损形态类似楔形的情况下,可更多的保存宿主骨量。该方法截骨要求精确,以使得截骨面与垫块相匹配。接触界面间除受压应力作用外,还存在剪切力,因此,楔形的角度不应超过15°。柱形金属垫块与楔形垫块相比,虽然具有截骨量增加的缺点,但是手术操作方便简单,力学效果接近正常。

4.干骺端金属替代物(多孔钽金属cone) 干骺端Cone是近年开发的一种新型干骺端金属替代物,该技术主要适用于AORIⅡ和Ⅲ型骨缺损。该技术的要点如下:①评估骨缺损:进行充分的暴露后取出假体及关节表面的骨水泥,并进行冲洗,显露骨缺损,根据AORI骨缺损分型进行评估判断,评定为AORIⅡ和Ⅲ型骨缺损可选择多孔钽金属cone进行重建。②多孔钽金属骨小梁cone:大多数的病例,只需要采用cone单纯修复胫骨或股骨骨缺损,但有少数病例需要同时修复胫骨和股骨骨缺损,这时胫骨骨缺损的修复相对容易很多。每一个不同型号和形状的cone都有相对应的试模以便帮助医生评估和做出合适的选择(图15-60)。各种不同类型的股骨与胫骨cone及不对称的胫骨部件均可获得(图15-61,图15-62)。

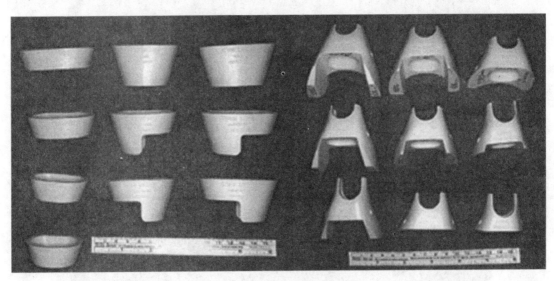

图15-60 胫骨与股骨cone试模

5.定制假体 膝关节翻修术中常常遇到巨大的节段性骨缺损(AORIⅢ型),特别是假体周围感染者无法重建的假体周围骨折。当出现在股骨远端或胫骨近端时,稳定关节的韧带附着部位缺如。此类患者适合使用定制或肿瘤假体进行翻修,或采用APC方法重建骨缺损。

膝关节翻修术中,定制假体包括远端股骨和近端胫骨两部分。为了提供足够的稳定性,设计上采用了铰链技术。定制假体可用骨水泥固定或生物学固定,术后即可早期负重。应用定制假体时,股骨应有适当的外旋角度,以适合髌骨的滑动轨迹,并减少对步态的干扰;同时要维持正常的关节线高度,以避免因病理性高位或低位髌骨引起的关节活动受限;在应用胫骨假体时,髌韧带止点的重建较为困难,通常将髌韧带先缝合于腓肠肌内侧头与远侧胫骨骨膜相连续处,再锚钉在假体的多孔长入固定界面。

6.异体骨-假体组合(APC) 该技术的适应证为严重的节段性骨缺损(AORIⅢ型)。Ⅲ型骨缺损累及胫骨平台和单侧或双侧股骨髁,伴随胫骨结节或上髁部骨丢失(图15-62),APC方法大多数选择非限制型假体。Clatworthy等对APC方法进行翻修术中骨缺损的重建的技术进行了阐述。术前首先是获取与远端股骨或近端胫骨相似大小的新鲜冷冻异体骨;一般选择长柄假体,通过骨水泥固定于异体骨中;且柄体长度必须足够,远端一般超过异体骨和宿主骨交界处至少两个皮质骨直径的长度,才可达到固定要求。如果患者有上髁的存留,应截下并固定在异体骨上,以最大限度地增加侧副韧带的稳定性。异体骨与宿主骨界面应制成阶梯状,以增加异体骨和宿主骨的旋转稳定性。且阶梯状结构应足够长,可用两根环箍线缆加强。同时,使用异体骨板以进一步加强稳定。注意要避免使用钢板和螺钉,因为异体骨上钻孔会增加该部位骨折的可能。在实现屈伸稳定性时,应首先在屈曲位安装试模,并逐渐伸直,根据具体情况逐渐短缩异体骨,直到能够完全伸直为止。与宿主骨的固定可以通过骨水泥或紧密压配方式。如采用骨水泥固定方式,要避免在异体骨和宿主骨之间有骨水泥进入,以减少对骨整合的干扰。同时,在异体骨和宿主骨的界面处植入自体骨或异体骨颗粒以加强愈合。

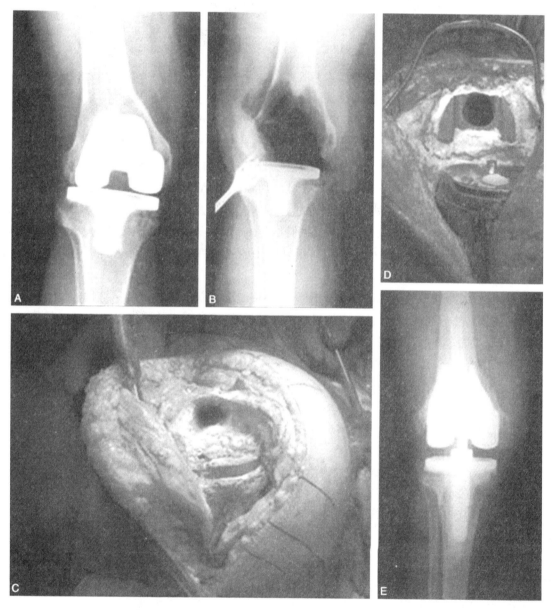

图 15-61

A.术前 X 线正位片显示股骨干骺端广泛骨溶解;B.术中 X 线正位片显示移除股骨假体后干骺端
广泛骨缺损;C.手术中照片显示股骨干骺端骨缺损;D.术中照片显示采用多孔钽金属 cone 置于
股骨骨缺损处;E.术后 X 线显示骨向多孔钽金属 cone 内生长并且固定牢靠,重建骨缺损

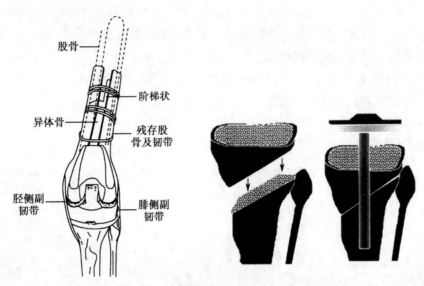

图 15-62　APC 方法重建股骨或胫骨侧骨缺损示意图

7.韧带源性不稳的巨大骨缺损　针对 TKA 术中发生 MCL 损伤或完全断裂的患者,临床上可以选择的方法有:韧带止点移位、韧带重叠缝合和自体半腱肌加强。TKA 翻修时,如果 MCL 损伤伴有部分或完全的股骨内侧髁或内上髁韧带附着处骨缺损,通过上述方法是无法解决的。骨和肌腱同时缺失的情况应采用跟骨-跟腱复合移植或骨-髌腱复合移植。我们推荐前者,因为跟骨-跟腱复合体尺寸较大比较适合 MCL 的修复。另外,它比较适合手工制备,可以很好的与股骨内髁骨缺损处相匹配。这种方法与铰链膝相比,更适合年轻的活动量大的病人。

技术关键点包括:修整植骨块以适合骨缺损区,沿 MCL 正常方向放置跟腱移植物(与中轴成 45°朝向股骨远端后侧皮质),然后屈膝 30°～45°,牵拉肌腱至胫骨近端,寻找理想的固定点,此固定点应符合等距点的要求,然后将肌腱固定在胫骨近端。等距点的估测方法:安装衬垫试件,观察在膝关节完全伸直位和屈膝 90°位,肌腱有无过度的张力。尽可能获得接近正常的内侧稳定性,肌腱远端固定的推荐方法:显露至胫骨内侧骨膜下,用两枚带有金属尖刺的软组织套圈螺钉将肌腱牢牢固定在胫骨上,另外在移植肌腱固定处缝合加强。有可能的话,也可以切取半腱肌编织加强跟腱移植体。半腱肌可以为异体肌腱提供额外的强度,甚至是血供。对于无股骨髁部骨缺损的患者,损伤的 MCL 可以单纯使用自体的半腱肌修复。

8.处理原则

(1)术前计划:①足够的 X 线片;②对骨缺损而言,准备匹配的异体骨是十分重要的;③评价软组织,在软组织袖挛缩情况下,尽早咨询整形外科医生;④以模板技术,保证备有合适的假体。

(2)术中:①在清创和最初准备后,评价股骨和胫骨侧骨缺损情况;②如果缺损为大的包涵性缺损,翻修假体在宿主骨上有足够的支撑,适合以小块异体骨处理。

(3)需要使用结构异体骨的情况是:①在股骨侧,缺损位于内髁或外髁的一侧或两侧,使用垫片不能很好地解决该问题(在远端或后方约 1cm 处);②在胫骨侧,骨缺损在内侧或外侧平台一侧或两侧(单侧约 1cm,另一侧完整;或内外侧缺损达 2cm 以上),不能以垫片或超厚聚乙烯充填。

(4)异体骨固定:①在结合部阶梯切骨优于横行切骨;②使用柄越过宿主骨和植骨结合部;③结合部稳定对连接来讲是至关重要的,因此需要时,应以其他材料如钢板或螺钉增强固定;④骨水泥异体骨假体界面应依据结构稳定程度,使用压配或骨水泥柄。

【技术点评】

翻修术中,由于骨缺损表现各种各样,加之患者的个体情况各不相同,处理起来较为复杂。重建方法的选择有赖于缺损的大小和形状,患者的年龄,活动度和预期寿命。一般来说,较小的、包容性骨缺损(AORIⅠ型)可以填充骨水泥或进行骨移植重建。较大的骨缺损(AORIⅡ型)采用骨移植和金属垫块重建,空腔型缺损首选加压植骨,周围性缺损则选择组配式金属垫块进行重建。巨大骨缺损(AORIⅢ型)则采用异体结构植骨进行骨缺损的重建。需要使用胫骨近端大块异体骨的情况,特别是膝关节有多次手术史,较紧张的情况,对手术暴露膝关节有一定要求。在这种情况下,股四头肌翻转比胫骨结节截骨更有优势,因为截骨后可能造成骨床不佳,重建后影响愈合,有几项研究报道髌韧带撕脱,临床结果不太满意。如果可能,术前确认是十分重要的,这种情况下,因软组织袖紧张,可能需要更广泛的暴露。

近年来钽金属骨小梁干骺端替代物是重建巨大骨缺损的一种新的治疗手段,具有广阔的发展前景。而对于韧带源性不稳的巨大骨缺损,为了挽救关节,常应用定制假体或 APC 方法。

不论采用何种方法进行骨缺损的重建,都必须遵循一定的原则。首先在取出假体时一定要尽量存留宿主骨的骨量,残存的骨质对缺损的修复起到一定参考作用,同时应尽量恢复关节线的高度。正确的关节线水平对有效维持侧副韧带的张力、平衡屈伸间隙和正确的髌骨高度都有重要作用。术中还可根据假定的关节线水平判断骨缺损的程度,从而确定具体的重建方法。

【小结】

成功处理失败 TKA 骨缺损的方法,依靠在手术前全面的计划,目的是准备充分异体骨和合适的翻修假体。从术前 X 线片上估计骨缺损的大小,在手术前,可临床诊断韧带功能不全。一般来说,较小的、包容性骨缺损可以填充骨水泥或进行骨移植重建。较大的骨缺损采用骨移植和金属垫块重建,巨大骨缺损则采用异体结构植骨进行骨缺损的重建。近年来钽金属骨小梁干骺端替代物是重建巨大骨缺损的一种新的治疗手段,具有广阔的发展前景。

四、全膝置换手术后深部感染的翻修

【概述】

虽然感染是全膝关节成形术后常见的并发症(发生率为 $1\%\sim2\%$),一旦发生将会造成严重影响。尽管近几年,由于预防措施得当术后感染的发病率得以降低,但却因为实施手术病例数的显著增长而蒙上阴影,本章主要通过典型病例的剖析来阐述假体深部感染的全膝关节翻修术的难点、技术要点,以期为临床提供参考意义。

【难点】

1.细菌培养微生物毒力强,无法完全根除感染。

2.感染后造成假体松动、骨缺损及软组织感染。

3.肢体短缩明显,力线改变。

4.关节功能的丢失。

【关键技术】

1.抗生素治疗 一般不推荐,只有在某些特殊情况下,才考虑单独使用抗生素,因为该治疗方法无法根除假体周围的深部感染而且预后不佳。考虑单独使用抗生素治疗的情况有:①难以移除假体(医疗条件及手术技术限制),②细菌培养微生物毒力低,③微生物对口服抗生素药物敏感,④假体未松动。

2.保留假体清创 虽然临床上存在关节镜下和切开清创两种方法,但在不移除股骨假体的情况下,多数医生选择切开直视手术。切开清创治疗适用于术后早期的机会性急性感染或发生急性血源性感染后假体固定及功能良好的病例。治疗的前提条件为:①感染症状出现时间短(<2 周),②革兰阳性菌感染,③术

后引流时间正常或无窦道形成,④无假体松动或感染的影像学改变。在切开清创术后 4 周,根据细菌培养结果选择相应抗生素静脉注射。在行局部抗生素治疗时可选用可置入型冲洗系统配合清创术进行治疗。但是,目前该技术缺乏大样本的临床研究。

Chris S. Estes 等最近(2010)报道了一项保留假体二次清创手术技术治疗急性膝关节置换后假体深部感染,取得了较好的临床效果,该技术的要点如下:

(1)第一阶段开放清创术:①移除膝关节的 modular 组件并进行快速高压蒸汽灭菌或用聚维酮碘进行浸泡,以祛除感染病菌;②进行彻底的软组织清创,至少包括以下三个部分:a.进行彻底的滑膜切除术包括假体周缘;b.用刮匙祛除假体周缘(接缝处)感染组织;c.对膝关节腔内保留的假体用聚维酮碘或橄榄香皂溶液浸泡,在 modular 组件重新被植入前用 6—9L 的橄榄香皂溶液进行彻底的关节腔冲洗;③将已灭菌的 modular 组件重新置入关节,并在关节腔内留置抗生素骨水泥珠链;这种抗生素骨水泥主要由 3.6g 的妥布霉素或庆大霉素、3g 万古霉素和 2g 头孢唑林组成;④关闭切口留置一根直径为 1/8 英寸的引流管,术后采用长腿石膏固定制动,在能够忍受的条件下下床进行负重训练。

(2)第二次开放清创术:一般在第一次清创术后 3～7 天再次进入手术室进行,祛除抗生素骨水泥珠链,再次进行彻底的清创手术(同第一次清创),更换新的 modular 组件,关闭切口重新放置直径为 1/8 英寸的引流管,术后第 1 天开始在康复治疗师帮助下进行物理治疗及关节活动度训练,步行训练和负重练习以患者能忍受为度,培养为金黄色葡萄球菌或革兰阴性菌感染者,术后进行 6 周的利福平联合方案治疗。

3.关节切除成形术　该技术主要针对行走功能恢复要求较低且多关节类风湿关节炎的患者,虽然该方法能有效的根除感染,但其主要缺点是术后行走时会出现膝关节不稳伴疼痛,手术操作的基本步骤为:①清创并移除所有感染组织和假体,②使用螺钉暂时固定,维持胫骨、股骨对位准确,③石膏制动 6 周,可负重。

4.假体再置换术　当关节假体无法保留时,可在清创或扩创之后,去除假体,行关节再置换术。彻底清创,应用敏感抗生素,关节再置换术,现已成为一种比较成熟的治疗方法。目前常用的有一期和二期再置换术,二者谁是最佳手术方式仍有争论。其适应证有:亚急性或慢性感染、伸膝装置完整、微生物对抗生素敏感、骨贮备好、患者能耐受多次手术。而对于老年人或健康状况较差者,不能耐受多次手术者,可考虑行一期再置换术。此外,在应用抗生素的时间及方式上也还未有统一的标准,Nelson CL 认为,间隔期静脉应用抗生素 4～6 周,可取得较高的成功率。

一期关节再置换术治疗 TKA 术后感染,具有住院时间短,伤口瘢痕及关节僵硬程度度轻的优点,有利于术后关节功能的恢复。该技术的要点为:彻底清创,假体去除,清除所有失活骨组织和软组织,伤口用大量生理盐水冲洗后,充填聚维酮碘吸附海绵,暂时全层缝合关闭切口,松解止血带。静脉应用抗生素,至少在 30 分钟后,重新开始手术,换置新的手术器具,使用含抗生素的骨水泥做假体固定。所有术后患者,应用敏感抗生素 3 个月。Goksan 等报道的 18 例应用一期置换术的患者,16 例经 5 年随访无复发。但一期再置换术有不能彻底清除感染的隐患,且在使用含抗生素的骨水泥时,为防止骨水泥的牢固性下降,不能应用足量的抗生素。

二期关节再置换术目前被认为是治疗全膝置换术后感染的"金标准"。即先行彻底清创,包括软组织清除,去除假体及骨水泥;静脉应用抗生素 4～6 周,应用含敏感抗生素的骨水泥珠或间隔垫,以维持关节间隙,为二期假体再置入创造有利条件;但对间隔期的长短和抗生素使用上尚存争议。一般认为,假体置换前至少应有 4～6 周的静脉应用抗生素,在置换术前行关节穿刺,确定感染已被清除,间隔期 6 周～6 个月不等,间隔期时间过长,伤口瘢痕挛缩等因素,会使手术重建的技术性困难大大增加,妨碍术后功能的恢复。目前主要采用含抗生素的 PMMA 间隔物,其主要目的是维持假体的空间和关节周围软组织的张力,减少软组织挛缩和伸膝结构的瘢痕过度增生,有利于假体的二次植入,同时间隔物中抗生素的局部释放有利于感染的控制。人们研究使用含抗生素的关节间隔垫及含抗生素的丙烯酸骨水泥假体,可使膝关节在间隔期有较大的活动度,有利于减少瘢痕,维持较好的软组织床,使间隔期相对延长。现在应用的间隔物有静态式间隔物(图 15-63)和关节式间隔物(图 15-64)。Emerson 等比较了静态骨水泥间隔和可活动关节骨水泥间隔治疗全膝关节置换术后感染的疗效,随访 36 个月未发现两者的感染复发率有差别,但可活动关节骨水泥间隔组的膝关节活动度(108°)明显优于静态骨水泥间隔组(94°)。Fehfing 等也比较了静态骨水泥间隔和可活动关节骨水泥间隔治疗全膝关节置换后感染的疗效,发现可活动关节骨水泥间隔组较静态骨水泥间隔组活动范围大,感染复发率低(图 15-65)。

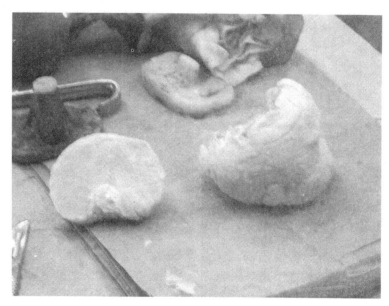

图 15-63　静态式间隔物

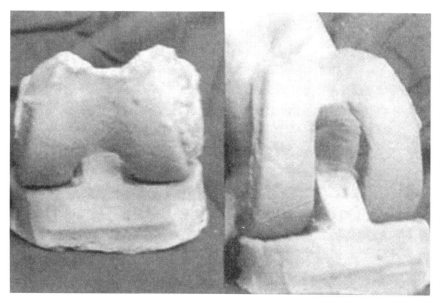

图 15-64　关节式间隔物制作过程图

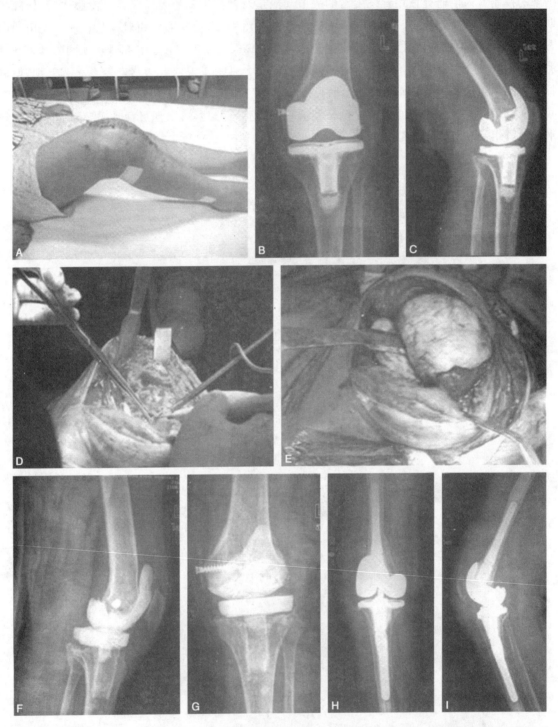

图 15-65　患者,女性,60 岁,因创伤性关节炎行右全膝置换术,术后 2 年发生假体深部感染,取出假体后发现
股骨侧假体与骨的间隙有异常肉芽组织,彻底清创后制作临时抗生素骨水泥间隔垫塞入关节间隙,术中切
取可疑组织细菌培养报告阴性,静脉应用万古霉素 6 周后行二期植入 LCCK 假体(带延长柄),感染彻底治愈

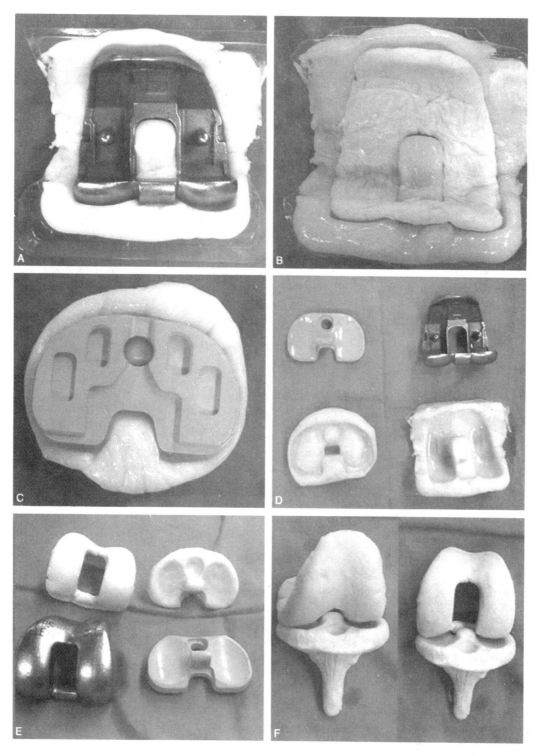

图 15-66　关节式间隔物制作过程图

关节式间隔物在全膝关节翻修术中的技术要点如下：①采用内侧髌旁入路，取出原关节植入物和骨水泥，关节清创，去除坏死组织。尽可能保留软组织瓣的厚度并保护局部的血运。在使用抗生素前，分别取滑液、炎症的滑膜组织和假膜进行组织培养。测量假体大小，决定制作骨水泥间隔时所使用的试样，试样假体均采用 PS 假体。②采用非抗生素骨水泥铸模，当骨水泥处于面团期，用股骨试样假体压出阴模并在完全固化前取出试样假体,固化后阴模表面涂敷消毒液状石蜡。间隔假体采用带抗生素 Palacos 骨水泥(每 40g 骨水泥含庆大霉素 lg),亦可加入去甲万古霉素(每包 40g 骨水泥内加入 2g 去甲万古霉素)。③混合搅拌至面团期,置入阴模,待其固化。同样的方法制作胫骨骨水泥间隔假体,胫骨下端做出骨水泥的短柄。完成间隔假体制作后将关节面打磨光滑(图 15-66)。④屈曲膝关节,将间隔假体置入关节腔。股骨间隔采用骨水泥固定,胫骨下端骨水泥短柄插入胫骨髓腔,并用 Palacos 骨水泥固定和填充缺损部位。骨水泥在面团后期固定,可在完全固化前稍作移动,但勿使骨水泥和骨间牢固固定及骨水泥渗入到清创后的骨面中而引起骨丢失。检查关节侧副韧带的张力和完整性。复位膝关节,检查关节的活动度和稳定性。放置负压引流,伤口一期闭合(图 15-67)。

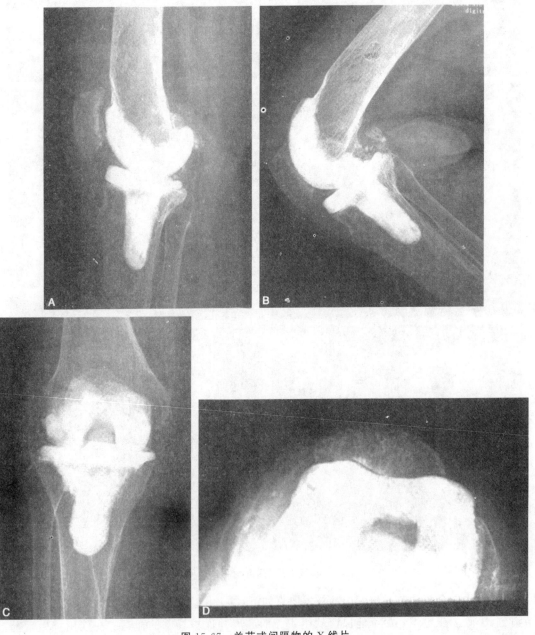

图 15-67　关节式间隔物的 X 线片

5.关节融合术　传统观点认为关节融合是治疗全膝关节成形术后感染的"金标准",该操作能完全消除疼痛并提供稳定的膝关节功能,随着关节活动度的消失,坐或其他动作会受到影响。失败的全膝关节成形术后行关节融合手术指征为:①对关节功能要求高;②单关节疾病;③年轻患者;④膝关节伸直功能障碍;⑤关节软组织条件差;⑥全身免疫功能减弱;⑦致病菌耐药或需要毒力强的抗生素治疗,其相对禁忌证包括双侧膝关节疾病、严重的骨丢失和对侧患肢已行截肢术。

膝关节融合主要有以下两种方式,即外固定装置固定并维持力线方向的压力;使用髓内钉或钢板进行内固定。感染发生时许多病例通过一次彻底清创(切除所有坏死组织、瘢痕组织、感染组织和异物)根除病灶,然后进行确实的固定。伴有广泛组织坏死的病例可在固定前进行多次清创。

活动性感染时使用外固定器,具有不留残余内植物的优点,并可以随时调整固定位置,其缺点是固定常不确实、操作时可能损伤神经血管、固定钉周围感染和需二次手术取出外固定器。

严重骨丢失时,使用髓内钉可以达到稳定固定且术后关节融合率高,活动性感染时,不推荐使用髓内钉,可能造成股骨和胫骨髓腔内感染。

使用钢板进行关节融合是另一种解决全膝关节成形术后感染和达到融合的方法。该方法分为两步,首先行膝关节清创并取出假体给予抗生素,感染治愈后再次手术,确实固定使用 12 孔动态加压钢板,严重骨丢失时,使用单侧钢板髓内固定。

6.截肢 只有当出现危及生命的败血症或局部感染伴大量骨丢失时,才考虑进行截肢。5%全膝关节成形术后感染患者实施截肢,决定的主要因素是慢性感染多次翻修后、严重骨丢失和出现难治性疼痛。

【技术点评】

全膝关节成形术后感染的目标是根除感染、缓解疼痛和保持患肢功能。目前的治疗包括抗生素治疗、切开清创、关节切除成形术、关节融合、截肢和置入其他假体。抗生素治疗有其局限性,对于膝关节成形术后感染病例若体内存在其他关节假体是该治疗方式的禁忌证。保留假体清创术尽管在小样本的临床报道中取得了较好的结果,特别是 ChrisS.Estes 等最近(2010)报道了一项保留假体二次清创手术技术更为临床医生带来了可喜的结果,但该技术的治疗结果未被严格评估,其疗效仍有待于大样本、多中心临床验证,但可作为全膝关节成形术后感染治疗的一个新方向。关节切除成形术能有效根除感染,但绝大多数患者术后会出现疼痛、膝关节不稳和行走功能受限,因此该技术不值得临床广泛应用。关节融合术及截肢术都以牺牲患者关节功能为代价,仅用于极少数病例。假体再置换术已是目前治疗全膝关节成形术后假体深部感染的"金标准",可分为一期和二期再置换术,二者谁是最佳手术方式仍有争论。

总之,全膝关节成形术后感染的治疗相当重要,应该通过相关检查仔细制定诊疗计划,根据已被证实有效的治疗准则进行治疗,从而最终根除感染保留膝关节功能。

(雷晓宇)

第十六章　骨科常见症状的护理

第一节　压疮

压疮或压力性溃疡所不仅发生于卧床病人,也可发生于坐位或使用整形外科装置的病人。国外护理的观点认为压疮部分是可以预防的,但并非全部。护理不当确能发生压疮,但不能把所有压疮都归咎于护理不当。

【概述】

(一)定义

压疮是指局部组织长时间受压,血液循环障碍,局部持续缺血、缺氧、营养不良而致的软组织溃烂和坏死,或称压力性溃疡。

(二)原因

1.外源性

(1)压力:造成毛细血管血流受阻,组织缺血及缺氧。皮肤大于肌肉对于压力的耐受性。有文献报道:组织外部压力作用于皮肤 2h 后,肌肉会产生缺血改变 6h 后肌肉完全变性。

(2)摩擦力:作用于皮肤,易损害皮肤的角质层。皮肤擦伤后,受潮湿、污染而发生压疮。

(3)剪切力:由两层组织相邻表面间的滑行而产生的进行性的相对移动所引起的,是由摩擦力与压力相加而成,与体位有密切关系。

(4)潮湿:可由大小便失禁、引流液污染、出汗等引起,导致皮肤浸渍、松软,易为剪切力和摩擦力所伤。

2.内源性　制动;感觉丧失;营养不良;大小便失禁;反应性充血衰竭;严重营养不良。

3.压疮好发人群　长期卧床、脊髓损伤、慢性神经系统疾病、各种消耗性疾病及老年病人,若有低蛋白血症、大小便失禁、骨折、营养不良、缺乏维生素等更易发生。

4.压疮好发部　95％的压疮发生于下半身的骨凸处,好发部位依次是骶尾部、坐骨结节、股骨大转子、内外踝、足跟部。

仰卧位:枕骨粗隆、肩胛部、肘、脊椎体隆突处、骶尾部、足跟。

侧卧位:耳部、肩峰、肘部、膝关节的内外侧、内外踝。

俯卧位:耳、颊部、肩部、女性乳房、男性生殖器、髂嵴、膝部、足趾。

坐位:坐骨结节。

【分期】

1.Ⅰ期(淤血红润期)　淤血红润期又称为Ⅰ度压疮。原因为受压部位的皮肤出现暂时性血液循环障碍。主要表现为受压部位的皮肤呈暗红色,并有红、肿、热、痛或麻木。判断标准为,解除对该部位的压力

30min后,皮肤颜色仍不能恢复正常。此期皮肤的完整性未破坏,为可逆性改变,如及时去除致病原因,则可阻止压疮的发展。

2.Ⅱ期(炎性浸润期)　炎性浸润期又称Ⅱ度压疮。损伤延伸到皮下脂肪层。受损皮肤呈紫红色,皮下有硬结,皮肤因水肿而变薄,并有炎性渗出,形成大小不一的水疱。水疱破溃后,形成潮湿红润的创面,如不采取积极的措施,压疮继续发展,此期病人的感觉疼痛。

3.Ⅲ期　全层肤缺失,但肌肉、肌腱和骨骼尚未暴露,可有结痂,皮下隧道。此期溃疡程度较轻,为浅层组织感染、化脓,脓液流出后,形成溃疡,病人感觉疼痛加重。

4.Ⅳ期　全层皮肤缺失伴有肌肉、肌腱和骨骼的暴露,常有结痂和皮下隧道。

【预防及处理】

(一)预防

1.定时翻身是预防压疮的最有效措施。

2.减少摩擦力和剪切力。协助病人改变体位时,可通过提起床单来抬高病人以减少摩擦。一般抬高床头不超过30%用膝枕、挡脚枕把剪切力减至最低。

3.早晚擦洗受压部位或使用一些新型敷料,保持皮肤清洁干燥,可增强皮肤的抗摩擦力。

4.注意增加蛋白,高热量饮食,防止病人出现贫血和低蛋白血症。

(二)处理

1.Ⅰ期(淤血红润期)

处理原则:促进血运,改善压红和淤血。皮肤发红后按摩无效,甚至会因受压点皮下组织受损而加重病情。

措施:可逆性改变:加强护理措施,去除致病因素,防止压疮进一步发展。①避免局部产生压力点;②每隔1~2h翻身1次;③保持皮肤、病床的清洁干燥。

2.Ⅱ期(炎性浸润期)

处理原则:保护皮肤,避免感染。

除继续加强上述措施外:①对于未破的小水疱,要减少摩擦,防止破裂感染,使其自行吸收;②大水疱消毒后,用注射器抽出水疱内液体,再无菌干棉签轻轻按压,让水疱内液体充分引流。不能剪去表皮。

3.Ⅲ期(溃疡期)

处理原则:解除压迫,清洁创面,祛腐生新,促进愈合。

除全身和局部措施外,①外科换药手法,充分清洁创面;②使用清创胶:通过水合伤口的坏死组织,启动机体内源性清创过程,可彻底、无痛地清除坏死组织;③使用渗液吸收贴覆盖,观察渗出情况,及时换药;④观察愈合过程,测量伤口大小,详细记录。

注意:当坏死组织被彻底清除后,伤口看上去会比原始创面大,这是正常现象。

【压疮的并发症】

1.感染　约70%的压疮伴有感染,细菌对常用抗生素不敏感,重者可发生败血症或死亡。

2.骨髓炎及关节炎　压疮伴发的感染可直接向深部组织或邻近的关节扩散,不适当的处理方法也可使感染扩散而引起骨髓炎或关节炎,进而可发生病理骨折、脱位。

3.皮肤恶变　压疮长期不愈合可刺激皮肤引起癌变。

(孟京红)

第二节　疼痛

【概述】

国际疼痛协会(ISAP)1979 给疼痛的定义:疼痛是一种令人不快的感觉和情绪上的感受,伴有实际或潜在的组织损伤。

疼痛是绝大多数骨科疾病的共有特征,又是许多骨科疾病的首发症状。它受心理状态和其他因素的制约,直接影响着疾病的发生、发展和转归。如何有效地止痛,减轻病人的痛苦,减轻其对机体的有害影响,对做好骨科病人的护理十分重要。

【引起骨科患者疼痛的原因】

1.骨肿瘤引起的疼痛。

2.骨科手术后疼痛。

3.骨科疾病所致神经性疼痛。

【疼痛原因分析及处理】

(一)骨肿瘤引起的疼痛

1.影响癌症疼痛控制的因素

(1)与医务人员相关的因素:①对疼痛的临床评估偏低。癌痛的临床评估是满意控制疼痛的关键一步。然而"疼痛是一种主观的感受",许多医务人员在患者提出疼痛存在或要求时,才给予处理,对疼痛的评估缺乏主动性。另外,护理人员在评估时也缺乏准确性。往往认为疼痛评分是评估患者的唯一标准,而忽略从生理、行为、功能等方面观察的综合评估。②缺乏有关癌症疼痛控制的教育,担心止痛药物的耐受性和成瘾性。麻醉药物是控制癌性疼痛的主要药物,护士对麻醉止痛药物的药理机制缺乏了解,过分担心阿片类药物的不良反应和成瘾性是直接影响有效疼痛控制的主要因素。③缺乏足够的处理癌性疼痛的知识和技能。

(2)与患者有关的因素:主要是患者不如实报告疼痛。调查表明 24% 的患者有意隐瞒病情。主要表现在患者陈述病情时隐去疼痛的病史或降低疼痛的等级,这样会在医护人员疼痛评估时造成误导,从而成为治疗不充分的另一个重要的原因。

(3)与社会因素有关。

2.癌症疼痛的治疗　癌症患者疼痛的治疗和护理方法多种多样,目前提倡以三阶梯药物治疗为主,辅助其他的方法,概括起来有以下几个方面。

(1)药物止痛:药物治疗是癌症疼痛治疗的主要方法。WHO 提出的三阶梯镇痛方案是目前世界公认的一套简单有效、可合理安排的治疗方法。

(2)非药物止痛:指导患者使用非药物的方法减轻疼痛,如放松、分散注意力、冷热敷、按摩、针灸等,对提高患者生存质量具有良好的效果。

(3)止痛泵或患者自控镇痛(PCA):对于持续剧烈疼痛用肌注止痛药不能缓解疼痛的临终患者,可安置静脉镇痛泵或 PCA 持续给镇痛药,使疼痛降至最低程度,目前在国内外已得到广泛的应用。

(4)精神治疗:癌痛是一个社会性的问题,癌痛患者一般都有不同程度的心理障碍。因此,心理护理和心理治疗在癌痛治疗中占有重要的地位。①心理治疗:护理人员通过宣传教育,使患者改变对药物不良反应及耐受性的认识,让患者获得相关知识,取得配合,能正确对待疾病。②松弛和意象干预:应用某种身体活动以达到或减轻环境刺激,肌肉紧张、情绪紧张和疼痛感觉的目的。此法能减轻疼痛,对患者功能状态无影响,但缺乏明确的指标和程序,有待进一步探讨。

(5)其他:如神经阻滞、神经破坏疗法等。对使用大剂量阿片类止痛药不能控制的癌痛和其他辅助类止痛药治疗不满意的患者,选用神经阻滞或神经破坏等治疗是一个很好的止痛方法。

(二)骨科手术后疼痛

1.对术后疼痛的认识　目前国内对疼痛有些过时的观念,如术后常规只给 1 次止痛药,要求患者"忍耐"疼痛等。由于疼痛的主观属性,医务人员认为患者疼痛就会报告,因此疼痛主动评估在大多数医院还没有成为护理工作常规,只有患者提出疼痛而要求止痛时护士才被动处理。

2.术后疼痛的评估

(1)自我评估法:①视觉模拟量表(VAS);②数字评定量表(NRS);③描述疼痛量表(VRS);④"长海痛尺"评估。

(2)面部表情量表:最常用的有①WongBanker 面部表情疼痛评定量表;②面部表情疼痛量表(FPS)。

3.术后疼痛对机体的影响

(1)由于术后疼痛刺激,机体内分泌功能紊乱,分解代谢亢进,导致高血糖症,负氮平衡,氧耗增多,严重地影响伤口的愈合。

(2)疼痛影响病员的呼吸运动和抑制换气,使肺活量降低,且术后病人为了避免疼痛加剧,不愿主动咳嗽、深呼吸以及早期的床上活动,极易并发肺炎、肺不张、血栓等一系列并发症。

(3)由于术后的疼痛增强交感神经活动,肾上腺皮质激素分泌增加,血压升高,加重病人心脏负荷,同时在血容量不足的情况下又隐蔽着低血压的反应,这给护理人员对术后血容量的观察造成假象。严重的疼痛还可致病人心理障碍。

(4)正确、及时、有效地处置术后疼痛,不仅可减轻病人痛苦,提高抗病能力,而且可减少术后并发症的发生,保持其良好的稳定心理,有利于伤口的愈合加快疾病康复。

(三)骨科疾病所致疼痛原因与处理

1.创伤骨折所致疼痛

(1)了解疼痛的性质及程度,确定引起疼痛的病因。观察发生疼痛时病人的状况及伴随症状,观察全身及局部情况,检查有无发热、水肿、出血、感觉异常、放射痛、意识障碍等体征。通过应用缓解疼痛的有效方法,如制动肢体、矫正体位、解除外部压迫等进一步确定引起疼痛的原因。

(2)掌握骨折病人疼痛的特点,及时对因对症治疗护理。骨折病人的疼痛因骨折的程度、类型不同而不同,有明显的个体差异。但有其共同特点:①骨折初期往往是剧痛;②骨折部位疼痛明显,活动时加重,制动后减轻;③骨折半小时后疼痛加剧,一旦固定,疼痛明显减轻;④如果疼痛不减轻甚至加重,应考虑固定不稳定或有否并发症。针对骨折病人疼痛的特点,必须及时对因治疗护理,并辅以必要的对症治疗。①妥善保护骨折部位,避免不必要的搬动,以免加重损伤;②早期正确复位,局部固定做到合理有效;③加强护理,在不影响固定骨折部位的基础上掌握骨折病人疼痛的特点,及时对因对症治疗、护理骨折病人的疼痛。

2.胸腰椎疾病所致疼痛分清何种原因所致疼痛是治疗的前提。穿戴腰围支具应 3 个月以上,以防止过度前曲,免使内置物过早负重,以便螺钉与骨界面紧密嵌合,增加稳定性。局部治疗可采取敷药、物理疗法,必要时给予抗生素等治疗。鼓励患者通过加强躯干的力量及脊椎的灵活性减少背部疼痛。持续的坐骨神经痛 60%～80% 需要再次手术治疗。再次手术时尽量保证脊柱的稳定性。

3.颈椎疾病所致疼痛颈椎疾病包括椎间盘突出症、椎间盘退变狭窄、颈椎病等。所造成的疼痛一般包括颈肩部的慢性持续性顿痛,可扩散到头部、肩部、上背及臀部外侧,以及双上肢及双下肢无力麻木、胸腰部束带感等。

造成这些因素可能有长时间不正确的坐姿(如头前低位),料想不到的突然活动及损伤。颈椎前屈时,颈肌处于无力状态,不能对抗颈椎本身及外来屈曲力,应力直接集中于颈椎间盘、韧带。因此经常低头工作的人,运动场上颈部稍屈时的纵向负荷,最易导致颈椎间盘劳损及受伤。

导致颈肩臂痛的原因很多,应仔细查体以排除炎症、肿瘤等严重疾病导致的持续性颈肩痛,常见椎间盘突出症导致的根性痛及脊髓痛,及骨关节退变的晨僵及钝痛,仔细区别体位性扭伤等病变。

【护理措施】

1.创造舒适的病室环境　①病室环境要保持清洁、安静,各种物品放置要井井有条。②耐心向病人介绍主管医生、主管护士,介绍病区环境及规章制度,使病人尽快熟悉环境,增加安全感,并使这种安全、舒适的氛围努力保持和不断强化。③避免不良刺激,分散或转移注意力,如听音乐、听故事、看电视。④指导患者了解缓解疼痛方法,如咳嗽时按压切口两侧等。⑤在检查、治疗、护理时,动作应准确、轻柔、避免粗暴,尽量减少疼痛刺激。

2.建立良好的护患关系　疼痛病人常出现明显的脆弱、焦虑、恐惧、消极被动等心理反应,这种心理是使疼痛加重的重要因素。因此病人住院后护理人员交往时要热情,友好、自信、举止大方,操作认真熟练。

3.心理护理

(1)利用患者间的信息交流把术后患者介绍给术前患者。

(2)护士对术后引流的种类、放置的位置、将会出现的不适、体位变动等各种情况向家属及病人说明。

(3)全面了解患者疼痛状况,如疼痛的原因、部位、性质、疼痛的反应、疼痛发作时伴随的症状,做到有的放矢,使其收到良好的效果。'

(4)良性暗示:引导患者摆脱痛苦意境或淡化疼痛意念,分散注意力。

4.预防用药

(1)提供预防用药:对疼痛原因清楚、性质明确的患者,如手术后切口疼痛,采取预防用药。使用预防性用药所需剂量较疼痛剧烈时用药量小,镇痛效果好,可起到事半功倍的效果。

(2)剂量的个体化:药物的吸收、代谢速度因人而异,用药后要观察患者对疼痛的反应及动态变化,尤其是第一次给药后要了解每个人的反应,以确定其用药剂量。

(3)患者自控止痛法(止痛泵):是一种患者能自行操作的技术,患者按动按钮,就可将事先准备好的镇痛剂经静脉注入体内,止痛效果好,无痛率达95%。

(4)椎管内注射给药:临床上多采用硬膜外给药,此法镇痛时间达24～72h,镇痛效果好。

(5)镇痛泵止痛护理骨折病人术后广泛应用镇痛泵止痛,效果很好,但应做好并发症护理。病人可出现恶心,呕吐,嗜睡、尿潴留等。因此,要经常巡视病房,根据病人的反应及时给予对症处理,必要时可关闭镇痛泵,同时要注意静脉穿刺局部有无渗漏,硬脊膜导管有无脱落或扭曲,以免影响止痛效果。

现在临床上一般应用病人自控止痛(PCA)是应用计算机控制的微量栗向体内注射既定剂量的药物,允许病人在严格的控制下,自行给药进行镇静。PCA的优点包括:①镇静药物的使用更及时、迅速;②消除病人对镇静药物需求的个体差异,提高疼痛缓解程度和病人满意度;③减少剂量相关性不良反应的发生;④减少医护人员的工作量。PCA给药途径包括:经皮下PCA(PCSA)和外周神经阻滞(PCEA)等。其中,比较常用的是静脉PCA(PCIA)、硬膜外PCA(PCEA)。PCIA操作简单、起效快、效果可靠,但用药针对性差,对全身影响较大。常用的药物有吗啡、芬太尼、曲马多等。PCEA适用于胸背以下区域疼痛的治疗,止痛效果可靠,持续时间长久,作用范围局限,对全身影响较小,但操作相对复杂。多选用布比卡因等复合阿片类药物。同时护士应指导病人在咳嗽、翻身、活动肢体时用手按住伤口部位,以减轻对切口的张力刺激而引起的疼痛。

5.体位护理 ①四肢骨折病人置患肢于功能舒适位,术前患肢制动,术后可根据患肢的肿胀及末梢血运情况,抬高患肢,以增加静脉血回流,减轻肿胀,缓解疼痛。②脊柱骨折病人可协助病人翻身,翻身时保持脊柱的稳定性,嘱患者放松背部肌肉,侧卧时可在背部垫靠软枕,仰卧时可在腰背部两侧垫以软枕,以免压迫骨折伤口处,利于减轻疼痛。③病因治疗及护理:加强巡视病房,仔细观察骨折肢体肿胀、疼痛、末梢血运、伤口包扎松紧情况。如为肢体伤口加压包扎过紧时引起的疼痛,在病情允许的情况下可适当放松包扎,以减轻疼痛。

6.疼痛健康教育 是改善疼痛护理质量的一个非常重要的措施。

(1)改变对疼痛的观念:改变过去认为"手术后疼痛是正常的,患者应忍耐疼痛不该抱怨"的陈旧观念,并真正地落实在实践中。患者应报告疼痛,医务人员应向患者询问评估、治疗疼痛。

(2)疼痛时的体征:术后疼痛的患者多出现痛苦面容、血压上升、脉搏加快、呼吸急促、出汗及不安等,常出现在麻醉清醒后,术后 2～6h 最剧烈,24～72h 逐渐减轻。对疼痛的评估:①术式的不同,年龄、性别的差异,疼痛的程度不一样。②根据手术中体位或同一部位是否受压,可以预测疼痛。③根据术后清醒程度可以预测疼痛出现的时间。

(孟京红)

第三节 出血

【定义】

血液从受损伤的血管中流出,称为出血。

【出血的原因】

1.术中出血

(1)手术扩大损伤纤维软骨板致使椎间出血。

(2)骨折固定不良,骨折断端锐缘刺破血管。

2.术后出血

(1)术后血管完整性被破坏,刚恢复的皮肤及动脉血痂仍不牢固,患者围手术期应用抗凝药阻止了血痂形成,使血管得不到及时修复,因而可致其局部出血、血肿。

(2)过于紧张、躁动,留置鞘管期间不配合平卧,导致鞘管在血管内打折。同时,交感神经兴奋使心率增快,血压升高,增加切口出血发生率,尤其是高血压患者。

【处置原则】

1.术中出血

(1)电凝止血:术中最常用的方法。

(2)压迫止血:①用纱布或泡沫塑料压迫出血部位。必须是按压,不可用擦拭,以免损伤组织或使血栓脱落。②清除术部血液,辨清出血径路及出血点,以便进行止血措施。③毛细血管渗血和小血管出血经压迫可止血。④用温生理盐水、1%～2%麻黄素、0.1%肾上腺素、2%氯化钙液浸湿后扭干的纱布块作压迫,可提高止血效果。

(3)钳夹止血:钳夹方向应尽量与血管垂直,钳住的组织要少,切不可做大面积钳夹。

（4）钳夹结扎止血：常用而可靠的基本止血法，用于明显而较大血管出血的止血。

（5）填塞止血：适于深部大血管出血，一时找不到血管断端，钳夹或结扎止血困难时，用灭菌纱布紧塞于出血的创腔或解剖腔内。临时性止血措施，最终如不能止血，必须采取彻底的止血措施。

（6）止血带止血：适用于四肢手术。于手术部位上 1/3 处缠绕数周固定，以止血带远侧端的脉搏将消失为度，保留时间不超过 2～3h。松开止血带时，宜用"松、紧、松、紧"的办法，严禁一次松开。

（7）止血明胶海绵止血，多用于一般方法难以止血的创面出血，实质器官、骨松质及海绵质出血。方法：将止血海绵铺在出血面上或填塞在出血的伤口内，即能达到止血的目的，如在填塞后加以组织缝合，更能发挥优良的止血效果。

2.术后出血

（1）大出血的患者：在医师抢救措施实施的情况下，患者的呼吸、脉搏、血压是十分重要的生命体征，必须随时观察和记录。

（2）输血、输液：可刺激血管运动中枢反射性地引起血管的痉挛性收缩，以减少手术中的出血。

（3）肾上腺素止血：常配合局部麻醉进行。一般是在每 1000ml 普鲁卡因溶液中加入 1‰肾上腺素溶液 2ml。

（4）注射增加血液凝固性、血管收缩药物。

（5）一旦确定有活动性出血，出血量较大（引流量多），出血速度快，可能需要再次切口探查止血。

【观察与护理】

出血量与症状：血液是维持生命的重要物质。正常成年人血液总量相当于体重的 7％～8％，（体重 60kg，血液量为 4.2～4.8L）。失血量和速度是威胁健康生命的关键因素。几分钟内急性失血 1000ml，生命即会受到威胁。十几小时内慢性出血 2000ml，不一定引起死亡。

（一）出血性质的判断

1.动脉出血　呈喷射状，色鲜红，危险性大，多经急救尚能止血。

2.静脉出血　较缓慢流出，色暗红，危险性较动脉出血为小，多不能自愈。

3.毛细血管出血　呈点状或片状渗出，色鲜红，可自行凝固止血，危险性较小。

4.外出血　身体表面有伤口，可直接看见血液从伤口流出，外出血是现场急救的重点。

5.内出血　身体表面没有伤口，血液由破裂的血管流向组织间隙，形成淤血或血肿；流向体腔和管腔，形成积血。积血不宜发现，容易形成大出血，故危险性极大。

（二）伤口的初步处理

1.暴露伤口　主要看出血部位和创口位置。

2.制止流血　发现伤口，尤其是大出血，要立即止血。

3.检查伤口　在伤口暴露并止血后，再看有无断骨露出，伤口有无污泥等异物。

4.伤口消毒处理　普通伤口，可用无菌棉球蘸 2.5％碘酒消毒后，再用 75％乙醇将碘酒擦掉，最后用无菌纱布包扎。

（三）护理要点

1.脊柱手术术中出血时，可用棉片或明胶海绵压迫止血。椎管内静脉丛出血，对没有靠近神经根及硬膜的活动性出血，可用双极电凝止血或牵拉神经根及硬膜压迫止血。

2.术后严密观察生命体征变化：血压、心率、呼吸、血氧饱和度等。

3.切口及引流的观察：术后严密观察切口处敷料渗出情况，伤口引流颜色、量、性质的变化，出现异常，及时通知医生给予相应护理。

4.输血、输液护理:输血、输液是最紧急的措施。由于患者血容量大量丢失,必然有外周血管的充盈不足,给注射带来一定的困难,同时往往多数患者有组织水肿,使注射更为困难。输血、输液对这类患者来说有特殊的治疗意义:①患者禁食,各种药液只有从液体中补给;②患者由于大出血恐惧心理,常存在神志不安的征象,在定期巡视病房及时发现漏液和调整滴速,护理人员保证静脉通畅是必不可少的。

5.监测血液化验

(1)血液成分的测定:了解血液成分,如红细胞、白细胞、血小板、血红蛋白等的组成比例,以了解血细胞数量是否正常、从而帮助判断疾病。

(2)血气分析:了解血中氧、二氧化碳等气体的含量,帮助诊断治疗。

(3)血液生化检查:检查血液中各种生化成分,以判断人体各脏器功能,如肝功能、肾功能、心肌酶谱、血脂、载脂蛋白、蛋白电泳等。

(4)血液免疫学血清学检查:通过检测血中各种抗体、补体免疫球蛋白、肿瘤标志物等,来诊断疾病,指导治疗。

6.准确记录出入量,为治疗提供依据。

(孟京红)

第四节　切口感染

【概述】

切口感染是骨科手术后重要并发症之一。对于伤口感染的处理来说,围手术期要遵循 3 个基本原则即:最大可能降低发生率,正确认识、及时处理。

【引起切口感染的因素】

1.术前因素

(1)病人个人卫生不彻底或病人手术部位毛囊炎为局部感染提供致病菌。

(2)手术区皮肤消毒不够或遗漏。

(3)经口咽入路上颈椎手术术前进行口咽部净化不彻底,未给手术提供无炎症灶的洁净环境。

2.术中因素

(1)术中观摩者太多,碰及术者无菌手术衣。

(2)手术中未执行无菌操作。

(3)术中透视时对伤口未进行有效保护造成污染。

(4)切口内遗留死腔,组织缺损或肿胀致使切口在高张力下缝合后裂开。

3.术后因素

(1)术后渗出的敷料未及时更换,尤其是脊柱手术后由于患者长时间处于仰卧位,伤口局部潮湿、通风不良,加之伤口渗血为细菌提供了有利的条件。

(2)术后切口引流不畅或引流管拔除较早可出现伤口血肿。防止血肿的发生,避免伤口处的积血成为细菌的培养基。

4.其他因素

(1)糖尿病:糖尿病病人在血糖控制效果不满意的情况下实施手术危险大,伤口不易愈合,大多数脊柱手术术后伤口有较高的感染率。

(2)肥胖和消瘦的营养不良患者:肥胖的患者血液循环差,脂肪给细菌提供了培养基。尤其在脂肪液化时,手术难度大,时间长,增加伤口感染的风险。

(3)身体有其他部位的感染、肿瘤、艾滋病等。

【手术切口感染的诊断】

手术伤口感染主要分为深部感染和浅部感染。

1.浅部感染　表现为皮肤和皮下组织出现红、肿、热、痛、皮温升高,患者主诉伤口局部疼痛压痛明显,患者往往伴有低热偶尔出现高热。

2.深部感染　表现为深筋膜层以下的感染,一般在手术1～2周出现,切口表面可表现正常,患者与其他患者相比疼痛较重,持续高热,白细胞增高,血沉增高。

【预防与处理】

1.术前仔细检查手术区皮肤,将原有感染灶治愈,改善机体营养状况,局部清洁备皮时避免皮肤损伤。

2.加强病区及手术室的管理,减少或限制人员流动是降低切口感染的关键。

3.术中要求严格掌握无菌技术,认真消毒,缩短暴露时间,不留死腔,彻底止血,保护组织血运,保证无张力缝合创口。减少术中感染机会。

4.医务人员的手是医院感染的媒介因素,也是造成外源性感染的重要途径。因此应严格按照要求进行洗手,以降低外源性感染的发生。

5.术后注意保持切口引流管通畅引流。

6.抗生素的应用:一旦手术部位出现感染迹象,如术后持续发热、伤口疼痛肿胀、白细胞增高等,可考虑应用抗生素治疗。不提倡术前以常规使用抗生素来预防术后感染,术后应选用广谱高效及敏感的抗生素,而且要有足够的剂量。在应用抗生素的同时应给予全身支持疗法。

7.感染切口的处理:切口感染早期或浅部感染可将切口缝线拆除1～2针,引流出浅在的皮下感染。对于深部的伤口感染,在做伤口清创后可做持续伤口冲洗,必要时取出置入物。

(孟京红)

第五节　发热

一、非感染性发热

(一)手术反应热

1.发病机制　一般来说手术反应热的程度和持续时间与手术大小和损伤的程度有关,其机制是人体遭受严重创伤或手术后诱发一系列复杂的神经-内分泌系统反应和代谢改变,出现皮肤的血管收缩和代谢亢进,过度产热和氧消耗增加。此外,损伤区血液成分及其他组织的分解产物吸收亦引起发热,即"吸收热"。

2.观察与处理　手术反应热最为常见。多在手术当天或第2天出现,2～4d后恢复正常,体温通常不超过38.5℃。老年人反应较迟钝,体温升高不明显。凡老年人术后出现体温升高1℃以上或一般手术后3～4d仍发热应考虑并发感染的可能,需仔细查明原因并治疗。手术反应热一般无需特殊治疗,常给予支持疗法和可酌情应用抗生素,预防感染等并发症。

(二)输血或输液反应热

发热出现在输液或输血过程中,患者主要表现为突然寒战,高热,体温可达39～40℃,严重者出现休克。

1.输液反应热的机制　①输注液体质量不合格;②液体内加注药物质量不合格或配伍不当;③输液器具有质量问题;④输液环境或操作不当等原因。导致外源性致热源人血,激活白细胞释放内源性致热源引起发热。

2.输血热的原因　输血热为输血并发症,以非溶血性发热反应最常见,其主要原因有:①致热源污染:如蛋白质、细菌代谢产物或死菌等污染保存液或输血用具;②免疫反应:病人体内有特异的抗体,如白细胞凝集素、血小板抗体等,对所输注的白细胞和血小板发生作用,引起发热,主要出现在反复输血。

(三)药物热

药物热较常见,以抗生素类最多,包括抗结核药物,随着新生抗生素的不断问世,药物热不断增多。

1.表现发热出现在用药 5～10d 以后,多为高热,达 39℃ 以上,一般情况良好,无明显中毒症状,无感染灶及其他可解释原因,实验室检查 WBC 正常或偏低(头孢类抗生素多有粒细胞减少的不良反应),停用抗生素后体温在 48h 内迅速恢复正常,再次应用又出现高热。

2.处理措施高热时给予物理降温,并停止应用引起发热的药物。

(四)深静脉血栓形成

骨科手术后,深静脉血栓形成发生率大约为 30%。相对偏高,有时伴有发热症状,85% 发生在术后第 1 个 4d 内,好发于下肢,特别是髋、膝等下肢手术,左侧明显多与右侧。血栓单纯发生于髂股静脉时,可在患肢肿胀疼痛同时,伴有发热,体温多不超过 38.5℃ 若血栓阻塞患肢整个静脉系统,同时引起动脉强烈痉挛者,即形成股青肿。可有剧烈疼痛,下肢青紫,体温多超过 39℃,往往出现静脉性坏疽。

二、感染性发热

(一)感冒

1.原因及表现　在住院期间患者感冒性发热时有发生,骨科手术时,术野消毒,裸露时间长,或术后疼痛而出汗着凉,均可导致感冒。出现体温升高,患者多同时有鼻塞、流涕、咽干、咽痛等上呼吸道症状和头痛,排除其他感染性疾患后即可诊断。

2.处理措施　采用休息,多饮水,解热镇痛及抗感染等支持与对症治疗。

(二)切口感染

切口感染是感染性发热的另一种常见的原因。

1.诊断要点　手术后 3～5d 体温恢复正常后,再度发热,或体温升高后持久不退,伴切口皮肤红肿压痛,疼痛加重,缝线处可有脓性渗出液,血象检查可见白细胞升高,中性粒细胞增多。

2.相关因素　高危因素有肥胖,并存感染灶或糖尿病;术前住院时间过长;术野污染;广泛用电凝;切口内注射肾上腺素等。

3.处理　一旦出现切口感染化脓,应酌情拆除缝线,彻底引流,做细菌培养加药敏试验,合理选用有效抗生素,并及时处理合并症,如糖尿病、低蛋白血症。

(三)肺部感染

1.原因及表现　肺部感染引起的发热多见于老年人,常发生在手术后 1～3d。患者咳嗽、气促、体温升高、心动过速、肺底部啰音,呼吸音减弱或听到支气管呼吸音,中性粒细胞增多,胸部 X 线平片可见肺实变区。高龄患者、长期吸烟、有慢性呼吸道感染或采用吸入麻醉、以及胸腹部大手术者容易发生。

2.处理　由于痰多,术后疼痛影响咳痰,易并发肺不张继而感染形成肺炎或肺脓肿。鼓励并协助患者咳嗽、排痰是最基本的治疗方法。做间断深呼吸,使塌陷的肺泡重新膨胀,同时使用足量抗生素。严重痰阻时,可行气管内插管吸痰,间歇吸氧,必要时气管切开。

(四)留置导尿引起发热

1.原因

(1)由于在插尿管过程中,导尿管对尿道刺激或病人精神紧张,尿道发生痉挛,造成尿道黏膜的细微的机械损伤。

(2)可因一些护理操作不当造成细菌感染,如倾倒尿液,更换引流袋,不恰当的尿管固定,病人翻身、摩擦等外力使尿管向上回送可将尿道口外的细菌带入尿道内而引起上行感染。

2.预防与处理

(1)鼓励患者自行排尿,掌握拔管时机,尽早拔除尿管。

(2)严格执行无菌操作原则。

(3)鼓励留置尿管病人多饮水,多排尿,病情允许情况下每日入量达到 1500～2000ml。

(4)采取休息、补液、应用广谱抗生素或根据尿液培养选用抗生素。

(五)便秘引起发热

1.原因

(1)遭受外伤的病人不可避免的出现紧张、焦虑心理。

(2)手术的刺激及疼痛使病人食欲下降,肠内容物不足以刺激肠蠕动。

(3)骨科术后病人自主活动能力下降,需较长时间卧床休息。以上原因会导致便秘发生。

2.原理　肠腔内的粪便持久滞留,有机物质发酵和腐败产物不能及时排除造成了蓄积和吸收,当毒性物质被吸收即可发热。

三、颈椎外伤发热

1.感染性因素　坠积性肺炎、泌尿系感染、压疮感染、伤口感染及脑膜炎是颈脊髓损伤患者常见的感染性因素所致发热原因,其中坠积性肺炎、泌尿系感染及压疮感染是长期卧床患者较为常见并发症,发热一般在伤后 1～3 周出现,临床表现多为稽留热或弛张热。

(1)坠积性肺炎:此类患者应及时排痰,尤其在卧床、不能坐立期间注意翻身拍背,鼓励患者咳痰同时行痰培养+药敏试验,应用敏感抗生素。

(2)泌尿系感染:鼓励患者多饮水、多排尿,对于尿潴留患者导尿时严格无菌操作,及时复查尿常规,发现泌尿系感染时行尿培养+药敏试验。必要时应用膀胱药物冲洗及敏感抗生素。

(3)压疮感染:对于这些患者应加强护理,创面清洁换药刺激新鲜肉芽组织生成,同时可应用气垫床防止压疮进一部加重,一旦出现压疮感染行创面分泌物培养+药敏试验,应用敏感抗生素。

2.非感染性因素

(1)原因及表现:自主神经功能紊乱、药物热、贫血及吸收热是颈脊髓损伤患者发热常见的非感染性因素。

1)自主神经功能紊乱:一般于伤后 3～12d 出现,临床表现多为稽留热,体温常高于 39℃或更高。患者在损伤平面以下皮肤失去自主神经调节功能,表现为皮肤干燥、不排汗。

2)药物热:一般见于使用头孢类药物过程中即可发热,常伴皮疹,体温常高于 39℃,停用 2～5d 后体温波动于 37～38℃。

（2）处理

1）自主神经功能紊乱：此类患者为颈脊髓损伤后自主神经调节功能紊乱所致，应用解热镇痛类药物甚至激素类药物后发热不见缓解，唯有应用冰袋物理降温或调低环境温度，如亚低温室治疗，但应同时避免患者出现低温。

2）药物热：查找致热药物并停止使用，发热常较快缓解。

3）贫血：及时检查血常规以发现病因，经补血后发热可缓解。

4）吸收热：应用解热药物有一定效果。

（3）护理要点：无论是感染性因素或非感染性因素，发热随着患者截瘫程度的增加有所增加。①室温应控制在 20～22℃，最低要高于 18℃，最高要低于 30℃，同时要适当通风，以保持空气清新。②物理降温：如乙醇擦浴，用冰块物理降温时应注意皮肤冻伤。③补充足量液体。

四、恶性肿瘤发热

恶性肿瘤病人的病程中易有，临床上一般根据发热原因将其分为两大类：①感染性发热，主要是肿瘤病人并发各种感染所致；②肿瘤本身引起的发热，即瘤热：瘤热的产生可能与肿瘤释放坏死因子刺激机体引起免疫反应及肿瘤细胞本身可能产生内源性致热源等有关。

五、发热护理要点

1.心理护理　高热患者常有心情不畅，情绪不稳等，因此要做好情绪护理，给予患者精神安慰，减少病人心情烦躁。

2.服药护理　对于高热的病人，要选择适当退热药物，同时保证饮水量，以使药物充分发挥作用。

3.降温护理　注意观察患者体温变化并记录，采取相应措施。

4.饮食护理　护士应指导患者饮食。应给予流食，清淡饮食，不吃辛辣油腻食物，尽量提供糖盐水，并鼓励多饮水，补足大量水和电解质，以防大量出汗后虚脱。

5.皮肤护理　及时更换衣物及床单，保持皮肤及床单位干燥整洁。

（孟京红）

参考文献

1.何羿婷.类风湿关节炎及强直性脊柱炎中西医诊治.北京:人民卫生出版社,2015

2.曾炳芳.OTC 中国创伤骨科教程.上海:上海科学技术出版社,2015

3.何羿婷.强直性脊柱炎.北京:人民卫生出版社,2015

4.侯海斌.骨科常见病诊疗手册.北京:人民军医出版社,2014

5.李光胜.新编实用骨科诊疗学.北京:科学技术文献出版社,2013

6.公茂琪,蒋协远.创伤骨科.北京:中国医药科技出版社,2013

7.古洁若.脊柱关节炎与强直性脊柱炎.北京:科学出版社,2013

8.周君琳,刘清和,许猛子.骨折与关节损伤.北京:化学工业出版社,2012

9.布鲁斯·D·布朗纳,杰西·B·朱庇特,艾伦·M·莱文.创伤骨科学·成人卷.天津:天津科技翻译出版社,2015

10.施密斯,麦基.创伤骨科手术技术.北京:北京大学医学出版社,2012

11.田伟.实用骨科学.北京:人民卫生出版社,2008

12.姜保国.创伤骨科手术学.北京:北京大学医学出版社,2004

13.卡内尔,贝帝.坎贝尔骨科手术学.北京:山东科学技术出版社,2013

14.王学谦.创伤骨科学.天津:天津科技翻译出版社,2007

15.卢世璧.骨科标准手术技术丛书.沈阳:辽宁科学技术出版社,2003

16.王满宜,杨庆铭.骨折治疗的 AO 原则.北京:华夏出版社,2003

17.郭世绂.临床骨科解剖学.天津:天津科学技术出版社,2005

18.温建民.骨科关键技术.北京:中国医药科技出版社,2004

19.荣国威.骨折.北京:人民卫生出版社,2004

20.冯传汉.肩关节外科学(第 1 版).天津:天津科学技术出版社,2010

21.韩荣,田慧中.强直性脊柱炎综合治疗学.北京:人民军医出版社,2013

22.孙智平.脊柱退行性病中西医治疗.西安:西安交通大学出版社,2012

23.伊智雄.中西医结合治疗强直性脊柱炎.北京:人民卫生出版社,2008

24.徐皓,陈宗雄,李忆农.强直性脊柱炎诊断与治疗选择.北京:人民军医出版社,2008

25.Howard S.An,Kern Singh.脊柱外科精要.北京:人民军医出版社,2013

26.田元生.强直性脊柱炎特色疗法.郑州:郑州大学出版社,2012

27.蒋国强,李放.老年脊柱外科学.北京:人民军医出版社,2014

28.翟东滨.脊柱内固定学.北京:科学出版社,2012

29.钟俊,彭昊,李皓桓.骨科康复技巧.北京:人民军医出版社,2013

30.王茂斌.康复医学科诊疗常规.北京:中国医药科技出版社,2012

31.张士杰,耿孟录,陈秀民,李永革.临床脊柱外科学.北京:科学技术文献出版社,2008

32.张铁良,刘兴炎,李继云.创伤骨科学.上海:第二军医大学也出版社,2009

33.朱汉章,柳百智.针刀临床诊断与治疗.北京:人民卫生出版社,2009

34.张朝纯.脊柱疾病手法治疗学.江苏:江苏科学技术出版社,2006

35.李明东,赵吉连.中国骨与关节损伤杂志.2006,21(11):926

36.杨宝军,屈建平.张力带钢丝内固定及喙锁韧带修复术治疗锁骨外端骨折.中国矫形外科杂志,2005,13(2):154-155

37.黄公怡,王晓滨.肩关节创伤的治疗进展.中华创伤骨科杂志,2004,6(1):20-26

38.魏玉坤.重建钛板内固定治疗锁骨中段骨折.中华创伤骨科杂志,2004,6(12):1406-1407

39.刘文华,王海霞,余碧,邓少杰,段清萍.损伤控制骨科治疗严重多发伤的临床分析.中国医药指南,2012,26:529-530

40.王慎东.骨科生物医学材料的临床应用.中国组织工程研究,2012,38:7193-7202

41.张鑫,李慧娟,周亮,王明媚,王心慧,卫晋菲,刘皈阳.骨科术后感染临床治疗分析.实用药物与临床,2016,01:58-61

42.李丽华,张遥,赵喜荣.骨科手术后深静脉血栓形成的预防和治疗进展.实用药物与临床,2010,05:376-378

43.白洋.骨科深静脉血栓的预防治疗研究进展.重庆医科大学,2015

44.刘兴漠,苏汝堃,区品中.抗骨质疏松治疗老年髋部骨折的疗效比较.中国临床康复,2005,15:164-165

45.黄国鹏,陶海南,蒋守念,韦玮,胡伟军.创伤骨科治疗中甘露醇的应用现状.当代医学,2015,23:8-9